Rehabilitation und Prävention

Springer
*Berlin
Heidelberg
New York
Barcelona
Hongkong
London
Mailand
Paris
Tokio*

Anne G. Fisher   Elizabeth A. Murray
Anita C. Bundy

Sensorische Integrationstherapie

Theorie und Praxis

2., durchgesehene Auflage

Mit einem Geleitwort zur deutschen Ausgabe:
Dorothea Schlegtendal

Mit 49 Abbildungen und 24 Tabellen

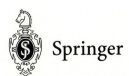

Springer

Autoren:
ANNE G. FISHER, ScD, OTR
Assistant Professor
Department of Occupational Therapy
University of Illinois at Chicago
Chicago, Illinois, USA

ELIZABETH A. MURRAY, ScD, OTR
Assistant Director of Occupational Therapy
Shriver Center, Waltham, Massachusetts
and
Adjunct Assistant Professor
Department of of Occupational Therapy
Sargent College of Allied Health Professions
Boston, University
Boston, Massachusetts, USA

ANITA C. BUNDY, ScD, OTR
Assistant Professor
Department of Occupational Therapy
College of Associated Health Professions
University of Illinois at Chicago
Chicago, Illinois, USA

Beratung:
DOROTHEA SCHLEGTENDAL
Staatl. anerk. Ergotherapeutin
SI Lehrtherapeutin DVE
Otto-Burrmeister-Allee 24c
D-45657 Recklinghausen

Übersetzung:
WITTLICH & SCHLEGTENDAL
Übersetzungsservice
Dipl.-Übers. Melke Schlegtendal
Dipl.-Übers. Marion Wittlich
Geldernstraße 121a
D-50739 Köln

Titel der Originalausgabe:
Sensory Integration. Theory and Practice
F.A. Davis Company, Philadelphia, Pennsylvania, USA

ISSN 0172-6412
ISBN 3-540-42435-0   Springer-Verlag Berlin Heidelberg New York
ISBN 3-540-63850-4   1. Auflage Springer-Verlag Berlin Heidelberg New York

Die Deutsche Bibliothek CIP-Einheitsaufnahme
Fisher, Anne G.: Sensorische Integrationstherapie: Theorie und Praxis / Anne G. Fisher; Elizabeth A. Murray; Anita C. Bundy. – 2., durchges. Aufl.. – Berlin; Heidelberg; New York; Barcelona; Hongkong; London; Mailand; Paris; Tokio: Springer 2002
    (Rehabilitation und Prävention)   Einheitssacht.: Sensory integration <dt.>
    ISBN 3-540-42435-0

Dieses Werk ist urheberrechtlich geschützt. Die dadurch begründeten Rechte, insbesondere die der Übersetzung, des Nachdrucks, des Vortrags, der Entnahme von Abbildungen und Tabellen, der Funksendung, der Mikroverfilmung oder der Vervielfältigung auf anderen Wegen und der Speicherung in Datenverarbeitungsanlagen, bleiben, auch bei nur auszugsweiser Verwertung, vorbehalten. Eine Vervielfältigung dieses Werkes oder von Teilen dieses Werkes ist auch im Einzelfall nur in den Grenzen der gesetzlichen Bestimmungen des Urheberrechtsgesetzes der Bundesrepublik Deutschland vom 9. September 1965 in der jeweils geltenden Fassung zulässig. Sie ist grundsätzlich vergütungspflichtig. Zuwiderhandlungen unterliegen den Strafbestimmungen des Urheberrechtsgesetzes.

Springer-Verlag Berlin Heidelberg New York
ein Unternehmen der BertelsmannSpringer Science+Business Media GmbH

http://www.springer.de/medic-de/buecher/index.html

© Springer-Verlag Berlin Heidelberg 1998, 2002
Printed in Germany

Die Wiedergabe von Gebrauchsnamen, Handelsnamen, Warenbezeichnungen usw. in diesem Werk berechtigt auch ohne besondere Kennzeichnung nicht zu der Annahme, daß solche Namen im Sinn der Warenzeichen- und Markenschutzgesetzgebung als frei zu betrachten wären und daher von jedermann benutzt werden dürften.

Umschlaggestaltung: design & production GmbH, Heidelberg
Umschlagfoto: © Mauritius
Gedruckt auf säurefreiem Papier   SPIN 10780246   22/3130is – 5 4 3 2 1 0

Geleitwort
zur deutschen Ausgabe

Als ich 1970 Antje Price (enge Mitarbeiterin von J. Ayres, Pittsburgh, USA) vor einem kleinen Kreis ergotherapeutischer Berufskolleginnen in Augsburg erstmals von der Theorie und der Behandlungsmethode der Sensorischen Integration (SI) sprechen hörte, ahnte ich noch nicht, welch eine Verbreitung diese Therapieform in Deutschland erfahren würde. In der Planungsgruppe des Fachkreises Pädiatrie des deutschen Verbandes der Ergotherapeuten (DVE), die ich damals leitete, beschäftigten wir uns schon mehrere Jahre mit dem Einfluß von Wahrnehmungsstörungen auf die Handlungsfähigkeit unserer Patienten. Die SI-Theorie und -Behandlung bot uns die Möglichkeit, unsere Erkenntnisse in einen Gesamtzusammenhang zu stellen.

In den darauf folgenden Jahren stieg durch die erworbenen Erkenntnisse in diesem Bereich meine subjektiv erlebte Effektivität in den ergotherapeutischen Behandlungen. Es lag nahe, parallel zu den Veröffentlichungen von J. Ayres (deutschsprachige Ausgaben: "Lernstörungen" 1974, "Bausteine kindlicher Entwicklung" 1984) SI-Grundkurse, Aufbaukurse und Testkurse zu organisieren und weiterzuentwickeln. Einen weiteren wesentlichen Schritt zur Qualitätssicherung und -verbesserung der pädiatrisch ausgerichteten Ergotherapeut/-innen konnten wir in den 80er Jahren durch die Erstellung eines kurrikularen Aufbaus der SI-Grundkurse erreichen. 1989 lehrte ich als eine von zwei in Deutschland offiziell vom DVE anerkannten SI-Lehrtherapeutinnen zum ersten Mal selbständig SI-Theorie und -Behandlung. Zeitgleich erschienen in Deutschland vielfältigste Veröffentlichungen zum Thema Sensorische Integration, so daß das Gedankengut der SI in die verschiedensten Berufssparten einging bis hin zu populärwissenschaftlichen und stark vereinfachten Darstellungen.

Erst 1996 gelang es uns, im DVE eine umfassende bundesweit anerkannte Zusatzqualifikation zum/zur "Ergotherapeuten/Ergotherapeutin mit Weiterbildung in der Sensorischen Integrationstherapie nach den Richtlinien des DVE" (Ergotherapeut/in – SI/DVE) anzubieten. Aus meiner Tätigkeit im DVE, in freiberuflicher Praxis und in der Weiterbildung heraus erschien es mir nur logisch und zwingend notwendig, daß das vorliegende Werk als Grundlagenlektüre und Lehrbuch in die deutsche Sprache übersetzt werden müßte. Der

Springer-Verlag hatte ja schon die Bücher von J. Ayres übersetzen lassen und erklärte sich bereit, auch dieses Buch in einer deutschsprachigen Ausgabe zu publizieren, wenn ich die fachliche Beratung übernehmen und kompetente Übersetzer finden könne. Es war beeindruckend zu erfahren, wie die anfangs noch ungenaue Terminologie im persönlichen Austausch mit meinen Berufsfachkolleginnen und Freunden in Deutschland und den USA innerhalb eines Jahres an Präzision gewann und so ein konsensuelles Verständnis der SI entstand.

Ich danke, auch im Auftrag der SI-Lehrtherapeuten-Konferenz/DVE, den fachkompetenten Diplomübersetzerinnen Marion Wittlich und Meike Schlegtendal für ihre eineinhalbjährige engagierte Arbeit. Ebenso gilt mein Dank den Mitarbeiterinnen und Mitarbeitern des Springer Verlages, vor allem Frau Marga Botsch, die mit mir zusammen die nötigen redaktionellen Veränderungen an diesem Buch vorgenommen hat. Um das Buch für deutschsprachige Leser/-innen überschaubarer zu gestalten,

- wurden die vielen Fallbeispiele optisch hervorgehoben,
- wurden Definitionen und grundsätzliche, wichtige Aussagen für Theorie und Praxis gekennzeichnet,
- wurde der Text im Layout ansprechender gegliedert,
- wurden anstelle der amerikanischen Firmenliste für SI-Geräte und Behandlungsmaterialien zwei deutsche Hauptlieferanten beispielhaft aufgeführt,
- wurde das Kapitel 14 der amerikanischen Ausgabe weggelassen, da uns die Aussagen zur Forschung für den deutschsprachigen Leser nicht relevant erschienen,
- wurde das Sachregister den Bedürfnissen der Ergotherapeut/-innen im deutschsprachigen Bereich entsprechend neu zusammengestellt.

Ich bin davon überzeugt, daß dieses Buch als Basisliteratur verstanden werden kann und geeignet ist, zu einem gemeinsamen umfassenden Verständnis der SI-Theorie, der SI-Dysfunktion und der SI-Behandlung beizutragen. Gleichzeitig möchte ich die Aussage Jean Ayres' und auch der Autor/-innen dieses Buches unterstreichen, daß die "Kunst" der Behandlung nur im engen Austausch mit erfahrenen SI-Therapeut/-innen erlernt werden kann. Es ist zu hoffen, daß Weiterentwicklungen auf der Grundlage dieses Buches erheblich schneller als in der Vergangenheit in den internationalen Austausch gelangen.

Ich wünsche dem Buch eine ähnliche Verbreitung wie "Bausteine der kindlichen Entwicklung", das inzwischen bereits in der 3. Auflage erschienen und zur Pflichtlektüre aller Therapeuten geworden ist, die sich mit SI beschäftigen.

DOROTHEA SCHLEGTENDAL

Geleitwort
zur amerikanischen Ausgabe

Barber (1962) nennt in einer Abhandlung, die heute zu den Klassikern der Soziologie zählt, einige Quellen, in denen von nichtwissenschaftlicher Seite Kritik an wissenschaftlichen Forschungsmethoden geübt wird. Obwohl er einräumt, daß im Bereich der Wissenschaften in den meisten Fällen Objektivität gewahrt wird, weist er anhand zahlreicher Beispiele nach, daß Wissenschaftler oft vorgefaßte Meinungen haben oder hartnäckig an bestimmten theoretischen Modellen, Methoden oder religiösen Überzeugungen festhalten. Dies kann dazu führen, daß sie für neue Ideen oder Forschungswege nicht mehr aufgeschlossen sind. Weiterhin veranschaulicht er, in welch hohem Maße die allgemeine Akzeptanz innovativer Entdeckungen eines Wissenschaftlers davon abhängt, welches Ansehen er innerhalb seiner Berufssparte genießt, d. h. ob er auf einem bestimmten Fachgebiet als Insider oder Außenseiter gilt oder einer bestimmten Berufsgemeinschaft angehört. Barber weist darauf hin, daß bereits anerkannte Wissenschaftler oft dazu neigen, Arbeiten unbedeutenderer Kollegen herabzuwürdigen. So beurteilte von Nägeli, der als Wissenschaftler ein höheres Ansehen genoß als Mendel, dessen Forschungsergebnisse auf dem Gebiet der Genetik als unbedeutend. Lavoisier, der ebenfalls jahrelang unter dieser Art von Ablehnung leiden mußte, schloß seine Memoiren *Reflexionen über Philogiston* mit den Worten:

Ich erwarte nicht, daß meine Ansichten sofort Akzeptanz finden. Der menschliche Verstand wird dahingehend geformt, die Dinge auf eine bestimmte Art zu sehen. Menschen, die die Natur zeitlebens aus einem bestimmten Blickwinkel betrachtet haben, fällt es schwer, neue Ideen zu entwickeln. Daher wird sich erst im Laufe der Zeit zeigen, ob meine Ansichten Anerkennung finden oder verworfen werden. Ich stelle jedoch mit großer Befriedigung fest, daß die Jugend anfängt, unvoreingenommen mit den Naturwissenschaften umzugehen (zitiert in Barber 1969).

Im Laufe ihrer 35 Jahre umfassenden wissenschaftlichen Karriere entwickelte A. Jean Ayres ein neues Paradigma, anhand dessen sich viele neurologische Störungen bei Kindern erklären ließen. Als Ergotherapeutin galt sie bei den Neurologen jedoch als Außenseiterin. Sie war auch keine Pädagogin, wenngleich die von ihr entwickelte Theorie erziehungswissenschaftliche Aspekte aufwies. Obwohl ihre Arbeit im Laufe der Zeit innerhalb ihrer eigenen Berufsgruppe anerkannt wurde, verhärtete sich die ablehnende Haltung der Pädagogen und Mediziner. Zeitlebens litt sie unter dieser offensichtlichen Ungerechtigkeit, die sie jedoch nicht davon abhalten konnte, regelmäßig Forschungs- und Lehrprojekte durchzuführen. Vielleicht wird ihre Theorie – wie es auch bei anderen Wissenschaftlern schon der Fall war – bei der nachfolgenden Generation auf größere Akzeptanz stoßen. Es ist der richtige Zeitpunkt, dieses Buch kurz nach dem Tode von A. Jean Ayres herauszugeben. Damit wird klar zum Ausdruck gebracht, daß die Theorien und Arbeiten, denen Ayres ihr ganzes Leben gewidmet hatte, auch nach ihrem Tod Bestand haben und weiterentwickelt werden. In diesem Buch sind erstmalig verschiedene, dem neuesten Stand der Wissenschaft entsprechende Abhandlungen zusammengefaßt. Darin wird folgendes zum Ausdruck gebracht:

- Die Sensorische Integrationstheorie wird von jungen Wissenschaftlern, darunter vielen ehemaligen Schülern von A. J. Ayres, im Rahmen von Forschungs- und Lehrprojekten verbessert und weiterentwickelt.
- Es werden eindeutige Argumente angeführt, die sich gegen die frühere Kritik an der Theorie, den verwendeten Mitteln sowie an den auf der Theorie beruhenden Behandlungsmethoden richten.
- Forschungsergebnisse aus anderen wissenschaftlichen Disziplinen sprechen mehr und mehr für die Richtigkeit der Theorie.
- Die Sensorische Integrationstheorie stellt heute für die Welt der Wissenschaft eine große Bereicherung dar.

Diese Sammlung wendet sich an all jene Therapeuten und Akademiker, die ihr Wissen über die Sensorische Integrationstheorie und über deren praktische Umsetzung auf den neuesten Stand bringen und erweitern möchten, und soll ferner in Seminaren zu diesem Thema als Textgrundlage dienen. Im Gegensatz zu den meisten Büchern, bei denen man bei dem Versuch gescheitert war, *Theorie und Praxis* in angemessenem Umfang abzudecken, ist es in diesem Buch gelungen, ausführlich auf beide Bereiche einzugehen.

Im ersten Teil des Buches wird die Sensorische Integrationstheorie in die Begriffswelt der Ergotherapie eingeordnet. In *Kapitel 1* geben Fisher und Murray einen knappen und doch vollständigen Überblick über die Entwicklung und den aktuellen Stand der Theorie. Texte dieser Art sind meist eher trocken; in diesem Fall werden jedoch eindrucksvolle Fallbeispiele angeführt, durch die der Text äußerst lebendig wird. Das Buch ist für Therapeuten und Studenten gleichermaßen von großem Nutzen, da es überzeugende Argumente enthält, mit denen falsche Annahmen berichtigt werden können und der gelegentlich an der Theorie geübten Kritik entgegengewirkt werden kann. Die Autorinnen haben einen systematischen Überblick ausgearbeitet, in dem beschrieben wird, aus welchen Gründen die sensorische Integration als Grundlage für die Selbstaktualisierung dient und durch den eine Einordnung der Theorie in die neue *wissenschaftliche Disziplin* der Ergotherapie ermöglicht wird. Die Stellung der Sensorischen Integrationstheorie innerhalb der Ergotherapie wird in der Abhandlung von Kielhofner und Fisher *(Kapitel 2)* ausführlicher beschrieben. In diesem Kapitel geht es um die Beziehung zwischen Bewußtsein, Gehirn und Körper, die nach Ansicht der Autoren ein einheitliches, in seiner Art einzigartiges System bilden. Hier werden interessante Verbindungen zwischen der Sensorischen Integrationstheorie und „The model of human occupation" (dem Modell des menschlichen Betätigungsverhaltens) hergestellt.

Im letzten Kapitel des ersten Teils *(Kapitel 3)* erläutert Bundy den Zusammenhang zwischen Sensorischer Integrationstherapie und dem Spiel. Die Autorin beschreibt zunächst, wodurch sich Spiele kennzeichnen lassen, und kommt zu dem Ergebnis, daß nicht alle Spiele therapeutischen Wert haben und daß, umgekehrt, eine Therapie nicht nur aus Spiel bestehen darf. Dennoch ist sie der Ansicht, daß eine Kombination aus therapeutischen Maßnahmen und Spiel in einem geeigneten Rahmen ein sehr wirksames Behandlungsinstrument sein kann.

In den folgenden vier Kapiteln werden fundiert und auf dem neuesten Wissensstand verschiedene Arten von Dysfunktionen beschrieben. Die *Kapitel 4, 5, 6 und 7* wurden jeweils von dem oder den führenden Experten für die jeweilige Dysfunktion verfaßt. Dieser Teil des Buchs ist so einzigartig, weil viele verschiedene Bereiche abgedeckt werden: Auf eine Abhandlung von Anne G. Fisher über Störungen der vestibulär-propriozeptiven Verarbeitung folgt ein Kapitel von Charlotte Royeen und Shelly Lane über die Verarbeitung taktiler Sinneseindrücke und über sensorische Defensivität; im Anschluß daran findet man eine Arbeit von Sharon Cermak über Somatodyspraxie sowie eine Abhandlung von Elizabeth Murray über die Hemisphärenspezialisierung.

In jedem der Kapitel findet man sorgfältig ausgewählte Fallbeispiele, anhand derer die feinen Unterschiede zwischen den einzelnen Dysfunktionen deutlich werden. Ayres theoretische Ansätze werden einer gründlichen Analyse unterzogen, bei der auch aktuelle Forschungsergebnisse zum Tragen kommen. Ebenso werden die neuesten Behandlungsmittel und -methoden dargestellt, die sofort praktisch eingesetzt werden können. Ferner werden überzeugende Argumente aufgezeigt, mit deren Hilfe Widersprüche bereinigt und Thesen bestätigt oder widerlegt werden können. Nach der Lektüre der Kapitel 1 bis 4 kommt man zu der Erkenntnis, daß es mit diesem Buch zum ersten Mal gelungen ist, eine Vielzahl wesentlicher Informationen zusammenzufassen, die man bislang eher als Teile eines Puzzles sah und die darüber hinaus nicht allgemein zugänglich waren.

In den nachfolgenden fünf Kapiteln liegt der Schwerpunkt auf der Erläuterung von Beurteilungsverfahren und Behandlungsmethoden. In *Kapitel 8* liefern Ayres und Marr eine überzeugende Beschreibung des Inhalts, der Standardisierung und der Aussagekraft der Sensory Integration and Praxis Tests (SIPT, Sensorische Integrations- und Praxietests), die eine Erläuterung der mit dem Computer erstellten und für die Interpretation verwendeten Chromographien enthält. Im

Anschluß daran *(Kapitel 9)* erörtern Fisher und Bundy sehr detailliert ein Fallbeispiel, anhand dessen sie das Verfahren verdeutlichen, nach dem die SIPT-Ergebnisse unter Einbeziehung der Informationen aus den klinischen Beobachtungen und der Anamnese des Patienten interpretiert werden. Dieser Interpretationsvorgang wird als eine Art Kunst dargestellt, da der Therapeut gewissermaßen ein Bild seines Kenntnisstandes in bezug auf die Theorie, die Beurteilungsverfahren und die angewandten Technologien zeichnet. Arbeitsblätter sollen dabei helfen, den Interpretationsvorgang zu beschleunigen.

In den *Kapiteln 10, 11* und *12* wird auf die Themen Behandlung und Beratung eingegangen. In *Kapitel 10* liefern Koomar und Bundy den bislang umfangreichsten, präsisesten und anschaulichsten Bericht über die derzeitigen therapeutischen Verfahren zur Behandlung von Störungen der Sensorischen Integration. An dieser Stelle muß anerkennend hervorgehoben werden, daß es ihnen dabei gelungen ist, nicht in einen Kochbuchstil zu verfallen, was bei anderen Autoren häufig der Fall ist. Mit den in diesem Kapitel vorgestellten Fallbeispielen wurden die wesentlichen Merkmale und die individuelle Gestaltung von auf der Sensorischen Integrationstheorie basierenden Behandlungsmethoden eingefangen. Besonders interessant ist der Abschnitt, in dem beleuchtet wird, inwieweit der Therapeut selbst zum Behandlungsinstrument wird.

In den letzten drei Kapiteln des dritten Teils *(Kapitel 11* und *12)* zeigt Bundy neue Wege für die Beratung sowie für die Planung und Durchführung einer Behandlung auf. In *Kapitel 13* stellen Murray und Anzalone die Sensorische Integrationstherapie anderen häufig angewandten Behandlungsmethoden gegenüber und zeigen anhand von Beispielen, daß viele Methoden miteinander kombinierbar sind.

Ein wirklich außergewöhnliches Buch: Es ist nicht nur intellektuell anregend, gut geschrieben und wissenschaftlich fundiert, sondern es enthält gleichzeitig eine Vielzahl neuer Ideen und Vorschläge für Arbeitsmittel und Geräte, die im Rahmen einer Behandlung leicht zu handhaben sind. Nach Lektüre dieses Buchs gelangt man zu der Überzeugung, daß die Sensorische Integrationstheorie, die damit verbundene Forschung und die auf ihr beruhenden Behandlungsmethoden kontinuierlich aktualisiert werden und dadurch lebendig bleiben. Die Autoren, die an diesem Buch mitgewirkt haben, verdienen unsere Anerkennung dafür, daß sie Sensorische Integrationstheorie lebendig erhalten und sie stetig weiterentwickeln.

FLORENCE CLARK, PhD, OTR, FAOTA[1]
Professorin und Lehrstuhlinhaberin am Occupational Therapy Department,
University of Southern California

---

[1]PhD = Doctor of Philosophy (Dr. phil.), OTR = Occupational Therapist Registered (staatlich anerkannte Ergotherapeutin), FAOTA = Fellow of The American Occupational Therapy Association (Mitglied/Fellow des amerikanischen Berufsverbandes der Ergotherapeuten), Occupational Therapy Department = Fachbereich Ergotherapie

Vorwort

In diesem Buch geht es um Menschen, die von außen kommende Sinneseindrücke nicht normal verarbeiten können. Mit dieser Störung gehen häufig viele andere Probleme einher, wie z. B. psychosoziale und motorische Störungen und Lernschwierigkeiten. Die Sensorische Integrationstheorie dient dazu, den Zusammenhang zwischen der sensorischen Verarbeitung und bestimmten Verhaltensstörungen aufzuzeigen, die nicht auf eindeutig diagnostizierbare neurologische Schäden oder Anomalien (z. B. Zerebralparese, geistige Behinderung, Schädelhirntrauma, Sinnesschädigungen) zurückzuführen sind. Die Sensorische Integrationstheorie ist also im Grunde eine Theorie über die Beziehung zwischen Gehirn[1] und Verhalten.

A. Jean Ayres hat der Entwicklung dieser Theorie dreißig Jahre ihres Lebens gewidmet und war für viele Ergotherapeuten ein Vorbild. Sie zeichnete sich durch Kreativität, innovatives Denken und große Ausdauer aus. Dank ihrer Erfahrung, einer intensiven Auseinandersetzung mit Literatur über Neurologie, Verhaltens- und Entwicklungsforschung sowie dank der ihr eigenen Intuition entwickelte sie neue Ideen und Tests und führte Forschungsreihen durch. Ihre Entwicklungstheorie und ihre Forschungsergebnisse wurden durch Veröffentlichungen und in Lehrveranstaltungen verbreitet.

Der Gedanke, ein Buch über sensorische Integration zu schreiben, entstand aufgrund des Bedarfs an einem aktuellen Lehrbuch für Ergotherapeuten, das dieses Thema zum Inhalt hat. Die bedeutendsten Werke von Ayres über die Sensorische Integrationstheorie wurden unter den Titeln *Sensory Integration and Learning Disorders* (1972)[2] und *Sensory Integration and the Child* (1979)[3] schon vor einiger Zeit veröffentlicht. Obwohl ihre zahlreichen Publikationen Anlaß zu weiteren Forschungsreihen gaben, sind die derzeitig bestehenden

---

[1] Die Begriffe „Gehirn" und „Hirn" werden im Buch synonym verwendet. Sie sind gleichbedeutend mit dem medizinischen Terminus „Cerebrum", der den im Schädel gelegenen Teil des Zentralnervensystems bezeichnet.
[2] Deutsche Ausgabe: *Lernstörungen: Sensorisch-integrative Dysfunktionen* (vergriffen), Springer-Verlag
[3] Deutsche Ausgabe: *Bausteine kindlicher Entwicklung*, 3. Aufl. (1998), Springer-Verlag

Auffassungen über die Sensorische Integrationstheorie und die zuletzt von Ayres und anderen Experten vorgenommenen Aktualisierungen bislang noch nicht veröffentlicht worden. In diesem Buch werden nun sowohl die derzeit gültigen Denkansätze als auch die neuesten Forschungsergebnisse zahlreicher Experten dargelegt, und daher stellt es einen äußerst wichtigen Schritt in der Weiterentwicklung der Sensorischen Integrationstheorie dar. Das Buch ist in verschiedener Hinsicht einzigartig: Viele der Mitautoren hatten und haben durch ihren persönlichen Einsatz in der Erforschung und praktischen Umsetzung der Sensorischen Integrationstheorie erheblichen Einfluß auf die Weiterentwicklung der Theorie. Sie sind sich auch bewußt, daß die Theorie umstritten ist und viele Menschen sich falsche Vorstellungen von ihr machen. Vor diesem Hintergrund stellen die Autoren ihre derzeitige Sicht der Sensorischen Integrationstheorie und der auf ihr beruhenden Behandlungsmethoden vor. Darüber hinaus üben sie Kritik an einigen der dieser Theorie zugrunde liegenden Hauptannahmen und an den sich um die Sensorische Integrationstheorie rankenden Mythen und stellen neue Hypothesen auf, die durch künftige Forschungsreihen entweder bestätigt oder widerlegt werden.

Zum anderen sollen die sorgfältig ausgewählten Texte die in der Ergotherapie verwendete Ausbildungsliteratur ergänzen und sie nicht etwa kopieren. So ist z. B. ein ganzes Kapitel ausschließlich der Frage gewidmet, inwieweit und in welchen Fällen die Sensorische Integrationstherapie mit anderen in der Ergotherapie angewandten Behandlungsmodellen kombiniert werden kann. Fallbeispiele werden angeführt, um einen integrierten Behandlungsansatz vorzustellen, der bei verschiedenen Altersgruppen und Diagnosen eingesetzt werden kann. In einem anderen Kapitel geht es um die Frage, in welcher Form die Sensorische Integrationstheorie in die Beratung von Eltern und Lehrern von Kindern einfließen kann, die einer ergotherapeutischen Behandlung bedürfen.

Das Buch stellt außerdem eine Neuheit dar, da es die Sensorische Integrationstheorie und die elementaren Lehrsätze der Ergotherapie miteinander verknüpft. Einer dieser Lehrsätze besagt, daß Spielen für Kinder eine wichtige Beschäftigung ist und daher das wichtigste Behandlungsinstrument zur Verbesserung der sensorischen Integration darstellt. Ein anderer Lehrsatz beinhaltet die These, daß das aktive Ausüben von bedeutsamen Tätigkeiten eine positive Wirkung auf das Bewußtsein sowie auf die Einheit von Gehirn und Körper (Körper-Hirn-Einheit) hat. Da das Bewußtsein und die Körper-Hirn-Einheit eng miteinander verknüpft sind, wirken sich Aktivitäten, die der Gesundheit und der Entwicklung des Bewußtseins förderlich sind, auch positiv auf die Körper-Hirn-Einheit aus und umgekehrt. In zwei Kapiteln werden diese Lehrsätze und die wichtigen Zusammenhänge, die zwischen ihnen und der Sensorischen Integrationstheorie und ihren Behandlungsmethoden bestehen, näher beleuchtet. In beiden Kapiteln werden die neuesten Erkenntnisse der jeweiligen Autoren dargelegt.

Das Buch ist in drei Teile gegliedert. In *Teil 1* mit dem Titel „Theoretische Konzepte" wird ein Überblick über die Sensorische Integrationstheorie gegeben. Dieser Teil beinhaltet die Kapitel, in denen die oben erwähnten Lehrsätze der Ergotherapie behandelt werden. Der Leser erhält das nötige theoretische Grundwissen, um die Sensorische Integrationstheorie und die auf ihr beruhenden Behandlungsmethoden in den größeren Kontext der Ergotherapie einordnen zu können.

Teil 2 trägt den Titel „Funktionsbereiche". Hier werden klinische Befunde detailliert besprochen, die vermutlichen neurobiologischen Voraussetzungen für Verhaltensstörungen bei Menschen mit Dysfunktionen der sensorischen Integration dargestellt, die Merkmale der verschiedenen Dysfunktionen erläutert und die entsprechenden Beurteilungsverfahren und Behandlungsmethoden vorgestellt.

Teil 3 mit dem Titel „Beurteilung (Evaluation) und Behandlung", baut auf Teil 2 auf. Hier wird dem Leser das nötige philosophische, ethische und praktische Hintergrundwissen vermittelt, um die Ergebnisse einer Untersuchung der Funktionsweise der sensorischen Integration deuten zu können und um eine umfassende Behandlung von Patienten unterschiedlichen Alters und mit verschiedenen Erscheinungsbildern sensorisch-integrativer Dysfunktionen planen und durchführen zu können. Darüber hinaus wird in diesem Teil in verschiedenen Kapiteln auf direkte Hilfestellungen und verschiedene Beratungs- und Behandlungsmodelle eingegangen.

Das Buch kann sowohl zu Beginn als auch in einem fortgeschrittenen Stadium der Berufsausbildung zum Ergotherapeuten als Lehrbuch verwendet werden. Darüber hinaus dient es auch der Weiterbildung derjenigen Ergotherapeuten, deren Behandlungsmethoden auf der Sensorischen Integrationstheorie basieren. Im Grunde kann es in jedem Kurs eingesetzt werden, in dem das Thema Sensorische Integrationstheorie behandelt wird.

Anne G. Fisher, ScD, OTR[1]

---

[1] ScD = Doctor of Science (Dr. rer. nat.), OTR = Occupational Therapist Registered (staatlich anerkannte Ergotherapeutin)

Danksagung

Wie bei jedem Projekt einer solchen Größenordnung ist auch dieses Buch das Produkt des persönlichen Einsatzes zahlreicher Menschen. Die Manuskripte für die verschiedenen Kapitel wurden von folgenden Personen überarbeitet: Kathi Baron, Kim Bryze, Janice P. Burke, Sharon A. Cermak, Ellen S. Cohn, Terry Crowe, Clare Curtin, Flo Dunlop, Winnie Dunn, Adele Germain, Barbara Hanft, Fay Horak, Gary Kielhofner, Debbie Kirking, Virgene Klein, Mary Lawlor, Lee Ann Lilly, Zoe Mailloux, Shay McAtee, Carol Ann Myers, Anita Niehues, Jane Clifford OBrien, Mechthild Rast, Susanne Smith Roley, Barbara Sides, Linda Silber, Theresa Stevens, Catherine A. Trombly, Craig Velozo, Lisa Walsh und G. Gordon Williamson. Für die Überarbeitung des gesamten Manuskripts danken wir ferner Shelly J. Lane, Margaret Short-DeGraff und Jane Case-Smith. Ohne ihre Mitarbeit wäre das Buch nicht zustande gekommen.

Wir danken auch unserem Verleger, Jean-François Vilain, für sein Vertrauen in unsere Fähigkeiten, seine Unterstützung und seine Gabe, uns bei der Arbeit zu motivieren. Cheryl Mattingly, die uns ihr Wissen über die klinische Denkweise in der Ergotherapie vermittelte, hatte besonders großen Einfluß auf unser Denken und Schreiben. Darüber hinaus danken wir Mike Brown, Kim Watson und ihren Mitarbeitern von Southpaw Enterprises, die für uns die Fotos anfertigten. Wir danken ebenfalls Barbara Barlow, die mit großem Sachverstand und noch größerer Geduld Kapitel für Kapitel wieder und wieder neu erfaßte. Jackie Dalton paßte während unserer zahlreichen Aufenthalte in Chicago auf unsere Haustiere auf. Bob Murray hat zwar eigentlich nichts Spezielles zum Buch beigetragen, aber wir möchten uns dennoch bei ihm bedanken, da er einer Anerkennung dringend bedarf.

Weiterhin sind wir unserer Beraterin, Lehrerin, Kollegin und Freundin Anne Henderson zu besonderem Dank verpflichtet. Dank ihrer Initiative, Sachkenntnis und Kreativität wurden international anerkannte Ausbildungsprogramme für Ergotherapeuten entwickelt und Weiterbildungsmöglichkeiten für eine große Zahl Ergotherapeuten geschaffen. Wir hatten das Glück, zu jenen zu gehören, die Anne zur Dozentin hatten. Sie weckte bei uns einen regelrechten Wissensdrang, und sie verfolgte für sich und ihre Studenten das Ziel, die Theorien und Behandlungsmethoden der Ergotherapie stetig weiterzuentwickeln. Ferner hatte sie großen Einfluß auf unseren persönlichen Werdegang als Lehrer, Praktiker und Forscher im Bereich der Ergotherapie; auf diese Weise hat sie erheblich zur Entstehung dieses Buches beigetragen.

Widmung

In Erinnerung an A. Jean Ayres
1920–1988

Für Dr. A. Jean Ayres, die als Lehrerin, Beraterin und erfahrene Therapeutin unser Denken und damit das Leben unzähliger Menschen beeinflußt hat.

Für all jene Kinder, die durch ihr Mitwirken an Beurteilungsverfahren, Behandlungsprogrammen und Forschungsreihen zur Entwicklung der Sensorischen Integrationstheorie und der auf ihr beruhenden Behandlungsmethoden beigetragen haben.

Für all jene Erwachsenen, die uns vermitteln konnten, was es bedeutet, an einer sensorisch-integrativen Dysfunktion zu leiden, und uns an den durch die Behandlung eingetretenen positiven Veränderungen in ihrem Leben teilhaben ließen.

Für unsere Patienten, deren Behandlung die Grundlage für die in diesem Buch aufgeführten Fallbeispiele bildete und die die Sensorische Integrationstheorie und die auf ihr beruhenden Behandlungsmethoden lebendig gemacht haben.

Inhalt

Teil 1 Theoretische Grundlagen

1	Einführung in die Theorie der Sensorischen Integration	3
1.1	Sensorische Integration: Prozeß und Theorie	4
1.2	Theorie: Hypothesen versus Fakten	8
1.3	Die wissenschaftliche Arbeit von A. Jean Ayres	9
1.3.1	Untersuchungen über die Wirksamkeit der Behandlung	11
1.3.2	Faktorenanalytische und damit zusammenhängende Untersuchungen	12
1.4	Eine neue Sichtweise der Sensorischen Integrationstheorie	17
1.4.1	Theoretische Konstrukte	18
1.4.2	Annahmen der Sensorischen Integrationstheorie	23
	Neurale Plastizität	23
	Entwicklungsabfolge	25
	Hierarchische Struktur des Nervensystems	25
	Adaptives Verhalten	27
	Innerer Antrieb	28
1.5	Der Spiralprozeß der Selbstaktualisierung: ein neues theoretisches Modell der sensorischen Integration	28
1.6	Die Grenzen der Sensorischen Integrationstheorie und ihrer praktischen Anwendung	35
1.7	Zusammenfassung und Schlußfolgerungen	39
	Literatur	40
2	Beziehungen zwischen Bewußtsein, Gehirn und Körper	43
2.1	Ziele und Inhalt dieses Kapitels	49
2.2	Eine mögliche Sichtweise der Beziehungen zwischen Bewußtsein, Hirn und Körper	50
2.2.1	Über die Schwierigkeit, die Begriffe Bewußtsein und Körper-Hirn zu trennen	50

2.2.2	Die Einheit von Bewußtsein, Gehirn und Körper	51
2.2.3	Koordinierte Veränderungen in Bewußtsein und Körper-Hirn-Einheit	56
2.3	Verknüpfung der Sensorischen Integrationstheorie mit dem Modell der Einheit von Bewußtsein, Hirn und Körper	57
2.3.1	Der Wille als Modell des menschlichen Bewußtseins	58
2.3.2	Die Rolle der Willensfaktoren bei der Entstehung sensorisch-integrativer Dysfunktionen	63
2.4	Willensfaktoren im Rahmen der Sensorischen Integrationstherapie	64
2.4.1	Eigenschaften und Zustände	65
2.4.2	Zustände des Bewußtseins und des Gehirns	66
2.4.3	Berücksichtigung des Bewußtseins im Rahmen der Behandlung: Ein Therapiebeispiel	67
2.5	Zusammenfassung	73
	Literatur	74
3	**Spieltheorie und sensorische Integration**	75
3.1	Definition des Spiels oder: Wie definiert man ein Rätsel?	78
3.1.1	Merkmale des Spiels	80
	Intrinsische Motivation	80
	Die Aufmerksamkeit ist eher auf den Weg als auf das Ziel gerichtet	81
	Beim Spielen wird das Handeln eher vom Organismus als von Reizen gelenkt	82
	Spielen ist ein nicht direkt auf reale Gegebenheiten bezogenes, eher nachahmendes Verhalten	84
	Beim Spielen herrscht Freiheit von außen auferlegten Regeln	88
	Spiel erfordert die aktive Teilnahme des Spielers	90
	Zusammenfassung	92
3.1.2	Spiel als Maßstab für Entwicklungsstufen (Taxonomien)	92
3.1.3	Umgebung des Spiels	94
3.1.4	Das Spiel aus erziehungswissenschaftlicher Sicht	95
3.1.5	Spiel – eine Arbeitsdefinition für Ergotherapeuten	97
3.2	Das Potential des Spiels für die Therapie	100
3.3	Der Beitrag der sensorischen Integration zum Spiel	102
3.3.1	Was die Theorie der sensorischen Integration impliziert	102
3.3.2	Das Spiel aus der Sicht von Spielforschung und sensorischer Integrationstheorie	104

3.3.3	Worüber uns sensorische Integrationstheorie und Spielforschung keine Auskunft geben (bzw. geben können) .	105
3.4	Richtlinien für die Beurteilung von Spielverhalten sowie für die Behandlung gestörten Spielverhaltens bei Kindern mit sensorisch-integrativen Dysfunktionen	107
3.5	Schlußfolgerung	110
	Literatur	110

Teil 2 Funktionsbereiche

4	**Defizite der vestibulär-propriozeptiven Verarbeitung, der bilateralen Integration und des Sequenzierens**	**115**
4.1	Ziele und Inhalt dieses Kapitels	117
4.2	Klinische Bilder vestibulär-propriozeptiver Dysfunktionen . . .	119
4.3	Verhaltenssteuernde Prozesse auf neurophysiologischer Ebene und vestibulär-propriozeptive Dysfunktionen	124
4.3.1	Das vestibuläre System	125
	Vestibuläre Rezeptoren	125
	Durch das vestibuläre System ausgelöste posturale Reaktionen	127
	Durch das vestibuläre System ausgelöste okuläre Reaktionen	130
	Die Bedeutung des vestibulären Systems für Theorie und Praxis	135
4.3.2	Propriozeption	136
	Aktive versus passive Bewegung	137
	Quellen der Propriozeption	138
4.3.3	Einführung in die Funktionsweise der motorischen Kontrolle . .	141
	• Theorien über die motorische Kontrolle	141
	• Kortikale Projektionen vestibulär-propriozeptiver Sinneseindrücke	144
	• Supplementär-motorisches Areal	145
4.3.4	Die Bedeutung der vestibulären Propriozeption für das Körperschema	147
4.3.5	Abwehrreaktionen auf vestibulär-propriozeptive Sinneseindrücke und Schwerkraftunsicherheit	149
4.3.6	Die Bedeutung vestibulär-propriozeptiver Sinneseindrücke für die posturale Kontrolle	150
4.3.7	Zusammenfassung	150
4.4	Vestibulär-propriozeptive Dysfunktionen	151

4.4.1	Postural-okuläre Bewegungsstörungen	152
	• Beurteilung der Streckung in Bauchlage	153
	• Beurteilung der Beugung des Nackens während der Beugung in Rückenlage	154
	• Beurteilung der Hypotonie der Streckmuskeln	154
	• Beurteilung der Stabilität der proximalen Gelenke	155
	• Beurteilung der posturalen Anpassung bzw. der Regulierung des Haltungshintergrunds	155
	• Beurteilung von Gleichgewichts- und Stützreaktionen	155
	• Kinästhesie	158
	• Postrotatorischer Nystagmus	160
4.4.2	Schwerkraftunsicherheit	162
4.4.3	Überempfindlichkeit oder Abwehrreaktionen in bezug auf Bewegungen	164
4.5	Bilaterale Integration und Sequenzieren	164
4.5.1	SIPT-Verfahren zur Beurteilung der bilateralen Integration und des Sequenzierens	165
4.5.2	Klinische Verfahren zur Beurteilung der bilateralen Integration	166
4.5.3	Klinische Verfahren zur Beurteilung projizierter Handlungssequenzen	168
4.6	Theoretische Gesichtspunkte für die Ausarbeitung eines Behandlungsplans	168
	Literatur	170

5	**Verarbeitung taktiler Sinneseindrücke und sensorische Defensivität**	**175**
5.1	Ziele und Inhalt dieses Kapitels	177
5.2	Klinisches Bild der taktilen Dysfunktion	178
5.3	Taktile Defensivität	182
5.4	Eingeschränktes taktiles Diskriminationsvermögen	184
5.5	Verhaltenssteuernde Prozesse auf neurophysiologischer Ebene und taktile Dysfunktionen	185
5.5.1	Taktile Rezeptoren	186
5.5.2	Das „Dorsal Column Medial Lemniscal System"	186
5.5.3	Das anterolaterale System	189
5.5.4	Überschneidung der Systemfunktionen	190
5.6	Taktile Defensivität: Ein Rückblick	191
5.6.1	Ayres: Taktile Defensivität	192
5.6.2	Neuere Perspektiven	194
	• Taktile Defensivität und ein eingeschränktes taktiles Diskriminationsvermögen als voneinander unabhängige Störungen der taktilen Verarbeitung	194

	• Fehlende Hemmung auf höherer Ebene als Ursache für eine Beeinträchtigung der Modulation	195
	• Sensorische Defensivität und sensorische Dormanz	196
5.6.3	Der Stand der Dinge: Sensorische Defensivität und Störungen der sensorischen Modulation	198
5.6.4	Sensorische Modulation und das limbische System	200
5.6.5	Zusammenfassung	203
5.7	Beeinträchtigung der taktilen Wahrnehmung	204
5.8	Verfahren zur Evaluation taktiler Dysfunktionen	206
5.8.1	Relevante Informationen von seiten des Patienten, der Familie und anderer Personen	207
5.8.2	Sensorische Integrations- und Praxietests	208
5.8.3	Andere Beurteilungsverfahren	208
5.8.4	Ergebnisauswertung	210
5.9	Behandlung	210
5.9.1	Taktile Defensivität	211
	Problemerkennung	211
	Umgestaltung des Umfelds	212
	Direkte Behandlung	212
5.9.2	Beeinträchtigung der taktilen Wahrnehmung	215
5.10	Zusammenfassung	215
	Anhang	216
	Touch Inventory for Elementary School-Aged Children (Test zur Überprüfung des Berührungsempfindens von Kindern im Grundschulalter)	216
	Benötigtes Material	216
	Vorgehensweise	216
	Auswertung und Interpretation des TIE	217
	Literatur	220
6	**Somatodyspraxie**	**223**
6.1	Ziele und Inhalt dieses Kapitels	226
6.2	Definition der Entwicklungsdyspraxie und der Somatodyspraxie	226
6.3	Klinisches Bild der Somatodyspraxie	228
6.3.1	Beobachtbare Anzeichen im Spiel, in der Entwicklung und in der Schule	223
6.3.2	Charakteristische Verhaltensweisen	235
6.3.3	Testwerte und damit zusammenhängende Probleme	236
	Intelligenztests	236
	SIPT und damit zusammenhängende klinische Beobachtungen	237

6.4	Neuroanatomische Grundlagen einer Apraxie	238
6.5	Ätiologie der Entwicklungsdyspraxie	241
6.5.1	Neuroanatomische Grundlagen	241
6.5.2	Perinatale Auffälligkeiten	242
6.5.3	Eine wichtige Randbemerkung zur Forschungsgeschichte	243
6.5.4	Die Rolle der Körperempfindungen	245
6.5.5	Das Körperschema als Grundlage für die Praxie	246
6.5.6	Forschung zum Thema „Somatosensorische Systeme"	247
	Motorische Defizite bzw. Störungen	248
	Aufmerksamkeit, Orientierung und Antizipation	250
6.5.7	Zusammenfassung	253
6.6	Konzeptuelle Faktoren bei Dyspraxien	253
6.7	Untersuchung der Somatodyspraxie	254
6.7.1	Differentialdiagnose bei Praxiestörungen	254
6.7.2	Anamneseerstellung und Interviewtechniken	255
6.7.3	Standardisierte Untersuchungsverfahren	256
6.7.4	Geeignete klinische Beobachtungsverfahren	259
	Haptische Exploration	259
	Motorische Leistungsvermögen	260
6.8	Theoretische Gesichtspunkte bei der Behandlung von Somatodyspraxien	261
6.8.1	Kognitive Prozesse	262
6.8.2	Prinzipien für die Umsetzung des Gelernten im Alltag	263
6.8.3	Die „Action Systems Theory" und die Bedeutung des Kontexts	264
6.9	Zusammenfassung und Schlußfolgerung	267
	Anhang	267
	Feinmotorische Funktionen und Handschrift	267
	Was sind Schreibstörungen?	268
	Behandlungsmöglichkeiten	272
	Literatur	274
7	**Hemisphärenspezialisierung**	281
7.1	Ziele und Inhalt dieses Kapitels	282
7.2	Klinisches Bild der Hemisphärendysfunktion	283
7.3	Die Forschung im Bereich der Hemisphärenspezialisierung	285
7.3.1	Untersuchungen an Personen mit neurologischen Schädigungen	286
7.3.2	Methoden zur Untersuchung gesunder Testpersonen	288
	Morphologische Studien	288
	Messung der Lateralität	289
	Physiologische Meßverfahren	293
7.4	Die neurale Organisation der Hemisphären	293

7.5	Hemisphärenspezialisierung und Verhalten	295
7.5.1	Art der kognitiven Verarbeitung	296
7.5.2	Perzeption und Kognition	298
7.5.3	Kognitives Lernvermögen	300
	Lesen	300
	Mathematik	300
7.5.4	Motorische Fähigkeiten	301
7.5.5	Emotionen	302
7.6	Grenzen des Konzepts der Links-rechts-Dichotomie	304
7.7	Hemisphärenspezialisierung und Sensorische Integrationstheorie	308
7.8	Hemisphärenspezialisierung und Lernstörungen	306
7.8.1	Schlußfolgerungsverfahren bei Hemisphärendysfunktionen	309
7.8.2	Klinisches Bild der Hemisphärendysfunktion	312
	Linkshemisphärische Dysfunktion	312
	Rechtshemisphärische Dysfunktion	313
7.8.3	Verfahren zur Beurteilung von Hemisphärendysfunktionen im Zusammenhang mit Lernstörungen	316
	Die Sensorischen Integrations- und Praxietests	317
	Andere Beurteilungsverfahren	319
7.8.4	Behandlung einer Hemisphärendysfunktion	320
	Behandlung einer linkshemisphärischen Dysfunktion	320
	Behandlung einer rechtshemisphärischen Dysfunktion	321
	Die Anwendung sensorisch-integrativer Behandlungsmethoden bei Kindern mit einer Hemisphärendysfunktion	321
7.9	Zusammenfassung	322
	Literatur	323

Teil 3 Evaluation und Behandlung

8	**Sensorische Integrations- und Praxietests**	333
8.1	Beschreibung der Tests	334
8.1.1	Tests zur taktilen und vestibulär-propriozeptiven sensorischen Verarbeitung	334
8.1.2	Tests zur Form- und Raumwahrnehmung und zur visuomotorischen Koordination	335
8.1.3	Praxietests	337
8.1.4	Tests zur bilateralen Integration und zum Sequenzieren	338
8.2	Entwicklung und Standardisierung der SIPT	339
8.3	Validität der SIPT	342

8.3.1	Konstrukt-Validität	343
	• Faktorenanalysen früherer Messungen der sensorischen Integration	343
	• Faktorenanalysen der SIPT	345
	• Faktorenanalyse der SIPT-Werte der Normstichprobe	346
	• Faktorenanalyse der Testwerte von Kindern mit Dysfunktionen	347
	• Clusteranalyse der SIPT	350
8.3.2	Kriteriumsbezogene Validität	354
	Vergleich von Diagnosegruppen	355
	Lernstörungen	355
	Sensorisch-integrative Dysfunktionen	355
	Leseschwäche	355
	Sprachstörungen	357
	Mentale Retardierung	357
	Spina bifida	357
	Traumatische Hirnverletzung	358
	Zerebralparese	358
	Vergleich der SIPT mit anderen Tests	359
	Beweise für die Validität einzelner Tests	364
8.4	Reliabilität	364
8.5	Interpretation der SIPT-Ergebnisse	368
8.5.1	Interpretation von vollständigen Profilen und Teilprofilen	369
	Defizite der bilateralen Integration und des Sequenzierens	369
	Visuo- und Somatodyspraxie	370
	Dyspraxie auf verbale Anweisung	370
	Allgemeine sensorisch-integrative Dysfunktion	371
	Niedriger Durchschnitt sensorische Integration und Praxie	371
	Hoher Durchschnitt sensorische Integration und Praxie	371
	Teilprofile	371
	Anhang	373
	Die Validität einzelner SIPT-Werte	373
	Taktile Tests und Tests zur vestibulär-propriozeptiven Verarbeitung	373
	Tests zur Form- und Raumwahrnehmung und zur visuomotorischen Koordination	375
	Praxietests	376
	Tests zur bilateralen Integration und zum Sequenzieren	378
	Literatur	380

9	**Der Interpretationsprozeß**	383
9.1	Ziele und Inhalt dieses Kapitels	383
9.2	Fallbeispiel Steven	385
9.2.1	Vorgeschichte	385
9.2.2	Evaluation	388
	Beobachtungen im Unterricht	388
	Sensorische Integrations- und Praxietests	389
	Klinische Beobachtungen	390
	Zusätzliche Informationen	392
9.2.3	Interpretation der Ergebnisse	392
9.2.4	Darlegung der Ergebnisse	402
9.3	Zusammenfassung	406
	Literatur	407

10	**Umsetzung der Theorie in direkte Behandlung – eine Kunst und Wissenschaft zugleich**	409
10.1	Ziele und Inhalt dieses Kapitels	410
10.2	Die Kunst der Therapie	410
10.2.1	Die Entscheidung über den Ansatzpunkt der Behandlung	411
10.2.2	„Genau die richtige" Herausforderung	415
10.2.3	Motivation: Den inneren Antrieb des Patienten wecken	417
10.2.4	Abbruch und Abänderung von Aktivitäten	419
10.2.5	Die Interaktion zwischen Ergotherapeut und Patient	423
	Wie schaffe ich ein sicheres Umfeld?	423
	Wettspiele	424
	Die Rolle des „Gegners" übernehmen	425
	Lob, Feedback und Anweisungen	425
10.2.6	Strategien für ein besseres Verständnis der eigenen sensorisch-integrativen Dysfunktion	427
10.2.7	Beenden der Behandlung	429
10.2.8	Zusammenfassung	431
10.3	Die Durchführung der Behandlung	431
10.3.1	Aktivitäten für eine gezielte sensorische Reizaufnahme	432
	Gezielte Aufnahme vestibulär-propriozeptiver Reize	433
	Gezielte Aufnahme taktiler Reize	434
10.3.2	Behandlung sensorischer Modulationsstörungen	435
	• Behandlung der taktilen Defensivität	435
	• Behandlungsaktivitäten und -materialien	435
	• Allgemeine Richtlinien zum Einsatz taktiler Reize	437
	• Anmerkungen zur Vibration	439

- Anmerkungen zur Behandlung der Mundgegend
  und des Gesichts 440
- Taktile Stimulation durch den Therapeuten 440
- Behandlung der Schwerkraftunsicherheit 442
- Allgemeine Richtlinien 443
- Vorschläge zu einzelnen Aktivitäten 444
- Behandlung von Abwehrreaktionen auf vestibuläre Reize . . 447

10.3.3 Behandlung von Defiziten der sensorischen Registrierung 448
10.3.4 Behandlung sensorischer Diskriminationsstörungen 451
- Beeinträchtigte Fähigkeit zur Diskrimination
  vestibulär-propriozeptiver Informationen 452
- Defizite im Zusammenhang mit den Otolithenorganen ... 453
- Defizite im Zusammenhang mit den Muskelrezeptoren ... 454
- Defizite im Zusammenhang mit den Bogengängen 454
- Das Paradoxon: Der Patient kann bestimmte Reize
  nicht diskriminieren, verlangt aber nach ihnen 455
- Vorsichtsmaßnahmen 456
- Behandlung einer beeinträchtigten Fähigkeit
  zur Diskrimination taktiler Informationen 456
- Simultane Störung der sensorischen Modulation
  und der Diskrimination 458
- Eine wichtige Randbemerkung 459

10.3.5 Behandlung postural-okulärer Bewegungsstörungen 460
- Methoden zur Förderung der tonisch-posturalen Streckung 461
- Methoden zur Förderung der tonischen Beugung 463
- Kombination von Beugung und Streckung: Methoden
  zur Förderung der lateralen Beugung und Drehung 466
- Gleichgewicht zwischen Beugung und Streckung:
  Methoden zur Förderung alternierender Bewegungen 467
- Methoden zur Förderung der Stell-
  und Gleichgewichtsreaktionen 468
- Anmerkung zur Förderung
  der Kontrolle über okuläre Bewegungen 471

10.3.6 Behandlung von Praxiestörungen 472
- Methoden zur Förderung des koordinierten Einsatzes
  beider Körperhälften 473
- Einzelne vs. sequenzierte bilaterale Bewegungen 474
- Symmetrische vs. abwechselnde bilaterale Bewegungen ... 474
- Anmerkung zum koordinierten bilateralen Einsatz
  der Arme und Beine 476
- Bewegungshemmung 477
- Kreuzen der Mittellinie 477

	• Methoden zur Förderung der Planung und Durchführung projizierter Handlungssequenzen	479
	• Anmerkung zu Aktivitäten zum Sequenzieren	485
	• Behandlung einer Somatodyspraxie	485
	• Entwicklung der Ideation	489
10.4	Überlegungen zu einer sicheren und effektiven Behandlung	490
10.4.1	Wichtige Faktoren im Rahmen der individuellen Beratung von Patienten	491
	• Das Alter des Patienten	491
	• Direkte Behandlung: Dauer und Frequenz der Behandlungseinheiten	492
	• Anzahl der Patienten	493
10.4.2	Gestaltung eines geeigneten Behandlungsraums und eines Hängesystems	493
10.4.3	Fortbildung	495
10.5	Schlußfolgerungen	495
	Anhang	498
	Bezugsadressen	498
	Literatur	498

11	Beratung im Kontext der Sensorischen Integrationstheorie	501
11.1	Ziele und Inhalt dieses Kapitels	502
11.2	Was ist Beratung?	502
11.2.1	Neueinschätzung	503
11.2.2	Entwicklung neuer Strategien	504
11.3	Beratung: Ein Fallbeispiel	505
11.4	Phasen der Beratung	510
11.4.1	Phase I: Die Erwartungen formulieren	512
11.4.2	Phase II: Eine Partnerschaft aufbauen	512
	Die Erwartungen testen und anpassen	514
	Das Problem eingrenzen	517
	Das Problem neu einschätzen	517
	Hindernisse erkennen	518
	Zusammenfassung	519
11.4.3	Phase III: Strategien entwickeln	519
11.4.4	Phase IV: Den Plan umsetzen und beurteilen	521
11.5	Erforderliche Ressourcen	521
11.6	Zusammenfassung	522
	Literatur	523

12	Der Behandlungsprozeß: Planung und Durchführung	525
12.1	Ziele und Inhalt dieses Kapitels	527
12.2	Rückblick auf das Fallbeispiel Steven	527
12.3	Entwicklung allgemeiner und konkreter Ziele	528
12.3.1	Änderung von Stevens Selbsteinschätzung	529
	Anmerkung zur Festlegung der konkreten Ziele	531
12.3.2	Verbesserung von Stevens motorischen Fähigkeiten	531
	Konkrete Behandlungsziele: Anmerkung zur Festlegung der Kriterien	532
12.3.3	Verbesserung von Stevens Verhalten	533
	Eine weitere Anmerkung zum Thema Kriterien	534
12.3.4	Zusammenfassung	535
12.4	Festlegung der Behandlungsform	536
12.5	Ideenfindung für die Behandlung	537
12.5.1	Auswahl der Aktivitäten	540
12.5.2	Gestaltung des Behandlungsraums	542
12.5.3	Mögliche Interaktionensformen	543
12.6	Die Behandlung	544
12.6.1	Erster Behandlungstag	545
12.6.2	Eine Woche später	547
12.6.3	Sechs Wochen später	549
12.6.4	Indirekte Behandlung: Ausarbeitung eines Programms für zu Hause	551
12.6.5	Vier Monate später	553
12.7	Schlußfolgerung	555
	Literatur	556

13	Theorie und Praxis der Sensorischen Integration in Verbindung mit anderen Behandlungsansätzen	557
13.1	Ziele und Inhalt dieses Kapitels	560
13.2	Andere ergotherapeutische Behandlungsansätze	560
13.2.1	Entwicklungsansätze als Behandlungsgrundlage	561
13.2.2	Sensomotorische Ansätze	565
	Perzeptomotorische Ansätze	568
	Entwicklungstherapie auf neurophysiologischer Basis	570
13.2.3	Sensorische Stimulation	572
13.2.4	Verhaltens- oder Lerntheorie	574
13.3	Integration anderer Ansätze in die Behandlung	580
13.4	Fallbeispiele	581
13.4.1	Julia, ein Kind mit Lernstörungen	582

	Sensorische Integrationstherapie in Kombination mit einem sensomotorischen Ansatz und sensorischer Stimulation	582
13.4.2	Robbie und David, zwei Kinder mit Zerebralparese	585
	Sensorische Integrationstherapie in Kombination mit der Entwicklungstherapie auf neurophysiologischer Basis	585
13.4.3	Ramon, ein Risikokind	589
	Sensorische Integrationstherapie in Kombination mit einem entwicklungstheoretischen Ansatz	589
13.4.4	Adam, ein Kind mit leichter mentaler Retardierung	593
	Sensorische Integrationstherapie in Kombination mit einem verhaltenstheoretischen Ansatz	593
13.4.5	Andy, ein autistisches Kind	597
	Sensorische Integrationstherapie in Kombination mit sensorischer Stimulation und Verhaltenstheorie	597
13.5	Schlußfolgerung	602
	Literatur	602

Sachverzeichnis 607

Autoren

MARIE E. ANZALONE, MS, OTR
  Instructor
  Sargent College of Allied Health Professions
  Boston University
  Boston, MA, USA

A. JEAN AYRES, PhD, OTR, FAOTA (†)
  Emeritus Adjunct Associate Professor
  Department of Occupationa Therapy
  University of Southern California
  Los Angeles, CA, USA

ANITA C. BUNDY, ScD, OTR, FAOTA
  Assistant Professor
  Department of Occupational Therapy
  College of Associated Health Professions
  University of Illinois at Chicago
  Chicago, JL, USA

SHARON A, CERMAK, EdD, OTR, FAOTA
  Associate Professor of Occupational Therapy
  Sargent College of Allied Health Professions
  Boston University
  Boston, MA, USA

ANNE G. FISHER, ScD, OTR, FAOTA
  Assistant Professor
  Department of Occupational Therapy
  College of Associated Health Professions
  University of Illinois at Chicago
  Chicago, JL, USA

GARY KIELHOFNER, DrPH, OTR, FAOTA
   Professor and Head
   Department of Occupational Therapy
   College of Associated Health Professions
   University of Illinois at Chicago
   Chicago, JL, USA

JANE A. KOOMAR, MS, OTR
   Assistant Professor of Occupational Therapy
   Sargent College of Allied Health Professions
   Boston University
   Boston, MA, USA
   and
   Director
   Occupational Therapy Associates, P.C.
   Watertown, MA, USA

SHELLY J. LANE, PhD, OTR
   Assistant Professor
   Department of Occupational Therapy
   SUNY at Buffalo
   Buffalo, NY, USA

DIANA MARR, PhD
   Project Director
   Western Psychological Services
   Los Angeles, CA, USA
   Zur Zeit:
   Associate Measurement Statistician
   Educational Testing Service
   Princeton, NJ, USA

ELIZABETH „BOO" MURRAY, ScD, OTR
   Assistant Director of Occupational Therapy
   Shriver Center
   Waltham, MA, USA
   and
   Adjunct Assistant Professor
   Department of Occupational Therapy
   Sargent College of Allied Health Professions
   Boston University
   Boston, MA, USA

KENNETH OTTENBACHER, PhD, OTR, FAOTA
　　Professor and Associate Dean
　　School of Health Related Professions
　　State University of New York at Buffalo
　　Buffalo, NY, USA

CHARLOTTE BRASIC ROYEEN, PhD, OTR, FAOTA
　　Research and Therapy Services
　　Great Falls, VA, USA
　　and
　　Visiting Professor in Research and Evalution
　　Virginia Polytechnic Institute and State University
　　Falls Church, VA, USA

Teil 1
Theoretische Grundlagen

1 Einführung in die Theorie der Sensorischen Integration

ANNE G. FISHER, ELIZABETH A. MURRAY

Auch wenn die im Gehirn stattfindenden Prozesse der sensorischen Integration noch nicht gänzlich erforscht sind, kann dies keine Entschuldigung dafür sein, einem Thema aus dem Weg zu gehen, das für Lernprozesse jeglicher Art von elementarer Bedeutung ist. Man muß sich diesem Thema stellen und sich eingehend mit ihm auseinandersetzen, ohne jedoch zu vergessen, daß man immer an Grenzen stoßen wird und daß theoretische Konzepte immer in irgendeiner Hinsicht Fehler enthalten werden. Deshalb bedarf die Sensorische Integrationstheorie im Laufe ihrer Weiterentwicklung einer kontinuierlichen Überarbeitung und Anpassung.

Ayres 1968/1974b, S. 96–97

Dr. A. Jean Ayres entwickelte die Sensorische Integrationstheorie in der Absicht, die Zusammenhänge zwischen Verhalten und neuralen Prozessen, vor allem zwischen Verhalten und sensorischer Verarbeitung oder Integration, besser erklären zu können. Sie hatte es sich zum Ziel gemacht, eine Theorie zur Beschreibung und besseren Vorhersagbarkeit der speziellen Zusammenhänge zwischen neuralen Prozessen, sensomotorischem Verhalten und frühem kognitiven Lernen zu entwickeln. Sie hoffte, mit Hilfe einer neuen Theorie bestimmte Kategorien bzw. Erscheinungsbilder von Dysfunktionen bei Kindern mit sensomotorischen Defiziten oder Lernschwierigkeiten identifizieren und für diese Kinder jeweils spezielle Behandlungstechniken entwickeln zu können. Im Grunde wollte Ayres mit Hilfe der Sensorischen Integrationstheorie jedoch vor allem die Ursachen für diese Defizite darlegen, um die jeweils optimale Behandlungsstrategien bestimmen zu können (Ayres 1972b, 1975a, 1979).

1.1 Sensorische Integration: Prozeß und Theorie

DEFINITION

Unter dem Begriff „*sensorische Integration*" versteht man sowohl einen neurologischen Prozeß als auch ein Theoriemodell, das den Zusammenhang zwischen diesem neurologischen Prozeß und Verhalten beschreibt. Zunächst definierte Ayres (1972b) den Prozeß der sensorischen Integration als „die Fähigkeit, Sinneseindrücke zu ordnen, um sie sinnvoll nutzen zu können" (S. 1). Später erweiterte Ayres (1989) diese Definition wie folgt:

> Unter sensorischer Integration versteht man jenen neurologischen Prozeß, bei dem vom eigenen Körper und der Umwelt ausgehende Sinneseindrücke geordnet werden, und der es dem Menschen ermöglicht, seinen Körper innerhalb der Umwelt sinnvoll einzusetzen. Räumliche und zeitliche Aspekte der verschiedenen Sinneseindrücke werden interpretiert, verknüpft und vereint. Sensorische Integration bedeutet Verarbeitung von Informationen ... Das Gehirn muß unter ständig wechselnden Bedingungen sensorische Informationen auswählen, vergleichen und verknüpfen bzw. die Aufnahme verstärken oder verhindern. Mit anderen Worten: Das Gehirn hat die Aufgabe, Informationen zu integrieren (S. 11).

Im Rahmen der Sensorischen Integrationstheorie wird die Beziehung zwischen Gehirn und Verhalten beschrieben. Theorien sind nichts anderes als provisorische Sammlungen von miteinander in Beziehung stehenden Postulaten und Hypothesen, die dazu dienen, Verhalten und Zusammenhänge zwischen beobachtbaren Ereignissen zu beschreiben, zu erklären oder vorhersagbar zu machen. Theorien können uns helfen, zielgerichtet zu denken, Beobachtungen unter ganz bestimmten Gesichtspunkten anzustellen, unsere Aufmerksamkeit auf bestimmte Informationen zu richten und unwichtige Informationen unberücksichtigt zu lassen. Die Sensorische Integrationstheorie wurde entwickelt, um den beobachteten *Zusammenhang* zu erklären zwischen:

- Defizite bei der Interpretation der vom eigenen Körper und von der Umwelt ausgehenden Sinneseindrücke und
- Defizite des kognitiven und neuromotorischen „Lernens", die sich bei manchen Personen in Lernstörungen oder Ungeschicklichkeit äußern.[1]

Dieser Zusammenhang ist insofern gegeben, als es unter den vielen Menschen mit Lernstörungen auch solche gibt, die außerdem Schwierigkeiten haben, die vom eigenen Körper oder der Umwelt ausgehenden Sinneseindrücke richtig zu deuten oder zu unterscheiden (diskriminieren). Für diese Störungen gibt es

---

[1] Ayres (1989) benutzte das Wort *Lernen* als sehr weiten Begriff und verstand darunter sowohl kognitives Lernen und Konzeptbildung als auch Verhaltensänderungen und adaptives motorisches Verhalten.

offensichtlich keine anderen erkennbaren Ursachen wie z. B. emotionale Probleme, mentale Entwicklungsverzögerungen, periphere Sinnesschädigungen, neurologische Schäden oder Anomalien.

Die Sensorische Integrationstheorie setzt sich aus *drei Teilbereichen* zusammen:
- Der erste bezieht sich auf die Entwicklung des Menschen und enthält die Beschreibung des normal ablaufenden Prozesses der sensorischen Integration.
- Im zweiten Bereich wird der Begriff „sensorisch-integrative Dysfunktion" definiert.
- Im dritten Bereich geht es um Anleitungen zu Behandlungsprogrammen, bei denen spezielle auf der Sensorischen Integrationstheorie basierende Techniken angewandt werden.

Jeder dieser Teilbereiche beinhaltet eine übergeordnete *Hauptthese*:
- Die *erste Hauptthese* der Sensorischen Integrationstheorie besagt, daß das Lernvermögen eines normal entwickelten Menschen davon abhängt, inwieweit er in der Lage ist, sensorische Informationen über die Umwelt oder seine Körperbewegungen aufzunehmen, im Zentralnervensystem zu verarbeiten und zu integrieren und die erhaltenen Informationen für die Planung und Organisation seines Verhaltens zu nutzen.
- Die *zweite Hauptthese* baut auf der ersten auf. Bei Menschen, die Sinneseindrücke nicht richtig verarbeiten und integrieren können, kommt es zu Störungen bei der Planung und Erzeugung von Verhalten, die sich negativ auf konzeptuelle und motorische Lernprozesse auswirken.
- Bei der *dritten Hauptthese*, auf der die Behandlungsmethoden basieren, wird davon ausgegangen, daß die Verarbeitung und Integration von Sinneseindrücken im Zentralnervensystem und damit auch das konzeptuelle und motorische Lernen durch gezielte Reizzufuhr im Rahmen sinnvoll ausgewählter Aktivitäten sowie außerdem durch das Schaffen von Möglichkeiten zur Planung und Organisation von adaptivem Verhalten verbessert werden können.

Da die Sensorische Integrationstheorie Dysfunktionen und mögliche Behandlungsmethoden zum Thema hat, bietet sie dementsprechend auch eine Darstellung der Beurteilungsverfahren und Behandlungstechniken. Wenn im folgenden von „sensorischer Integration" die Rede ist, so sind darunter folgende drei miteinander verknüpfte *Elemente der Praxis* zu verstehen:
- die Theorie selbst,
- die Beurteilungsverfahren wie z. B. die „Sensory Integration and Praxis Tests" (SIPT, Sensorische Integrations- und Praxietests) und die damit zu-

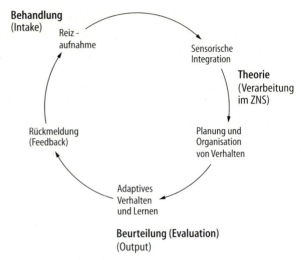

Abb. 1.1. Der Kreisprozeß der sensorischen Integration im Verhältnis zu den drei Elementen der Behandlungspraxis

sammenhängenden klinischen Beobachtungen neuromotorischen Verhaltens (Ayres 1989) sowie
- spezielle Behandlungstechniken zur Verbesserung der sensorischen Integration.

In Abb. 1.1 sind die Zusammenhänge zwischen dem hypothetischen Prozeß der sensorischen Integration und diesen drei Elementen schematisch dargestellt.

Der Prozeß der sensorischen Integration ist nur ein theoretisches Konstrukt, da man keine direkten *Beobachtungen* über die Verarbeitungsprozesse im Zentralnervensystem, die sensorische Integration oder motorische Planung anstellen kann. Wir gehen jedoch davon aus, daß der Prozeß der sensorischen Integration tatsächlich stattfindet, und berufen uns dabei auf einige Veröffentlichungen über experimentelle Neurologie. Obwohl wir in der Lage sind, Verhaltensstörungen zu beobachten und zu deuten, können wir nur vermuten, daß diese Störungen durch eine beeinträchtigte sensorische Integration verursacht werden. Ferner sind wir in der Lage zu beobachten, ob durch unsere Behandlungsmethoden Verhaltensänderungen herbeigeführt werden können. Niemand kann jedoch mit Bestimmtheit sagen, ob diese Verhaltensänderungen auf eine Verbesserung der sensorischen Integration oder der neuralen Prozesse zurückzuführen sind. Ein Beispiel:

FALLBEISPIEL ➔

Mario
Mario kann taktile Sinneseindrücke nur sehr schlecht diskriminieren. So hat er z. B. Schwierigkeiten zu unterscheiden, welcher seiner Finger berührt wurde (Finger Identification, Finger-Identifikation), welche Stelle seines Arms berührt wurde (Localization of Tactile Stimuli, Lokalisation Taktiler

Stimuli) und beim Nachmalen von Zeichnungen, die auf seinen Handrücken gemalt wurden (Graphesthesia, Graphästhesie). Bei Mario konnten keine klar erkennbaren Schäden im peripheren Nervensystem oder Zentralnervensystem diagnostiziert werden, und er gilt als durchschnittlich intelligent. Daher nehmen wir an, daß seine Schwierigkeiten unter anderem auf einer mangelhaften Verarbeitung und Integration taktiler Sinneseindrücke im Zentralnervensystem basieren.

Mario ist außerdem ungeschickt. Wenn er mit gleichaltrigen Kindern Baseball spielt, so fängt, wirft oder schlägt er den Ball erheblich schlechter als seine Altersgenossen. Obwohl er seine Schuhe binden und Fahrrad fahren kann, brauchte er jedoch länger als andere Kinder, um diese Fähigkeiten zu erwerben. Unsere Tests haben gezeigt, daß Mario schlechter hüpfen und springen kann als gleichaltrige Kinder. Es bereitet ihm ebenfalls Schwierigkeiten, von der testenden Person gezeigte Körperhaltungen (Postural Praxis, Posturale Praxie) und vorgegebene Bewegungsabfolgen nachzuahmen, bei denen beide Körperhälften einbezogen werden (Bilateral Motor Coordination, Bilaterale Motorische Koordination).

Da Mario keine klar erkennbaren kognitiven oder neurologischen Störungen aufweist, die seine mangelhafte motorische Koordination erklären würden, kann davon ausgegangen werden, daß seine Schwierigkeiten mit einer Entwicklungsstörung zusammenhängen, die das Erlernen neuer motorischer Fähigkeiten (Praxie oder motorische Planung) beeinträchtigt. Darüber hinaus gibt es eine große Zahl empirischer Hinweise darauf, daß Personen, die taktile Reize nur schlecht diskriminieren können, oftmals auch Schwierigkeiten bei der motorischen Planung haben. Aus diesem Grunde sind wir der Ansicht, daß zwischen diesen beiden Störungen ein Zusammenhang existiert. Daraus läßt sich schließen, daß Marios motorische Lernschwierigkeiten mit seinem eingeschränkten taktilen Diskriminationsvermögen in Zusammenhang stehen und möglicherweise sogar durch dieses verursacht werden.

Die Fähigkeit zur Verarbeitung taktiler Sinneseindrücke und der Prozeß der motorischen Planung lassen sich nicht direkt beobachten. Man kann lediglich Verhalten beobachten, d. h., man kann feststellen, daß eine Person taktile Sinneseindrücke schlecht diskriminiert oder über eingeschränkte motorische Fähigkeiten verfügt. Wenn also Marios Schwierigkeiten auf einer mangelhaften Verarbeitung und Integration taktiler Sinneseindrücke im Zentralnervensystem basieren, so kann man folgendes daraus schließen: Enthält Marios Behandlungsprogramm Aktivitäten, die ein erhöhtes Maß an taktilen Reizen bieten, ihm Spaß machen und die er für bedeutsam erachtet, erhöht sich dadurch die Wahrscheinlichkeit, daß er taktile Sinneseindrücke aufnehmen, verarbeiten, integrieren und als Grundlage für die Planung

> adaptiver motorischer Handlungen nutzen wird. Auch wenn dies nicht direkt wahrnehmbar ist, so kann man doch zumindest beobachten, ob sich Marios motorisches Verhalten verbessert.

1.2
Theorie: Hypothesen versus Fakten

DEFINITION

Unter *„sensorischer Integration"* versteht man sowohl einen Prozeß als auch eine Theorie.

Das Wort „Theorie" besagt bereits, daß es sich hierbei *nicht* um *Fakten* handeln kann. Man kann daher lediglich Vermutungen anstellen, inwieweit Mario fähig ist, taktile Sinneseindrücke zu integrieren. Darüber hinaus kann man nur spekulieren, inwieweit sein taktiles Diskriminationsvermögen und seine mangelhafte motorische Koordination zusammenhängen. Alle Theorien über menschliches Verhalten bestehen aus einer Ansammlung von miteinander in Beziehung stehenden Postulaten, die bislang noch nicht bewiesen wurden und vielleicht auch nie bewiesen werden können. Die Sensorische Integrationstheorie stellt demnach, wie alle anderen Theorien über das menschliche Verhalten, lediglich den Versuch einer Erklärung dar.

GRUNDLAGEN

Theorien erfüllen den Zweck, Erklärungen für ein bestimmtes Verhalten und für Zusammenhänge zwischen beobachtbaren Ereignissen zu liefern. Theorien ermöglichen uns ebenfalls, effektive Behandlungsprogramme aufzustellen und Behandlungsergebnisse vorauszusagen. Schließlich stellen Theorien „eine Herausforderung dar, sich mit den in ihnen enthaltenen spekulativen Lehrsätzen oder Erklärungen auseinanderzusetzen und bieten einen Anreiz, nach neuen empirischen Erkenntnissen zu suchen, mit denen sich eventuell bisher unklare Vorgänge erklären und voraussagen lassen" (Chinn u. Jacobs 1987, S. 169). Durch empirische Forschung werden Theorien weiterentwickelt, ständig auf den neuesten Stand gebracht und verändert, so daß sie immer den neuesten Wissensstand widerspiegeln.

Im Hinblick auf die Ergotherapie bieten Theorien demnach Lehrsätze und Vorschläge, die als Leitlinien für eine „optimale Behandlung" dienen können, und geben Anstöße zu weiteren Forschungen, die zu einer Erweiterung des Grundwissens auf diesem Gebiet führen können. Ob die Praktiken eines bestimmten Berufsstandes anerkannt werden oder nicht, hängt vom Umfang und der Glaubwürdigkeit der Grundlagen (bzw. der Forschung) ab, mit der die Theorien untermauert werden, die ihrerseits die Praxis bestimmen. Es ist zudem von großer Bedeutung, empirisch beweisen zu können, daß die auf den Theorien basierenden Behandlungsmethoden wirksam sind. In Kapitel 14 wird ausführlich erläutert, welche Bedeutung die empirische Forschung für die Entwicklung der Sensorischen Integrationstheorie und die auf ihr basierenden Behandlungsmethoden hat.

1.3
Die wissenschaftliche Arbeit von A. Jean Ayres

Die Ursprünge der Sensorischen Integrationstheorie sind vor allem im Bereich der *Neurologie* zu suchen.

Die Tatsache, daß Ayres an der University of Southern California bei Margaret Root studierte und nach ihrer Promotion am Institut für Hirnforschung für die University of California in Los Angeles tätig war, mag der Grund dafür sein, daß sie bei der Entwicklung ihrer Theorie den Schwerpunkt auf neurologische Aspekte legte (Sieg 1988). Die Arbeit mit Kindern mit Zerebralparese sowie ihre späteren Untersuchungen im Zusammenhang mit lernbehinderten Kindern weckten in ihr das Interesse an der Frage, welche Rolle Wahrnehmung und Motorik bei Lernprozessen spielen. Nachdem sie sich intensiv mit Literatur über Hirn- und Verhaltensforschung beschäftigt hatte, stellte sie Hypothesen über mögliche Zusammenhänge zwischen Störungen auf neurobiologischer Ebene und Lernstörungen auf. Auf dieser Grundlage entwickelte sie anschließend Behandlungsmethoden zur Verbesserung neuraler Prozesse (Ayres 1964, 1968/1974b, 1972a, 1972b).

Die Tatsache, daß sie sich anschließend eingehend mit Literatur über Pädagogik, Hirn- und Verhaltensforschung beschäftigte, deutet darauf hin, daß sie nach objektiven und standardisierten Verfahren zur Untersuchung der perzeptiven und motorischen Funktionen suchte, um ihre Hypothesen überprüfen und belegen zu können.

Anfangs konzentrierte sich Ayres auf die visuelle Wahrnehmung. Bald wurde ihr jedoch klar, daß es äußerst wichtig war, darüber hinaus auch andere Sinnessysteme zu untersuchen, die ebenfalls die Voraussetzung für Lernprozesse bilden könnten so z. B. das vestibuläre, das propriozeptive und das taktile System (Ayres 1968/1974a, 1968/1974b). Im Rahmen ihrer Dissertation begann sie, Tests zu entwickeln, aus denen schließlich die „Southern California Sensory Integration Tests" (Südkalifornische Sensorische Integrationstests) wurden (Ayres 1972c, 1980). Mit Hilfe dieser Tests wird nicht nur die visuelle Wahrnehmung, sondern auch die taktile, kinästhetische (somatosensorische) Wahrnehmung sowie die perzeptomotorische Funktion gemessen. Im Jahr 1975 entwikkelte Ayres zusätzlich den „Southern California Postrotary Nystagmus Test" (Südkalifornischer Postrotatorischer Nystagmustest), um auch die Funktion des vestibulären Systems messen zu können (Ayres 1975b). Darüber hinaus ergänzte sie ihre standardisierten Beurteilungsverfahren stets durch nichtstandardisierte Beobachtungen zur neuromotorischen Entwicklung wie z. B. durch Untersuchungen des Muskeltonus, der Fähigkeit, den Körper entgegen der Schwerkraft zu strecken oder zu beugen (vor allem Strecken in Bauchlage bzw. Beugen in Rückenlage) und des Gleichgewichtssinns.

Als Ayres und ihre Mitarbeiter zu Beginn der 80er Jahre die Grenzen des standardisierten Testverfahrens der „Südkalifornischen Sensorischen Integrationstests" erkannten, begannen sie mit einer kompletten Überarbeitung und neuen Standardisierung der Tests. Einige Tests wurden abgeändert, weniger geeignete abgeschafft und neue hinzugefügt, um in Zukunft bessere Möglichkeiten bei der Aufdeckung einer beeinträchtigten sensorischen Integration und der damit zusammenhängenden Defizite bei Kindern mit Lernschwierigkeiten oder Verhaltensauffälligkeiten zur Verfügung zu haben. Die neu entstandenen Testreihen, die sog. „Sensorischen Integrations- und Praxietests" (SIPT, Ayres 1989), werden in Kapitel 8 ausführlicher beschrieben.

Ayres ließ sich von den Kindern inspirieren, denen sie zu helfen versuchte (Sieg 1988). Sie entwickelte Tests, um die Schwierigkeiten der von ihr behandelten Kinder besser verstehen zu können. Sie benutzte diese Tests für verschiedene Forschungsreihen, um die im Laufe ihrer Arbeit entstandenen Annahmen und Hypothesen wissenschaftlich belegen zu können. Darüber hinaus entwarf sie ein Theoriemodell für die Planung und Anwendung wirksamer Behandlungsmethoden. So versuchte sie bei der Entwicklung der Sensorischen Integrationstheorie stets, die von ihr ausgearbeiteten Untersuchungsverfahren und Behandlungsmethoden durch Forschungsreihen wissenschaftlich zu belegen. Sie leitete eine Reihe von Untersuchungen mit dem Zweck, die Merkmale verschiedener Arten sensorisch-integrativer Dysfunktionen identifizierbar zu machen. Dazu dienten zunächst die „Südkalifornischen Sensorischen Integrationstests", der „Südkalifornische Postrotatorische Nystagmustest" sowie andere damit verknüpfte Beurteilungsverfahren. Später wurden neben diesen Tests auch die SIPT angewendet. Diese Untersuchungen werden im allgemeinen als Ayres „faktorenanalytische Studien" bezeichnet. Ferner führte Ayres zwei umstrittene Untersuchungen durch (siehe 1.3.1), um die Wirksamkeit der auf der Sensorischen Integrationstheorie basierenden Behandlungsmethoden zu belegen (Ayres 1972a, 1976, 1978). Die Ergebnisse dieser Untersuchungen führten zu einer Überarbeitung und Abänderung ihrer ursprünglichen Hypothesen und spielten daher eine wichtige Rolle in der Entwicklung der Sensorischen Integrationstheorie.

1.3.1
Untersuchungen über die Wirksamkeit der Behandlung

Um wissenschaftlich zu belegen, daß eine Behandlung zu einer Verbesserung der sensorischen Integration führen kann, führte Ayres zwei Untersuchungen über Behandlungsmethoden bei lernbehinderten Kinder durch. In der ersten Untersuchung (1972a) überprüfte sie die Wirksamkeit von auf der Grundlage der Sensorischen Integrationstheorie basierenden Behandlungsprogrammen bei Kindern mit sensorisch-integrativen Dysfunktionen und bei Kindern mit Defiziten der auditiven Wahrnehmung und Sprache. Beide Testgruppen machten im Laufe der Behandlung erhebliche Fortschritte im Lesen, Hören und Sprechen. In der zweiten Untersuchung stellte Ayres (1976, 1978) die Frage, welche Gruppe von lernbehinderten Kindern wohl am meisten von einer Sensorischen Integrationstherapie profitieren würde. Dabei stellte sie fest, daß Kinder aus der Testgruppe, die eine verkürzte Dauer des postrotatorischen Nystagmus aufwiesen, im Vergleich zu Kindern mit ähnlichen Schwierigkeiten aus der Kontrollgruppe größere Lernfortschritte zeigten.

Für Ayres galten die Ergebnisse aus diesen Untersuchungen als erster Beweis dafür, daß mit einer Verbesserung der sensorischen Integration gleichzeitig eine bessere Lernfähigkeit erzielt werden kann. Darüber hinaus schloß sie aus den Untersuchungen, daß Lernschwierigkeiten oft in Störungen der *zentralen* Verarbeitung vestibulärer Sinneseindrücke begründet sind. Aus diesem Grunde sprächen Kinder mit einer beeinträchtigten zentralen Verarbeitung vestibulärer Sinneseindrücke (einschließlich verkürzter Dauer des postrotatorischen Nystagmus) auch schneller auf Behandlungsprogramme auf Basis der Sensorischen Integrationstheorie an als Kinder mit verlängerter Dauer des postrotatorischen Nystagmus.

In einer späteren Kritik über die Forschung im Bereich der Sensorischen Integrationstherapie schrieben Densem et al. (1989) jedoch:

Vergleichende Untersuchungen über die Wirksamkeit von Methoden in Forschungsbereichen, in denen wichtige Variablen und Modelle des Veränderungsprozesses noch nicht eindeutig identifiziert wurden, sind verfrüht ... Das Ziel der Forschung sollte demnach sein, die mit dem Entwicklungs- und Lernprozeß zusammenhängenden spezifischen Behandlungsvariablen während der Behandlung aufzudecken ebenso wie jene Variablen, die bei der Einschätzung der Ergebnisse von Bedeutung sind. Die Frage lautet dann nicht mehr: „Wie wirksam war das Behandlungsprogramm?", sondern vielmehr: „Wie funktioniert es und bei wem?" (S. 228).

Aus Ayres Vorlesungen und Vorträgen läßt sich schließen, daß sie sich der Notwendigkeit weiterer Untersuchungen bewußt war, um die Frage beantworten zu können, welche Kinder mit sensorisch-integrativen Dysfunktionen am

besten auf bestimmte Behandlungsprogramme ansprechen. Sie war der Ansicht, daß die ersten Schritte darin bestehen müßten,
- ein theoretisches Modell für Veränderungen zu entwickeln und
- die verschiedenen Erscheinungsbilder oder Typologien von Dysfunktionen zu identifizieren.

1.3.2
Faktorenanalytische und damit zusammenhängende Untersuchungen

Um bestimmte Erscheinungsbilder von Dysfunktionen bei lerngestörten Kindern zu analysieren, bediente sich Ayres statistischer Methoden wie der Hauptkomponenten-, der Faktoren- und der Clusteranalyse.

Die ersten Untersuchungen, die der Sensorischen Integrationstheorie als Grundlage dienten, basierten auf *Hauptkomponenten- und Faktorenanalysen*. Beide Analyseverfahren sind im Aufbau ähnlich, da es sich in beiden Fällen um empirische Methoden handelt, mit deren Hilfe festgestellt werden kann, ob eine kleine Anzahl an zugrunde liegenden Konstrukten für die Variabilität in einer Gruppierung von Testergebnissen einer großen Gruppe von Menschen verantwortlich gemacht werden kann (Stevens 1986).

■ **Beispiel:** Man könnte z. B. an einer Gruppe von 200 Kindern zwei Tests der visuellen Wahrnehmung durchführen, bei denen die Motorik nicht berücksichtigt wird („Space Visualization", Raumvisualisierung; „Figure-Ground Perception", Figur-Grund-Wahrnehmung). Anschließend könnte man drei Tests durchführen, mit denen die motorische Leistung gemessen wird („Postural Praxis", Posturale Praxie; „Bilateral Motor Coordination", Bilaterale Motorische Koordination; „Sequencing Praxis", Sequentielle Praxie). Es kann davon ausgegangen werden, daß manche Kinder Aufgaben, bei denen die visuelle Wahrnehmung eine Rolle spielt, besser bewältigen werden als andere. Darüber hinaus ist zu erwarten, daß manche Kinder eine bessere Koordination aufweisen werden als andere. Und schließlich ist davon auszugehen, daß man bei manchen Kindern mit guter Koordinationsfähigkeit nur schwache und bei manchen der ungeschickten Kinder sehr gute visuelle Wahrnehmungsfähigkeiten feststellen wird.
Wenn wir von diesen Voraussetzungen ausgehen, ist zu erwarten, daß diejenigen Kinder, die Aufgaben der visuellen Wahrnehmung besser bewältigen als andere, in beiden visuellen Wahrnehmungstests höhere Werte erreichen werden und in diesem Bereich weniger befähigte Kinder in beiden visuellen Tests schlechtere Ergebnisse erzielen werden. Ebenso ist zu erwarten, daß die motorisch sehr gut koordinierten Kinder in allen drei Motoriktests gute Ergebnisse und ungeschickte Kinder in allen drei Motoriktests

schlechte Ergebnisse erzielen werden. Und schließlich ist davon auszugehen, daß Kinder, die hohe Werte in den Tests der visuellen Wahrnehmung erreichen konnten, nicht unbedingt auch hohe Werte in den Motoriktests erzielen werden und umgekehrt. Mit anderen Worten: Es ist damit zu rechnen, daß die beiden visuellen Wahrnehmungstests statistisch gesehen miteinander korrelieren bzw. kovariieren und die drei Motoriktests miteinander korrelieren bzw. kovariieren. Es kann jedoch nicht davon ausgegangen werden, daß die visuellen Wahrnehmungstests mit den Tests der motorischen Leistung korrelieren (zumindest erwarten wir, daß sie nicht allzu stark korrelieren).

Mit Hilfe statistischer Methoden, nämlich der Hauptkomponenten- und Faktorenanalyse, sind die Forscher in der Lage, Daten auszuwerten, um derartige Ursachen für die Variabilität (Korrelationsmuster) der Testergebnisse aufzudecken. Es ist zu erwarten, daß in dem erwähnten Beispiel zwei Faktoren identifiziert werden: einer, der sich auf die Tests der visuellen Wahrnehmung bezieht und ein anderer, der sich auf die Motoriktests bezieht. Der Forscher hat nun die Aufgabe, diese Faktoren einzuordnen und zu benennen. Im vorliegenden Fall könnte man den einen Faktor „visuoperzeptiver Faktor" und den anderen „motorischer Faktor" nennen.

Zwischen 1965 und 1977 führte Ayres sechs faktorenanalytische Untersuchungen über die „Südkalifornischen Sensorischen Integrationstests" und damit verknüpfte Verfahren durch, wobei sie sowohl Werte von normalen Kindern als auch von Kindern mit perzeptomotorischen Störungen oder Lernstörungen verwendete (Ayres 1965, 1966a, 1966b, 1969, 1972d, 1977). Aus der von Ayres vorgenommenen Auswertung dieser Werte entstand die Sensorische Integrationstheorie. Auch wenn die in den Untersuchungen vorkommenden Faktoren nicht identisch waren und die von Ayres gefundenen Bezeichnungen mit der Zeit variierten, können im Rahmen einer sorgfältigen Analyse doch Übereinstimmungen gefunden werden, die dafür sprechen, daß es einige unterschiedliche und trotzdem relativ *konsistente Erscheinungsbilder* von Dysfunktionen gibt.

Zu den konsistentesten Erscheinungsbildern von Dysfunktionen zählten:
- Dyspraxie oder Schwierigkeiten bei der motorischen Planung in Verbindung mit einer eingeschränkten taktilen Diskrimination. Im allgemeinen spricht man hier von einer somatosensorisch bedingten Dyspraxie.
- Schlechte bilaterale Integration in Verbindung mit einer vestibulär-propriozeptiven Dysfunktion und mangelhaften postural-okulären Mechanismen. Im allgemeinen spricht man hier von einem vestibulär-bilateralen Integrationsdefizit.

- Taktile Defensivität oder Abwehrreaktionen auf Berührungen, manchmal in Verbindung mit erhöhter Aktivität und Ablenkbarkeit.
- Schlechte Form- und Raumwahrnehmung (visuell und taktil).
- Defizite der auditiven Wahrnehmung und der Sprache.
- Schlechte Hand-Auge-Koordination.

Ayres verfolgte das Ziel, versteckte Erscheinungsbilder (Typologien) von Dysfunktionen aufzudecken. Zwar konnten mit Hilfe der Faktorenanalysen verschiedene Bereiche von Dysfunktionen unterschieden werden; Ayres wies jedoch darauf hin, daß es sich hierbei nicht um versteckte Typologien handle (Ayres 1972d). So können bestimmte Kinder z. B. mehr als ein Erscheinungsbild aufweisen, und das Störungsbild mancher anderer Kinder könne zutreffenderweise als *allgemeine sensorisch-integrative Dysfunktion* bezeichnet werden.

1987 veröffentlichten Ayres und ihre Mitarbeiter die Ergebnisse einer Untersuchung mit sieben Faktoren, die auf den Ergebnissen der „Südkalifornischen Sensorischen Integrationstests" basierte (Ayres et al. 1987). Diese Studie enthielt die anfänglichen Versionen der Tests, aus denen später die Praxietests der SIPT hervorgingen. Die eindeutigsten Faktoren (die in erster Linie aus den „Südkalifornischen Sensorischen Integrationstests" sowie aus den Vorläufern der SIPT und damit zusammenhängenden klinischen Beobachtungen hervorgingen) waren zum einen der Faktor der sog. *Visuo- und Somatodyspraxie* und zum anderen der Faktor mit der Bezeichnung *mangelhafte bilaterale motorische Koordination und mangelhaftes Sequenzieren*. Andere unbeständigere Faktoren schienen Defizite der sensorischen Verarbeitung widerzuspiegeln. Die Zusammenhänge zwischen den Ergebnissen dieser Faktorenanalyse und den neueren Ergebnissen früherer Faktorenanalysen sind in Tabelle 1.1 dargestellt.

Vor nicht allzu langer Zeit setzte Ayres bei der Auswertung von Daten, die sie aus den SIPT ermittelt hatte, neben der Hauptkomponentenanalyse und der Faktorenanalyse auch die sog. *Clusteranalyse* ein. Die Clusteranalyse ähnelt im Aufbau sowohl der Hauptkomponenten- als auch der Faktorenanalyse. Der einzige Unterschied besteht darin, daß der Forscher, der die Clusteranalyse verwendet, eine objektive Technik anwenden will, mit deren Hilfe er bestimmte Cluster oder Gruppen näher bestimmen kann. Demnach weisen alle Mitglieder eines bestimmten Clusters ein bestimmtes Merkmal auf, das Mitglieder eines anderen Clusters nicht aufweisen.

■ **BEISPIEL:** In dem beschriebenen Beispiel (siehe S. 12f) sollen in einer Versuchsreihe, in der die Clusteranalyse angewendet wird, vier Cluster oder Gruppen von Kindern identifiziert werden. Wir erwarten, daß sich eine Gruppe aus Kindern zusammensetzen wird, die in den Motoriktests sowie in den visuellen Wahrnehmungstests sehr gute Ergebnisse erzielen (Kinder mit großen Fähigkeiten) und daß eine weitere Gruppe aus Kindern bestehen

wird, die in beiden Testreihen schlechte Ergebnisse erzielen (Kinder mit geringen Fähigkeiten). Darüber hinaus ist zu erwarten, daß sich die beiden anderen Gruppen jeweils aus Kindern zusammensetzen, die entweder bei den visuellen Wahrnehmungstests gute, bei den Motoriktests jedoch schlechte Ergebnisse oder umgekehrt bei den visuellen Wahrnehmungstests schlechte, bei den Motoriktests jedoch gute Ergebnisse erzielen. Wie schon zuvor bei den Faktoren, werden Clustergruppen von dem jeweiligen Forscher benannt. In diesem Fall könnte man die *Cluster* folgendermaßen bezeichnen:
- normale Fähigkeiten,
- allgemeine Dysfunktion,
- motorische Dysfunktion,
- visuoperzeptive Dysfunktion.

Aus der Faktorenanalyse und der Clusteranalyse der SIPT-Ergebnisse ließen sich folgende *Erscheinungsbilder* ermitteln:
- Defizite der somatosensorischen Verarbeitung,
- Defizite der bilateralen Integration und des Sequenzierens,
- beeinträchtigte Somatopraxie,
- mangelhafte Praxie auf verbale Anweisung,
- Faktoren der Visuopraxie bzw. eingeschränkte visuelle Wahrnehmung und mangelhafte visuomotorische Koordination in folgenden Ausprägungen:
  - beeinträchtigte Form- und Raumwahrnehmung,
  - Defizite des visuellen Konstruierens,
  - Defizite der visuomotorischen Koordination,
  - allgemeine sensorisch-integrative Dysfunktion.

Diese Faktorenanalysen und die damit verbundenen Analysen geben jedoch aufgrund des inkonsistenten experimentellen Designs Anlaß zu Kritik. Ayres verwendete für jede ihrer Forschungsreihen andere Testbatterien, da sie immer wieder vollkommen neue Wege einschlug. Daraus ergab sich jedoch, daß keine der Forschungsreihen genau der jeweils vorangegangen entsprach. Darüber hinaus war die Stichprobengröße im Verhältnis zu der Anzahl der zu analysierenden Testergebnisse immer relativ klein. Wenn letzteres der Fall ist, fallen die Ergebnisse oft unterschiedlich aus und lassen keine Verallgemeinerungen zu. Das heißt, wenn die untersuchten Stichproben relativ klein sind, besteht die Gefahr, daß einzelne Tests rein zufällig auf einen Faktor „laden" (korrelieren). Hätte Ayres eine dieser Forschungsreihen auf die exakt gleiche Weise wiederholt, hätte sich wahrscheinlich eine ganz andere Verteilung der Faktorenladungen ergeben. Im Rückblick wäre es wahrscheinlich sinnvoller gewesen, faktorenanalytische Techniken anzuwenden, um die Richtigkeit der hypothetischen

Tabelle 1.1. Übersicht: Faktorenanalytische Studien 1972–1989

1972	1976	1977	1987	1989
Apraxie	Somatosensorische Praxie	Praxie	Somatodyspraxie	Somatodyspraxie
Form und Raum	(Form und Raum)	(Form und Raum)	Visuopraxie	Visuomotorik, Form und Raum, visuelles Konstruieren
Hyperaktivität, Ablenkbarkeit, taktile Störung		Taktile Defensivität		
Postural-okulär, bilaterale Integration	Postural-okulär, Integration beider Körperseiten	Postural-okulär, Integration beider Körperseiten	Fähigkeiten zur bilateralen Motorik und zum Sequenzieren	Bilaterale Integration und Sequenzieren
Auditive Wahrnehmung und Sprache	Auditive Wahrnehmung und Sprache	Auditive Wahrnehmung und Sprache	Auditive Speicherung	Praxie auf verbale Anweisung
	Dauer des postrotatorischen Nystagmus	Dauer des postrotatorischen Nystagmus	Verlängerte Nystagmusdauer	Postrotatorischer Nystagmus
	Hand-Auge-Koordination	Hand-Auge-Koordination		Visuomotorische Koordination

Konstrukte (Faktoren) zu „bestätigen", anstatt die genannten Techniken anzuwenden, um die Testergebnisse auf bislang unbekannte Konstrukte zu „untersuchen". Trotz dieser Einschränkungen hatten diese Forschungsreihen einen großen Einfluß auf die Entwicklung der Sensorischen Integrationstheorie. Die herkömmliche Interpretation der Ergebnisse ließ auf einigermaßen übereinstimmende Erscheinungsbilder von Dysfunktionen schließen, die im Laufe der Zeit durch geringfügig anders ausfallende Einzelergebnisse bestätigt wurden (siehe Tabelle 1.1).

1.4
Eine neue Sichtweise der Sensorischen Integrationstheorie

Die zu Beginn durchgeführten Faktoren- und Clusteranalysen der SIPT trieben die Entwicklung der Theorie der Sensorischen Integration in erheblichen Maße voran. Auch wenn sich viele der Bezeichnungen der Erscheinungsbilder von denen aus früheren faktorenanalytischen Untersuchungen zu unterscheiden schienen, sind wir der Ansicht, daß die ursprünglichen SIPT-Ergebnisse die durch die früheren Forschungsreihen ermittelten Erscheinungsbilder erweitern und verdeutlichen. So wurden z. B. durch frühere Forschungsreihen vestibulär-bilaterale Integrationsdefizite identifiziert. Die Ergebnisse der SIPT lassen erkennen, daß die Fähigkeit, sequenzierte Bewegungen zu planen und durchzuführen, auch in Zusammenhang mit der bilateralen Integration steht. Obwohl der Begriff „vestibulär" aus der Bezeichnung für das Erscheinungsbild eliminiert wurde, geht man weiterhin von der Annahme aus, daß eine mangelhafte zentrale Verarbeitung vestibulär-propriozeptiver Sinneseindrücke der Auslöser für eine Reihe von Defizite der bilateralen Integration ist. Dennoch ist eine Trennung zwischen vestibulär-propriozeptiven Verarbeitungsdefiziten und Defizite der bilateralen Integration und des Sequenzierens nötig, um zu verdeutlichen, daß diese Defizite jeweils unabhängig voneinander auftreten können. Es ist somit wichtig zu erkennen, daß diese Analysen der SIPT auf früheren Kenntnissen aufbauen, diese vervollständigen und ihnen nicht etwa widersprechen.

Tabelle 1.2 bietet eine Zusammenfassung der neuesten Annahmen über die Erscheinungsbilder sensorisch-integrativer Dysfunktionen, auf die in den nachfolgenden Kapiteln näher eingegangen wird. In Tabelle 1.2 werden nicht nur die unterschiedlichen Erscheinungsbilder von Dysfunktionen, sondern auch die einzelnen Komponenten dieser Erscheinungsbilder sowie das vermutlich zugrunde liegende Wesen der Dysfunktion und die jeweiligen Beurteilungsverfahren dargestellt.

Wir sind uns bewußt, daß vielen Lesern die SIPT oder die klinischen Beobachtungen, die zusammen mit den SIPT der Identifizierung von Defiziten der sensorischen Integration dienen, noch weitgehend unbekannt sind. Aus diesem Grunde führen wir im folgenden die Namen der Tests ein, damit sie für den Leser mit der Zeit zu geläufigen Begriffen werden. An Stellen, an denen es wichtig ist, daß der Leser ein zu beurteilendes Verhalten oder eine zu beurteilende Fähigkeit versteht, erfolgt jeweils eine genauere Erläuterung. Leser, die sich gern ausführlicher über diese Beurteilungsverfahren informieren möchten, werden auf die in Tabelle 1.2 genannten entsprechenden Kapitel verwiesen.

Einige der Erscheinungsbilder in Tabelle 1.2 (z. B. vestibulär-propriozeptive Verarbeitungsdefizite und vor allem sensorische Defensivität) wurden nicht mit den SIPT ermittelt, da diese entweder keine Beurteilungsgrundlage für bestimmte Erscheinungsbilder liefern konnten oder keine überzeugende Anzahl von Untersuchungen beinhalteten, aus denen hervorgegangen wäre, daß ein bestimmtes Erscheinungsbild tatsächlich vorliegt. Die allgemeine sensorisch-integrative Dysfunktion ist ebenfalls nicht in Tabelle 1.2 enthalten. Dies liegt darin begründet, daß Ayres (1989) im Rahmen einer sorgfältigen Analyse der Testergebnisse von Kindern mit einer allgemeinen sensorisch-integrativen Dysfunktion feststellte, daß die meisten dieser Kinder Erscheinungsbilder aufwiesen, die sich nicht klar einordnen ließen. Die Testergebnisse fielen hier eher unterschiedlich aus und stellen im allgemeinen eine Kombination aus den klarer definierten Erscheinungsbildern dar (Ayres 1989).

1.4.1
Theoretische Konstrukte

DEFINITION

Erscheinungsbilder einer Dysfunktion sind theoretische Konstrukte, die durch mehrere, meist korrelierende Gruppen von Testergebnissen (Faktoren) definiert werden. Sie werden „*bedeutsame Cluster*" von Testergebnissen genannt, wenn das neu entstandene Erscheinungsbild im Einklang mit der in der Literatur über Neurobiologie und Verhaltensforschung schon veröffentlichten Daten steht[1].

Konstrukte sind theoretische Konzepte, die sich anhand von Testergebnissen oder klinischen Untersuchungen indirekt beobachten oder aus diesen folgern lassen. Beispiele für Konstrukte der sensorischen Integration, die sich nur indirekt beobachten lassen, sind somatosensorische Wahrnehmungsdefizite, bilaterale Integrationsdefizite und taktile Defensivität. Auf einer noch höheren

---

[1] Diese bedeutsamen Cluster von Testergebnissen dürfen keinesfalls mit den SIPT-Clustergruppen verwechselt werden, da letztere eher *Personengruppen* als Testergebnisse darstellen.

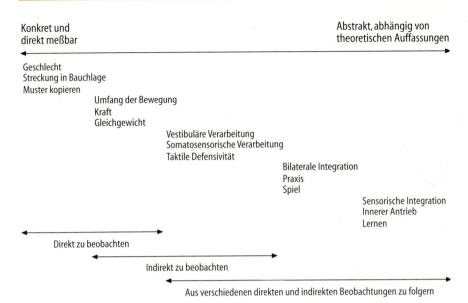

Abb. 1.2. Kontinuum der Komplexität theoretischer Konzepte der sensorischen Integration

Ebene dieses Kontinuums sind die äußerst abstrakten Konstrukte angesiedelt, die nur geschlußfolgert werden können. So können beispielsweise sensorische Integration, innerer Antrieb oder Lernprozesse weder direkt noch indirekt beobachtet werden (siehe Abb. 1.2).

Wenn Forschungsergebnisse für eine Korrelation zwischen zwei oder mehr Konstrukten sprechen, können wir von der Annahme ausgehen, daß tatsächlich ein Zusammenhang zwischen diesen Konstrukten besteht. Trotzdem ist die Tatsache, daß es eine Korrelation zwischen Konstrukten gibt, noch kein Beweis dafür, daß ein bestimmtes Konstrukt die Grundlage oder Ursache für ein anderes Konstrukt darstellt. Eine Hypothese über *theoretische kausale Zusammenhänge* kann nur auf tatsächlichem Wissen aufbauen. Ayres setzte sich intensiv mit den Forschungsergebnissen aus den Gebieten der Neurobiologie und der Psychologie auseinander, auf denen Theorien über das menschliche Verhalten basieren. Als sich anhand ihrer Recherchen die Wahrscheinlichkeit eines kausalen Zusammenhangs bestätigen ließ, stellte Ayres die Theorie auf, daß es eine Ursache-Wirkung-Beziehung zwischen Konstrukten gibt.

■ **Beispiel:** Ein Beispiel für die Theorie der Beziehung zwischen Konstrukten ist, daß die somatosensorische Verarbeitung zur motorischen Planung beiträgt, und ein anderes Beispiel besteht darin, daß eine normale vestibulär-propriozeptive Verarbeitung eine notwendige Voraussetzung für die Entwicklung der bilateralen Integration und des Sequenzierens ist.

Tabelle 1.2. Hypothetische Erscheinungsbilder von Dysfunktionen, die durch die „Sensorischen Integrations- und Praxietests" (SIPT) und die damit verbundenen klinischen Beobachtungen ermittelt wurden.

Erscheinungsbilder (Kapitel)	Mögliche Dysfunktion	Komponenten	Beurteilungsverfahren (Evulation)
Postural-okuläre Bewegungen (Kapitel 4)	Zentrale Verarbeitung vestibulärer und propriozeptiver Sinneseindrücke	Vestibulo-okulär, vestibulo-spinal	Postrotatorischer Nystagmus. Gleibhgewicht beim Stehen und Gehen. Klinsche Beobachtungen der posturalen Reaktionen (z.B.: Gleichgewicht, Streckung in Bauchlage. Muskeltonus). Befragung (Gleichgewicht, Körperbewußtsein in Bezug auf Körperbewegungen und die Lage im Raum).
		Propriozeption	Kinästhesie. Gleichgewicht beim Stehen und Gehen. Klinische Beobachtungen der posturalen Reaktionen (siehe oben). Befragung (siehe oben).
Somatosensorische Verarbeitung (Kapitel 5)	Zentrale Verarbeitung taktiler (und möglicherweise propriozeptiver) Sinneseindrücke	Taktile Diskrimination	Lokalisation Taktiler Stimuli. Graphästhesie. Finger-Identifikation. Manuelle Formwahrnehmung.
		Propriozeption	Kinästhesie. Gleichgewicht beim Stehen und Gehen. (*Beachte*: Bei somatosensorischen Erscheinungsbildern müssen die Testergebnisse in den taktilen Tests niedrig sein, mit oder ohne niedrige Werte in der Kinästhesie und im Gleichgewicht beim Stehen und Gehen. Wenn mehrere posturale Reaktionen inadäquat ausfallen, wird ein vestibulär-propriozeptives Erscheinungsbild in Erwägung gezogen.)

Sensorische Modulation (Kapitel 4 und 5)	Zentrale Verarbeitung vestibulärer und propriozeptiver Sinneseindrücke	Schwerkraftunsicherheit.	Befragung (Angst- oder Abwehrreaktionen auf Bewegungen). Klinische Beobachtungen: Angst- und Abwehrreaktionen auf Bewegungen.
	Zentrale Verarbeitung taktiler Sinneseindrücke	Taktile Defensivität.	Befragung (Abwehrreaktionen auf Berührungen). Klinische Beobachtungen: Abwehrreaktionen auf Berührungen.
	Limbisches System und/oder Formatio reticularis	Sensorische Defensivität.	Klinische Beobachtungen: Abwehr- oder Angstreaktionen auf Berührungen, Geräusche, Bewegungen, etc. Befragung (Abwehr- oder Angstreaktionen auf sensorische Stimuli).
Bilaterale Integration und Sequenzieren (Kapitel 4)	Verarbeitung von vestibulär-propriozeptiven Sinneseindrücken in Strukturen auf höherer Ebene, einschließlich des supplementär-motorischen Areals (*Beachte*: Kann *keine* eindeutige Diagnose auf eine mangelhafte Verarbeitung vestibulär-propriozeptiver Sinneseindrücke gestellt werden, sollte eine kortikale Dysfunktion in Erwägung gezogen werden.)	Bilaterale Integration.	Bilaterale motorische Koordination. Raumvisualisierung. Kontralateraler bzw. bevorzugter Handgebrauch. Klinische Beobachtungen der bilateralen Koordination, Kreuzung der Körpermittellinie, Verwechslungen von rechts und links.
		Sequenzieren und projizierte oder antizipatorische Bewegungen.	Sequentielle Praxie. Gleichgewicht beim Stehen und Gehen. Graphästhesie. Orale Praxie. Eventuell: Posturale Praxie. Klinische Beobachtungen des Sequenzierens und projizierter Bewegungen.

Tabelle 1.2. (*Fortsetzung*)

Erscheinungsbilder (Kapitel)	Mögliche Dysfunktion	Komponenten	Beurteilungsverfahren (Evulation)
Somatopraxie (Kapitel 6)	Verarbeitung taktiler (und manchmal vestibulär-propriozeptiver) Sinneseindrücke in Strukturen auf höherer Ebene, einschließlich der prämotorischen Hirnareale (*Beachte*: Kann *keine* eindeutige Diagnose auf ein Defizit der somatosensorischen oder vestibulär-propriozeptiven Wahrnehmung gestellt werden, sollte eine kortikale Dysfunktion in Erwägung gezogen werden.)	Allgemeine motorische Planung, einschließlich des Sequenzierens und projizierter und *antizipatorischer* Bewegungen.	Posturale Praxie. Bilaterale motorische Koordination. Sequentielle Praxie. Gleichgewicht beim Stehen und Gehen. *Graphästhesie*. Orale Praxie. Eventuell: Praxie auf verbale Anweisung. Klinische Beobachtung der Beugung in Rückenlage und motorischer Fähigkeiten.
Praxie auf verbale Anweisung (Kapitel 7)	Linke Hemisphäre (*Beachte*: Diese Störung wird nicht als sensorisch-integrative Störung betrachtet.)	Auditive oder sprachliche Verarbeitung. Motorische Planung bilateraler und projizierter Bewegungen.	Praxie auf verbale Anweisung. Postrotatorischer Nystagmus (verlängert). Bilaterale motorische Koordination. Sequentielle Praxie. Gleichgewicht beim Stehen und Gehen. Orale Praxie.
Visuopraxie (Kapitel 7) *Beachte*: Dieses Erscheinungsbild setzt sich aus drei sich überschneidenden Erscheinungsmustern zusammen. Es handelt sich hierbei *nicht* um eine Störung der Praxie.)	Endprodukt (*Beachte*: Kann *keine* eindeutige Diagnose auf Defizite der somatosensorischen oder vestibulär-propriozeptiven Verarbeitung gestellt werden, sollte eine Dysfunktion der rechten und in manchen Fällen eine Störung der linken Hemisphäre in Erwägung gezogen werden.)	Form- und Raumwahrnehmung. Visuomotorische Koordination. Visuelles Konstruieren.	Raumvisualisierung. Figur-Grund-Wahrnehmung. Praxie des Konstruierens. Muster kopieren. Manuelle Formwahrnehmung. Ergebnisse ähnlicher visueller Wahrnehmungstests. Motorische Genauigkeit. Muster kopieren. Klinische Beobachtungen der visuomotorischen Fähigkeiten. Muster kopieren. Praxie des Konstruierens. Klinische Beobachtungen des zwei- und dreidimensionalen Konstruierens.

Die Erscheinungsbilder von Dysfunktionen und deren hypothetische Ursachen, die in Tabelle 1.2 dargestellt sind, basieren nur z. T. auf empirischen Beweisen für einen Zusammenhang zwischen den Konstrukten. Die Annahme, daß es Beziehungen zwischen Konstrukten gibt, wurde auch von den grundsätzlichen Annahmen der Sensorischen Integrationstheorie abgeleitet.

1.4.2
Annahmen der Sensorischen Integrationstheorie

Wie bereits erläutert, geht man bei der Sensorischen Integrationstheorie von *drei grundsätzlichen, übergeordneten Postulaten* aus:
- Das *erste Postulat* besagt, daß normale Menschen die von der Umwelt und ihren Körperbewegungen ausgehenden sensorischen Informationen aufnehmen, verarbeiten, diese sensorischen Reize im Zentralnervensystem integrieren und anschließend zur Planung und Organisation von Verhalten nutzen.
- Das *zweite Postulat* besagt, daß eine mangelhafte Integration von Reizen zu Defiziten der kognitiven und motorischen Lernprozesse führt.
- Das *dritte Postulat* enthält eine Beschreibung der Behandlungsmethoden und besagt, daß eine gezielte Reizzufuhr im Rahmen bedeutsamer Aktivitäten und die Planung und die Erzeugung adaptiven Verhaltens zu einer besseren sensorischen Integration und damit wiederum zu einer besseren Lernfähigkeit führen.

Jedem dieser drei Postulate der Sensorischen Integrationstheorie liegen gewisse Annahmen zugrunde. Einige davon beziehen sich auf die *neuralen Grundlagen* der sensorischen Integration, andere auf *das Verhalten betreffende Aspekte* der sensorischen Integration.

Kurz zusammengefaßt lauten die *fünf Annahmen*, die im Anschluß ausführlich erläutert werden, im einzelnen folgendermaßen:
- Neurale Plastizität.
- Entwicklungsabfolge.
- Hierarchische Struktur des Nervensystems.
- Adaptives Verhalten.
- Innerer Antrieb.

Neurale Plastizität
Die auf den Prinzipien der Sensorischen Integrationstheorie basierenden Behandlungsmethoden sollen zu Veränderungen im Gehirn führen. Diese Vermutung basiert auf der These der Sensorischen Integrationstheorie, daß das *Zentralnervensystem* gewissermaßen *formbar* ist.

DEFINITION

Unter „Plastizität" versteht man die Fähigkeit der Hirnstrukturen, sich zu verändern bzw. sich verändern zu lassen.

Diese Annahme, die für die theoretische Grundlage von Behandlungsplänen nach der Theorie der Sensorischen Integration von zentraler Bedeutung ist, läßt die Spekulation statthaft erscheinen, daß eine Verbesserung der Tätigkeit des Zentralnervensystems durch eine kontrollierte Zufuhr von taktilen, vestibulären und propriozeptiven Reizen sowie durch den in Abb. 1.1 dargestellten Kreisprozeß erreicht werden kann.

Ayres (1989) vertrat die Meinung, daß die dem jeweiligen Gehirn eigene Plastizität bestimmt, in welchem Maße die Interaktion zwischen Organismus und Umgebung die Entwicklung des Individuums im Rahmen eines Behandlungsprogrammes fördert.

Das Gehirn ist vor allem bei jungen Menschen von Natur aus formbar. Struktur und Funktion des Gehirns werden mit der Zeit stabiler und immer stärker festgelegt. Die Formbarkeit läßt eine Interaktion zwischen Individuum und Umwelt zu, mit deren Hilfe die neurointegrative Leistungsfähigkeit gefördert und verbessert werden kann. Wenn ein Individuum in den entscheidenden Phasen nicht in der Lage ist, sich an diesem Vorgang effektiv zu beteiligen, so kann sich das Gehirn nicht optimal entwickeln. Dies hat zur Folge, daß sich auch die generellen Fähigkeiten des Menschen nicht normal entwickeln. Werden die Defizite jedoch schon frühzeitig erkannt und therapeutisch behandelt, so besteht die Möglichkeit, daß sich das Individuum normal entwickelt (Ayres 1989, S. 12).

Ayres maß der Plastizität des jungen Gehirns und dem Einfluß dieser Plastizität auf Strukturen und Verhalten zeitlebens größte Bedeutung bei. In einer ihrer früheren Publikationen (Ayres 1979) äußerte sie die Vermutung, daß der Zeitabschnitt zwischen dem 3. und 7. Lebensjahr für eine normale Entwicklung der sensorischen Integration besonders wichtig sei. Unglücklicherweise wurde diese Aussage oft falsch interpretiert, und es wurde behauptet, daß man Kindern, die älter als 8 Jahre sind, mit den Behandlungsmethoden der Sensorischen Integrationstherapie nicht mehr helfen könne. Wir haben jedoch auch viele ältere Kinder und Erwachsene mit sensorisch-integrativen Dysfunktionen erfolgreich behandelt. Dies beweist, daß auch hier bedeutsame Veränderungen erzielt werden können. Darüber hinaus haben Untersuchungen im Bereich der Hirnforschung eindeutig bewiesen, daß die Plastizität des Gehirns auch im Erwachsenenalter und wahrscheinlich das ganze Leben lang bestehen bleibt. Außerdem gibt es bis heute keine Beweise dafür, daß jüngere Kinder mit sensorisch-integrativen Dysfunktionen mehr von Behandlungsprogrammen der Sensorischen Integrationstherapie profitieren oder schnellere Behandlungserfolge erzielen als ältere Kinder oder Erwachsene.

In ihrer Kritik zur Sensorischen Integrationstheorie bemerkten Ottenbacher u. Short (1985), daß „neuere Studien über den Einfluß der Umwelt gezeigt haben, daß sich auch das Gehirn erwachsener, ja sogar alter Menschen noch verändert" (S. 302). Sie unterscheiden jedoch zwischen Plastizität (Veränderungen struktureller oder morphologischer Natur) und Lernen (funktionelle oder „adaptive Verhaltensänderungen, die durch Erfahrungen entstehen") (S. 300). Verhaltensänderungen weisen nicht unbedingt auf spezifische Veränderungen der neuralen Strukturen hin, und zukünftige Forschungsergebnisse werden hier vielleicht zu einer Modifizierung der Theorie führen.

Entwicklungsabfolge

Diese Annahme besagt, daß *sich der sensorische Integrationsprozeß schrittweise entfaltet.* Bei einem normalen Entwicklungsverlauf bilden sich aufgrund des Kreisprozesses immer komplexere Verhaltensmuster heraus, und jedes Verhaltensmuster stellt in jedem Stadium der Sequenz die Grundlage für die Entwicklung eines noch komplexeren Verhaltensmusters dar. Liegt eine sensorisch-integrative Dysfunktion vor, so ist der Kreisprozeß, der für eine normale Entwicklung der sensorischen Integration sorgt, unterbrochen.

Bei der Sensorischen Integrationstheorie wird davon ausgegangen, daß das Gehirn bei der Geburt noch nicht voll entwickelt ist und daß es auch bei Menschen mit Lernschwierigkeiten nicht voll entwickelt (oder in seinen Funktionen gestört) ist. Bei ihnen wird das Ziel verfolgt, im Rahmen einer therapeutischen Behandlung sensorische und motorische Erfahrungen zu vermitteln, mit deren Hilfe die normale neuromotorische Entwicklung wieder aufgenommen wird. Die Sensorische Integrationstherapie zielt demnach darauf ab, bestimmte Hirnebenen (vor allem die subkortikalen Ebenen) zu stimulieren, in ihrer Entwicklung zu fördern (oder sie dazu zu bringen, normal zu arbeiten) und das Gehirn darin zu unterstützen, als einheitliches Ganzes zu arbeiten (Short-DeGraff 1988, S. 200).

Es sollte nicht unerwähnt bleiben, daß Ayres am Ende ihrer Karriere ihre frühere These verwarf, daß die Ontogenese eine Rekapitulation der Phylogenese sei. Sie war der Ansicht, daß die starke Betonung der Rekapitulation zu vielen Mißverständnissen und einer einseitigen Sichtweise der Beziehung zwischen Gehirn und Verhalten geführt habe (A. J. Ayres, persönliche Mitteilung, 13. Juni 1988).

Hierarchische Struktur des Nervensystems

Im engen Zusammenhang mit der zweiten Annahme steht die These, daß *das Gehirn zwar als einheitliches Ganzes arbeitet, aber aus verschiedenen, hierarchisch aufgebauten Systemen besteht.* Ayres war davon überzeugt, daß das Gehirn zwar als einheitliches Ganzes arbeitet, sich integrative Funktionen „höherer" Ebenen jedoch aufgrund der integrativen Strukturen „niedrigerer" Ebenen sowie aufgrund von sensomotorischen Erfahrungen herausbilden und von diesen abhängen.

Die höheren (kortikalen) Zentren waren ihrer Meinung nach für Abstraktion, Wahrnehmung, logisches Denken, Sprache und Lernen verantwortlich. Reizaufnahme, Integration und intersensorische Assoziation fanden ihrer Ansicht nach eher in den niedrigeren (subkortikalen) Zentren statt. Weiterhin nahm sie an, daß sich die niedrigeren Hirnstrukturen schneller entwickeln und zu einem früheren Zeitpunkt vollständig ausgereift sind als die höheren Strukturen. Sie ging davon aus, daß eine optimale Entwicklung und Funktion der höheren Strukturen zumindest z. T. von einer optimalen Entwicklung und Funktion der niedrigeren Strukturen abhängt (Ayres 1972b, 1974/1968a, 1974/1968b, 1975a, 1979, 1989).

Die Sensorische Integrationstheorie wurde oft kritisiert, weil sie hierarchische Konzepte beinhaltete (Ottenbacher u. Short 1985; Short-DeGraff 1988). Ayres' Theorie umfaßte allerdings, wie auch Short-DeGraff (1988) betonte, sowohl holistische als auch hierarchische Konzepte. Ayres benutzte hierarchische Konzepte, um schwierige Gedankengebäude und Behandlungsmethoden besser vermitteln zu können, verlor jedoch niemals ihre holistische, systembezogene Auffassung vom Gehirn aus den Augen. Unglücklicherweise führte die Einführung von hierarchischen Konzepten dazu, daß die Sensorische Integrationstheorie oftmals als auf einem übermäßig linearen und reduktionistischen Denken basierend beschrieben wurde.

Wir sind jedoch der Ansicht, daß der *systemischen Betrachtungsweise* des Nervensystems eine größere Bedeutung zukommen sollte. Aus dieser Perspektive ist Ayres Konzept einer interaktiven, holistischen Hierarchie gewahrt. Laut Pribram (1986) „besteht das Wesen biologischer ... Hierarchien darin, daß höhere Organisationsebenen die Kontrolle über niedrigere Organisationsebenen übernehmen und auch gleichzeitig von den niedrigeren Organisationsebenen kontrolliert werden. Diese wechselseitige Kausalität" (S. 507) besteht in allen Gehirnstrukturen. Das Konzept der simultanen Kausalität wird in Kapitel 2 näher erläutert.

GRUNDLAGEN

Wenn das Verhalten eines Kindes auf eine Störung der zentralen Verarbeitung sensorischer Reize schließen läßt, sollte man davon ausgehen, daß ein oder mehrere Systeme nicht optimal funktionieren. Diese Betrachtungsweise schließt die Erkenntnis ein, daß zwischen verschiedenen Systemen *Wechselbeziehungen* bestehen, und daß sowohl kortikale als auch subkortikale Strukturen an der sensorischen Integration beteiligt sind. Gleichzeitig wird davon ausgegangen, *daß sowohl das Individuum als auch das Nervensystem offene Systeme sind.*

DEFINITION

Ein *offenes System* setzt sich aus miteinander verknüpften Strukturen und Funktionen zusammen, die so angeordnet sind, daß sie eine kohärente Einheit bilden.

Darüber hinaus sind diese offenen Systeme in der Lage, sich selbst zu regulieren, zu organisieren und sich durch den in Abb. 1.1 dargestellten Kreisprozeß zu verändern. Im Rahmen dieses Kreisprozesses verursacht die Aktivität des Systems (adaptives Verhalten, Output oder Interaktion mit der Umgebung) eine Veränderung des Systems (Feedback und Reizaufnahme) (vgl. Kielhofner 1985).

Adaptives Verhalten
Diese These besagt, daß *adaptives Verhalten die sensorische Integration fördert und daß umgekehrt die Fähigkeit, adaptives Verhalten zu erzeugen, einen Prozeß der sensorischen Integration widerspiegelt.* Diese These scheint auf einen Kreisprozeß hinzuweisen. Wir sind jedoch der Ansicht, daß es sich hier eher um einen *Spiralprozeß* von Verhaltensänderungen oder sensomotorischen Änderungen handelt, der aus diesem zirkulären Prozeß entsteht und für ein offenes System charakteristisch ist. Adaptives Verhalten ist zweck- und zielgerichtet. Durch adaptives Verhalten ist der Mensch in der Lage, sich der jeweils „genau richtigen" Herausforderung zu stellen und Neues zu lernen (Ayres 1972b, 1979, 1985). Dazu gehört, daß er auch neue und komplexere Bewegungen erlernt (Brooks 1986). Neue Bewegungen führen wiederum zu neuen Formen von Feedback.

Genauer gesagt erlernen wir Bewegungen durch frühere Erfahrungen nur, wenn wir erkennen, daß wir mit früheren Bewegungen Erfolg hatten. Das Wissen um den Erfolg resultiert wahrscheinlich aus dem sensorischen Feedback, das sich wiederum aus der *Erzeugung* und dem *Ergebnis* des adaptiven Verhaltens ergibt. Das aktive Bewegen des Körpers erzeugt vestibulär-propriozeptive Empfindungen *(Erzeugungsfeedback)*, die im Gehirn organisiert werden und wahrscheinlich als Grundlage für die Bildung neuronaler Modelle oder Erinnerungen daran dienen, „wie eine Bewegung empfunden wurde". Auf die gleiche Weise bildet das Wissen um das Ergebnis des adaptiven Verhaltens die Grundlage für die Entwicklung neuronaler Modelle oder Erinnerungen daran, „was erreicht wurde" *(Ergebnisfeedback)* (Brooks 1986). Diese neuronalen Modelle werden anschließend als Grundlage für die Planung komplexerer Bewegungen genutzt. Eine aktive Beteiligung ist hierbei von zentraler Bedeutung. „Man kann folglich aus früheren Erfahrungen nur dann etwas lernen, wenn man nicht nur Dinge wahrnimmt (empfindet), sondern sich auch bewegt" (Brooks 1986, S. 14). Es kann auch davon ausgegangen werden, daß die Ausführung von immer komplexer werdenden Bewegungen darauf hinweist, daß neue neuronale Modelle entwickelt wurden.

Innerer Antrieb

DEFINITION

Die letzte These besagt, daß *jeder Mensch den inneren Antrieb verspürt, durch die Teilnahme an sensomotorischen Aktivitäten sensorische Integration zu entwickeln* (Ayres 1979). Ayres betonte zwar, daß der innere Antrieb für die sensorische Integration und die sensomotorische Entwicklung äußerst wichtig sei, konnte die Zusammenhänge zwischen innerem Antrieb, sensorischer Integration und sensomotorischer Entwicklung jedoch nicht klar definieren (1972b, 1975b, 1979, 1989).

Sie sah einen Bezug zwischen innerem Antrieb, Motivation und der Fähigkeit, sich selbst zu steuern (sich selbst zu führen) und sich selbst zu aktualisieren (sein Ziel zu erreichen). Sie zeigte auf, daß Kinder mit sensorisch-integrativen Dysfunktionen oft nur sehr wenig Motivation oder inneren Antrieb zeigen, wenn es darum geht, sich in ihrem Umfeld an etwas aktiv zu beteiligen, neue Erfahrungen zu machen oder sich neuen Herausforderungen zu stellen. Gleichzeitig zeigt sich eine Besserung bei diesen Kindern zunächst darin, daß sie stärker an ihre eigenen Fähigkeiten glauben und mit sich selbst zufrieden sind, wenn sie beginnen, mit ihrer Umgebung zurecht zu kommen. Ayres war der Überzeugung, daß sich der innere Antrieb der Kinder daran messen läßt, wieviel Begeisterung, Selbstsicherheit und Einsatz sie bei einer Aktivität zeigen. Sie deutete ebenfalls an, daß der Kreisprozeß den inneren Drang nach Aktivitäten verstärkt, die zur Selbstaktualisierung beitragen und das Wachstum fördern. Das daraus resultierende Feedback verbessert die Fähigkeit, Sinneseindrücke aufzunehmen und zu integrieren (Ayres 1972b).

1.5
Der Spiralprozeß der Selbstaktualisierung: ein neues theoretisches Modell der sensorischen Integration

Ayres Definition der sensorischen Integration mag trügerisch einfach klingen, die Sensorische Integrationstheorie ist jedoch äußerst kompliziert. Ayres wurde auch immer wieder wegen ihrer Zirkelschlüsse und wegen mangelnder Klarheit in einigen ihrer Publikationen kritisiert (Ottenbacher u. Short 1985). Das folgende Zitat soll die Ansatzpunkte für diese Art von Kritik veranschaulichen.

> Eine adaptive Reaktion ist eine zweckmäßige und zielgerichtete Antwort auf eine sensorische Erfahrung ... Mit einer adaptiven Reaktion kann man Herausforderungen bewältigen und etwas Neues dazulernen. Gleichzeitig trägt die Entstehung einer adaptiven Reaktion zur Entwicklung und Organisationsfähigkeit des Gehirns bei. Die meisten Erwachsenen sehen im Spiel lediglich das Spiel und nicht den eben beschriebenen Prozeß. Dabei werden gerade beim Spiel adaptive Reaktionen ausgelöst, welche die sensorische Integration entstehen lassen ...

Verfügt das Gehirn über ausreichende sensorisch-integrative Fähigkeiten, um den Anforderungen der Umwelt gerecht zu werden, kann das Kind in angemessener, kreativer und befriedigender Weise reagieren. Ist ein Kind in der Lage, bestimmten mit einem Spiel zusammenhängenden Anforderungen gerecht zu werden, hat es „Spaß". In gewisser Weise ist das, was Kinder mit „Spaß" bezeichnen, ein anderes Wort für sensorische Integration (Ayres 1979, S. 6–7).

Unserer Ansicht nach zeigt die offenkundige Unschlüssigkeit oder mangelnde Klarheit der Ausführungen von Ayres, daß sie sich schon sehr früh linearer Modelle bediente, um offene Kreisprozesse zu beschreiben (Ayres 1976, 1979). Soweit uns bekannt ist, benutzte sie nie den Begriff „*offenes System*", wenn sie vom menschlichen Organismus oder Nervensystem sprach. Wie bereits dargelegt, stimmen die Thesen über den sensorischen Integrationsprozeß nicht nur mit einer solchen systemischen Sichtweise überein, sondern legen sogar die Übernahme dieser Sichtweise nahe.

Nach gründlicher Auseinandersetzung mit Ayres Publikationen haben wir auf dieser Basis ein neues theoretisches Modell der sensorischen Integration entwickelt, das wir den *Spiralprozeß der Selbstaktualisierung* nennen. Der Komplexität der Theorie entsprechend haben wir „Unterspiralen" und „Feedback-Windungen" im Spiralprozeß der Selbstaktualisierung vorgesehen (siehe Abb. 1.3). Diese sog. Feedback-Windungen ermöglichen, daß sich das offene System durch den Kreisprozeß selbst reguliert und selbst organisiert. Wir sind der Meinung, daß in diesem Modell Ayres neuere Auffassungen zum Tragen kommen. Wir sind uns jedoch bewußt, daß dieses Modell *unsere* Interpretation ihrer Arbeit im Lichte der jüngsten Forschungsergebnisse und der neuesten Theorien über das menschliche Verhalten wiedergibt. Es ist außerdem von zeitgenössischen Systemtheorien beeinflußt, die zum Zeitpunkt der Entwicklung ihrer Theorie nicht verfügbar waren. Auch besteht kein Zweifel darüber, daß unsere Interpretation von *unseren* klinischen und beruflichen Erfahrungen geprägt ist.

Eine wichtige Komponente dieses Modells besteht darin, daß in ihm sowohl *das Verhalten betreffende* als auch *neurobiologische Faktoren* berücksichtigt wurden. Obwohl Ayres die neurobiologische Grundlage der sensorischen Integration immer wieder betonte, interessierte sie sich auch für das Betätigungsverhalten und das „Wohlergehen" der von ihr behandelten Kinder. Seit 1972 sprach Ayres vom Selbstaktualisierungsprozeß, in dem die Fähigkeit, effektiv mit der Umwelt zu interagieren, die Grundvoraussetzung für eine erfolgreiche und befriedigende Teilnahme an alltäglichen Aktivitäten darstellt. Diese Fähigkeit wiederum ist abhängig von der Fähigkeit des Gehirns, sensorische Informationen zu verarbeiten und sinnvoll zu integrieren. Zu den Verhaltenskomponenten des Selbstaktualisierungsprozesses, von denen in ihren Publikationen die Rede

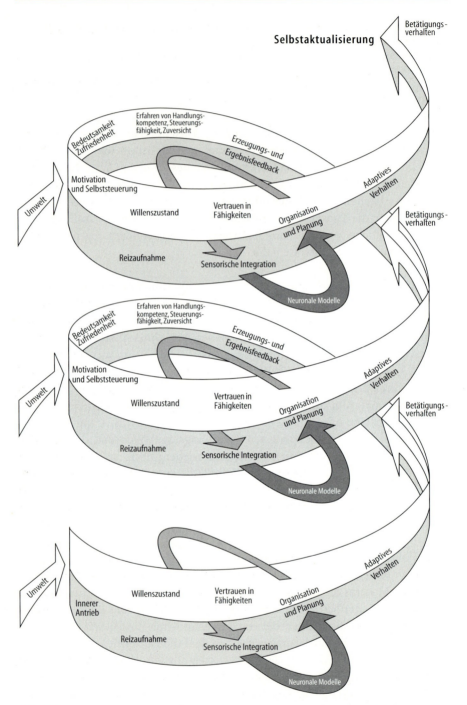

Abb. 1.3. Der Spiralprozeß der Selbstaktualisierung: ein theoretisches Modell der sensorischen Integration

ist, zählen das Spiel, die Selbstachtung und das Gefühl, etwas zu beherrschen (Ayres 1972b, 1975a, 1979, 1985, 1989).

Die unklaren Passagen in Ayres Publikationen sind vermutlich auf ihre Eigenart zurückzuführen, innerhalb eines einzigen Textes Annahmen zu diskutieren, die sich auf alle drei Postulate (normale Entwicklung, Dysfunktionen und Behandlungsansätze) gleichzeitig bezogen. Daher haben wir uns in unseren Ausführungen bewußt auf den normal ablaufenden Prozeß der sensorischen Integration beschränkt. Wir müssen jedoch darauf hinweisen, daß es parallel dazu Modelle gibt, die den hypothetischen *Spiralprozeß der Dysfunktion* und den hypothetischen *Spiralprozeß der Behandlung* wiedergeben.

Da der Spiralprozeß der Selbstaktualisierung ein Kontinuum darstellt, müssen wir einen relativ beliebigen Ausgangspunkt für die Beschreibung des Prozesses wählen. Daher beginnen wir unsere Beschreibung mit dem *inneren Antrieb* und einer Unterspirale, die dem in Abb. 1.1 dargestellten Kreisprozeß entspricht und die in Abb. 1.3 hellgrau gekennzeichnet ist.

Der *innere Antrieb* regt dazu an, aktiv nach sensomotorischen Aktivitäten zu suchen, die die *Aufnahme sensorischer Reize* ermöglichen, und an ihnen teilzunehmen. Wir haben bewußt den Begriff „*Intake*" (Aufnahme) dem häufiger verwendeten Begriff „*Input*" (Einwirkung) vorgezogen, da es sich bei der Aufnahme sensorischer Informationen, unabhängig davon, ob sie von der Umwelt oder dem eigenen Körper ausgehen, um einen *aktiven* Vorgang handelt. Das Vorhandensein sensorischer Informationen bedeutet noch lange nicht, daß das Individuum diese Informationen auch aufnimmt.

Darüber hinaus muß anschließend der Prozeß der *sensorischen Integration* stattfinden. Dies bedeutet, daß das Zentralnervensystem die vom Körper und der Umwelt ausgehenden sensorischen Reize aktiv verarbeiten, ordnen und modulieren muß. Ein normal funktionierender sensorischer Integrationsprozeß setzt eine *geordnete und angemessene Reaktion* auf die Aufnahme sensorischer Reize voraus (d. h., die Reaktionen dürfen nicht zu schwach oder übertrieben sein).

Es gibt die verschiedenartigsten *Reizquellen*. Bereits erläutert wurden:
- das *Erzeugungsfeedback*, das vom Körper ausgeht und uns darüber informiert, wie sich Bewegungen anfühlen, sowie
- das *Ergebnisfeedback*, das sich ergibt, wenn unsere Handlungen das äußere Umfeld verändern.

Eine weitere Reizquelle stellen aus dem gegenständlichen und sozialen Umfeld kommende *sensorische Stimuli* dar. Bei Behandlungsmethoden, die eine kontrollierte sensorische Reizzufuhr beinhalten, wird genau hier angesetzt. Diese wichtige Reizquelle wird in Abb. 1.3 durch Pfeile mit der Bezeichnung „Umwelt" dargestellt.

GRUNDLAGEN

Im Mittelpunkt dieses theoretischen Modells stehen die aktive Teilnahme an bedeutsamen Aktivitäten und die Planung und Erzeugung adaptiven Verhaltens.

DEFINITION

„Bedeutsam" heißt in diesem Falle für den Patienten von Bedeutung, wertvoll oder zweckmäßig. Dieser Begriff beinhaltet ebenfalls, daß eine aktive Auswertung sensorischer Informationen erforderlich ist. Eine Aktivität kann als „bedeutsam" bezeichnet werden, wenn der Patient die mit ihr verbundene sensorische Erfahrung kontrollieren, ihr einen Sinn verleihen oder sie auswerten kann. Ob eine Aktivität bedeutsam ist oder nicht, hängt davon ab, wie der Patient sie erlebt.

DEFINITION

Das Wort *„adaptiv"* bedeutet, daß das Individuum Veränderungen vorgenommen hat, damit es den Anforderungen, die sich aus neuen oder sich verändernden Bedingungen der Umwelt ergeben, gerecht werden und sich somit besser in ihr bewegen kann.

Verhalten ist im Grunde das Ergebnis der Aktivität des offenen Systems Mensch, eine Handlung oder Veränderung, die zu Veränderungen oder Stimuli der Umwelt in Beziehung steht. „Verhalten" ist das, was wir beobachten, einschätzen und hoffentlich ändern können.

Der häufig verwendete Begriff „adaptive Reaktion" ist nicht weitreichend genug, da er eine automatische Reaktion auf die Aufnahme sensorischer Reize impliziert. Der Begriff „adaptives Verhalten" ist umfassender und beinhaltet die Möglichkeit, daß sich ein Mensch aus mehreren sinnvollen Strategien nach eigenem Ermessen eine Strategie auswählt.

DEFINITION

Bei *adaptivem Verhalten* „handelt es sich nicht um eine automatische oder passive Reaktion auf die Umwelt. Das System muß einen Grund dafür haben, eine bestimmte Information aufzunehmen. Deshalb sind die instinktiven oder erlernten Absichten oder Ziele des Systems von entscheidender Bedeutung" (Kielhofner 1985, S. 7). Adaptives Verhalten umfaßt sowohl posturale und motorische als auch komplexe konzeptuelle und kognitive Fähigkeiten und bedarf einer guten Organisation und Planung.

Grundvoraussetzung für ein adaptives Verhalten ist die Fähigkeit des Menschen, Konzepte zu entwickeln. Die uns am meisten interessierenden adaptiven Verhaltensweisen erfordern motorische Planung.

DEFINITION

Motorische Planung oder *Praxie* beinhaltet
die Konzeption, Planung und Durchführung einer geschickten adaptiven Interaktion mit der faßbaren Welt. Der Begriff „Praxie" beschreibt die Fähigkeit eines Individuums herauszufinden, wie es seine Hände oder seinen Körper bei Aufgaben bewegt, die Geschick erfordern, wie z. B. Spielen mit Spielzeug oder Benutzung von Werkzeug (einschließlich Bleistifte oder Gabeln), strukturiertes Bauen (z. B. Bauklotztürme oder -häuser), Aufräumen eines Zimmers oder gleichzeitiges Ausführen mehrerer Tätigkeiten. Die Durchführbarkeit hängt davon ab, ob man weiß, was zu tun ist und natürlich auch, wie man dabei vorgehen muß (Ayres 1989, S. 11).

Ob ein Individuum weiß, „was zu tun" ist, und seine Vorgehensweise organisieren kann, hängt mit den neuronalen Modellen zusammen.

DEFINITION

Neuronale Modelle sind Erinnerungen, die benutzt werden, um neue und komplexere adaptive Verhaltensweisen zu planen.

Da man davon ausgeht, daß diese neuronalen Modelle des Körpers (Körperschema) das Ergebnis des sich aus dem Planungsprozeß ergebenden sensorischen Feedbacks sind, sind die aktive Durchführung (Erzeugung) und das Ergebnis eines adaptiven Verhaltens sowie Erzeugungs- und Ergebnisfeedback für das Erlernen neuer Fertigkeiten sehr wichtig. Wir sind nicht in der Lage, Handlungen zu planen, die wir zuvor nicht gelernt haben. Wurde jedoch ein neuronales Modell für eine Handlung entwickelt, kann es zur Planung neuer und komplexer Verhaltensweisen genutzt werden. Deshalb haben wir in unserem theoretischen Modell eine zweite Windung (Abb. 1.3, dunkelgraue Pfeile) vorgesehen. Erzeugungs- und Ergebnisfeedback stellen eine Quelle für sensorischen „Intake" dar, die, einmal integriert, zur Bildung dieser so bedeutsamen neuronalen Modelle verwendet wird. Die neuronalen Modelle werden für die motorische Planung benötigt.

Die weiße Spirale (s. Abb. 1.3), die parallel zur ersten (hellgrauen) Spirale verläuft, gibt die *Kernaussage der Ergotherapie* wieder, die besagt, daß der Mensch immer einen Drang nach Betätigung verspürt, und bettet die Sensorische Integrationstheorie in den größeren Kontext der Ergotherapie ein.

GRUNDLAGEN

Man nimmt an, daß die Entwicklung adaptiven Verhaltens die Grundlage für die Entwicklung von *Betätigungsverhalten* darstellt. Eine der Hauptthesen der Ergotherapie besagt, daß Menschen einen angeborenen inneren Antrieb oder ein Grundbedürfnis haben, sich zu betätigen. Die Betätigung des Menschen im Spiel, in der Freizeit, in der Schule oder bei der Arbeit sowie sein Selbsterhaltungstrieb sind intrinsisch motivierend. Ferner manifestiert sich dieses Grundbedürfnis nach Betätigung in dem Streben danach, eine Fertigkeit zu beherrschen und Ziele zu erreichen. Gleichzeitig gewinnt die Fertigkeit durch Feedback eine *Bedeutung* und wir erlangen *Befriedigung* (Kielhofner 1997). Daher kann man sagen, daß der Anreiz zur Planung und Organisation adaptiven Verhaltens nicht nur in aufgenommenen sensorischen Reizen besteht, sondern auch in willentlichen Faktoren wie *Motivation* und *Selbststeuerung*, die der Verbesserung der eigenen Fähigkeiten dienen.

White (1959) stellte die These auf, daß Kinder einen inneren Antrieb haben, ihre Umwelt zu beherrschen, der sich während des Spielens beobachten läßt. Das Spiel stellt eine der wichtigsten Betätigungen dar, bei denen Kinder adaptives Verhalten entwickeln. Wenn Kinder im Spiel die Erfahrung machen, daß sie „genau den richtigen" Herausforderungen gerecht werden, entwickeln sie *Selbstvertrauen, Selbstkontrolle* und *das Gefühl, die Situation zu beherrschen*. Dadurch gewinnt die jeweilige Handlung an Bedeutung, und sie erlangen Befriedigung.

Csikszentmihalyi (1979) entwickelte ein Modell zur Erklärung der mit dem Spielen assoziierten intrinsischen Motivation oder Belohnung, mit dessen Hilfe sich möglicherweise auch die Bedeutung der „genau richtigen Herausforderung" darlegen läßt. Seine Forschungsreihen über das Verhalten von Jugendlichen und Erwachsenen während des Spielens führten zu der These, daß jeder Mensch nach Herausforderungen sucht, die seinen Fähigkeiten entsprechen. Ist eine Tätigkeit zu einfach, beginnt sich der Mensch zu langweilen. Ist die Herausforderung jedoch zu groß, so ist er beunruhigt. Ist die Diskrepanz zwischen seinen Fähigkeiten und den mit einer Aktivität verbundenen Anforderungen zu groß, werden Langeweile und Beunruhigung zu Angst. Stimmen jedoch die bei der Aktivität gestellten Anforderungen mit den Fähigkeiten des Menschen überein, bringt dies die Dinge „in Fluß". „Jede Aktivität, durch die ein Fluß entsteht, hilft dem Menschen zweifellos dabei, *seine Aufmerksamkeit auf etwas zu richten ... und das Gefühl zu entwickeln, eine Situation unter Kontrolle zu haben*" (Csikszentmihalyi 1979, S. 261).

Adaptation impliziert eher die Fähigkeit, die eigene Umwelt zu beherrschen, als von ihr beherrscht zu werden. Bei einem Menschen, der das Gefühl hat, seine Umgebung unter Kontrolle zu haben, findet die Kontrolle eher in seinem Inneren als in der Umgebung statt. Ein Mensch, der die Fähigkeit entwickelt, seine Umwelt zu beherrschen, entwickelt auch einen Glauben an seine eigenen Fertigkeiten, d. h. *Vertrauen in die eigenen Fähigkeiten*. Wenn einem Menschen bewußt wird, daß er über bestimmte Fähigkeiten verfügt, beginnt er, sich selbst zu steuern, und er wird dazu motiviert, seine eigenen Möglichkeiten zu erforschen. Dies geschieht mittels Planung und Erzeugung von adaptivem Verhalten und mittels aktiver Beteiligung an bedeutsamen Aktivitäten.

Zusammenfassend läßt sich sagen, daß der Spiralprozeß der Selbstaktualisierung, die sensorische Integration und das entsprechende adaptive Verhalten die Voraussetzung für ein organisiertes und angemessenes Betätigungsverhalten bilden, das auch die Fähigkeit zur selbständigen Durchführung alltäglicher Handlungen, die Fähigkeit zur Selbststeuerung sowie Spielfähigkeiten und kognitive Lernfähigkeiten umfaßt. Wenn ein Kind die Kontrolle über seine Umwelt gewinnt und beginnt, an seine eigenen Fähigkeiten zu glauben, gewinnt die Interaktion mit der Umwelt für das Kind an Bedeutung, und es empfindet Befriedigung.

Ayres (1979) war der Meinung, daß Selbstwertgefühl und Zufriedenheit eines Kindes auf die Erfahrung zurückzuführen sind, sich erfolgreich in der Umwelt zu bewegen und in eine positive Interaktion mit der Umwelt zu treten. Ayres ging allerdings nicht auf die Frage ein, ob die Aktivitäten als solche schon bedeutsam sind. Sie war vielmehr der Ansicht, daß Kinder, die in der Lage sind, durch eine positive Interaktion mit der Umwelt ihre eigenen Kapazitäten zu erforschen, ihr Selbstwertgefühl steigern und Befriedigung erlangen, indem sie die vom eigenen Körper und von der Umwelt ausgehenden Reize auswerten und ihr Verhalten diesen Reizen entsprechend anpassen.

Abschließend bleibt noch zu erwähnen, daß der *Wille* („volition", siehe S. z) eine wichtige Grundvoraussetzung für die Entwicklung adaptiven Verhaltens darstellt. Dies „erfordert einen hohen Kraftaufwand, den ein Kind jedoch gern in Kauf nimmt, wenn es an einer Aufgabe auch emotional beteiligt ist und glaubt, diese Aufgabe bewältigen zu können" (Ayres 1972b, S. 127).

1.6
Die Grenzen der Sensorischen Integrationstheorie und ihrer praktischen Anwendung

Bei sensorisch-integrativen Dysfunktionen handelt es sich um *Entwicklungsstörungen*, die vermutlich zu einer *Unterbrechung des Spiralprozesses der Selbstaktualisierung* führen. Die Sensorische Integrationstheorie erhebt lediglich den Anspruch, leichte bis mittelschwere Lernschwierigkeiten und Verhaltensstörungen bei Kindern zu erklären und läßt andere Defizite, die ebenfalls zu einer Unterbrechung des Spiralprozesses führen, unberücksichtigt. Die Sensorische Integrationstheorie versucht vor allem jene Defizite zu erklären, die mit einer mangelhaften motorischen Koordination und einer mangelhaften sensorischen Verarbeitung verbunden und nicht auf eindeutige Schäden im Zentralnervensystem oder andere Anomalien zurückzuführen sind. Aufgrund von Untersuchungen, bei denen bei bestimmten Patienten eine schwache taktile Diskriminationsfähigkeit festgestellt wurde oder auf eine mangelhafte Verarbeitung vestibulär-propriozeptiver Sinneseindrücke zurückzuführende Defizite der Haltungsreaktionen diagnostiziert wurden, nahm Ayres an, daß diese Defizite mit der zentralen Verarbeitung sensorischer Reize zusammenhängen.

Die Theorie zielt *nicht* darauf ab, Erklärungen für neuromotorische Störungen wie Zerebralparese (z. B. Spastizität), Down-Syndrom (z. B. Tonusmangel/Hypotonizität) oder Schlaganfall (z. B. verminderte taktile Wahrnehmung) zu liefern.

> **!** Bevor eine Diagnose auf eine sensorisch-integrative Dysfunktion gestellt werden kann, müssen die für diese Art von Störung vermutlich verantwortlichen Ursachen (eine mangelhafte *zentrale* Verarbeitung vestibulärer, propriozeptiver oder taktiler Sinneseindrücke) nachgewiesen werden, und es muß ausgeschlossen werden können, daß die Ursachen auf Dysfunktionen des peripheren oder kortikalen Zentralnervensystems zurückzuführen sind.

Obwohl sich die Sensorische Integrationstheorie hauptsächlich auf Kleinkinder bezieht, läßt sie sich durchaus auch auf Erwachsene anwenden, die seit ihrer Kindheit Symptome einer sensorisch-integrativen Dysfunktion aufweisen. Die Theorie zielt jedoch *nicht* darauf ab, Dysfunktionen zu erklären, die erst im Erwachsenenalter auftreten, da es sehr unwahrscheinlich ist, daß Menschen, die erst im Erwachsenenalter Lernstörungen, Verhaltensstörungen oder neurologische Störungen (z. B. Dementia, Schlaganfall, Schizophrenie) aufweisen, an einer sensorisch-integrativen Dysfunktion leiden, es sei denn, sie litten bereits in ihrer Kindheit unter sensorisch-integrativen Defiziten.

Ebenso können Kinder, die an mentalen Entwicklungsstörungen, Zerebralparese oder anderen durch eine eindeutig pathologische Funktionsweise des Zentralnervensystems verursachten Entwicklungsstörungen leiden, darüber hinaus Symptome einer mangelhaften sensorischen Integration aufweisen. Bei diesen Kindern muß jedoch immer die Möglichkeit in Betracht gezogen werden, daß die vorliegenden Defizite der sensorischen Verarbeitung und der Motorik einschließlich einer Dyspraxie auf eine eindeutig zu diagnostizierende pathologische Funktionsweise des Zentralnervensystems zurückzuführen sind. So weisen z. B. Kinder mit starkem Hörverlust oder Down-Syndrom häufig eine verkürzte Dauer des postrotatorischen Nystagmus, Hypotonizität, reduzierte Stabilität der proximalen Gelenke und ein beeinträchtigtes Gleichgewicht auf. Darüber hinaus haben sie Schwierigkeiten, sich entgegen der Schwerkraft aufzurichten, um eine Streckung in Bauchlage durchzuführen. Wie wir in Kapitel 4 noch ausführlicher erläutern werden, wird davon ausgegangen, daß diese Kombination aus Symptomen auf eine mangelhafte Verarbeitung vestibulär-propriozeptiver Sinneseindrücke zurückzuführen ist. Bei Kindern mit schwerem Hörverlust weisen die oben erläuterten Symptome jedoch eindeutig auf eine Schädigung des Vestibulokochlearis (VIII. Hirnnerv), d. h. auf eine periphere Nervenschädigung hin. Bei Kindern mit Down-Syndrom können die Symptome auf Anomalien des Kleinhirns zurückgeführt werden. In beiden Fällen besteht das eigentliche Problem nicht in einer Störung der sensorischen Integration.

Obwohl Ayres in früheren Publikationen die Grenzen der Sensorischen Integrationstheorie klar aufzeigte (Ayres 1972b, 1975a, 1979), gibt es in der Literatur viele Beispiele dafür, daß diese Grenzen überschritten wurden (vgl. Arendt et al. 1988; Bonder und Fisher 1989; Densem et al. 1989). Die Anleitung zu den SIPT wirft das gleiche Problem auf (Ayres 1989). Um zu beweisen, daß die SIPT für eine Beurteilung des sensomotorischen Verhaltens geeignet sind, verwendete Ayres Daten von Kindern, von denen bekannt war, daß sie an Schädigungen des Zentralnervensystems litten (d. h. an Zerebralparese, mentalen Entwicklungsverzögerungen, Spina bifida, Hirnschädigungen und möglicherweise auch an Autismus). Sie war allerdings der Ansicht, daß einige der sensomotorischen Defizite, an denen diese Kinder litten, auf eine mangelhafte sensorische Integration zurückzuführen seien. Sie erläuterte die Testergebnisse von 10 Kindern mit Zerebralparese wie folgt:

Die Kinder erzielen in den Tests „Standing and Walking Balance" (SWB, Gleichgewicht beim Stehen und Gehen), „Motor Accuracy" (MAc, Motorische Genauigkeit) und möglicherweise auch in dem Test „Design Copying" (DC, Muster Kopieren) deshalb so niedrige Testergebnisse, weil diese Fähigkeiten durch die häufig bei Zerebralparese auftretende mangelhafte neuromotorische Koordination negativ beeinflußt werden. Ausnahmslos alle Probanden haben sowohl Probleme mit der Visuopraxie als auch mit der Somatopraxie. Mit der Dyspraxie ist eine eingeschränkte Wahrnehmung taktiler Reize verbunden (Ayres 1989, S. 210).

Unglücklicherweise hat Ayres (1989) nicht ausdrücklich genug darauf hingewiesen, daß die beeinträchtigte Wahrnehmung taktiler Reize und der Praxie eher auf die für Kinder mit Zerebralparese typischen Hirnschäden auf höherer Ebene zurückzuführen sind als auf eine Störung der sensorischen Integration (siehe dazu Kapitel 8).

Die Grenzen der Sensorischen Integrationstheorie betreffen ebenfalls die Behandlungstechniken und Behandlungsorte (z. B. Praxis, Schule).

Die *Behandlungstechniken der Sensorischen Integrationstherapie* bestehen darin, den Patienten im Rahmen einer bedeutsamen und selbstgesteuerten Aktivität einer gezielten und kontrollierten sensorischen Stimulation auszusetzen, damit er adaptives Verhalten zeigt. Der Hauptakzent liegt dabei auf der Integration vestibulär-propriozeptiver und taktiler Reize und nicht nur auf der Erzeugung motorischer Reaktionen.

Aus diesem Grunde ist der „wichtigste Bestandteil einer Sensorischen Integrationstherapie die sorgfältige Zusammenstellung von hängenden [d. h. nicht mit dem Fußboden verbundenen] Geräten, die eine starke vestibuläre Stimulation und vor allem verschiedene Arten von vestibulärer Stimulation bieten" (Clark et al. 1989, S. 502).

In der Literatur über Ergotherapie werden viele Behandlungsprogramme als Sensorische Integrationstherapie angesehen, die man eigentlich eher als *sensomotorische, sensorische Stimulations- oder perzeptomotorische Behandlungsansätze* bezeichnen könnte und die folgendermaßen zu differenzieren sind:

DEFINITION

- Bei den *sensomotorischen* Behandlungsansätzen bedient man sich in erster Linie einer bestimmten sensorischen Stimulation in Form von Berührungen oder direkter Stimulation, um eine bestimmte motorische Reaktion hervorzurufen (z. B. eine Änderung des Muskeltonus oder der Bewegung).
- Im Gegensatz dazu bedient man sich bei der *sensorischen Stimulation* einer direkten sensorischen Stimulation (olfaktorische Stimulation, Stimulation durch Druck und Berührung, vestibuläre und visuelle Stimulation, etc.), um allgemeine Verhaltensänderungen zu erreichen, wie z. B. Steigerung der Aufmerksamkeit oder Erregung, Senkung bzw. Erhöhung der Herzfrequenz oder Verbesserung des allgemeinen Gemütszustandes. Sensorische Stimulation ist eine wichtige Komponente sowohl sensomotorischer als auch sensorisch-integrativer Behandlungsprogramme, gilt jedoch nicht als eigenständige Therapieform.
- Bei Behandlungsprogrammen, die *perzeptomotorische* Aktivitäten beinhalten, liegt der Schwerpunkt im Gegensatz zu den oben erwähnten Ansätzen eher auf dem kognitiven Aspekt, da man sich hier in erster Linie auf die koordinierte Ausführung einer vorgegebenen Aufgabe konzentriert. Spezielle Programme helfen dem Patienten, die zu erlernende Fähigkeit zu üben (vgl. Bonder u. Fisher 1989; Clark et al. 1989).

Manche Ergotherapeuten haben darüber hinaus herausgefunden, daß spezielle Techniken der Sensorischen Integrationstherapie auch für die Behandlung sensomotorischer Defizite bei Patienten geeignet sind, deren Probleme nicht auf Störungen der sensorischen Integration zurückzuführen sind. Das Schaukeln auf einer Gleitschaukel (Plattformschaukel) bietet z. B. eine lineare vestibuläre Stimulation und könnte angewandt werden, um den Muskeltonus bei Kindern mit Zerebralparese zu verbessern.

> **!** Hier muß darauf hingewiesen werden, wie wichtig die Differenzierung zwischen einem auf der Sensorischen Integrationstheorie basierenden Behandlungsprogramm und einem sensomotorischen Behandlungsprogramm ist, in das Techniken zur Behandlung der sensorischen Integration eingebettet wurden.

Ein Hauptunterschied zwischen diesen Behandlungsprogrammen liegt in der *jeweiligen Zielsetzung*. Bei einer sensomotorischen Behandlung soll z. B. bei einem Patienten mit einer eindeutig pathologischen Störung des Zentralnervensystems der Muskeltonus reguliert werden, wohingegen eine Sensorische Integrationstherapie z. B. darauf abzielt, die Verarbeitung und Integration von sensorischen Reizen zu verbessern. In Kapitel 13 werden wir genauer auf Behandlungsprogramme eingehen, bei denen verschiedene Behandlungsansätze miteinander verknüpft werden.

Wir sind der Ansicht, daß es außerordentlich wichtig ist, daß Ergotherapeuten genaue Angaben über die von ihnen verwendeten Behandlungsansätze machen, wenn sie sich über Behandlungsergebnisse äußern. Darüber hinaus sollten sich Ergotherapeuten eingestehen, daß sie die ursprünglich festgelegten Grenzen einer Theorie überschritten haben, sobald sie diese Theorie und die aus ihr resultierenden Beurteilungsverfahren und Behandlungsansätze in Bereichen anwenden, für die diese Theorie nicht vorgesehen ist. Daher ist es wichtig, eine Theorie immer mit äußerster Vorsicht anzuwenden.

1.7
Zusammenfassung und Schlußfolgerungen

In diesem Kapitel haben wir einen Überblick über die geschichtliche Entwicklung der Sensorischen Integrationstheorie und ihrer praktischen Anwendung sowie unsere derzeitige persönliche Einschätzung der Theorie vermittelt. Es wurde versucht, die Sensorische Integrationstheorie in den größeren Kontext der Ergotherapie einzuordnen. Alle Heilberufe dienen letztendlich dem Ziel der funktionellen Unabhängigkeit des Menschen. Im Berufsfeld der Ergotherapeuten liegt der Schwerpunkt auf der „Ausübung" von Betätigungsverhalten.

DEFINITION

Das Wort *Praxie* kommt aus dem Griechischen und bedeutet mehr als nur motorisches Planen; *Praxie heißt Handeln*.

Dies sollte uns immer daran erinnern, daß unser Hauptaugenmerk nicht auf die sensorische Integration gerichtet ist, sondern vielmehr darauf, ob die Patienten, die wir untersuchen und behandeln, in der Lage sind, das zu „tun", was nötig ist bzw. was sie „tun" wollen.

In den nachfolgenden Kapiteln des Teils 1 wird die wichtige Wechselbeziehung zwischen sensorischer Integration, Willen („volition") und Betätigungsverhalten näher beleuchtet. Das Konzept der Willenskraft als Modell des Bewußtseins innerhalb der Wechselbeziehungen zwischen Bewußtsein, Gehirn und Körper wird in Kapitel 2 genauer beschrieben. Das Spiel, eine der Hauptbeschäftigungen von Kindern, ist sowohl einer der Rahmen als auch eines der Ergebnisse der auf der Sensorischen Integrationstheorie basierenden Behandlung. Der Zusammenhang zwischen Spiel und Sensorischer Integrationstheorie und ihrer praktischen Anwendung ist das Schwerpunktthema von Kapitel 3.

Darüber hinaus haben wir den Anstoß zu einer kritischen Auseinandersetzung mit der Sensorischen Integrationstheorie gegeben. Eine Theorie ist immer nur ein Provisorium. Liegen neue Forschungsergebnisse oder Auffassungen vor oder werden neue Thesen aufgestellt, so muß die Theorie im Hinblick auf diese Neuerungen überarbeitet werden. Eine kritische Analyse der Sensorischen Integrationstheorie und ihrer praktischen Umsetzung sollte daher ein fortlaufender Prozeß sein. Auch die Leser sind aufgefordert, sich am Prozeß der kritischen Analyse der Sensorischen Integrationstheorie zu beteiligen.

Literatur

Arendt, R. E., MacLean, W. E., Baumeister, A. A. (1988). Critique of sensory integration therapy and its application in mental retardation. American Journal on Mental Retardation, 92, 401–411

Ayres, A. J. (1964). Tactile functions: Their relation to hyperactive and perceptual motor behavior American Journal of Occupational Therapy, 18, 83–95

Ayres, A. J. (1965). Patterns of perceptual-motor dysfunction in children: A factor analytic study. Perceptual and Motor Skills, 20, 335–368

Ayres, A. J. (1966a). Interrelations among perceptual-motor abilities in a group of normal children. American Journal of Occupational Therapy, 20, 288 –292

Ayres, A. J. (1966b). Interrelationships among perceptual-motor functions in children. American Journal Occupational Therapy, 20, 288–292

Ayres, A. J. (1969). Deficits in sensory integration in educationally handicapped children. Journal of Learning Disabilities, 2, 160–168

Ayres, A. J. (1972a). Improving academic scores through sensory integration. Journal of Learning Disabilities, 5, 338–343

Ayres, A. J. (1972b). Sensory integration and learning disorders. Los Angeles: Western Psychological Services

Ayres, A. J. (1972c). Southern California Sensory Integration Tests manual. Los Angeles: Western Psychological Services

Ayres, A. J. (1972d). Types of sensory integrative dysfunction among disabled learners. American Journal of Occupational Therapy, 26, 13–18

Ayres, A. J. (1974a). Reading – A product of sensory integrative processes. In: A. Henderson, L. Llorens, E. Gilfoyle, C. Myers, S. Prevel (Eds.) The development of sensory integrative theory and practice: A collection of the work of A. Jean Ayres (pp. 167–175). Dubuque, IA: Kendall/Hunt. (Original work published 1968)

Ayres, A. J. (1974b). Sensory integrative processes in neuropsychological learning disability. In: A. Henderson, L. Llorens, E. Gilfoyle, C. Myers, S. Prevel (Eds.), The development of sensory integrative theory and practice: A collection of the work of A. Jean Ayres (pp. 96–113). Dubuque, IA: Kendall/Hunt. (Original work published 1968)

Ayres, A. J. (1975a). Sensorimotor foundations of academic ability. In: W. M. Cruickshank D. P. Hallahan, Perceptual and Learning Disabilities in Children: Vol. 2 (pp. 301 –358). Syracuse, NY: Syracuse University Press

Ayres, A. J. (1975b). Southern California Postrotary Nystagmus Test manual. Los Angeles: Western Psychological Services

Ayres, A. J. (1976). The effect of sensory integrative therapy on learning disabled children: The final report of a research project. Los Angeles: University of Southern California

Ayres, A. J. (1977). Cluster analyses of measures of sensory integration. American Journal of Occupational Therapy, 31, 362–366

Ayres, A. J. (1978). Learning disabilities and the vestibular system. Journal of Learning Disabilities 11, 18–29

Ayres, A. J. (1979). Sensory integration and the child. Los Angeles: Western Psychological Services

Ayres, A. J. (1980). Southern California Tests of Sensory Integration Tests manual: Revised 1980. Los Angeles: Western Psychological Services

Ayres, A. J. (1985). Developmental dyspraxia and adult-onset apraxia. Torrance, CA: Sensory Integration International

Ayres, A. J. (1989). Sensory Integration and Praxis Tests. Los Angeles: Western Psychological Services

Ayres, A. J., Mailloux, Z. K., Wendler, C. L. W. (1987). Developmental dyspraxia: Is it a unitary function? Occupational Therapy Journal of Research, 7, 93–110

Bonder, B. R., Fisher, A. G. (1989). Sensory integration and treatment of the elderly. Gerontology Special Interest Section News, 12(l), 2–4

Brooks, V. B. (1986). The neural basis of motor control New York: Oxford University Press

Chinn, P. L., Jacobs, M. K. (1987). Theory and nursing. St. Louis: C. V. Mosby

Clark, F. A., Mailloux, Z., Parham, D. (1989). Sensory integration and children with learning disabilities. In: P. N. Pratt, A. S. Allen (Eds.), Occupational therapy for children (2nd ed., pp. 457–507). St. Louis: C. V. Mosby

Csikszentmihalyi, M. (1979). The concept of flow. In: B. Sutton-Smith (Ed.), Play and learning (pp. 257–274). New York: Gardner

Densem, J. F., Nuthall, G. A., Bushnell, J., Horn, J. (1989). Effectiveness of a sensory integrative therapy program for children with perceptual-motor deficits. Journal of Learning Disabilities, 22, 221–229

Kielhofner, G. (1985). A model of human occupation: Theory and application. Baltimore: Williams &Wilkins

Kielhofner, G. (1997). Conceptual foundation of occupational therapy. Philadelphia: F. A. Davis

Ottenbacher, K., Short M. A. (1985). Sensory integrative dysfunction in children: A review of theory and treatment. In: D. Routh, M. Wolrich (Eds.), Advances in developmental and behavioral pediatrics (Vol. 6, pp. 287–329). Greenwich, CT: JAI

Pribram, K. H. (1986). The cognitive revolution and mind/brain issues. American Psychologist, 41, 507–520

Sensory Integration International (1990). Interpreting the Sensory Integration and Praxis Tests. Torrance, CA: Autor

Short–DeGraff, M. A. (1988). Human development for occupational and physical therapists. Baltimore: Williams & Wilkins

Sieg, K. W. (1988). A. Jean Ayres. In: B. R. J. Miller, K. W. Sieg, F. M. Ludwig, S. D. Shortridge, J. Van Deusen, Six perspectives on theory for practice of occupational therapy (pp. 95–142). Rockville, MD: Aspen

Stevens, J. (1986). Applied multivariate statistics for the social sciences. Hillsdale, NJ: Lawrence Erlbaum

White, R. (1959). Motivation reconsidered: The concept of competence. Psychological Review, 66, 297–333

2 Beziehungen zwischen Bewußtsein, Gehirn und Körper

GARY KIELHOFNER, ANNE G. FISHER

> *Es bedarf keines tiefgründigen philosophischen Verständnisses, um zu begreifen, daß es einen Zusammenhang gibt zwischen dem, was ein Mensch tut und zu sein glaubt, und dem, was andere von ihm erwarten und über ihn denken.*
>
> Eccles u. Robinson 1985, S. 1

Die sensorische Integration ist ein komplexes Phänomen von Wechselbeziehungen zwischen den Prozessen des Nervensystems, sensomotorischem Verhalten und mentalen Erfahrungen. Diese *komplexen Wechselbeziehungen* kann man beispielsweise bei einem normal entwickelten Mädchen, nennen wir es Allison, beobachten.

FALLBEISPIEL →

Allison
Allison geht in den nahegelegenen Park, klettert auf eine hohe Schaukel und holt Schwung und versucht so, die Schaukel zum Schwingen zu bringen. Sie hat eine Vorstellung davon, wie man es macht, weil sie schon oft ältere Kinder beim Schaukeln beobachtet hat und es bereits selbst mehrmals mit unterschiedlichem Erfolg ausprobiert hat. Auch dieses Mal imitiert sie die Bewegungen, die sie bei anderen Kindern gesehen hat. Sie streckt die Hüften, lehnt sich zurück und zieht dabei an den Schaukelseilen. Mit jeder Schaukelbewegung stellt sich bei Allison mehr und mehr ein bislang unbekanntes Gefühl ein. Dieses Gefühl entsteht aus dem Einklang ihrer Bewegungen mit der Schwerkraft und der Flugbahn der Schaukel. Bald schon ist sie eins mit der Schaukel, der Schwerkraft und der pendelartigen Schwingung.

Diesem kleinen Kunststück liegt die komplexe Integration vestibulär-propriozeptiver, taktiler und visueller Informationen zugrunde. Diese Informationen erreichen mit hoher Geschwindigkeit Allisons Zentralnervensystem, werden dort in Bedeutungsmuster integriert und formen sich in ihrem Bewußtsein zu einer Vorstellung davon, wie es sich anfühlt, auf dieser großen Schaukel Schwung zu holen und davon, was erreicht wird in diesem Prozeß

(Brooks 1986). Sie nimmt nicht nur die Beschleunigung im Raum und den Luftzug auf ihrem Gesicht wahr, sondern entwickelt auch ein tiefes *inneres Gefühl* dafür, wie man schaukelt. Sie nimmt wahr, daß sie schaukelt und fühlt, wie es ist, wenn man schaukelt.

Gleichzeitig werden bei Allison auch andere Emotionen wie Aufregung, Angst und Freude geweckt. Nach anfänglicher Unsicherheit macht sie die Erfahrung, daß sie die Kontrolle über ihren Körper und die Schaukel hat. Das Wissen um diese Kontrolle entsteht aus dem durch Selbstreflexion gewonnenen Bewußtsein, daß sie die Fähigkeit besitzt zu schaukeln. Sie ist sich auch darüber im klaren, daß sie eine Handlung vollzieht, die gleichaltrige Kinder und ihre Eltern als bedeutsame Leistung betrachten, und sie versucht, deren Aufmerksamkeit zu erregen, indem sie ihnen zuruft: Schaut mal, was ich kann! Folglich ist das Schaukeln für sie nicht nur eine an Reizen reichhaltige sensomotorische Erfahrung, sondern stellt gleichzeitig auch eine wichtige psychosoziale Erfahrung dar.

Als ihr Vater ihr einige Fragen zu dieser Erfahrung stellt, antwortet sie folgendermaßen: Es hat mir Spaß gemacht. Ich habe es geschafft, *ich* habe die Schaukel zum Schwingen gebracht. Damit meint sie, daß sie ein körperliches Vergnügen dabei empfand, als ihr Körper im Raum an Beschleunigung gewann und sie schließlich das Gefühl der Herrschaft über die Schaukel bekam. Sie will damit aber auch zum Ausdruck bringen, wie aufregend es für sie war, sich am Rande der Gefahr zu bewegen und trotzdem den eigenen Körper zu beherrschen, und daß sie ein Gefühl der Erfüllung und Bestätigung empfand, weil sie etwas getan hatte, was große Kinder tun. Diese Elemente formen zusammen Allisons bedeutungsvolle und ganzheitliche Erfahrung, die sie selbst als Spaß bezeichnet.

Das Beispiel von Allison verdeutlicht die komplexe, aber dennoch wunderbar integrierte Bewußtseins- und Körpererfahrung, vermittelt durch das Zentralnervensystem. Menschen verfügen sowohl über einen Körper mit einem Gehirn (Körper-Hirn) als auch über ein Bewußtsein und nehmen sich selbst auch so wahr (Pribram 1986). Allison ist in der Lage, die *Objekte* ihrer Erfahrung (die große Schaukel, die Schwerkraft, das Zurücklehnen und gleichzeitige Ziehen an den Schaukelseilen, ihr Vater, der sie beobachtet) von der *phänomenologischen Erfahrung* des Schaukelns (Gefühle der Aufregung und Freude, der Kompetenz und der Körperbeherrschung und die Erfahrung, wie es sich anfühlt zu schaukeln) zu trennen. Über die theoretische Trennung zwischen Objekten und Erfahrung hinaus lassen sich Bewußtseins- und Körper-Hirn-Phänomene nur mit Hilfe unserer theoretischen und wissenschaftlichen Systeme voneinander trennen (Pribram 1986).

Man könnte Allisons Erfahrungen natürlich auch mit Hilfe neurophysiologischer Termini beschreiben und ihr Verhalten auf diese Weise näher bestimmen. Dies würde eine sorgfältige Analyse der breiten Palette an sensorischen Informationen erfordern, die Allison zur Verfügung standen und aus denen sie auswählte. Darüber hinaus müßte eine Analyse der Abfolge der von Allison zu planenden und durchzuführenden motorischen Handlungen sowie des Bedürfnisses erfolgen, das adaptive Verhalten mittels sensorischem Feedback zu kontrollieren. Aber auch mit einer noch so detaillierten Analyse dieser Art könnte man Allisons Erfahrungen nie vollständig erfassen, ebensowenig wie mit einer Analyse auf rein psychologischer Ebene.

Das Problem einer umfassenden Analyse stellt sich vor allem bezüglich der Zusammenhänge zwischen Gehirn und Verhalten, nämlich dann, wenn es herauszufinden gilt, wodurch bei einem Kind sensorisch-integrative Defizite verursacht werden. Das folgende Beispiel soll dieses Problem verdeutlichen.

FALLBEISPIEL →

Joe
Der 9jährige Joe ist Mitglied eines kleinen Baseballteams und soll während des Trainings einen Ball zurückschlagen. Sein Gehirn ist nicht in der Lage, die von seinem Körper oder der Umwelt ausgehenden sensorischen Informationen zu verarbeiten und zu integrieren. Diese Unfähigkeit zur Integration sensorischer Informationen scheint mit Joes Schwierigkeiten zusammenzuhängen, motorische Handlungssequenzen zu planen und durchzuführen. Dadurch wirkt Joes motorisches Verhalten ungeschickt und asynchron. Was sagt dies jedoch darüber aus, *wie oder was Joe empfindet*?
   Joe wünscht sich von ganzem Herzen, gut Baseball spielen zu können. Doch jedesmal, wenn der Werfer bereit zum Wurf ist, bekommt Joe große Angst. Er weiß, daß die Herausforderung darin besteht, den vom Werfer geworfenen Ball mit dem Schwung seines Schlägers zurückzuschlagen. Joe hat aber kaum eine Vorstellung davon, wie er dies tun soll. Es ist ihm nicht bewußt, wie es sich anfühlen soll, den Schläger zu schwingen und den Ball zu treffen. Das einzige, was er in dem Moment, in dem der Ball auf ihn zufliegt, fühlen *kann*, sind die auf ihn gerichteten Blicke seiner Mitspieler. Joe nimmt ein immer stärker werdendes Schmerzgefühl in seiner Magengrube wahr. Er hat große Angst, die ihm körperliches Unbehagen bereitet, und er hat das tiefe und durchdringende Gefühl, zu nichts gut zu sein.
   Dieser Gefühlszustand verursacht eine Übererregung in Joes Gehirn. Sobald sich der Ball nähert, ist Joe nicht mehr in der Lage, ihn mit den Augen zu verfolgen. Der Ball scheint aus Joes visuellem Bewußtsein zu verschwinden, und Joe ist nicht klar, daß es zwischen ihm und dem Ball eine räumliche und zeitliche Beziehung gibt. Er schwingt seinen Schläger schon fast, als ob

FALLBEISPIEL ➜

er sich selbst verteidigen müsse und hegt die vage Hoffnung, daß der Schläger den Ball schon irgendwie treffen wird. Doch er schlägt weit am Ball vorbei, und die ganze Handlung hinterläßt einen tragikomischen Eindruck. Durch das Johlen und Lachen der Mitspieler wird sich Joe seines Fehlers schmerzlich bewußt. Dies ist jedoch für Joe nichts Neues, da er dieses körperliche Unbehagen auch bei vielen anderen sportlichen Aktivitäten empfindet, die eine gewisse Koordinationsfähigkeit erfordern. Je mehr er sich anstrengt, desto schwieriger erscheint es ihm, etwas richtig zu machen. Nicht in der Lage zu sein, die von ihm erwarteten motorischen Handlungen physisch durchzuführen und sich seinen Mitspielern gegenüber unwohl zu fühlen, wenn er danebentrifft, ist für Joe eine unangenehme, jedoch sehr vertraute Erfahrung.

In Joes Fall könnte man davon ausgehen, daß die mangelhafte Verarbeitung sensorischer Informationen im Gehirn für die schlechte Qualität seiner motorischen Handlungen verantwortlich ist. Es wäre jedoch auch falsch zu behaupten, Joes Unfähigkeit, motorische Handlungen durchzuführen, sei einzig und allein auf eine mangelhafte Verarbeitung sensorischer Informationen im Gehirn zurückzuführen. Zweifellos wurde seine motorische Leistung auch durch seinen psychischen Zustand beeinträchtigt. Joes Fehlschlag wurde also offensichtlich nicht nur durch eine beeinträchtigte sensorische Integration und unkoordiniertes motorisches Verhalten verursacht. Mit einem ausschließlich neurologischen Ansatz können weder Joes Verhalten noch seine Erfahrungen gänzlich erfaßt werden. Es ist nicht von der Hand zu weisen, daß Joes Handlungen und Gefühle in hohem Maße auch von mentalen Erfahrungen beeinflußt wurden.

GRUNDLAGEN

Ayres (1972, 1979, 1989) verwies mit Nachdruck auf die Bedeutung *mentaler Faktoren* für
- die Konzeption, Planung und Ausführung von adaptivem Verhalten,
- das bewußte *Erleben* von sensorisch-integrativen Dysfunktionen und
- den positiven Verlauf einer Therapie.

Die Bedeutung, die Ayres mentalen Aspekten in diesem Zusammenhang beimaß, kommt in dem in Kapitel 1 dargestellten Spiralprozeß der Selbstaktualisierung (Abb. 1.4) zum Ausdruck. Ayres beschäftigte sich mit der Frage, in welcher Art und Weise eine angemessene sensorische Integration mit der Entwicklung von Selbstkontrolle, Selbstvertrauen und dem Gefühl, eine bestimmte Tätigkeit zu beherrschen, zusammenhängt. Sie stellte fest, daß Selbstwertgefühl und Zufriedenheit durch eine positive Interaktion zwischen Mensch und Umwelt entstehen. In ihren Ausführungen über die Bedeutung neuronaler Modelle des mechanischen Selbst- oder Körperschemas für die Planung und

Erzeugung adäquaten und geschickten motorischen Verhaltens erwähnte Ayres auch den *Sinn dafür, wie sich etwas anfühlt und was erreicht wird*.

Ayres sah die Entwicklung des Gefühls, eine Tätigkeit zu beherrschen und die Dinge selbst steuern zu können, von Selbstwertgefühl und innerer Zufriedenheit jedoch als *Endprodukte* der sensorischen Integration. Sie konzentrierte sich auf die Darlegung der sich aus Ungeschicklichkeit und mangelhafter motorischer Planung ergebenden *Konsequenzen*, die ihrer Meinung nach darin bestanden, sich unzulänglich zu fühlen und die Kontrolle über die Umwelt zu verlieren.

> Schon in ihrer frühesten Kindheit entdeckten sie [Kinder mit sensorisch-integrativen Dysfunktionen], daß sie nicht die gleichen Fähigkeiten hatten wie ihre Freunde, und sie beurteilten sich im Vergleich mit anderen sehr negativ. Sie fühlten sich allmählich minderwertig, machtlos, von äußeren Kräften gesteuert und von vornherein zum Scheitern verurteilt (Ayres 1979, S. 150).

Ihre Behandlung zur Verbesserung der motorischen Fähigkeiten basierte auf folgendem Prinzip: Die Erkenntnis, *welche* motorischen Handlungen zu einer bestimmten beabsichtigten Veränderung der Umwelt führen, bildet die Grundlage für die Entwicklung des Gefühls, etwas beherrschen zu können. Die Entwicklung eines solchen Gefühls erachtete Ayres deshalb als erstrebenswert, weil sie annahm, daß es zu weiteren Anstrengungen motiviere (Ayres 1972, S. 126). Folglich spielte für sie der Aspekt *Bewußtsein* bei der Behandlung von Störungen der im Gehirn stattfindenden Verarbeitungsprozesse und bei der Zielsetzung für eine Behandlung eine äußerst wichtige Rolle.

Die Bedeutung, die sie dem Bewußtsein beimaß, kommt am stärksten darin zum Ausdruck, daß sie von Therapie als *Kunst* sprach. Auf diese Art wollte sie betonen, wie wichtig es sei, daß ein Therapeut genug Einfühlungsvermögen besitze, um zu begreifen, was das Kind erlebt, und daß das Kind die Behandlung mitgestalten müsse, indem es sich bedeutsame motorische Aktivitäten selbst aussuche. Dieses Einfühlungsvermögen sei vor allem dann gefordert, wenn es darum ginge, Strukturen vorzugeben und gleichzeitig dem Kind ausreichend Freiraum zu lassen. Auch hier lag für sie der Hauptakzent der Behandlung auf der Verbesserung der Organisationsfähigkeit des Gehirns und der Förderung adaptiven Verhaltens.

> Es hilft dem Therapeuten, das Kind bei einer Aktivität zu beobachten, seine Stimmungen, seinen Gemütszustand und sein motorisches Verhalten mitzuerleben, um ihm ein optimales Maß an Freiheiten gewähren oder ein bißchen nachhelfen zu können, wenn es darum geht, daß sich das Kind konstruktiv an einer Aufgabe beteiligt. Wenn sich das Kind für eine Aufgabe begeistern kann und den Willen hat, etwas zu erreichen, führt dies zu einer Verbesserung der Organisationsfähigkeit des Gehirns ... Der Therapeut kann die aktive Beteiligung des Kindes, die schließlich dazu führt, daß sich das Kind innerhalb der vom Therapeuten vorgegebenen Strukturen auf effektive Weise selbst steuert, nicht erzwingen;

die Beteiligung muß dem Kind sozusagen entlockt werden. Darin liegt die Kunst der Therapie. Man kann dem Kind verschiedene Möglichkeiten anbieten, es ermutigen und ihm Vorschläge unterbreiten. Physische Unterstützung mag zwar sinnvoll sein, doch *solange das Kind nicht den Willen hat, auf seine Umwelt einzuwirken, wird es dies auch nicht tun* [Hervorhebung nachträglich]. Es wird auch kein Verhalten zeigen, das man als adaptives, entwicklungsförderndes und damit als den Zielen der Therapie entsprechendes Verhalten bezeichnen könnte, solange es darin nicht Erfüllung findet. Die Erfüllung entsteht durch die richtige Kombination aus Herausforderungen und Erfolgserlebnissen (Ayres 1972, S. 258–259).

Es überrascht nicht, daß bislang kein formales Konzept entwickelt und auf die Sensorische Integrationstheorie angewandt wurde, das die Zusammenhänge zwischen mentalen Prozessen und den auf neurophysiologischer Ebene ablaufenden verhaltenssteuernden Prozessen erklärt. Bei der Entwicklung der Sensorischen Integrationstheorie mußte Ayres auf Literatur zurückgreifen, deren Autoren sich nicht näher mit den Zusammenhängen zwischen Bewußtsein und Körper-Hirn beschäftigten bzw. oftmals sogar der Ansicht waren, daß dieses Problem völlig unbedeutend sei. In der Neurologie waren Literatur und Praxis vorwiegend von reduktionistischen Vorstellungen geprägt, weshalb die verschiedenen Phänomene getrennt und unabhängig voneinander erforscht wurden (vgl. Churchland 1986). Dies führte zu einer starken Zergliederung der zeitgenössischen Disziplinen Biologie und Verhaltensforschung und somit weitgehend zu einer isolierten Betrachtung der unterschiedlichen Phänomene (Boulding 1956, Churchland 1986). Folglich interessierte man sich bis vor kurzem nicht weiter für die Frage, ob und inwiefern mentale Erfahrungen, neurophysiologische Aspekte und Verhalten zueinander in Beziehung stehen (Churchland 1986, Trevarthen 1979).

> **Praxis**
>
> Das Fragmentieren der Wissensgrundlagen im Hinblick auf die Zusammenhänge zwischen Bewußtsein, Gehirn und Körper wirkte sich jedoch nicht nur auf die Forschung aus. Richten Therapeuten z. B. ihr Augenmerk nur auf einen bestimmten Aspekt einer Dysfunktion (z. B. auf den Zustand des Nervensystems oder das Verhalten auf neurophysiologischer Ebene) und schenken mentalen Vorgängen relativ wenig Aufmerksamkeit – oder umgekehrt –, so ist die Therapie einseitig oder nicht umfassend (DiJoseph 1982). Ein therapeutischer Ansatz, bei dem sowohl die Körper-Hirn-Einheit als auch das Bewußtsein des Patienten ebenso wie die zwischen diesen Teilbereichen bestehenden Zusammenhänge Beachtung finden, ist einem einseitigen Ansatz, bei dem nur bestimmte Aspekte berücksichtigt werden, in jedem Fall vorzuziehen.

Obwohl die Sensorische Integrationstheorie als solche ohne eine genauere Definition der Zusammenhänge zwischen Körper-Hirn und Bewußtsein auskommen mag, so lassen sich die auf dieser Theorie basierenden Behandlungsmethoden der Ergotherapie nur anwenden, wenn man die Vielschichtigkeit dieser Zusammenhänge erkannt hat.

2.1
Ziele und Inhalt dieses Kapitels

In diesem Kapitel wird ein Modell vorgestellt, das die Beziehung zwischen sensorisch-integrativen Phänomenen (d. h. *neurologische* Strukturen und auf neurophysiologischer Ebene verhaltenssteuernde Prozesse) und mentalen Vorgängen (d. h. *emotionale* Prozesse und *konzeptuelle* Prozesse), die den Prozeß der sensorischen Integration beeinflussen, verdeutlichen soll. Zunächst werden wir unser Verständnis der Beziehung zwischen Bewußtsein und der Körper-Hirn-Einheit darlegen, indem wir zeigen, inwiefern sich mentale Abläufe und der Prozeß der sensorischen Integration gegenseitig beeinflussen. Im Anschluß daran wird erläutert, warum eine auf den Prinzipien der Sensorischen Integrationstheorie basierende ergotherapeutische Behandlung eines Kindes die Verbesserung der Organisationsfähigkeit des Gehirns zum Ziel haben muß.

> **Praxis**
> Der Therapeut muß Einfluß auf die mentalen Erfahrungen des Kindes nehmen und es dazu bringen, *sich selbst* immer wieder adäquate Herausforderungen in Form sensomotorischer Aktivitäten *zu suchen*.

Schließlich werden wir ein anderes Behandlungsmodell, das Modell des menschlichen Betätigungsverhaltens, mit der Sensorischen Integrationstheorie verknüpfen. Es handelt sich hierbei um ein Konzept zur Erklärung der mentalen Prozesse, die ablaufen, wenn sich das Individuum für eine bestimmte Handlung entscheidet. Durch diese Verknüpfung wird ein ganzheitlicher Behandlungsansatz für eine auf der Sensorischen Integrationstheorie basierende ergotherapeutische Behandlung geschaffen. Anhand eines Fallbeispiels wird anschließend die praktische Umsetzung dieses integrierten Ansatzes dargestellt.

Wenn wir von der Einbettung des Modells vom Betätigungsdrang des Menschen in die Sensorische Integrationstheorie sprechen, verstehen wir darunter die Verbindung zweier kompatibler Behandlungstheorien. Es soll keinesfalls der Anschein entstehen, daß die Notwendigkeit zur Entwicklung einer neuen, umfassenderen Theorie besteht. Sowohl bei der Sensorischen Integration als auch beim Modell des menschlichen Bestätigungsverhaltens des Menschen handelt es sich um anerkannte Behandlungsmodelle. Beide Theorien wollen einen bestimmten Aspekt des menschlichen Verhaltens erklären. Weder die eine noch die andere Theorie verliert bei dieser Verknüpfung ihre Integrität, da beide noch ihre Identität als eigenständige Modelle wahren. Wir wollen vielmehr zum Ausdruck bringen, daß die ergotherapeutische Praxis durchaus von einer Verknüpfung kompatibler Theorien profitieren kann, und zwar in den Fällen, in denen eine auf einer ganz speziellen Theorie basierende Behandlungsmethode den Bedürfnissen bestimmter Patienten nicht gerecht wird. Darüber hinaus halten wir es für äußerst wichtig, zwischen einem *integrierten Ansatz* und einem eher *eklektischen Ansatz* zu unterscheiden.

DEFINITION

Bei einem *integrierten Ansatz* werden kompatible Theorien miteinander verknüpft, bei einem *eklektischen Ansatz* werden Elemente verschiedener Theorien miteinander kombiniert, ohne daß dabei unbedingt darauf geachtet wird, ob sie kompatibel sind oder in welcher Beziehung die jeweiligen Konstrukte zueinander stehen.

In Kapitel 13 wird noch ausführlicher auf die Möglichkeit eingegangen, unterschiedliche andere Ansätze in die Theorie und Praxis der Sensorischen Integration zu integrieren.

2.2
Eine mögliche Sichtweise der Beziehungen zwischen Bewußtsein, Hirn und Körper

2.2.1
Über die Schwierigkeit, die Begriffe Bewußtsein und Körper-Hirn zu trennen

Dank einer verstärkten interdisziplinären Zusammenarbeit ist es der Wissenschaft in letzter Zeit gelungen, der begrifflichen Trennung zwischen Bewußtsein und Körper-Hirn entgegenzuwirken. Zunehmend werden integrierte Theorien entwickelt, um den Zusammenhängen zwischen unterschiedlichen Phänomenen gerecht zu werden (Churchland 1986). Man kommt immer wieder zu dem Schluß, daß chemische, biologische, psychologische und soziologische Strukturen und Prozesse zwar grundverschiedenen Ordnungen angehören mögen, aber offensichtlich dennoch gleichzeitig miteinander verknüpft und voneinander abhängig sind (von Bertalanffy 1962). Darüber hinaus wurde überzeugend argumentiert, daß kein Phänomen gänzlich erfaßt werden kann, wenn man andere, mit ihm zusammenhängende Phänomene außer acht läßt.

Daraus läßt sich folgern, daß auch bei einer Theorie wie der der Sensorischen Integration, die die Zusammenhänge zwischen der Organisationsfähigkeit des Gehirns, sensomotorischen Fähigkeiten und adaptivem Verhalten erklären will, nicht unberücksichtigt bleiben darf, daß die betreffenden neurologischen Prozesse mit mentalen Prozessen verknüpft sind und von diesen in höchstem Maße beeinflußt werden. Da mittlerweile immer mehr Literatur über die Schwierigkeit der begrifflichen Trennung zwischen Bewußtsein und Körper-Hirn existiert, sind wir nun in der Lage, im Rahmen unserer Diskussion der Sensorischen Integrationstheorie ernsthaft und explizit die zwischen diesen Teilbereichen herrschende gegenseitige Abhängigkeit zu untersuchen.

Unsere Sichtweise der Beziehungen zwischen Bewußtsein, Gehirn und Körper greift einige in verschiedenen Veröffentlichungen immer wiederkehrende Themen auf. Wie jede Theorie ist auch unsere Sichtweise nur als Ausgangspunkt einer Annäherung an bestimmte Sachverhalte gedacht. Daher bedarf auch unser Ansatz der ständigen Verbesserung und Weiterentwicklung durch neue Erkenntnisse. Dennoch stellt er einen ersten Schritt zu einem besseren Verständnis der Beziehungen zwischen Bewußtsein, Gehirn und Körper im Hinblick auf die Sensorische Integrationstheorie dar. Mit diesem Schritt unternehmen wir den Versuch, eine Sichtweise darzustellen, die mit den derzeitigen Forschungsergebnissen und ergotherapeutischen Behandlungsmodellen übereinstimmt und gleichzeitig in sich schlüssig ist.

2.2.2
Die Einheit von Bewußtsein, Gehirn und Körper

Wir gehen davon aus, daß Bewußtsein, Gehirn und Körper verschiedene Aspekte eines einzigen Systems darstellen, die funktional nicht voneinander zu trennen sind und sich gegenseitig bedingen.

Sie sind jedoch keinesfalls gleichzusetzen, da die Funktionsweise der Körper-Hirn-Einheit chemischen und biologischen Gesetzen folgt, das Bewußtsein jedoch psychologischen Gesetzmäßigkeiten unterworfen ist (Popper u. Eccles 1977). Mit einer Analyse auf der Grundlage neurophysiologischer Methoden läßt sich bestimmen, auf welche Weise sich Neuronen gegenseitig aktivieren und dadurch Verhaltensmuster erzeugen. Die Neurophysiologie ist jedoch keine Wissenschaft, die der Erforschung des Bewußtseins dient (Trevarthen 1979, S. 188). Genauso wenig wie Neurophysiologen in der Lage sind, mentale Erfahrungen vollständig zu erklären, sind Psychologen und Philosophen fähig, Erklärungen für sämtliche neurobiologischen Prozesse zu finden. Mentale Erfahrungen und neurophysiologische Vorgänge lassen sich nur dann umfassend erklären, wenn man erkennt, daß sie sich gegenseitig bedingen. Die gegenseitige Abhängigkeit von Bewußtsein, Gehirn und Körper steht im Mittelpunkt unserer Betrachtung. Die aus dieser Abhängigkeit resultierenden Konsequenzen – vor allem die, die sich für die Praxis ergeben, sind nur dann richtig einzuschätzen, wenn man sich über das Wesen dieser Beziehungen Klarheit verschafft hat.

Wenn wir von Bewußtsein und Körper-Hirn sprechen, so müssen wir uns darüber im klaren sein, daß es sich hierbei jeweils zu einem großen Teil um *dynamische Prozesse* handelt, und zwar um mentale, neurale und physische Prozesse. So verfügt die Körper-Hirn-Einheit zwar über genau definierbare physische oder anatomische Strukturen, und es existieren auch mentale Strukturen wie z. B. die Persönlichkeit; wir müssen uns jedoch auch darüber im klaren sein, daß Bewußtsein und Körper-Hirn einem ständigen dynamischen Wandel unterworfen sind. Folglich zählen der sog. Strom der mentalen Ereignisse und der kontinuierliche Strom der neurophysiologischen und neuromuskulären Ereignisse zu den wichtigsten Elementen der Phänomene, die wir als Bewußtsein und Körper-Hirn bezeichnen. Zudem werden Bewußtsein und Körper-Hirn durch eine Schnittstelle miteinander verknüpft, die die die jeweiligen *Prozesse* verbindet, und nicht etwa durch eine mechanische oder strukturelle Verbindung wie z. B. die neuromuskuläre Verbindung, durch die das Motoneuron (motorische Nervenzelle) mit dem Muskel verbunden wird. An dieser Schnittstelle findet die Kommunikation zwischen mentaler Ebene und Körper-Hirn-Prozessen statt; hier beeinflussen sich diese Prozesse in entscheidendem Maße gegenseitig.

In der Tat sind mentale Prozesse im wesentlichen von im Gehirn ablaufenden Prozessen abhängig. Trevarthen (1979) bemerkte hierzu: Alle Ergebnisse der Hirnforschung deuten darauf hin, daß an jeder Handlung oder jedem Bewußtseinszustand nahezu das gesamte Gehirn beteiligt ist, und zwar in Form äußerst komplexer Erregungsmuster (S. 188). Mit anderen Worten: Alle mentalen Ereignisse sind das Produkt von im Gehirn ablaufenden Prozessen. Gehen mentale Ereignisse aus neuronalen Ereignissen hervor, so geschieht dies mittels komplexer Bedingungen und Wechselbeziehungen im Gehirn. *Spezifische* mentale Erfahrungen werden hingegen nicht in *spezifischen* Nervenzellen gespeichert (Pribram 1986). Mentale Ereignisse entstehen vielmehr durch die Interaktion zwischen den Gestaltfunktionen des Hirnschaltsystems und dem kontinuierlichen Informationsfluß der aus der Umwelt aufgenommenen Sinneseindrücke. Das bedeutet, daß die im Gehirn aus potentieller elektrischer Energie entstandenen räumlichen und zeitlichen Muster interpretiert und inhaltlich eingeordnet werden und dann als Grundlage für den Vorgang der Begriffsbildung dienen (Pribram 1986).

Obwohl mentale Abläufe vom Gehirn abhängig sind, sind sie nicht gänzlich dadurch determiniert. Wir sind vielmehr der Ansicht, daß die im Gehirn ablaufenden Prozesse Parameter für die Handlungsweise des Bewußtseins darstellen. Darüber hinaus gehen wir davon aus, daß das Gehirn Einfluß auf den Inhalt des Bewußtseins ausübt (z. B. darauf, wie eine Person eine bestimmte Handlung gefühlsmäßig einordnet), indem es die Voraussetzungen für mentale Erfahrungen überhaupt erst schafft. Tatsächlich wahrgenommen wird dann allerdings eine Funktion des persönlichen kontinuierlichen Stroms, der sich aus Vorstellungen und Erfahrungen aus der menschlichen und gegenständlichen Umgebung zusammensetzt.

> So ermöglicht es z. B. *Allisons* Gehirn, daß sie lernt, wie sie ihren Körper bewegen muß, um die große Schaukel zum Schwingen zu bringen; daß sie lernt, ihre eigene Leistung zu bewerten und sich dessen bewußt zu werden, wie andere Personen ihre neu erlernte Fähigkeit beurteilen. Allisons neue Fähigkeit, die spezifische Qualität ihrer Erinnerungen und ihre Selbstreflexionen sind jedoch das Produkt ihrer einzigartigen Erfahrungen bei der Interaktion mit einer bestimmten konkreten Umgebung und Kultur. Die Erfahrungen, die sie während des Schaukelns macht, sind außerdem von vielen variablen Größen abhängig, wie z. B. von dem sich im Laufe der Tätigkeit ständig verändernden Zustand des Gehirns, von bestimmten Erinnerungen an frühere Erlebnisse (sowohl lange zurückliegende als auch solche, die sich unmittelbar vor der Handlung ereignet haben) sowie von jeweils anwesenden Personen oder momentanen Gegebenheiten.

Wenn wir von einer Kausalität zwischen Bewußtsein und Körper-Hirn sprechen, so meinen wir nicht die uns allen bekannte einfache, lineare Form der Kausalität. Bei der einfachen Kausalität liegt eine deutlich erkennbare zeitliche Abfolge (das erste Ereignis erfolgt vor dem zweiten) und eine Linearität (das erste Ereignis verursacht eindeutig das zweite) vor. Die zwischen Bewußtsein und Körper-Hirn bestehende Kausalität ist jedoch weitaus komplexer.

> Unter „*komplexer Kausalität*" ist eine bestimmte Kombination von Ereignissen (wie z. B. das gleichzeitige und aufeinanderfolgende Feuern unzähliger Neuronen im Gehirn) zu verstehen, die für den Menschen die Voraussetzungen und Möglichkeiten schafften, mentale Erfahrungen zu machen.

Diese Ereignisse führen jedoch nicht unmittelbar zu einer bestimmten Erfahrung. Zudem muß Kausalität nicht unbedingt eine zeitliche Abfolge beinhalten oder sich auf eine solche beschränken. Wir sind eher der Ansicht, daß Allisons Körper-Hirn-Einheit die Voraussetzungen dafür schafft, daß sie bei der Reflexion über ihre Erfahrungen gleichzeitig Gedanken *und* Gefühle entwickeln kann. In diesem Fall laufen die Prozesse *synchron* ab; Bewußtsein- und Körper-Hirn-Prozesse verursachen und beeinflussen sich gleichzeitig gegenseitig.

Daß das Gehirn die Voraussetzungen für mentale Ereignisse schafft, ist mehr oder weniger allgemeiner Konsens. Ein anderer Aspekt dieser gegenseitigen Abhängigkeit, nämlich der *kausale Einfluß des Bewußtseins auf die Körper-Hirn-Einheit*, findet jedoch weitaus weniger Akzeptanz. Es gibt jedoch überzeugende Argumente dafür, daß das Bewußtsein die Funktion hat, vom Körper und von der Umwelt ausgehende sensorische Informationen, die im Gehirn verarbeitet werden, zu integrieren und zu ordnen (Popper u. Eccles 1977). Im Prinzip stellt also das Bewußtsein die Wertung neurophysiologischer Prozesse als wichtige Erfahrungen dar (Pribram 1986).

DEFINITION

Man könnte das *Bewußtsein* somit als *Werkzeug zur Integration* bezeichnen, das dazu dient, aus den vielfältigen im Gehirn gespeicherten Ereignissen eine Einheit bewußter Erfahrung zu formen (Eccles 1977, S. 373).

Das Bewußtsein hat jedoch nicht nur die Funktion, Informationen zu interpretieren und zu integrieren, sondern beeinflußt im Gehirn ablaufende Prozesse auch direkt (Sperry 1969, 1970). Sperry (1970) zufolge besteht die kausale Rolle des Bewußtseins darin, daß mentale Prozesse zu neurophysiologischen Abläufen *hinzukommen*. Man geht also davon aus, daß subjektive mentale Erfahrungen den Fluß der Nervenimpulse beeinflussen und lenken (Sperry 1969, S. 534).

GRUNDLAGEN

Das Modell der gegenseitigen Abhängigkeit von Bewußtsein, Gehirn und Körper (Interdependenzmodell) beruht somit auf der Annahme, daß mentale Abläufe durch neurophysiologische Prozesse entstehen und sich im Gegenzug auf komplexe, kontinuierlich ablaufende neurophysiologische Prozesse auswirken und diese beeinflussen (Abb. 2.1).

GRUNDLAGEN

Bewußtsein und Körper-Hirn sind auf der Makro-Ereignisebene miteinander gekoppelt. Das heißt, daß weder spezielle mentale Erfahrungen (z. B. Erinnerungen) durch die Erregung bestimmter Neuronen entstehen, noch daß neurophysiologische Prozesse von mentalen Ereignissen auf neuronaler Ebene beeinflußt werden. Bewußtsein und Körper-Hirn kommunizieren vielmehr auf *ganzheitlichen* Ebenen. Die kontinuierliche Aufnahme von neuem Wissen und die überall im Gehirn befindlichen neuronalen Erregungsmuster stellen die Komponenten der Schnittstelle zwischen Bewußtsein und Körper-Hirn dar. Darüber hinaus geht man von der Gleichzeitigkeit des Prozesses der gegenseitigen Beeinflussung von Bewußtsein und Körper-Hirn aus. Der Prozeß läuft also sozusagen synchron ab.

Abb. 2.1. Synchrone Interdependenz von Bewußtsein und Körper-Hirn

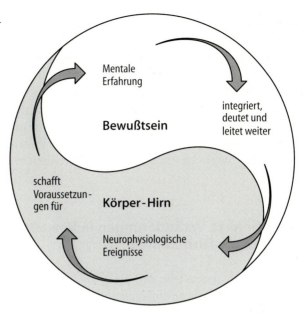

Der kontinuierliche Strom der mentalen Erfahrungen umfaßt Gefühle, Absichten, Erinnerungen und Erwartungen. Zu den mentalen Erfahrungen zählen jedoch auch konzeptuelle Komponenten kognitiv-perzeptomotorischer Ereignisse, die bei der Interpretation und Organisation von bedeutsamen, im Gehirn stattfindenden Ereignissen eine wichtige Rolle spielen.

> *Joe* empfindet z. B. jedesmal Angst, wenn er zum Schlag ausholt und fürchtet zu versagen. Diese mentalen Ereignisse hemmen die kognitiv-perzeptomotorische Interpretationsfähigkeit seines Gehirns. Unter normalen Umständen würde Joes Gehirn die Integration der sensorischen Informationen organisieren, um Joes adaptives Verhalten noch *effizienter* zu machen. Außerdem wird die Organisationsfähigkeit von Joes Gehirn durch seinen von großer Angst geprägten emotionalen Zustand, der sich in erhöhter Erregung ausdrückt, negativ beeinflußt. In Joes Gehirn sind somit nicht mehr die optimalen Voraussetzungen gegeben, um vestibulär-propriozeptive, taktile und visuelle Informationen aufzunehmen und zu verarbeiten. Diese Informationen benötigt er jedoch für die Planung einer angemessenen Handlungsabfolge, die in diesem Fall zunächst darin besteht, den Schläger zu schwingen und dann den Ball erfolgreich zu schlagen. Daraus läßt sich schließen, daß Joes sensorisch-integrative Dysfunktion von mentalen Prozessen beeinflußt wird *und* sich gleichzeitig störend auf diese Prozesse auswirkt.

Kurz gesagt, wir betrachten Bewußtsein und Körper-Hirn als *Teilaspekte eines einheitlichen Systems*, von denen jeder bestimmte Eigenschaften besitzt und bestimmten Gesetzmäßigkeiten unterworfen ist. Bewußtsein und Körper-Hirn sind von neurophysiologischen Ereignissen abhängig und eng mit ihnen verknüpft. Besonders wichtig ist auch die Erkenntnis, daß die Prozesse, die die kausale und komplexe Beziehung zwischen Bewußtsein und Körper-Hirn ausmachen, *synchron*, *simultan* und *nicht linear* ablaufen. Neurophysiologische Prozesse rufen mentale Prozesse hervor, die ihrerseits wiederum gleichzeitig neurophysiologische Prozesse und das Verhalten beeinflussen (siehe Abb. 2.1).

2.2.3
Koordinierte Veränderungen in Bewußtsein und Körper-Hirn-Einheit

Bisher wurde dargestellt, daß die Prozesse im Bewußtsein und in der Körper-Hirn-Einheit synchron ablaufen und sich gegenseitig beeinflussen. Bewußtsein und Körper-Hirn wirken sich jedoch auch durch den Prozeß der *sequentiellen Kausalität* aufeinander aus.

Der Prozeß der *sequentiellen Kausalität* besteht aus den Komponenten Intention, Handlung und Feedback. Er verhilft Bewußtsein und Körper-Hirn dazu, sich parallel zu entwickeln und sich im Laufe der Zeit zu verändern.

Im Laufe dieses Prozesses entwickelt die Körper-Hirn-Einheit neue Fähigkeiten, wodurch sich neue Möglichkeiten für mentale Erfahrungen ergeben. Durch Erfahrungen wächst die Erkenntnis, daß die Möglichkeit besteht, auch bislang unbekannte Handlungen auszuführen. Dadurch wird die Entstehung neuer Absichten (Intentionen) stimuliert. Diese im Bewußtsein gebildeten Handlungsabsichten werden in neue motorische Verhaltensweisen umgewandelt. Sie konfrontieren wiederum die Körper-Hirn-Einheit mit einer Vielzahl neuer sensorischer Informationen (Feedback). Die sensorischen Informationen fördern die Weiterentwicklung des Gehirns. Der sequentielle Prozeß setzt zunächst die Entstehung von bewußten Absichten (Handlungsentscheidungen) voraus, die durch im Gehirn ablaufende Prozesse in adaptives motorisches Verhalten umgewandelt werden. Adaptives motorisches Verhalten führt wiederum zu neuen Formen von *Erzeugungs- und Reaktionsfeedback*, das jeweils
- im Gehirn verarbeitet wird,
- im Bewußtsein gedeutet wird und
- die Entwicklung der Organisationsfähigkeit auf neuronaler Ebene fördert.

Im Laufe der Zeit ergibt sich aus diesem Prozeß von Intention, Handlung und Feedback eine Adaptationsspirale, die den in Kapitel 1 erläuterten Spiralprozeß der Selbstaktualisierung überlagert (siehe Abb. 1.3, S. 30). Wichtig ist hierbei, daß dieser Spiralprozeß von der bereits erwähnten synchronen und kooperativen Funktionsweise von Bewußtsein und Gehirn abhängt. Daraus folgt, daß die sequentielle Kausalität von der synchronen Kausalität *überlagert* wird.

2.3
Verknüpfung der Sensorischen Integrationstheorie mit dem Modell der Einheit von Bewußtsein, Hirn und Körper

Die Erkenntnis, daß sensorische Integration und sensorisch-integrative Dysfunktionen mit einem Prozeß in Verbindung stehen, an dem Bewußtsein, Körper und Gehirn gleichermaßen beteiligt sind, erfordert die Verknüpfung der Sensorischen Integrationstheorie mit anderen theoretischen Modellen zu der Frage, was unter Bewußtsein zu verstehen ist. Eine allgemeine oder vage Definition des Begriffs Bewußtsein reicht nicht aus. Mit der Erkenntnis, daß ein Zusammenhang zwischen sensorisch-integrativen Dysfunktionen, Ungeschicklichkeit und Selbstachtung besteht, ist zwar ein erster Schritt getan. Die Sensorische Integrationstheorie bietet jedoch weder eine theoretische Erklärung dafür, wie die Selbsteinschätzung eines Kindes zustande kommt noch wie sich diese Selbstwahrnehmung auf das Verhalten des Kindes auswirkt. Wenn wir davon ausgehen, daß mentale Ereignisse *mindestens ebenso komplex* sind wie der Prozeß der sensorischen Integration, so wird sofort die Notwendigkeit einer differenzierteren Sichtweise des Bewußtseins deutlich. Wie bereits erwähnt, geht es hier nicht darum, die Sensorische Integrationstheorie um ein Modell zur Erklärung mentaler Prozesse zu erweitern. Es geht vielmehr darum, die Sensorische Integrationstheorie mit einem theoretischen Modell wie dem vom Betätigungsdrang des Menschen zu verknüpfen, das ein adäquateres Konzept des Bewußtseins bietet. Wir werden aufzeigen, daß das aus diesem Modell des menschlichen Bestätigungsverhaltens hervorgehende Konstrukt vom Willen des Menschen (volition) ein solches Konzept darstellt. Ayres (1972) sagte im Hinblick auf die Kunst der Therapie: Ein Kind wird erst dann auf seine Umwelt reagieren, wenn es den *Willen* dazu hat [Hervorhebung nachträglich] (S. 259).[1]

Im folgenden wird noch genauer erläutert, wie durch die Verknüpfung dieser beiden Modelle die Art und Weise der Überlagerung der sequentiellen Kausa-

---

[1] Anmerkung der Übersetzer: In der amerikanischen Originalausgabe wird für das Wort *Willen* der Ausdruck *volition* benutzt. Dieser Ausdruck kommt vom lateinischen Verb *velle*, d. h. wollen, wünschen, begehren.

lität durch die synchrone Kausalität besser veranschaulicht werden kann. Zum besseren Verständnis verweisen wir auf Abb. 2.2 mit der detaillierten Darstellung einer Ebene (Windung) des in Abb. 1.3 dargestellten Spiralprozesses der Selbstaktualisierung. Wie wir außerdem darlegen werden, kann *synchrone* oder *simultane* Kausalität als ständig fließender, aber dennoch simultaner Strom von Interaktionen, die alle *auf ein und derselben Ebene* stattfinden, verstanden werden. Eine Ebene (oder eine einzelne Windung, vgl. Abb. 2.2) ist somit als simultaner Zeitraum zu betrachten. *Sequentielle* Kausalität findet *zwischen* den Ebenen statt und erlaubt dem Menschen, sich auf eine höhere Ebene der Spirale zu begeben. Man könnte also die Bewegung auf die jeweils nächsten Ebenen der Spirale als sequentielle Zeiträume bezeichnen.

2.3.1
Der Wille als Modell des menschlichen Bewußtseins

Das Bewußtsein ist nichts anderes als eine komplexe Sammlung von bewußten, vorbewußten und unbewußten Gefühlen, Meinungen, Gedanken und Erinnerungen. Mentale Erfahrungen bestehen zudem aus *drei identifizierbaren Ebenen bewußter Erfahrung*. Hierbei handelt es sich um

- das unmittelbare Bewußtwerden des eigenen Handelns,
- die Selbstreflexion während einer Handlung und
- die reflektive Selbsteinschätzung, die auf den gesammelten Erfahrungen aufbaut.

In einer Diskussion zu diesem Thema erkannte Schön (1983, 1987) die Existenz der beiden letztgenannten Ebenen an und bezeichnete sie als *Reflexion während einer Handlung* bzw. *Reflexion über eine Handlung*. Während Schön diese Begriffe ausschließlich auf den logischen Denkprozeß erfahrener Praktiker bezog, sind wir der Meinung, daß diese Konzepte generell all jene Prozesse der Selbstreflexion beinhalten, die mit der Erzeugung von adaptivem motorischen Verhalten in Verbindung stehen.

FALLBEISPIEL →

Rufen wir uns an dieser Stelle den Fall von *Allison* ins Gedächtnis, stellen wir fest,
- daß sich Allison der mit dem Schaukeln zusammenhängenden physischen Tätigkeiten und Gefühle sofort bewußt ist (z. B. wie es sich anfühlt und was sie vollbracht hat),
- daß sie beim Schaukeln kurz darüber nachdenkt, wieviel Freude es ihr bereitet und wie sie sich dabei fühlt, und
- daß ihr nach dieser Erfahrung bewußt sein wird, daß sie zu schaukeln in der Lage ist und ihr das Schaukeln sehr viel Spaß gemacht hat.

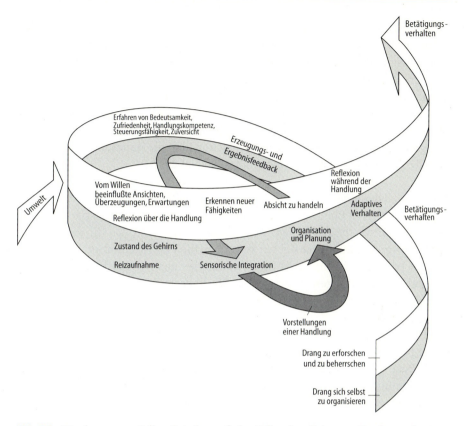

Abb. 2.2. Die den sequentiellen Spiralprozeß der Selbstaktualisierung überlagernde synchrone Interdependenz von Bewußtsein und Körper-Hirn

Sie wird sich ebenfalls darüber im klaren sein, wie wichtig oder bedeutsam diese Aktivität für sie war. Die erste Bewußtseinsebene des wie sich etwas anfühlt und des was man erreicht hat hängt mit dem Körperschema oder neuronalen Modellen zusammen. Diese neuronalen Modelle könnten auch als *Vorstellungen von Handlungen* bezeichnet werden, die gleichzeitig eine wichtige *mentale Komponente* des motorischen Planungsprozesses darstellen.

In Kapitel 4 werden wir noch genauer auf diese im Spiralprozeß der Selbstaktualisierung (Abb. 1.3) dargestellte und in Abb. 2.2 mit einem dunklen Pfeil gekennzeichnete Bewußtseinsebene eingehen.

In diesem Kapitel werden wir vor allem über die Ebenen der *Reflexion während einer Handlung* und der *Reflexion über eine Handlung* sprechen. Dafür gibt es einen einfachen Grund: Die Sensorische Integrationstheorie ist bislang kaum auf diese beiden Ebenen des Bewußtseins eingegangen, das Modell des menschlichen Bestätigungsverhaltens hingegen bietet dazu ausführliche Erklärungen. Dies liegt daran, daß sich das Modell des menschlichen Bestätigungsverhaltens des Menschen vor allem mit der Frage beschäftigt, wie die Menschen reflektieren, *während* sie eine Erfahrung machen (d. h. welche Zustände sie *während einer Handlung* durchleben), und was sie aufgrund der neuen Erfahrungen *nach* dem Ereignis über sich selbst und über die Handlung denken (d. h., welche Zustände sie *nach der Handlung* durchleben).

Das Modell des menschlichen Bestätigungsverhaltens beinhaltet die These, daß auf einer höheren Ebene eine Art zielgerichtetes Bewußtsein existiert, das man auch als *Subsystem des Willens* bezeichnen könnte und das für die bewußte Bildung von Handlungsabsichten verantwortlich ist (Kielhofner 1985). Unter Willen (volition) ist ein Organisationskomplex aus psychischer Energie und mentalen Vorstellungen zu verstehen. Die Energie besteht in einem *neurologisch bedingten Bedürfnis* nach Selbstorganisation.

Da bekannt ist, daß das Gehirn danach strebt, sich mittels Handlungen selbst zu organisieren, wird davon ausgegangen, daß es auch ein *mentales Bedürfnis* nach Betätigung gibt. Dieses mentale Handlungsbedürfnis gibt den Impuls, der zur Formulierung einer Absicht führt, auf die Umwelt zu reagieren und die Erfahrung zu machen, das eigene Verhalten und die sich daraus ergebenden Konsequenzen kontrollieren zu können. Somit drückt sich das biologische Bedürfnis des Gehirns, sensorische Informationen zu verarbeiten, in dem psychologischen Bedürfnis aus, Unbekanntes zu erforschen und Handlungen zu beherrschen. Dieses Konzept der Willensenergie entspricht Ayres These vom inneren Antrieb zur Entwicklung sensorischer Integration durch die Teilnahme an sensomotorischen Aktivitäten (siehe Abb. 1.3, und Abb. 2.2).

Der Wille setzt sich nicht nur aus psychischer Energie, sondern auch aus Vorstellungen zusammen (Ansichten, Überzeugungen und Erwartungen), zu denen auch die komplexe Erkenntnis seiner selbst als handelnde Person innerhalb des globalen Kontexts zählt.

Es gibt *drei Arten von Vorstellungen*, die mit dem Willen in Verbindung stehen:
- *persönliche Kausalität* oder die Vorstellung vom eigenen Kontrollvermögen, von den eigenen Fähigkeiten und davon, wie groß die Wahrscheinlichkeit ist, eine Handlung erfolgreich durchzuführen;
- *Werte* oder eine Vorstellung davon, was bei der Durchführung einer Handlung wichtig oder bedeutsam ist;
- *Interessen* oder eine Vorstellung davon, welche Beschäftigungen Befriedigung verschaffen und Freude bereiten.

Willensvorstellungen sind *Eigenschaften*, d. h., sie sind relativ beständig und verändern sich nur durch die Akkumulation von Erfahrungen. Es kann also davon ausgegangen werden, daß sie solange Bestand haben, bis sie durch genügend neue Erfahrungen in Frage gestellt und der neuen Realität angepaßt werden. Die Willensvorstellungen beeinflussen die Entscheidungen, die der Mensch im Rahmen seiner Arbeit, von Spielen oder alltäglichen Handlungen trifft, d. h. welches adaptive Verhalten der Mensch plant, organisiert oder erzeugt.

Genauer gesagt ist es der Wunsch des Menschen, Dinge zu erforschen und zu beherrschen, der die Energie zur Entscheidung für ein bestimmtes Verhalten liefert. Verhalten wird jeweils in Übereinstimmung mit subjektiven Willensvorstellungen ausgewählt.

> **DEFINITION**
>
> Durch die Kombination von Willensenergie und Willensvorstellungen und oft auch durch externe Reize entsteht ein dynamischer Zustand, den wir als „*Motivation*" bezeichnen.

In diesem Zustand ist ein Mensch bereit, eine bestimmte Handlung zu initiieren und zu Ende zu führen (d. h., die Verbindung von Willenseigenschaften und sensorischen Informationen macht es möglich und wahrscheinlich, daß eine willentliche Entscheidung getroffen wird). Der Zustand der Motivation wird daher als *willentlicher Zustand* empfunden, in dem der Mensch einer Handlung Interesse und Begeisterung entgegenbringt und den Drang verspürt, diese durchzuführen.

Der Wunsch nach Betätigung entsteht nur dann, wenn der Mensch das Bedürfnis hat, Dinge zu erforschen und zu beherrschen. Für welche Art von Aktivität sich der Mensch schließlich entscheidet, hängt von den Willensvorstellungen (Eigenschaften) ab. Wenn sich ein Mensch z. B. zwischen verschiedenen Handlungen, die er gleich gut beherrscht, entscheiden soll, so wird er sich immer für diejenige entscheiden, die er für wichtig hält und von der er glaubt, daß er sie bewältigen kann und daß sie ihm Freude bereitet.

> **FALLBEISPIEL →**
>
> In *Allisons* Fall kann demnach davon ausgegangen werden, daß sie sich in Zukunft für das Schaukeln auf einer hohen Schaukel entscheiden wird, weil sie sich kompetent fühlt, weil ihr das Schaukeln Spaß macht und weil sie es als eine großartige Leistung ansieht.
>
> Die Willensvorstellungen vermischen sich jedoch mit Motivationszuständen und dem kontinuierlichen Strom an Erfahrungen und beeinflussen somit gemeinsam mit diesen Faktoren die Wahl der Handlung. Wenn wir z. B. Allison zu dem Zeitpunkt beobachtet hätten, als sie gerade lernte, wie man die Schaukel zum Schwingen bringt, hätten wir bei ihr eine Mischung aus folgenden Gefühlen feststellen können:

> - Angst vor der Handlung und einem möglichen negativen Ergebnis,
> - positive Erwartungen dahingehend, daß sie die Fertigkeit des Schaukelns bald beherrschen würde und
> - Vergnügen, das sie während des Schaukelns empfand, und zwar in den Momenten, in denen sie die Schaukel unter Kontrolle hatte.
>
> Diese Motivationszustände (Gefühle, Erinnerungen, Erwartungen) vermischten sich mit den fortlaufenden Erfahrungen (z. B. aufmunternde Worte des Vaters, Informationen, die sie erhielt, als sie den Großen beim Schaukeln zusah) und schafften gemeinsam die mentalen Voraussetzungen für das Erlernen einer neuen Fertigkeit: das Schaukeln. Die Motivationszustände bilden gemeinsam mit den Bedingungen der Umwelt den bedeutsamen Rahmen, in dem die sensorische Integration stattfinden kann. Auf diese Weise werden die mentalen Zustände geschaffen, die sich auf neurologische Prozesse auswirken und Einfluß auf die Organisationsfähigkeit ausüben, durch die eine normal funktionierende sensorische Integration im Gehirn gewährleistet wird.

Darüber hinaus entscheidet sich der Mensch aus verschiedenen Beweggründen, bei denen ein oder mehrere Willensvorstellungen dominieren können, für eine bestimmte Handlung. Die Interaktion zwischen den verschiedenen Willensvorstellungen ist dabei oft sehr komplex. So werden z. B. manche Handlungen ausgewählt, weil ihnen ein besonderer Wert beigemessen wird, ohne daß es dabei eine Rolle spielt, ob die jeweilige Person überhaupt dazu fähig ist, diese Handlung durchzuführen oder ob sie ihr Freude bereitet.

> *Joe* wollte unbedingt Baseball spielen, obwohl er sich dabei sehr ungeschickt anstellte und es ihm überhaupt keinen Spaß machte. Joes Entscheidung läßt sich vielleicht damit begründen, daß sportliche Aktivitäten einen sehr hohen gesellschaftlichen Stellenwert haben, und daß sich Joe sicher ist, daß ihn seine Altersgenossen eher akzeptieren würden, wenn er gute sportliche Leistungen zeigen würde. Letztendlich mögen seine schlechten Leistungen und die Tatsache, daß ihm das Spiel keinen Spaß macht, jedoch dazu führen, daß er dem Baseballspielen aus dem Weg geht.

2.3.2
**Die Rolle der Willensfaktoren
bei der Entstehung sensorisch-integrativer Dysfunktionen**

Wenn wir nun Willensaspekte im Licht der bereits dargelegten Konzeptualisierung der Beziehungen von Bewußtsein, Hirn und Körper betrachten, so wird deutlich, inwiefern diese Aspekte zu den Konsequenzen einer sensorisch-integrativen Dysfunktion beitragen könnten, d. h. zum Spiralprozeß der Dysfunktion, der dem zweiten Postulat der Sensorischen Integrationstheorie entspricht (siehe Kapitel 1). Es wird vermutet, daß sensorisch-integrative Dysfunktionen durch einige unspezifische Störungen im Gehirn hervorgerufen werden. Das bedeutet, daß ein Kind mit einer sensorisch-integrativen Dysfunktion die Welt mit einem Gehirn erfährt und kennenlernt, das unorganisiert arbeitet oder nicht ausreichend in der Lage ist, vom eigenen Körper oder von außen kommende sensorische Informationen zu verarbeiten und zu integrieren.

Damit beginnen die Probleme jedoch erst. Wenn dieses Kind nun anfängt, sensomotorische Bewegungen auszuführen, und feststellt, daß ihm diese Bewegungen Probleme bereiten, entsteht eine Willensvorstellung. Diese kann wie folgt beeinträchtigt werden: *Erstens* könnte das Kind ein Bewußtsein des eigenen Unvermögens, seines mangelnden Kontrollvermögens und der zu erwartenden Mißerfolge entwickeln. *Zweitens* könnte sich die Erwartungshaltung des Kindes im Hinblick auf das mit einer sensomotorischen Aktivität verbundene Vergnügen ändern (Kinder mit taktiler Defensivität lassen sich z. B. nicht gerne von ihren Eltern anfassen, und Kinder mit Schwerkraftunsicherheit können übertrieben ängstlich reagieren, wenn sie von ihren Eltern versehentlich gestoßen werden). *Drittens* könnte das Kind entweder einer Aktivität den von der Gesellschaft vorgegebenen Wert beimessen und sich dementsprechend minderwertig fühlen, wenn es nicht in der Lage ist, diese Aktivität auszuüben, oder es könnte für sich selbst zu schwierige Aktivitäten abwerten. In letzterem Fall würden seine Wertvorstellungen von den normativen Wertvorstellungen seiner Altersgenossen abweichen.

Die kollektiven Vorstellungen, die in der frühen Kindheit als rudimentäre Präferenzen und als individuelles Selbstverständnis in Erscheinung treten, nehmen im Laufe der Zeit präzisere Formen an. Sie beeinflussen die Bildung von Handlungsabsichten. Ein Kind mit einer sensorisch-integrativen Dysfunktion wird z. B. wahrscheinlich die Entscheidung treffen, bestimmte sensomotorische Aktivitäten zu meiden, bei denen es eigentlich die für seine Entwicklung notwendigen Erfahrungen sammeln könnte. Somit wird der Spiralprozeß der Dysfunktion von einer Unterbrechung in der sequentiellen Absicht-Handlung-Feedback-Windung bestimmt.

> **FALLBEISPIEL →**
>
> Der Wille kann sich auch über den synchronen Modus auf das Gehirn auswirken. *Joe* weiß, daß er Schwierigkeiten hat, einen Ball mit einem Schläger zurückzuschlagen, und befindet sich schon vor der Aktivität in einem Angstzustand. Die Angst hindert Joe jedoch daran, die projizierte motorische Handlungssequenz, d. h. das Zurückschlagen des Balls, zu planen. Sie wirkt sich nicht nur auf seine Leistung, sondern auch auf das Feedback negativ aus und verhindert den Lernprozeß, der stattfinden würde, wenn sich sein Gehirn nicht in einem Zustand der Übererregung befände. Man kann sich auch vorstellen, daß es für Joe schon lange kaum noch sensomotorische Aktivitäten gibt, die ihm Spaß machen. Dieser Umstand und die Tatsache, daß er sich oft minderwertig fühlt, lassen seine Leistung noch schlechter werden, was sich wiederum negativ auf die Entwicklung der Organisationsfähigkeit seines Gehirns auswirkt.

Willensvorstellungen beeinflussen nicht nur die Neigung eines Kindes, bestimmte Absichten spontan zu entwickeln, sie legen auch fest, auf welche Weise dieses Kind auf die verschiedenen von seiner Umwelt ausgehenden Reize reagieren wird. Einem Kind, das Erinnerungen an positive Erfahrungen mit der Schaukel im nahegelegenen Park hat (d. h., es hat die Herausforderungen bewältigt, und die Aktivität bereitete ihm Spaß), wird diese Schaukel immer andere Handlungsmöglichkeiten bieten als einem Kind, das von dieser Schaukel gefallen ist oder nicht in der Lage war, die Schaukel zum Schwingen zu bringen. Es ist folglich klar, daß die Möglichkeiten, die das Umfeld bietet, nicht ausreichen, um sicherzustellen, daß sich ein Kind Aktivitäten auswählt, bei denen es die für seine Entwicklung notwendigen sensomotorischen Erfahrungen macht. Ein effektives, auf den Prinzipien der Sensorischen Integrationstheorie basierendes Behandlungsprogramm muß also weitaus mehr als nur Aktivitäten bieten, die der Verbesserung der sensorischen Integration dienen.

2.4
Willensfaktoren im Rahmen der Sensorischen Integrationstherapie

Im Rahmen einer Behandlung verfolgen wir generell das Ziel, das Kind zu animieren, Geschicklichkeit erfordernde motorische Aufgaben spontaner in Angriff zu nehmen (d. h. sich spontan für ein sensomotorisches Verhalten zu entscheiden, das seinem Entwicklungsstand entspricht und das eine adäquate Herausforderung darstellt).

> **Praxis**
>
> Ziel der Therapie muß sein, all jene Willensvorstellungen des Kindes zu ändern, die es daran hindern, sich spontan für ein bestimmtes motorisches Verhalten zu entscheiden.

GRUNDLAGEN

Die Idee, Willensvorstellungen zu ändern, wirft jedoch die Frage auf, *wie* sich Willensvorstellungen eigentlich verändern. Die Willensänderung wird als ein in einem offenen System ablaufender Prozeß (vergleichbar mit dem Veränderungsprozeß der sensorischen Integration) betrachtet, in dessen Verlauf die Handlungen des Systems (der Person) zu strukturellen Veränderungen führen. Mit anderen Worten: Das Kind zeigt ein bestimmtes Verhalten, produziert ein Feedback (Reflexion während der Handlung und Reflexion über die Handlung) und gliedert das Feedback in sein System ein, wodurch die Hirnfunktionen oder -strukturen den neuen Informationen entsprechend angepaßt werden. Das Kind geht daraufhin dazu über, sein Verhalten nach den neuen Hirnfunktionen oder -strukturen auszurichten. Mit der Zeit entwickelt sich dieser Prozeß zu einer Spirale, die entweder adaptiv (selbstaktualisierend) oder nicht adaptiv (gestört) ist.

2.4.1
Eigenschaften und Zustände

Der Vorgang, der dazu führt, daß der aus Handlungen und Erfahrungen bestehende Zyklus zu strukturellen Veränderungen der Willensvorstellungen führt, ist äußerst komplex. Zum besseren Verständnis dieses Zyklus ist es notwendig, den Unterschied zwischen Eigenschaften und Zuständen zu verdeutlichen.

DEFINITION

Willensvorstellungen sind persönliche *Eigenschaften*, d. h. mehr oder weniger feste Vorstellungen, die ein Mensch von sich hat. Im Gegensatz dazu handelt es sich bei Motivations*zuständen* um subjektive Erfahrungen, die ein Individuum bei der Ausübung einer Handlung macht.

Zustände und Eigenschaften beeinflussen sich gegenseitig. Ein Mensch, der es sich z. B. nicht zutraut, bestimmte motorische Leistungen zu erbringen, wird wahrscheinlich schon zu Beginn einer solchen Leistung Angst empfinden, wenn er der Meinung ist, daß ihr eine gewisse Bedeutung beigemessen wird oder daß sie von ihm erwartet wird. Diese Angst läßt sich jedoch in Freude umwandeln, wenn ein erfahrener Therapeut diesen Menschen dazu bringt, ein Gefühl der Selbstkontrolle sowie das Gefühl zu entwickeln, die Aktivität zu beherrschen. Diese Erfahrungen (Zustände) häufen sich im Laufe der Zeit, und das Kind beginnt nun, seine Willensvorstellungen (Eigenschaften) in Frage zu stellen. Erfolgserlebnisse führen schließlich dazu, daß das Kind neue Vorstellungen entwickelt und die alten ersetzt. Mit anderen Worten: ein Kind, das vorher bei bestimmten Aktivitäten nicht an seine eigenen Fähigkeiten und an einen Erfolg geglaubt hat, kann dazu gebracht werden, bei bestimmten sensomotorischen Aktivitäten auf die eigenen Fähigkeiten zu vertrauen und Spaß an diesen Aktivitäten zu haben.

2.4.2
Zustände des Bewußtseins und des Gehirns

Das Modell von den Zusammenhängen zwischen Bewußtsein, Gehirn und Körper stützt sich auf die These, daß sich Bewußtsein und Körper-Hirn gegenseitig simultan beeinflussen. Das bedeutet, daß ein Kind nur dann bei einer Handlung die Erfahrung machen kann, Dinge zu kontrollieren und Vergnügen zu empfinden, wenn sein Gehirn angemessen erregt ist und dem Körper die richtigen Befehle gibt (Stütz- und Bewegungsapparat). Im Gegensatz dazu könnte man behaupten, daß das Gehirn nur dann die richtigen Befehle zu den beabsichtigten Handlungen geben und die aus diesen Handlungen resultierenden sensorischen Informationen verarbeiten kann, wenn präzise mentale Absichten formuliert wurden. Mit anderen Worten: Wir gehen davon aus, daß das Gehirn eines Kindes, das gerade keine für seinen Willen relevanten Erfahrungen macht, zu diesem Zeitpunkt nicht in der Lage ist, sensorische Informationen zum Zwecke adaptiven Verhaltens zu organisieren.

> **DEFINITION**
>
> Wir bezeichnen Handlungen dann als *für den Willen relevant*, wenn sie beabsichtigt sind und das Kind bei ihrer Ausführung den Wunsch verspürt, etwas Neues zu entdecken oder etwas zu beherrschen. Ob eine bestimmte Handlung für den Willen von Bedeutung ist oder nicht, wird durch die persönlichen Vorstellungen des Kindes von der eigenen Kompetenz, von dem zu erwartenden Vergnügen und von der Bedeutung der Handlung festgelegt.

Wenn mit einer Handlung keine relevante Absicht verknüpft ist (d. h., das Kind verfolgt mit der Handlung aufgrund der mit ihr verbundenen Vorstellungen über ihre Bedeutung, über das eigene Interesse daran sowie über die eigene Kompetenz kein bestimmtes Ziel), so wird sich diese Erfahrung nicht förderlich auf die Organisationsfähigkeit des Gehirns auswirken.

In Abb. 2.2 sind die theoretischen Zusammenhänge zwischen Willen und Gehirn und deren gemeinsame Entwicklung dargestellt. Das Modell von der Interaktion zwischen Willen, Gehirn und Körper kann sowohl als Sequenz des normalen Entwicklungsprozesses als auch als Modell für eine erfolgreiche Behandlung verstanden werden. Darüber hinaus kann das Modell auch dem Vergleich mit anderen Modellen dienen und auf diese Weise zu einem besseren Verständnis sensorisch-integrativer Dysfunktionen verhelfen.

2.4.3
Berücksichtigung des Bewußtseins im Rahmen der Behandlung: Ein Therapiebeispiel

An dieser Stelle möchten wir anhand des Beispiels von Joe aufzeigen, auf welche Weise sich Konzepte der Sensorischen Integrationstheorie mit dem Modell des menschlichen Bestätigungsverhaltens des Menschen zu einem integrierten ergotherapeutischen Behandlungsprogramm verbinden lassen.

FALLBEISPIEL →

Als die Ergotherapeutin mit *Joe* einige Testreihen durchführte, erreichte Joe bei einigen Tests nur schwache Ergebnisse, die auf Defizite bei der Verarbeitung taktiler sowie vestibulär-propriozeptiver Informationen schließen ließen. Wie zu erwarten, waren diese Defizite in der sensorischen Verarbeitung auf eine beeinträchtigte Planung und Durchführung bilateraler und projizierter Handlungssequenzen, eine schwache motorische Planung und eine mangelhafte visuomotorische Koordination zurückzuführen.

Diese Defizite wurden zudem von Joes schwachem Selbstwertgefühl überlagert. Joe interessiert sich für Baseball und mag dieses Spiel wahrscheinlich deshalb so sehr, weil er wahrnimmt, daß Menschen, die ihm wichtig sind (d. h. seine Eltern und seine Altersgenossen) sich für dieses Spiel interessieren und ihm einen großen Wert beimessen. Er bemerkt ebenfalls, daß er dieses Spiel nicht gut beherrscht und natürlich auch, daß auch andere Menschen wissen, daß er dieses Spiel nicht gut beherrscht. Wenn er den Ball schlagen soll, dann rechnet er damit zu versagen. Wenn er dann *tatsächlich versagt*, bestärkt ihn dies in dem Glauben, in Baseball nicht gut zu sein, vielleicht aber auch in allem nicht gut zu sein. Dieser Kreislauf erhält sich selbst aufrecht.

Wenn wir für Joe ein Behandlungsprogramm erstellen wollen, bieten sich zwei Vorgehensweisen an, die entweder einzeln oder kombiniert zur Anwendung kommen können. Da Joe Baseball schätzt und motiviert ist, dieses Spiel zu spielen, und wir das Spiel kontrollieren und verändern können, könnten wir den Schwerpunkt der Behandlung darauf legen, daß er Erfolgserlebnisse hat. Wir könnten Joe mit der Zeit jedoch auch dazu bringen, sich für eine andere Aktivität zu interessieren, die für ihn von Bedeutung ist und zu deren Durchführung er sich in der Lage fühlt. Da wir wissen, daß Joe zwar nicht gut Baseball spielt, sich aber dafür interessiert und dem Spiel hohen Wert beimißt, werden wir uns wahrscheinlich dafür entscheiden, seine Fähigkeiten zu verbessern *und* gleichzeitig seine Interessen zu verändern. Wir werden versuchen, seine Fähigkeiten im Baseball zu verbessern, wodurch die Wahrscheinlichkeit größer wird, daß er im Spiel mit seinen Freunden einen

FALLBEISPIEL →

ihm zugeworfenen Ball auch wieder zurückschlagen kann. Dies erreichen wir, indem wir
- seine Fähigkeit zur sensorischen Integration, seine motorische Planung sowie seine visuomotorischen Fähigkeiten verbessern und
- ihm die Möglichkeit bieten, das Zurückschlagen des Balls zu üben, indem wir gezielt Situationen herbeiführen, in denen ein Ball direkt auf Joes Schläger geworfen wird (damit er lernt, wie es sich anfühlt, den Ball erfolgreich zurückzuschlagen).

Bei dem Versuch, die seinen Schwierigkeiten zugrunde liegende sensorisch-integrative Dysfunktion zu beheben, werden wir absichtlich Aktivitäten auswählen, bei denen Joe einerseits gezielt taktile und vestibulär-propriozeptive Reize aufnehmen und andererseits adaptive Reaktionen hervorbringen muß, die eindeutig mit dem Schlagen eines Balls zusammenhängen. So muß er z. B. einen Ball mit einem Stab zurückschlagen, den er an beiden Enden festhält, während er in einer an der Zimmerdecke befestigten Hängematte hin- und herschwingt (siehe Abb. 2.3). Wir müssen dabei sichergehen, daß Joe erkennt, daß die Anforderungen der Behandlungsaktivitäten mit denen des Baseballspiels übereinstimmen (z. B. daß er den Ball genau im Auge behalten muß), um so eine Verbesserung seiner Motivation zu erzielen.

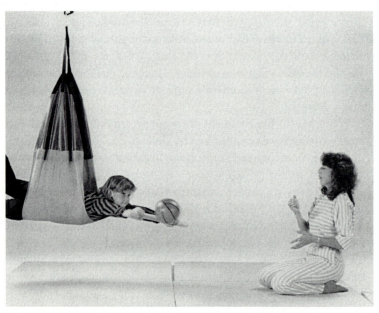

Abb. 2.3. Der Patient liegt in Bauchlage in der Hängematte und schlägt mit einem Stab, den er mit beiden Händen festhält, einen Ball zurück

Genauso bieten sich zwei Strategien an, mit denen sich Joes Interessen und Wertvorstellungen verändern lassen. Die erste Strategie besteht darin, daß wir uns zunächst mit Joes Hilfe Aktivitäten ausdenken, die ihm Spaß machen und ihn sehr motivieren, und zwar nach dem Prinzip der auf der Sensorischen Integrationstheorie beruhenden direkten Intervention. Viele dieser Aktivitäten werden jedoch auf den ersten Blick in keinem direkten Zusammenhang mit einer Verbesserung seiner Leistungen im Baseball stehen (z. B. reitet er auf einer gepolsterten Rolle oder Pferdeschaukel, die an beiden Enden an der Decke aufgehängt ist, wie auf einem Pferd). Um mit dieser Strategie einen Erfolg verbuchen zu können, muß es sich um Aktivitäten handeln,
- die Joes Interesse wecken,
- die von ihm und seiner Einschätzung nach auch von seinen Freunden und Eltern für wichtig gehalten werden,
- die er erfolgreich durchführen kann und
  die seinen sensorisch-integrativen Bedürfnissen gerecht werden.

Ist Joe in der Lage, Aktivitäten, die diese Kriterien erfüllen, wiederholt erfolgreich durchzuführen, wird er wahrscheinlich beginnen, seine Meinung über seine Fähigkeiten und über sich selbst zu ändern. Die behandelnde Therapeutin könnte sich jedoch auch für die zweite Strategie entscheiden, die darin besteht, sich mit Joe zusammenzusetzen und über seine Interessen zu sprechen. Sie könnte Joe einige neue Aktivitäten vorzuschlagen, an die er vorher noch nicht gedacht hatte, und ihm helfen, sich an für ihn interessanten Aktivitäten zu beteiligen.

Bevor Joe zu Elizabeth, einer erfahrenen Ergotherapeutin, in Behandlung kommt, hat sie Zugang zu all den bisher präsentierten Informationen. Das *Hauptziel der Behandlung* besteht darin, den von Joe mit der Zeit entwickelten anomalen Prozeß der sequentiellen Kausalität zu unterbrechen. Mit anderen Worten will sie seine Fähigkeit zur Verarbeitung und sinnvollen Nutzung vorhandener sensorischer Informationen verbessern *und* gleichzeitig seine Meinung über die eigene Handlungsfähigkeit positiv beeinflussen. Beide Aspekte bereiten Joe seit geraumer Zeit Schwierigkeiten, und beide haben sich gleichzeitig auf seine Entwicklung ausgewirkt.

Elizabeth weiß genau, daß sich der Konflikt zwischen Joes Willenseigenschaften und seinen Erfahrungen nicht mit Hilfe einer einzigen Interaktion lösen läßt. Elizabeth hofft vielmehr, in jeder einzelnen Behandlungseinheit den Prozeß der *synchronen Kausalität* beeinflussen zu können, indem sie gleichzeitig seine Fähigkeit zur sensorischen Integration und seinen Gemütszustand verbessert. Sie glaubt also, mit Hilfe von Aktivitäten, die Joe stark motivieren (und ihm Spaß machen) und für ihn eine Herausforderung darstellen, ohne den Rahmen seiner Möglichkeiten zu übersteigen, bei Joe einen Zustand optimaler Erregung erzeugen zu können. In einem solchen Zustand wird er am ehesten ein angemessenes adaptives Verhalten erzeugen und am meisten von dieser direkten, auf eine Verbesserung der Funktionsweise des Zentralnervensystems abzielenden Behandlung profitieren können.

Elizabeth hofft, daß Joe mit der Zeit dank der wiederholten positiven Einflußnahme auf seinen emotionalen Zustand und aufgrund des Erfolges, den er bei ihm wichtig erscheinenden und für ihn interessanten Aktivitäten immer öfter verbuchen kann, seine Vorstellung von sich selbst ändern wird. Elizabeth hofft demnach, mit Hilfe ihrer Behandlung, die sich direkt auf den Prozeß der synchronen Kausalität auswirkt, schließlich auch den Prozeß der *sequentiellen Kausalität* beeinflussen zu können. Joe wird in Zukunft den Herausforderungen besser gewachsen sein, die sich im Rahmen von für ihn bedeutsamen und interessanten Aktivitäten ergeben. Er wird sich seiner Fähigkeiten bewußt werden und davon ausgehen, bei diesen Aktivitäten Erfolg zu haben. Aufgrund dieser Erwartungshaltung wird er sich zu Beginn der Aktivität in einem besseren Erregungszustand befinden, und damit werden die Aussichten auf eine *erfolgreiche* Durchführung dieser Aktivität steigen.

Wir werden nun bei einer Therapiesitzung von Elizabeth und Joe zusehen. Wir werden beobachten, wie sich eine geschulte Therapeutin eine Behandlungsaktivität ausdenkt, mit der sowohl Joes emotionale als auch sensorisch-integrative Bedürfnisse angesprochen werden. Die von uns beobachtete Behandlungseinheit findet innerhalb der ersten sechs Wochen der Behandlung statt nachdem Elizabeth in Erfahrung gebracht hat, welche Aktivitäten auf Joe motivierend wirken, und bevor Joe begriffen hat, daß Elizabeth seine Begabungen und Fähigkeiten genau einschätzen kann. Joe war bislang bei allen Aktivitäten, die im Rahmen der Behandlung stattfanden, erfolgreich. Darüber hinaus findet er die Schaukeln und anderen Geräte allesamt richtig prima. Er freut sich auf die Behandlungsstunden, befürchtet jedoch gleichzeitig, nicht alle an ihn gestellten Anforderungen erfüllen zu können.

Elizabeth ist der Meinung, daß sich für die Behandlung von Joes sensorisch-integrativer Dysfunktion vor allem die sensomotorischen Aktivitäten eignen, bei denen Joe mit besonders vielen vestibulär-propriozeptiven und taktilen Informationen konfrontiert wird und bei denen *bilaterale Koordination, motorische Planung* sowie *visuomotorische Koordination* erforderlich sind. Elizabeth ist zudem der Ansicht, daß Joe seine Aktivitäten so weit wie möglich *selbst steuern* sollte. Sie ermutigt ihn dazu, indem sie ihn die Geräte selbst zusammenstellen oder aussuchen läßt. Sie hilft ihm, Entscheidungen zu treffen und denkt sich manchmal neue Aktivitäten aus, bei denen sie vorangegangene Entscheidungen von Joe einbezieht.

Elizabeth hat herausgefunden, daß Joe besonders gern mit dem Trapez arbeitet, er jedoch immer noch befürchtet, bestimmten Aktivitäten des Behandlungsprogramms nicht gewachsen zu sein. Sie weiß auch, daß Joe *konkrete Beweise* für einen Erfolg braucht. Deshalb und weil Joe sie darum gebeten hat, gibt sie ihm – unabhängig davon, um welche Aktivität es sich handelt – jedesmal Punkte und schreibt diese an die Tafel. So bekommt Joe jedesmal einen Punkt, wenn er mit einem Ball die Zielscheibe trifft, den Ball fängt, den Ball über Bauklötze schießt bzw. wenn er die jeweiligen Anforderungen erfüllt. Die Punkte, die Joe auf diese Art sammelt, werden addiert, und Woche für Woche zählt Joe sie dann mit den vorher gesammelten Punkten zusammen. Im Moment hat er 436 Punkte erreicht und freut sich darauf, die 1000 zu überschreiten.

Zunächst war Elizabeth sehr verwundert, als Joe sie zum ersten Mal fragte, ob sie Punkte sammeln könnten. Als sie ihn fragte, was er mit den Punkten denn vorhabe, antwortete er: Nichts, ich will sie bloß sammeln. Er sagte ihr ebenfalls, daß er nicht *gegen* jemanden spielen wolle. Er wolle lediglich seine Punkte immer weiter addieren.

Als wir in die ergotherapeutische Praxis kommen, arbeiten Joe und Elizabeth bereits seit 20 Minuten miteinander. Elizabeth hat festgestellt, daß Joe die momentan geforderte Aktivität beherrscht und sich zu langweilen beginnt. Elisabeth will nun mit einer neuen Aktivität beginnen, die Joe stärker fordert, aber gleichzeitig dieselbe Art motorischer Planung verlangt. Zu diesem Zweck stapelt sie an zwei ungefähr einen Meter voneinander entfernten Stellen mehrere Matten übereinander. Anschließend befestigt sie genau zwischen den beiden Mattenstapeln an der Zimmerdecke ein Trapez. Dann stapelt sie auf dem Boden zwischen den Matten einige rechteckige Pappkartons übereinander. Joe hat nun die Aufgabe, sich am Trapez hängend von einem Mattenstapel zum anderen zu schwingen, ohne dabei die Pappkartons umzustoßen (Abb. 2.4). Jedesmal wenn Joe die Übung erfolgreich durchführt, zählt Elizabeth die übersprungenen Kartons und addiert diese Zahl dann zu Joes Punkten. Darüber hinaus erhöht sie den Stapel Pappkartons jedesmal um einen Karton, so daß die Herausforderung für Joe von Mal zu Mal größer wird. Jedesmal wenn Joe die Pappkartons umstößt, beginnt das Spiel von vorne.

Normalerweise überspringt Joe ohne Probleme sechs oder sieben Pappkartons, bevor er den Stapel umstößt. In dieser ganz besonderen Runde bricht er jedoch alle Rekorde, indem er ganze neun Kartons überspringt. Als Elizabeth die Punkte aufschreiben will, unterbricht Joe sie mit den Worten: Ich glaube, ich sollte dieses Mal nur sechs Punkte bekommen.

Elizabeth erwidert: Warum? Das war doch bisher Deine allerbeste Leistung!

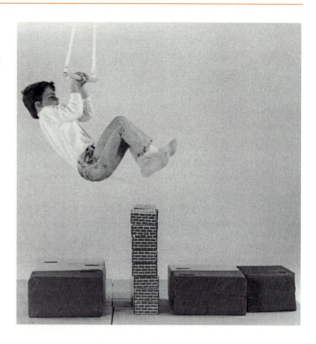

Abb. 2.4. Der Patient hält sich an einem Trapez fest und schwingt von Matte zu Matte

FALLBEISPIEL →

Joe sagt daraufhin: Die ersten drei Kartons sind niedriger als die Matten, von denen ich springe. Das ist nicht fair. Ich sollte dafür keine Punkte bekommen. Im übrigen will ich keine Punkte geschenkt bekommen.

Elizabeth kommt seinem Wunsch nach und zählt nur sechs Punkte zu seinen bisherigen Punkten hinzu. Anschließend läßt sie ihn immer entscheiden, wieviel Punkte *er* haben will, und entscheidet nicht mehr einfach an seiner Stelle. Jedesmal denkt er sorgfältig darüber nach, ob er die Punkte annehmen soll oder nicht, und entscheidet sich mal dafür und mal dagegen.

Dies scheint nun ein Wendepunkt in Joes Behandlung zu sein. Von nun an verlangte Joe nicht nur von seinem Umfeld nach konkreten Beweisen für einen Erfolg, sondern begann auch, sich sehr kritisch mit den Kriterien auseinanderzusetzen, mit denen seine Erfolge gemessen wurden. Er wollte also, daß durch die gesammelten Punkte zum Ausdruck kam, inwieweit er in der Lage war, selbst gewählte Herausforderungen zu bewältigen. Außerdem verlangte er in diesem Prozeß nach einer aktiven Rolle. Er schien mehr und mehr davon überzeugt zu sein, daß er über ausreichende Fähigkeiten verfügte, um wichtigen Herausforderungen begegnen zu können, und daß er eher als Elizabeth in der Lage war, seine eigenen Leistungen zu beurteilen. Darüber hinaus spiegelte der Glaube an seine eigenen Fähigkeiten wider, daß sich seine Fähigkeit zur Verarbeitung und Nutzung sensorischer Informationen verbessert hatte. Elizabeth war es gelungen, die sequentielle Entwicklung von Joes Fähigkeiten und seinen Einschätzungen zu verändern, indem sie bei der Behandlung darauf bedacht war, beide miteinander einhergehenden Aspekte des Defizits zu berücksichtigen.

2.5
Zusammenfassung

Wir haben ein Modell von den Zusammenhängen zwischen Bewußtsein, Gehirn und Körper vorgestellt, das sich aus Komponenten der Sensorischen Integrationstheorie, dem Konstrukt Willen aus dem Modell des menschlichen Bestätigungsverhaltens und anderen Theorien über die Zusammenhänge zwischen Bewußtsein, Gehirn und Körper zusammensetzt. Die Anwendung dieses Modells zeigt: Eine Behandlung, die auf eine Veränderung der Funktionsweise des menschlichen Gehirns und dessen Fähigkeit zur sensorischen Integration und zu motorischem Verhalten abzielt, kann nur dann erfolgreich sein, wenn *simultan* auch die Willenseigenschaften verändert werden, die die Aufnahme und Verarbeitung sensorischer Informationen im Gehirn vor, während und nach motorischen Tätigkeiten beeinflussen. Wir haben ausdrücklich darauf hingewiesen, daß ein Patient nur dann mit der Zeit *sequentiell* seine Fähigkeit zur Integration sensorischer Informationen verbessern und diese Informationen für das Planen und Erzeugen neuer, komplexerer adaptiver Verhaltensweisen sinnvoll nutzen kann, wenn auch gleichzeitig

- sein Glaube an die eigenen Fähigkeiten wächst und
- sich seine Fähigkeit verbessert, motorischen Aktivitäten eine Bedeutung beizumessen und bei der Durchführung solcher Aktivitäten Vergnügen zu empfinden.

Folglich können mit einer Behandlung, die darauf abzielt, die Willenseigenschaften eines Patienten *sequentiell* zu verbessern, natürlich auch nur dann Erfolge erzielt werden, wenn *gleichzeitig* das Ziel verfolgt wird, die sensorische Integrationsfähigkeit zu verbessern. Aber das ist ein anderes Thema, auf das wir noch eingehen werden.

Wir haben außerdem gezeigt, daß wir Patienten helfen, indem wir sie dazu bringen, sich für eine aktive Beteiligung an sensomotorischen Aktivitäten zu entscheiden. Dabei muß es sich um Aktivitäten handeln, die der Patient ausführen *will* und zu deren Durchführung er sich *in der Lage* fühlt. Die Aktivitäten müssen demnach intrinsisch motivierend und bedeutsam sein. Darüber hinaus muß sichergestellt werden, daß der Patient bei der direkten Behandlung keine negativen Erfahrungen macht, die er evtl. außerhalb des Therapiekontextes bereits gemacht haben könnte (z. B. Verletzungen, Verlegenheit und Versagen). Im nächsten Kapitel werden wir genauer beschreiben, wie man im Rahmen einer Behandlung eine spielerische Umgebung schafft, und wie man dem Patienten hilft, so zu spielen, daß er seine sich entwickelnden Fähigkeiten einsetzen muß.

Literatur

Ayres, A. J. (1972). Sensory integration and learning disorders. Los Angeles: Western Psychological Services

Ayres, A. J. (1979). Sensory integration and the child. Los Angeles: Western Psychological Services

Ayres, A. J. (1989). Sensory Integration and Praxis Tests. Los Angeles: Western Psychological Services

Boulding, K. (1956). General systems theory: The skeleton of science. Management Science, 2, 197–208

Brooks, V. B. (1986). The neural basis of motor control. New York: Oxford University Press

Churchland, P. S. (1986). Neurophilosophy: Toward a unified science of the mind-brain. Cambridge, MA: MIT Press

DiJoseph, L. M. (1982). Independence through activity: Mind, body, and environment interaction in therapy. American Journal of Occupational Therapy, 36, 740–744

Eccles, J., Robinson, D. N. (1985). The wonder of being human: Our brain and our mind Boston: New Science Library

Kielhofner, G. (1985). The model of human occupation: Theory and application. Baltimore: Williams and Wilkins

Popper, K. R., Eccles, J. C. (1977). The self and the brain. New York: Springer-Verlag

Pribram, K. H. (1986). The cognitive revolution and mind/brain issues. American Psychologist, 41, 507–520

Schön, D. A. (1983). The reflective practitioner: How professionals think in action. New York: Basic Books

Schön, D. A. (1987). Educating the reflective practitioner. San Francisco: Jossey-Bass

Sperry, R. W. (1969). A modified concept of consciousness. Psychological Review, 76, 532–536

Sperry, R. W. (1970). An objective approach to subjective experience: Further explanation of a hypothesis. Psychological Review, 77, 585–590

Trevarthen, C. (1979). The tasks of consciousness: How could the brain do them? Brain and Mind (CIBA Foundation Symposium No. 69, new series, pp. 187–IS). New York: Excerpta Medica

Von Bertalanffy, L. (1962). General systems theory: A critical review. General Systems, 7, 1–20

3 Spieltheorie und sensorische Integration

ANITA C. BUNDY

Spielen heißt, etwas zu tun, weil es Spaß macht.
Aber welchen Sinn hat es, etwas nur zu tun, weil es Spaß macht? Welchen Sinn hat das Spiel? Besser gesagt, hat es überhaupt irgendeinen Sinn? Wenn es überhaupt keinen Sinn hätte, wäre der Spieltrieb nicht derart fest in der Natur des Menschen bzw. eines jeden Lebewesens verankert ... Ein Kind scheint seine ersten Lebensjahre nahezu ausschließlich mit Spielen zu verbringen. Nichts bereitet uns mehr Unbehagen, als ein Kind zu sehen, das nicht spielt. Ein solches Verhalten ist für uns ein sicheres Zeichen dafür, daß das Kind entweder körperlich oder seelisch krank ist ... [Durch das Spiel] wächst das Kind. Spiele dienen in erster Linie dem Wachstum, und zwar sowohl dem intellektuellen als auch dem physischen Wachstum.

West 1888, S. 469

Stellen Sie sich folgendes Szenario vor: Wir sind eine kleine Gruppe von Ergotherapeutinnen und wollen bei einer Kollegin hospitieren. Die Behandlungseinheit soll auf den Prinzipien der Sensorischen Integrationstheorie basieren. Der Behandlungsraum ist sehr groß, überall liegen dicke Matten auf dem Boden, und an den Wänden hängen Schaukeln und andere Geräte. Wir stellen uns in eine Ecke, in die Nähe der Hintertür. Dann lernen wir Ricky kennen.

> **Ricky**
> Ricky, ein 11jähriger Junge mit einer sensorisch-integrativen Dysfunktion, hüpft durch die vordere Tür in den Behandlungsraum und kann den Beginn der Behandlung kaum erwarten. Womit möchtest Du heute beginnen, Ricky? fragt Sally, seine Ergotherapeutin. Ohne auch nur einen Moment zu zögern, antwortet er: Mit dem Stier! Ich möchte auf dem Stier reiten!
> Der Stier ist eine große, gepolsterte Schaukel in Zylinderform (manchmal auch Pferdschaukel genannt), deren Enden jeweils mit einem Seil an einem Haken an der Decke befestigt sind. Bevor Ricky auf den Stier steigt, möchte er von Sally wissen, wie hoch die Rekordzeit für den längsten Ritt auf dem wilden, bockenden Stier sei und wer diesen Rekord halte. Sally antwortet, sie

FALLBEISPIEL →

FALLBEISPIEL ➔

glaube, der Rekord läge bei einer Minute und daß er, Ricky Ranchero, der zukünftige Champion sei.

Ricky reitet den Stier auf dem Bauch liegend und umklammert ihn, als ginge es um sein Leben. Sally greift nach den Seilen, brüllt wie ein Stier und rüttelt so stark an der Schaukel wie Ricky es ihrer Ansicht nach aushalten kann. Ricky gelingt es, sich ganze 30 Sekunden lang auf dem Stier zu halten. Währenddessen feuert er sich immer wieder mit Beifallsbezeugungen wie Ricky Ranchero, Sieger und Champion an.

Ricky beginnt nun nach und nach den Halt auf dem Biest zu verlieren und gleitet seitlich daran herab, bis er schließlich darunter hängt, sich aber immer noch tapfer festhält (siehe Abb. 3.1). Sally rüttelt nun weniger stark an den Seilen und feuert Ricky an, sich so lange wie möglich auf dem Stier zu halten. Nach einigen Sekunden schreit Ricky, er könne jetzt nicht mehr, und läßt sich auf die Matten fallen. Ich glaube, das war der härteste Ritt meines Lebens, sagt Ricky, und die beiden beginnen, eine Strategie für seinen nächsten Ritt zu entwickeln.

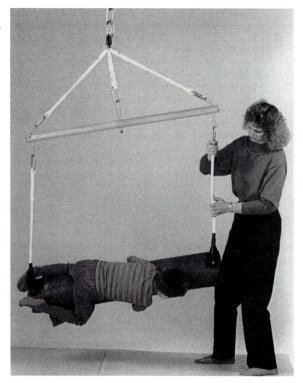

Abb. 3.1. Der Patient klammert sich an der Pferdschaukel (Stier) fest, während die Therapeutin daran rüttelt.

Die Behandlungseinheit war wirklich ausgezeichnet, und wir, die wir als stille und unauffällige Beobachter bei der Sitzung dabeisein durften, waren einfach begeistert. Ricky und Sally interagierten so harmonisch miteinander, als wären sie ein eingespieltes Team. Sie schienen uns gar nicht wahrzunehmen. Wir hatten Ricky schon seit Monaten nicht mehr gesehen und waren daher sehr beeindruckt von den Fortschritten, die er ganz offensichtlich dank der von Sally sorgfältig ausgearbeiteten und durchgeführten Behandlung gemacht hatte. Wir waren stolz darauf, einem Berufsstand anzugehören, der das Leben von Menschen wie diesem Jungen sichtlich positiv beeinflussen kann.

Eine andere Beobachterin, die sich überhaupt nicht darüber im klaren war, was sie gerade gesehen hatte, riß uns aus unseren Träumen. Kein Wunder, daß Kinder gerne hierher kommen bemerkte sie. Sie *spielt ja nur* mit ihm.

Uns Ergotherapeutinnen sträubten sich bei dieser Bemerkung die Nakkenhaare. Wir wurden schon viel zu lange als Spieltanten bezeichnet. Erkannte diese Frau denn nicht, daß man dank Sallys Geschick lediglich den *Eindruck* gewann, daß diese Behandlungsstunde gar nicht mit Anstrengung verbunden war und einen spielerischen Charakter hatte? War dieser Frau nicht klar, daß Ricky unter anderem deshalb einer ergotherapeutischen Behandlung bedurfte, weil er Schwierigkeiten mit dem Spielen hatte?

Diese Fragen können mit einem klaren Nein beantwortet werden. Sie hatte ganz offensichtlich *nicht* erkannt, was für eine Leistung eine solche spielerische Behandlungsstunde tatsächlich darstellt. Und damit ist sie ist nicht die einzige. Selbst einige der bedeutendsten Theoretiker (vgl. Montessori 1973) haben behauptet, das Spiel sei gegenüber einer ernsthaften Beschäftigung wie dem Lernen eher zweitrangig. Ayres (1972) beschrieb in ihrem ersten Buch über die sensorische Integration auf brillante Weise, welchen Nutzen das Spiel hat und wie man eine spielgerechte Umgebung schaffen kann. Für das entsprechende Kapitel wählte sie allerdings den Titel Die Kunst der Therapie; das Wort Spiel bleibt in diesem Kapitel unerwähnt und ist auch im Inhaltsverzeichnis nirgends zu finden.

Ayres war sich bewußt, daß sie ihrer Zeit voraus war. Sie vermied es, über die Bedeutung des Spiels für die Therapie zu sprechen, da sie befürchtete, sie könnte dafür kritisiert werden, keine wissenschaftliche Grundlage für diese These zu haben (A. J. Ayres, persönliche Mitteilung, 13. März 1988). Hätte Ayres bereits in frühen Arbeiten versucht, die wichtige Rolle des Spiels zu rechtfertigen, wäre die Sensorische Integrationstheorie möglicherweise nie entstanden.

Heute hingegen *gilt* das Spiel als ernstzunehmendes Thema, als respektables Ziel und lobenswerte Leistung. Es wird heutzutage allgemein anerkannt, daß man durch das Spiel Fortschritte erzielen kann (Rubin et al. 1983). Als Ergotherapeuten betrachten wir das Spiel als lebenslang wichtige Beschäftigung (Kielhofner 1985). Deshalb tragen wir als Ergotherapeuten die Verantwortung dafür, die Bedeutung des Spiels zu verstehen, das Spiel zu beurteilen, zu fördern und seine Wirksamkeit als Behandlungselement richtig einzuschätzen. Um uns diese Aufgabe zu erleichtern, müssen wir den Begriff Spiel klar definieren und den mit dem Spiel verbundenen Nutzen erkennen.

3.1
Definition des Spiels oder:
Wie definiert man ein Rätsel?

Warum sollte man sich die Mühe machen, in einem Buch über die sensorische Integration den Begriff „Spiel" zu definieren? Ist das nicht genauso, als wolle man „rot" oder „blau" definieren? Jeder von uns weiß auf Anhieb, was rot und was blau ist. Dennoch sind die meisten Menschen nicht in der Lage, eine sinnvolle Definition zu geben bzw. die jeweilige Farbe so zu beschreiben, daß andere sie erkennen können.

Fragt man die Leute auf der Straße, ob sie wissen, was Spiel ist, werden sicherlich die meisten diese Frage bejahen. Bittet man anschließend um eine Definition, werden sie wahrscheinlich Dinge sagen wie Spaß, das Gegenteil von Arbeit oder was Kinder tun. Fragt man die Leute, ob sie ein Spiel erkennen würden, wenn sie es sähen, werden sie selbstverständlich auch diese Frage bejahen; sie werden es jedoch seltsam finden, daß eine solche Frage überhaupt gestellt wird.

Spiel zu definieren ist tatsächlich genauso wie eine Farbe zu definieren. Die Unterscheidung zwischen rot-orange und orange-rot ist für die meisten Menschen von geringer Bedeutung, wohingegen dieser Unterschied für einen Künstler, dessen Lebensunterhalt davon abhängt, ob er die richtigen Farben für einen Sonnenuntergang verwendet, von großer Bedeutung sein kann.

Spiel ist für Ergotherapeuten das, was für Künstler die Farbe rot ist ein *Werkzeug*. Ergotherapeuten verdienen ihren Lebensunterhalt (und verhelfen oft auch anderen zu ihrem Lebensunterhalt), indem sie Therapiesituationen schaffen, in denen Risiken und negative Folgen soweit wie möglich vermieden werden. Unter diesen Voraussetzungen kann der Patient dann Dinge ausprobieren, die er unter normalen Lebensumständen nicht ausprobieren könnte oder würde (Vandenberg u. Kielhofner 1982). Mit anderen Worten:

> **Praxis**
> Die Aufgabe eines Ergotherapeuten besteht darin, Spielsituationen zu schaffen und anderen das Spielen beizubringen.

Daher ist es äußerst wichtig, daß wir Spiel von Nicht-Spiel unterscheiden können. Diese Unterscheidung ist für alle Ergotherapeuten gleichermaßen von Bedeutung unabhängig von Behandlungsmethode und Alter des Patienten.

Darüber hinaus sind wir unserem noch relativ jungen Berufsstand gegenüber verpflichtet, die theoretischen Grundlagen für die Praxis zu entwickeln und anhand entsprechender Forschungsreihen diesen theoretischen Grundlagen Aussagekraft zu verleihen. Ohne eine vernünftige Definition von Konstrukten wie beispielsweise dem Spiel ist dies jedoch nicht möglich.

Jahrelang hat es Theoretikern und Forschern unterschiedlichster Berufssparten Schwierigkeiten bereitet, den Begriff Spiel zu definieren (Rubin et al. 1983). Ergotherapeuten hingegen, die über das Spiel schrieben, sind bisher oftmals einfach davon ausgegangen, daß ihre Leserschaft die Bedeutung von Spiel kennt und daß eine Definition nicht notwendig ist. Diejenigen Ergotherapeuten, die eine Definition des Begriffs Spiel anboten, stellten lediglich fest, das Spiel sei ein intrinsisch motiviertes Verhalten, das Freude bereite (vgl. Daub 1983; Florey 1971). Oder sie versuchten, das Spiel mit Hilfe zahlreicher Entwicklungstaxonomien zu definieren (Clark 1985; Michelmann 1969; Takata 1974). Andere (vgl. Reilly 1974) waren wiederum der Ansicht, es sei überhaupt nicht möglich, den Begriff Spiel zu definieren. Im einzigen Text eines Ergotherapeuten, der ausschließlich dem Thema Spiel gewidmet ist, schrieb Reilly (1974): Man muß naiv sein, wenn man nach Auseinandersetzung mit der entsprechenden Literatur noch immer der Ansicht ist, daß Spiel ein bestimmbares Verhalten ist (S. 113). Reilly zog es vielmehr vor, das Spiel theoretisch als schätzenswertes Lernsystem zu bezeichnen. Pratt (1989) wies jedoch darauf hin, daß bei der praktischen Ausübung der Ergotherapie mehr als nur eine theoretische Definition des Spiels benötigt wird (S. 295).

Die Ergotherapie enthält Elemente zahlreicher anderer Wissenschaften, darunter Biologie, Psychologie, Soziologie und Anthropologie (Hopkins 1988). In jedem dieser verwandten Wissensgebiete wurden Schriften über das Spiel verfaßt. Ein Großteil unseres Wissens über das kindliche Spiel stammt aus der Entwicklungspsychologie. Doch auch in der Pädagogik (einem weiteren praxisbezogenen Bereich, in dem das Spiel ebenfalls als wichtiges entwicklungsförderndes Werkzeug betrachtet wird) widmet man sich vielfach diesem Thema. Beim Versuch, den Begriff Spiel zu definieren, scheint es daher sinnvoll, sich zunächst mit den Spielkonzepten der *Entwicklungspsychologie* und der *Erziehungswissenschaften* auseinanderzusetzen.

In der Entwicklungspsychologie lassen sich laut Rubin et al. (1983) folgende *drei Definitionstypen* unterscheiden:
- Beschreibungen der Merkmale, die das Wesen des Spiels ausmachen und es von anderen Verhaltensweisen unterscheiden.
- Taxonomien, die das Spielverhalten von Kindern in bezug auf ihre soziale und kognitive Entwicklung beschreiben.
- Beschreibungen des speziellen Umfelds, das spielerisches Verhalten hervorruft.

Im folgenden wird nun jede dieser Definitionsarten näher erläutert und ein Bezug zur Ergotherapie und zur sensorischen Integration hergestellt.

3.1.1
Merkmale des Spiels

Der Begriff „Spiel" wird wahrscheinlich am häufigsten dadurch definiert, daß jene Eigenschaften aufgezählt werden, die das Wesen des Spiels ausmachen oder indem näher bestimmt wird, wodurch sich das Spiel von anderen Beschäftigungen (in der Regel Arbeit) unterscheidet. Es gibt eine Reihe von Begriffen, die immer wieder benutzt wurden, wie bereitet Freude, geschieht freiwillig oder spontan.

Nach intensiver Auseinandersetzung mit der entsprechenden Literatur stellten Rubin et al. (1983) fest, daß die meisten Autoren bei der Beschreibung des Spiels immer wieder folgende *sechs Merkmale* nannten:
- Es besteht eine intrinsische Motivation.
- Die Aufmerksamkeit ist eher auf den Weg als auf das Ziel gerichtet.
- Das Handeln wird eher vom Organismus als von Reizen gelenkt (es stellt sich daher eher die Frage: Was kann *ich* mit diesem Gegenstand machen? als: Was macht dieser Gegenstand?).
- Spielen ist ein nicht direkt auf reale Gegebenheiten bezogenes, eher nachahmendes Verhalten.
- Es herrscht Freiheit von von außen auferlegten Regeln.
- Die *aktive* Teilnahme des Spielers ist erforderlich.

Da alle diese Eigenschaften wichtige Richtlinien für die Ergotherapeuten darstellen, um beurteilen zu können, ob während einer Behandlungsstunde Spiel stattgefunden hat oder nicht, müssen wir auf jedes dieser Merkmale noch genauer eingehen. Im folgenden wird deutlich, daß diese Merkmale bei jeder Art von Spiel eng miteinander verwoben und schwer zu trennen sind (Neumann 1971).

Intrinsische Motivation
Rubin et al. (1983) weisen darauf hin, daß von allen sechs Eigenschaften die intrinsische Motivation allgemein als *das* Wesensmerkmal des Spiels betrachtet wird.

Gemäß ihrer Definition beruht die *intrinsische Motivation* auf dem Konzept, daß das Individuum eine Aktivität durchführt, weil diese *an sich* reizvoll ist, und nicht, weil irgend etwas dem Individuum sagt, daß es diese Aktivität durchführen solle oder müsse.

> Im obigen Fallbeispiel könnte die intrinsische Motivation für *Ricky* in dem Gedanken bestanden haben, ein Tier (in diesem Fall einen Stier) zu reiten, und möglicherweise wirkt sich jede mit dieser Vorstellung verbundene Aktivität auf Ricky motivierend aus.

Während die intrinsische Motivation oft als Motivation beschrieben wird, die durch den Reiz der Aktivität an sich entsteht, führen einige Autoren (z. B. Berlyne 1966; Neumann 1971; Piaget 1962; White 1959) die intrinsische Motivation auf den inneren Antrieb des Individuums zurück. Sie sind sich jedoch nicht darüber einig, aus welchem Grund das Spiel von sich aus motivierend ist. Für White ist die intrinsische Motivation im Drang des Menschen begründet, etwas beherrschen zu wollen. Piaget hingegen war der Ansicht, daß es um das Üben von Fertigkeiten gehe, und Berlyne nahm an, die intrinsische Motivation sei notwendig, um ein optimales Erregungsniveau aufrecht erhalten zu können.

Die intrinsische Motivation wird häufig als wichtigstes Merkmal des Spiels angesehen. Es ist allerdings sehr schwer, sie zu beobachten und zu messen (Smith et al. 1985). Oftmals wird davon ausgegangen, daß eine intrinsische Motivation dann vorliegt, wenn ein Individuum eine Aktivität selbst ausgewählt hat oder Spaß an ihr zu haben scheint.

> Aus dem obigen Fallbeispiel wird klar ersichtlich, daß für *Ricky* das Reiten eines Stiers eine intrinsisch motivierende Aktivität darstellt. Der mit der Aktivität verbundene Drang, eine Sache zu beherrschen und zu üben, das Erregungsniveau und der von der Handlung ausgehende Reiz tragen gemeinsam zu Rickys offensichtlicher Motivation bei, die Aktivität mit Eifer auszuüben.

Die Aufmerksamkeit ist eher auf den Weg als auf das Ziel gerichtet

Wenn ein Individuum spielt, ist es eher mit dem Prozeß des Spielens (Weg) beschäftigt als mit dem Resultat (Ziel).

> Bei *Ricky* war es wohl der Nervenkitzel, einen Stier zu reiten, der ihn dazu brachte, sich gerade dieses Spiel im Laufe mehrerer Behandlungsstunden wiederholt zu wünschen. Ricky war jedoch auch am Resultat des Spiels interessiert. Er verfolgte genau, wie lange er auf dem Stier reiten konnte und betrachtete das Spiel als eine Art Fernwettbewerb mit einem seiner Freunde, Bronco Billy, der an einem anderen Tag von Sally behandelt wurde. Hätte Ricky größeres Interesse am Sieg (Ziel) als an dem mit dem Stierreiten

FALLBEISPIEL →

> verbundenen Nervenkitzel (Weg) gehabt, wäre die Aktivität eher in (wenn auch angenehme) Arbeit ausgeartet und wäre weniger als Spiel empfunden worden.
>
> Interessanterweise konnte man feststellen, daß Sally, die am gesamten Spielablauf intensiv beteiligt war, sich tatsächlich mehr für das Ziel als für den Verlauf der Aktivität interessierte. Sie wollte bei Ricky eine bessere proximale Stabilität erzielen und ermöglichte ihm eine Betätigung, bei der durch seinen Widerstand gegen die Schwerkraft und durch die Schaukelbewegung eine gezieltere Aufnahme vestibulärer Stimuli erreicht werden konnte. Sally machte die Behandlungsaktivität offensichtlich genauso viel Spaß wie Ricky; Ricky spielte, Sally hingegen arbeitete. Nur die fähigsten Ergotherapeuten schaffen es, ihre Arbeit wie Spiel aussehen zu lassen.

Beim Spielen wird das Handeln eher vom Organismus als von Reizen gelenkt

Wer mit einem Gegenstand oder einem Spielzeug spielen will, muß damit vertraut sein. Man muß wissen, um was für eine Art Gegenstand es sich handelt, was der Gegenstand macht und was passiert, wenn man mit ihm interagiert. Informationen über einen Gegenstand oder ein Spielzeug werden gewonnen, indem man das jeweilige Objekt *erforscht*. Dieses Erforschen ist ein reizgesteuertes Verhalten.

Die *Erforschung* eines Gegenstandes erfolgt in einzelnen Stufen, in denen sich der Grad der Interaktion zwischen Individuum und Objekt allmählich steigert. Möglicherweise schenkt das Individuum dem Objekt zunächst kaum Beachtung und betrachtet es nur aus der Distanz oder sieht einer anderen Person dabei zu, wie sie damit spielt. Wenn keine Bedrohung davon auszugehen scheint, kann es sein, daß sich das Individuum näher damit befaßt, um mehr Informationen darüber zu sammeln. Es wird den Gegenstand evtl. mit dem Finger anstupsen, ihm einen Stoß versetzen, ihn in den Mund stecken oder ertasten. Das erforschende Individuum stellt sich die Frage: Was *macht* dieser Gegenstand?

Spiel wiederum ist dadurch gekennzeichnet, daß das Individuum bei der jeweiligen Handlung davon ausgeht, daß es mit dem Gegenstand machen kann, was es möchte (vom Organismus gesteuertes Verhalten). Das Individuum weiß also genau, wie es mit dem Gegenstand umgehen muß und empfindet die durch das Spielen mit dem Gegenstand hervorgerufene Erregung als intrinsisch motivierend.

Im allgemeinen muß ein Individuum nicht den gesamten Erforschungsprozeß durchlaufen, wenn es mit einem neuen Gegenstand in Berührung kommt. Die meisten Individuen können ihre Erfahrungen und das Wissen, das sie sich im Umgang mit Spielzeugen und Gegenständen angeeignet haben, auf Objekte übertragen, die den ihnen bereits vertrauten Spielzeugen und Gegenständen ähneln. Sie können sofort mit dem relativ unbekannten Gegenstand spielen und sich den Unterschieden anpassen, die sich im Verlauf des Spiels ergeben.

Manchmal scheinen die Spielschwierigkeiten eines Kindes mit der Schwierigkeit zusammenzuhängen, Gegenstände zu erforschen und die im Umgang mit einem bestimmten Gegenstand gesammelten Erfahrungen auf einen ähnlichen Gegenstand zu übertragen. Zur Veranschaulichung soll hier der Fall der 5jährigen Katrina betrachtet werden.

Katrina

Katrina galt als normal intelligent und stammte aus einer Familie der Mittelschicht. Da der Verdacht auf eine sensorisch-integrative Dysfunktion bestand, wurde sie sämtlichen standardisierten Tests unterzogen. Im Anschluß an die Tests hängte die Therapeutin an zwei an der Decke befestigten Haken eine große, rechteckige Schaukel auf, auch Gleitschaukel genannt. Anschließend fragte sie Katrina, ob sie eine Vorstellung davon habe, was man mit der Schaukel anfangen könne. Katrina schaute verdutzt und antwortete, sie habe keine Ahnung. Nachdem einiger Zeit sagte Katrina, daß man die Schaukel anstoßen könnte, und tat dies dann auch. Sie stieß die Schaukel unterschiedlich fest in verschiedene Richtungen, versuchte jedoch niemals, auf die Schaukel zu klettern, obwohl sie täglich im Hof und im Park schaukelte.

Schließlich schlug ihr die Therapeutin vor, auf die Schaukel zu klettern, was Katrina daraufhin auch tatsächlich tat. Sie versuchte jedoch weder herauszufinden, wie man die Schaukel zum Schwingen bringt, noch bat sie darum, angeschubst zu werden. Nach einer Weile stieg Katrina von der Schaukel und entdeckte genau das gleiche Sitzkarussell, das sie zu Hause hatte. Anscheinend enthielt Katrinas neuronales Modell für Schaukel keine Gleitschaukel. Und obwohl sie eindeutig Freude an Gegenständen bzw. Geräten hatte, die Bewegung erfordern, war ihre Fähigkeit, Dinge zu erforschen, zu wenig ausgeprägt, als daß sie auch Spaß an dieser Schaukel hätte entwickeln können.

Katrinas Reaktion auf die Gleitschaukel steht in starkem Gegensatz zu Rickys Reaktion auf die Pferdschaukel. Sein Verhalten ließ darauf schließen, daß er wußte, was man mit der Pferdschaukel anfangen kann. Beobachtungen, die zu einem späteren Zeitpunkt der Behandlungsstunde gemacht wurden, deuteten eindeutig darauf hin, daß Ricky mit der Pferdschaukel sogar *sehr viel* anfangen konnte.

Katrina erforschte die Schaukel lediglich aus der Ferne. Sie wußte anscheinend überhaupt nichts mit ihr anzufangen. Sie schien zwar herausfinden zu wollen, was man mit der Schaukel machen kann, aber die Art und Weise, wie

FALLBEISPIEL →

sie dies tat, entsprach eher derjenigen eines Kleinkindes. Unseren Beobachtungen zufolge wissen die meisten Kinder im Alter von 5 Jahren sofort, daß es sich bei der Gleitschaukel um eine Schaukel handelt, auch wenn sie einige Schwierigkeiten haben, sie zum Schwingen zu bringen.

Als die Therapeutin in der Hoffnung, sie könnte Katrina das Spiel erleichtern, vorschlug, die Schaukel *von oben aus* weiter zu erforschen, schien Katrina erneut verwirrt zu sein. Sie erforschte die unbekannte Schaukel nicht länger und wandte sich schließlich einem ihr ausreichend vertrauten Spielzeug zu. Ihre Eltern hatten ihr mit Mühe und Not beigebracht, wie man mit diesem Spielzeug umging. Hätte sich die Therapeutin zusammen mit Katrina auf die Schaukel gesetzt, ihr gezeigt und mit Worten erklärt, wie man die Schaukel zum Schwingen bringt, hätte Katrina es vielleicht verstanden. Es kommt jedoch sehr selten vor, daß man einem 5jährigen Kind erklären muß, wie man herausfindet, wie eine Schaukel funktioniert.

Normalerweise geht das Erforschen von Gegenständen, besonders bei Kleinkindern oder wenn es sich um neuartige Spielzeuge handelt, dem Spielen voraus. Da es Katrina nicht gelang, sich mit dem relativ neuen Spielzeug so vertraut zu machen, daß sie damit spielen konnte, ist davon auszugehen, daß ihre Fähigkeit, Dinge zu erforschen, schwach ausgebildet war. Darüber hinaus schien Katrina enorme Schwierigkeiten zu haben, ihre Erfahrungen mit Spielplatzschaukeln auf den Umgang mit der Gleitschaukel zu übertragen. Dieses Problem wurde durch die Aussage der Mutter bestätigt, daß man Katrina jedesmal beibringen müsse, wie sie mit einem neuen Spielzeug umzugehen habe. Andernfalls würde sie es ganz einfach wegräumen oder es in ein von ihr selbst erfundenes Spiel einbauen. Katrina war also nicht nur unfähig, Gegenstände zu *erforschen* und mit ihnen zu *spielen*, sondern auch unfähig, *Ideen zu entwickeln*, wie man mit einem Gegenstand spielen könnte.

In der Ergotherapie kommen Fälle wie der Katrinas nur selten vor. Meistens handelt es sich dabei um Individuen mit schweren sensorisch-integrativen Dysfunktionen oder mit Entwicklungsstörungen wie z. B. Autismus. Für Ergotherapeuten stellt es eine besondere Herausforderung dar, diesen Menschen beim Erlernen des Spielens zu helfen oder ihnen zu zeigen, wie sie sich aktiv an ihrer Behandlung beteiligen können.

Spielen ist ein nicht direkt auf reale Gegebenheiten bezogenes, eher nachahmendes Verhalten

Als Rubin et al. (1983) das Spiel als nicht direkt auf reale Gegebenheiten bezogenes Verhalten bezeichneten, bezogen sie sich dabei lediglich auf die Fähigkeit des Individuums, „so zu tun als ob" oder innerhalb eines Spiels fiktive

Rollen zu übernehmen. Wir sind zwar der Ansicht, daß die Fähigkeit dieses So-tun-als-ob sehr wichtig ist, glauben aber, daß es sich hierbei nur um einen Teilaspekt des umfassenderen Konstrukts Ausblenden der Realität handelt (Neumann 1971). Ein ebenso wichtiger Teilaspekt dieses Konstrukts kommt für den Ergotherapeuten in der Notwendigkeit zum Ausdruck, im Therapiekontext all jene negativen Folgen möglichst zu vermeiden oder auszuschließen, die sich ergeben würden, wenn der Patient die gleiche Handlung im wirklichen Leben durchführte (Vandenberg u. Kielhofner 1982).

Im folgenden werden beide *Teilaspekte* des Ausblendens der Realität,
- das So-tun-als-ob sowie
- das Verringern der realen Konsequenzen

dargelegt.

Für den Erfolg einer ergotherapeutischen Behandlung ist es äußerst wichtig, daß sich das Individuum frei entfalten und die Aktivitäten in der Behandlung selbst bestimmen kann. Der Ergotherapeut muß in erster Linie sicherstellen, daß das Individuum durch die von der objektiven Realität auferlegten Zwänge nicht vom Spielen abgehalten wird (Ellis 1973; Vandenberg u. Kielhofner 1982).

FALLBEISPIEL →

In *Rickys* Behandlung spielt das So-tun-als-ob eindeutig eine große Rolle. Mit Hilfe seiner Phantasie verwandelte Ricky das Therapiegerät in einen Stier und sich selbst in einen siegreichen Reiter. Eines der Paradoxa des Spiels (Bateson 1972b) kommt in Rickys Idee zum Ausdruck, die Schaukel in einen Stier zu verwandeln. Indem Ricky vorgibt, die Schaukel sei keine Schaukel, sondern ein Stier, erhält die therapeutische Aktivität für ihn eine *reale* Bedeutung. Dies wäre vielleicht nicht geschehen, wenn die Aktivität lediglich aus dem Versuch bestanden hätte, sich so lange wie möglich auf der Schaukel zu halten, während sie von Sally hin- und herbewegt wurde.

An dieser Stelle kommt erneut ganz deutlich zum Ausdruck, inwiefern sich *Ricky* und *Sally* unterscheiden. Beide sind aktiv daran beteiligt, ein fiktives Spiel zu schaffen. Während Ricky damit beschäftigt ist, eine Rolle zu spielen, kommt Sally eine Doppelrolle zu. Einerseits muß sie dafür sorgen, daß die Aktivität für Ricky ein Spiel bleibt (Bateson 1971, 1972b), und andererseits muß sie die Therapieeinheit so gestalten, daß das wirkliche Behandlungsziel erreicht wird, d. h. daß Rickys proximale Stabilität verbessert wird.

Für Individuen mit sensorisch-integrativen Dysfunktionen hält die objektive Realität viele Zwänge bereit, durch die das Spiel behindert wird:
- Eine dieser Einschränkungen ist die Angst vor Bewegungen oder Berührungen.
- Die Schwerkraft stellt eine weitere außerordentliche Einschränkung für viele Individuen dar, deren Muskeltonus und posturale Reaktionen zu schwach sind, um ihr adäquat entgegenzuwirken.
- Auf Personen, deren Fähigkeit zur motorischen Planung nur schwach ausgeprägt ist, wirken sich komplizierte Spielzeuge oftmals hemmend aus.

Es liegt in der Verantwortung des Ergotherapeuten, die Behandlung und deren Umfeld so zu gestalten, daß diese Einschränkungen verringert oder ganz beseitigt werden können. Wenn er ein Umfeld schafft, in dem das Individuum vor den Folgen, die es im normalen Leben an bestimmten Aktivitäten scheitern lassen, sicher ist, wird die Realität für eine gewisse Zeit verdrängt und somit das Spiel und das Erreichen des therapeutischen Ziels erleichtert.

Die Möglichkeit, der Realität zu entfliehen, ist ein wichtiges Merkmal des Spiels und erleichtert den Behandlungsprozeß in erheblichem Maße. Dennoch gibt es *zwei Punkte*, die von Ergotherapeuten, deren Behandlung auf den Prinzipien der Sensorischen Integrationstheorie aufgebaut ist, *berücksichtigt werden sollten*.

> **Punkt 1:** Manche Individuen sind scheinbar furchtlos und kennen offenbar *keine* durch die Realität auferlegten Einschränkungen.

Solche Patienten stürzen meist in den Behandlungsraum und fliegen kopfüber über herumliegende Gegenstände. Sie können noch weitaus waghalsigere Kunststücke vollbringen, z. B. indem sie einfach loslassen, wenn sie gerade kopfüber an einem Trapez hängen. Bei der Behandlung solcher Personen muß man besonders wachsam sein, und man sollte besonders darauf achten, daß man Kinder während der Behandlung nicht zu sehr zum Rollenspiel ermutigt. Wenn diese Kinder auch zu Hause und in der Schule einen furchtlosen Eindruck machen, muß ihnen dabei geholfen werden, Realität von Spiel zu unterscheiden.

> **Punkt 2:** Viele Individuen sind nicht in der Lage, die im Laufe der Behandlung erlernten Fertigkeiten automatisch in ihr Alltagsleben zu übertragen.

Wenn das Spiel auch ein wichtiges Hilfsmittel zum *Erlernen von Fertigkeiten* in der Behandlung darstellt, so sollte der Ergotherapeut den Patienten auch dazu anregen, reale Aufgaben zu bewältigen, um so sicherzustellen, daß er das in der Therapie Erlernte auch im wirklichen Leben anwendet. Zumindest sollte der Therapeut das Resultat der Behandlung mit dem Patienten oder dessen Familie besprechen oder ihn dabei beobachten, wenn er die neu erlernten Fertigkeiten in alltägliche Handlungen einbettet. Mit anderen Worten: Eine gute ergotherapeutische Behandlung besteht nicht nur aus Spielen oder realitätsfremden Aktivitäten.

Das folgende Fallbeispiel soll Punkt 2 nochmals veranschaulichen.

Max

Die Ergotherapieschülerin Linda arbeitete seit kurzem mit dem 8jährigen Max, der an einer sensorisch-integrativen Dysfunktion litt. Sie fragte ihn, wie er seine Behandlung finde, und er antwortete: Gut, es macht mir Spaß, aber ich kann immer noch nicht Völkerball spielen. Ich halte mir die Augen zu, wenn jemand den Ball nach mir wirft, und dann werde ich getroffen. Und ich treffe nie jemanden. Ich ziele, und dann fliegt der Ball einfach weg. Und dann lachen mich die anderen Kinder aus. Da sich Linda und Jill (die Lehrtherapeutin) darüber im klaren waren, daß Max seine Fähigkeiten im Völkerballspiel verbessern wollte, hatten sie eine Zeitlang auch das Fangen und Werfen eines Balls in Max Therapie zur sensorischen Integration eingebaut, und er schien darin viel besser geworden zu sein. Deshalb waren sie auch ein wenig bestürzt, als er seinem Unmut Luft machte.

Linda beschloß nun, mit Max nach draußen zu gehen und mit ihm das Fangen und Werfen mit dem gleichen Ball zu üben, der auch im Sportunterricht benutzt wurde. Sie ließ ihn den Ball mehrmals werfen und übte mit ihm das Ausweichen, indem sie mit dem Ball nach ihm warf. Sie gab ihm immer wieder zwei Ratschläge: Schau auf den Ball, und wirf ihn tief.

Als Max in der darauffolgenden Woche zur Therapie kam, fragte ihn Jill, wie er nun beim Völkerball sei. Ich konnte es schon ein bißchen besser, antwortete er. Ich habe genau das getan, was Linda mir gesagt hat, und das hat auch geholfen.

Was *hat* Linda Dir denn gesagt?, fragte Jill.

Schau auf den Ball, und wirf ihn tief, sagte er.

Obwohl Max Behandlung in erster Linie auf den Prinzipien der Sensorischen Integrationstheorie basierte, gingen Linda und Jill auf seine *Bedürfnisse* ein und lehrten ihn, erlernte Fähigkeiten auf die *reale Welt* zu übertragen, indem sie ihre übliche Behandlung unterbrachen und an dem weiterarbeiteten, was für Max zu jenem Zeitpunkt am wichtigsten war: Völkerball. Für Max war Völkerball kein Spiel, sondern eindeutig Arbeit (zu jenem Zeitpunkt auch noch Arbeit, die keinen besonders großen Spaß machte). Völkerball zu spielen war für Max, auch wenn es eine motivierende Wirkung

FALLBEISPIEL →

hatte, mit Angst- und Schamgefühlen verbunden Gefühle, die normalerweise nicht mit Spiel in Verbindung gebracht werden. Daher ist die Behandlungsstunde von Linda und Max keinesfalls als Spiel zu betrachten. Max bestand sogar darauf, nach einem geeigneten Ball zu suchen, damit das Spiel so weit wie möglich der Realität entsprach.

Max hatte bis zu jenem Zeitpunkt schon viele Behandlungsfortschritte erzielt und bereits viele der Fähigkeiten erworben, die man zum Völkerballspielen braucht. *Er* hatte jedoch nicht erkannt, daß die Fertigkeiten, die er in der Behandlung anwandte, denjenigen entsprachen, die er zum Völkerballspielen benötigte. Er schien ebenfalls nicht verstanden zu haben, daß er den Ball tief werfen mußte, um erfolgreich zu sein. Er hielt sich auch immer noch die Augen zu, wenn jemand mit einem *echten* Völkerball nach ihm warf, obwohl er doch in der Behandlung schon lange zuvor gelernt hatte, daß man den Ball, den man fangen möchte, ansehen muß.

Linda und Jills therapeutisches Vorgehen ist äußerst positiv zu beurteilen. Sie ließen das Spiel und die sensorische Integrationstherapie in den Hintergrund treten, als es nötig war. Sie gingen nicht einfach davon aus, daß Max die in der Behandlung erworbene Fähigkeiten automatisch im wirklichen Leben anwenden konnte. Sie fragten ihn nach *seiner* Einschätzung des Behandlungsergebnisses. Darüber hinaus nahmen sie sich die Freiheit, eine Behandlung durchzuführen, in der die Realität *nicht* ausgeblendet wurde, wodurch sie das Leben ihres jungen Patienten erheblich veränderten.

Praxis

Zusammenfassend läßt sich sagen, daß die Freiheit, Aspekte der Realität auszublenden, indem man so tut als ob oder die von der Realität auferlegten Einschränkungen verringert, ein wichtiges Hilfsmittel innerhalb der Therapie darstellt. Wir müssen uns aber auch darüber im klaren sein, daß es Zeitpunkte gibt, zu denen man die Herausforderungen des wirklichen Lebens in der Behandlung berücksichtigen *muß*, und daß es ebenso Zeitpunkte gibt, zu denen es nicht gut ist, dem Patienten ein zu starkes Ausblenden der Realität zu ermöglichen, da dies in manchen Fällen mehr schadet als hilft.

Beim Spielen herrscht Freiheit von von außen auferlegten Regeln

Spielen ist eine Aktivität, die vom Spieler kontrolliert wird und bei der ihm weder von den Eltern noch von einem anderen Kind vorgeschrieben wird, wie er zu spielen hat. Das Spiel darf nicht zu viele Regeln haben, sonst ist es kein Spiel mehr. Spiel stellt jedoch ein Paradoxon dar (Bateson 1971). Wenn der Spieler die Regeln kennt (d. h. wenn er den Ablauf verstanden hat und das Resultat abschätzen kann), fühlt er sich sicher und ist in der Lage, seine

Vorgehensweise zu planen und ungezwungen zu spielen. Eine Person, die Völkerball spielt, verhält sich z. B. völlig anders als eine Person, die Fußball oder Volleyball spielt. Wer Völkerball nach Volleyballregeln spielt, wird wahrscheinlich nicht lange in einer Mannschaft bleiben.

Eine Therapie, die ja ein kooperatives Spiel darstellt, kann niemals *gänzlich* vom Patienten gesteuert werden. Der Ergotherapeut hat *Ziele*, die erreicht werden müssen (Rast 1986). Das Spiel kann dazu dienen, das Erreichen dieser Ziele zu erleichtern, kann diese jedoch nicht ersetzen. In der Therapie gibt es jedoch immer einen gewissen Handlungsspielraum in bezug auf die Möglichkeiten, bestimmte Behandlungsziele zu erreichen. In Kapitel 10 und 12 wird näher darauf eingegangen, daß man mit Aktivitäten innerhalb der Therapie bessere Fortschritte erzielen kann, wenn sie vom Patienten ausgewählt und gesteuert werden. Es gibt keine festen Regeln für die Vorgehensweise, mit der man ein bestimmtes Behandlungsziel erreichen kann, d. h., es müssen keine speziellen Aktivitäten durchgeführt oder spezielle Geräte verwendet werden. Die Entscheidung, ob und welche Geräte zu bestimmten Zwecken eingesetzt werden, hängt lediglich von der *Kreativität* des Therapeuten und des Patienten ab.

> **Praxis**
>
> **Sind die Regeln, die für das Sicherheitsgefühl des Patienten notwendig sind, erst einmal aufgestellt, so sind zusätzliche von außen auferlegte Regeln kaum noch erforderlich. Der Patient sollte soweit möglich aus einer Bandbreite speziell für ihn sorgfältig zusammengestellter Aktivitäten frei wählen dürfen. Es sollte ihm freigestellt sein, die Geräte und auch sich selbst in das zu verwandeln, was er möchte. Indem der Patient die Aktivität auswählen und steuern kann, ist er auch an der Aufstellung der Regeln für diese Aktivität beteiligt.**

Darüber hinaus sollte er die Aktivitäten und Regeln nach Absprache mit dem Ergotherapeuten verändern dürfen, wenn er dies wünscht (Bateson 1972a).

Eine Behandlung wird immer von Patient und Ergotherapeut *in gleichem Maße* gesteuert. Neben der Möglichkeit, den Patienten die Aktivitäten frei wählen und verändern zu lassen, bieten sich dem Ergotherapeuten noch viele andere Mittel und Wege, die für eine Behandlungseinheit festgelegten therapeutischen Ziele zu erreichen, ohne dem Patienten entweder die intrinsische Motivation zu nehmen oder aber die Freiheit, die Realität auszublenden oder seine eigenen Regeln aufzustellen. Gute Ergotherapeuten passen die Herausforderung an den jeweiligen Patienten an, indem sie die Aktivität entweder ein wenig schwieriger oder einfacher gestalten oder sie gänzlich verändern. Sie sind auch in der Lage, schnell einen fiktiven Grund zu erfinden, um zu anderen Aktivitäten übergehen zu können, und sie wissen genau, ob eine neue Aktivität den Patienten noch stärker motivieren wird als die ursprüngliche. Auf diese Weise wird dem Patienten ein ausreichendes Maß an Selbstkontrolle zugestanden; gleichzeitig erfährt er jedoch ein bestimmtes Maß an Kontrolle von außen, da der Therapeut versucht, seine Ziele zu erreichen. So wird der spielerische Rahmen aufrechterhalten und das Erreichen der therapeutischen Ziele erleichtert.

Die Annahme, daß Aktivitäten jeweils nur zu einem einzigen Ergebnis führen, ist falsch. Kinder und Erwachsene eignen sich während des Spielens eine Vielzahl von Fertigkeiten an und ziehen darüber hinaus auch noch anderen Nutzen daraus. Und doch wird sicherlich niemand sagen (oder denken), bevor er zu spielen beginnt: Ich glaube, ich werde heute meine Fähigkeiten verbessern. Man spielt, weil es Spaß macht, aber das ist nicht alles: Beim Spielen lernt man auch (White 1989). Diese Aussage sollte auch auf die therapeutische Behandlung zutreffen.

> **FALLBEISPIEL →**
>
> Ursprünglich wollte sich *Ricky* zur Ergotherapie anmelden, um im sportlichen Wettkampf mit seinen Freunden besser abzuschneiden. Die Motivation, jede Woche zur Therapie zu erscheinen, basierte jedoch auf seiner Freude an der Behandlung.

Spiel erfordert die aktive Teilnahme des Spielers

Wenn ein Mensch wirklich spielt, ist er vollkommen in die Aktivität vertieft. Die Aktivität ist weder so schwierig, daß sie Besorgnis oder Ängste hervorruft, noch so leicht, daß sie langweilig ist. Die Aktivität stellt also genau die richtige Herausforderung dar (Berlyne 1969; Csikszentimihalyi 1975, 1979). Mit diesen Worten werden üblicherweise auch erfolgreiche Behandlungsaktivitäten beschrieben.

> **FALLBEISPIEL →**
>
> Für *Ricky* stellte das Stierreiten eine solche Aktivität dar. Die Tatsache, daß Sally in dem Moment, in dem Ricky den Halt zu verlieren begann, nicht mehr so stark an der Schaukel rüttelte, zeigt, daß sie sich als Therapeutin der Aktivität anpassen muß, um weiterhin die richtige Herausforderung zu gewährleisten.

Solange das Individuum nicht aktiv beteiligt ist, handelt es sich weder um eine Aktivität mit therapeutischem Wert noch um Spiel. Die Aktivität hat auch keinen therapeutischen Wert, wenn das Individuum kein adaptives Verhalten zeigt. Wie wir bereits in Kapitel 1 gesehen haben, versteht man unter adaptiven Verhalten ein Verhalten, das eine wenn auch nur geringfügige Verbesserung darstellt. Dennoch muß man Therapeuten darauf aufmerksam machen, daß „nur geringfügig besser" auch als *einfach nur ein bißchen leichter oder spontaner auszuführen* interpretiert werden kann.

FALLBEISPIEL →

> *Max* beispielsweise gelang es irgendwann, mit anderen Kindern Völkerball zu *spielen* anstatt es zu *durchleiden*.

GRUNDLAGEN

Wenn Aktivitäten genau die richtige Herausforderung darstellen, werden Patienten sie im Laufe einer Behandlung so lange wiederholen, bis sie sie beherrschen. Hat ein Patient dieses Ziel erreicht, stellt die Aktivität für ihn keine Herausforderung mehr dar und ist daher für die Behandlung nicht mehr von großem Nutzen. Bis eine Aktivität beherrscht wird, ist jedoch häufiges Üben erforderlich.

Für jede Aktivität wird im Übungsverlauf ein neues neuronales Modell gebildet, das Informationen darüber enthält, wie es sich anfühlt, diese Aktivität durchzuführen. Jede kleine Veränderung der Aktivität stellt eine neue Herausforderung dar und erfordert eine Anpassung des neuronalen Modells.

Wir müssen jedoch darauf achten, daß wir die Aktivitäten nicht zu schnell verändern, nur um adaptives Verhalten beim Patienten hervorzurufen oder weil *wir uns langweilen*. Das Zeichen zum Einsatz muß vom Patienten gegeben werden. Ein Mensch, der in eine Aktivität vertieft ist, spielt. Wurde die Aktivität sorgfältig ausgewählt, erzeugt der Mensch auch adaptives Verhalten und erreicht somit das Behandlungsziel.

Es gibt keine Regeln über Anzahl oder Dauer der Aktivitäten innerhalb einer Behandlungseinheit. Eine Aktivität sollte genau so lange andauern, bis sie für den Patienten nicht mehr motivierend ist oder keine Herausforderung mehr darstellt.

Vergleicht man erfolgreiche therapeutische Aktivitäten mit Spiel, so stellt sich dem Therapeuten häufig die Frage, ob therapeutische Aktivitäten unbedingt Spaß machen müssen, um eine wirksame Behandlung zu sichern. Nachdem wir nun schon viele Menschen beim Spiel und in der Behandlung beobachtet haben, achten wir eher darauf, ob der Patient in eine Aktivität vertieft ist, als darauf, ob er Anzeichen für Spaß und Freude zeigt (obwohl es diese Anzeichen sicherlich geben kann). Häufig sind Menschen so sehr in die Aktivität (sei es Spiel oder Therapie) vertieft, daß sie gar nicht bemerken, daß sie auch Spaß daran haben. Nach Beendigung der Aktivität merken sie dann vielleicht, daß sie Spaß daran hatten, obwohl sie im Verlauf weder gelacht oder gelächelt haben noch irgendwelche anderen Anzeichen zu erkennen waren, daß ihnen die Aktivität Spaß gemacht hat.

Darüber hinaus können wir sagen, daß viele unserer Patienten mit Aktivitäten, die mit Bewegungen und Berührungen zu tun haben, selten Spaß verbinden. Wir sind der Ansicht, daß es ein sicheres Zeichen für einen Behandlungsfortschritt ist, wenn ein Patient im nachhinein äußert, daß ihm die Aktivität Spaß gemacht habe. Wir werden immer wieder von Patienten gefragt, ob eine bestimmte Aktivität Spaß macht, und dies zeigt uns, daß diese Personen möglicherweise neue Vorstellungen über die Beziehung zwischen Spaß und denjenigen Aktivitäten entwickelt haben, die Bewegungen und Berührungen beinhalten.

Zusammenfassung

Wir haben einige Merkmale erläutert, anhand derer üblicherweise Spiel definiert wird. Darüber hinaus haben wir dargestellt, welche Rolle diese Merkmale im Rahmen einer Behandlung für den Patienten und den Therapeuten spielen. Wir sind der Überzeugung, daß es für Therapeuten sehr wichtig ist, diese Merkmale stets im Hinterkopf zu behalten. Sie stellen wichtige Richtlinien für die Beurteilung einer Behandlung dar, wenn es darum geht, ob auch tatsächlich Spiel *stattfindet*, wenn es beabsichtigt ist. Darüber hinaus hoffen wir, daß Therapeuten erkennen, wann Spielen unnötig ist oder sogar vermieden werden sollte.

3.1.2
Spiel als Maßstab für Entwicklungsstufen (Taxonomien)

Anstatt das Spiel anhand seiner Merkmale zu charakterisieren, bieten eine Reihe von Autoren Taxonomien an, um Entwicklungsstufen im Zusammenhang mit unterschiedlichen Spieltypen zu definieren. Eine der bekanntesten Taxonomien wurde von Piaget (1962) entwickelt. Er ging von einer entwicklungsbedingten Reihenfolge von Spielen aus, die den jeweiligen Stand der *kognitiven* Fähigkeiten von Kindern widerspiegelt (z. B. Übungsspiele, Spiele mit Symbolen und Spiele mit Regeln). Auf ähnliche Weise stellte Parten (1932) eine Taxonomie über Verhaltensweisen auf, die die Entwicklung des *sozialen* Spielens näher beschrieb (Spiele mit Zuschauern, Spiele, die man allein spielt, parallel ablaufende Spiele, assoziative und kooperative Spiele). Sowohl die von Parten als auch die von Piaget beschriebenen Taxonomien werden von vielen Ergotherapeuten verwendet. Die Ergotherapeutin Knox (1974) entwickelte eine Taxonomie, mit der sich die Spielfähigkeit von Kindern im Vorschulalter messen läßt. Die Knox Play Scale (Knox-Spielskala) wurde später von Bledsoe und Shepherd (1982) überarbeitet und in Preschool Play Scale (Vorschul-Spielskala) umbenannt. Diese Taxonomie, anhand derer die Spielfähigkeit in vier verschiedenen Bereichen gemessen wird (Nutzung des Raums, Umgang mit Material, Nachahmung, Beteiligung) findet in der Ergotherapie sowohl in der Praxis als auch in der ergotherapeutischen Forschung häufig Anwendung (Bledsoe u. Shepherd 1982; Bundy 1987, 1989; Clifford u. Bundy 1989; Harrison u. Kielhofner 1986; Howard 1986; Knox 1974).

Rubin et al. (1983) zufolge gibt es zwei Gebiete, in denen es besonders vorteilhaft ist, Spiel anhand einer Taxonomie zu definieren:
- zur Beurteilung der individuellen Entwicklung des kindlichen Spielverhaltens und
- in der Forschung.

Das Spiel läßt sich besser beobachten, wenn man es in Kategorien einteilt. Außerdem kann man das Spiel von Menschen mit den unterschiedlichsten Behinderungen mit dem Spiel normal entwickelter Menschen vergleichen. Dieser Vergleich kann individuell angestellt werden, wie es z. B. Therapeuten tun, wenn sie einen Patienten mit Verdacht auf Spielstörungen untersuchen oder die Wirksamkeit der Behandlung anhand dessen beurteilen, inwieweit sich die Spielfähigkeit des Patienten verbessert hat. Er kann jedoch auch zwischen Gruppen gezogen werden, z. B. im Rahmen einer Forschungsreihe, in der untersucht wird, inwiefern sich bestimmte Defizite auf das Spielverhalten auswirken.

Die Schwierigkeit der Anwendung einer Taxonomie zur Definition des normalen Spielens besteht darin, daß sich dies gleichzeitig auf die Definition von Spielstörungen auswirkt. Die Taxonomien des Spiels basieren meist auf sozialen oder kognitiven Verhaltensweisen, die mit einem bestimmten Alter oder einem bestimmten Entwicklungsstand assoziiert werden. Definiert man Spiel jedoch lediglich mit Hilfe von Taxonomien, so wird es nahezu unmöglich, gleichzeitig auch die Spiel*präferenzen* des jeweiligen Patienten zu berücksichtigen. Vergleicht man die definitorischen Merkmale des Spiels mit einer Definition per Taxonomie, wird das Problem offensichtlich.

■ **BEISPIEL:** Leidet ein Vorschulkind mit Defiziten der motorischen Planung, das (im Gegensatz zu den meisten Kindern seines Alters) zwar nicht gern auf Spielplätzen, aber dafür *um so lieber* im Haus spielt, an einer Spielstörung? Handelt es sich hierbei um die gleiche Störung, die bei einem Vorschüler auftritt, der wie seine Altersgenossen auf ein Klettergerüst klettern möchte, aber nicht weiß, wie er das machen soll? Beide scheinen an Spielstörungen zu leiden, die sich jedoch sehr voneinander unterscheiden. Im ersten Fall zieht das Kind Aktivitäten vor, bei denen es erfolgreich ist, und vermeidet spielerische Aktivitäten, die Kinder in seinem Alter sehr gerne ausüben. Im zweiten Fall ist das Kind nicht in der Lage, die Aktivitäten auszuüben, die es wirklich gerne durchführen würde.

Versucht ein Therapeut Spiel nur anhand einer Taxonomie zu definieren, so wird er nicht fähig sein, diese beiden Arten von Störungen zu unterscheiden. Das könnte dazu führen, daß er nicht in der Lage ist, das optimale Behandlungsprogramm für diese beiden Kinder auszuarbeiten.

3.1.3
Umgebung des Spiels

Nach Ansicht von Rubin et al. (1983) besteht die dritte Möglichkeit, Spiel zu definieren, darin, die Umgebung zu beschreiben, in der es zu Spielverhalten kommt. Diese Art von Definition wird häufig in Forschungsberichten über Spielverhalten gebraucht, sie bietet jedoch auch Ergotherapeuten Anregungen zu einer geeigneten Gestaltung des Behandlungsraums. Es handelt sich hierbei um eine indirekte Definition des Spiels, da es lediglich um eine Beschreibung der Faktoren geht, durch die nach Ansicht der Forscher (und Therapeuten) spielerisches Verhalten stimuliert werden kann.

Rubin et al. (1983) fassen eine Reihe von Komponenten zusammen, die häufig von Forschern eingesetzt werden, um spielerisches Verhalten auszulösen. Zu diesen Komponenten zählen:

1. Eine Anzahl gleichaltriger, dem kleinen Patienten vertraute Kinder sowie ihm bekannte Spielzeuge oder andere Materialien, die das Interesse des Kindes erwecken können.
2. Ein Abkommen zwischen Eltern und Kindern, das entweder verbal, anhand von Gesten oder durch eine stille Vereinbarung getroffen wird. Dieses Abkommen besteht darin, daß sich die Kinder in dem gegebenen oder durch die Untersuchung festgelegten Rahmen frei entscheiden dürfen, was sie tun möchten.
3. Kooperatives Verhalten der Erwachsenen: Erwachsene sollen das Kind möglichst wenig drängen und lenken.
4. Eine freundliche Atmosphäre, in der sich das Kind wohl und sicher fühlt.
5. Eine Planung, bei der ausgeschlossen werden kann, daß das Kind müde, hungrig oder krank ist oder unter einer anderen Form von körperlichem Streß leidet (S. 701).

Der Grund, Spiel als Verhalten zu definieren, das unter bestimmten Voraussetzungen auftritt, besteht darin, daß ein Kind in einem sicheren Umfeld, umgeben von interessantem Spielzeug und von Erwachsenen, die es gewähren lassen, höchstwahrscheinlich *intrinsisch motiviert* wird und *von externen Zwängen befreit* ist. Dies erhöht auch die Chance, daß das Kind spielt.

Die Schwierigkeit, Spiel anhand der jeweiligen Voraussetzungen zu definieren, liegt darin, daß die für die Gestaltung der spielerischen Umgebung verantwortlichen Erwachsenen das Spiel aus Perspektive der Kinder betrachten müssen. Darüber hinaus setzt diese Definition voraus, daß es sich bei den zutage tretenden Verhaltensweisen tatsächlich um Spielverhalten handelt. Therapeuten müssen daher den jeweiligen Patienten sehr genau beobachten, um sicherzugehen, daß das von ihnen beabsichtigte Spielverhalten auch gezeigt wird. Die theoretische Ausarbeitung einer Spielsituation garantiert noch lange nicht, daß Spielverhalten auftreten kann oder auftreten wird.

3.1.4
Das Spiel aus erziehungswissenschaftlicher Sicht

Rubin et al. (1983) haben uns ein Konzept zur Untersuchung sowie zur leichteren Provokation von Spielverhalten an die Hand gegeben, das wichtige Überlegungen enthält, wie sich Spielverhalten von anderem Verhalten unterscheiden läßt.

Die Pädagogin Neumann (1971) entwickelte in ihrer theoretischen Abhandlung über die Literatur zum Thema Spiel eine Definition, die in vielen Punkten dem Konzept von Rubin et al. ähnelt. Neumanns Kriterien zur Bestimmung von Spiel sind jedoch weitaus einfacher zu handhaben und lassen sich somit auch leichter anwenden, wenn man untersuchen möchte, ob es während einer Behandlungsstunde zum Spiel kommt.

Neumann nannte folgende *drei Kriterien* für die Entscheidung, ob es sich bei einem beobachteten Verhalten um Spielverhalten handelt:
- Die Kontrolle über die Handlung läuft intern ab (Entscheidungsfreiheit).
- Innere, d. h. jeweils individuelle Festlegung der Realität.
- Intrinsische Motivation.

Für Neumann (1971) stellt die *intern ablaufende Kontrolle* das wichtigste Kriterium für das Zustandekommen eines Spiels dar und nicht die intrinsische Motivation (Rubin et al. 1983). Darüber hinaus ging sie davon aus, daß die einzelnen Kriterien bei jeder Art von Spiel auf undurchsichtige Weise miteinander verwoben sind, daß jedoch alle Kriterien immer von einem gewissen Maß an innerer Kontrolle abhängen.

Sie wies z. B. darauf hin, daß ein Individuum, das die Kontrolle hat, entscheiden kann, mit wem, womit, wie und wo es spielen möchte. Dieses Individuum ist in der Lage, die Realität zeitweilig auszuschalten, so daß es z. B. eine Schaukel in einen Stier und sich selbst in einen furchtlosen Reiter verwandeln kann. Wenn eine innere, selbst geschaffene Realität existiert, kann es dazu kommen, daß ein Kind das Schicksal der im Wasser (Matratze) lauernden Bohnensäckchenmonster bestimmt. Während sich das Individuum bei seinen Aktivitäten meist an der objektiven Realität orientiert, muß der Therapeut darauf achten, daß in einer Therapiesitzung, in die das Spiel erfolgreich integriert werden soll, eine für den und von dem Patienten gestaltete Realität herrscht.

Neumann (1971) ging davon aus, daß jede Aktivität als Spiel angesehen werden kann, die diese drei Kriterien erfüllt. Sie lenkte aber auch ein, daß diese Kriterien zwar die optimalen Bedingungen für Spielverhalten darstellen, es jedoch höchst selten sei,

> daß ein Mensch eine vollkommene innere Kontrolle, eine optimale intrinsische Motivation oder eine klare innere Realität besitzt. Folglich muß man Spiel und Nicht-Spiel als entgegengesetzte Endpunkte eines Kontinuums an Interaktionen zwischen Individuum und Umwelt ansehen. An welcher Stelle des Kontinuums nun die jeweils beobachtete Interaktion anzusiedeln ist, wird durch den Grad bestimmt, zu dem die Kriterien des Spiels erfüllt sind (S. 163).

Die Sichtweise des *Spiels als Kontinuum* ist für uns möglicherweise der bedeutendste Beitrag Neumanns (1971). Als Ergotherapeuten sind wir sehr interessiert am Spiel, z. T. deshalb, weil es ein sehr effizientes Behandlungsinstrument darstellt. Neumann wies jedoch auch darauf hin, daß beim Einsatz von Spiel als Behandlungsinstrument *äußerste Vorsicht* geboten sei.

> Verwendet man das Spiel für pädagogische oder ähnliche Zwecke, ist es sehr wichtig, es als Kontinuum zu betrachten. Da die Durchführung von Spielen auf ein äußeres Motiv hinweist (da ist jemand, der das Spiel zu einem bestimmten Zweck und nicht um des Spielens willen anwendet), muß man darauf achten, auch Raum für interne Kriterien zu schaffen, damit das Spielverhalten wie anhand des Kontinuums definiert auch wirklich eintritt. Wenn es sich bei der Interaktion nicht um Spiel handelt, so findet auch kein Spiel statt, und somit wird auch der mit der Anwendung von Spiel verfolgte Zweck nicht erfüllt (S. 164).

In Übereinstimmung mit der therapeutischen Sichtweise einer erfolgreichen Behandlung ist auch Neumann (1971) der Ansicht, daß jede Art von Spiel in einem Austausch zwischen Kind und Umwelt besteht, bei dem bestimmte Aspekte der Umwelt und des Kindes vom Kind manipuliert werden (S. 137). Neumann zufolge dienen die genannten Kriterien der Unterscheidung zwischen Spiel und Nicht-Spiel. Sie wies jedoch gleichzeitig darauf hin, daß Spielaktivitäten genauer gekennzeichnet werden können, wenn man zusätzlich die Art und Weise des Spielens, die verwendeten Gegenstände und die beteiligten Personen beschreibt.

FALLBEISPIEL →

Man hätte sehr wenig über *Rickys* Spiel erfahren, wenn im Fallbeispiel nicht auch die Schaukel, die Praxis und Sallys Funktion bei der Interaktion beschrieben worden wären.

Neumanns Rat, Spielaktivitäten so detailliert zu beschreiben, daß andere sie sich vorstellen können, klingt besonders für diejenigen von uns einleuchtend, die die Spielfähigkeiten eines Patienten häufig in Berichten für Eltern oder andere Personen schriftlich festhalten müssen. Von uns behandelte Patienten können oft sehr gut spielen, wenn bestimmte Bedingungen erfüllt sind; unter anderen Umständen sind sie jedoch möglicherweise überhaupt nicht dazu in der Lage (Bundy 1989).

> **Praxis**
> Es ist äußerst wichtig, daß Eltern und andere Bezugspersonen die nötigen Informationen erhalten, um dem Patienten das Spielen außerhalb der Therapie erleichtern zu können.

Das heißt jedoch nicht, daß Eltern und andere Bezugspersonen die Therapie fortführen sollen. Hierauf werden wir in Kapitel 11 noch ausführlicher eingehen. Wir wünschen uns allerdings, daß sie in der Lage sind, mit den Patienten so zu spielen, daß es für beide Seiten befriedigend und lohnend ist. Oftmals gelingt es uns, das Spiel unserer Patienten mit für sie wichtigen Personen zu erleichtern, indem wir diesen Personen die Merkmale einer spielerischen Behandlungsstunde beschreiben.

3.1.5
Spiel – eine Arbeitsdefinition für Ergotherapeuten

Auf der Grundlage von Neumanns Arbeit (1971) schlagen wir den Ergotherapeuten, die das Spiel als Behandlungsinstrument verwenden, folgende Definition vor:

> **DEFINITION**
> *Spiel* ist eine Interaktion zwischen Individuum und Umwelt, die
> - intrinsisch motiviert ist,
> - intern kontrolliert wird und
> - frei von vielen durch die objektive Realität auferlegten Zwängen ist.

Es ist allerdings nicht immer möglich (oder wünschenswert), daß Individuen ihre Umwelt vollkommen kontrollieren und ihre eigene Realität uneingeschränkt festlegen können oder daß entsprechende Gegenstände vorhanden oder Spielkameraden anwesend sind, die zu diesem Zeitpunkt am stärksten intrinsisch motivierend wirken würden. Daher werden Spielhandlungen als *Kontinuum* von Verhaltensweisen betrachtet, die mehr oder weniger spielerischen Charakter haben, je nachdem, bis zu welchem Grad die genannten Kriterien erfüllt werden (siehe Abb. 3.2).

Im Rahmen einer ergotherapeutischen Behandlung, die auf den Prinzipien der Sensorischen Integrationstheorie basiert, ist das Spiel der Patienten in

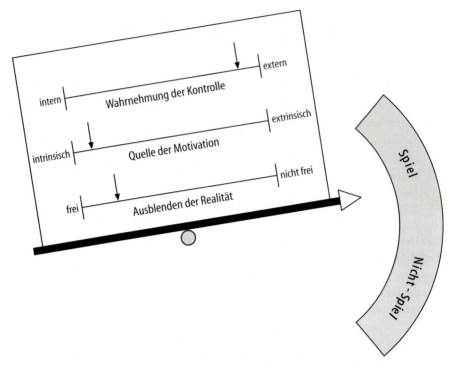

Abb. 3.2. Das Spiel-Nicht-Spiel-Kontinuum: ein Gleichgewicht aus Art der wahrgenommenen Kontrolle, Art der Motivationsquelle und Grad der Realitätsausblendung

gewisser Weise vorhersehbar, denn in diesem Kontext kommen nur bestimmte Spielformen in Frage. Die Patienten setzen ihre sensomotorischen Fähigkeiten ein, um mit einer Umwelt zu interagieren, in der ihnen Möglichkeiten für eine verbesserte Aufnahme sensorischer Reize geboten werden. Möglicherweise wiederholen die Patienten bestimmte Aktivitäten und üben sie so lange, bis sie die jeweilige Aufgabe bewältigt haben. Sie versinken in ihrem Spiel und zeigen adaptives Verhalten. Häufig teilen sie dabei sich selbst, dem Ergotherapeuten oder Elementen der Umwelt eine bestimmte Rolle zu.

Behandlungsstunden spielerisch zu gestalten ist schwierig. Daher müssen Ergotherapeuten darauf vorbereitet sein, in jeder einzelnen Behandlungseinheit aufs neue zu beurteilen, an welcher Stelle des Spiel-Nicht-Spiel-Kontinuums die stattfindende Aktivität im Hinblick auf die für Spielverhalten geltenden Kriterien anzusiedeln ist. Ellis (1973, S. 126–127) hat eine Reihe von Fragen zusammengestellt, mit deren Hilfe Ergotherapeuten bewerten können, inwieweit das Ziel Spiel erreicht wurde. Die Fragen sind nach Kriterien geordnet:

- *Intrinsische Motivation*
1a) Zeigt der Patient das Verhalten, um irgendwie von außen dafür belohnt zu werden?
oder
1b) Zeigt er das Verhalten nur um *der* Belohnung willen, die er bereits aus Erfahrung kennt und von der er weiß, daß sie normalerweise aus einem solchen Vorgehen resultiert?
2a) Erwecken das Umfeld oder die Situation (einschließlich des Ergotherapeuten) beim Patienten den Eindruck, daß bestimmte Verhaltensweisen von ihm verlangt werden, so daß er gar kein Interesse an seinem Verhaltensprozeß entwickeln kann?
oder
2b) Bietet der Therapierahmen die Möglichkeit für eine Interaktion, ohne daß letztlich externe Konsequenzen drohen?

- *Interne Kontrolle*
1a) Wird das Verhalten von einer anderen Person als vom Patienten kontrolliert?
oder
1b) Kontrolliert der Patient sein Verhalten selbst?
2a) Wird das Verhalten durch irgend etwas derart eingeschränkt, daß die Reaktionsmöglichkeiten des Patienten begrenzt sind?
oder
2b) Bietet der Rahmen dem Patienten zu jedem Zeitpunkt seines Verhaltensflusses Wahlmöglichkeiten?

- *Interne Realität*
1a) Zwingen die Umstände den Patienten dazu, sich alle Einschränkungen der objektiven Realität bewußt zu machen?
oder
1b) Hat der Patient die Möglichkeit, einige Aspekte der realen Situation zu manipulieren, indem er die Behandlungsaktivitäten zeitweilig nicht mit realen Situationen verknüpft, sondern sich statt dessen Situationen ausdenkt?
2a) Macht es der Rahmen für den Patienten unmöglich, den realen Zusammenhang zwischen Ereignissen und Konsequenzen zu verdrängen?
oder
2b) Ermöglicht der Rahmen es dem Patienten, einige reale Aspekte auszublenden?

3.2
Das Potential des Spiels für die Therapie

Als Ayres (1972) von der Kunst der Therapie sprach, beschrieb sie den fähigen Ergotherapeuten als jemanden, der einem Kind hilft, mit seiner Umwelt gut zurechtzukommen. Ihre Terminologie ähnelt der von White (1959). White argumentierte überzeugend, daß Menschen eine lange und spielerische Lehrzeit hinter sich bringen müssen, bevor sie ihrer Umwelt Herr werden.

> **Praxis**
> Wenn das Spiel das Mittel darstellt, mit dessen Hilfe Menschen ihrer Umwelt Herr werden, ist es sicherlich eines der wirkungsvollsten therapeutischen Instrumente.

Ergotherapeuten, die in der Lage sind, das Spiel eines Individuums zu fördern, sollten dies als besondere Gabe betrachten Das Spiel des Kindes kann folglich als ernsthafte Tätigkeit betrachtet werden, obwohl es für das Kind eher interessant ist und Spaß macht (White 1959, S. 321).

In einer auf der Sensorischen Integrationstheorie basierenden Behandlung werden dem Patienten Aktivitäten vorgeschlagen, die eine gezielte Aufnahme sensorischer Reize ermöglichen, genau die richtige Herausforderung darstellen und ein adaptives Verhalten fordern. Man geht davon aus, daß mit einer Behandlung dann die größten Erfolge erzielt werden, wenn die Aktivitäten intrinsisch motivierend sind, der Patient aktiv beteiligt ist und den Verlauf der Behandlungsstunde selbst kontrolliert und lenkt. In jeder Publikation, die sich mit der Sensorischen Integrationstherapie beschäftigt, wird unweigerlich betont, daß sich der Patient keinesfalls körperlich oder psychisch bedroht fühlen darf (siehe Kapitel 10). Mit anderen Worten:

> **!** Wenn sich der Patient einer schwierigen Herausforderung stellt, darf dies keine nachteiligen Konsequenzen haben, und es muß sichergestellt sein, daß die in der objektiven Realität herrschenden Zwänge auf ein Minimum reduziert werden.

Eine präzisere Beschreibung des Spiels als die hier gegebene ist kaum möglich. Nicht jedes Spiel eignet sich für eine Behandlung, und nicht jede gute Behandlung besteht nur aus Spiel. Eine auf der Sensorischen Integrationstheorie basierende Behandlung im engsten Sinne beinhaltet jedoch eine bestimmte Anzahl an Spielaktivitäten, bei denen jeweils eine gezielte sensorische Stimulation stattfindet.

Es ist keine leichte Aufgabe, ein spielerisches Umfeld zu schaffen und Menschen mit eingeschränkten Möglichkeiten das Spielen zu erleichtern (Anderson et al. 1987; Rast 1986). Rast machte sogar darauf aufmerksam, daß sich Spiel und Therapie gegenseitig nahezu auszuschließen scheinen.

Das Spiel des Kindes ist eine intrinsisch motivierte Aktivität, die es freiwillig und sich selbst zuliebe durchführt. In einer Therapie sollen mit Hilfe des vom Therapeuten aufgestellten Programms bestimmte Behandlungsziele erreicht werden. Hinzu kommt, daß das Spiel durch eine Kombination aus Engagement und Vergnügen gekennzeichnet ist. Diese Merkmale sind für eine Therapie zwar wünschenswert, aber nicht unbedingt typisch (S. 30).

Auch wenn nicht jede ergotherapeutische Behandlung nur aus Spiel besteht, geht es Ergotherapeuten, deren Behandlung auf den Prinzipien der Sensorischen Integrationstheorie basiert, zumeist darum, bei ihren Patienten Spielverhalten hervorzurufen. Spiel und Nicht-Spiel stellen ein Kontinuum von Verhaltensweisen und keine Entweder-Oder-Situation dar (Neumann 1971). Sollte es dem Ergotherapeuten notwendig erscheinen, eine bestimmte Behandlungsstunde stärker als sonst zu lenken, dann kann er dies dadurch kompensieren, daß er den Schwerpunkt auf Aktivitäten legt, die besonders motivierend für den Patienten sind oder dem Patienten die Möglichkeit bieten, besonders viele fiktive Spiele zu spielen.

Ergotherapeuten haben die Absicht, therapeutische Ziele innerhalb eines Rahmens zu erreichen, der von Kind und Ergotherapeut *gemeinsam* geschaffen wird und so spielerisch wie möglich ist. Rast (1986) faßte diese Absicht in ihrer Schlußbetrachtung sehr treffend zusammen:

Therapieziele sind häufig nicht dazu geeignet, die Aufmerksamkeit oder die Kooperation eines Kindes mit Defiziten zu erlangen, da sie meist zu vage oder abstrakt sind, um als intrinsisch motivierend empfunden zu werden. Das Spiel bietet jedoch genau diese intrinsische Motivation ... Spielaktivitäten sollten in erster Linie jedoch weder dazu benutzt werden, eine Therapie zu verschleiern, noch sollten sie am Ende einer Behandlung als Belohnung eingesetzt werden. Werden Spielaktivitäten sorgfältig ausgearbeitet und eingesetzt, können mit ihrer Hilfe die mannigfaltigen Aspekte einer Interaktion mit der Umwelt in Erfahrungen umgesetzt werden, die für das Kind im Hier und Jetzt eine unmittelbare Bedeutung haben. Folglich kann die lohnende Teilnahme an Spielaktivitäten in der Gegenwart zu zukünftigen Erfolgen beitragen (S. 40).

Als Ergotherapeuten wollen wir dem Patienten bewußt machen, *daß* er spielt. Wir bieten ihm Aktivitäten an, die für ihn intrinsisch motivierend sind und die Herausforderungen darstellen, welche seinen Fähigkeiten entsprechen. Wir müssen die Behandlungseinheit jedoch so gestalten, daß es sich dabei auch tatsächlich um Therapie handelt. Daher sollte vorher stets ein Konzept erstellt werden. Wir müssen genau erkennen, welche und wieviel sensorische Stimulation beim Patienten das erwünschte adaptive Verhalten auslöst. Gegebenenfalls müssen die Aktivitäten leicht abgeändert werden, um beide Ziele, Spiel und Therapie, zu erreichen. Wir müssen uns sowohl von der Theorie als auch von den Reaktionen des Patienten leiten lassen.

> **Praxis**
> Während der Patient spielt, lenkt der Therapeut die Behandlung. Der Patient profitiert vom Spiel genauso wie von einer guten Therapie.

Spiel und Verspieltheit sind wirkungsvolle therapeutische Instrumente. Spiel fördert Kompetenz. Die Verspieltheit des Ergotherapeuten (und im Idealfall auch die des Kindes) hilft, eine Atmosphäre zu schaffen, in der spielerisches Verhalten auftreten kann. Wenn Spiel und Verspieltheit mit weiteren Elementen zu einer guten Behandlung kombiniert werden, kann das zu großen Veränderungen im Leben der Patienten führen. Ergotherapeuten, die nach den Prinzipien der Sensorischen Integrationstheorie vorgehen und die diese Grundsätze besonders bei Kindern mit Störungen im Zentralnervensystem erfolgreich anwenden wollen, sollten in ihren Behandlungseinheiten Spielsituationen schaffen.

> **Praxis**
> Durch das Spiel wird der Spiralprozeß der Selbstaktualisierung (siehe S. 30) gefördert.

3.3
Der Beitrag der sensorischen Integration zum Spiel

3.3.1
Was die Theorie der Sensorischen Integration impliziert

Die Fähigkeit, sensorische Informationen zu verarbeiten und zu integrieren und diese Informationen dann zur Planung und Erzeugung einer bedeutsamen Interaktion mit der Umwelt zu nutzen, hilft dem Menschen, seine Handlungen zu kontrollieren, und vermittelt ihm das Gefühl, daß er die Kontrolle innehat. Die Qualität spielerischer Aktivitäten ist abhängig von der Fähigkeit des Spielers, die Kontrolle zu übernehmen (Kooij u. Vrijhof 1981; Neumann 1971; Rubin et al. 1983). Menschen, die der Ansicht sind, sie würden eher von innen gesteuert als von außen, sind also wahrscheinlich die besseren Spieler (Morrison et al. z; Kooij u. Vrijhof 1981).

Als logische Folgerung ergibt sich, daß manche Menschen mit sensorisch-integrativen Dysfunktionen auch Schwierigkeiten beim Spielen haben. Natürlich erlangen Personen, die unter Schwerkraftunsicherheit oder Angstzuständen leiden, bei vielen spielerischen Aktivitäten nicht das Gefühl der Kontrolle. Lindquist et al. (1982) bemerkten hierzu treffend:

> Ein Kind kann offensichtlich nur dann richtig spielen, wenn seine Fähigkeit zur sensorischen Integration relativ normal ausgeprägt ist. Auf sensomotorischer Ebene ist die Fähigkeit des Kindes, sensorische Reize zu integrieren und zu organisieren, äußerst wichtig sonst ist es nicht in der Lage, seinen Körper im Spiel sinnvoll einzusetzen. Auf konstruktiver Ebene beeinflussen die Endergebnisse der sensorischen Integration wie Praxie, Hand-Auge-Koordination und visuelle Wahrnehmung die Qualität der Interaktion zwischen Kind und Objekt. Und auf sozialer Ebene sind es Resultate der sensorischen Integration wie Selbstachtung und Selbstvertrauen, die die Bereitschaft und Fähigkeit des Kindes beeinflussen, in Gruppenspielen mit Gleichaltrigen zu interagieren, zu kooperieren und wettzustreiten (S. 434).

Praxis

Um optimal spielen zu können, muß der Mensch das Gefühl haben, die Kontrolle innezuhaben und frei entscheiden zu können, womit und wie er spielt. Darüber hinaus muß er fähig sein, die Realität auszuschalten und mit anderen Menschen und mit Gegenständen in Interaktion zu treten, die als intrinsisch motivierend empfunden werden.

Da die sensorische Integration eine der Grundvoraussetzungen für das Spiel darstellt, bietet die Sensorische Integrationstheorie Ergotherapeuten *indirekte* Mittel zur Bewertung der dem Spielverhalten vorausgehenden neuronalen Prozesse. Defizite der sensorischen Integration beeinträchtigen vor allem die Fähigkeit, mit anderen Menschen und Gegenständen aus dem Umfeld in Interaktion zu treten, und das Gefühl, die Kontrolle zu haben. Sensorisch-integrative Dysfunktionen können sich auch auf die *Art der Aktivitäten* auswirken, die als intrinsisch motivierend empfunden werden (Clifford u. Bundy 1989).

Eine mangelnde Fähigkeit zur Integration und Organisation vestibulär-propriozeptiver Sinneseindrücke zeigt sich in schwachen postural-okulären Reaktionen, Schwerkraftunsicherheit oder Abwehrreaktionen auf Bewegung. Defizite der Verarbeitung taktiler Sinneseindrücke können sich in einer mangelhaften motorischen Planung oder in taktiler Defensivität äußern. Obwohl einige dieser Erscheinungsbilder zu einer mangelhaften Spielfähigkeit führen können, läßt eine schwache Diskriminationsfähigkeit taktiler Sinneseindrücke nicht unbedingt auf eine beeinträchtigte Spielfähigkeit schließen. Man sollte sich deshalb vor vorschnellen Beurteilungen hüten.

3.3.2
Das Spiel aus der Sicht von Spielforschung und Sensorischer Integrationstheorie

Die Prämisse, daß eine sensorisch-integrative Dysfunktion bei Kleinkindern zu einer mangelhaften Spielfähigkeit führt, ist Gegenstand zahlreicher von Bundy (1987, 1989) und Clifford u. Bundy (1989) durchgeführten Forschungsreihen. Sie beobachteten 61 Jungen (30 davon ohne und 31 mit sensorisch-integrativer Dysfunktion) 30 Minuten lang beim Spielen drinnen und draußen. Das Spielverhalten wurde mit Hilfe der Vorschul-Spielskala (Bledsoe u. Shepherd 1982; Knox 1974) festgehalten. Das Ergebnis: Sowohl im Gesamtwert dieser Vorschul-Spielskala als auch in dreien der vier Bereiche (Nutzung des Raums, Umgang mit Material, Beteiligung) lagen die Durchschnittswerte der Jungen mit sensorisch-integrativer Dysfunktion erheblich unter denen der normal entwickelten Kinder. Eine weitere Auswertung der Daten ergab allerdings, daß die Werte von nahezu einem Drittel der Jungen mit sensorisch-integrativer Dysfunktion nicht mehr als 6 Monate unter der Altersnorm und somit noch im normalen Bereich lagen. Daraus läßt sich folgern, daß eine sensorisch-integrative Dysfunktion nicht immer eine mangelhafte Spielfähigkeit nach sich zieht.

Obwohl Bundy (1987) statistisch bedeutsame Korrelationen zwischen den Werten der Vorschul-Spielskala und den Werten des Bruininks-Oseretsky Test of Motor Proficiency (Bruininks-Oseretsky Test zur Motorischen Leistungsfähigkeit, Bruininks 1978) festgestellt hatte, lag keine der Korrelationen über dem Wert $r = 0.40$. Die meisten lagen sogar weit darunter. Folglich waren die Jungen mit der schlechtesten motorischen Koordination (und theoretisch auch mit der schwersten sensorisch-integrativen Dysfunktion) nicht automatisch auch diejenigen mit den schlechtesten Spielfähigkeiten und umgekehrt.

Schließlich stellten Clifford u. Bundy (1989) fest, daß sowohl normal entwickelte Jungen als auch Jungen mit einer sensorisch-integrativen Dysfunktion im Vorschulalter häufig lieber mit Spielzeug spielten, das eine sensomotorische Stimulation ermöglicht (z. B. Schaukeln, Rutschen), als mit anderen Spielzeugtypen (konstruieren, symbolisches Spiel). Als man jedoch die Präferenzen der Jungen für bestimmte Spiele (Prozentsatz der in jeder Kategorie ausgesuchten Spielzeuge) mit ihren tatsächlichen Leistungen in diesen Spielbereichen verglich (d. h. mit den entsprechenden Werten auf der Vorschul-Spielskala), so stellte man fest, daß viele Jungen ihre Vorlieben für bestimmte Spiele ihren Fähigkeiten angepaßt hatten. Weniger als ein Drittel der Jungen mit einer sensorisch-integrativen Dysfunktion zeigten eine starke Vorliebe für einen Spielbereich, in dem ihre Spielfähigkeiten nicht ihrem Alter entsprachen.

3.3.3
Worüber uns Sensorische Integrationstheorie und Spielforschung keine Auskunft geben (bzw. geben können)

Bisher durchgeführte Forschungsreihen haben gezeigt, daß sensorisch-integrative Dysfunktionen *nicht immer* in mangelhaften Spielfähigkeiten oder beeinträchtigtem Spielverhalten resultieren. Man muß allerdings darauf hinweisen, daß sich die Forschung in diesem Bereich auf Jungen im Vorschulalter mit heterogenen Formen einer sensorisch-integrativen Dysfunktion beschränkte. Daher bleiben auf diesem Gebiet noch viele Fragen offen, wie z. B.:
- Welche Auswirkungen haben sensorisch-integrative Dysfunktionen auf das Spiel älterer Kinder und Erwachsener?
- Sind Menschen mit sensorisch-integrativen Dysfunktionen weniger verspielt als normal entwickelte Menschen?
- Wirkt sich eine sensorisch-integrative Dysfunktion auf das Spielverhalten von Jungen anders aus als auf das von Mädchen?
- Was sagt die Anpassung der Spielpräferenzen (besonders bei Kindern) über tatsächliche Fähigkeiten aus?

Sicherlich berauben sich Kinder mit taktiler Defensivität, die aus Angst vor Berührungen ständig das Spiel mit anderen Kindern vermeiden, einer der wichtigsten Möglichkeiten, soziales Verhalten zu lernen, das sie ihr Leben lang brauchen werden. Wie viele motorische Spiele muß ein Mensch spielen, damit er die motorischen Verhaltensweisen beherrschen lernt, die er im Alltagsleben braucht (Clifford u. Bundy 1989)? Vandenberg (1981) geht außerdem davon aus, daß soziale Interaktion eher im Rahmen von grobmotorischen als von feinmotorischen Spielen stattfindet. Wenn dies zutrifft, dann nimmt sich ein Kind, das grobmotorische Spiele vermeidet, unbeabsichtigt die Chance, soziales Verhalten zu entwickeln und zu üben. Dies sind nur einige der offen gebliebenen Fragen, die durch zukünftige Forschungsreihen geklärt werden müssen.

Auch wenn nur Bundy und Clifford (Bundy 1987, 1989; Clifford u. Bundy 1989) die Spielfähigkeiten von Menschen mit einer sensorisch-integrativen Dysfunktion systematisch untersucht haben, gibt es doch einige ähnliche Studien über das Spielverhalten (oder Freizeitverhalten) von Kindern mit Lernstörungen (hauptsächlich Schulkinder und Jugendliche) (Bryan 1976, 1978; Levy u. Gottlieb 1984; Margalit 1984). Obwohl die Untersuchungsergebnisse nicht alle Fragen vollständig beantworten können, so bestätigen sie jedoch zumindest, daß die Fragen berechtigt und für die Vorgehensweise bei der Behandlung von großer Bedeutung sind.

Margalit (1984) berichtete, daß Jugendliche mit Lernstörungen in ihrer Freizeit hauptsächlich Aktivitäten ausüben, bei denen sie passiv und allein sind (wie z. B. fernsehen). Andere Forscher (vgl. Bryan 1976, 1978; Levy u. Gottlieb 1984) konzentrierten sich auf den soziometrischen Status lerngestörter Kinder und auf deren Fähigkeit, Situationen, in denen soziales Verhalten erforderlich ist, angemessen zu bewältigen. Es ist nicht verwunderlich, daß die meisten dieser Studien zu dem Ergebnis kamen, daß die Testpersonen relativ isoliert und nicht in der Lage waren, soziale Situationen zu schaffen oder darauf zu reagieren.

Falls sich diese Ergebnisse auf Individuen mit sensorisch-integrativen Dysfunktionen übertragen lassen (bei Übertragungen dieser Art muß man jedoch äußerste Vorsicht walten lassen), ist es wichtig, daß wir unser möglichstes tun, um die Spielfähigkeiten dieser Individuen zu verbessern. In manchen Fällen bedeutet dies, die sensorische Integration zu verbessern. In anderen Fällen geht es darum, direkt an den Spielfähigkeiten anzusetzen. Zumeist ist jedoch beides erforderlich.

Es muß erneut darauf hingewiesen werden, daß die oben gestellten Fragen noch nie zum Gegenstand von Studien zu sensorisch-integrativen Dysfunktionen gemacht wurden. Daher sind sie bislang auch nicht adäquat zu beantworten. Mit den wenigen bisher durchgeführten Untersuchungen konnte zumindest nicht nachgewiesen werden, daß Kinder mit sensorisch-integrativen Dysfunktionen automatisch auch ein beeinträchtigtes Spielverhalten aufweisen (Bundy 1987, 1989; Clifford u. Bundy 1989).

Sicherlich werden die Spielfähigkeiten eines Menschen jedoch in irgendeiner Form von seiner Fähigkeit zur Verarbeitung und Integration sensorischer Reize beeinflußt. Die Sensorische Integrationstheorie bietet so manche Information, mit deren Hilfe einige der möglichen Spielstörungen erklärt werden können. Darüber hinaus haben Ergotherapeuten die Möglichkeit, durch Beobachtungen des individuellen Spielverhaltens an wertvolle Informationen über die sensorische Integrationsfähigkeit eines Menschen zu gelangen. Schließlich ist das Spiel ein überaus wichtiger Bestandteil einer auf der Sensorischen Integrationstheorie basierenden Behandlung. Dennoch geht es in der Sensorischen Integrationstheorie nicht in erster Linie um das Spiel.

Die Theorie will zunächst eine Erklärung bieten für die verhaltenssteuernden Prozesse, die auf neurophysiologischer Ebene ablaufen und die Grundvoraussetzungen für die Erzeugung von Spielverhalten schaffen; gleichzeitig geht es um den Spiralprozeß der Selbstaktualisierung, der von der sensorischen Integration beeinflußt wird. Das Spiel ist ein äußerst komplexes Phänomen. Es ist sozusagen das Endprodukt der Interaktion zwischen einer Reihe von angeborenen Eigenschaften und erlernten Fertigkeiten. Sensorische Integration ist nur eine der vielen Voraussetzungen für das Spiel.

3.4
Richtlinien für die Beurteilung von Spielverhalten sowie für die Behandlung gestörten Spielverhaltens bei Kindern mit sensorisch-integrativen Dysfunktionen

Der Zusammenhang zwischen sensorischer Integration und Spiel ist weder einfach zu erklären, noch konnte er bislang mit Hilfe von Theorien oder Forschungsreihen klar definiert werden. Im folgenden werden *vier Grundsätze* zur Beurteilung der Spielfähigkeiten und zur Behandlung des gestörten Spielverhaltens bei Kindern mit einer sensorisch-integrativen Dysfunktion erläutert.

> **Praxis**
> *1. Grundsatz:* Wenn Sie wissen möchten, wie gut ein Mensch spielt, beobachten Sie ihn beim Spielen.

Achten Sie dabei darauf, inwieweit die sensorisch-integrative Dysfunktion die Spielfähigkeiten des Patienten beeinträchtigt, aber achten Sie nicht nur darauf, sondern beobachten Sie auch, wie gut er spielt. Darüber hinaus ist es wichtig, Menschen in vielen verschiedenen Umgebungen beim Spielen zu beobachten. Eine von Vandenberg (1981) durchgeführte Untersuchung zeigt, daß die Art des Spiels erheblich davon beeinflußt wird, welche Spielsachen dem Individuum in der jeweiligen Umgebung zur Verfügung stehen. Vandenberg fand heraus, daß soziale Interaktion eher in Umgebungen stattfindet, die zu grobmotorischen Spielen anregen, als in solchen, die zu feinmotorischen Spielen anregen. Er war der Ansicht, daß Kinder beim feinmotorischen Spielen ein geringeres Bedürfnis haben, mit ihren Altersgenossen zu interagieren, und daß die Aktivität an sich schon zu parallelem Spiel anregt. Diese Studie ist vor allem für diejenigen Therapeuten von Bedeutung, die das Sozialverhalten ihrer Patienten im Spiel beurteilen wollen, dazu aber nur wenig Zeit haben.

Ergotherapeutische Beurteilungsverfahren insbesondere solche, mit denen die Funktionsweise der sensorischen Integration untersucht werden soll sind sehr zeitaufwendig und kostspielig. Viele Ergotherapeuten glauben, den zusätzlichen Zeitaufwand für Beobachtungen von Patienten beim Spielen nicht rechtfertigen zu können. Dennoch kann man gar nicht oft genug betonen, daß das Spiel im Leben eines Menschen eine überaus wichtige Rolle spielt. Sensorisch-integrative Dysfunktionen an sich sind nicht Gegenstand der Ergotherapie bzw. treten erst dann in den Vordergrund, wenn es dem Individuum aufgrund seiner Dysfunktion an der Fähigkeit mangelt, im Leben und im Spiel den von ihm erwarteten Rollen gerecht zu werden.

> **2. Grundsatz:** Wenn Sie wissen möchten, ob ein Mensch mit seinen Spielfähigkeiten zufrieden ist, fragen Sie ihn danach.

Befragen Sie Eltern und Lehrer des Kindes. Finden Sie heraus, wer sein bester Freund ist und warum es diesen Freund so mag. Fragen Sie das Kind, mit wem es am liebsten spielen würde und aus welchem Grund. Auch wenn das Kind noch sehr klein ist fragen Sie es, was es am liebsten und was es überhaupt nicht gerne macht. Finden Sie heraus, warum das so ist. Auf diese Weise läßt sich viel über einen Menschen und seine sensorisch-integrative Dysfunktion in Erfahrung bringen. Es besteht z. B. ein großer Unterschied zwischen einem Kind, das seine Zeit sehr gern mit einem Spiel verbringt, das Gleichaltrige nicht spielen, und einem anderen Kind, das genau das machen will, was alle machen, aber nicht dazu fähig ist. Bei letzterem Kind ist die Wahrscheinlichkeit, daß es unter einem geringen Selbstwertgefühl leidet, größer (Clifford u. Bundy 1989).

Obwohl eine Befragung der direkteste Weg ist, um Antworten zu erhalten, gibt es auch die Möglichkeit, die Spielpräferenzen eines Patienten anhand von Hilfsmitteln herauszufinden. Die meisten dieser Hilfsmittel sind unkompliziert, erfordern nur wenig Zeit und zeichnen sich durch eine einfache Handhabung aus. Bei einigen dieser Verfahren muß lediglich auf Bilder der bevorzugten Spielsachen gezeigt werden (Wolfgang u. Phelps 1983). Der Vorteil besteht darin, daß dem Patienten die Gelegenheit gegeben wird, unter mehreren Möglichkeiten zu wählen. Auf diese Weise kann sich der Ergotherapeut ein besseres Bild von den Spielpräferenzen des Kindes machen.

> **3. Grundsatz:** Gehen Sie nicht davon aus, daß eine Verbesserung der Funktionsweise der sensorischen Integration automatisch eine Verbesserung des Spielverhaltens nach sich zieht.

Das Spiel ist, wie viele andere Endprodukte der sensorischen Integration auch (z. B. bessere motorische Fähigkeiten und höhere Selbstachtung), ein komplexes Phänomen. Mit der Zeit lernt der Mensch, wozu er beim Spiel fähig ist und wozu nicht. Aber selbst wenn sich die jeweiligen Fähigkeiten oder die sensorische Integration verbessern, bedeutet das noch lange nicht, daß auch das Vertrauen in die eigenen Fähigkeiten größer wird. Viele Ergotherapeuten haben bereits die Erfahrung gemacht, daß ein Patient, dem eine Aktivität vorgeschlagen wurde, behauptete, er könne das nicht obwohl sie selbst sich dessen sicher waren. Kann der Patient in einem solchen Fall dennoch zu einem Versuch animiert werden, ist er möglicherweise über seine Fähigkeiten äußerst erstaunt. Dies beweist jedoch, daß sich das Bild, das eine Person von sich selbst hat, nicht automatisch dahingehend ändert, daß Verbesserungen der Fähigkeiten oder der sensorischen Integration auch sichtbar und offensichtlich werden.

Neu entwickelte Fähigkeiten, die im Behandlungsraum unter den wachsamen Augen des Ergotherapeuten erarbeitet wurden, werden auch nicht automatisch auf den Spielplatz oder die häusliche Umgebung übertragen. Levitt (1975) beobachtete Kinder sowohl auf dem Abenteuerspielplatz als auch bei der Therapie und fand heraus, daß das Leistungsniveau der Kinder in der strukturierten Behandlungseinheit höher war als auf dem Spielplatz. Bevor ein Kind eine Fähigkeit spontan anwenden kann, muß es diese also möglicherweise zunächst wiederholt in einer Umgebung üben, in der die Folgen, die diese Aktivität im wirklichen Leben haben könnte, ausgeschlossen sind.

FALLBEISPIEL →

Max, der versucht, Völkerball spielen zu lernen, ist nur eines der zahlreichen Beispiele für diese Beobachtung.

Praxis

4. Grundsatz: Wenn das Ziel darin besteht, gleichzeitig die Spielfähigkeit eines Patienten und seine sensorische Integration zu verbessern, spielen Sie mit ihm.

Ein Mensch, der sowohl ein gestörtes Spielverhalten als auch eine mangelhafte sensorische Integration aufweist, braucht den Ergotherapeuten beim Spielen als Vorbild und benötigt seine Hilfe, um zu lernen, wie man spielt (Lyons 1984). Sutton-Smith (1980) geht sogar davon aus, daß es wichtiger ist, daß Ergotherapeuten bei Spielaktivitäten die Rolle des Trainers und des Zuschauers einnehmen als die eines Mitspielers. Der Ergotherapeut, der mit einem Patienten mit gestörtem Spielverhalten arbeitet, muß besonders darauf bedacht sein, daß die Behandlungsstunden alle Elemente des Spiels (intrinsische Motivation, interne Kontrolle und die Freiheit, die Realität auszublenden) enthalten.

Wenn das Kind älter ist als drei oder vier Jahre, sprechen Sie mit ihm darüber, wie es selbst und wie andere Menschen die Welt wahrnehmen und welche Unterschiede es dabei gibt. Ermutigen Sie das Kind dazu, einen Freund oder eine Freundin in die Therapie mitzubringen. Es ist für den Therapeuten einfacher, eine Behandlungsstunde vorzubereiten, die den Bedürfnissen des Kindes gerecht wird, wenn die Anwesenheit eines Freundes oder einer Freundin eingeplant werden kann. Die Eltern können dem Kind bei der Wahl eines Freundes behilflich sein, der in das Behandlungskonzept paßt. Oftmals kommen andere Kinder sehr gern mit zur Behandlung, und auch bei älteren Kindern gelingt es auf diese Weise, das Stigma, das einer Therapie manchmal anhaftet, zu beseitigen. Wir sind nicht der Ansicht, daß eine auf der Sensorischen Integrationstheorie basierende Behandlung mit zwei Patienten gleichzeitig durchgeführt werden kann oder soll. Auf diesen Punkt werden wir in Kapitel 10 noch ausführlicher eingehen. Wir meinen vielmehr, daß eine Behandlungsstunde, an der auch ein normal entwickelter *Freund* teilnimmt, für den Patienten sehr vorteilhaft sein kann. Nicht zuletzt wird ihm dadurch das Erlernen sozialen Verhaltens erleichtert.

3.5 Schlußfolgerung

Das Spiel ist ein wertvolles Behandlungsinstrument. Für viele Menschen stellt die Verbesserung ihrer Spielfähigkeit das wichtigste Nebenprodukt einer Ergotherapie dar. Wenn eine auf den Prinzipien der Sensorischen Integrationstheorie basierende Therapie sorgfältig geplant und durchgeführt wird, so kann sie sich überaus förderlich auf die Entwicklung des Spielverhaltens auswirken. Auf ähnliche Weise kann das Spiel als Bestandteil eines sorgfältig ausgearbeiteten Behandlungsplans zu einer Verbesserung der sensorischen Integration führen. Auch wenn sich sensorisch-integrative Dysfunktionen durchaus in einem gestörten Spielverhalten widerspiegeln können, sollte man nicht davon ausgehen, daß alle Menschen mit sensorisch-integrativen Dysfunktionen auch Spielstörungen aufweisen. Auf diesem Gebiet ist noch viel Forschung nötig.

Literatur

Anderson, J., Hinojosa, J., Strauch, C. (1987). Integrating play in neurodevelopmental treatment. American Journal of Occupational Therapy, 41, 421–426
Ayres, A. J. (1972). Sensory integration and learning disorders. Los Angeles: Western Psychological Services
Bateson, G. (197 1) The message "this is play". In: R.E. Herron, B. Sutton-Smith (Eds.), Child's Play. New York: Wiley
Bateson, G. (1972a). Metalogue: About games and being serious. In: G. Bateson, Steps to an ecology of the mind (pp. 14–20). New York: Bantam
Bateson, G. (1972b). Toward a theory of play and fantasy. In: G. Bateson, Steps to an ecology of the mind (pp. 177–193). New York: Bantam
Berlyne, D. E. (1966). Curiosity and exploration. Science, 153, 25–33
Berlyne, D. E. (1969). Laughter, humor and play. In: G. Lindzert, E. Aronson (Eds.), The Handbook of Social Psychology (Vol. 3). Reading, MA: Addison-Wesley
Bledsoe, N. P., Shepherd, J. T. (1982). A study of reliability and validity of a preschool play scale. American Journal of Occupational Therapy, 36, 783–788
Bryan, T. (1976). Peer popularity of learning disabled children: A replication. Journal of Learning Disabilities, 7, 34–43
Bryan, T. (1978). Social relationships and verbal interactions of learning disabled children. Journal of Learning Disabilities, 11, 107–115

Bruininks, R. H. (1978). Bruininks-Oseretsky Test of Motor Proficiency examiner's manual. Circle Pines, MN: American Guidance Service

Bundy, A. C. (1987). The play of preschoolers: Its relationship to balance and motor proficiency and the effect of sensory integrative dysfunction. Unpublished doctoral dissertation, Boston University

Bundy, A. C. (1989). A comparison of the play skills of normal boys and boys with sensory integrative dysfunction. Occupational Therapy Journal of Research, 9, 84–100

Clifford, J. M., Bundy, A. C. (1989). Play preference and play performance in normal boys and boys with sensory integrative dysfunction. Occupational Therapy Journal of Research, 9, 202–217

Csikszentmihayli, M. (1979). The concept of flow. In: B. Sutton-Smith (Ed.), Play and learning (pp. 257–274). New York: Gardner

Csikszentmihayli, M. (1975). Play and intrinsic rewards. Humanistic Psychology, 15(3), 41–63

Daub, M. M. (1983). The human development process. In: H. L. Hopkins, H. D. Smith (Eds.), Willard and Spackman's Occupational Therapy (6th ed., pp. 43–86). Philadelphia: J. B. Lippincott

Ellis, M. J. (1973). Why people play. Englewood Cliffs, NJ: Prentice-Hall

Florey, L. (1971). An approach to play and play development. American Journal of Occupational Therapy, 25, 275–280

Harrison, H., Kielhofner, G. (1986). Examining reliability and validity of the Preschool Play Scale with handicapped children. American Journal of Occupational Therapy, 40, 167–173

Hopkins, H. L. (1988). Current basis for theory and philosophy of occupational therapy. In: H. L. Hopkins, H. D. Smith (Eds.), Willard and Spackman's Occupational Therapy (7th ed., pp. 38–42). Philadelphia: J. B. Lippincott

Howard, A. C. (1986). Developmental play ages of physically abused and non-abused children. American Journal of Occupational Therapy, 40, 691–695

Kielhofner, G. (Ed.). (1985). A model of human occupation: Theory and application. Baltimore: Williams & Wilkins

Kooij, R. V., Vrijhof, H. J. (1981). Play and development. Topics in Learning and Learning Disabilities, 1, 57–67

Knox, S. H. (1974). A play scale. In: M. Reilly (Ed.), Play as exploratory learning: Studies of curiosity behavior (pp. 247–266). Beverly Hills: Sage

Levitt, S. (1975). A study of the gross motor skills of cerebral palsied children in an adventure playground for handicapped children. Child Care, Health and Development, 1, 29–43

Lieberman, J. (1977). Playfulness: Its relationship to imagination and creativity. New York: Academic Press

Lindquist, J. E., Mack, W., Parham, L. D. (1982). A synthesis of occupational behavior and sensory integration concepts in theory and practice, Part 2: Clinical applications. American Journal of Occupational Therapy, 36, 433–437

Lyons, M. (1984). A taxonomy of playfulness for use in occupational therapy. Australian Occupational Therapy Journal, 4, 152–156

Margalit, M. (1984). Leisure activities of learning disabled children as a reflection of their passive life style and prolonged dependency. Child Psychiatry and Human Development, 15, 133–141

Michelman, S. M. (1969). Research in symbol formation and creative growth. In: W. L. West (Ed.), Occupational therapy functions in interdisciplinary programs for children. Rockville, MD: Maternal and Child Health Service, US Department of Health, Education, and Welfare

Montessori, M. (1973). The Montessori method Cambridge, MA: Bentley
Morrison, C. D., Bundy, A. C., Fisher, A. G. (in press). The contribution of motor skills and playfulness to play. American Journal of Occupational Therapy
Neumann, E. A. (1971). The elements of play. New York: MSS Information
Parten, M. B. (1932). Social participation among preschool children. Journal of Abnormal Psychology, 27, 243–269
Piaget, J. (1962). Play, dreams and imitation in childhood. New York: Norton
Rast, M. (1986). Play and therapy, play or therapy? In: C. Pehoski (Ed.), Play: A skill for life (pp. 29–42). Rockville, MD: American Occupational Therapy Association
Pratt, P. N. (1989). Play and recreational activities. In: P. N. Pratt, A. S. Allen (Eds.), Occupational Therapy for Children (pp. 295–310. St. Louis: C. V. Mosby
Reilly, M. (Ed.). (1974). Play as exploratory learning: Studies in curiosity behavior. Beverly Hills: Sage
Rodriguez, B. K. (1989). Play, locus of control and depressive symptomatology. Unpublished master's thesis, University of Illinois at Chicago
Rubin, K., Fein, G. G., Vandenberg, B. (1983). Play. In: P. H. Mussen (Ed.), Handbook of child psychology (4th ed.). Vol. 4. Socialization, personality and social development (pp. 693–774). New York: Wiley
Smith, P. K., Takhvar, M., Gore, N., Vollstedt R. (1985). Play in young children: Problems in definition, categorization and measurement. Early Child Development Care, 14, 25–41
Sutton-Smith, B. (1980). A "sportive" theory of play. In: H. Schwartzman (Ed.), Play and culture (pp. 10–19). West Point, NY: Leisure
Takata, N. (1974). Play as prescription. In: M. Reilly (Ed.), Play as exploratory learning: Studies of curiosity behavior (pp. 209–246). Beverly Hills: Sage
Vandenberg, B. (1981). Environmental and cognitive factors in social play. Journal of Experimental Psychology, 31, 169–175
Vandenberg, B., Kielhofner, G. (1982). Play in evolution, culture and individual adaptation: Implications for therapy. American Journal of Occupational Therapy, 36, 20–28
West, M. A. (1888). Childhood – Its care and culture. New York: Law, King Law
White, R. W. (1959). Motivation reconsidered: The concept of competence. Psychological Review, 66, 297–323
Wolfgang, C., Phelps, P. (1983). Preschool play materials preference inventory. Early Childhood Development and Care, 12, 127141

Teil 2

Funktionsbereiche

4 Defizite der vestibulär-propriozeptiven Verarbeitung, der bilateralen Integration und des Sequenzierens

Anne G. Fisher

Einem bislang unbestätigten Gerücht zufolge verlangen Kinder mit sensorisch-integrativen Dysfunktionen verzweifelt nach dem, was sie brauchen. Entspricht dieses Gerücht der Wahrheit, stellt sich folgende Frage: Wenn Kinder mit sensorisch-integrativen Dysfunktionen und insbesondere jene mit Störungen der zentralen Verarbeitung vestibulär-propriozeptiver Sinneseindrücke ein solch starkes Verlangen nach vestibulär-propriozeptiver Stimulation haben, warum können sie sich dann nicht selbst korrigieren?

Die Überschrift dieses Kapitels weist darauf hin, daß es hier um *vestibulär-propriozeptive* Verarbeitungsstörungen gehen soll. Ergotherapeuten, die Erfahrungen auf dem Gebiet der Sensorischen Integrationstheorie haben oder sich mit der Literatur zu diesem Thema auseinandersetzen, sind sich sicherlich dessen bewußt, daß der Schwerpunkt bislang eher auf der Funktionsweise des vestibulären Systems als auf dem Prozeß der Propriozeption lag. Wir persönlich ziehen aus es aus zwei Gründen vor, vom Vorgang der *vestibulär-propriozeptiven* Verarbeitung zu sprechen. Erstens stellt das vestibuläre System eine der Quellen für eine ganz spezielle Art von propriozeptivem Input dar.[1]

Zweitens bieten uns viele der von uns angewandten klinischen Beurteilungsverfahren keine Möglichkeit zu erkennen, in welchem Maße das vestibuläre System bzw. die Propriozeption jeweils an der posturalen Kontrolle und der motorischen Leistung beteiligt sind.

---

[1] Der Begriff „*Propriozeption*" wurde von Sherrington (1906) eingeführt. Er ist von dem lateinischen Wort *proprius* abgeleitet und bedeutet Wahrnehmung von Sinneseindrücken. Die Sinneseindrücke nehmen ihren Ursprung in Rezeptoren, welche durch die *eigenen* Bewegungen eines Organismus stimuliert werden. Sherrington identifizierte vestibuläre Rezeptoren und Muskelspindelrezeptoren als die beiden Hauptquellen propriozeptiven Inputs.

DEFINITION

Wir verwenden den Begriff *„vestibulär-propriozeptiv"*, wenn wir von Sinneseindrücken sprechen, die von der aktiven Bewegung des eigenen Körpers herrühren, und benutzen die Wörter *vestibulär* und *propriozeptiv* jeweils einzeln, wenn wir uns auf spezifische Gruppen vestibulär-propriozeptiver Rezeptoren beziehen. Bei den *vestibulären Rezeptoren* handelt es sich um die Bogengänge, den Utrikulus und den Sakkulus, die durch Kopfbewegungen und Schwerkraft stimuliert werden. Zu den *Propriozeptoren* zählen bestimmte Rezeptoren der Muskeln, der Gelenke und der Haut, die durch eine *aktive* Bewegung der Muskeln und Gelenke stimuliert werden.

Ergotherapeuten, die sich mit der Sensorischen Integrationstheorie auseinandersetzen oder sie praktisch anwenden, sollten sich darüber im klaren sein, daß der Untersuchung und Behandlung vestibulärer bzw. vestibulär-propriozeptiver Verarbeitungsdefizite innerhalb der Literatur zur sensorischen Integration übermäßig viel Aufmerksamkeit geschenkt wurde. Vestibuläre Verarbeitungsdefizite wurden mit Lernstörungen und motorischen Koordinationsstörungen in Verbindung gebracht (Fisher et al. 1986; Frank u. Levinson 1975–1976, 1976–1977; Horak et al. 1988), und man glaubte, mit einer auf das vestibuläre System abzielenden Behandlung das eigentlich zugrunde liegende Problem beheben zu können (Ayres 1978, 1979; deQuiros u. Schrager 1979; Frank und Levinson 1975–1976, 1976–1977). Schließlich ging die Tendenz dahin, die vestibuläre Stimulation verstärkt als therapeutisches Mittel einzusetzen (Fisher u. Bundy 1989). Nach Ansicht von Clark et al. (1989) ist der verstärkte Einsatz von „gezielter vestibulärer Stimulation z. B. durch Schaukeln in Hängematten" (S. 501) sowie durch andere Aktivitäten an Hängegeräten ein typisches Merkmal von Behandlungsprogrammen zur Verbesserung der sensorischen Integration. Daher wird vestibuläre Stimulation fälschlicherweise oftmals mit einer sensorischen Integrationstherapie gleichgesetzt.

Die Überbewertung des vestibulären Systems löste Verwirrung hinsichtlich des richtigen Gebrauchs der Terminologie aus und führte zu falschen Vorstellungen bezüglich der in der Sensorischen Integrationstheorie definierten *zentralen* vestibulär-propriozeptiven Verarbeitungsdefizite sowie zu einer Uneinigkeit über die Existenz solcher Defizite (vgl. Bonder u. Fisher 1989; Brown et al. 1983; Clark et al. 1989; Fisher et al. 1986; Horak et al. 1988; Polatajko 1985; Shumway-Cook 1989). Darüber hinaus ist weiterhin umstritten, ob mit Hilfe klinischer Beurteilungsverfahren überhaupt Aussagen über vestibulär-propriozeptive Verarbeitungsdefizite und damit im Grunde auch über die Existenz von zentralen vestibulär-propriozeptiven Verarbeitungsstörungen bei Kindern mit motorischen Koordinationsstörungen und Lernstörungen getroffen werden können – obwohl erst kürzlich statistisch belegt wurde, daß die Beurteilungsverfahren durchaus aussagekräftig sind (Fisher et al. 1986; Horak et al. 1988).

Daher gilt es für Ergotherapeuten, die die Sensorische Integrationstheorie und die auf ihr basierenden Beurteilungsverfahren oder Behandlungsmethoden anwenden, *zwischen folgenden Punkten zu differenzieren*:
- Überzeugungen, die von bestimmten Annahmen logisch abgeleitet wurden oder empirisch bewiesen sind;
- Überzeugungen, die von bestimmten Annahmen nicht logisch abgeleitet wurden oder nicht empirisch bewiesen sind;
- falschen Vorstellungen bezüglich des Ziels, das mit den jeweiligen Annahmen verfolgt wird, und bezüglich der Konsequenzen, die sich durch neue empirische Beweise für die Theorie ergeben, sowie
- Unstimmigkeiten hinsichtlich der Interpretation der Annahmen und der empirischen Beweise, die bislang in den Bereichen Ergotherapie, Physiotherapie, Medizin, Erziehungswissenschaft, Psychologie und Neuropsychologie veröffentlicht wurden.

4.1
Ziele und Inhalt dieses Kapitels

Dieses Kapitel soll Ergotherapeuten das nötige Hintergrundwissen vermitteln, um jene wichtigen Gesichtspunkte einordnen zu können, die für das Verständnis und die richtige Umsetzung der Sensorischen Integrationstheorie von zentraler Bedeutung sind. Der Schwerpunkt liegt dabei auf dem Versuch, theoretische Annahmen mit empirischen Beweisen und der klinischen Praxis zu verknüpfen.

Wir sind der Ansicht, daß eine Auseinandersetzung mit den Zusammenhängen zwischen Theorie, Forschung, Beurteilung und Therapie dann am fruchtbarsten ist, wenn sie in einem entsprechenden Kontext stattfindet. Deshalb setzt unsere Darstellung an jenem Punkt an, an dem der Prozeß für den Kliniker beginnt: also zu dem Zeitpunkt, wenn ein Patient an einen Ergotherapeuten überwiesen wird, um eingehender untersucht zu werden. Wir werden zwei kurze Fallbeispiele von Patienten mit Defiziten der vestibulär-propriozeptiven Verarbeitung anführen. Dabei richten wir unser Augenmerk auf die unterschiedlichen klinischen Erscheinungsformen zentraler Störungen der vestibulär-propriozeptiven Verarbeitung bei Menschen, bei denen in der Folge sensorisch-integrative Dysfunktionen diagnostiziert werden.

Anschließend werden wir uns mit den mit dem Verhalten zusammenhängenden neuralen Aspekten des vestibulären und des propriozeptiven Systems auseinandersetzen, und zwar hinsichtlich ihrer Bedeutung für die grundlegenden Annahmen und Postulate der Sensorischen Integrationstheorie. Darüber hinaus wollen wir uns mit den Beurteilungsverfahren und der Behandlung von vestibulär-propriozeptiven Verarbeitungsdefiziten beschäftigen. Die Fallbei-

spiele und die theoretischen Grundlagen zentraler vestibulär-propriozeptiver Verarbeitungsstörungen werden uns als Ansatzpunkte für eine Diskussion hypothetischer Formen von vestibulär-propriozeptiven Dysfunktionen dienen. Dazu zählen:
- postural-okuläre Bewegungsstörungen,
- Schwerkraftunsicherheit und
- Überempfindlichkeit oder Abwehrreaktionen in bezug auf Bewegungen.

Da davon ausgegangen wird, daß *Defizite der bilateralen Integration und des Sequenzierens* mit vestibulär-propriozeptiven Verarbeitungsdefiziten zusammenhängen, werden wir hierauf ebenfalls eingehen. Man nimmt an, daß Defizite der bilateralen Integration und des Sequenzierens bestimmte *Defizite der motorischen Planung* darstellen, die durch Schwierigkeiten bei der Planung und Durchführung bilateraler und projizierter Handlungssequenzen gekennzeichnet sind. Im Laufe des Kapitels werden wir immer wieder theoretische und empirische Beweise diskutieren, die für die Existenz vestibulär-propriozeptiver Dysfunktionen und damit einhergehender Störungen sprechen.

Auf die spezifischen Störungen gehen wir im Zusammenhang des Evaluationsprozesses näher ein. Haben wir erst einmal eine Vorstellung von den zu erwartenden Störungstypen, können wir uns auch mit den spezifischen Beurteilungsverfahren auseinandersetzen, mit deren Hilfe vestibulär-propriozeptive Verarbeitungsdefizite zu diagnostizieren sind. Die „Sensorischen Integrations- und Praxietests" (SIPT, Ayres 1989) werden in Kapitel 8 ausführlicher erläutert und eignen sich zudem nur begrenzt für die Diagnose vestibulär-propriozeptiver Verarbeitungsdefizite; daher liegt der Schwerpunkt dieses Kapitels auf Informationen, die durch Befragungen, andere standardisierte Tests und nicht-standardisierte bzw. subjektive klinische Beobachtungen, die zusätzlich zu den SIPT angewendet werden, zu erhalten sind. Wie zuvor wird auch hier eine Darstellung der vorhandenen Beweise erfolgen, die belegen, daß mit Hilfe klinischer Beurteilungsverfahren gültige Aussagen über vestibulär-propriozeptive Dysfunktionen getroffen werden können.

Das Kapitel endet mit einer kurzen Erörterung theoretischer Fragen, die sich im Zusammenhang mit der Behandlung von Defiziten der vestibulär-propriozeptiven Verarbeitung sowie der bilateralen Integration und des Sequenzierens ergeben. Dieser letzte Abschnitt soll die theoretischen Grundlagen für die Anwendung der grundlegenden Prinzipien der Sensorischen Integrationstherapie schaffen, auf die dann in den nachfolgenden Kapiteln eingegangen wird.

4.2
Klinische Bilder vestibulär-propriozeptiver Dysfunktionen

Menschen mit vestibulär-propriozeptiven Verarbeitungsdefiziten weisen ganz unterschiedliche Symptome auf. Anhand der nachfolgenden zwei Fallbeispiele wird deutlich, wie groß die Unterschiede sein können. Diese Beispiele stehen stellvertretend für all die Fälle, bei denen im Rahmen eines Tests zur visuo-vestibulären Verarbeitung, bei dem vestibulo-okuläre und vestibulo-spinale Reaktionen untersucht werden, Störungen der zentralen Verarbeitung vestibulär-propriozeptiver Sinneseindrücke nachgewiesen wurden. Diese Testmethoden, die der Untersuchung der Kontrolle der Augenbewegungen und des Gleichgewichts durch das vestibuläre System dienen, werden von Fisher et al. (1986), Horak et al. (1988) und Shumway-Cook et al. (1987) ausführlich beschrieben.

FALLBEISPIEL →

Todd
Todd ist 8 Jahre und 9 Monate alt. Er wurde der Ergotherapeutin vorgestellt, weil seiner Mutter aufgefallen war, daß er sehr lange für seine Hausaufgaben brauchte. Obwohl seine Leistungen seiner Altersstufe entsprachen, benötigte er zum Lernen abends mehrere Stunden.

Todds Mutter beschrieb ihn als „sehr liebenswertes Kind". Er sei relativ gelassen, und es mache Spaß, etwas mit ihm zu unternehmen. Außerdem sei er ein Perfektionist, „der sehr viel arbeitet, um sein Bestes zu geben". Seine Mutter sagte, Beharrlichkeit sei eine seiner Stärken. „Wenn er sich etwas in den Kopf gesetzt hat, übt er es so lange, bis er es kann". Sie wußte auch, daß er durchaus intelligent war (sein IQ lag bei 129), und sie bezweifelte, daß sich ein „so intelligentes Kind derart anstrengen muß, um etwas zu lernen". Sie hätte es gern gesehen, wenn er mehr Zeit mit anderen Kindern und weniger Zeit mit seinen Hausaufgaben verbracht hätte.

Darüber hinaus sorgte sich Todds Mutter wegen seiner motorischen Koordination. Sie beschrieb ihn als unbeholfen. „Er muß erst andere Kinder beobachten und sehr viel üben, bis er erfaßt, wie etwas geht". Zu lernen, wie man sich die Schuhe zubindet, war sehr schwierig für ihn gewesen, und er hatte es erst mit 8 Jahren so richtig gekonnt. Als er mit 7 Jahren das Fahrradfahren lernte, war es ihm ähnlich ergangen. Diese Aktivität machte ihm auch jetzt noch keinen Spaß.

Als Todd zu seiner Person befragt wurde, sagte er, daß er „gut in der Schule" sei, gab aber zu, daß er sehr viel tun müsse, um Einsen und Zweien zu bekommen. Außerdem sagte er, daß sein größter Vorteil sein gutes Gedächtnis sei und daß ihm dies bei Klassenarbeiten zugute komme. Sein größter Wunsch sei, mit anderen Kindern Wettspiele spielen zu können, dafür sei er aber „nicht gut genug". Todd bevorzugte eher weniger stark strukturierte Aktivitäten wie Schwimmen, Bootfahren und Malen, da er wußte, daß sie ihm leichter fielen. Er sagte, er fahre gerne Achterbahn, fände aber andere derartige Aktivitäten, wie z. B. Riesenradfahren, langweilig.

Im Rahmen der ergotherapeutischen Diagnostik wurden auch Todds Fähigkeiten zur sensorischen Integration untersucht. Im Vergleich zu anderen Jungen in seinem Alter hatte Todd Schwierigkeiten, Gleichgewichtsreaktionen hervorzubringen sowie den Körper in Bauchlage entgegen der Schwerkraft zu strecken und seinen Rumpf zu stabilisieren. Sein Muskeltonus schien insgesamt sehr niedrig (hypoton) und seine Haltemuskulatur, insbesondere seine Streckmuskulatur, sehr schwach zu sein. Todd neigte dazu, dies mit Hilfe schneller Positionswechsel zu kompensieren, um nicht für längere Zeit die gleiche Position beibehalten zu müssen.

Todd hatte außerdem Schwierigkeiten mit bilateralen motorischen Aufgaben, insbesondere mit solchen, die *antizipatorische oder projizierte Bewegungssequenzen* beinhalteten. Obwohl er z. B. jedes Wochenende mit seinem Vater werfen und fangen übte (weil er gerne mit anderen Kindern Baseball spielen können wollte), hatte Todd Schwierigkeiten, einen hüpfenden Tennisball zu fangen, wenn die Ergotherapeutin Wurfkraft oder Wurfrichtung änderte.

Das Fangen eines Balls setzte voraus, daß Todd vorausplante, wo er die Hände positionieren mußte, damit sie sich an der richtigen Stelle befanden, wenn der Ball ihn erreichte. Er hätte dazu in der Lage sein müssen, die nahe Zukunft vorauszusehen und seine Bewegungen nach den Bedingungen auszurichten, die zum Zeitpunkt des Fangens herrschen würden. Todd neigte jedoch dazu, die Hände auf der Körpermittellinie zu halten, ohne die Wurfrichtung des Balls zu berücksichtigen. Diese Strategie funktionierte jedoch nur dann, wenn der Ball direkt auf ihn zuflog. Wurde der Ball jedoch jedes Mal woanders hin geworfen, war die Strategie wertlos.

Bei einer anderen Aufgabe, die ihm ebenfalls sehr schwerfiel, wurde von ihm verlangt, daß er in sechs 20 × 20 cm große Kästchen hüpfte, die in der Art eines „Himmel-und-Hölle-Spiels" hintereinander auf dem Boden aufgezeichnet waren. Todds Aufgabe bestand nun darin, mit beiden Füßen gleichzeitig nacheinander in jedes Kästchen zu hüpfen. Er sollte mit dem ersten Kästchen beginnen und dann der Reihe nach in alle Kästchen hüpfen. Dabei sollte er nicht anhalten und nicht auf die Linien treten. Obwohl ihm mehrfach gezeigt wurde, wie es geht, und er mehrere Versuche hatte, hatte er Schwierigkeiten, die Aufgabe als kontinuierliche Handlungsabfolge durchzuführen. Er zögerte, bevor er lossprang, und machte zwischendurch Pausen oder stoppte inmitten einer Sequenz. Nach dem letzten Kästchen hatte er Schwierigkeiten anzuhalten und stillzustehen, wie man es ihm zuvor gesagt hatte. Todds Leistungen offenbarten, daß er nicht nur Schwierigkeiten hatte, koordiniert mit beiden Füßen gleichzeitig zu springen, sondern auch damit, bilaterale, projizierte motorische Handlungsabfolgen zu beginnen, zu sequenzieren und zu beenden.

Todds SIPT-Werte entsprachen seinem klinischen Erscheinungsbild. Die niedrigsten Werte erzielte er beim Test „Bilaterale Motorische Koordination" und beim Test Sequentielle Praxie. Dies führte zur Annahme, daß Todd Schwierigkeiten bei der Ausführung bilateraler motorischer Funktionen bzw. bei der Nachahmung von Bewegungsabläufen hatte. Beim dreidimensionalen Test „Praxie des Konstruierens" verwechselte er beim Positionieren der Bausteine auch häufig rechts und links. Seine Mutter hatte zudem bemerkt, daß er bei schriftlichen Arbeiten manchmal Buchstaben verdrehte. Jedoch wiesen weder die Ergebnisse der Befragung der Mutter noch die Testwerte darauf hin, daß er Schwierigkeiten mit der Diskrimination taktiler Sinneseindrücke, der visuomotorischen Koordination oder der Form- und Raumwahrnehmung hatte oder an sensorischer Defensivität litt.

Chris

Chris ist 28 Jahre alt. Sie ist Sonderschulpädagogin und unterrichtet Kinder mit Entwicklungsverzögerungen. Chris unterzog sich einer ergotherapeutischen Untersuchung, da ihr nach einem 3tägigen Workshop über die Sensorische Integrationstheorie bewußt geworden war, daß auch sie selbst schon seit jeher „ungeschickt war und kein gutes Gleichgewicht hatte". Da es für Erwachsene nur sehr wenige standardisierte Testverfahren gibt, bestand das ergotherapeutische Beurteilungsverfahren bei Chris neben einer Untersuchung ihrer Fähigkeiten zur sensorischen Integration in erster Linie aus Befragungen und Beobachtungen ihrer Leistungen.

Chris sagte über sich selbst, daß sie ihr ganzes Leben lang ungeschickt gewesen sei. „Ich war der Tolpatsch der Familie. Ich bin andauernd hingefallen und über meine eigenen Füße gestolpert. In der Schule habe ich immer nur an der Seite gesessen und den anderen Kindern beim Spielen zugesehen. Manchmal fand ich jemanden, der sich mit mir unterhielt, doch meistens wollten meine Klassenkameraden lieber mit den anderen Kindern spielen".

Eine sehr auffällige Komponente in Chris' Erzählungen war die intensive Angst vor Bewegungen. So fürchtete sie sich z. B. besonders vor Rolltreppen. Immer wenn ihre Mutter mit ihr einkaufen ging und mit der Rolltreppe in ein anderes Stockwerk fahren wollte, „weigerte ich mich mitzufahren. Wenn meine Mutter darauf bestand, daß ich mitfuhr, endete es jedesmal damit, daß ich mich auf den Boden warf und schrie. Meine Mutter wurde immer sehr böse, doch im Nachhinein glaube ich, daß ihr einfach die Situation peinlich war".

FALLBEISPIEL →

Ihr Vater nahm sie manchmal mit auf den Spielplatz, weil er dachte, daß es ihr an Erfahrungen mit Bewegungen mangele, und versuchte, mit ihr zu toben. Da Chris jedoch jedesmal Angst bekam und sich sträubte, wurde ihr Vater von Mal zu Mal frustrierter. Seine Reaktion bestand darin, daß er den Versuch aufgab, ihr zu helfen. Chris hat eine ältere Schwester, die ziemlich attraktiv und darüber hinaus gut koordiniert ist. Ihr Vater fragte Chris immer: „Warum kannst Du nicht auch so sein wie sie?"

Auch heute noch wird ihr im Auto sogar auf sehr kurzen Strecken häufig schlecht. Sie ist nur einmal in ihrem Leben geflogen und hat dabei die Orientierung verloren. („Ich fühlte mich, als stünde ich auf dem Kopf.") Rolltreppen oder andere sich bewegende Geräte stellen immer noch ein Problem dar, aber meistens gelingt es ihr, den Gebrauch dieser Geräte zu vermeiden. (z. B. benutzt sie Treppen anstatt Rolltreppen).

Es war sehr schwierig, Chris zu untersuchen, da sich ihre Muskeln sofort anspannten und sich ihr Körper verkrampfte, sobald sie eine Aktivität durchführen sollte, bei der sie die Füße vom Boden heben mußte. Ließ sie ihre Augen geöffnet und hielt den Atem an, konnte sie ungefähr 10 Sekunden lang auf einem Bein stehen. Es gelang ihr jedoch nicht, mit geschlossenen Augen auf einem Bein zu stehen. In Bauchlage konnte sie ihren Körper nur dann entgegen der Schwerkraft strecken, wenn sie den Atem anhielt, und sie konnte in dieser Stellung auch nicht länger als 4 bis 5 Sekunden verweilen. Es fiel ihr leichter, sich in Rückenlage entgegen der Schwerkraft zu beugen. Chris konnte die Hüfte und die Knie beugen, den Oberkörper heben und die Beine und Schultern in Beugehaltung bringen. Sie hatte jedoch Schwierigkeiten, den Nacken zu beugen. Dies zeigte sich darin, daß sie, als sie den Kopf in die richtige Stellung bringen wollte, die Bewegung eher mit dem Kinn als mit der Stirn führte. Des weiteren war der mediale Rand ihrer Schulterblätter deutlich sichtbar, als sie den Vierfüßlerstand einnahm.

Da Chris schon seit langem überempfindlich auf Bewegungen reagiert, wurde ihr die Möglichkeit geboten, einige der von der Decke hängenden Geräte auszuprobieren, die bei einer Sensorischen Integrationstherapie verwendet werden. Es gelang ihr, sich auf eine gepolsterte Rolle („Pferdschaukel") zu setzen und darauf ganz sachte hin- und herzuschwingen, als ob sie auf einer Hollywoodschaukel säße (Abb. 4.1). Sie war auch imstande, auf einer kleinen rechteckigen Schaukel (Gleitschaukel) zu schaukeln, die an beiden Enden an der Decke aufgehängt war. Solange sich die Schaukel linear und nur wenige Zentimeter weit bewegte, konnte sie das Schaukeln ertragen. Sobald die Schaukel sich jedoch zur Seite bewegte oder sich drehte, verkrampfte sich Chris sehr stark und krallte sich an den Schaukelseilen fest.

Vielleicht war das bemerkenswerteste Ergebnis der Untersuchungen, daß Chris kein Gefühl dafür zu haben schien, wo sich ihr Körper im Raum befand.

Im Laufe der Befragung stellte sich heraus, daß sie bereits viele Kompensationsstrategien entwickelt hatte, ihr Gefühl für die Stellung ihres Körpers im Raum jedoch eher bewußt gesteuert war als „von innen heraus" zu kommen. Als sie z. B. gebeten wurde, die Füße an den Gelenken zu kreuzen, bevor sie sich in Rückenlage beugte, mußte sie auf ihre Füße sehen, um sicherzugehen, daß sie auch das Richtige tat. Als sie sich in Bauchlage befand, konnte sie nicht mehr sagen, wo „oben" war, bis man ihr schließlich Gewichte auf den Rücken legte. „Oben" war jetzt zu erkennen, aber nur weil „ich fühle, daß mich der Boden drückt". Eine ähnliche Situation ergab sich, als sie in Bauchlage mit dem Kopf nach unten auf einem Therapieball lag. Im Laufe ihrer Entwicklung hatte sie für sich „oben" als „über meinem Kopf" und „vorn" als „wo ich hinschaue" definiert. Dies funktionierte, solange sich ihr Körper in einer aufrechten Haltung befand. Befand sie sich jedoch in Bauchlage oder hing ihr Kopf nach unten, waren die kompensatorischen Strategien zum Feststellen von „oben" nicht länger geeignet.

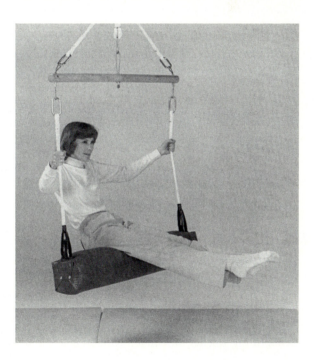

Abb. 4.1. Die Pferdschaukel als breite Schaukel

4.3
Verhaltenssteuernde Prozesse auf neurophysiologischer Ebene und vestibulär-propriozeptive Dysfunktionen

Erfahrene Ergotherapeuten sind sich der Tatsache sehr bewußt, daß weder die Funktionsweise des vestibulären Systems noch die Propriozeption direkt und unmittelbar untersucht werden kann. Vielmehr gilt es in solchen Fällen immer wieder, auf der Grundlage klinischer Beurteilungsverfahren abzuwägen, ob genügend Beweise vorhanden sind, die auf das Vorliegen vestibulär-propriozeptiver Dysfunktionen schließen lassen.

> **FALLBEISPIEL →**
>
> Weisen *Todd* und *Chris* tatsächlich vestibulär-propriozeptive Dysfunktionen auf? Welche neurophysiologischen Anzeichen und empirischen Beweise sprechen für die Annahme, daß die Schwierigkeiten dieser beiden Menschen tatsächlich auf vestibulär-propriozeptive Dysfunktionen zurückzuführen sind?

GRUNDLAGEN

Man nimmt an, daß die Verarbeitung vestibulärer und propriozeptiver Sinneseindrücke zu einer Wahrnehmung der aktiven Bewegung des Körpers im Raum, zur Entwicklung eines Körperschemas und zu posturalen Reaktionen – vor allem zu denjenigen, an denen die Streckmuskeln beteiligt sind (z. B. Streckmuskeltonus, Gleichgewicht) – beiträgt. Die Ergebnisse neuerer Forschungsreihen weisen auf eine Beteiligung propriozeptiver Sinneseindrücke an der Programmierung und Planung bilateraler projizierter Handlungsabfolgen hin (Goldberg 1985).

Im folgenden Abschnitt werden wir die Hinweise von seiten der neurophysiologischen Ebene und der Verhaltensebene diskutieren, die für einen Zusammenhang zwischen vestibulär-propriozeptiver Verarbeitung und den bei Todd und Chris festgestellten Verhaltensauffälligkeiten sprechen. Dabei setzen wir ein gewisses Grundverständnis der Neuroanatomie und der Neurophysiologie des vestibulären Systems und der Propriozeption voraus und konzentrieren uns auf die weniger bekannten und eher praxisbezogenen Aspekte der Funktionsweise des vestibulären Systems und der Propriozeption. An entsprechender Stelle werden wir jeweils auch erläutern, was unsere Erkenntnisse für die Behandlung solcher Störungen bedeuten.

4.3.1
Das vestibuläre System

Traditionell geht man davon aus, daß das vestibuläre System – gemeinsam mit dem visuellen System und der Propriozeption – für *drei wichtige Funktionen* eine Rolle spielt:
- für das subjektive Bewußtsein bezüglich der Position und der Bewegung des Körpers im Raum,
- für den posturalen Muskeltonus und das Gleichgewicht sowie
- für die Stabilisierung der Augen im Raum im Verlauf von Kopfbewegungen (kompensatorische Augenbewegungen).

Vestibuläre Rezeptoren
Die *vestibulären Rezeptoren* sind die Haarzellen (Cristae), die sich in den Bogengängen, dem Utrikulus und dem Sakkulus des vestibulären Labyrinths befinden.
Die *Bogengänge* sind Winkelbeschleunigungsmesser, mit deren Hilfe Richtungsänderungen sowie die Winkelbeschleunigungs- oder verlangsamungsrate des Kopfes wahrgenommen werden können.

Die Winkelbeschleunigung des Kopfes resultiert in Kreisbewegungen des Kopfes, d. h. in Kopfbewegungen, die, wenn sie lange genug fortgesetzt werden, zu einer kreisförmigen Drehung des Kopfes führen (z. B. Drehung, Kopfnicken).

In jedem Vestibularapparat befinden sich drei Bogengänge – mit Endolymphe gefüllte Kanäle, die rechtwinklig zueinander stehen, so daß sie alle drei Ebenen des Raumes repräsentieren. Neigt man den Kopf um 30 Grad nach vorne, ist der horizontale Kanal auf die horizontale Ebene gerichtet, und die zwei vertikalen Kanäle stehen vertikal und rechtwinklig zueinander. Die winzigen Härchen der Cristae ampullaris in den Bogengängen ragen in die Cupula, eine gallertartige Schicht, hinein, die sich in der Endolymphe frei wie eine Schwingtür bewegen kann. Bei einer Bewegung (Beschleunigung) des Kopfes vollzieht sich die Bewegung der Cupula aufgrund der Trägheit der Endolymphe langsamer als die des Kopfes. Dies führt zu einer Auslenkung der Cupula und zu einer Abbiegung der Härchen in die entgegengesetzte Richtung der Kopfbewegung. Wird die Kopfbewegung beendet (Verlangsamung), führt die Trägheit der Endolymphe dazu, daß die Cupula ihre Bewegung zunächst „fortsetzt". Dies führt zu einer Auslenkung der Cupula und zu einer Ausrichtung der Härchen in die gleiche Richtung, in die die Kopfbewegung erfolgte. Einige Sekunden, nachdem der Kopf aufhört sich zu bewegen bzw. nachdem er sich eine kurze Zeit lang mit konstanter Geschwindigkeit gedreht hat, „holt die Endolymphe auf", und die Cupula und die Härchen nehmen wieder ihre normale Ausgangsstellung ein. Da die Haarzellen in jedem Bogengangpaar durch Rotation des

Kopfes auf einer Ebene maximal stimuliert werden, können sie Kopfbewegungen auf den drei orthogonalen (rechtwinkligen) Ebenen des dreidimensionalen Raumes wahrnehmen. Die wirksamste Stimulation der Bogengänge wird durch nichtlineare, flüchtige (kurz andauernde) und schnelle (hochfrequente) Kopfbewegungen um mindestens 2 Grad pro Sekunde erzielt. Wird der Kopf nur mit geringer Geschwindigkeit bewegt, bewegen sich die Endolymphe, die Cupula und die Haarzellen in der gleichen Geschwindigkeit wie der Kopf (Fisher u. Bundy 1989; Roberts 1978; Wilson u. Melvill Jones 1979).

> **DEFINITION**
>
> Der *Utrikulus* mißt die lineare Beschleunigung und nimmt lineare Kopfbewegungen sowie Neigungen des Kopfes wahr.

Wenn der Kopf aufrecht gehalten wird, befindet sich der Utrikulus auf der horizontalen Ebene, und die Haarzellen in jedem Quadranten des Utrikulus sind systematisch nach verschiedenen Richtungen ausgerichtet. Über den Haarzellen und eingebettet in eine gallertartige Schicht befinden sich Kalziumkarbonatsteinchen, sog. Otolithen oder Statolithen, deren Dichte größer ist als die der sie umgebenden Endolymphe. Wird der Kopf bewegt, wirken *Schwerkraft* und *lineare Beschleunigung* auf diese Statolithenmembran ein und führen auf diese Weise zu einer Auslenkung der Härchen der Haarzellen. Jene Haarzellen, die in Richtung der Erdanziehungskraft oder analog zur Neigung des Kopfes oder zur linearen Beschleunigung angeordnet sind, werden maximal stimuliert. Daher kann der Utrikulus durch systematische Richtungsänderungen der sich in ihm befindlichen Härchen auch Kopfbewegungen oder Neigungen des Kopfes (Positionen) innerhalb der drei orthogonalen Ebenen eines dreidimensionalen Raumes wahrnehmen. Der Utrikulus reagiert zudem auch auf lineare und anhaltende Stimuli sowie auf Stimuli mit niedrigen Frequenzen (d. h. statische Kopfhaltungen oder langsame Kopfbewegungen um weniger als 2 Grad pro Sekunde) (Fisher u. Bundy 1989; Roberts 1978; Wilson u. Melvill Jones 1979).

Immer wieder werden Spekulationen über die möglichen Aufgaben des Sakkulus (z. B. vertikaler Beschleunigungsmesser, Vibrationsrezeptor) angestellt, und dennoch ist seine genaue Funktion bislang unbekannt. Fest steht lediglich, daß er, wie Tierversuche bestätigten, eine wichtige Rolle bei der akustikoneuralen Transduktion spielt. Die Bedeutung des Sakkulus im Hinblick auf die akustische Rezeption bleibt jedoch weitgehend unklar (Cazals u. Aurousseau 1987). Daher wird hier nicht näher auf den Sakkulus eingegangen.

Die wirksamsten Stimuli für die Bogengänge und den Utrikulus finden sich an den entgegengesetzten Enden eines Kontinuums (Abb. 4.2). Im Hinblick auf die Therapie besteht die funktionelle Bedeutung dieses Kontinuums darin, daß jede Kopfhaltung oder -bewegung eine Stimulation einer bestimmten Kombi-

Bogengänge		Utrikulus
Stimuli		
Kopfbewegungen von mindestens 2 Grad/s, nichtlinear und kurz (phasisch).	Kopfbewegungen bei denen sowohl die Bogengänge als auch der Utrikulus stimuliert werden.	Kopfbewegungen, die langsamer als 2 Grad/s, linear und anhaltend sind.
Reaktion		
Phasische Streckung der Gliedmaßen auf der Abwärtsseite, phasische Beugung der Gliedmaßen auf der Aufwärtsseite und kurzes Aufrichten des Kopfes und des oberen Rumpfes.	Die Reaktion variiert je nachdem welcher Stimulus "überwiegt".	Tonische Streckung der Gliedmaßen auf der Abwärtsseite, tonische Bewegung der Gliedmaßen auf der Aufwärtsseite; anhaltendes Aufrichten des Kopfes und des oberen Rumpfes.

Abb. 4.2. Das Kontinuum der effektiven Stimuli für die Bogengänge und den Utrikulus sowie deren Reaktionen

nation von vestibulär-rezeptiven Haarzellen bewirkt. Durch die spezifische Kombination der jeweils stimulierten Haarzellen werden wir wiederum darüber informiert, welche *Haltung* unser Kopf eingenommen hat und mit welcher Geschwindigkeit und in welche Richtung wir uns im Raum bewegen.

> **Praxis**
>
> Bei der Ausarbeitung eines Behandlungsprogramms sollten *Aktivitäten folgender Art* in Betracht gezogen werden:
> - *Ausübung von Reizen auf den Patienten:*
>   - in allen Körperhaltungen (Kopfhaltungen),
>   - auf allen Ebenen des dreidimensionalen Raumes.
> - *Palette der Bewegungsarten:*
>   - von statischer Haltung bis hin zu schneller Bewegung,
>   - von linear bis nichtlinear,
>   - von kurz bis anhaltend.

Durch das vestibuläre System ausgelöste posturale Reaktionen

Reaktionen, die durch die Stimulation des Utrikulus oder der Bogengänge ausgelöst werden, „wirken auf die der Schwerkraft entgegenwirkenden Streckmuskeln ein und rufen auf diese Weise *kompensatorische* Bewegungen des Kopfes, des Rumpfes oder der Gliedmaßen hervor. Die Kompensationsfunktion dieser Bewegungen besteht darin, Schwankungen des Kopfes und des Körpers sowie Körperschrägstellungen entgegenzuwirken" (Fisher u. Bundy 1989, S. 240). Wie zu erwarten, gibt es jedoch Unterschiede zwischen den posturalen Reaktionen, die letztlich durch die Stimulation der einzelnen Rezeptoren hervorgerufen werden. Vom Utrikulus empfangene Impulse, die hauptsächlich über die lateralen vestibulo-spinalen Bahnen an die α- und γ-Motoneuronen der Gliedmaßen und des oberen Rumpfes weitergeleitet werden, bewirken eine ipsilaterale Fazilitation der Streckmuskeln und eine Inhibition der Beugemuskeln. Über die Bogengänge ankommende Impulse werden primär über die medialen vestibulo-spinalen Bahnen zu den axialen α- und γ-Motoneuronen weitergeleitet und führen zu einer bilateralen Fazilitation der Nacken- und der oberen Rumpfmuskulatur. Die über den Utrikulus hereinkommenden Impulse erzeugen eher anhaltende posturale Reaktionen (d. h. tonische posturale Streckung und Stützreaktionen), wohingegen die von den Bogengängen empfangenen Impulse eher kurze oder phasische Gleichgewichtsreaktionen erzeugen (Fisher u. Bundy 1989; Roberts 1978; Wilson u. Melvill Jones 1979).

Kurze oder nichtlineare Kopfbewegungen, durch die die *Bogengänge* stimuliert werden, bringen also folgende Resultate:
- Phasische Stabilisierung des Kopfes und oberen Rumpfes in der aufrechten Haltung.
- Phasische (schnelle, flüchtige) Streckung der das Gewicht tragenden Gliedmaßen auf der jeweiligen Seite, zu der sich das Individuum dreht oder neigt (Abwärtsseite).
- Phasische Beugung der das Gewicht tragenden Gliedmaßen auf der kontralateralen Seite (Aufwärtsseite).
- Phasische kompensatorische Wegbewegung von der Längsachse (Abduktion) und Streckung derjenigen Gliedmaßen, die kein Gewicht tragen.

Anhaltendes Neigen des Kopfes oder lineare Kopfbewegungen, durch die der *Utrikulus* stimuliert wird, führen zu folgenden Ergebnissen:
- Tonische (anhaltende) Streckung der das Gewicht tragenden Gliedmaßen auf der Abwärtsseite (Stützreaktionen).
- Anhaltende Beugung der das Gewicht tragenden Gliedmaßen auf der Aufwärtsseite.
- Anhaltende kompensatorische Abduktion und Streckung der Gliedmaßen, die kein Gewicht tragen.
- Anhaltende Stabilisierung des Kopfes und des oberen Rumpfes in der aufrechten Haltung.
(Fisher 1989; Roberts 1978; Wilson u. Melvill Jones 1979)

> **Praxis**
>
> Im Rahmen einer Therapie, die darauf abzielt, die tonischen posturalen Reaktionen oder die Stützreaktionen zu verbessern, sollten vorrangig Aktivitäten ausgewählt werden, bei denen der *Utrikulus* stimuliert wird. Besteht das Behandlungsziel jedoch darin, eher phasische oder kurze posturale Reaktionen hervorzurufen, sollten Aktivitäten gewählt werden, bei denen eine Stimulation der *Bogengänge* erfolgt (siehe Abb. 4.2).

Eine Aktivität, bei der fast ausschließlich die *Bogengänge* stimuliert werden, ist z. B. die Rotation (das Drehen) in einer aufgehängten Hängematte. Dabei wird der Kopf sehr schnell und nichtlinear im Raum bewegt. Variiert die Geschwindigkeit der Drehung, kommt es auch zu kurzfristiger Beschleunigung und Verlangsamung. Eine Aktivität, bei der nahezu ausschließlich der *Utrikulus* stimuliert wird, besteht z. B. darin, den Patienten auf einem statisch gehaltenen Therapieball oder Faß in die Bauchlage zu bringen. Solange die Haltung des Kopfes konstant bleibt, wird durch die Schwerkraft eine anhaltende, lineare Stimulation mit gleichbleibender Geschwindigkeit erzeugt. Die meisten Kopfbewegungen, die mit Hilfe sensorisch-integrativer Behandlungstechniken hervorgerufen werden, sind jedoch zwischen diesen beiden Extremen anzusiedeln. Kopfbewegungen, die wir im allgemeinen als langsam empfinden (z. B. wenn ein Kind, das mit dem Bauch auf einem Therapieball liegt, hin- und hergeschaukelt wird), sind eigentlich zu schnell, um den Utrikulus wirksam zu stimulieren. Folglich müssen wir bei Aktivitäten, die wir für die Behandlung verwenden wollen, genau darauf achten, welches Reiz-Reaktionsschema jeweils im Vordergrund steht.

■ **Beispiel:** Stellen Sie sich einmal ein Kind vor, das in Bauchlage in einer *Hängematte* liegt und in einem Bogen von etwa 30 Grad langsam hin- und hergeschaukelt wird. Das Hin- und Herschaukeln ist eine relativ gut geeignete Aktivität, um die Haarzellen des Utrikulus zu stimulieren und eine tonische posturale Streckung zu fördern. Obwohl die Kopfbewegung technisch gesehen nichtlinear verläuft, ist der Radius des Bogens groß genug, damit die Bewegung als linear empfunden wird. In dem Maße, in dem das Kind den Kopf aus der vertikalen Stellung heraus neigt, wirkt sich schließlich die lineare anhaltende Kraft der Gravitation auf den Kopf aus und erleichtert die Streckung des Kopfes (Aufrichten) und des oberen Rumpfes. Da jedoch ein kompletter Zyklus 60 Grad beträgt, müßte die Hängematte so langsam geschaukelt werden, daß der gesamte Zyklus 30 Sekunden dauert, also so langsam, daß *nur* der Utrikulus stimuliert wird. Aber selbst wenn der Zyklus in weniger als den *idealen* 30 Sekunden vollzogen wird, überwiegen eindeutig die über den Utrikulus ausgelösten tonischen posturalen Reaktionen. Stellen Sie sich nun ein Kind vor, das auf einem *Trampolin* auf und ab springt. Bei dieser Aktivität verlaufen die Bewegungen eher linear als nichtlinear, und mit Hilfe der Schwerkraft wird ein relativ konstanter Stimulus geboten, der die tonisch-posturalen Stützreaktionen der Beine (auf der Abwärtsseite) fördert. Die Stützreaktionen sind nötig, um den Körper beim Aufprall auf das Trampolin aufrecht zu halten. Solange das Kind in der Lage ist, mit dem Trampolinspringen fortzufahren, ohne seinen Rhythmus zu verlieren, wird man beim Hochspringen eine weniger intensive und beim Landen eine intensivere Streckung der Beine beobachten können. Sollte das Kind jedoch bei der Landung ein wenig aus dem Gleichgewicht kommen, wie es beim Trampolinspringen häufig der Fall ist, wird man eine leichte Änderung der Geschwindigkeit und der Richtung des Kopfes feststellen können. Darüber hinaus sollte eine phasische Gleichgewichtsreaktion auftreten, die das Kind am Fallen hindert.

Durch das vestibuläre System ausgelöste okuläre Reaktionen

Das vestibuläre System verfügt außer seiner Verbindung zur Haltemuskulatur auch über eine Verbindung zur Augenmuskulatur. Ähnlich wie bei den posturalen Reaktionen, die durch eine Stimulation des vestibulären Systems ausgelöst werden, sind auch die vestibulo-okulären Reaktionen *kompensatorischer* Art. Wir werden im folgenden auf zwei kompensatorische Augenbewegungen eingehen, die auf eine Stimulation des vestibulären Systems zurückzuführen sind. Es handelt sich hierbei um

- den vestibulären Nystagmus, auch vestibulo-okulärer Reflex (VOR, „Vestibulo-Ocular Reflex") genannt, und
- den optokinetischen Nach-Nystagmus (OKAN, „Optokinetic Afternystagmus").

Wir werden zudem auf eine damit zusammenhängende perzeptive Reaktion, die sog. Empfindung der *Zirkularvektion,* eingehen. Andere Augenbewegungen (wie z. B. langsames Verfolgen sowie sakkadische Augenbewegungen, die z. B. beim Lesen erfolgen oder wenn man den Blick in schnellem Wechsel auf das auf dem Schreibtisch liegende Papier und anschließend auf die Wandtafel richtet) werden in erster Linie über das *visuelle System* übermittelt (vgl. Baloh u. Honrubia 1979; Leigh u. Zee 1983).

Diese Reaktionen werden sehr detailliert erläutert; es ist wichtig ist zu verstehen, wie man sie messen und interpretieren kann, denn ohne dieses Verständnis ist es nicht möglich, die in der Literatur immer wieder auftauchende These nachzuvollziehen, daß sensorisch-integrative Dysfunktionen *nicht* auf Störungen des vestibulären Systems zurückzuführen seien. Im einzelnen werden folgende *drei Verfahren zur Beurteilung der Integrität des vestibulären Systems* diskutiert:

- Höchstgeschwindigkeit der Augenbewegungen der langsamen Phase.
- Dauer des vestibulären Nystagmus.
- Zeitkonstante des vestibulären Nystagmus.

DEFINITION

Die Geschwindigkeit der Augenbewegungen der langsamen Phase ist die Maßeinheit für die *periphere* vestibuläre Funktion. Dauer und Zeitkonstante sind Maßeinheiten für die *zentrale* vestibuläre Verarbeitung, solange die *Geschwindigkeit der Augenbewegungen der langsamen Phase normal ist*.

In der Sensorischen Integrationstheorie wird vermutet, daß es eine *normale periphere* und eine *beeinträchtigte zentrale* vestibuläre Verarbeitung gibt. Wie wir im weiteren Verlauf diese Kapitels sehen werden, wurde in einigen Forschungsreihen eine normale periphere vestibuläre Reaktion ermittelt und fälschlicherweise mit einer normalen zentralen vestibulären Verarbeitung gleichgesetzt.

DEFINITION

Unter dem *vestibulären Nystagmus* versteht man kompensatorische Augenbewegungen der langsamen Phase, die in eine Richtung gehen und auf die anschließend sakkadische Augenbewegungen der schnellen Phase in die entgegengesetzte Richtung folgen.

Beim vestibulären Nystagmus unterscheidet man zwischen dem perrotatorischen Nystagmus, der *während* einer Drehung auftritt, und dem postrotatorischen Nystagmus, der *nach* einer Drehung auftritt. Während des perrotatorischen Nystagmus dreht sich der Kopf in eine Richtung, und die Augen bewegen sich „langsam" in die entgegengesetzte Richtung, um die Kopfbewegung zu kompensieren. Diese kompensatorischen Augenbewegungen der langsamen Phase des vestibulären Nystagmus dienen dazu, visuelle Bilder auf der Netzhaut zu stabilisieren, während der Kopf sich bewegt. Da auf die relativ langsamen kompensatorischen Augenbewegungen in eine Richtung schnelle sakkadische Augenbewegungen (schnelle Phase) in die entgegengesetzte Richtung folgen, ist der vestibuläre Nystagmus durch rhythmisches Hin- und Herbewegen der Augen gekennzeichnet. Wir werden uns auf die kompensatorischen Augenbewegungen der langsamen Phase konzentrieren, die die vom vestibulären System hervorgerufene Komponente des Nystagmus widerspiegeln.

Während einer nichtlinearen Beschleunigung (Drehung) des Kopfes erhöht sich die Geschwindigkeit der Augenbewegungen der langsamen Phase in gleichem Maße wie die Geschwindigkeit der Kopfbewegung. Bei konstanter Drehgeschwindigkeit ändert sich jedoch die Geschwindigkeit der Augenbewegungen der langsamen Phase des perrotatorischen Nystagmus. Sie nimmt nach ungefähr 2 Sekunden langsam ab, bis die Augen zum Stillstand kommen. Wird die Drehbewegung abrupt abgebrochen, wird der Nystagmus in die entgegengesetzte Richtung eingeleitet. In diesem Fall spricht man vom postrotatorischen

Nystagmus. Ähnlich wie beim perrotatorischen Nystagmus bleibt auch beim postrotatorischen Nystagmus die Geschwindigkeit der Augenbewegungen der langsamen Phase ungefähr für 2 Sekunden gleich und sinkt dann nach und nach auf Null ab (Cohen et al. 1981; Fisher et al. 1986; Leigh u. Zee 1983; Raphan et al. 1979). Die anfängliche, 2 Sekunden andauernde Plateauphase und die anschließende graduelle Geschwindigkeitsabnahme der Augenbewegungen der langsamen Phase des perrotatorischen und postrotatorischen vestibulären Nystagmus werden in Abb. 4.3 dargestellt. Dort findet man auch die Zeitkonstanten für die Abnahme des Nystagmus (TC_D, „Time Constants for the Decay of Nystagmus") sowie die Zeitkonstanten für die vestibulären Afferenzen (TC_C, „Time Constants for the Vestibular Afferents"). Diese beiden Komponenten werden wir im folgenden Abschnitt eingehend erläutern.

Der zeitliche Verlauf des perrotatorischen und postrotatorischen Nystagmus wird üblicherweise anhand der *Dauer* des Nystagmus und der *Zeitkonstante* der Geschwindigkeitsabnahme der Augenbewegung der langsamen Phase beschrieben. Die Zeitkonstante ist die Maßeinheit dafür, wie schnell die Geschwindigkeit der Augenbewegungen der langsamen Phase von der maximalen Geschwindigkeit auf zwei Drittel der anfänglichen maximalen Geschwindigkeit der Augenbewegung der langsamen Phase absinkt (Fisher et al. 1986). Obgleich die Zeitkonstante nur im Labor mit Hilfe des Elektronystagmographen gemessen und aufgezeichnet werden kann, sind einige Forscher der Ansicht, daß sich der zeitliche Verlauf des Nystagmus anhand der Zeitkonstante besser messen läßt als anhand der Dauer (Fisher et al. 1986).

Wie bereits zuvor erläutert, wird bei schneller Beschleunigung oder Verlangsamung des Kopfes die Cupula der Bogengänge vorübergehend verlagert. Diese Verlagerung führt zu einer erhöhten Impulsübertragungsrate der Cupulaafferenzen des Gleichgewichtsnervs. Bei einer *konstanten Drehgeschwindigkeit* und nach plötzlicher Beendigung der Drehung nimmt die Cupula nach und nach wieder ihre normale Ruheposition ein. Wie in Abb. 4.3 zu sehen ist, vollzieht sich die graduelle Abnahme der Impulsübertragungsrate der Cupulaafferenzen viel schneller als, aber dennoch auf ähnliche Weise wie, die Geschwindigkeitsabnahme der Augenbewegungen der langsamen Phase des vestibulären Nystagmus. Das bedeutet, daß die Cupula in ihre normale Ruheposition zurückkehrt, *bevor* der Nystagmus aufhört. Genauer gesagt beträgt die Zeitkonstante bzw. die Impulsübertragungsdauer der *Cupulaafferenzen* 5 bis 8 Sekunden bzw. 20 Sekunden (Cohen et al. 1981; Heide et al. 1988; Koenig u. Dichgans 1981). Im Gegensatz dazu sind Zeitkonstante und Dauer des *vestibulären Nystagmus* weitaus größer bzw. länger, und die Durchschnittswerte liegen ungefähr bei 14 bzw. 40 Sekunden, wenn ein Erwachsener mit einer konstanten Geschwindigkeit von 60 Grad pro Sekunde gedreht wird (Fisher et al. 1986). Die Zusammenhänge zwischen der Zeitkonstante und der Impulsübertragungsrate der Cupu-

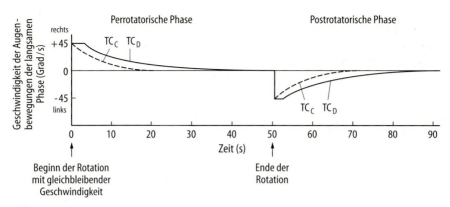

Abb. 4.3. Zeitlicher Verlauf des vestibulären Nystagmus (durchgezogene Linie) und der Afferenzen der Cupula (gestrichelte Linie). Wird ein Mensch schnell beschleunigt und anschließend mit einer konstanten Geschwindigkeit von 60 Grad/s nach links gedreht, gehen die Augenbewegungen der langsamen Phase bei maximaler Geschwindigkeit (vestibulookulärer Reflex) nach rechts, jedoch nur um 45 Grad/s (durchgezogene Linie). Nach ungefähr 2 s beginnt sich die Geschwindigkeit der Augenbewegungen der langsamen Phase zu verringern, und nach ungefähr 40 s hören die Augen auf zu zucken (Geschwindigkeit = 0). Wird die Drehung plötzlich abgebrochen, wird der postrotatorische Nystagmus nach links ausgelöst (minus). Die postrotatorische Reaktion erfolgt in die entgegengesetzte Richtung und spiegelt im wesentlichen die perrotatorische Reaktion wider. Die Zeitkonstanten der Cupulaafferenzen (TC_C) und des Nystagmus (TC_D) sind durch Pfeile gekennzeichnet

laafferenzen sowie zwischen der Zeitkonstante und der Dauer des Nystagmus sind in Abb. 4.3 dargestellt.

Die Differenz zwischen dem zeitlichen Verlauf des vestibulären Nystagmus und der ein wenig kürzeren Impulsübertragungsrate der Cupulaafferenzen wird auf einen im Hirnstamm ablaufenden Mechanismus zurückgeführt, mit dessen Hilfe Informationen gespeichert werden, die mit der Geschwindigkeit der Augenbewegungen der langsamen Phase in Zusammenhang stehen. Es existieren Beweise dafür, daß dieser Speichermechanismus bei Menschen, die auf Störungen des vestibulären Systems basierende sensorisch-integrative Dysfunktionen aufweisen, nicht einwandfrei abläuft. (Fisher et al. 1986). Man nimmt an, daß dieser Mechanismus zur Speicherung der Geschwindigkeit bei normal entwickelten Menschen für die Vergrößerung der Zeitkonstante und die Verlängerung der Dauer des perrotatorischen und postrotatorischen Nystagmus über die Dauer der Cupulaauslenkung hinaus verantwortlich ist (Cohen et al. 1981; Magnusson et al. 1988; Raphan et al. 1979). Man vermutet, daß dieser Geschwindigkeitsspeichermechanismus auch für die Zirkularvektion und den optokinetischen Nach-Nystagmus verantwortlich ist. Man fand heraus, daß diese beiden Funktionen bei Menschen mit auf Störungen des vestibulären Systems basierenden sensorisch-integrativen Dysfunktionen zusätzlich beeinträchtigt sind (Fisher et al. 1986) Daher werden wir nun unsere Aufmerksamkeit auf diese beiden über das vestibuläre System vermittelten Reaktionen richten.

Viele Menschen haben schon einmal die Erfahrung gemacht, daß sie in einem geparkten Auto saßen und den Eindruck hatten, daß sich ihr eigenes Auto vorwärts bewegte, als das Auto neben ihnen rückwärts aus der Parklücke fuhr.

> **DEFINITION**
>
> Die Illusion der Eigenbewegung in eine Richtung, die durch Bewegungen im visuellen Umfeld (Bewegung des Autos) in die entgegengesetzte Richtung ausgelöst wird, nennt man *Zirkularvektion*.

Wir werden uns der Zirkularvektion besonders dann bewußt, wenn wir „wissen", daß wir uns nicht bewegen, und es uns dennoch so „vorkommt", als würden wir uns bewegen. Unter normalen Umständen gehen wir nicht davon aus, daß sich eine stillstehende Umgebung bewegt. Wir erwarten vielmehr, daß *wir* uns innerhalb dieser stillstehenden Umgebung bewegen.

Obwohl Zirkularvektion als Illusion betrachtet werden kann, ist sie in den meisten Situationen jedoch maßgeblich daran beteiligt, daß wir bewußt wahrnehmen, daß *wir uns innerhalb einer stillstehenden Umgebung oder eines visuellen Umfeldes bewegen*. Bewegt sich der Kopf in eine Richtung, erfolgt offenbar eine „Bewegung" des visuellen Umfeldes in die entgegengesetzte Richtung. Scheint sich das visuelle Umfeld zu „bewegen" *(„optokinetische Stimulation")*, wie z. B. während des Autofahrens oder während einer Drehung des Kopfes im Raum, werden Augenbewegungen der langsamen Phase ausgelöst, um die Bewegung des visuellen Umfeldes zu verfolgen. Wie beim vestibulären Nystagmus folgen auch auf diese Bewegungen sakkadische Bewegungen der schnellen Phase in entgegengesetzter Richtung. Dieses Phänomen nennt man „*optokinetischer Nystagmus*". Der optokinetische Nystagmus läßt sich sehr gut anhand einer Person beobachten, die aus dem Fenster eines sich bewegenden Fahrzeugs sieht.

Nur wenige Sekunden nach Beginn der optokinetischen Stimulation beginnt man dementsprechend das Gefühl zu haben, sich zu bewegen (Zirkularvektion).

> **DEFINITION**
>
> Der *optokinetische Nystagmus* beginnt gleichzeitig mit der optokinetischen Stimulation und dauert so lange an wie die relative Bewegung des visuellen Umfelds. Der optokinetische Nystagmus hält jedoch auch noch *nach* Beendigung der optokinetischen Stimulation an, wenn sich das visuelle Umfeld bereits nicht mehr „bewegt" und es somit kein sich bewegendes visuelles Umfeld mehr gibt, das von den Augen verfolgt werden müßte. Diese Reaktion wird als *optokinetischer Nach-Nystagmus* bezeichnet.

Im folgenden soll nun die Bedeutung des vestibulären Systems für die Sensorische Integrationstheorie sowie für die klinische Erforschung sensorisch-integrativer Dysfunktionen dargelegt werden.

Die Bedeutung des vestibulären Systems für Theorie und Praxis

Bei Menschen mit auf Störungen des vestibulären Systems basierenden sensorisch-integrativen Dysfunktionen werden – mit Hilfe von im Labor durchgeführten Untersuchungen der Zirkularvektion sowie des zeitlichen Verlaufs des vestibulären und des optokinetischen Nach-Nystagmus – auch immer wieder Störungen des Geschwindigkeitsspeichermechanismus festgestellt. Der optokinetische Nach-Nystagmus wird, genauso wie die Zirkularvektion und der zeitliche Verlauf des Nystagmus, von „sensorisch-integrativen Zentren im Hirnstamm" gesteuert, „die auch für die Speicherung der Geschwindigkeit zuständig sind" (Jell et al. 1988, S. 201).

Im Gegensatz zu Patienten mit peripheren vestibulären Nervenschädigungen weisen Patienten mit Störungen der zentralen vestibulären Verarbeitung daher eine normale Höchstgeschwindigkeit der Augenbewegungen der langsamen Phase (Horak et al. 1988), jedoch eine verkürzte Dauer und eine kleinere Zeitkonstante des vestibulären Nystagmus auf. Patienten mit Störungen der zentralen vestibulären Verarbeitung weisen darüber hinaus eine weniger ausgeprägte bzw. eine abnorme Zirkularvektion sowie eine verkürzte Dauer des optokinetischen Nach-Nystagmus auf (vgl. Fisher et al. 1986; Heide et al. 1988).

Fisher et al. (1986) haben unter anderem entdeckt, daß Erwachsene mit sensorisch-integrativen Dysfunktionen, bei denen mit Hilfe *klinischer Untersuchungen* Störungen der vestibulären Verarbeitung festgestellt wurden, bei anerkannten Meßverfahren zur Untersuchung der mit der Speicherung von Geschwindigkeit in Zusammenhang stehenden tonischen zentralen Verarbeitung vestibulärer Reize nur niedrige Werte erreichten. Die untersuchten Personen wiesen jedoch keinerlei Anzeichen peripherer vestibulärer Dysfunktionen auf. Die Höchstgeschwindigkeit der Augenbewegungen der langsamen Phase des perrotatorischen bzw. des postrotatorischen Nystagmus lag im normalen Bereich.

Horak et al. (1988) überprüften bei Kindern mit peripheren vestibulären Dysfunktionen (in Verbindung mit Hörverlust) und bei Kindern mit Lernstörungen und mangelhafter motorischer Koordination den vestibulo-okulären Reflex und die posturalen Reaktionen, und zwar unter verschiedenen Bedingungen mit zunehmend größerer Konfrontation mit sensorischen Reizen („sensorischer Konflikt"). Die Kinder mit *peripheren vestibulären Dysfunktionen* wiesen nur dann eine niedrigere Höchstgeschwindigkeit des vestibulären Nystagmus der langsamen Phase sowie schwache posturale Reaktionen auf, wenn gleichzeitig visuelle *und* somatosensorische Sinneseindrücke (Körperkontakt und Propriozeption) entweder ausgeschaltet oder unterbrochen wurden. Die Kinder mit *Lernstörungen und mangelhafter motorischer Koordination* wiesen zwar unter *jeglichen* Bedingungen (d. h. unabhängig vom Ausmaß des sensorischen Konflikts) eine normale vestibulo-okuläre Höchstgeschwindigkeit der Augenbewegungen der langsamen Phase, aber anormale posturale Reaktionen auf (siehe auch Shumway-Cook et al. 1987).

Insgesamt betrachtet lassen die Untersuchungsergebnisse vermuten, daß es eine Gruppe von Menschen mit Lernstörungen und mangelhafter motorischer Koordination gibt, die zwar zentrale, aber nicht periphere vestibuläre Verarbeitungsdefizite aufweisen. Darüber hinaus waren „[lernbehinderte] Kinder mit sensomotorischen Defiziten trotz einwandfreier Aufnahme peripherer vestibulärer Informationen nicht in der Lage, die vestibulo-spinalen Reize mit den visuellen und somatosensorischen Reizen für die posturale Orientierung zu integrieren" (Shumway-Cook 1989, S. 241).

Bei der Lektüre experimenteller Studien über die Beziehung zwischen der Funktionsweise des vestibulären Systems und Lernstörungen bzw. sensorisch-integrativen Dysfunktionen ist die Differenzierung zwischen folgenden *zwei Arten von Studien* äußerst wichtig:

- Studien, in denen die Funktionsweise der *peripheren* vestibulären Verarbeitung gemessen wird (Höchstgeschwindigkeit der Augenbewegungen der langsamen Phase des vestibulären Nystagmus).
- Studien, in denen die Funktionsweise der *zentralen* vestibulären Verarbeitung gemessen wird (Zirkularvektion, zeitlicher Verlauf des vestibulären Nystagmus, Dauer des optokinetischen Nach-Nystagmus sowie posturale Kontrolle in sensorischen Konfliktsituationen).

Wir nehmen an, daß es sich bei sensorisch-integrativen Dysfunktionen um *Störungen der zentralen Verarbeitung* handelt. Folglich bestätigen alle Ergebnisse der oben aufgeführten Untersuchungen die Validität der Sensorischen Integrationstheorie.

4.3.2
Propriozeption

Propriozeption ist die Wahrnehmung von Gelenk- und Körperbewegungen sowie der Position des Körpers oder bestimmter Körperteile im Raum (Sherrington 1906). Die Propriozeption befähigt uns also, die räumliche Orientierung unseres Körpers oder einzelner Körperteile sowie die Geschwindigkeit und den Ablauf unserer Bewegungen zu kontrollieren. Zudem ermöglicht sie uns zu überprüfen, wieviel Kraft unsere Muskeln aufwenden und in welchem Maße und mit welcher Geschwindigkeit ein Muskel gedehnt wird (Kalaska 1988; Matthews 1988; McCloskey 1985).

Sherrington (1906) identifizierte die Muskelafferenzen, die Gelenkrezeptoren und das Vorhoflabyrinth als Propriozeptoren. Wir hingegen halten die vestibulären Rezeptoren für eine ganz spezielle Art von Propriozeptoren. Im nachfolgenden Abschnitt geht es nun um die nicht-vestibulären Propriozeptoren.

Vor Beginn der 70er Jahre gab es eine klassische Differenzierung zwischen der bewußten Propriozeption der Gelenke (Kinästhesie), von der man annahm, daß sie in erster Linie über die Gelenkrezeptoren erfolgte, und der unbewußten Propriozeption, von der man annahm, daß sie über die Muskelspindel und die Sehnenrezeptoren erfolgte. Seit kurzem geht man jedoch dazu über, die Begriffe „Propriozeption" und „Kinästhesie" synonym zu verwenden. Für die nachfolgenden Betrachtungen ist es wichtig zu erkennen, daß diese begriffliche Kontroverse besteht. Uns interessiert jedoch vor allem die Unterscheidung zwischen den Begriffen „*Propriozeptoren*" (propriozeptive Rezeptoren) und „*Propriozeption*" (Propriozeptionsfeedback und Wahrnehmung von Gelenk- und Körperbewegungen).

Wie wir sehen werden, erfolgt die Propriozeption nicht nur über propriozeptive Rezeptoren. Eine wichtige Quelle der Propriozeption stellen z. B. auch „interne Korrelate" (Efferenzkopien) der motorischen Signale dar, die nach Planung einer Handlung an die Muskeln weitergeleitet werden („korrolare" Entladung). *Korrolare Entladungen* sind wichtig,
- um zwischen aktiven (innerlich erzeugten) und passiven, durch externe Stimuli ausgelösten Bewegungen zu unterscheiden,
- um festzustellen, ob wir ein angemessenes Maß an motorischen Aktivitäten vorgesehen haben,
- um ein Körperschema zu entwickeln und
- um einen Kraftaufwand wahrnehmen zu können (Jones 1988). Diese Kenntnisse über unseren Körper und unsere Bewegungen sind für die motorische Planung von großer Bedeutung.

Aktive versus passive Bewegung

Wie bereits in Kapitel 1 erläutert, bilden aktive Bewegungen die Grundlage für die Entstehung neuronaler Modelle, die anschließend zur Planung komplexerer Bewegungen verwendet werden.

> **Praxis**
> Es ist sehr wichtig, daß sich der Patient *aktiv* an der Behandlung *beteiligt*, da durch äußere Kräfte hervorgerufene passive Bewegungen nicht die gleiche Wirkung auf die Propriozeptoren haben wie aktive Bewegungen (Evarts 1985; Kalaska 1988).

Sollte jemand dies in Frage stellen, braucht er nur zu versuchen, alle Fingergelenke außer dem proximalen Interphalangealgelenk des Mittelfingers zu strekken. Wird dieses Gelenk um 90 Grad gebeugt, werden die äußeren Fingermuskeln von den Ansatzstellen an den Gelenken „getrennt", wodurch eine aktive Beugung oder Streckung des *distalen* Interphalangealgelenkes unmöglich wird (McCloskey 1985). Das distale Interphalangealgelenk des Mittelfingers läßt sich jedoch sehr leicht passiv bewegen. Erfolgt aber eine passive Bewegung, wird die Wahrnehmung der Gelenkposition oder der Bewegung dieses Gelenks herabgesetzt. Daher stellt sich die wichtige Frage, wie wir herausfinden können, ob die sensorischen Rezeptoren durch eigene aktive Bewegungen oder durch von externen Kräften hervorgerufene passive Bewegungen stimuliert werden.

DEFINITION
Bei aktiven Gelenkbewegungen wird davon ausgegangen, daß eine *Efferenzkopie* (internes „Korrelat" oder „korrolare" Entladung) eines zentral erzeugten motorischen Befehls an die sensorischen Zentren im Gehirn weitergeleitet wird, um diese dort mit einem „Maßstab für die Richtigkeit" zu vergleichen (Matthews 1988). Es wird angenommen, daß es sich bei dem „Maßstab für die Richtigkeit" des Befehls um ein neuronales Modell oder eine gespeicherte Erinnerung daran handelt, „wie es sich anfühlt", sich auf eine bestimmte Weise zu bewegen, und daran, „welches Ergebnis erzielt wird", wenn man sich auf diese Weise bewegt (Brooks 1986).

Wie in Abb. 4.4 dargestellt, wird der motorische Befehl auch an die Muskeln weitergeleitet, die die aktiven Bewegungen ausführen. Wenn eine Bewegung passiv hervorgerufen wird, wird kein motorischer Befehl erzeugt, und es wird keine Efferenzkopie an die sensorischen Zentren gesandt.

Quellen der Propriozeption

GRUNDLAGEN
Heutzutage herrscht allgemeiner Konsens darüber, daß propriozeptives Feedback in erster Linie von Muskelspindeln, Mechanorezeptoren der Haut und zentral erzeugten motorischen Befehlen (siehe oben) ausgeht. Gelenkrezeptoren, von denen man früher annahm, daß sie maßgeblich an der Propriozeption beteiligt seien, werden heutzutage als für diesen Prozeß weniger wichtig erachtet. Anhand von Untersuchungen wurde zudem bewiesen, daß alle propriozeptiven Sinneseindrücke zu einer bewußten Propriozeption beitragen können (Matthews 1988; McCloskey 1985; McCloskey et al. 1983; Moberg 1983; Tracey 1985).

Die primären und sekundären Endigungen der *Muskelspindel* werden am wirksamsten durch Dehnung stimuliert. Eine aktive Dehnung findet dann statt, wenn motorische Befehle von höheren Ebenen deszendieren und dabei α- und γ-Nervenfasern gleichzeitig aktiviert werden, und wenn ein Muskel gegen Widerstand kontrahiert. Ein propriozeptives Feedback läßt sich deshalb am besten erzeugen, indem man ein adaptives Verhalten gegen Widerstand hervorruft. Wenn wir z. B. in Bauchlage den Kopf und den oberen Rumpf entgegen der

Abb. 4.4. Schematische Darstellung der motorischen Kontrolle und des Kreisprozesses der sensorischen Integration

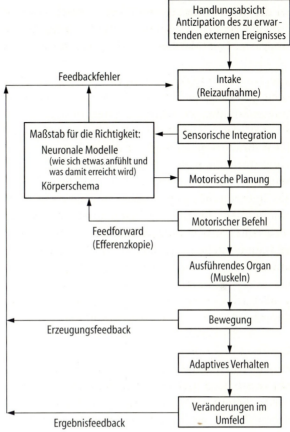

Schwerkraft strecken, wenn wir die unser Gewicht tragenden Gliedmaßen strecken, um auf einem Trampolin zu springen, oder wenn wir unsere Armgelenke beugen, um an einem aufgehängten Trapez zu schwingen, kontrahieren unsere Muskeln gegen den Widerstand der auf unseren Körper einwirkenden Schwerkraft. Kontrahiert jedoch ein schwacher Muskel entgegen der Schwerkraft, führt die Dehnung zur Bildung zusätzlicher motorischer Einheiten, so daß der Muskel stärker kontrahieren kann und kräftiger wird. Man nimmt an, daß die durch aktives Beugen der Gelenke entstehende Stimulation der *Mechanorezeptoren der Haut* und der *Gelenkrezeptoren* eine besonders große Rolle

> **Praxis**
>
> Im Hinblick auf die Therapie läßt sich sagen, daß ein Zusammendrücken und Auseinanderziehen der Gelenke für eine Verbesserung der Propriozeption wahrscheinlich weniger gut geeignet ist als eine aktive Muskelkontraktion gegen Widerstand.

bei der Wahrnehmung von Fingerbewegungen spielt. Bei anderen Gelenken führt ein Verlust von Gelenk- und Hautrezeptoren nicht zu einer schlechteren Propriozeption (Matthews 1988; McCloskey et al. 1983; Moberg 1983).

Es ist auch wichtig, die über die Haut erzeugte Propriozeption nicht mit taktilen Empfindungen gleichzusetzen. *Propriozeption* bedeutet, Bewegungs- oder Haltungsempfindungen wahrzunehmen, die durch die eigenen Bewegungen hervorgerufen werden. Der Begriff „*taktile Empfindung*" hingegen bezieht sich auf das Wahrnehmen der Stelle, an der ein externer Reiz auf die Haut trifft, bzw. auf das Wahrnehmen eines Positionswechsels eines solchen Reizes. Taktile Empfindungen liefern einem Individuum Informationen über das äußere Umfeld. Das Individuum nimmt diese Informationen häufig auf, während es seinen Körper oder seine Gelenke innerhalb dieser externen Umgebung bewegt. Dennoch stellen Sinneseindrücke, die durch intensive Berührungen oder Druck auf die Haut entstehen, oder andere taktile Reize, die von außen auf den Menschen einwirken, definitionsgemäß keine propriozeptiven Reize dar.

Ähnlich wie bei der Unterscheidung zwischen aktiven und passiven Bewegungen ermöglicht es uns die Efferenzkopie auch hier, zwischen einer durch aktives Bewegen der Gelenke hervorgerufenen Stimulation und einer durch äußere Reize hervorgerufenen taktilen Stimulation der Mechanorezeptoren der Haut zu unterscheiden (Matthews 1988). Auch in diesem Zusammenhang kann sich eine aktive Beteiligung des Patienten erheblich auf die Behandlung auswirken.

Wie bereits erläutert, tragen *zentral erzeugte motorische Befehle* und Efferenzkopien auch zur Entstehung des propriozeptiven Feedbacks bei. Man geht davon aus, daß sie uns einen Sinn für Anstrengung bzw. ein Bewußtsein dafür vermitteln, daß „Propriozeption stattfindet" (Brooks 1986; Jones 1988; Matthews 1988; McCloskey 1985).

Wir alle haben schon irgendwann einmal erlebt, daß ein Koffer, während wir ihn tragen, immer schwerer wird und die Muskeln mehr und mehr ermüden. Eine solche Last stellen wir schließlich ab und ruhen uns aus, weil sie „zu schwer" geworden ist. Eigentlich ist die Last jedoch nicht schwerer geworden: Der Druck und die Spannung in den das Gewicht tragenden Gliedmaßen sind nicht gestiegen, und es gibt auch keinen Grund zur Annahme, daß die Entladungen sensorischer Rezeptoren, mit deren Hilfe Druck- und Spannungsempfindungen übermittelt werden, zugenommen haben. Wir haben den Eindruck, daß die Last immer schwerer wird, weil wir eine größere Anstrengung bzw. eine stärkere efferente Sperre von freiwillig erzeugten Befehlssignalen wahrnehmen, die für die Aufrechterhaltung der Kontraktion bei progressiver Ermüdung und damit bei schwächerer Reaktion der Muskeln notwendig ist. Ähnliche Empfindungen von Schwere und erhöhtem Muskeleinsatz ergeben sich auch in allen anderen Fällen von Muskelschwäche, egal ob experimentell ... oder durch Krankheit hervorgerufen (McCloskey 1985 S. 152).

Wie bereits erwähnt, wird angenommen, daß zentral erzeugte motorische Befehle und Efferenzkopien aus den motorischen Zentren für eine adäquate Interpretation afferenter sensorischer Reize notwendig sind. Die zentral erzeugten motorischen Befehle und die Efferenzkopien spielen auch hinsichtlich der motorischen Kontrolle, d. h. hinsichtlich der Planung und Erzeugung adaptiven Verhaltens, eine wichtige Rolle (siehe Abb. 4.4).

4.3.3
Einführung in die Funktionsweise der motorischen Kontrolle

Um verstehen zu können, welche Rolle die Propriozeption vermutlich bei der motorischen Planung spielt, müssen wir zunächst einige häufig verwendete Begriffe (z. B. „geschlossene Schleife", „offene Schleife", „Feedback", „Feedforward") erläutern. Obwohl grundsätzlich Einigkeit hinsichtlich der Verwendung dieser Begriffe herrscht, benutzen einige Theoretiker und Forscher diese Begriffe weiterhin inkonsistent – und dies manchmal sogar im Rahmen einer einzigen Diskussion über die motorische Kontrolle. Der Leser muß zunächst verstehen, wie wir diese Begriffe verwenden. Auf dieser Basis kann dann eine Erörterung der Frage erfolgen, inwieweit sich Defizite der propriozeptiven Verarbeitung auf sensorisch-integrative Dysfunktionen, z. B. auf vestibulär-propriozeptive Verarbeitungsdefizite sowie auf Defizite der bilateralen Integration und des Sequenzierens, auswirken.

Theorien über die motorische Kontrolle
Über die motorische Kontrolle existieren zahlreiche Theorien, wie z. B. die Theorie der geschlossenen Schleife („Closed-Loop Theory"), die Theorie der offenen Schleife („Open-Loop Theory"), die Schementheorie („Schema Theory") und die Theorie der hierarchischen Kontrolle („Hierarchical Control Theory").[1]

Das eine extreme Ende stellt die peripheralistische *Theorie der geschlossenen Schleife* dar, die besagt, daß das Reaktionsfeedback verglichen und auf Richtigkeit überprüft wird, das Aumaß des Fehlers bestimmt wird und eine Korrektur erfolgt. Das andere Extrem wird durch die zentralistische *Theorie der offenen Schleife* repräsentiert, bei der man davon ausgeht, daß Muskelbefehle bereits vorprogrammiert sind (d. h. bereits vor Beginn einer Bewegungssequenz existieren) und, sobald sie ausgelöst werden, ihren weiteren Verlauf nehmen, ohne daß die Möglichkeit besteht, die Befehle mit Hilfe des sensorischen Feedbacks

---
[1] Einen umfassenden Überblick geben Brooks 1986; Kelso 1982; Schmidt 1988; Stelmach 1976; Zaichkowsky u. Fuchs 1986.

zu korrigieren. Die meisten Theoretiker halten beide Theorien für etwas unbefriedigend und bevorzugen statt dessen eine eher hybride Sichtweise der menschlichen motorischen Kontrolle. Eine solche Sichtweise erkennt eine Vielzahl an Formen von mittels Reaktionen erzeugtem Feedback an, läßt aber gleichzeitig auch jene Bedingungen aus der Theorie der offenen Schleife zu, unter denen es zu keinem Feedback kommt (Schmidt 1988).

Schmidt (1988) ist der Ansicht, daß es *drei Arten von Feedback* gibt, die durch Reaktionen hervorgerufen werden:
- Feedback, das durch Kontraktion der Muskeln erzeugt wird.
- Feedback, das durch Bewegungen von Körper oder Körperteilen im Raum erzeugt wird.
- Feedback, das durch das Umfeld hervorgerufen wird.

Die ersten beiden Formen von Feedback werden durch die Reaktion selbst erzeugt („wie sich Bewegungen anfühlen" bzw. *Erzeugungsfeedback*). Die letzte Form wird durch Veränderungen im Umfeld hervorgerufen, die wiederum durch die Reaktion herbeigeführt werden („das, was geschieht" bzw. *Ergebnisfeedback*) (siehe Abb. 4.4). Bei Bewegungen in geschlossenen Schleifen wird das durch Reaktionen erzeugte Feedback mit dem erwarteten Feedback verglichen. Liegt eine Diskrepanz zwischen dem erhaltenen Feedback und dem erwarteten Feedback vor, wird dies als Fehler registriert und die Notwendigkeit einer Korrektur signalisiert.

Kelso u. Stelmach (1976) beschrieben eine weitere Form von Feedback, das sog. *interne Feedback*, das aus Informationen entsteht, die vor Beginn der Handlung verarbeitet wurden. Während die Peripheralisten ursprünglich die Existenz interner Feedbackschleifen nicht anerkannten, glauben heutzutage die meisten Theoretiker, daß es sie gibt. Innerhalb dieser internen Feedbackschleifen wird eine Kopie der zentral erzeugten motorischen Befehle (korrolare Entladung bzw. Efferenzkopie) vorausgeschickt und auf ihre sensorische Rich-

> Rufen wir uns noch einmal die Erläuterungen über die Bedeutung der korrolaren Entladung bei der Propriozeption und den Fall *Todd* in Erinnerung. Todd hatte Schwierigkeiten vorauszuplanen, wo die Hände plaziert werden mußten, um einen springenden Ball zu fangen. Man könnte annehmen, daß er aufgrund eines mit der korrolaren Entladung zusammenhängenden schwachen propriozeptiven Feedbacks Schwierigkeiten mit der Planung antizipatorischer Handlungssequenzen hatte.

tigkeit überprüft (Schmidt 1988). Somit könnte die Efferenzkopie eine bestimmte Art von internem Feedback *(Feedforward)* sein, welches nach Abgleichen mit dem „Maßstab für die Richtigkeit" dazu benutzt werden kann, Fehler zu korrigieren, die vor der aktuellen Handlung registriert wurden. Daher scheint das Feedforward vor allem bei Handlungen von Bedeutung zu sein, die mit bestimmten Antizipationen (Vorstellungen) verbunden sind (Schmidt 1988).

Dieses Feedforward bzw. interne Feedback unterscheidet sich von dem Feedback, das aufgrund von Reaktionen entsteht, die durch Bewegungen hervorgerufen werden. Dennoch wird manchmal der Begriff Feedforward verwendet, wenn von Kontrollsystemen mit offenen Schleifen die Rede ist. Dies ist einer der Hauptgründe für die Verwirrung, die in der Literatur über motorische Kontrolle herrscht. In beiden Fällen wird der Begriff verwendet, um zum Ausdruck zu bringen, daß es kein peripheres, durch Reaktionen hervorgerufenes Feedback gibt. Technisch gesehen handelt es sich im ersteren Fall jedoch um ein geschlossenes Schleifensystem, da die Efferenzkopie *tatsächlich* eine Quelle des Feedbacks darstellt. Innerhalb von Systemen mit offenen Schleifen gibt es weder ein internes noch ein externes Feedback. Aus diesem Grunde werden wir die drei Begriffe

- Feedback,
- Feedforward und
- offene Schleife

verwenden, um zwischen den drei hypothetischen Arten der motorischen Kontrolle zu unterscheiden.

DEFINITION

Die *Feedbackkontrolle* scheint besonders beim Erlernen neuer Fähigkeiten eine wichtige Rolle zu spielen. Sobald man eine Fähigkeit erlernt hat, ist es möglich, sich mehr und mehr auf das Feedforward zu verlassen (Brooks 1986; Kelso u. Stelmach 1976). Daher liegt die Annahme nahe, daß die *Feedforwardkontrolle* eine Fertigkeit oder Fähigkeit darstellt, die auf einer höheren Ebene des Spiralprozesses der Entwicklung anzusiedeln ist. Daraus läßt sich folgern, daß sich für Individuen, die lediglich Störungen der motorischen Feedforwardkontrolle aufweisen, keine solch schwerwiegenden Konsequenzen ergeben wie für Individuen, bei denen sowohl Störungen der motorischen Feedbackkontrolle als auch Störungen der motorischen Feedforwardkontrolle vorliegen.

Diese Annahme wird durch Untersuchungsergebnisse von Ayres (1978) bekräftigt, die besagen, daß Kinder mit Defiziten der vestibulären bilateralen Integration (siehe Kapitel 1) im Vergleich zu Kindern mit anderen Formen sensorisch-integrativer Dysfunktionen am wenigsten unter ihren Defiziten leiden. Darüber hinaus ergaben Faktoren- und Clusteranalysen von SIPT-Ergebnissen, daß bilaterale Integrationsdefizite mit Störungen der Planung und Durchführung projizierter Handlungssequenzen in Zusammenhang stehen (Ayres 1989). Diese beiden Beobachtungen gemeinsam führen zu der Annahme, daß Kinder mit bilateralen Integrationsstörungen und Störungen des Sequenzierens weniger unter ihrer Dysfunktion leiden als Kinder mit anderen Formen sensorisch-integrativ bedingter Störungen der motorischen Planung, da erstere lediglich Defizite bei der propriozeptiv bedingten motorischen Feedforwardkontrolle aufweisen.

> **FALLBEISPIEL →**
>
> Bei *Todd* wurden sowohl Störungen der bilateralen Integration als auch Störungen des Sequenzierens diagnostiziert. Ist es möglich, daß seine Schwierigkeiten, projizierte Handlungsabfolgen durchzuführen, wie z. B. in aufeinanderfolgende Kästchen auf dem Boden zu hüpfen, mit Störungen der motorischen Feedforwardkontrolle zusammenhängen? Wir sind der Ansicht, daß kortikale Projektionen vestibulär-propriozeptiver Sinneseindrücke für die Planung und Durchführung bilateraler und sequenzierter Bewegungen von Bedeutung sind, und daß die Fähigkeit zur Planung projizierter Handlungssequenzen von der motorischen Feedforwardkontrolle abhängt.

Kortikale Projektionen vestibulär-propriozeptiver Sinneseindrücke

Obwohl noch nicht bekannt ist, exakt an welcher Stelle sich beim Menschen das primäre vestibuläre Rindenfeld befindet, gibt es Beweise dafür, daß Impulse des Labyrinths und der Propriozeption auf kortikaler Ebene aufeinandertreffen, um dem Menschen eine bewußte Kenntnis über die Orientierung seines Körpers zu vermitteln. Ein möglicher Ort für das Zusammentreffen dieser beiden Formen von Impulsen ist das *Areal 3a,* ein Übergangsareal, das sich zwischen dem primären motorischen und dem primären sensorischen Areal in der Nähe der Basis des Sulcus centralis befindet. Wir wissen, daß es sich beim Areal 3a um ein Zielgebiet für Muskelspindelafferenzen handelt, und neuere Forschungsreihen lassen vermuten, daß Impulse, die ins Areal 3a geleitet werden, zwar zu einer bewußten Kenntnisnahme von Bewegungen führen, jedoch keinen Beitrag zur motorischen Planung leisten (Dykes et al. 1986; Gardner 1988; Jones u. Porter 1980; Kalaska 1988; Tuohimaa et al. 1987).

Das Areal 5 des Parietallappens ist ein weiterer wichtiger Ort, an dem bilaterale und propriozeptive Sinneseindrücke, die über die Muskel-, Haut- und Gelenkrezeptoren des Körpers hereinkommen, konvergieren. Auch indirekte vestibuläre Impulse projizieren möglicherweise auf das Areal 5. Wie Jones u. Porter (1980) feststellten, besteht eine enge Verbindung zwischen sensorischen Empfindungen und Bewegungen. Wir wissen zwar nicht, ob eine bewußte Wahrnehmung stets unabhängig von einem Feedback an höhere Zentren, die die Bewegung kontrollieren, abläuft. Es gibt jedoch Beweise dafür, daß Zellen im Areal 5 noch vor dem Beginn einer Bewegung mit der Impulsübertragung beginnen und diese Übertragung auch nach einer Deafferenzierung und Immobilisierung der Gelenke fortsetzen. Dies läßt vermuten, daß einige dieser Zellen bei der Planung aktiver Bewegungen eine Rolle spielen. Zwischen dem

Areal 5 und präzentralen motorischen Arealen, zu denen auch das *supplementär-motorische Areal* zählt, bestehen reziproke Verbindungen (Kalaska 1988), was die These, daß propriozeptive Sinneseindrücke an der motorischen Planung beteiligt sind, noch weiter untermauert.

Supplementär-motorisches Areal
Es gibt *zwei prämotorische Areale* (Rindenfelder):
- das laterale bogenförmige prämotorische Areal und
- das mediale supplementär-motorische Areal.

> Das mediale prämotorische Areal, das von der Zufuhr propriozeptiver Sinneseindrücke abhängig ist, ist für das Verständnis von Defiziten der bilateralen Integration und des Sequenzierens, wie sie bei *Todd* zu sehen waren, von größter Bedeutung (Tabelle 4.1). Goldberg (1985) vermutete, daß
>
> das mediale [prämotorische] System bei „Projektionshandlungen" oder Handlungen wirksam wird, die durch Vorhersagen vorangetrieben wurden. Diese Vorhersagen wiederum wurden von einem inneren Modell von der Welt abgeleitet, das sich aus früheren Erfahrungen zusammensetzt, die die Bildung eines Modells der potentiellen Zukunft ermöglichen (S. 568).
>
> Mit anderen Worten: Das mediale supplementär-motorische Areal scheint an der Planung jener projizierten Handlungssequenzen beteiligt zu sein, die Todd so schwierig findet. Im Gegensatz dazu steht das polymodale laterale bogenförmige prämotorische System, welches „in einem Reaktionsmodus arbeitet, in dem jede Handlung von deutlichen externen Sinneseindrücken abhängt". Die hypothetische Funktionsweise der beiden prämotorischen Areale ist in Tabelle 4.1 zusammengefaßt.

Laut Goldberg (1985) stellt die Parkinson-Krankheit quasi das Musterbeispiel für eine Störung des medialen Kontrollsystems dar. Menschen mit Parkinson haben erstaunlich ähnliche Probleme wie Todd. Auch sie haben Schwierigkeiten damit, projizierte Handlungssequenzen zu beginnen, zu sequenzieren und zu beenden. Deshalb sind sie zunehmend auf das polymodale, und zwar insbesondere auf das visuelle Feedback angewiesen, um ihre Bewegungen zu regulieren. Darüber hinaus weisen diese Menschen auch charakteristische Defizite der *bilateralen motorischen Koordination* auf. Bilaterale Bewegungen der Gliedmaßen, wie sie z. B. auch im Test „Bilaterale Motorische Koordination" (einem Bestandteil der SIPT) verlangt werden, werden in diesem Fall nicht mehr in Form von fließenden reziproken und kontinuierlichen Sequenzen ausgeführt. Die Hände bewegen sich vielmehr unabhängig voneinander.

Tabelle 4.1. Vergleich zwischen Merkmalen des medialen und des lateralen motorischen Programmiersystems

	Medial	Lateral
Prämotorisches Zentrum	Supplementär-motorisches Areal	Bogenförmiges prämotorisches Areal
Sensorische Abhängigkeit Kontrollmodus	Primär propriozeptiv Vorausschauend (Feedforward)	Polymodal (inkl. visuell) Reagierend (Feedback)
Geschickte Ausführung von Bewegungen	Fließende Ausführung längerer Sequenzen von Teilhandlungen	Input-abhängige, langsame, schrittweise Ausführung
Bimanuelle Kontrolle	Simultan (parallel oder reziprok)	Alternierend (seriell oder segmentweise)
Balkenabhängigkeit	Stark	Gering
Ansteuern des Ziels	Entwicklungsverlauf (Navigieren)	Erwerb (Steuern)
Aktionsmodus	Projizierend (antizipatorisch)	Reagierend (interaktiv)
Kontextsensibilität	Intern	Extern
Subkortikale Abhängigkeit	Basalganglien	Kleinhirn

Nach Goldberg (1985)

Bei Menschen mit Hirnschaden oder Parkinson-Krankheit lassen sich diese Störungen auf bekannte Läsionen des medialen supplementär-motorischen Areals oder der damit eng verbundenen Basalganglien zurückführen. Angenommen, Todds vestibulär-propriozeptive Verarbeitungsdefizite führten zu einer schwachen oder abnormen Reizzufuhr an das propriozeptionsabhängige supplementär-motorische Areal – dann könnten vestibulär-propriozeptive Verarbeitungsdefizite auf niedrigen Ebenen zu ganz ähnlichen Verhaltensauffälligkeiten führen, wie sie bei Patienten mit Läsionen höherer Hirnareale zu beobachten sind.

Das mediale System dominiert dann, wenn schnelle, gründlich gelernte, „gut beherrschte" Bewegungssequenzen in erster Linie mit Hilfe von [propriozeptiven] Informationen ausgeführt werden, ohne daß sie ständig durch das visuelle Feedback kontrolliert werden müssen. Das mediale System ist also in der Lage, einen Kontrollmodus zu benutzen, dem ein Modell, eine Annahme, ein Feedforward oder eine Vorhersage zugrunde liegt und der sich vermutlich an einer Efferenzkopie orientiert. Erfolgt eine Bewegung, hat die Efferenzkopie die Aufgabe, innere Fehler zu korrigieren und die Bewegung intern zu überwachen (Goldberg 1985, S. 581–582).

4.3.4
Die Bedeutung der vestibulären Propriozeption für das Körperschema

FALLBEISPIEL →

> An dieser Stelle wollen wir uns noch einmal den Fall *Chris* ins Gedächtnis rufen. Uns war aufgefallen, wie wenig ausgeprägt ihr Sinn für die Position ihres Körpers im Raum war. Im vorigen Abschnitt ging es um den Einfluß der vestibulären Propriozeption auf das Bewußtsein bezüglich der jeweiligen Position und der Bewegungen des Körpers. Auf dieser Grundlage ist die Behauptung zulässig, daß bei Chris, die eine stark beeinträchtigte Wahrnehmung ihrer Körperposition im Raum aufweist, Störungen der Integration bzw. Interpretation vestibulär-propriozeptiver Sinneseindrücke vorliegen.

Fisher u. Bundy (1989; Fisher, unveröffentlichtes Material) beschreiben eine Patientin, bei der im Rahmen einer intensiven Befragung ebenfalls eine mangelhafte Wahrnehmung der Körperstellung im Raum festgestellt wurde. Bei dieser Patientin konnten die sensorisch-integrativ bedingten Störungen der zentralen Verarbeitung vestibulärer Sinneseindrücke durch Laboruntersuchungen bestätigt werden (Fisher et al. 1986). Im Rahmen dieser Tests erlebte die Patientin im Anschluß an eine Phase der visuo-vestibulären Stimulation, die auch visuo-vestibuläre Konflikte beinhaltete, eine „Reizüberflutung" bzw. „eine sensorische Desorientierung". Wir bevorzugen den Begriff *sensorische Desorientierung*, da er die Reaktion der Patienten besser beschreibt. Ungefähr 3 Stunden nach der Stimulation hatte die Patientin das Gefühl, daß sich der Kopf sowie die Arme und Beine vom Körper gelöst hätten und im Raum schwebten. Als sie über eine gerade Fläche gehen sollte, hatte sie das Gefühl, diese Fläche sei uneben und nicht einschätzbar. So erschien sie ihr manchmal höher und manchmal niedriger als erwartet.

Wir haben die These aufgestellt, daß das durch Bewegungen ausgelöste vestibulär-propriozeptive Feedback zur Bildung neuronaler Modelle bzw. zur Erinnerung daran beiträgt, wie sich eine Bewegung anfühlt (siehe Kapitel 1). Nach Ansicht von Brooks (1986) werden solche Informationen auf zwei unterschiedliche Arten eingesetzt:

Einerseits dienen sie der Regulierung momentan ablaufender Aktivitäten, und andererseits steuern sie als Bestandteil des motorischen Gedächtnisses die Durchführung zukünftiger gleichartiger Aktivitäten. Aus diesem Grunde sind unser Sinn dafür, wieviel Kraft aufgewendet werden muß, und die Erinnerung, die wir daran haben, sowohl für die Durchführung als auch für die Planung motorischer Handlungen von essentieller Bedeutung (Brooks 1986, S. 6).

Brooks scheint darüber hinaus der Ansicht zu sein, daß das Körperschema für die Planung projizierter Bewegungssequenzen wichtig ist.

Matthews (1988) überprüfte im Rahmen einer Studie die Beweise, die den Beitrag der Propriozeption zur Bildung des Körperschemas sowie zum Bewußtsein bezüglich unserer Beziehung zum äußeren Umfeld belegen sollen. Bei den meisten seiner Untersuchungen verwendete Matthews Hochfrequenzvibrationen, um den primären Muskelspindelendigungen abnorme propriozeptive Reize zuzuführen. Das wichtigste Ergebnis der Forschungsreihe lautet, daß das System leicht durcheinander zu bringen und die „zentrale Landkarte" unseres Körpers leicht zu modifizieren ist (siehe dazu auch Jones 1988). Als einschlägiges Beispiel führt Matthews über eine unveröffentlichte Studie von J. R. Lackner an:

[Lackner] führte eine Vibrationsmassage am Bizeps durch, während sich die jeweilige Testperson an die Nase faßte und, wie üblich, das Gefühl hatte, daß sich ihr Ellbogen streckte. Durch das weitere Festhalten der sich nicht bewegenden Nase entstand jedoch ein sensorischer Konflikt, der durch die widersprüchlichen Informationen über die Position des Armes hervorgerufen wurde. Einige der Testpersonen lösten dieses Problem sehr schnell und logisch, jedoch mittels gänzlich unbewußter neuraler Vorgänge, die sich auf die innere „Landkarte" ihres Körpers auswirkten. Sie hatten den klaren subjektiven Eindruck, daß ihre Nase wuchs und länger wurde, als ob sie mit dem sich scheinbar bewegenden Arm in Kontakt bleiben wolle. Eine Testperson sagte: „Ich fühle mich wie Pinocchio" (Matthews 1988, S. 436).

Durch Vibration hervorgerufene Sinneseindrücke können auf ähnliche Weise auch das subjektive Empfinden für die Position des Körpers in Relation zu Gegenständen im Umfeld verändern. Darüber hinaus resultieren aktive Bewegungen entgegen einer verstärkten Schwerkraft nicht nur in einem intensiveren Gefühl der Anstrengung, sondern auch im Eindruck, daß sich das äußere Umfeld im Verhältnis zum sich bewegenden Körpers bewegt. Will die Testperson z. B. auf einen Hocker steigen, „hat sie das Gefühl, daß der Hocker absackt, sobald sie hinaufsteigt" (Matthews 1988, S. 437).

Matthews (1988) kommt zu dem Schluß, daß die Aufgabe der Propriozeption unter normalen Bedingungen darin besteht, dem motorischen System eine klare und eindeutige „Landkarte" der äußeren Umgebung und des Körpers zu liefern. Auf ähnliche Weise geht Nashner (1982) davon aus, daß das vestibuläre System in Situationen, in denen während der Gleichgewichtskontrolle ein sensorischer Konflikt zwischen visuellen, vestibulären und somatosensorischen Sinneseindrücken herrscht, in der Lage ist, genaue Informationen zu liefern, mit deren Hilfe der Konflikt gelöst werden kann.

Die These, daß vestibuläre Propriozeptoren normalerweise einen *stabilen Vergleichsrahmen schaffen, mit dessen Hilfe andere sensorische Reize interpretiert werden können,* veranlaßt uns dazu, über die möglichen Auswirkungen nachzudenken, die eine beeinträchtigte zentrale Verarbeitung vestibulär-propriozeptiver Sinneseindrücke auf ein Individuum haben mag, das konfliktreichen bzw. unbekannten sensorischen Erfahrungen ausgesetzt wird.

4.3.5
Abwehrreaktionen auf vestibulär-propriozeptive Sinneseindrücke und Schwerkraftunsicherheit

> **FALLBEISPIEL →**
>
> An dieser Stelle wollen wir uns erneut *Chris* ins Gedächtnis rufen, deren Kindheitserinnerungen von einer ständigen Angst vor Bewegung geprägt waren; Chris, die sehr angespannt und ängstlich war, als sie die an der Decke befestigten Behandlungsgeräte benutzen sollte, und der beim Autofahren sehr leicht übel wurde. Chris hatte zudem wenig Körpergefühl und konnte nicht einordnen, wo sich ihr Körper im Raum befand. Ihr schwach ausgeprägtes Körperschema und ihre möglicherweise eingeschränkte Fähigkeit zur Lösung sensorischer Konflikte – zurückzuführen auf einen verminderten und verzerrten Vergleichsrahmen – scheinen sich auf der Verhaltensebene in *Abwehrreaktionen* auf vestibulär-propriozeptive Sinneseindrücke sowie in *Schwerkraftunsicherheit* zu äußern.

Abwehrreaktionen auf vestibulär-propriozeptive Sinneseindrücke manifestieren sich in Form von Übelkeit, Erbrechen, Schwindelgefühlen oder Vertigo sowie in anderen Gefühlen körperlichen Unbehagens, die mit der Stimulation des autonomen Nervensystems (sympathischer Anteil) in Verbindung stehen. Schwerkraftunsicherheit drückt sich in Angst oder in emotionalen Überreaktionen aus, die in keinem Verhältnis zur tatsächlichen Bedrohung bzw. Gefahr stehen, die von den vestibulär-propriozeptiven Stimuli oder der Position des Körpers im Raum ausgeht. Obwohl diese beiden Störungen bislang nicht ausreichend erforscht sind, nimmt man an, daß sie auf Überreaktionen oder die Unfähigkeit zur Modulation vestibulär-propriozeptiver Sinneseindrücke zurückzuführen sind (Fisher u. Bundy 1989). Zudem gibt es Grund zur Annahme, daß eine erhöhte Sensibilität gegenüber vestibulärer Stimulation bzw. ein Konflikt zwischen visuellen und vestibulären Sinneseindrücken zu Bewegungskrankheiten führen kann (Baloh u. Honrubia 1979).

4.3.6
Die Bedeutung vestibulär-propriozeptiver Sinneseindrücke für die posturale Kontrolle

Sowohl *Chris* als auch *Todd* hatten einen mangelhaften Gleichgewichtssinn. Testergebnisse von Kindern mit Lernstörungen und zentralen Störungen der Integration vestibulärer Sinneseindrücke lassen vermuten, daß zentrale vestibuläre Verarbeitungsstörungen einen überaus starken Einfluß auf das Gleichgewicht haben (Horak et al. 1988; Shumway-Cook et al. 1987). Allum u. Keshner (1986) sind der Auffassung, daß *vestibuläre* Sinneseindrücke bei der Kontrolle von Körperschwankungen gegenüber propriozeptiven Sinneseindrücken dominieren, obgleich auch letztere eine wichtige Rolle spielen. Nashner und andere nehmen hingegen an, daß die *visuellen* und die *somatosensorischen* Sinneseindrücke bei der Gleichgewichtskontrolle dominieren und daß dem vestibulären System die Aufgabe zukommt, einen festen Vergleichsrahmen zur Lösung sensorischer Konflikte zu schaffen (Horak et al. 1988; Nashner 1982; Shumway-Cook et al. 1987).

4.3.7
Zusammenfassung

Wir haben Beweise dafür geliefert, daß vestibuläre und propriozeptive Reize bei vielen Funktionen – z. B. bei der Wahrnehmung der Position und der aktiven Bewegung des Körpers im Raum, bei der Entwicklung eines Körperschemas, bei der visuellen Kontrolle (vestibulärer Nystagmus und Speicherung von Geschwindigkeit) und bei posturalen Reaktionen (besonders bei solchen, bei denen tonische posturale Streckmuskeln beansprucht werden) – eine wichtige Rolle spielen. Wir haben außerdem die These aufgestellt, daß Defizite der vestibulär-propriozeptiven Verarbeitung, die sich negativ auf das Körperschema oder die Fähigkeit zur Lösung sensorischer Konflikte im Alltagsleben auswirken, zu Abwehrreaktionen auf vestibulär-propriozeptive Sinneseindrücke bzw. zu Schwerkraftunsicherheit führen können. Abschließend haben wir neuere Forschungsergebnisse vorgestellt, die darauf hindeuten, daß propriozeptive (und möglicherweise auch vestibuläre) Sinneseindrücke bei der Programmierung und Planung projizierter bilateraler Handlungssequenzen von Bedeutung sind.

Obwohl wir versucht haben, zwischen dem Einfluß von vestibulären und propriozeptiven Sinneseindrücken zu differenzieren (dieser Unterschied wird nur in Untersuchungen unter Laborbedingungen deutlich), ist es uns mit Hilfe der derzeitigen klinischen Beurteilungsverfahren nicht möglich festzustellen, ob die Defizite, die wir an Patienten mit sensorisch-integrativen Dysfunktionen beobachten, mit vestibulären oder mit propriozeptiven Verarbeitungsdefiziten oder gar mit beiden Arten von Störungen in Zusammenhang stehen. Deshalb sind wir bei der Beurteilung von Patienten nicht in der Lage, eindeutig zwischen der Funktionsweise des vestibulären Systems und der Propriozeption zu differenzieren. Daher haben wir uns dafür entschieden, den Begriff vestibulär-propriozeptiv zu verwenden. Zukünftige Untersuchungsmethoden werden es uns vielleicht ermöglichen, beide Funktionsweisen klarer zu unterscheiden.

4.4
Vestibulär-propriozeptive Dysfunktionen

In diesem Kapitel wurden bislang diejenigen Aspekte der vestibulären Propriozeption dargestellt, die auf neurophysiologischer Ebene das Verhalten steuern. Auf dieser Grundlage gehen wir im folgenden auf die verschiedenen Formen vestibulär-propriozeptiver Dysfunktionen ein, die bei Menschen mit sensorisch-integrativen Dysfunktionen zu beobachten sind. Im Anschluß daran werden wir verschiedene Methoden erläutern, derer man sich in der Praxis bedient, um vestibulär-propriozeptive Dysfunktionen zu diagnostizieren. Wo sinnvoll, werden auch standardisierte Tests der SIPT (Ayres 1989) in die Betrachtung eingeschlossen. In den meisten Fällen beruht die Beurteilung jedoch auf klinischen Beobachtungen des neuromotorischen Verhaltens und auf Befragungen des Patienten.

Wir möchten an dieser Stelle folgendes betonen:
- Sensorisch-integrative Dysfunktionen, die auf Defiziten der vestibulär-propriozeptiven Verarbeitung basieren, werden *anhand eines aussagekräftigen Clusters von Testergebnissen oder anhand klinischer Beobachtungen identifiziert, die sich alle eindeutig auf die Funktionsweise des vestibulären Systems und der Propriozeption beziehen.* Nur wenige der verfügbaren Beurteilungsverfahren bieten die Möglichkeit, die Funktionsweise des vestibulär-propriozeptiven Systems *direkt* zu messen.
- Die Tatsache, daß ein Patient nur niedrige Testergebnisse erzielt, bedeutet noch lange nicht, daß bei ihm eine beeinträchtigte zentrale Verarbeitung vestibulär-propriozeptiver Sinneseindrücke vorliegt; es können auch ganz andere Gründe vorliegen. Weil die Gemeinsamkeit aller Tests jedoch in der vestibulär-propriozeptiven Komponente liegt, nimmt mit jedem niedrigen Testergebnis die Wahrscheinlichkeit zu, daß eine Störung der zentralen vestibulär-propriozeptiven Verarbeitung besteht. Es gibt einige empirische Beweise dafür, daß es tatsächlich möglich ist, anhand eines bedeutsamen Clusters von niedrigen Ergebnissen bei Testverfahren zur indirekten Untersuchung der vestibulär-propriozeptiven Funktionsweise auf zentrale Verarbeitungsstörungen zu schließen (Fisher et al. 1986).

Ayres (1972, 1976, 1978, 1979, 1980) vermutete ursprünglich, daß *drei Arten von sensorisch-integrativen Störungen* mit vestibulär-propriozeptiven Verarbeitungsdefiziten zusammenhängen:
- postural-okuläre Bewegungsstörungen,
- Schwerkraftunsicherheit und
- Überempfindlichkeit gegenüber bzw. Abwehrreaktionen auf Bewegungen.[1]

Im folgenden werden alle drei Formen vestibulär-propriozeptiver Dysfunktionen detailliert erläutert.

4.4.1
Postural-okuläre Bewegungsstörungen

Wie der Name schon sagt, läßt sich eine postural-okuläre Bewegungsstörung hauptsächlich anhand von Testergebnissen und damit zusammenhängenden klinischen Beobachtungen feststellen, die auf eine schwache posturale und okuläre Kontrolle hinweisen.

Im einzelnen sind bei postural-okulären Bewegungsstörungen folgende *Merkmale* zu erkennen:
- Unfähigkeit, eine Streckung in Bauchlage durchzuführen und zu halten.
- Schwierigkeiten beim Beugen des Nackens in Rückenlage.
- Hypotonie der Streckmuskeln.
- Schwache Stabilität der proximalen Gelenke.
- Schwache posturale Anpassung bzw. mangelhafte Regulierung des Haltungshintergrunds.
- Schwach ausgeprägter Gleichgewichtssinn und mangelhafte Stützreaktionen sowie niedrige Werte im Test „Standing and Walking Balance" (Gleichgewicht beim Stehen und Gehen) der SIPT.
- Niedrige Werte im Test „Kinesthesia" (Kinästhesie) der SIPT.
- Niedrige Werte im „Postrotary Nystagmus Test" (Postrotatorischer Nystagmustest) der SIPT.

Der Schwerpunkt liegt eindeutig auf der *posturalen Kontrolle.* Der postrotatorische Nystagmus ist die einzige klinische Maßeinheit zur Beurteilung der okulären Kontrolle. Gleichmäßiges Verfolgen mit den Augen, Sakkaden, rasches

---

[1] Die Dauer des postrotatorischen Nystagmus wird manchmal als eigener Funktionsbereich betrachtet, da sowohl ein verkürzter als auch ein verlängerter Nystagmus auf eine Störung schließen lassen. Da der postrotatorische Nystagmus jedoch eine vestibulo-okuläre Reaktion ist, halten wir einen *verkürzten* postrotatorischen Nystagmus für *einen* Indikator postural-okulärer Störungen.

Lokalisieren und Konvergenz eignen sich *nicht* zur Messung der vestibulär-propriozeptiven Kontrolle von Augenbewegungen. Wie wir bereits bei *Chris* beobachten konnten, bringt eine intensive Befragung oftmals ans Licht, daß der Patient ein beeinträchtigtes Körperschema und gleichzeitig ein mangelhaftes Empfinden für die Position oder Bewegung des eigenen Körpers im Raum hat. Und schließlich handelt es sich bei postural-okulären Bewegungsstörungen um Defizite der sensorischen Integration, die auf vestibulär-propriozeptiven Verarbeitungsdefiziten basieren und von denen man annimmt, daß sie mit Defiziten der bilateralen Integration und des Sequenzierens zusammenhängen (A. J. Ayres, persönliche Mitteilung, 11. März 1988).

Beurteilung der Streckung in Bauchlage

Die Fähigkeit, eine Streckung in Bauchlage durchzuführen und auch zu halten, ist ein Indikator für die Intensität der tonischen posturalen Streckung. Ayres wies darauf hin, daß die Fähigkeit, eine Streckung in Bauchlage durchzuführen und zu halten, auch Auskunft über die Funktionsweise des vestibulären Systems und der Propriozeption gibt (A. J. Ayres, persönliche Mitteilung, 11. März 1988). Bei einer verminderten Menge an vestibulär-propriozeptiven Sinneseindrücken, die die Streckmuskeln (besonders die des Nackens und des oberen Rumpfes) erreichen, kann die Fähigkeit, eine Streckung in Bauchlage durchzuführen, eingeschränkt sein. Die Streckung in Bauchlage wird beurteilt, indem man zunächst eine bestimmte Haltung einnimmt und den Patienten anschließend auffordert, diese Haltung nachzuahmen (Abb. 4.5). Dabei kann man dem Patienten verbale oder körperliche Hilfestellungen geben, um sicherzustellen, daß er versteht, was von ihm erwartet wird. Die *Qualität der Reaktion* wird nach folgenden Fähigkeiten eingestuft:
- die Haltung schnell und vollständig und nicht nur in Teilen einnehmen zu können,
- den Kopf ruhig und vom Boden aus in einem Winkel von 45 Grad zu halten,
- die Schultern, die Brust und die Arme vom Boden zu heben,
- das distale Drittel der Oberschenkel vom Boden zu heben,
- die Knie um weniger als 30 Grad gebeugt zu halten und
- dabei laut zu sprechen.

Kinder, die älter sind als 6 Jahre, sollten in der Lage sein, eine volle Streckung in Bauchlage durchzuführen und in dieser Stellung 30 Sekunden lang zu verharren. Es könnte jedoch sein, daß Kinder mit straffen Beugemuskeln in der Hüfte Schwierigkeiten haben, ihre Oberschenkel vom Boden zu heben oder die Haltung einzunehmen, ohne ihre Knie um mehr als 30 Grad zu beugen (Fisher u. Bundy 1989).

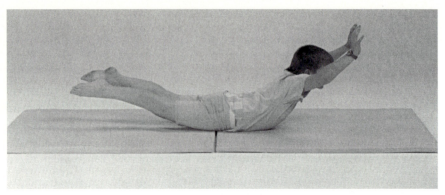

Abb. 4.5. Normale Haltung bei Streckung in Bauchlage

Beurteilung der Beugung des Nackens während der Beugung in Rückenlage

Begibt sich ein Mensch in die Rückenlage, deszendieren vestibulär-propriozeptive Sinneseindrücke (insbesondere vom Utrikulus ausgehende), um ein Aufrichten des Kopfes und des oberen Rumpfes zu erleichtern. Obwohl es Menschen mit einer mangelhaften Verarbeitung vestibulär-propriozeptiver Sinneseindrücke normalerweise leichter fällt, eine Beugung in Rückenlage durchzuführen als eine Streckung in Bauchlage, neigen sie möglicherweise dazu, die Bewegung mit dem Kinn zu führen (oder das Aufrichten des Kopfes zu verzögern). Dies kann bedeuten, daß nur eine verringerte Menge vestibulär-propriozeptiver Reize die im Nacken befindlichen Beugemuskeln erreicht.

Beurteilung der Hypotonie der Streckmuskeln

Eine Hypotonie, vor allem eine Hypotonie der Streckmuskeln, wird von deszendierenden vestibulär-propriozeptiven Sinneseindrücken beeinflußt. Es ist nicht möglich, eine Hypotonie direkt zu messen. Daher muß eine Diagnose auf Hypotonie der Streckmuskeln auf einem bedeutsamen Cluster der folgenden *Symptome* basieren:
- Hyperextensibilität der distalen Gelenke,
- eine Körperhaltung im Stehen, die durch eine Lordose und überstreckte oder durchgedrückte Knie gekennzeichnet ist („hypotone Körperhaltung"), und
- Muskeln, die sich beim Palpieren „schwammig" anfühlen.

Bevor man zu dem Schluß kommt, daß ein Mensch hypoton ist, muß ausgeschlossen sein, daß eine allgemeine Schlaffheit der Gelenke, eine Lordose als Ausgleich für zu straffe Beugemuskeln in der Hüfte oder eine für Kleinkinder typische lordotische Körperhaltung vorliegt (Fisher u. Bundy 1989).

Beurteilung der Stabilität der proximalen Gelenke
Gelenkstabilität bedeutet, daß tonisch posturale Streckmuskeln in der Lage sind zu kontrahieren, wenn es darum geht, die proximalen Gelenke bei Gewichtsbelastung zu stabilisieren. Am besten kann man die proximale Stabilität einschätzen, wenn man den Patienten bittet, den *Vierfüßlerstand* einzunehmen, und dann beobachtet, ob
- die Lordose fortbesteht,
- eine Hyperextensibiliät oder ein Einrasten der Ellbogengelenke vorliegt,
- der mediale Rand der Skapula erhöht ist und
- eine extreme Abduktion der Schulterblätter vorliegt.

(Fisher u. Bundy 1989)

Wie bei der Beurteilung der Streckung in Bauchlage kann man auch hier verbale oder körperliche Hilfestellungen anbieten, um sicherzustellen, daß der Patient auch versteht, was er tun soll. Die Fähigkeit, proximale Gelenke zu stabilisieren, wird manchmal auch als *Kokontraktion* bezeichnet. Dieser Begriff kann jedoch zu Mißverständnissen führen, da eine gleichzeitige Kontraktion von Beuge- und Streckmuskeln für die Gelenkstabilität hier nicht notwendig ist.

Beurteilung der posturalen Anpassung bzw. der Regulierung des Haltungshintergrunds
Die Regulierung des Haltungshintergrunds besteht aus einer angemessenen posturalen Anpassung, die ein Individuum vornimmt, wenn es adaptives Verhalten zeigt. Eine mangelhafte Regulierung des Haltungshintergrunds besteht in einer übertriebenen, unbeholfenen, unangemessenen oder schwachen posturalen Anpassung. Ein mangelhafter Haltungshintergrund kann mit einem niedrigen posturalen Tonus, mangelhaften Gleichgewichtsreaktionen oder schwacher tonischer proximaler Stabilität einhergehen. Es gibt keine Standardmethoden zur Beurteilung des posturalen Haltungshintergrunds, er läßt sich jedoch sehr leicht beobachten, wenn adaptives Verhalten hervorgebracht wird (Fisher u. Bundy 1989).

Beurteilung von Gleichgewichts- und Stützreaktionen
Eine der besten Methoden zur Einschätzung des Einflusses vestibulär-propriozeptiver Sinneseindrücke auf die posturale Kontrolle besteht in einer Untersuchung der Gleichgewichts- und Stützreaktionen. Da es zwischen den verschiedenen Verfahren zur Beurteilung des Gleichgewichts jedoch kaum Übereinstimmungen gibt, muß eine Vielzahl von Gleichgewichtstests durchgeführt werden (Fisher et al. 1988). Der in den SIPT enthaltene Test „Gleichgewicht beim Stehen und Gehen" ist ein standardisierter Test, mit dessen Hilfe die Fähigkeit des Balancierens im Rahmen einer Reihe von Aufgaben überprüft wird (Ayres 1989). Ähnliche standardisierte Beurteilungsmethoden, die besonders für älte-

re Kinder und Erwachsene geeignet sind, sind beispielsweise der „Bruininks-Oseretsky Balance Subtest" (Bruininks-Oseretsky Subtest zur Überprüfung des Gleichgewichts; Bruininks 1978) und die am Boden durchgeführte Testreihe zur Ataxie (Fregly u. Graybiel 1968). Diese Beurteilungsverfahren sind zwar standardisiert, können aber nur in begrenztem Umfang Auskunft über die qualitativen Aspekte des Gleichgewichtssinns geben.

Fisher et al. (Fisher 1989; Fisher u. Bundy 1989; Fisher et al. 1988) haben *drei objektive Tests* entwickelt, mit deren Hilfe die Qualität des Gleichgewichtssinns untersucht werden kann. Diese Testverfahren erwiesen sich als sehr geeignet für die Diagnose von vestibulär-propriozeptiven Verarbeitungsdefiziten. Die drei Tests heißen

- „Tilt Board Tip" (Kippbrett-Wippen),
- „Flat Board Reach" (Flachbrett-Ausstrecken) und
- „Tilt Board Reach" (Kippbrett-Ausstrecken).

Beim Test „Tilt Board Tip" sollten normal entwickelte Kinder im Alter von mindestens 5 Jahren Kopf und Oberkörper aufrecht halten können. Sie sollten ferner eine verstärkte Stützreaktion des Beines zeigen, das auf der nach unten gekippten Seite des Bretts steht. Gleichzeitig sollten sie die Hüfte und das Knie des Beins beugen, das auf der nach oben gekippten Seite des Bretts steht (Abb. 4.6, 4.7 und 4.8).

Mit Hilfe der Tests „Flat Board Reach" und „Tilt Board Reach" wird die Fähigkeit der Testperson untersucht, das Gleichgewicht bei seitlicher Streckung der Arme zu halten (d. h. ein Arm wird in eine Richtung gestreckt, als ob es darum ginge, etwas zu greifen bzw. einen Gegenstand zu erreichen), während sie auf einer stabilen bzw. einer instabilen Oberfläche steht. Bei Kindern unter 7 Jahren kann es vorkommen, daß sie den oben stehenden Fuß nicht von der Standfläche abheben (Abb. 4.9). Im Alter von 7 Jahren strecken und abduzieren normal entwickelte Kinder den oberen Arm und heben den oberen Fuß von der Standfläche. Die meisten Menschen strecken und abduzieren das obere Bein um mindestens 30 Grad aus der Ausgangsstellung (Abb. 4.10). Wenn der höher stehende Fuß nicht von der Standfläche angehoben wird oder der höhere Arm oder das höhere Bein zu stark gebeugt werden, wie in Abb. 4.11 zu sehen ist, deutet dies auf eine Dysfunktion hin (Fisher 1989). Die Interrater-Reliabilität der drei Tests ist sehr hoch ($r > 0.90$). Die Test-Retest-Reliabiltät bei den Ausstrecken-Tests ist ebenfalls hoch ($r > 0.90$) und fällt häufig besser aus als die Test-Retest-Reliabilität des Tests „Tilt Board" (Kippbrett) nach Atwater et al. (1990).

Crowe et al. (1992) entwickeln derzeit eine vielversprechende Testreihe für Kliniker zur Beurteilung des Gleichgewichtssinns. Der sog. „Clinical Test of Sensory Interaction for Balance" (Klinischer Test zur Sensorischen Interaktion für das Gleichgewicht) wurde von Horak und Shumway-Cook (Horak et al.

Abb. 4.6. Normale Reaktion auf den „Tilt Board Tip Test"

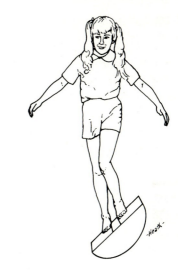

Abb. 4.7. Abnorme oder unreife Reaktion auf den „Tilt Board Tip Test": Arme werden in eine Hab-Acht-Position gebracht; Hüfte und Bein auf der ansteigenden Seite des Bretts werden nicht gebeugt, und der Blick des Kindes ist auf den Boden gerichtet

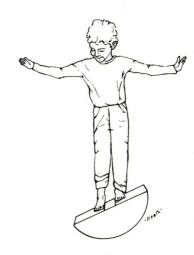

1988; Horak u. Shumway-Cook 1986; Shumway-Cook et al. 1987) für die Anwendung im Rahmen von Behandlungen umstrukturiert. Dieser Test stellt ein Beurteilungsverfahren dar, anhand dessen die Aufrechterhaltung des Gleichgewichts in sensorischen Konfliktsituationen überprüft werden kann. Dabei wird auch untersucht, wie stark der Körper der Testperson in einer bestimmten Haltung bei normalen, fehlenden oder veränderten (vorhandenen, jedoch verzerrten) Informationen visueller Art oder die Standfläche betreffend schwankt, und wie lange die Testperson unter diesen Bedingungen die Haltung beibehalten kann. So hängt z. B. die Fähigkeit, auf einer nachgebenden Schaumstoffmatratze (Input hinsichtlich der Standfläche ändert sich) mit geschlossenen Augen

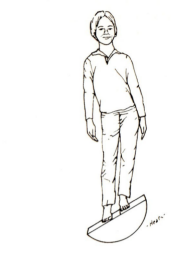

Abb. 4.8. Abnorme oder unreife Reaktion auf den „Tilt Board Tip Test": Hüfte und Knie des Beins auf der ansteigenden Seite des Bretts werden nicht gebeugt

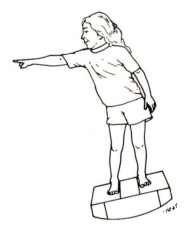

Abb. 4.9. Der Fuß auf der ansteigenden Seite des Bretts bleibt beim „Tilt (oder Flat) Board Reach Test" in Kontakt mit der Standfläche

(ohne visuellen Input) zu stehen, davon ab, ob die jeweilige Person in der Lage ist, vestibuläre Informationen zur Lösung eines sensorischen Konflikts (Konflikt zwischen visuellen, die Standfläche betreffenden und vestibulären Reizen) zu nutzen, um sich im Raum richtig zu orientieren.

Kinästhesie

Bei dem in den SIPT enthaltenen Test „Kinästhesie" (Ayres 1989) wird die Fähigkeit eines Kindes untersucht, seinen Finger aktiv an dieselbe Stelle zu bewegen, an die der Finger zuvor vom Untersucher geführt worden war (siehe Kapitel 8). Es ist fraglich, ob mit Hilfe dieses Tests Aussagen über die Propriozeption gemacht werden können, da der Begriff „Propriozeption" (Kinästhesie)

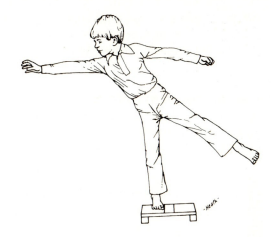

Abb. 4.10. Eine von Reife zeugende Reaktion auf den „Flat (oder Tilt) Board Reach Test": Arm und Bein auf der nicht belasteten Seite des Bretts gehen in Streckung und Abduktion

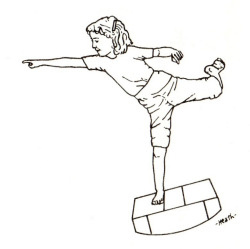

Abb. 4.11. Abnorme Reaktion auf den „Tilt (oder Flat) Board Reach Test": Arm und Bein auf der ansteigenden Seite des Bretts werden um mehr als 30 Grad gebeugt

definitionsgemäß die „bewußte Wahrnehmung" aktiver – und nicht passiver – Bewegungen des eigenen Körpers bedeutet. Da der Arm des Kindes zunächst vom Untersucher bewegt wird, entsteht keine Efferenzkopie. Darüber hinaus ist die Test-Retest-Reliabilität dieses Tests im Vergleich zu den anderen Tests der SIPT am niedrigsten ($r = 0.33$ bei Kindern mit Lernstörungen). Außerdem lädt der Test „Kinästhesie" nicht auf dieselben Faktoren wie die anderen Tests zur Beurteilung des vestibulären Systems und der Propriozeption (Ayres 1989; siehe auch Kapitel 1 und Kapitel 8). Ayres war sich der Grenzen des Tests „Kinästhesie" bewußt:

Ich vermute, daß der Test „Kinästhesie" der SIPT deshalb nicht stärker lädt, weil es eigentlich kein guter Test ist. Ich muß gestehen, daß ich nicht weiß, wie man ihn verbessern könnte. Der Schwerpunkt des Tests liegt viel zu sehr auf der Einschätzung der Fähigkeit, die

Aufmerksamkeit auf taktile kinästhetische Sinneseindrücke zu richten. Der Test „Gleichgewicht beim Stehen und Gehen" ist für eine Beurteilung der Propriozeption besser geeignet, spiegelt jedoch auch die vestibuläre Verarbeitung wider (A. J. Ayres, persönliche Mitteilung, 11. März 1988).

Postrotatorischer Nystagmus

Eine verkürzte Dauer des postrotatorischen Nystagmus wird durch einen Testwert im „Postrotatorischen Nystagmustest" wiedergegeben, der um mehr als 1.0 Standardabweichung unter dem Mittelwert liegt (Ayres 1989).

> **!** Der Beurteilung des postrotatorischen Nystagmus wird bis heute viel zu viel Aufmerksamkeit geschenkt. Wir sind der Ansicht, daß es für Ergotherapeuten sehr wichtig ist, den Hintergrund der bestehenden Kontroverse zu begreifen, um die Literatur zu diesem Thema und die Testergebnisse angemessen interpretieren zu können. Folglich werden wir im weiteren noch ausführlich auf die Validität des Postrotatorischen Nystagmustests eingehen.

Polatajko (1983) und auch Cohen (1989) haben vor nicht allzu langer Zeit die Validität des „Postrotatorischen Nystagmustest" in Frage gestellt. Da er bei Tageslicht durchgeführt wird, werden sowohl der vestibulo-okuläre Reflex als auch der optokinetische Nystagmus ausgelöst. Dies führt dazu, daß sich der *perrotatorische* vestibuläre Nystagmus mit dem optokinetischen Nystagmus verbindet, um die Geschwindigkeit der Augenbewegungen der langsamen Phase zu erhöhen und somit für die Dauer des perrotatorischen Nystagmus eine Anpassung an die Geschwindigkeit der Kopfdrehungen zu erreichen (siehe Abb. 4.12). Während der *postrotatorischen* Phase wird die Geschwindigkeit der Augenbewegungen der langsamen Phase des optokinetischen Nach-Nystagmus (der im Normalfall in die gleiche Richtung verläuft wie der perrotatorische Nystagmus) von der Geschwindigkeit der Augenbewegungen der langsamen Phase des postrotatorischen Nystagmus, der in die Gegenrichtung verläuft, subtrahiert. Das bedeutet, daß die Dauer des postrotatorischen Nystagmus bei Tageslicht getestet kürzer ist als bei Dunkelheit getestet. Wird der Test bei Tageslicht durchgeführt, kann der postrotatorische Nystagmus darüber hinaus durch visuelles Fixieren unterdrückt werden. Zu den anderen Faktoren, die zu einer verkürzten Dauer des postrotatorischen Nystagmus führen (unabhängig davon, ob er im Hellen oder im Dunkeln getestet wird), zählen z. B. die Gewöhnung an die sich wiederholende vestibuläre Stimulation, Wachsamkeit sowie die Unterdrückung von Kippbewegungen des Körpers (Beugung des Nackens bei Beendigung der perrotatorischen Testphase). Wir sind der Meinung, daß Polatajko (1983) und Cohen (1989) einige sehr überzeugende Argumente dafür

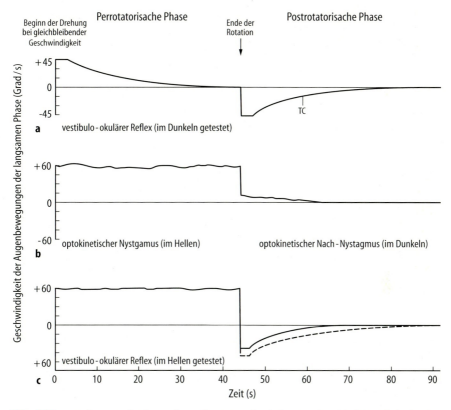

Abb. 4.12 a–c. Schematische Darstellung des Zeitverlaufs der Geschwindigkeit der Augenbewegungen der langsamen Phase. **a** Vestibulo-okulärer Reflex: wird getestet durch Drehung der Testperson im Dunkeln. **b** Optokinetischer Nystagmus (perrotatorische Phase) und optokinetischer Nach-Nystagmus (postrotatorische Phase): wird getestet, indem man dafür sorgt, daß die Testperson sich während des Tests nicht bewegt, während sich ein gestreiftes visuelles Umfeld um die Testperson dreht. In der postrotatorischen Phase sitzt die Testperson im Dunkeln, so daß sich das visuelle Umfeld nicht mehr dreht. **c** Zusammenfassende Darstellung der Auswirkungen des vestibulo-okulären Reflexes und der optokinetischen Stimulation. Die Testperson wird im Hellen bei einem sich nicht bewegenden visuellen Umfeld gedreht. Die Geschwindigkeit der Augenbewegungen der langsamen Phase des optokinetischen Nach-Nystagmus (**b**, oberhalb der Linie) wurde von der Geschwindigkeit der Augenbewegungen der langsamen Phase des vestibulären postrotatorischen Nystagmus subtrahiert (**a**, unterhalb der Linie). Das Ergebnis ist eine Verkürzung der Dauer des postrotatorischen Nystagmus (**c**, durchgezogene Linie). Der Abstand zwischen der gestrichelten und der durchgezogenen Linie spiegelt das Ergebnis der Subtraktion des optokinetischen Nach-Nystagmus (in eine Richtung) vom postrotatorischen Nystagmus (in die entgegengesetzte Richtung) wider.

liefern, warum auch ein *normal entwickeltes* Kind im Postrotatorischen Nystagmustest niedrige Werte aufweisen könnte. Wenn also bei diesem Test niedrige, bei anderen vestibulär-propriozeptiven Tests jedoch normale Werte erzielt werden, kann ein verkürzter Nystagmus *nicht* als Beweis dafür dienen, daß eine vestibuläre Dysfunktion vorliegt.

Eine solch konservative Interpretation des Postrotatorischen Nystagmustests ist auch aufgrund der relativ geringen Test-Retest-Reliabilität gerechtfertigt (Ayres 1989; Morrison u. Sublett 1983).

Dennoch liefern die zahlreichen Faktoren, die zu einer Verkürzung des postrotatorischen Nystagmus führen können, keine ausreichende Erklärung dafür, warum bei Kindern mit Lernstörungen die durchschnittliche Dauer des postrotatorischen Nystagmus sogar *kürzer* ist als die bei normal entwickelten Kindern (Ayres 1975, 1989). Menschen mit Störungen der zentralen Verarbeitung vestibulärer Sinneseindrücke weisen eine sehr schwache bzw. keine Geschwindigkeitsspeicherung auf (Fisher et al. 1986). Daher ist zu erwarten, daß die Dauer des postrotatorischen Nystagmus verkürzt wird, um eine Anpassung an die Cupulaafferenzen zu gewährleisten. Da sich die Geschwindigkeitsspeicherung jedoch verringert, wird der optokinetische Nystagmus in der postrotatorischen Phase nicht ausgelöst und die Dauer des postrotatorischen vestibulären Nystagmus nicht weiter verkürzt.

Während ein Neigen des Kopfes (verstärkte Beugung des Nackens) oder visuelles Fixieren bei normal entwickelten Menschen dazu führen können, daß die Geschwindigkeitsspeicherung herabgesetzt wird (Raphan et al. 1979; Koenig u. Dichgans 1981), verhält es sich bei Menschen mit zentralen vestibulären Verarbeitungsdefiziten so, daß sie das Geschwindigkeitssignal nicht speichern und daher nichts „herabzusetzen" haben. Es scheint jedoch einleuchtender zu sein, daß eine verringerte und nicht etwa eine verstärkte Unterdrückung des visuellen Fixierens mit Unreife oder einer unangemessenen Funktionsweise des Mechanismus zur Geschwindigkeitsspeicherung im Hirnstamm in Verbindung steht (Ornitz u. Honrubia 1988). Fällt also die Dauer des postrotatorischen Nystagmus kürzer aus als bei normal entwickelten Kindern, die eine durchschnittliche Geschwindigkeitsspeicherung und Unterdrückung des Fixierens aufweisen, und liegen darüber hinaus auch noch andere Beweise vor, die für eine vestibulär-propriozeptive Störung sprechen, kann die Dauer des postrotatorischen Nystagmus ein zusätzliches Indiz für eine Dysfunktion sein. In der Praxis ist es jedoch in den meisten Fällen auch ohne die Werte des postrotatorischen Nystagmus möglich, eine Diagnose auf eine vestibulär-propriozeptive Verarbeitungsstörung zu stellen (Fisher et al. 1986).

4.4.2
Schwerkraftunsicherheit

Bei der Schwerkraftunsicherheit handelt es sich um eine klar erkennbare Störung, die auch bei Menschen mit normalen postural-okulären Reaktionen auftreten kann. Wir sind jedoch der Ansicht, daß dieses Defizit auch als *sensorische Modulationsstörung* angesehen werden kann, und zwar auch bei Personen, bei denen eindeutige neurologische Störungen, jedoch keine zusätzlichen sensorisch-integrativen Defizite vorliegen. Auf jeden Fall muß darauf hingewiesen werden, daß die Sensorische Integrationstheorie die einzige Theorie ist, in der auf die Behandlung dieser Störung eingegangen wird.

DEFINITION

Schwerkraftunsicherheit äußert sich in emotionalen Reaktionen oder Angstreaktionen, die in keinem Verhältnis zur wirklichen Bedrohung bzw. Gefahr stehen, die von vestibulär-propriozeptiven Stimuli oder einer bestimmten Position des Körpers im Raum (besonders von Körperpositionen, bei denen die Füße keinen Kontakt mehr zum Boden haben) ausgeht.

Es wurde vermutet, daß die Schwerkraftunsicherheit auf eine mangelhafte Modulation der über das otholitische Sinnesepithel hereinkommenden Sinneseindrücke zurückzuführen ist (Fisher u. Bundy 1989). Wir haben jedoch die These aufgestellt, daß eine der Ursachen für die Schwerkraftunsicherheit auch im jeweiligen Beitrag bestehen kann, den vestibulär-propriozeptive Sinneseindrücke zur Entwicklung des Körperschemas und zur Lösung sensorischer Konflikte leisten (siehe Abschn. 4.3.5). Zur Klärung der genauen Ursachen dieser Störung sind jedoch noch weitere Forschungsreihen notwendig.

Derzeit ist es nur mittels Befragung des Betroffenen sowie mittels klinischer Beobachtungen möglich, eine Diagnose auf Schwerkraftunsicherheit zu stellen. Bei klinischen Beobachtungen wird darauf geachtet, ob der Patient im Rahmen von anderen die posturalen Reaktionen betreffenden Untersuchungen übertriebene Angstreaktionen zeigt. Schwerkraftunsicherheit läßt sich auch im Kontext einer Therapie feststellen. Hier beobachtet man die Reaktionen des Patienten, wenn er eine bestimmte Position auf einem sich bewegenden bzw. an der Decke befestigten Gerät einnehmen soll.

Mittlerweile wurde ein neues, vielversprechendes Beobachtungsverfahren entwickelt, mit dessen Hilfe es möglich ist, objektiv zwischen normal entwickelten Kindern und Kindern mit Schwerkraftunsicherheit zu unterscheiden. Im Rahmen einer Pilotstudie mußten mehrere Personen 15 Aktivitäten durchführen, die als potentiell angsterzeugend galten. Anhand einer Drei-Punkte-Skala wurden folgende *drei Aspekte* bewertet:
- Vermeiden,
- emotionale Reaktionen,
- posturale Reaktionen (May-Benson 1988).

4.4.3
Überempfindlichkeit oder Abwehrreaktionen in bezug auf Bewegungen

Abwehrreaktionen auf Bewegungen sind sehr eng mit Schwerkraftunsicherheit verbunden, weshalb die beiden Störungen meist auch gemeinsam auftreten. Ebenso wie die Schwerkraftunsicherheit werden auch Abwehrreaktionen auf Bewegungen als eine spezifische Art von Störung betrachtet. Im Gegensatz zur Schwerkraftunsicherheit gelten Abwehrreaktionen allerdings nur dann als sensorische Modulationsstörung, wenn andere mögliche Ursachen (z. B. eine periphere vestibuläre Krankheit, traumatische Hirnverletzungen) eindeutig auszuschließen sind (Baloh u. Honrubia 1979).

DEFINITION

Wir gehen davon aus, daß *Abwehrreaktionen* auf eine mangelhafte Modulation der über die Bogengänge hereinkommenden Sinneseindrücke zurückzuführen sind (Fisher u. Bundy 1989) und haben zudem – wie auch bezüglich der Schwerkraftunsicherheit – die These aufgestellt, daß eine normale Verarbeitung vestibulär-propriozeptiver Sinneseindrücke zur Lösung sensorischer Konflikte beiträgt (siehe Abschn. 4.3.5).

Die Erkennung dieser Störung kann am besten durch Befragungen gewährleistet werden, aus denen klar hervorgehen sollte, ob das autonome Nervensystem des Patienten bereits in der Vergangenheit auf durch Bewegung hervorgerufene Stimuli unangemessen reagierte (z. B. bei Autofahrten, auf dem Spielplatz, auf dem Jahrmarkt, bei Drehungen). Abwehrreaktionen auf Bewegungen können auch bei der Durchführung des „Postrotatorischen Nystagmustests" oder im Verlauf der Therapie beobachtet werden. Zeigt der Patient Abwehrreaktionen, sollte die betreffende Reizquelle sofort entfernt werden.

4.5
Bilaterale Integration und Sequenzieren

Bilaterale Integrationsdefizite (d. h. die Unfähigkeit, beide Körperhälften koordiniert zu benutzen) wurden bislang meist mit Störungen der zentralen Verarbeitung vestibulär-propriozeptiver Sinneseindrücke in Verbindung gebracht (vgl. Ayres 1972, 1976, 1979). Obwohl man mittels faktorenanalytischer Studien herausfand, daß postural-okuläre Bewegungsstörungen mit Defiziten der bilateralen Integration in Verbindung stehen (siehe Kapitel 1), gelang es Ayres nicht, einen „neurophysiologischen Beweis für einen Zusammenhang zwischen der Funktionsweise des vestibulären Systems, der Propriozeption und der bilateralen Integration zu finden" (A. J. Ayres, persönliche Mitteilung, 11. März 1988).

Seit kurzem werden bilaterale Integrationsdefizite jedoch mit Störungen des Sequenzierens in Verbindung gebracht (Ayres 1989), und es besteht, wie wir gezeigt haben, möglicherweise sogar ein Zusammenhang zwischen der Funktionsweise des vestibulären Systems und der Propriozeption, der bilateralen Integration und dem Sequenzieren. Man nimmt zwar an, daß die Ursache für Defizite der bilateralen Integration und des Sequenzierens in einer postural-okulären Bewegungsstörung – und somit in der Manifestation vestibulär-propriozeptiver Verarbeitungsdefizite auf Verhaltensebene – besteht. Es ist jedoch durchaus möglich, daß diese These durch zukünftige Forschungsreihen widerlegt wird.

Bei Defiziten der bilateralen Integration und des Sequenzierens treten meist folgende *Symptome* auf:
- Niedrige Werte bei den folgenden SIPT: „Bilaterale motorische Koordination," „Sequentielle Praxie", „Graphästhesie" (Graphesthesia) und „Orale Praxie" (Oral Praxis).[1]
- Niedrige Werte bei den folgenden SIPT: „Raumvisualisierung kontralateraler Gebrauch" (Space Visualization Contralateral Use) und „Bevorzugter Handgebrauch" (Preferred Hand Use).
- Bei klinischen Beobachtungen festzustellen: mangelhafte bilaterale Koordination, Verwechslung von rechts und links bzw. das Vermeiden, einen Arm über die Körpermittellinie in den kontralateralen Bereich zu bewegen.
- Bei klinischen Beobachtungen festzustellen: mangelhaftes Sequenzieren oder Projizieren von Bewegungen, insbesondere hinsichtlich bilateraler projizierter Handlungssequenzen.

4.5.1
SIPT-Verfahren zur Beurteilung der bilateralen Integration und des Sequenzierens

Die Tests „Bilaterale motorische Koordination", „Sequentielle Praxie", „Graphästhesie" und „Orale Praxie" stellen im Rahmen der SIPT insofern außergewöhnliche Bewertungsverfahren dar, als das Kind hier Bewegungen planen und durchführen muß, ohne von einem Reaktionsfeedback profitieren zu können. Mit anderen Worten: Es besteht nicht die Möglichkeit, begangene Fehler zu korrigieren. Der Test „Posturale Praxie" kann zwar ohne Reaktionsfeedback durchgeführt werden, das Kind hat jedoch 3 Sekunden Zeit, Reaktionsfehler zu

---

[1] Beim Test Posturale Praxie (Postural Praxis) können ebenfalls niedrige Werte resultieren; ein solches Ergebnis ist jedoch kein eindeutiger Indikator für Defizite der bilateralen Integration und des Sequenzierens, solange die Werte des Tests zur taktilen Diskrimination im normalen Bereich liegen.

korrigieren, bevor für die Fehler Punkte abgezogen werden. Die Ergebnisse aus dem Test „Gleichgewicht beim Stehen und Gehen" (siehe S. 155) werden statistisch mit den Ergebnissen der anderen SIPT zusammengefaßt, da man der Ansicht ist, daß dieser Test vielmehr den Einfluß vestibulär-propriozeptiver Sinneseindrücke auf die bilaterale Integration und das Sequenzieren widerspiegelt als an sich einen Maßstab für die Beurteilung dieser beiden Fähigkeiten darzustellen.

Der Wert des Tests „Raumvisualisierung kontralateraler Gebrauch" der SIPT sagt aus, wie oft das Kind spontan die Körpermittellinie kreuzt, um einen Testgegenstand kontralateral aufzuheben. Niedrige Werte weisen darauf hin, daß das Kind häufiger als erwartet die ipsilaterale Hand benutzt, um den Testgegenstand aufzuheben. Es muß jedoch darauf hingewiesen werden, daß die Test-Retest-Reliabilität des Tests sehr niedrig war ($r = 0.49$ bei Kindern mit Lernstörungen). Anhand der Werte des Tests „Bevorzugter Handgebrauch" lassen sich Aussagen darüber machen, wie oft das Kind seine „bevorzugte" Hand benutzt, um die Testgegenstände aufzunehmen (ipsilateral oder kontralateral). Die bevorzugte Hand ist laut Definition die Hand, mit der das Kind lieber schreibt. Niedrige Werte deuten darauf hin, daß die bevorzugte Hand seltener benutzt wurde als erwartet bzw. könnten ein Anzeichen dafür sein, daß das Kind noch keine Vorliebe für eine bestimmte Hand entwickelt hat.

4.5.2
Klinische Verfahren zur Beurteilung der bilateralen Integration

Bilaterale Koordinationsstörungen liegen vor, wenn klinische Beobachtungen das Vorliegen folgender *Störungsaspekte* bestätigen:
- Defizite bezüglich der Koordination beider Körperhälften.
- Verwechseln von rechts und links.
- Vermeiden der Kreuzung der Körpermittellinie.
- Keine Herausbildung einer besonderen Geschicklichkeit bzw. einer Vorliebe hinsichtlich einer bestimmten Hand.

Die Fähigkeit zur bilateralen motorischen Kontrolle kann bei verschiedenen Aufgaben beobachtet werden; sie läßt sich jedoch u. a. sehr gut daran erkennen, ob das Kind seinem Alter entsprechend mit beiden Beinen gleichzeitig hüpfen und springen kann. Eine Beurteilung kann auch erfolgen, indem man die Kinder den „Hampelmann" machen und symmetrische oder reziproke Wechselsprünge springen läßt. Magalhaes et al. (1989) entwickelten erste Normen sowie eine Skala zur Beurteilung von Kindern zwischen 5 und 9 Jahren. Die Fähigkeit, einen „Hampelmann" zu machen (der „Hampelmann" ist übrigens der zuverlässigste Test), scheint bis zum 7. Lebensjahr ausgereift zu sein. Es stellte sich heraus, daß den Kindern reziproke Wechselsprünge am schwersten fallen, und nur wenige der getesteten Kinder im Alter von 9 Jahren erzielten nahezu ausgezeichnete Ergebnisse.

Ob ein Kind es vermeidet, die Körpermittellinie zu kreuzen, oder ob es links und rechts verwechselt, kann am besten bei der Durchführung unstrukturierter Aufgaben beobachtet werden. Will man überprüfen, ob das Kind die Körpermittellinie kreuzt, sollte man darauf achten, daß die Situation nicht zu „gestellt" ist. Stellt man z. B. auf jeder Seite des auf einem hängenden Gerät sitzenden Kindes Kegel auf und fordert es auf, Ringe über die Kegel zu werfen, wird man es wahrscheinlich nicht dazu bringen, die Körpermittellinie zu kreuzen. Die meisten Kinder wählen den leichteren Weg und benutzen die rechte Hand, um die Ringe über den rechten Kegel zu werfen, und die linke, um sie über den linken Kegel zu werfen. Sorgt man jedoch dafür, daß das Kind eine Hand bereits für eine andere Aktivität benutzen muß (z. B. dazu, sich an einem aufgehängten Seil festzuhalten), kann es den Ring nicht von einer Hand in die andere wechseln.

Die Verwechslung von rechts und links sagt nicht besonders viel darüber aus, ob bilaterale Integrationsdefizite vorliegen. Erstens wird die Rechts-links-Verwechslung fälschlicherweise oft als Unfähigkeit interpretiert, die rechte oder linke Körperhälfte verbal zu benennen. Zweitens stellten Fisher u. Camenzuli (1987) die Hypothese in Frage, daß die Verwechslung von rechts und links eine bilaterale Symmetrie des Nervensystems widerspiegelt. Die Sensorische Integrationstheorie geht davon aus, daß bilaterale Integrationsdefizite mit Störungen der Lateralisation innerhalb des Nervensystems in Verbindung stehen (Ayres 1976, 1979, 1989). Auf die Lateralisation wird in Kapitel 7 ausführlicher eingegangen.

Mit der Lateralisation steht das Herausbilden einer Handpräferenz im Zusammenhang. Heutzutage ist man der Ansicht, daß sich die Präferenz einer Hand bei den meisten Kndern bis zum 5. Lebensjahr stabilisiert hat, wohingegen man frühere Studien anders gedeutet und die Ansicht vertreten hatte, daß vor dem 9. Lebensjahr noch keine Präferenz feststeht (Tan 1985). Vierjährige, die noch keine eindeutige Handpräferenz zeigen (Beidhändigkeit), erreichen im Vergleich zu Kindern mit einer bereits ausgeprägten Rechts- oder Linkshändigkeit bei Tests zur fein- und grobmotorischen Koordination insgesamt niedrigere Werte (Tan 1985). Diese Ergebnisse bestätigen die Beobachtung, daß Beidhändigkeit mit einer mangelhaften motorischen Koordination in Zusammenhang stehen könnte.

4.5.3
Klinische Verfahren zur Beurteilung projizierter Handlungssequenzen

> **FALLBEISPIEL →**
>
> Bei *Todd* wurden zwei recht gute Methoden zur Beurteilung seiner Fähigkeit zur Planung und Durchführung projizierter Handlungssequenzen angewandt:
> - Er sollte einen zugeworfenen Ball fangen und
> - von einem in das nächste auf dem Boden aufgemalte Kästchen hüpfen.
>
> Beim Kästchenhüpfen kommt die Fähigkeit zur bilateralen motorischen Koordination in der Fähigkeit des Patienten zum Ausdruck, mit beiden Beinen gleichzeitig zu springen. Die Unfähigkeit, projizierte Handlungen zu sequenzieren, drückt sich in den Schwierigkeiten des Kindes aus, die Sprungfolge zu beginnen, zu sequenzieren und zu beenden.

Bei beiden Aufgaben, d. h. beim Fangen des Balls wie auch beim Springen, ist die Antizipation (Vorstellung) von großer Bedeutung. Hat das Kind Schwierigkeiten zu lernen, wie man einen „Hampelmann" macht oder einen symmetrischen bzw. einen reziproken Wechselsprung ausführt – und dies sogar nachdem man es ihm vorgemacht hat – kann auch dies ein Hinweis auf eine Störung der Planung und Durchführung projizierter Handlungssequenzen sein (Magalhaes et al. 1989). Andere Methoden zur Beurteilung der Fähigkeit zur Planung und Durchführung beabsichtigter Handlungssequenzen bestehen z. B. in der Überprüfung, ob das Kind in der Lage ist, einen rollenden Fußball zu schießen oder über eine sich bewegende Rolle zu steigen. Diese beiden Aufgaben sind besonders schwer zu bewältigen, wenn sich *beide*, d. h. sowohl das Objekt (Ball oder Rolle) als auch das Kind, bewegen (siehe auch Kapitel 10).

4.6
Theoretische Gesichtspunkte für die Ausarbeitung eines Behandlungsplans

Um die theoretischen Fragen, die sich bei der Ausarbeitung eines Behandlungsprogramms stellen, zu erörtern, sollten wir uns nochmals den Fall von Todd ins Gedächtnis rufen.

> **FALLBEISPIEL →**
>
> Als wir *Todd* untersuchten, stellten wir fest, daß er ein mangelhaftes Gleichgewicht hatte, sich in Bauchlage schlecht strecken konnte und eine schwache posturale Stabilität sowie eine hypotone oder schwache Streckmuskulatur aufwies. Auf der Grundlage einer Reihe klinischer Beobachtungen, die auf eine postural-okuläre Störung hinwiesen, kamen wir zu dem Schluß, daß bei

Todd eine Störung der zentralen Ver- arbeitung vestibulär-propriozeptiver Sinneseindrücke vorliegt. Unsere Schlußfolgerung gründet sich zum Teil auf die Tatsache, daß keine weiteren Ursachen für seine posturalen Defizite vorlagen.

Um nun Theorie und Praxis miteinander zu verbinden, beziehen wir uns auf eine These der Sensorischen Integrationstheorie, die besagt, daß die Integration von Sinneseindrücken durch eine gezielte Zufuhr von Reizen im Rahmen bedeutsamer Aktivitäten verbessert werden kann (siehe Kapitel 1). Hieraus schließen wir, daß in Todds Fall der Schwerpunkt der therapeutischen Aktivitäten auf der Vermittlung vestibulär-propriozeptiver Stimuli liegen sollte. Da Todd tonisch-posturale Störungen aufweist, sind wir darüber hinaus der Ansicht, daß zu Therapiebeginn zunächst Aktivitäten im Vordergrund stehen sollten, bei denen es vor allem um eine anhaltende lineare vestibuläre Stimulation geht. Parallel dazu werden sinnvollerweise Aktivitäten eingesetzt, die bei Todd tonisch-posturale Reaktionen entgegen der Schwerkraft auslösen. Um alle möglichen Haarzellenkombinationen der vestibulären Rezeptoren zu stimulieren, sollte Todd zudem Aktivitäten durchführen, bei denen er unterschiedliche Kopfhaltungen einnehmen muß. Da der Behandlungsschwerpunkt jedoch auf der Entwicklung der tonisch-posturalen Streckmuskeln liegt, sollten die Aktivitäten möglichst in Bauchlage durchgeführt werden.

Hinsichtlich Todds motorischer Koordinationsprobleme sollten wir uns ins Gedächtnis rufen, daß er Schwierigkeiten hatte, bilaterale projizierte Handlungssequenzen zu produzieren, und daß er in den Tests „Bilaterale Motorische Koordination" und „Sequentielle Praxie" nur niedrige Werte erzielte. Die Verwechslung von rechts und links ist zwar kein eindeutiges Indiz, weist aber möglicherweise ebenfalls auf Defizite der bilateralen Integration und des Sequenzierens hin.

Unser der Behandlung zugrundeliegendes Postulat beinhaltet, daß eine gezielte Aufnahme sensorischer Reize in einem Kontext stattfinden sollte, der auch die Planung und Erzeugung adaptiven Verhaltens fördert. Daher legen wir bei der Zusammenstellung der Aktivitäten den Schwerpunkt auf Aktivitäten, die eine bilaterale motorische Kontrolle, die Fähigkeit zum Sequenzieren und Antizipation (projizierte Handlungssequenzen) erfordern. Zusammenfassend läßt sich sagen, daß wir Behandlungsaktivitäten auswählen oder von Todd auswählen lassen sollten, die ihm Spaß machen und ihn motivieren, bei denen der Utrikulus durch vestibuläre Reize stimuliert wird und bei denen eine Planung und Erzeugung projizierter Handlungssequenzen entgegen der Schwerkraft erforderlich ist.

Die Ausarbeitung eines auf der Sensorischen Integrationstheorie basierenden Behandlungsprogrammes ist sowohl eine Kunst als auch eine Wissenschaft. Die Kunst, die darin besteht, auf dieser Theorie basierende Behandlungsprogramme zusammenzustellen und durchzuführen, wird in den Kapiteln 10 und 12 näher erläutert.

Literatur

Allum, J. H. J., Keshner, E. A. (1986). Vestibular and proprioceptive control of sway stabilization. In: W Bles, T. Brandt (Eds.), Disorders of posture and gait (pp. 83–97). New York: Elsevier

Atwater, S. W., Crowe, T. K., Deitz, J. C., Richardson, P. K. (1990). Interrater and test-retester reliability of two pediatric balance tests. Physical Therapy, 70, 79–87

Ayres, A. J. (1972). Sensory integration and learning disorders. Los Angeles: Western Psychological Services

Ayres, A. J. (1975). Southern California Postrotary Nystagmus Test Los Angeles: Western Psychological Services

Ayres, A. J. (1976). Interpreting the Southern California Sensory Integration Tests. Los Angeles: Western Psychological Services

Ayres, A. J. (1978). Learning disabilities and the vestibular system. Journal of Learning Disabilities, 12, 18–29

Ayres, A. J. (1979). Sensory integration and the child. Los Angeles: Western Psychological Services

Ayres, A. J. (1980). Southern California Sensory Integration Tests manual: Revised 1980. Los Angeles: Western Psychological Services

Ayres, A. J. (1989). Sensory Integration and Praxis Tests. Los Angeles: Western Psychological Services

Baloh, R. W., Honrubia, V. (1979). Clinical neurophysiology of the vestibular system. Philadelphia: F. A Davis

Bonder, B. R., Fisher, A. G. (1989). Sensory integration and treatment of the elderly. Gerontology Special Interest Section News, 12(1), 2–4

Brooks, V. B. (1986). The neural basis of motor control New York: Oxford University

Brown, B., Haegerstrom-Portnoy, G., Yingling, C. D., Herron, J., Galin, D., Marcus, M. (1983). Dyslexic children have normal vestibular responses to rotation. Archives of Neurology, 40, 370–373

Bruininks, R. H. (1978). Bruininks-Oseretsky Test of Motor Proficiency examiner's manual. Circle Pines, MN: American Guidance Service

Cazals, Y., Aurousseau, C. (1987). Saccular acoustic responses in the guinea pig involve superior olive but not inferior colliculus. In: M. D. Graham, J. L. Kemink, The vestibular system: Neurophysiologic and clinical research (pp. 601–606). New York: Raven

Clark, F., Mailloux, Z., Parham, D. (1989). Sensory integration and children with learning disabilities. In: P. N. Pratt, A. S. Allen, Occupational therapy for children (2nd ed., pp. 457–507). St. Louis: C. V. Mosby

Cohen, B., Henn, V., Raphan, T., Dennett, D. (1981). Velocity storage, nystagmus, and visual-vestibular interactions in humans. Annals of the New York Academy of Sciences, 374, 421–433

Cohen, H. (1989). Testing vestibular function: Problems with the Southern California Postrotary Nystagmus Test. American Journal of Occupational Therapy, 43, 475–477

Crowe, T. K., Deitz, J. C., Richardson, P. K., Atwater, S. W. (in press). Interrater reliability of the Clinical Test of Sensory Interaction for Balance. Physical and Occupational Therapy in Pediatrics

deQuiros, J. B., Schrager, 0. L. (1979). Neuropsychological fundamentals in learning disabilities (rev. ed) Novato, CA: Academic Therapy

Dykes, R. W., Herron, P., Lin, C. (1986). Ventroposterior thalamic regions projecting to cytoarchitectonic areas 3a and 3b in the cat. Journal of Neurophysiology, 56, 1521–1541

Evarts, E. V. (1985). Sherrington's concept of proprioception. In: E. V. Evarts, S. P. Wise, B. Bousfield (Eds)., The motor system in neurobiology (pp. 183–186). New York: Elsevier

Fisher, A. G. (1989). Objective assessment of the quality of response during two equilibrium tests. Physical and Occupational Therapy in Pediatrics, 9(3), 5778)

Fisher, A. G., Bundy, A. C. (1989). Vestibular stimulation in the treatment of postural and related disorders. In: 0. D. Payton, R. P. DiFabio, S. V. Paris, E. J. Protas, A. F. VanSant (Eds.), Manual of Physical Therapy Techniques (pp. 239–258). New York: Churchill Livingstone

Fisher, A. G., Mixon, J., Herman, R. (1986). The validity of the clinical diagnosis of vestibular dysfunction. Occupational Therapy Journal of Research, 6, 3–20

Fisher, A. G., Wietlisbach, S. E., Wilbarger, J. L. (1988). Adult performance on three tests of equilibrium. American Journal of Occupational Therapy, 42, 30–35

Fisher, C. B., Camenzuli, C. A. (1987). Influence of body rotation on children's left-right confusion: A challenge to bilateral symmetry theory. Developmental Psychology, 23, 187–189

Frank, J., Levinson, H. N. (1975–1976). Dysmetric dyslexia and dyspraxia. Academic Therapy, 11, 133–143

Frank, J. M, Levinson, H. N. (1976–1977). Seasickness mechanisms in dysmetric dyslexia and dyspraxia. Academic Therapy, 12, 133–152

Fregly, A. R., Graybiel, A. (1968). An ataxia test battery not requiring rails. Aerospace Medicine, 39, 277–282

Gardner, E. P. (1988). Somatosensory cortical mechanisms of feature detection in tactile and kinesthetic discrimination. Canadian Journal of Physiology and Pharmacology, 66, 439–454

Goldberg, G. (1985). Supplementary motor area structure and function: Review and hypotheses. Behavioral and Brain Sciences, 8, 567–616

Heide, W., Schrader, V., Koenig, E., Dichgans, J. (1988). Impaired discharge of the eye velocity storage mechanism in patients with lesions of the vestibulo-cerebellum. In: E. Pirodda, 0. Pompeiano (Eds.), Advances in oto-rhino-laryngology. Vol. 41. Neurophysiology of the vestibular system (pp. 44–48). New York: Karger

Horak, F. B., Shurnway-Cook, A., Crowe, T. K., Black, F. 0. (1988). Vestibular function and motor proficiency in children with impaired hearing, or with learning disability and motor impairments. Developmental Medicine and Child Neurology, 30, 64–79

Jell, R. M., Phillips, H. D., Lafortune, S. H., Ireland, D. J. (1988). Comparison of caloric and OKAN tests in patients with vestibular deficits. In: E. Pirodda, 0. Pompeiano (Eds.), Advances in oto-rhino-laryngology, Vol. 41. Neurophysiology of the vestibular system (pp. 201–205). New York: Karger

Jones, L. A. (1988). Motor illusions: What do they reveal about proprioception? Psychological Bulletin, 103, 72–86

Jones, E. G., Porter, R. (1980). What is area 3a? Brain Research Review, 2, 1–43

Kalaska, J. F. (1988). The representation of arm movements in postcentral and parietal cortex. Canadian Journal of Physiology and Pharmacology, 66, 455-463

Kelso, J. A. S. (Ed.). (1982). Human motor behavior. An introduction. Hillsdale, NJ: Lawrence Erlbaum Associates

Kelso, J. A. S., Stelmach, G. E. (1976). Central and peripheral mechanisms in motor control. In: G. E. Stelmach (Ed.), Motor control: Issues and trends (pp. 1-40). New York: Academic Press

Koenig, E., Dichgans, J. (1981). Aftereffects of vestibular and optokinetic stimulation and their interaction. Annals of the New York Academy of Sciences, 374, 434-445

Leigh, R. J., Zee, D. S. (1983). The neurology of eye movements. Philadelphia: F. A. Davis

Magnusson, M., Pyykko, I., Schalen, L, Enbom, H. (1988). The effect of alertness on the velocity storage mechanism. In: E. Pirodda, 0. Pompeiano (Eds.), Advances in oto-rhino-laryngology. Vol. 41. Neurophysiology of the vestibular system (pp. 53-57). New York: Karger

Matthews, P. B. C. (1988). Proprioceptors and their contribution to somatosensory mapping: Complex messages require complex processing. Canadian Journal of Physiology and Pharmacology, 66,430-438

May-Benson, T. A. (1988). Identifying gravitational insecurity in children with sensory integrative dysfunction: A pilot study. Unpublished master's thesis, Boston University

McCloskey, D. 1. (1985). Knowledge about muscular contractions. In: E. V. Evarts, S. P. Wise, B. Bousfield (Eds.), The motor system in neurobiology (pp. 149-153). New York: Elsevier

McCloskey, D. I., Cross, M. J., Honner, R., Potter, E. K. (1983). Sensory effects of pulling or vibrating exposed tendons in man. Brain, 106, 21-37

Magalhaes, L. C., Koomar, J., Cermak, S. A. (1989). Bilateral motor coordination in 5- to 9-year-old children: A pilot study. American Journal of Occupational Therapy, 43, 437-443

Moberg, E. (1983). The role of cutaneous afferents in position sense, kinaesthesia, and motor function of the hand. Brain, 106, 1-19

Morrison D., Sublett, J. (1983). Reliability of the Southern California Postrotary Nystagmus Test with learning disabled children. American Journal of Occupational Therapy, 37 694-698

Nashner, L. M. (1982). Adaptation of human movement to altered environments. Trends in Neuroscience, 5 351-361

Ornitz, E. M., Honrubia, V. (1988). Developmental modulation of vestibular-ocular function. In: E. Pirodda, 0. Pompeiano (Eds.), Advances in oto-rhino-laryngology. Vol. 41. Neurophysiology of the vestibular system (pp. 36-39). New York: Karger

Polatajko, H. J. (1983). The Southern California Postrotary Nystagmus Test: A validity study. Canadian Journal of Occupational Therapy, 50, 119-123

Polatajko, H. J. (1985). A critical look at vestibular dysfunction in learning-disabled children. Developmental Medicine and Child Neurology, 27, 283-292

Raphan, T., Matsuo, V., Cohen, B. (1979). Velocity storage in the vestibulo-ocular reflex arc (VOR). Experimental Brain Research, 35, 229-248

Roberts, T. D. M. (1978). Neurophysiology of postural mechanisms (2nd ed.). Boston: Butterworths

Schmidt, R. A. (1988). Motor control and learning: A behavioral emphasis (2nd ed.). Champaign, IL: Human Kinetics

Sherrington, C. S, (1906). The integrative action of the nervous system. New Haven: Yale University Press

Shumway-Cook, A. (1989). Equilibrium deficits in children. In: M. H. Woollacott, A. Shumway-Cook (Eds.), Development of posture and gait across the lifespan (pp. 229-252). Columbia, SC: University of South Carolina

Shurnway-Cook, A, Horak, F. B. (1986). Assessing the influence of sensory interaction on balance: Suggestions from the field. Physical Therapy, 66, 15481550

Shumway-Cook, A., Horak, F., Black, F. 0. (1987). A critical examination of vestibular function in motor-impaired learning disabled children. International Journal of Pediatric Otorhinotaryngology, 14, 21-30

Stelmach, G. E. (Ed.). (1976). Motor control: Issues and trends. New York: Academic

Tan, L. E. (1985). Laterality and motor skills in four-year-olds. Child Development, 56, 119-124

Tuohimaa, P., Schneider, R. C., Crosby, E. C. (1987). Cerebral cortical lesions and vestibular disturbances: An experimental study on the monkey. In: M. D. Graham J. L. Kemink, The vestibular system: Neurophysiologic and clinical research (pp. 411-419). New York: Raven

Tracey, D. J. (1985). Joint receptors and the control of movement. In: E. V. Evarts, S. P. Wise, B. Bousfield (Eds.), The motor system in neurobiology (pp. 178-182). New York: Elsevier

Wilsoji V. J., Melvill Jones, G. (1979). Mammalian vestibular physiology. New York: Plenum

Zaichkowsky, L. D., Fuchs, C. Z. (Eds). (1986). The psychology of motor behavior: Development, control, learning and performance. Ithaca, NY: Mouvement

5 Verarbeitung taktiler Sinneseindrücke und sensorische Defensivität

CHARLOTTE BRASIC ROYEEN, SHELLY J. LANE

Berührungen bergen Risiken. Eine Berührung ist eine nonverbale Form der Kommunikation und kann deshalb von einem oder beiden beteiligten Partnern mißverstanden werden. Mit einer Berührung dringt ein Mensch in die Intimsphäre eines anderen Menschen ein, der diese Berührung als eine Bedrohung empfinden kann. Wenn wir mit uns selbst und der Person, die wir berühren, nicht im Einklang sind, kann eine Berührung unpassend sein. Allerdings kann ein Verzicht auf Berührungen ebenfalls verheerende Folgen haben, z. B. in Situationen, in denen Worte allein nicht genügen oder nicht angemessen verarbeitet werden können, weil das Individuum nicht zur Integration fähig ist.

Huss 1977, S. 305

Berührung ist unsere erste Sprache. Sie ist das erste funktionsfähige System im Uterus, über sie machen wir unsere ersten Erfahrungen in dieser Welt. Mit Hilfe von Berührungen werden wir ernährt und beruhigt; über Berührungen entstehen unsere ersten emotionalen Bindungen (Montagu 1978). Berührung ist sozusagen „das älteste und primitivste Ausdrucksmittel" (Collier 1985, S. 29). Sie stellt eines der primären Systeme dar, die dem Menschen den Kontakt zur Außenwelt ermöglichen. Wir sind solange in hohem Maße von Berührungen abhängig, bis wir eine Sprache und motorische Fähigkeiten erlernt und bis sich kognitive Prozesse entwickelt haben, die uns dabei lenken, wenn wir Erfahrungen in der Umwelt sammeln und mit ihr interagieren (Collier 1985).

Die Sensorische Integrationstheorie geht davon aus, daß es einen Zusammenhang zwischen der *zentralen Verarbeitung taktiler Reize* und dem *Verhalten* gibt. Diese Betrachtungsweise verhilft uns zu einem besseren Verständnis von normalem und anormalem Verhalten, da sie uns eine Antwort darauf gibt, auf welche Weise und aus welchen Gründen wir so und nicht anders auf bestimmte Reize und Situationen reagieren.

Die Sensorische Integrationstheorie liefert Erklärungen für
- die nachweislich vorhandenen Zusammenhänge zwischen Schwierigkeiten bei der *Diskrimination taktiler Reize,* die sowohl die taktile Wahrnehmung (einschließlich der haptischen Wahrnehmung) als auch die motorische Planung betreffen, und
- die Tendenz mancher Personen, auf bestimmte Arten taktiler Reize negativ bzw. mit Abwehr zu reagieren.

Letzteres Problem wird allgemein als „taktile Defensivität" bezeichnet und kann nahezu alle Aspekte der Betätigungen oder Aktivitäten eines Menschen ein Leben lang in höchstem Maße negativ beeinflussen. Die meisten Probleme ergeben sich allerdings im affektiven Bereich und in der damit zusammenhängenden sozialen Entwicklung des Menschen.

In allen Hautschichten befinden sich Tastrezeptoren, die im allgemeinen durch von außen kommende Reize wie z. B. Berührungen, Druck, Schmerz und Temperatur aktiviert werden. Im Zusammenhang mit *taktilen Reizen* werden häufig auch *propriozeptive Sinneseindrücke* erwähnt, die durch Bewegungen des eigenen Körpers und der Gliedmaßen hervorgerufen werden.

Die Kombination aus taktilen und propriozeptiven Reizen wird häufig als „somatosensorische Verarbeitung" bezeichnet (vgl. Ayres 1989).

Da zwischen Tastsinn und Gelenk- und Körperbewegungen eine enge Wechselbeziehung besteht, ist es manchmal sehr schwer einzuschätzen, welches Sinnessystem gerade welchen Einfluß ausübt. Von beiden Sinnessystemen wird jedoch angenommen, daß sie bei der frühkindlichen Entwicklung eine primäre Rolle spielen, da sie die Grundlagen für die weitere soziale, emotionale und vermutlich auch kognitive Entwicklung des Menschen bilden (Suomi 1984; Reite 1984; Gottfried 1984; Satz et al. 1984).

> **Beide Sinnessysteme sind für die Sensorische Integrationstheorie und die auf ihr basierenden Behandlungsmethoden von größter Bedeutung.**

5.1
Ziele und Inhalt dieses Kapitels

In diesem Kapitel wird der Leser mit den wichtigsten Prinzipien und Funktionsweisen des Tastsinns sowie mit diesbezüglich existierenden Theorien vertraut gemacht.[1] Als Bezugspunkt dient uns die Sensorische Integrationstheorie mit den auf ihr basierenden Behandlungsmethoden. Zunächst folgen zwei Fallbeispiele, anhand derer sichtbar wird, auf welche Weise sich Defizite der Verarbeitung taktiler Reize äußern und das Verhalten und die Entwicklung eines Menschen beeinflussen können. Die Fallbeschreibungen sollen dazu dienen, dem Leser ein Grundwissen über Defizite der Verarbeitung taktiler Reize zu vermitteln.

Die Fallbeispiele werden durch Definitionen und klinische Beschreibungen der Teilaspekte *taktiler Defensivität* und eines *eingeschränkten taktilen Diskriminationsvermögens* ergänzt. Im Anschluß daran werfen wir einen Blick auf die entsprechenden Konstrukte aus den Bereichen der Neuroanatomie und der Neurophysiologie, die mit der Struktur und Funktionsweise des Tastsinns in Zusammenhang stehen. Dabei werden wir vor allem auf *neurobiologische Aspekte* eingehen, die für ein Verständnis von Defiziten der Verarbeitung taktiler Sinneseindrücke besonders hilfreich sind. Wie schon in den vorigen Kapiteln wird auch hier ein Grundwissen über die Neuroanatomie des taktilen Systems vorausgesetzt.

Seit Ayres im Jahr 1964 diese Störung erstmals definierte, ist bekannt, wie sich taktile Defensivität auf das Verhalten eines Menschen auswirken kann. Dennoch blieb die theoretische Basis zur Erklärung dieser Dysfunktion bislang nur vage bzw. unklar, da sie seither von unzähligen Ergotherapeuten ständig modifiziert wurde. Von Publikationen aus den Bereichen Neurobiologie und Schmerzforschung ausgehend ergaben sich immer wieder neue theoretische Erklärungsansätze. In Abschnitt 5.6 werden wir diese Ansätze genauer betrachten und dabei mit Ayres frühen Überlegungen zur Ätiologie dieser Störung beginnen. Danach werden wir die aktuellen Modelle erläutern. Unser eigenes Modell basiert auf der Annahme, daß es sich bei *taktiler Defensivität* um eine der Ausprägungen einer *sensorischen Defensivität* handelt. Eine solche Beeinträchtigung der sensorischen Modulation kann sich daneben beispielsweise auch in Form von Schwerkraftunsicherheit oder den in Kapitel 4 besprochenen Abwehrreaktionen auf vestibulär-propriozeptive Sinneseindrücke manifestieren. Wir werden verschiedene für die sensorische Defensivität wichtige Konzepte diskutieren und unser Augenmerk schließlich auf Defizite der Diskrimination taktiler Sinneseindrücke richten. Wir werden Aspekte der Verhaltens-

---

[1]Zum Thema „Propriozeption" siehe Kapitel 4.

steuerung auf neurophysiologischer Ebene ansprechen und auf die Konsequenzen eingehen, die sich aus einem eingeschränkten taktilen Diskriminationsvermögen ergeben. Darüber hinaus werden wir den hypothetischen Zusammenhang zwischen taktilem Diskriminationsvermögen und der Entwicklung der Praxie erläutern. Der Zusammenhang zwischen somatosensorischer Wahrnehmung und Praxie wird in Kapitel 6 näher erläutert.

In Abschnitt 5.8 geht es dann um Beurteilungsverfahren bei Defiziten der Verarbeitung taktiler Sinneseindrücke. Im Gegensatz zu den meisten Beeinträchtigungen der sensorischen Integration wird die taktile Defensivität hauptsächlich anhand von nicht-standardisierten Verfahren und Beobachtungen sowie auf der Basis des Beurteilungsvermögens geschulter Fachleute festgestellt. Wir werden daher Methoden vorstellen, die für die Diagnose dieser Defizite und ihrer Folgeerscheinungen hilfreich sein können. Die Grundlage dafür bilden die „Sensorischen Integrations- und Praxietests" (SIPT, Ayres 1989), auf die wir kurz eingehen werden. Abschließend werden wir jene theoretischen Konstrukte untersuchen, die zur Behandlung einer taktilen Defensivität und eines mangelhaften taktilen Diskriminationsvermögens herangezogen werden.

5.2
Klinisches Bild der taktilen Dysfunktion

Es gibt Anzeichen einer taktilen Dysfunktion, die sich im Verhalten manifestieren. Dabei kommt es jedoch darauf an, welche Art von Beeinträchtigung der Verarbeitung taktiler Sinneseindrücke vorliegt. Nicht bei allen Betroffenen äußert sich eine taktile Defensivität auf gleiche Weise; die Verhaltensmerkmale können sich sogar bei ein und derselben Person im Laufe der Zeit verändern. Trotz dieser Unterschiede ließen sich mittels klinischer Erfahrungen und Forschungsreihen *zwei Erscheinungsbilder taktiler Dysfunktionen* bestimmen:
- Taktile Defensivität.
- Schwache taktile Wahrnehmung.

Dabei handelt es sich um zwei *verschiedene* Arten von Dysfunktion, die nicht notwendigerweise gleichzeitig auftreten müssen.

> **FALLBEISPIEL →**
>
> **Lydia**
> Lydia war das erste Kind ihrer damals 36jährigen Mutter. Der Geburt gingen starke Wehen voraus. Nach 34 Stunden Wehen kam es zu „fetal Distress", einem Gefahrenzustand des Fetus, und Lydia wurde mit einem Kaiserschnitt zur Welt gebracht. Während der Wehen hatte Lydias Mutter, Frau A., verschie-

dene Medikamente erhalten, u. a. Nembutal (Handelsmarke, Pentobarbital, d. h. ein Barbiturat), Pitocin (Handelsmarke, Oxytocin), Morphine sowie eine Spinalanästhesie. Frau A. reagierte negativ auf die Morphine, und ihr Blutdruck sank während des Kaiserschnitts erheblich.

Obwohl Lydias Apgar-Wert bei 7 lag (Apgar 1953), wurde sie künstlich beatmet und auf die Säuglings-Intensivstation verlegt. Sie hatte extrem viel Flüssigkeit in den Lungen und zog sich eine unspezifische Infektion zu, da die Fruchtblase ihrer Mutter bereits 40 Stunden vor der Geburt geplatzt war. Lydia blieb 7 Tage auf der Intensivstation. Sie erholte sich gut und wurde nach Hause entlassen.

Sechs Wochen nach der Geburt berichtete Frau A. dem Kinderarzt, daß sie sich mit der Betreuung ihres Kindes überfordert fühle. Sie machte sich Sorgen über Lydias Erregbarkeit und war verzweifelt darüber, daß das Kind nur 2 bis 3 Stunden am Stück schlief. Lydias Kinderarzt sagte daraufhin, daß Lydias Verhalten für ihr Alter nicht ungewöhnlich sei, und versicherte ihr, daß sich die Situation mit der Zeit bessern würde.

Da sich Lydias Verhalten mit 6 Monaten immer noch nicht geändert hatte, suchte Lydias Mutter die Ergotherapeutin Julie auf. Im Rahmen eines Gesprächs versuchte Julie etwas über Lydias Verhalten und dessen Auswirkungen auf Frau A. herauszufinden. Zu diesem Zweck stellte sie unter anderem folgende Fragen: „Wie und wann schläft Lydia?", „Erzählen Sie mir etwas über Ihren normalen Tagesablauf und darüber, wie Sie Ihr Kind betreuen" und „Wie beschäftigen Sie sich in der Zeit zwischen Frühstück und Mittagessen?" Lydias Mutter erzählte, daß ihr Kind gut esse, aber keinen Schnuller haben wolle. Jeglicher Versuch, ihr einen Schnuller in den Mund zu stecken, ende damit, daß sie ihn in hohem Bogen ausspucke. Julie erfuhr außerdem, daß Lydia von früh bis spät ein großes Bedürfnis nach engem Körperkontakt hatte. Wenn ihre Mutter versuchte sie hinzulegen, begann sie jedes Mal laut zu schreien. Daher trug Lydias Mutter ihr Kind während ihrer Arbeit im Haushalt oder beim Einkaufen ständig auf dem Arm oder in einem Tragetuch mit sich herum. Auch das Baden war für Mutter und Kind jedes Mal äußerst anstrengend. Darüber hinaus fand Julie heraus, daß Lydia immer noch lediglich 2 bis 3 Stunden am Stück schlief und die ganze Nacht hindurch wiederholt wach wurde.

Lydias Bedürfnis nach ständigem Körperkontakt (d. h. das Bedürfnis, ständig auf dem Arm getragen zu werden), das Verweigern des Schnullers, ihre Erregbarkeit und ihre Unfähigkeit, ihren eigenen Schlaf-wach-Rhythmus zu regulieren, weckten in Julie den Verdacht, daß Lydia an einer Beeinträchtigung der Verarbeitung taktiler Sinneseindrücke leiden könnte. Sie nahm an, daß bei dem Baby eine taktile Defensivität vorlag und daß diese Störung der Verarbeitung taktiler Sinneseindrücke die Fähigkeit, den eigenen Schlaf-wach-Rhythmus zu regulieren, beeinträchtigte.

FALLBEISPIEL →

Rick

Rick ist 5 Jahre und 6 Monate alt und nimmt an einem sonderpädagogischen Programm teil. Die Ärzte diagnostizierten bei ihm eine Entwicklungsverzögerung. Sein IQ liegt knapp unter dem Durchschnittswert, aber noch im normalen Bereich. Ricks Klassenlehrer; Herr D., hatte sich dafür eingesetzt, daß sich Rick einer ergotherapeutischen Untersuchung unterziehen sollte, da sich sein Verhalten und seine Entwicklungsverzögerungen im Bereich der Feinmotorik negativ auf seine Schulleistungen auswirkten. Die Probleme im Bereich der Feinmotorik traten beim Malen, beim Öffnen und Schließen der Kleidung (Knöpfe, Reißverschlüsse, Schnürsenkel), beim Öffnen von Behältern sowie während des Spielens beim Umgang mit kleineren Gegenständen auf.

Bei der ergotherapeutischen Diagnostik wurden u. a. auch die „Sensorischen Integrations- und Praxietests" (SIPT) durchgeführt (Ayres 1989). Bei den Tests zur Beurteilung seines Diskriminationsvermögens lagen Ricks Ergebnisse deutlich unter dem Altersdurchschnitt. Rick hatte Schwierigkeiten

- zu erkennen, welcher seiner Finger von der testenden Person berührt wurde („Finger Identification", Finger-Identifikation);
- festzustellen, an welcher Stelle er am Unterarm oder an der Hand berührt wurde („Localization of Tactile Stimuli", Lokalisation Taktiler Stimuli);
- auf seinen Handrücken gezeichnete geometrische Figuren nachzuzeichnen („Graphesthesia", Graphästhesie) und
- mit Hilfe des aktiven Ertastens Formen zu erkennen (haptische Wahrnehmung; „Manual Form Perception", Manuelle Formwahrnehmung). Obwohl Rick die Testreihen relativ ruhig über sich ergehen ließ, gab er häufig zu erkennen, daß er die taktilen Tests nicht mochte. Er rieb sich oft über die Stellen an seinen Händen und Armen, an denen ihn der Untersucher vorher berührt hatte, und gegen Ende des dritten taktilen Tests wurde er unruhig und fragte: „Sind wir jetzt fertig? Kann ich jetzt wieder in mein Zimmer gehen?"

Andere Testreihen, bei denen Rick ebenfalls auffällig schlecht abschnitt, beinhalteten Tests zur Überprüfung des visuomotorischen Koordinationsvermögens. Bei einem dieser Tests, „Motor Accuracy" (Motorische Genauigkeit), mußte Rick mit einem Kugelschreiber eine gedruckte Linie nachzeichnen. Beim Test „Design Copying" (Muster Kopieren), mußte Rick geometrische Figuren mit einem Bleistift abzeichnen.

Für Ricks Beurteilung waren außerdem Gespräche mit seinem Lehrer und Beobachtungen von Ricks Verhalten im Unterricht und während des Spielens aufschlußreich. Aus diesen Beobachtungen ging hervor, daß heftige Stürze,

Stöße oder ähnliche Ereignisse kaum Reaktionen bei Rick hervorriefen. Ricks Lehrer, Herr D., bemerkte dazu: „Rick scheint nicht zu wissen, wann er Schmerzen empfinden sollte. Wenn er z. B. mit dem Kopf gegen die Wand schlägt, scheint er dies nicht einmal zu bemerken." Herr D. meinte sogar, daß Rick manchmal regelrecht nach sensorischen Reizen suchte, die mit Schmerzen verbunden waren. Er hatte jedoch auch festgestellt, daß Rick in anderen Situationen auf zufällige und scheinbar unbedeutende taktile Reize, z. B. wenn er von einem Klassenkameraden unabsichtlich angestoßen wurde, überempfindlich reagierte. In diesen Momenten wehrte Rick Berührungen ab und wurde auf die Person, die ihn berührt hatte, wütend.

Weitere Beobachtungen ließen den Schluß zu, daß Rick auf einfache mündliche Anweisungen nicht zu reagieren schien und auf viele von außen kommende Reize nicht reagierte oder sich nicht an ihnen orientierte. Manchmal verhielt er sich so, als würde er gar nicht wahrnehmen, was um ihn vorging. Im Gegensatz dazu reagierte er überempfindlich auf laute Geräusche und auf das An- und Ausschalten von Licht.

Der behandelnde Ergotherapeut, Steve, stellte die Hypothese auf, daß Rick unter mehreren Störungen der Verarbeitung taktiler Sinneseindrücke leide. Ricks schlechte Ergebnisse bei den taktilen Tests der SIPT ließen auf ein eingeschränktes taktiles Diskriminationsvermögen schließen. Die Suche nach mit Schmerzen verbundenen taktilen Reizen ließ die Vermutung aufkommen, daß Rick ein großes Bedürfnis nach intensiven taktilen Empfindungen hatte. Seine Reaktionen auf zufällige Berührungen, Licht und Geräusche ließen jedoch auf übertriebene bzw. abwehrende Reaktionen auf viele Arten von sensorischen Reizen schließen. Steve vermutete deshalb, daß Rick an taktiler Defensivität sowie an einer allgemeinen Beeinträchtigung der sensorischen Modulation litt. Steve fragte sich, ob Ricks Probleme im Bereich der feinmotorischen Koordination mit seinem eingeschränkten taktilen Diskriminationsvermögen zusammenhängen könnten.

Lydia und *Rick* sind Kinder, die an völlig unterschiedlichen Beeinträchtigungen der Verarbeitung taktiler Reize leiden. Lydia kann als Beispiel für jenen Typus von Kindern gelten, die als *taktil defensiv* eingestuft werden. Anhand ihres Beispiels läßt sich verdeutlichen , daß die Probleme, die diese Art von Defizit mit sich bringt, mittels nicht-standardisierter Verfahren bereits im frühesten Kindesalter erkannt (und behandelt) werden können. Ältere Kinder oder Erwachsene mit taktiler Defensivität weisen vielleicht andere, aber dennoch ähnliche Verhaltensmuster auf. Ricks Probleme beruhen auf seiner Unfähigkeit, *sensorischen Input zu modulieren,* was zu stark schwankenden Reaktionen auf sensorische Reize führt, sowie auf seinem Unvermögen,

> *taktile Reize zu diskriminieren.* Schwierigkeiten bei der Diskrimination taktiler Reize gehen meist mit anderen Problemen wie z. B. Defiziten der grob- und feinmotorischen Planung einher (Ayres 1972b, 1979).

Wie bereits erwähnt, werden die mit einem eingeschränkten taktilen Diskriminationsvermögen in Zusammenhang stehenden Defiziten der motorischen Planung in Kapitel 6 dieses Buchs detailliert erläutert.

Im folgenden Abschnitt soll untersucht werden, welche sensorisch-integrativen Dysfunktionen im Zusammenhang mit einer beeinträchtigten Verarbeitung taktiler Sinneseindrücke auftreten.

5.3
Taktile Defensivität

DEFINITION

Unter „*taktiler Defensivität*" versteht man negative und abwehrende Reaktionen auf bestimmte taktile Stimuli, die von den meisten Menschen als „unschädlich" (nicht schmerzhaft) empfunden werden. Mit anderen Worten: Es geht um die Unfähigkeit, die emotionale (eher als die perzeptive) Bedeutung von Berührungen oder Berührungsempfindungen in einem bestimmten Kontext richtig und für den Organismus sinnvoll umsetzbar zu interpretieren (A. J. Ayres, persönliche Mitteilung, 17. März 1988). Man vermutet, daß es sich bei taktiler Defensivität um eine *beeinträchtigte Modulation bzw. Regulierung taktiler Sinneseindrücke* handelt (Clark et al. 1989).

Folgende Verhaltensweisen sind *Kennzeichen einer taktilen Defensivität*:
- *Vermeiden von Berührungen*
  - Das Kind vermeidet bestimmte Kleidungsstücke und Stoffe (z. B. kratzende oder rauhe Stoffe) oder hat eine ungewöhnlich starke Vorliebe für ganz bestimmte Kleidungsstücke oder Stoffe (weiche Stoffe, lange Hosen oder Ärmel).
  - Das Kind zieht es vor, am Ende einer Reihe zu stehen, um den Körperkontakt mit anderen Kindern zu vermeiden.
  - Das Kind versucht, möglichen Berührungen und Interaktionen, mit denen Berührungen einhergehen, einschließlich Berührungen des Gesichts, aus dem Weg zu gehen.
  - Das Kind vermeidet Spiele, bei denen es zu Körperkontakt mit anderen Kindern kommt. Dies drückt sich manchmal in einer Vorliebe für Spiele aus, die man allein spielt.

- *Abwehrreaktionen auf „unschädliche" Berührungen*
  - Das Kind wehrt sich dagegen, hochgehoben, umarmt oder liebkost zu werden.
  - Das Kind reagiert abwehrend auf bestimmte alltägliche Handlungen. Es läßt sich z. B. nur ungern baden, duschen, die Fingernägel oder Haare schneiden oder das Gesicht waschen.
  - Das Kind wehrt sich dagegen, sich die Zähne zu putzen.
  - Das Kind wehrt sich dagegen, bestimmte Bastelmaterialien wie z. B. Farbe, Kleister oder Sand zu verwenden.
- *Atypische emotionale Reaktionen auf „unschädliche" taktile Reize*
  - Das Kind reagiert aggressiv auf leichte Berührungen der Arme, des Gesichts oder der Beine.
  - Das Kind reagiert besonders gestreßt, wenn ihm andere Menschen körperlich nahe kommen.
  - Das Kind reagiert auf Berührungen, auch auf solche, die von nahestehenden Personen ausgehen, abwehrend, zurückweisend oder negativ. (Ayres 1979; Larson 1982; Royeen 1985)

Royeen (1985) verwendete diese Symptome der taktilen Defensivität, um eine genaue Beschreibung eines Erscheinungsbildes zu liefern, das sie als das „Syndrom der taktilen Defensivität" bezeichnete.

Taktile Defensivität tritt selten allein auf. Es gibt eine Vielzahl anderer Verhaltensweisen, die, *wenn sie gleichzeitig mit den typischen Anzeichen für eine taktile Defensivität auftreten,* vermutlich sekundäre Defizite oder Folgeerscheinungen dieser Dysfunktion sind. Solche Verhaltensweisen sind für sich allein noch keine Anzeichen für eine taktile Defensivität; sie sind jedoch häufig eng mit ihr verknüpft. Die empirische Arbeit von Ayres (1965, 1966b, 1969) läßt deutlich werden, daß es einen direkten *Zusammenhang* gibt zwischen

- taktiler Defensivität,
- Ablenkbarkeit,
- erhöhter Aktivität und
- perzeptomotorischen Defiziten bei lerngestörten Kindern.

Auch Bauer (1977) untermauerte die These von einem Zusammenhang zwischen taktiler Überempfindlichkeit und erhöhter Aktivität. In letzter Zeit vermutet man, daß taktile Defensivität einen begünstigenden Faktor darstellt für unregelmäßige emotionale Spannungszustände (Launen), Labilität, das extreme Bedürfnis nach eigenem Raum und die Unfähigkeit, alltägliche Handlungen selbständig durchzuführen (Wilbarger u. Royeen 1987). Über diese Aspekte hinaus sind Berührungen auch für das Zustandekommen enger Beziehungen von größter Bedeutung. Deshalb formulierte Scardina (1986) die These, daß taktile Defensivität die Fähigkeit beeinträchtigt, enge Beziehungen zu anderen Personen aufzubauen und aufrechtzuerhalten. Es ist also möglich, daß Kinder oder Erwachsene mit taktiler Defensivität unzählige sekundäre Defizite aufweisen.

Wir können hier keine komplette Liste aller Situationen präsentieren, die Abwehrreaktionen auf Berührungen hervorrufen könnten; taktile Defensivität stellt auch nicht die einzig mögliche Begründung dafür dar, warum ein Mensch auf Berührungen abwehrend oder negativ reagieren mag. Eine taktile Defensivität kann – wie andere Beeinträchtigungen der sensorischen Integration auch – nur dann positiv diagnostiziert werden, wenn ein einheitliches Erscheinungsbild bzw. eine ausreichende Anzahl an abwehrenden oder negativen Reaktionen auf Berührungen vorliegt, anhand derer bestätigt werden kann, daß es sich bei den Reaktionen des Individuums tatsächlich um Reaktionen auf *Berührungen* handelt. Dieser Aspekt gewinnt besonders dadurch an Bedeutung, daß bei einer taktilen Defensivität affektive oder emotionale Überlagerungen auftreten können. Mit anderen Worten: Einige der auftretenden Verhaltensweisen könnten *primär* durch emotionale Störungen verursacht worden sein. Diese sind von den emotionalen *Folgeerscheinungen* einer taktilen Defensivität zu unterscheiden.

> **Praxis**
> Es ist zwingend notwendig, daß der Therapeut zwischen emotionalen Reaktionen, die durch taktile Defensivität verursacht werden, und solchen unterscheidet, die primär durch emotionale Störungen verursacht werden.

5.4
Eingeschränktes taktiles Diskriminationsvermögen

> **DEFINITION**
> Unter einem *„eingeschränkten taktilen Diskriminationsvermögen"* versteht man die Unfähigkeit, zeitliche und räumliche Eigenschaften taktiler Sinneseindrücke zu erkennen (A. J. Ayres, persönliche Mitteilung, 17. März 1988). Es geht dabei um die Unfähigkeit, diskriminativen Berührungsinput optimal wahrzunehmen, zu organisieren und sinnvoll umzusetzen. Bei einem eingeschränkten taktilen Diskriminationsvermögen handelt es sich also um eine *Beeinträchtigung der Wahrnehmung taktiler Sinneseindrücke.*

Wie bei der taktilen Defensivität geht man auch hier davon aus, daß es sich um eine *zentrale Verarbeitungsstörung* handelt.

Eine mangelhafte taktile Wahrnehmung kann sich in folgenden *Symptomen* ausdrücken:

- Schwierigkeiten bei der Unterscheidung, wo und wie oft man berührt wurde (Lokalisation Taktiler Stimuli; „Two-Point-Discrimination", Zwei-Punkte-Diskrimination; Finger-Identifikation) (Sinclair 1981).
- Schwierigkeiten beim Versuch, die Form eines Objekts durch Ertasten zu erkennen (taktile Wahrnehmung oder Stereognosie) (Chusid 1979).
- Unsicherheit bezüglich der Art und Weise, wie man ein Objekt oder eine Umgebung taktil erforschen kann (aktives Berühren), um mehr Anhaltspunkte zu erhalten, durch die der Gegenstand oder die Umgebung eine Bedeutung bekommen (Gibson 1962; Haron u. Henderson 1985).
- Beeinträchtigtes Bewußtsein der eigenen Person, d. h. mangelhaftes Körperschema (Ayres 1972b, 1989).

In Kapitel 6 werden wir noch auf einen weiteren Aspekt eingehen, nämlich auf die Vermutung, daß die Unfähigkeit zur Diskrimination taktiler Reize zur Entstehung einer Somatodyspraxie, einer ganz bestimmten Art von Beeinträchtigung der motorischen Planung, beiträgt. Darüber hinaus können mit einer eingeschränkten Fähigkeit zur Diskrimination taktiler Sinneseindrücke – genauso wie mit anderen Defiziten der sensorischen Integration auch – eine Vielzahl anderer motorischer oder perzeptiver Defizite sowie Beeinträchtigungen im psychosozialen Bereich einhergehen. Daraus läßt sich folgern, daß das klinische Erscheinungsbild eines Patienten mit einer beeinträchtigten Wahrnehmung taktiler Sinneseindrücke erheblich variieren kann.

5.5
Verhaltenssteuernde Prozesse auf neurophysiologischer Ebene und taktile Dysfunktionen

Eine Reihe wichtiger Konstrukte über verhaltenssteuernde Prozesse auf neurophysiologischer Ebene bilden die theoretische Grundlage für die Erklärung der Entstehung einer beeinträchtigten Verarbeitung taktiler Sinneseindrücke. Im folgenden werden wir zeigen, daß einige dieser Konstrukte dabei helfen können, die Zusammenhänge zwischen der *Fähigkeit zur Diskrimination taktiler Sinneseindrücke* und der *Fähigkeit zur Planung motorischer Abläufe* besser verständlich zu machen. Andere Konstrukte wiederum sind hilfreich, wenn es darum geht, die taktile Defensivität in einem größeren Zusammenhang, also im Zusammenhang mit der sensorischen Defensivität zu sehen. Da die Funktionsweise der *schmerzkontrollierenden Nervenbahnen* einen festen Bestandteil der theoretischen Grundlagen für die Erklärung der taktilen und sensorischen Defensivität bildet, werden wir auch auf die neuralen Strukturen eingehen, von denen man annimmt, daß sie einen Einfluß auf die Übertragung und Modulation von Schmerzempfindungen haben. Darüber hinaus liefern wir zusätzliche

Informationen, anhand derer das Verhalten von Kindern mit taktiler Dysfunktion verständlich wird. Eine detaillierte anatomische bzw. physiologische Beschreibung der Systeme, die mit der Verarbeitung taktiler Sinneseindrücke in Zusammenhang stehen, ist allerdings im Rahmen dieses Kapitels nicht möglich.[1]

Ein Großteil der folgenden Informationen entstammt der Publikation von Kandel u. Schwartz (1985).

5.5.1
Taktile Rezeptoren

Die Haut dient dem taktilen System als sensorisches Organ (Montagu 1978). Obwohl sich in der Haut viele spezifische Rezeptoren befinden, müssen wir, um die übergeordnete Rolle des taktilen Systems zu begreifen, die gesamte Hautoberfläche als ein einziges rezeptives Organ betrachten (Montagu 1978).

In Tabelle 5.1 werden die verschiedenen in der Haut vorhandenen Rezeptoren und ihre jeweiligen Lokalisierungen beschrieben. Die Tabelle informiert außerdem darüber, auf welche Art von Sinnesmodalitäten die jeweiligen Rezeptoren *primär* reagieren, wie hoch ihre Anpassungsgeschwindigkeit ist und welcher Nervenfaserart sie zuzuordnen sind. Nervenfasern lassen sich durch ihren Durchmesser bestimmen, der mit der Leitgeschwindigkeit der Nervenfaser zusammenhängt. Breite, stark markhaltige Fasern (A-beta) leiten schneller als schmale, nur leicht markhaltige Fasern (C). Sämtliche Rezeptoren reagieren zwar auf jegliche Art von Reizeinwirkung; in der Tabelle sind jedoch nur jene Stimuli aufgeführt, auf die der jeweilige Rezeptor *optimal* reagiert.

5.5.2
Das „Dorsal Column Medial Lemniscal System"

Taktile Reize werden von peripheren Rezeptoren empfangen und über afferente Nervenfasern zur Wirbelsäule und schließlich entweder über das „Dorsal Column Medial Lemniscal System" (DCML-System, bestehend aus Hinterstrangsystem und medialem Lemniskussystem) oder das anterolaterale System (Vorderseitenstrangsystem) an das Gehirn weitergeleitet. Das DCML-System überträgt in erster Linie taktile und propriozeptive Informationen sowie Informationen über Vibrationen, Berührungen und Druck. Die Hinterstrangbahnen werden immer wieder mit den Funktionen in Verbindung gebracht, die für die

---

[1] Nähere Informationen zu diesem Thema sind zu finden bei Kandel u. Schwartz 1985; deGroot u. Chusid 1988; Noback u. Demerest 1981.

Tabelle 5.1. Hautrezeptoren: Lokalisation, Modalität der Sinneserfahrung, Adaptationsrate und involvierte Nervenfasern

Typ	Lokalisation	Stimulus	Nervenfaser	Adaptation
Freie Nervenendigungen	Dermis, Gelenkkapseln, Sehnen, Bänder	Schmerz, Temperatur	A-delta, C	langsam
Haarfollikel (Plexus)	tiefe Hautschichten	Haarverschiebungen, Schmerz	A-beta	schnell
Meißner-Tastkörperchen	Papillen der Haut; Schleimhaut der Zungenspitze	Berührung	A-beta	schnell
Pacini-Lamellenkörperchen	Unterhautbindegewebe	Druck, Vibration	A-beta	schnell
Krause-Endkolben	Papillen der unbehaarten Haut; in der Nähe des Haarfollikels (Plexus)	Kälte?	A-delta, C	Unter 20°C; keine Adaptation
Merkel-Tastzellen	Epidermis der unbehaarten Haut; Haarfollikel	(-)	A-beta	langsam
Ruffini-Körperchen	Gelenkkapseln, Bindegewebe	Berührung	A-beta	langsam

taktile Diskrimination und Wahrnehmung, d. h. für die Ermittlung der Größe, Form und Beschaffenheit eines Gegenstands und von Bewegungen auf der Haut notwendig sind. Neuere Studien haben ergeben, daß die Hinterstrangbahnen auch für die zeitliche Kodierung taktiler Informationen zuständig sind (Vierck et al. 1985).

Kliniker und Forscher gehen davon aus, daß eine Beeinträchtigung der Wahrnehmung taktiler Sinneseindrücke zu einer *Beeinträchtigung der Manipulationsfähigkeit* (Handhabung von Gegenständen) führt (Haron u. Henderson 1985; Nathan et al. 1986). Wir könnten nun die Vermutung anstellen, daß ein Mensch, der während der *aktiven* Manipulation eines Gegenstandes Schwierigkeiten hat, dessen Größe und Form wahrzunehmen, auch nur schlecht mit diesem Gegenstand umgehen kann. Wir könnten auch darüber spekulieren, daß sich die Schwierigkeit, die Grenzen der Hände und die Beziehung zwischen den einzelnen Fingern zu erkennen, ebenfalls auf die Manipulationsfähigkeit auswirkt.

FALLBEISPIEL →

Da *Rick* bei den taktilen Tests der SIPT schlechte Ergebnisse erzielte und seine feinmotorischen Fähigkeiten beeinträchtigt waren, könnten wir zu der Annahme gelangen, daß ein Zusammenhang zwischen diesen beiden Problemen besteht.

GRUNDLAGEN

Im Gehirn bilden Nervenfasern, die im Hinterstrang verlaufen, Synapsen – und zwar sowohl im Nucleus ventralis posterior lateralis des Thalamus als auch in der Formatio reticularis. Es wird angenommen, daß der Thalamus, der hereinkommende Informationen interpretiert, eine nur vage, aber bewußte Diskrimination taktiler Sinneseindrücke ermöglicht. Für eine genauere Bestimmung eines solchen Reizes ist jedoch eine kortikale Verarbeitung erforderlich. Zu den im Kortex befindlichen Regionen, an die über die Hinterstrangbahnen Reize weitergeleitet werden, zählen das primäre und sekundäre Rindenfeld des somatosensorischen Kortex sowie die Areale 5 und 7 des hinteren Parietallappens. Die Areale 5 und 7 sind für die *Handhabung von Gegenständen* verantwortlich und auch für die Wahrnehmung der taktilen Qualitäten dieser Objekte von Bedeutung (haptische Wahrnehmung).

Jeder Kliniker, der schon einmal versucht hat, die Stereognosie eines Patienten zu untersuchen, der nicht in der Lage ist, mit einem in seiner Hand befindlichem Gegenstand automatisch richtig umzugehen, kann einschätzen, wie wichtig der Umgang mit Gegenständen für die taktile Wahrnehmung ist. Im Parietallappen konvergieren auch bestimmte Aspekte taktiler und propriozeptiver Sinneseindrücke und projizieren anschließend auf die vorderen, *für die motorische Planung zuständigen Areale* des Gehirns (siehe Tabelle 4.1, S. 146). Folglich könnte man vermuten, daß das DCML-System sowohl die Manipulation von Gegenständen als auch gleichzeitig die motorische Planung beeinflußt.

FALLBEISPIEL →

In *Ricks* Fall müssen wir auch mit der Möglichkeit rechnen, daß ein Zusammenhang zwischen seinem eingeschränkten taktilen Diskriminationsvermögen und seinen Schwierigkeiten mit der Planung und Erzeugung koordinierten feinmotorischen Verhaltens besteht (siehe Kapitel 6).

Es könnte sein, daß das DCML-System auch an der *Modulation von Erregung* beteiligt ist. In der Praxis hat sich gezeigt, daß sich bestimmte Arten von sensorischen Informationen auf den Menschen beruhigend auswirken. Eine solche Wirkung können z. B. Informationen über intensive Berührungen und festen Druck auf der Hautoberfläche oder auch propriozeptive Informationen haben (Ayres 1972b; Farber 1982; Knickerbocker 1980). Diese Arten von Informationen werden über die Hintersäule an das Zentralnervensystem weitergeleitet. Da die Formatio reticularis die Erregung steuert, könnten die retikulären Projektionen der Hinterstrangbahnen mit der erregungshemmenden und beruhigenden Wirkung bestimmter Reize in Verbindung stehen.

5.5.3
Das anterolaterale System

Das anterolaterale System (Vorderseitenstrangsystem) besteht aus drei nicht miteinander verbundenen Nervenbahnen (Leitungsbahnen), die in erster Linie dazu dienen, Schmerzempfindungen, grobe Berührungsempfindungen (die Ermittlung der *Position* eines Objekts, jedoch nicht seiner Bewegung auf der Hautoberfläche) und Temperaturempfindungen weiterzuleiten. Das Empfinden von neutraler Wärme und „Kitzeln" wird ebenfalls über die Vorderseitenstrangbahnen weitergeleitet. Bei diesen Nervenbahnen handelt es sich um den *Tractus spinothalamicus*, den *Tractus spinoreticularis* und den *Tractus spinotectalis*. Die von diesen Systemen ausgehenden Projektionen werden in den *Thalamus*, das *retikuläre System* und das *Tectum* weitergeleitet. Interessanterweise enden die meisten Nervenfasern des anterolateralen Systems in der Formatio reticularis. Man nimmt an, daß von diffusen und chronischen Schmerzen herrührende Impulse auf diesen Teil des Gehirns projiziert werden.

Die Lokalisierbarkeit starker oder akuter Schmerzen beruht auf Projektionen auf den *Nucleus ventralis posterior lateralis* des Thalamus. Da das DCML-System auch auf den Nucleus ventralis posterior lateralis projiziert und an dieser Stelle bestimmte von den Vorderseitenstrang- und Hinterstrangbahnen kommende Sinneseindrücke zusammenfließen, wird davon ausgegangen, daß dieser Kern einen wichtigen Ort für den Informationsaustausch zwischen den beiden taktilen Systemen darstellt. Ferner ist man der Ansicht, daß die von der Hintersäule kommenden Sinneseindrücke das Weiterleiten von anderen Impulsen in die Vorderseitenstrangbahnen hemmen und daß der Thalamus zu jenen Zonen zählen könnte, in denen diese Art der Interaktion stattfindet (Peele 1977).

Dies könnte zumindest teilweise erklären, warum bei Untersuchungen festgestellt wurde, daß durch die Ausübung von festem Druck auf die Hautoberfläche und durch propriozeptive Sinneseindrücke Schmerzempfindungen scheinbar abgeschwächt werden können. Außerdem ließe sich auf diese Weise auch erklären, warum durch festen Druck auf die Hautoberfläche oder durch andere vestibulär-propriozeptive Sinneseinwirkungen einige Aspekte der taktilen Defensivität gelindert werden können (Fisher u. Dunn 1983). Der Nucleus ventralis posterior lateralis projiziert auf die somatosensorischen Areale des Kortex (primäres und sekundäres Rindenfeld), die deshalb *möglicherweise* ebenfalls anatomische Zonen darstellen, in denen eine Interaktion zwischen beiden taktilen Systemen stattfindet.

Ein weiteres Hirnareal, das über die Vorderseitenstrangbahnen Informationen erhält, ist das *periaquäduktale Grau*. Hierbei handelt es sich um eine Hirnregion, die für die Interpretation von Schmerzempfindungen besonders wichtig ist. Das periaquäduktale Grau ist über den Hypothalamus eng mit dem *limbischen System* verbunden. Man geht davon aus, daß dieses Areal für die Modulation von Schmerzempfindungen in verschiedenen emotionalen Kontexten eines Menschen von großer Bedeutung ist.

Das dritte Projektionsgebiet ist das *Tectum*. Es wird oft mit dem visuellen System (oberer Hügel der Vierhügelplatte oder Colliculus superior) und dem auditiven System (unterer Hügel der Vierhügelplatte oder Colliculus inferior) in Verbindung gebracht. Das Tectum gilt ebenfalls als wichtiger Ort, an den Schmerzempfindungen weitergeleitet werden.

Es wird angenommen, daß viele Aspekte von Berührungen, die mit taktiler Defensivität assoziiert werden, mit der Weiterleitung der Empfindungen über die Vorderseitenstrangbahnen und der Interpretation dieser Empfindungen im Zentralnervensystem in Verbindung stehen (Ayres 1972b).

> Da das anterolaterale System auf jene Teile des Gehirns projiziert, die für die Erregung (retikuläres System), den emotionalen Zustand (limbisches System) und die vegetative Steuerung (Hypothalamus) zuständig sind, liegt die Vermutung nahe, daß taktiles Abwehrverhalten, wie wir es bei Lydia und Rick beobachten konnten, etwas mit den zwischen diesen Systemen und Hirnregionen bestehenden Verbindungen zu tun haben könnte.

Im folgenden werden wir noch genauer auf die hypothetischen Zusammenhänge zwischen diesen Hirnstrukturen und taktiler Defensivität eingehen.

5.5.4 Überschneidung der Systemfunktionen

Im Gegensatz zu früher, als man noch annahm, daß das DCML-System und das anterolaterale System getrennte, unabhängige Systeme darstellen, geht man heute davon aus, daß sich die beiden Systeme in ihren Funktionen erheblich überschneiden (Melzack u. Wall 1973). So spielt z. B. das DCML-System beim Lokalisieren von Schmerzen eine wichtige Rolle. Dennoch verlieren Patienten mit Läsionen innerhalb dieses Systems nicht vollständig die Fähigkeit, taktile Sinneseindrücke zu diskriminieren. Daraus läßt sich folgern, daß manche Informationen über Schmerzempfindungen über das DCML-System übertragen und manche Informationen zur Diskrimination taktiler Sinneseindrücke über das Vorderseitenstrangsystem weitergeleitet werden. Kandel u. Schwartz (1985) sprachen im Zusammenhang mit dieser Redundanz von parallelen Bahnen:

> Parallele Nervenbahnen sind in zweifacher Hinsicht von großem Nutzen: Erstens können perzeptive Erfahrungen verfeinert und angereichert werden, da ein und dieselbe Information auf verschiedene Art und Weise genutzt wird; zweitens stellen sie eine Art Absicherung dar. Wenn eine der Nervenbahnen verletzt ist, so sorgt die andere dafür, daß zumindest ein Teil der Wahrnehmungsfähigkeit erhalten bleibt (Kandel u. Schwartz 1985, S. 307).

Wenn die Struktur des Nervensystems eine solche *funktionelle Redundanz* aufweist, könnte dies im Hinblick auf die Wirksamkeit von Behandlungsmethoden eine wichtige Rolle spielen.

5.6
Taktile Defensivität: Ein Rückblick

Seit Ayres im Jahre 1964 zum ersten Mal eine Beschreibung der taktilen Defensivität lieferte, haben nur wenige Ergotherapeuten Zweifel daran geäußert, daß diese Art von Störung existiert. Dennoch bleiben die neurobiologischen Ursachen dieses Defizits weiterhin ungeklärt und bieten Anlaß zu Kontroversen. Da mittlerweile jedoch neue Erkenntnisse über das Wesen und die Funktionsweise des taktilen Systems vorliegen, haben Ergotherapeuten dieses Wissen in die bereits existierende Sensorische Integrationstheorie eingebettet und so versucht, eine fundiertere theoretische Erklärung für taktile Defensivität zu entwickeln. Man muß sich jedoch stets bewußt sein, daß die zum Thema taktile Defensivität bislang vorliegenden Theorien auch weiterhin überarbeitet und weiterentwickelt werden.

Der Rückblick über die historische Entwicklung unseres Verständnisses der taktilen Defensivität beginnt mit den ersten von A. J. Ayres aufgestellten Thesen (1964) und endet mit den derzeitigen Einschätzungen von Wilbarger u. Royeen (1987). Ein verbreitetes Thema, das sich trotz unzähliger gedanklicher Revisionen immer wieder durchsetzte, ist die These vom *Kontinuum der verschiedenen Funktionen* innerhalb des taktilen Systems. Wir werden feststellen, daß dieses Konzept von Ayres und anderen Forschern im Laufe der Zeit verallgemeinert wurde und auch in den derzeit gängigen Erklärungen für taktile Defensivität ebenso wie im Konzept der sensorischen Registrierung wieder auftaucht. Ein weiterer Gesichtspunkt, der immer wieder aufgegriffen wurde, ist das Konzept von der *fehlenden Hemmung* des sensorischen Inputs. Man kann also sagen, daß die Thesen zur taktilen Defensivität im Laufe der Zeit lediglich mehr und mehr ausgefeilt wurden, sich jedoch nicht radikal verändert haben.

5.6.1
Ayres: Taktile Defensivität

Im Jahr 1964 stellte Ayres eine „provisorische Theorie" auf, um ein klinisches Erscheinungsbild zu erklären, das sich in einer Beeinträchtigung des taktilen Abwehrverhaltens, Ablenkbarkeit und erhöhter Aktivität äußert.

Das Konzept der taktilen Defensivität beruht auf früheren Beobachtungen von Henry Head (1920), dessen Erkenntnisse über die Funktionsweise des Nervensystems sozusagen die Grundlage für diese Postulate bildeten. Es wäre unsinnig anzunehmen, daß die technischen Aspekte seiner Arbeit – die nun schon ein halbes Jahrhundert zurückliegt – mit den heutigen neurophysiologischen Erkenntnissen gänzlich übereinstimmen. Dennoch haben viele seiner Konzepte nützliche Einblicke in die Funktionsweise des menschlichen Körpers geliefert. Für Heads Theorie über die Funktionsweise des taktilen Systems war der Dualismus der afferenten Bahnen, d. h. der Dualismus des protopathischen und des epikritischen Systems, von zentraler Bedeutung (Ayres 1972b, S. 211).

Ayres (1972b) war der Meinung, daß es sich beim Dualismus dieser Systeme eher um ein *Kontinuum* als um eine strenge Dichotomie handle. Die beiden Systeme interagieren,

um ein Kontinuum von Informationen und Reaktionen zu schaffen. Am einen Ende des Kontinuums kommt es zu der Interpretation und anschließenden Reaktion, bei der das Bedürfnis zur Abwehr zum Tragen kommt, und am anderen Ende kommt es zu der Interpretation und Reaktion, bei der die Diskrimination im Vordergrund steht (S. 214).

Man nahm an, daß taktile Defensivität durch ein Ungleichgewicht zwischen diesen beiden Systemen entsteht. Das Prinzip der dualen Funktionsweise von Systemen wurde vom protopathisch-epikritischen Kontinuum auf ein Kontinuum aus anterolateralem System und DCML-System übertragen (Ayres 1964, 1972b). Laut Ayres (1972b) tritt taktile Defensivität dann auf, wenn das diskriminierende DCML-System nicht in der Lage ist, seinen normalen *hemmenden Einfluß* auf das anterolaterale System auszuüben. Ihrer Meinung nach führt dies dazu, daß leichte Berührungen eine Art Schutz- und Fluchtverhalten sowie starke emotionale Reaktionen hervorrufen.

Es könnte also sein, daß taktile Abwehrreaktionen sowie andere Abwehrreaktionen auf noziceptive Eigenschaften sensorischer Stimuli ein Anzeichen dafür sind, daß ein System, das zur Aufgabe hat, eine bestimmte Art von Impulskontrolle zu überwachen, keinen ausreichenden hemmenden Einfluß ausüben kann. Demnach setzt sich bezüglich des Verhaltens das Reaktionssystem durch, das dem Schutz und dem Überleben dient, und nicht jenes, das dem Organismus erlaubt, auf die räumlichen und zeitlichen Eigenschaften eines taktilen Reizes zu reagieren (Ayres 1972b, S. 215).

Ayres (1964) war außerdem der Ansicht, daß das vom sympathischen Nervensystem in Streßsituationen ausgeschüttete Adrenalin (Epinephrin) eine Rolle hinsichtlich der Verhaltensmanifestationen einer taktiler Defensivität spiele, denn das aufsteigende retikuläre aktivierende System (ARAS) reagiert im Gegensatz zu den Hinterstrangbahnen sehr empfindlich auf Adrenalin. Ayres stellte die These auf, daß Angst gleichzeitig Ursache und Wirkung der Übermacht des Schutzsystems sei, und daß sich dieser Prozeß immer von selbst erneuere. Daher habe ein Kind, dessen Verhalten ständig von seinem Schutzsystem gesteuert wird, kaum die Möglichkeit, seine Umgebung richtig zu erforschen. Dies könne wiederum zu Verzögerungen der perzeptomotorischen Entwicklung führen.

Bereits 1972 erkannte Ayres (1972b), daß die „Gate Control Theory" (Kontrollschrankentheorie) von Melzack u. Wall (1965) verschiedene historische Sichtweisen auf den Dualismus des taktilen Systems in sich vereinte. Ayres war außerdem der Ansicht, daß mit der Kontrollschrankentheorie ein konzeptuelles Modell der taktilen Defensivität vorlag.

Die Kontrollschrankentheorie geht u. a. davon aus, daß sich im Hinterhorn (Substantia gelatinosa) des Rückenmarks sog. „Schrankenneuronen" befinden, die das Weiterleiten von sensorischen Impulsen zum Zentralnervensystem kontrollieren.

Dieser Vorgang wird sowohl durch hereinkommende taktile Sinneseindrücke als auch durch kortikale Einflüsse bestimmt. Taktile Reize, die über große A-Beta-Fasern – gewöhnlich mit Berührungen, Druckausübung und anderen von den Nervenbahnen des DCML-Systems weitergeleiteten Reizeinwirkungen in Verbindung gebracht – weitergeleitet werden, aktivieren die „Schrankenzellen". Diese verhindern, daß Schmerzempfindungen an das Zentralnervensystem weitergeleitet werden. Im Gegensatz dazu hemmen über schmale A-Delta- und C-Fasern (Schmerzfasern) weitergeleitete Sinneseindrücke die „Schrankenzellen". Somit können Schmerzimpulse an das Zentralnervensystem weitergeleitet werden, wenn die Schrankenzellen gehemmt wurden und die „Schranke" „geöffnet" ist. Von großer Bedeutung ist auch die Tatsache, daß kortikale Einflüsse wie z. B. Angst, Aufmerksamkeit oder Erwartungen sowie über andere Bahnen hereinkommende Reize ebenfalls die Tätigkeit der „Schrankenzellen" beeinflussen. All diese Faktoren legen gemeinsam fest, ob die „Schrankenzellen" aktiviert („Schranke geschlossen") oder gehemmt („Schranke geöffnet") werden und legen damit auch fest, ob Schmerzimpulse weitergeleitet werden oder nicht (Melzack u. Wall 1973).

Ayres (1972b) war daher der Meinung, daß das DCML-System durch eine Zufuhr spezieller (diskriminativer) taktiler und propriozeptiver Stimuli dazu gebracht werden könne, „den Schrankenmechanismus stillzulegen", um so Schutzreaktionen auf Berührungen zu verhindern und die damit einhergehende erhöhte Aktivität und Ablenkbarkeit zu verringern. Ayres war außerdem der Ansicht, daß taktile Reize, die defensive Reaktionen hervorrufen, die „Schrankenzellen" hemmen; dadurch würde dann das Weiterleiten von Reizen an das Zentralnervensystem ermöglicht, was wiederum zu Abwehrreaktionen führe. Fester Druck bzw. kräftige Berührungen sowie andere Sinnesempfindungen, die über die Hintersäule weitergeleitet werden, könnten zu einer Aktivierung der „Schrankenzellen" und einer verringerten Übertragung von Abwehrreaktionen hervorrufenden Reizen führen, wodurch die Abwehrreaktionen abgeschwächt würden.

Ayres Hypothesen ermöglichen auch eine Klärung der Frage, warum diese Reize, Stimmungen etc. die Reaktionen eines Kindes beeinflussen, das an taktiler Defensivität leidet. Demnach bilden diese Faktoren eine Komponente der absteigenden kortikalen Einflüsse, die auf die Schranke einwirken. Mit Streß verbundene Zustände können in diesem Fall z. B. zu einer Hemmung der „Schrankenzellen" führen, wodurch die Übertragung der Stimuli zugelassen würde, die Abwehrverhalten auslösen.

5.6.2
Neuere Perspektiven

Leider sind manche Aspekte der Kontrollschrankentheorie bis heute nicht durch Forschungsergebnisse bestätigt. Andere Aspekte wiederum sind bislang umstritten und kaum erforscht. So konnten bis zum jetzigen Zeitpunkt keine „Schranken-Neuronen" im Rückenmark nachgewiesen werden. Allerdings ist bekannt, daß es aus dem Zentralnervensystem absteigende Schmerzkontrollsysteme gibt und daß durch eine Stimulation der Hintersäule Schmerzen gelindert werden können (Kandel u. Schwartz 1985).

Taktile Defensivität und ein eingeschränktes taktiles Diskriminationsvermögen als voneinander unabhängige Störungen der taktilen Verarbeitung
Im Jahr 1983 veröffentlichten Fisher u. Dunn eine Abhandlung über die jüngsten Forschungsergebnisse im Bereich der Schmerzkontrolltheorie, bei der auch die neuesten Ansichten über die Kontrollschrankentheorie von Melzack u. Wall (1973) sowie aktuelle Nachweise für die Existenz hemmender Schmerzbahnen zur Sprache gebracht wurden.

Einen wichtigen Forschungsbeitrag leisteten Fisher u. Dunn (1983) mit der Erkenntnis, daß eine Abschwächung der taktilen Defensivität nicht automatisch zu einem besseren taktilen Diskriminationsvermögen führt. Taktile Defensivität und ein beeinträchtigtes taktiles Diskriminationsvermögen seien vielmehr *ganz unterschiedliche Störungen der taktilen Verarbeitung* und stellten daher nicht die entgegengesetzten Enden ein und desselben Kontinuums dar. Die beiden Störungen könnten durchaus getrennt voneinander auftreten (Fisher u. Dunn 1983) – und dies ist tatsächlich auch häufig der Fall.

Wie wir im Laufe dieses Kapitels zeigen werden, bezieht sich das hypothetische Kontinuum auf eine großen Bandbreite von Verhaltensweisen, die alle *im Rahmen* einer taktilen Defensivität auftreten können.

Fehlende Hemmung auf höherer Ebene als Ursache für eine Beeinträchtigung der Modulation

Ein Jahr vorher hatte Larson (1982) die These aufgestellt, daß taktile Defensivität möglicherweise dann entstehe, wenn Reize aufgrund mangelnder Hemmung nicht richtig gefiltert würden. Das hohe Maß an Erregung, die Ablenkbarkeit und das Abwehrverhalten, die bei Kindern mit taktiler Defensivität zu beobachten sind, erklärte er damit, daß irrelevanter Input nicht ausreichend gehemmt würde.

Eine der möglichen Erklärungen für taktile Defensivität basiert auf der Annahme, daß es eine Verbindung zwischen dem somatisch-afferenten System und dem Zentralnervensystem – insbesondere dem aufsteigenden retikulären aktivierenden System (ARAS) – gibt. Damit das Zentralnervensystem effektiv arbeiten kann, muß es in der Lage sein, einen Großteil derjenigen auf das Individuum von außen einströmenden Reize herauszufiltern oder zu hemmen, die in diesem speziellen Moment irrelevant sind (Luria 1973). Es ist anzunehmen, daß die zentralen Einflüsse höherer Zentren bei einem Kind mit taktiler Defensivität zu einem Ungleichgewicht in den absteigenden Mechanismen des retikulären Systems führen können. In diesem Fall fehlt bzw. überwiegt die Erregungskomponente, was zu einer zu starken bzw. zu schwachen Hemmung führt. Daraus resultiert die Unfähigkeit, auf die Stimuli im Wahrnehmungsfeld angemessen zu reagieren oder diese zu unterdrücken (Larson 1982, S. 592).

Zu einem späteren Zeitpunkt äußerten Fisher u. Dunn (1983), daß der Ausdruck „fehlende Hemmung" bei Kindern mit taktiler Defensivität durchaus angemessen sei, um das Unvermögen der höheren Strukturen des Zentralnervensystems zu beschreiben, hereinkommende taktile Stimuli *zu modulieren*. Sie betonten, daß „klinische Beschreibungen dieser fehlenden Hemmung bei Kindern mit taktiler Defensivität mit dem Konzept übereinzustimmen scheinen, daß Einflüsse höherer Ebenen nicht in der Lage sind, taktile Reizeinwirkungen angemessen zu modulieren" (S. 2). In diesem Sinne sprachen sie sich für die Anwendung von Behandlungstechniken wie Berührungs- und Drucktechniken, Propriozeption oder linearer vestibulärer Stimulation aus, um mit deren Hilfe Erregungszustände in ihrer Intensität abzumildern.

Obwohl sich Larson (1982) und Fisher u. Dunn (1983) in ihren Ausführungen auf Kinder mit taktiler Defensivität beschränkten, können ihre Ergebnisse ohne weiteres auch auf Kinder mit anderen Beeinträchtigungen übertragen werden. Interessanterweise betonte Larson (1982) zwar, daß taktile Defensivität durch eine fehlende Hemmung verursacht werde; tatsächlich aber macht sie *ein Ungleichgewicht in den absteigenden Mechanismen* für eine zu schwache bzw. zu starke Hemmung verantwortlich. „Dieses Ungleichgewicht vermindert die Fähigkeit, vom taktilen System *oder von anderen Sinnesmodalitäten* kommende Stimuli wahrzunehmen [Hervorhebung nachträglich]" (Larson 1982, S. 592).

Sensorische Defensivität und sensorische Dormanz

Der Begriff „*sensorische Defensivität*" wurde erstmals von Knickerbocker (1980) als Bezeichnung für ein eher generelles Problem – die erhöhte Empfindlichkeit des taktilen Systems oder anderer Sinnessysteme – verwendet.

Sie vertrat die Ansicht, daß eine unorganisierte Reaktion auf Sinneseindrücke durch ein im Zentralnervensystem herrschendes Ungleichgewicht zwischen Hemmung und Erregung verursacht werden könne. Dies führe zu einer zu schwachen Hemmung, weshalb ein kontinuierlicher Strom von Sinneseindrücken in die höheren Strukturen des Zentralnervensystems fließe. Gemäß Knikkerbocker läßt sich diese Art von Defensivität im olfaktorischen (O), taktilen (T) und auditiven (A) System beobachten. Diese Systeme bezeichnete sie als „OTA-Triade".

> Kinder, die an einer solchen Art der sensorischen Defensivität leiden, sind in der Regel übermäßig aktiv, hyperverbal, leicht ablenkbar und schlecht organisiert. Sie ähneln somit in vielerlei Hinsicht Kindern mit taktiler Defensivität wie *Lydia* und *Rick*.

Ayres (1972b) hatte bereits zu einem früheren Zeitpunkt auf die Existenz einer derartigen Triade hingewiesen und äußerte sich im Jahre 1972 folgendermaßen dazu:

Es ist anzunehmen, daß taktile Defensivität nur einen Teil der allgemeinen „Einstellungen" des Zentralnervensystems ausmacht, die dafür verantwortlich sind, daß Stimuli im Sinne von Meldungen wie „Gefahr! Richte Deine Aufmerksamkeit auf diese Stimuli! Bereite Dich auf Kampf oder Flucht vor!" oder zumindest „Ich kann diese Stimuli nicht ertragen" interpretiert werden. Bei einem Kind mit taktiler Defensivität können gelegentlich Überreaktionen auf auditive und olfaktorische sowie auf einige visuelle Stimuli beobachtet werden (Ayres 1972b, S. 209).

Knickerbocker beschrieb außerdem einen Zustand, den sie *sensorische Dormanz* nannte.

Auch für diesen Zustand ist ein unorganisiertes und unreif erscheinendes Verhalten kennzeichnend. Der Unterschied zur sensorischen Defensivität besteht jedoch darin, daß die Dormanz durch eine exzessive Hemmung einströmender Sinneseindrücke und eine fehlende sensorische Erregung entsteht. Dormanz konnte am olfaktorischen, taktilen und auditiven System beobachtet werden. Knickerbocker beschrieb Kinder mit sensorischer Dormanz als ruhig und nachgiebig.

> **FALLBEISPIEL ➜**
>
> Rufen wir uns erneut das Fallbeispiel von Rick ins Gedächtnis. Man hatte bei ihm festgestellt, daß er in seiner Entwicklung zurückgeblieben war, und sowohl sein Lehrer als auch sein Ergotherapeut hatten beobachtet, daß er Verletzungen nicht bemerkte und nach schmerzvollen Stimuli zu suchen schien. Diese Verhaltensmuster können Anzeichen für eine sensorische Dormanz und für eine damit einhergehende beeinträchtigte Modulation sein. In Fällen, in denen Rick jedoch auf einströmende Stimuli reagierte, neigte er zu Überreaktionen und Erregung. Vielleicht kennen Kinder wie Rick kein Mittelmaß und reagieren entweder übertrieben oder gar nicht. Dieser äußerst interessante Nebenaspekt der sensorischen Defensivität erfordert noch eine Vielzahl an Forschungsreihen.

Knickerbockers Arbeit (1980) baut somit auf Ayres Theorie der taktilen Defensivität (1964, 1972b) auf und stellt insofern eine Erweiterung dieser Theorie dar, als das ursprüngliche Konzept explizit auch auf andere Sinnessysteme übertragen wird. Darüber hinaus führte Knickerbocker das Konzept der sensorischen Dormanz ein und ermöglichte damit die Beschreibung von Kindern, die zu wenig Erregung zeigen. Sie wies allerdings nicht darauf hin, daß bei ein und demselben Kind – wie z. B. bei Rick – beide Störungen gleichzeitig vorliegen können. Sie entwickelte auch kein neuroanatomisches oder neurophysiologisches Modell zur Darstellung der sensorischen Defensivität bzw. der sensorischen Dormanz.

5.6.3
Der Stand der Dinge: Sensorische Defensivität und Störungen der sensorischen Modulation

Nach unserer derzeitigen Auffassung handelt es sich bei der taktilen Defensivität nur um eine Komponente einer umfassenderen Dysfunktionskategorie der sensorischen Defensivität, zu der auch die auditive und die visuelle Defensivität zählen. Die sensorische Defensivität wiederum stellt – wie auch die Schwerkraftunsicherheit oder Abwehrreaktionen auf vestibuläre Stimuli (siehe Kapitel 4) – nur eine bestimmte Art von sensorischen Modulationsdefiziten dar. Wilbarger betonte, daß eine sensorische Defensivität möglicherweise auch emotionale Probleme mit sich bringt, und bezeichnete bestimmte Ausprägungen dieser Dysfunktion als *sensorisch-affektive Störung* (Wilbarger u. Royeen 1987).

> Die praktischen Erfahrungen, die wir bislang sammeln konnten, lassen den Schluß zu, daß bei einem Kind wie *Lydia* im späteren Leben durchaus emotionale Probleme entstehen können, falls keine rechtzeitige Behandlung erfolgt – daher der Terminus „sensorisch-affektive Störung".

Royeen (1989a) führte diese Theorie weiter aus und stellte die Vermutung an, daß es sich sowohl bei sensorischer Defensivität als auch bei sensorischer Dormanz um *Störungen der sensorischen Modulation* handelt, die die entgegengesetzten Endpunkte eines Reaktionsintensitäts-/Registrierungskontinuums darstellen, wobei das eine Ende des Kontinuums durch eine zu starke Orientierung und das andere Ende durch eine unzureichende Orientierung charakterisiert wird (siehe Abb. 5.1).

Royeen nahm an, daß die sensorische Registrierung bei allen Menschen im Laufe eines Tages oder einer Stunde variiert. Dies sei ganz normal, es sei denn, sie variiere in extremer Weise oder das Individuum befände sich übermäßig lange am einen oder anderen Ende des Kontinuums bzw. wechsle von einem Extrem zum anderen. In diesen Fällen lägen Anzeichen für eine Beeinträchtigung vor.

Dieses Konzept eröffnet uns auch die Möglichkeit, Vermutungen über menschliches Verhalten anzustellen, das normal und gleichzeitig atypisch ist. Cermak (1988) bemerkte dazu: „Viele Kinder scheinen entweder zu einem Ende oder zu beiden Enden gleichzeitig zu tendieren und haben Schwierigkeiten, die Mitte zu finden bzw. zu halten" (S. 2).

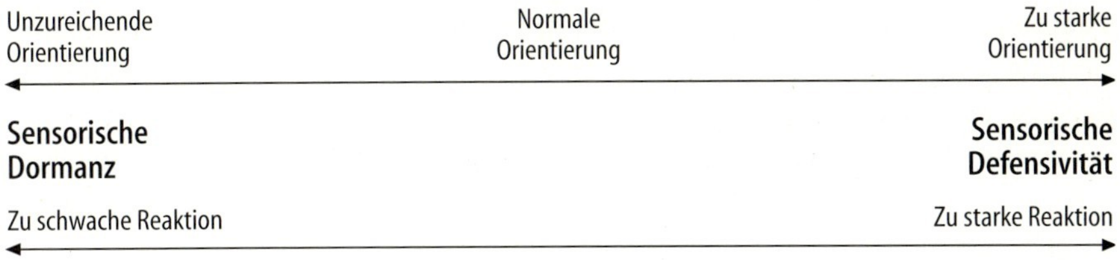

Unzureichende Orientierung	Normale Orientierung	Zu starke Orientierung
Sensorische Dormanz		**Sensorische Defensivität**
Zu schwache Reaktion		Zu starke Reaktion

Abb. 5.1. Kontinuum der sensorischen Registrierung und der Reaktionsintensität

> **FALLBEISPIEL →**
>
> Diese Theorie über sensorische Modulationsdefizite könnte eine Erklärung für das bei *Rick* beobachtete widersprüchliche Verhalten bieten.

GRUNDLAGEN

Noch präziser wäre vielleicht die Annahme, daß sowohl sensorische Defensivität als auch sensorische Dormanz eher auf gestörte *Modulationsmechanismen* im Zentralnervensystem zurückzuführen sind als einfach nur auf gestörte Hemmechanismen.

Der *Hauptakzent* der Theorie über sensorische Modulationsdefizite liegt auch auf der These, daß das *limbische System* ein wichtiges Zentrum darstellt, in dem sensorische Sinneseindrücke moduliert werden. Diese These
- bietet eine Erklärung für die häufig mit taktiler oder sensorischer Defensivität einhergehenden emotionalen und sozialen Probleme,
- spricht für die Annahme, daß Defensivität und Dormanz in verschiedenen Sinnessystemen auftreten können, und
- berücksichtigt extreme Wechsel bzw. widersprüchliche Reaktionen (von Defensivität bis Dormanz), die bei einem Individuum in bezug auf ein oder mehrere Sinnessysteme beobachtet werden können.

FALLBEISPIEL →

> Rick stellt den Typus Kind dar, der auf einige taktile Stimuli zu stark (taktile Defensivität) und auf andere Stimuli, wie z. B. auf Schmerzen, ganz offensichtlich zu schwach reagiert. Folglich könnte man Rick im Hinblick auf das Verarbeitungsvermögen seiner Sinnessysteme oder die sensorische Registrierung an beiden Enden des Kontinuums ansiedeln und annehmen, daß er an einer sensorischen Modulationsstörung leidet.

Daher vermutete Royeen (1989a) weiter, daß die Enden des Kontinuums an einem Punkt aufeinandertreffen und daß das Kontinuum daher im Grunde *kreisförmig* sein müsse. Dies würde bedeuten, daß sensorische Defensivität und sensorische Dormanz aneinander angrenzende und miteinander verbundene

Phänomene sind und daß beide unter die Rubrik einer sensorischen Modulationsstörung fallen. Ein solches theoretische Modell läßt die Möglichkeit zu, daß ein „atypisches" Individuum zwischen Defensivität und Dormanz hin- und herwechselt, ohne sich jemals in der Mitte oder innerhalb der normalen Grenzen zu befinden. Diese Beobachtung stimmt mit unseren praktischen Erfahrungen überein.

GRUNDLAGEN

Wenn wir davon ausgehen, daß sowohl die sensorische Defensivität als auch die sensorische Dormanz eher auf Beeinträchtigungen der sensorischen Modulation als auf Störungen der sensorischen Hemmechanismen zurückzuführen sind, muß es ein *gemeinsames Modulationszentrum* für alle Sinnessysteme geben. Bei der Ausarbeitung ähnlicher Theorien im Bereich der Schmerzwahrnehmung (Casey 1973) wurde ein solches System identifiziert, das von entscheidender Bedeutung ist: das limbische System.

5.6.4
Sensorische Modulation und das limbische System

DEFINITION

Das *limbische System* setzt sich aus komplexen Strukturen zusammen und hat unzählige Funktionen. Im weitesten Sinne dient es der Selbsterhaltung (de-Groot u. Chusid 1988). Das limbische System beeinflußt Lernprozesse und Gedächtnisfunktionen, das Eß- und Trinkverhalten, Aggressionen, das Sexualverhalten und vor allem die Art und Weise, wie Emotionen zum Ausdruck gebracht werden (Isaacson 1982). Der septohippokampale Schaltkreis des limbischen Systems und der Hypothalamus wurden bereits in die Theorie über sensorische Defensivität und Störungen der sensorischen Modulation einbezogen (Wilbarger u. Royeen 1987).

Wie viele andere Aspekte des limbischen Systems wurde auch die Septumregion größtenteils anhand von Läsionen und Stimulation erforscht. Dabei wurde festgestellt, daß Läsionen der Septumregion sowohl bei Nagetieren als auch bei Menschen sehr häufig zu einer *vorübergehenden Hyperemotionalität* führen (Isaacson 1982). Diese erhöhte Emotionalität kann bei den Tieren durch Berührungen mit der Hand verringert werden und ist weniger stark ausgeprägt, wenn die Läsion bereits in einem frühen Entwicklungsstadium zugefügt wurde. Darüber hinaus scheinen einige der Tiere auf Berührungen mit der Hand, leichte Berührungen (Anpusten), Anstubsen mit einem Stab, Temperaturveränderungen, Licht und Geräusche *übertriebene Abwehrreaktionen zu zeigen* (Grossman 1978; Fried 1972; Olton u. Gage 1974; Donovick 1968; Green u. Schwartzbaum 1968). Diese Überreaktionen drücken sich in einer erhöhten motorischen Aktivität aus. Ein *erhöhtes Maß an Aktivität* konnte bei einigen Tieren durch winzige Läsionen ausgelöst werden. Zwischen diesen durch Läsionen ausgelösten Verhaltensweisen und denen von Kindern mit sensorischer Defensivität gibt es viele Parallelen. Interessanterweise wurde festgestellt, daß völlig identische Läsionen, die verschiedenen Spezies zugefügt wurden, bei diesen *nicht unbedingt* dieselben Verhaltensweisen hervorrufen. Das hervorgerufene Verhalten scheint sowohl mit den genetischen Veranlagungen der Tiere als auch mit den vor der Läsion gemachten Erfahrungen sowie mit der jeweiligen Testsituation zusammenzuhängen. Deshalb müssen wir extrem vorsichtig damit sein, diese Testergebnisse auf Kinder mit Defiziten übertragen.

Die *Septumregion* wurde nicht nur anhand von Läsionstests, sondern auch anhand von Stimulationstests untersucht. Aus den Stimulationstests ging hervor, daß dieses Gebiet auch eine Rolle bei der Modulation von Freude spielt und einen hemmenden Einfluß auf das autonome Nervensystem hat.

Im großen und ganzen wird davon ausgegangen, daß die Septumregion Einfluß darauf hat, in welcher Weise der Organismus von außen kommende Stimuli nutzt. Sie ermöglicht dem Organismus, jeden aus der Umgebung kommenden Stimulus aufzunehmen – also auch jene Stimuli, die nur einen geringen Stimulationswert haben (Isaacson 1982). Somit wirkt sich dieser Teil des limbischen Systems im Normalzustand auf unsere Fähigkeit aus, *mit unserer Umwelt erfolgreich zu interagieren*.

Läsionen des *Hippokampus* können bei Tieren zu den unterschiedlichsten Verhaltensänderungen führen. Die Variationsbreite scheint mit den genetischen Veranlagungen eines Tieres und den Bedingungen zusammenzuhängen, unter denen ein bestimmtes Verhalten hervorgerufen wird. Auch hier warnen wir davor, die Testergebnisse aus Tierversuchen einfach auf den Menschen zu übertragen. Es ist jedoch interessant festzustellen, daß Läsionen des Hippokampus dazu führen können, daß die Tiere nicht mehr fähig sind, neue Aufgaben zu bewältigen. Sie nehmen eine zielorientierte Aufgabe zwar sofort in Angriff, vollenden sie jedoch nicht. In manchen Situationen, und vor allem bei sog. „Open-field"-Tests (offene Feldstudien), kommt es außerdem zu einer erhöhten Aktivität. Die Tatsache, daß sich das Tier stärker bewegt, führt jedoch nicht automatisch zu einem verstärkten Erforschen der Umwelt. Das Tier scheint zwar ständig in Bewegung zu sein, ist aber unfähig, die zusätzlichen Informationen über die Umwelt effektiv zu nutzen. Die Läsionen führen außerdem zu einer *verminderten Fähigkeit*, auf bedrohliche Stimuli *ängstlich zu reagieren* oder Aggressionen zu entwickeln (Isaacson 1982). Darüber hinaus wurden *Schlafstörungen* verursacht, d. h., die Schlafphasen verkürzten sich (Kim et al. 1971). Auch hier lassen sich wieder Parallelen zu bestimmten Verhaltensweisen von Kindern mit sensorischen Modulationsdefiziten ziehen.

Nach Ansicht von Isaacson (1982) ist der Hippokampus mit dem autonomen Nervensystem, mit Stimmungen und mit Emotionen nicht so eng verbunden wie andere Teile des limbischen Systems. Er steht vielmehr mit den Geschehnissen, die um uns herum passieren, in Verbindung und kann als eine Art „Schrankenwärter für sensorische und motorische Aktivitäten" bezeichnet werden (S. 236).

Zwischen dem Hypothalamus und dem limbischen System besteht eine wichtige Wechselbeziehung, weshalb der *Hypothalamus* in Studien über das limbische System auch häufig zur Sprache kommt. Er stellt eine Art Kontrollzentrum für die Mechanismen des autonomen Nervensystems dar. Laut Isaacson (1982) interagiert der Hypothalamus mit nahezu allen anderen zentralen Strukturen, um auf diese Weise „die geeigneten Bedingungen für das Verhalten und für mentale Vorgänge aufrechtzuerhalten" (S. 108).

Welche Rolle diese Strukturen bei Kindern mit sensorischen Modulationsdefiziten spielen, ist noch immer äußerst unklar. Viele der beschriebenen Funktionen lassen sich jedoch in eine Theorie über sensorische Modulationsstörungen integrieren.

Ein zusätzlicher Aspekt der Beziehungen zwischen sensorischer Modulation und limbischem System verdient ebenfalls unsere Beachtung. Kliniker vermuten schon seit geraumer Zeit, daß *Angst,* die durch Streß entsteht, eine taktile bzw. sensorische Defensivität verstärkt.

Durch Streß verursachte Angst kann sich sowohl in unbegründeter Besorgnis oder Furcht als auch in Konzentrationsschwierigkeiten, Ruhelosigkeit oder in Form irgendwelcher anderer Symptome in nahezu allen Körpersystemen ausdrücken (Ashton 1987). Solche *Streß- oder Angstsymptome* werden mit dem limbischen System und Teilen des retikulären Systems, dem Hypothalamus und dem Kortex sowie mit der Aktivität der Neurotransmitter Noradrenalin, Adrenalin und Serotonin, die man diesen Regionen zuordnet, in Verbindung gebracht (Ashton 1987). Mit angstlindernden Medikamenten (Anxiolytika), die die Aktivität der Neurotransmitter hemmen, kann ein solches Verhalten abgeschwächt werden. Die Aktivierung des Angstsystems, von Gray (1982) als *„verhaltenshemmendes System"* bezeichnet, erfolgt, wenn der Organismus fähig ist, die tatsächlichen Reize mit den erwarteten Reizen zu vergleichen. Mit anderen Worten: Wir alle haben bestimmte *Erwartungen* im Hinblick auf das, was passieren wird.

■ **Beispiel:** Wir erwarten, daß sich die Umarmung eines Freundes angenehm anfühlt oder daß eine Spritze nur ein bißchen wehtut. Wird die freundschaftliche Umarmung jedoch zu einem unangenehm festen Druck oder verursacht die Injektion ein starkes Brennen, das wir zuvor noch nie empfunden haben, so stimmen unsere *Erwartungen* nicht mit der Wirklichkeit überein. In diesem Fall sind wir erregter und empfinden Angst.

Gray bemerkte dazu, daß das verhaltenshemmende System im Falle einer *Übereinstimmung* zwischen dem erwarteten und dem tatsächlichen Reiz nicht aktiviert wird und sich das Verhalten daher nicht grundsätzlich ändert. Liegt jedoch *keine Übereinstimmung* vor, so wird das verhaltenshemmende System aktiviert und übernimmt die Kontrolle über das Verhalten. Dies führt zu einer stärkeren Erregung und einer gesteigerten Aufmerksamkeit gegenüber den hereinkommenden Reizen. Diese These bezüglich des Angst- und Streßverhaltens wurde eine Zeitlang in Frage gestellt, ist jedoch heute mehr oder weniger allgemein anerkannt (Gray 1982).

Geht man davon aus, daß das limbische System bei der sensorischen Modulation und damit auch bei der taktilen Defensivität tatsächlich eine Rolle spielt, dann könnte Streßverhalten durchaus einen Einfluß auf die Verhaltensweisen haben, die durch taktile Defensivität verursacht werden. Wenn die hereinkommenden und die erwarteten Reize nicht übereinstimmen, schaltet sich das „verhaltenshemmende System" (Gray 1982) ein, wodurch die Erregung gesteigert und den sensorischen Stimuli mehr Aufmerksamkeit geschenkt wird und die Abwehrreaktionen evtl. ebenfalls verstärkt werden. Die Konzepte der sensorischen Modulation sind jedoch bislang nur hypothetisch und erfordern noch eine Vielzahl an Forschungsreihen.

5.6.5
Zusammenfassung

Wir können den Mechanismus, der der taktilen Defensivität und anderen Defiziten zugrunde liegt, besser verstehen lernen, wenn wir andere Theorien über die Funktionsweise des Nervensystems und über Dysfunktionen in unsere Betrachtung einbeziehen. Ein besonders *wichtiges Konstrukt,* das sich im Laufe der letzten 25 Jahre entwickelte, beruht auf den beiden folgenden Erkenntnissen:
- Die Registrierung von Sinneseindrücken ist als Kontinuum zu betrachten.
- Sinneseindrücke werden zumindest teilweise zentral moduliert (wobei die Modulation nicht nur von den hereinkommenden Sinneseindrücken, sondern auch von den vorherigen Reizen und dem aktuellen Zustand des Nervensystems abhängig ist).

Dieses Modell kann für die Behandlung taktiler Defensivität herangezogen werden – wobei jedoch zu beachten gilt, daß sich das Modell im Zuge neuer Auffassungen und Erkenntnisse ständig weiterentwickeln wird.

5.7
Beeinträchtigung der taktilen Wahrnehmung

Aufgrund ihrer neuroanatomischen und neurophysiologischen Eigenschaften kann die taktile Wahrnehmung als eine Funktion betrachtet werden, die eine wichtige Rolle bei der *Interpretation der zeitlichen und räumlichen Aspekte taktiler Reize* spielt und eng mit dem DCML-System verknüpft ist (Kandel u. Schwartz 1985).

> **DEFINITION**
>
> Eine *beeinträchtigte taktile Wahrnehmung* kann als Verarbeitungsstörung angesehen werden, die primär im DCML-System und dessen neuroanatomischen Korrelaten vorliegt.

Im Gegensatz zur taktilen Defensivität wurden über die Ätiologie einer beeinträchtigten Wahrnehmung taktiler Sinneseindrücke bislang noch keine überzeugenden Hypothesen aufgestellt. Statt dessen diskutiert man über die Entwicklung der taktilen Wahrnehmung, weist auf die Existenz von Defiziten der taktilen Wahrnehmung hin und stellt Überlegungen hinsichtlich der Zusammenhänge zwischen diesen Defiziten und anderen Fähigkeiten – wie z. B. Praxie oder visuelle Wahrnehmung – an (Ayres 1972b; Snow 1989). In diesem Abschnitt werden Konzepte vorgestellt, die für das Verständnis der taktilen Wahrnehmung wichtig sind.

> **DEFINITION**
>
> Unter einer *passiven Berührung* ist die Berührung der Haut oder des Körpers zu verstehen; eine *aktive Berührung* hingegen ist mit dem bewußten Einsatz der Hände bzw. des Körpers verbunden und stellt eine willentliche Handlung dar.

Berührungen werden im allgemeinen für eine normale Entwicklung als sehr wichtig erachtet. Die Fähigkeit zur taktilen Wahrnehmung entwickelt sich allmählich nach der Geburt. Man geht davon aus, daß für die Entwicklung von Fertigkeiten sowohl aktive als auch passive Berührungen eine Rolle spielen (Snow 1989).

Die ersten Reaktionen eines Kindes auf taktile Informationen (passive Berührungen) sind meist genereller Art, und die Stimuli werden meist nur diffus wahrgenommen (Lowrey 1986). Ergebnisse aus Forschungsreihen über die taktile Verarbeitung lassen vermuten, daß die ersten taktilen Informationen nicht nur für die Entwicklung der taktilen Wahrnehmung, sondern auch für die Entwicklung der Eltern-Kind-Beziehung, der Streßabbau-Mechanismen und des Sozialverhaltens sowie für die kognitive Entwicklung von Bedeutung sind (Gottfried 1984).

Der *Oralbereich* reagiert als erster auf Berührungen, und dies bereits im Uterus (Lowrey 1986). Der Mund ist die erste Quelle taktiler Informationen, die dem Kind nach der Geburt zur Verfügung steht (Getman 1985). Außerdem soll der Mund bei Säuglingen eines der Instrumente sein, die taktile Sinneseindrücke präziser diskriminieren. Bereits 25 bis 33 Tage nach der Geburt kann ein Säugling mit dem Mund verschiedene Schnullerformen erkennen (Meltzoff u. Borton 1979). Das Kind sammelt sein Wissen über die Eigenschaften von Objekten so lange über den Mund an, bis die Objekte zu groß und komplex werden, um oral erforscht zu werden (Getman 1985).

Mit der Zeit entwickelt sich die Fähigkeit, eigene Körperteile taktil zu erforschen. Kravitz et al. (1978) wiesen darauf hin, daß Säuglinge bereits wenige Stunden nach der Geburt ihren Kopf und ihr Gesicht erforschen. Sie erforschen ihre Finger im durchschnittlichen Alter von 12 Wochen, ihren Körper mit 15 Wochen, ihre Beine mit 16 Wochen und ihre Füße mit 19 Wochen. Außerdem wurde herausgefunden, daß Säuglinge bereits mit 6 Monaten Temperaturunterschiede feststellen (Bushnell et al. 1985). Darüber hinaus geht man davon aus, daß Säuglinge im Alter von 9 Monaten in der Lage sind, Gegenstände manuell zu erforschen und Formen haptisch zu diskriminieren (Gottfried u. Rose 1980). Bereits zu einem sehr frühen Zeitpunkt verknüpfen Säuglinge das taktile Erforschen mit dem visuellen Erforschen und beginnen, auf diese Arten des Erforschens zu vertrauen, wenn sie mit ihrer Umwelt interagieren (Getman 1985). Während das Kind heranwächst, verbessert und verfeinert sich auch seine Fähigkeit der taktilen Wahrnehmung (vgl. Heydorn 1985).

Man nimmt an, daß taktile Wahrnehmung und propriozeptive Sinneseindrücke in erheblichem Maße an der *Entwicklung eines Körperschemas* beteiligt sind. Außerdem wird vermutet, daß somatosensorische Reize und das Körperschema die gemeinsame Grundlage für die Entwicklung von Praxien bilden.

In Kapitel 4 wurde bereits die Rolle der Propriozeption bei der Entwicklung des Körperschemas und der Praxie diskutiert. Auf die Rolle der taktilen Wahrnehmung und der Propriozeption bei der Praxie wird in Kapitel 6 genauer eingegangen.

Laut Ayres (1972b) ist die Fähigkeit zur Integration taktiler Informationen für die Entwicklung des taktilen Diskriminationsvermögens möglicherweise von größerer Bedeutung als die Anzahl der taktilen Reize. Ayres war der Ansicht, daß Kinder mit einer Beeinträchtigung der taktilen Diskrimination zwar wahrscheinlich eine ausreichende *Anzahl* (Quantität) an Reizen empfangen, diese jedoch nicht richtig verarbeiten oder integrieren können (Ayres 1972b). Dieses Problem kann sich außerdem störend auf die Entwicklung der Praxie auswirken. Gemäß Ayres (1972b) kann ein mangelhaftes taktiles Diskriminationsvermögen auch zu entsprechend unzureichenden feinmotorischen Fähigkeiten führen, da es sich potentiell als störend auf die Fähigkeit auswirkt, Gegenstände mit den Händen zu erforschen.

Eine Reihe von Faktorenanalysen, die auf der Grundlage der Daten aus den „Südkalifornischen Sensorischen Integrationstests" (Ayres 1980) durchgeführt wurden, ließen erkennen, daß die Fähigkeit zur Diskrimination taktiler Sinneseindrücke nicht mit taktiler Defensivität in Verbindung steht (Ayres 1965, 1966a, 1969, 1977).

Tatsächlich ergab sich aus einigen Faktorenanalysen, daß taktile Defensivität ein unabhängiger Faktor ist, die Fähigkeit zur Diskrimination taktiler Sinneseindrücke hingegen mit der Praxie (Ayres 1965, 1966a, 1969, 1977) und in manchen Fällen auch mit der visuellen Wahrnehmung (Ayres 1965, 1972b, 1977) zusammenhängt. Die Tatsache, daß mit keiner der Analysen der Beweis erbracht werden konnte, daß taktile Diskrimination ein unabhängiger Faktor ist, unterstreicht die Annahme, daß diese Fähigkeit der Entwicklungsförderung vieler anderer Fähigkeiten dient.

5.8
Verfahren zur Evaluation taktiler Dysfunktionen

Für die Beurteilung der taktilen Verarbeitung eines Patienten sind die *drei folgenden Komponenten* erforderlich:
- relevante Informationen von seiten der Familie des Patienten und von Experten,
- die „Sensorischen Integrations- und Praxietests" (SIPT), die der Ermittlung eines eingeschränkten taktilen Diskriminationsvermögens dienen, und
- weitere standardisierte Tests und nicht-standardisierte Beurteilungsverfahren.

Dazu möchten wir jedoch noch folgendes anmerken: Da das taktile System einen primären und entscheidenden Einfluß auf das Handeln des Menschen hat, ist anzunehmen, daß sich jegliche Störung des Zentralnervensystems in irgendeiner Form auf die Verarbeitung im taktilen Systems auswirkt (Grimm 1976). Dennoch ist es durchaus möglich, daß es sich bei taktilen Defiziten, die von Störungen oder Schädigungen des Zentralnervensystems herrühren, und bei taktilen Dysfunktionen, die in Zusammenhang mit sensorisch-integrativen Dysfunktionen auftreten, nicht um ein und dasselbe handelt. In den folgenden Abschnitten, in denen es um Beurteilungsverfahren und Behandlungsmethoden geht, liegt der Schwerpunkt auf jenen Defiziten der taktilen Verarbeitung, die auf *sensorisch-integrativen Dysfunktionen* basieren. Eine Darstellung der Verfahren zur Beurteilung von Defiziten der Motorik und der Wahrnehmung, die mit taktilen Dysfunktionen in Zusammenhang stehen, erfolgt in anderen Kapiteln.

> **Praxis**
>
> Die Evaluation einer *taktilen oder sensorischen Defensivität* erfolgt primär über
> - Gespräche,
> - nicht-standardisierte Beurteilungsverfahren und
> - die Beobachtung von Verhalten.

Anhand von Gesprächen und Beobachtungen wird also ermittelt, wie sich der Patient innerhalb eines normalen Tagesablaufs, in der Schule oder beim Spielen verhält. Hierbei gilt es herauszufinden, ob der Patient Aspekte des eingangs beschriebenen Verhaltensmusters aufweist. Für die Beurteilung des *taktilen Diskriminationsvermögens* können primär die Testergebnisse der SIPT als Grundlage dienen.

5.8.1
Relevante Informationen von seiten des Patienten, der Familie und anderer Personen

Relevante Informationen von seiten der Personen, die täglich mit dem Patienten zu tun haben, sind für die Ermittlung einer taktilen oder sensorischen Defensivität von primärer Bedeutung. Handelt es sich bei dem Patienten um ein Kind, so können die Eltern, die Betreuer oder die Lehrer des Kindes als Ansprechpartner dienen. Im Falle eines Erwachsenen kann diese Aufgabe vom Partner bzw. von der Partnerin, von Kollegen oder von den Eltern übernommen werden. Allerdings ist die wichtigste Informationsquelle immer zunächst der Patient selbst.

Zunächst stellen sich folgende Fragen:
- Aus welchem Grund wurde dem Patienten nahegelegt, sich einer ergotherapeutischen Untersuchung zu unterziehen?
- Welche Verhaltensweisen, Probleme oder Faktoren gingen den Ereignissen voraus, die dazu führten, daß der Patient an einen Ergotherapeuten überwiesen wurde?
- Liegt der primäre Grund für eine ergotherapeutische Untersuchung im Verdacht auf eine taktile Defensivität?

> **!** Bei solchen Gesprächen mit dem Patienten oder anderen Personen, die mit dem Verhalten des Patienten vertraut sind, ist es wichtig, zwischen den Symptomen einer taktilen oder sensorischen Defensivität und den Symptomen sekundärer Störungen oder von Folgeerscheinungen zu unterscheiden.

Letztere Symptome stellen, obwohl sie im allgemeinen mit der taktilen bzw. der sensorischen Defensivität in Zusammenhang stehen, keine primären Anzeichen für eine solche Störung dar. Zu den *häufigsten Folgeerscheinungen* zählen:
- erhöhte Aktivität und
- Ablenkbarkeit.

5.8.2
Sensorische Integrations- und Praxietests

Das Auswertungsverfahren der Tests zur taktilen Wahrnehmung ist äußerst komplex; sämtliche Ergebnisse der SIPT wie auch die Ergebnisse der damit zusammenhängenden klinischen Beobachtungen über das neuromotorische Verhalten müssen dabei berücksichtigt werden. Zur Zeit wird taktile Defensivität eher anhand des *Verhaltens* während der Tests als nur anhand der Testergebnisse nachgewiesen. Mit folgenden Tests läßt sich eine taktile Defensivität feststellen:
- „Finger-Identifikation",
- „Lokalisation taktiler Stimuli",
- „Manuelle Formwahrnehmung",
- „Graphästhesie". (Siehe Kapitel 8.)

5.8.3
Andere Beurteilungsverfahren

Royeen (1985, 1986, 1987, 1989a, 1989b; Royeen u. Fortune 1990) führte richtungsweisende Forschungsreihen durch mit dem Ziel, eine Verhaltensskala zu entwickeln, mit der sich taktile Defensivität bei Kindern im Schulalter nachweisen läßt. Die Entwicklung eines damit zusammenhängenden Beurteilungsverfahrens, mit dessen Hilfe sich taktile Defensivität bei Vorschulkindern feststellen läßt, ist bereits abgeschlossen. Royeens Arbeit stellt den ersten systematischen Versuch dar, das Konstrukt „taktile Defensivität" anhand der mit diesem Defizit einhergehenden *Verhaltensweisen* zu identifizieren. Der Anhang zu Kapitel 5 (S. 216) zeigt die von Royeen entwickelte Skala zur Diagnose der taktilen Defensivität.

Die Verarbeitung im taktilen System kann auch anhand der *sensorischen Entwicklungsgeschichte (Anamnese)* des Patienten beurteilt werden (z. B. Larson 1982). In der Praxis werden dazu unterschiedliche Fragebögen benutzt. Die sensorische Entwicklungsgeschichte des Patienten gibt dem Therapeuten Aufschluß über die Entwicklung des Patienten im Hinblick auf seine Reaktionen auf sensorische Stimuli. Ein Fragebogen dieser Art kann außerdem sehr aufschlußreiche Informationen über das taktile Diskriminationsvermögen des

Patienten liefern. Zu den *Musterfragen* zur taktilen Verarbeitung, die von Wilbarger u. Oetter (1989) anhand einer Vielzahl sensorischer Entwicklungsgeschichten zusammengestellt wurden, gehören unter anderem folgende Punkte:
- *Was trifft auf das Kind im Moment zu?*
  – Reagiert es überempfindlich auf Nahrungsmittel mit rauher Oberfläche?
  – Zieht es sich zu warm oder eher nicht warm genug an?
  – Scheint es Schnittwunden, blaue Flecken etc. nicht wahrzunehmen?
  – Vermeidet es, seine Hände zu benutzen?
  – Nimmt es Objekte oder Kleiderstücke übertrieben oft in den Mund?
  – Verletzt es sich oder andere Personen?
  – Scheint es häufig Streit zu suchen?
  – Reagiert es besonders empfindlich auf die Temperatur von Nahrungsmitteln oder von Wasser?
- *Wie war es zu einem früheren Zeitpunkt?*
  – Hat das Kind als Säugling oder Kleinkind übertrieben oft geweint?
  – Hatte es im Säuglings- oder Kleinkindalter Schwierigkeiten, einen Schlaf-Wach-Rhythmus zu entwickeln?

Handelt es sich bei dem Patienten noch um ein kleines Kind, eignen sich oftmals Spiele, bei denen Anforderungen an die taktilen Fähigkeiten gestellt werden, sehr gut dazu, sowohl die taktile Wahrnehmung bzw. Defensivität als auch deren Auswirkung auf bestimmte Funktionen und Leistungen einzuschätzen. Ein solches Vorgehen ist besonders wirkungsvoll, wenn es mit anderen Tests und Befragungen verknüpft wird. Explorationsspiele zur näheren Bestimmung von Beeinträchtigungen der taktilen Verarbeitung sollten an einem Ort stattfinden, an dem viele verschiedene Oberflächenstrukturen vorhanden sind. Darüber hinaus sollten Aktivitäten durchgeführt werden, die das taktile System ansprechen (z. B. Malen mit den Fingern, Seifenblasen machen, „Malen" mit Rasierschaum). Während das Kind mit diesen Tätigkeiten beschäftigt ist, sollte sich der Therapeut an folgenden *Fragestellungen* orientieren:
- Wie reagiert das Kind auf taktile Reize?
- Berührt es von sich aus Gegenstände oder Personen?
- Ist es zu aktiven Berührungen fähig?
- Wie ist seine „emotionale Stimmung" bei verschiedenen Aktivitäten und in verschiedenen Situationen beschaffen?

Im Rahmen einer wissenschaftlichen Untersuchung über den Nutzen der Sensorischen Integrationstherapie stellten Ayres u. Tickle (1980) ein Protokoll oder Verfahren vor, mit dessen Hilfe die *Reaktionsintensität* (zu schwache bzw. zu starke Reaktionen auf bestimmte Stimuli) eines Patienten gemessen werden kann. Dieses Protokoll liefert einen Ansatz für die Evaluation des allgemeinen

Reaktionsverhaltens und der Registrierungsfähigkeit aller Sinnessysteme. Es wurde jedoch ursprünglich für Untersuchungen an autistischen Kindern entwickelt und ist daher vielleicht weniger für die Beurteilung von Kindern geeignet, bei denen keine Funktionsstörungen auf höherer Ebene vorliegen.

Zu den eher zwanglosen Aktivitäten zur Beurteilung des taktilen Diskriminationsvermögens zählen jene Aufgaben, bei denen es um das haptische Diskriminationsvermögen von Formen (siehe Kapitel 6) und von Oberflächenstrukturen geht oder darum, daß der Patient erkennt, auf welche Weise und an welcher Stelle er berührt wurde.

5.8.4
Ergebnisauswertung

Die Interpretation der Daten, die den Ergotherapeuten dann zu dem Schluß kommen läßt, daß bei einem Patienten möglicherweise eine taktile Defensivität oder eine Störung der taktilen Verarbeitung vorliegt, ist ein komplexer Prozeß. Im allgemeinen sollte die Diagnose immer auf bestimmten *Verhaltensmustern* oder *-clustern*, bestehend aus unterschiedlichen Anzeichen für eine mögliche Dysfunktion, basieren. Eine Diagnose auf ein Defizit sollte *nicht* auf Informationen gründen, die nur aus einer einzigen Quelle stammen.

Hegt der Ergotherapeut den Verdacht, daß eine taktile Defensivität oder eine Beeinträchtigung der taktilen Wahrnehmung vorliegt, so muß er als nächstes herausfinden, inwiefern sich die Dysfunktion auf das Betätigungsverhalten des Patienten auswirkt. Es genügt nicht, bei einem Patienten – sei es ein Kind oder ein Erwachsener – lediglich eine Diagnose auf taktile Defensivität zu stellen. Stellt sich also heraus, daß sich die taktile Defensivität auch auf das Betätigungsverhalten des Patienten auswirkt, so gilt es in einem weiteren Schritt zu ermitteln, inwiefern und aus welchem Grund sie das Leben des Patienten beeinflußt und inwieweit sie für die Überweisung an einen Ergotherapeuten ausschlaggebend war. Dieser Interpretationsprozeß wird in Kapitel 9 noch eingehender beschrieben.

5.9
Behandlung

Die Unterschiede zwischen taktiler Defensivität und einer beeinträchtigten taktilen Wahrnehmung machen auch unterschiedliche Behandlungsansätze erforderlich. Im folgenden werden wir jeden dieser beiden Behandlungsansätze separat betrachten.

5.9.1
Taktile Defensivität

> **Praxis**
>
> Der folgende *dreiteilige Ansatz* ermöglicht eine äußerst effektive Behandlung der taktilen Defensivität:
> - Die Art der Dysfunktion und ihre Auswirkungen auf das Leben des Patienten müssen erkannt und erklärt werden.
> - Das Umfeld muß so weit wie möglich verändert werden, um die Anzahl der streßauslösenden Faktoren und der zu Abwehrverhalten führenden Stimuli zu reduzieren bzw. zu begrenzen.
> - Es muß eine direkte Behandlung erfolgen.

Die einzelnen Komponenten dieses Ansatzes werden nachfolgend besprochen.

Das Problem erkennen

In manchen Fällen ist der wichtigste aller Aspekte einer Behandlung das Erkennen des Problems. Stellen Sie sich einmal vor, was es bedeutet, anders zu sein als die Mitmenschen und nicht genau sagen zu können, worin dieser Unterschied besteht und worauf er sich gründet. Obwohl taktile Defensivität seit 30 Jahren von Spezialisten diagnostiziert wird, wird diese Störung bislang von den meisten Menschen weder verstanden noch als solches anerkannt. Daher gibt es immer noch Menschen, die ihr Leben lang an einer taktilen Defensivität leiden, ohne zu verstehen, inwiefern und aus welchem Grund sie sich von anderen Menschen unterscheiden. Bei vielen Menschen mit taktiler Defensivität wurden auch falsche Diagnosen gestellt, und es wurde behauptet, sie hätten Verhaltensstörungen oder seien übermäßig aggressiv.

Deshalb leisten Ergotherapeuten, die das Problem erkennen und dem Patienten seine Verhaltensweisen erklären können, eine wertvolle Arbeit. Klinische Erfahrungen haben gezeigt, daß es für den Patienten sehr hilfreich sein kann, wenn er versteht, daß er an einer taktilen Defensivität leidet und daß es sich bei vielen seiner Überempfindlichkeiten und Abneigungen nicht um bloße Neurosen handelt, sondern um Versuche, den durch die taktile Defensivität erzeugten Streß zu bewältigen.

Das Erkennen des Problems stellt besonders bei schweren Fällen von taktiler Defensivität einen wichtigen Aspekt der Therapie dar. In solchen Fällen ziehen es Ergotherapeuten manchmal in Betracht, mit Psychologen, Psychiatern, Sozialarbeitern oder anderen Beratern zusammenzuarbeiten, die dem Patienten verständlicher machen können, welche Auswirkungen die taktile Defensivität auf sein Verhalten hat.

Umgestaltung des Umfelds

Eine Veränderung des Umfelds ist für die umfassende Behandlung eines Patienten mit taktiler Defensivität von entscheidender Bedeutung. Zu diesen *Veränderungen* zählen:

- eine Verminderung der von außen kommenden Reize,
- eine Reorganisation der Verhaltensmuster und Gewohnheiten, um die Wahrscheinlichkeit zu verringern, daß der Patient mit unerwarteten Berührungen konfrontiert wird, und
- die Durchführung einer Vielzahl von Aktivitäten, die eine beruhigende Wirkung haben oder förderliche sensorische Erfahrungen mit sich bringen.

Farber (1989) war der Ansicht, daß eine durch den Therapeuten kontrollierte Stimulation eine bessere Adaption des Verhaltens ermöglicht. Dieses Konzept gilt sicherlich auch für Menschen mit taktiler Defensivität.

Sears (1981) beschrieb einen Ansatz, dessen Schwerpunkt auf dem Umfeld liegt und der speziell auf Sonderschullehrer von taktil defensiven Kindern zugeschnitten ist und sich im Klassenzimmer anwenden läßt. Sears erläuterte außerdem, auf welche Weise Ergotherapeuten mit Mitgliedern anderer Disziplinen zusammenarbeiten können, um die für eine umfassende Behandlung notwendige Veränderung des Umfelds herbeizuführen. Ihre Vorschläge beinhalten u. a. *folgende Maßnahmen:*

- Sich dem Kind von vorne nähern.
- Sich dem Kind auf Augenhöhe nähern.
- Das Kind in den hinteren Teil des Klassenraums setzen.
- Dem Kind erlauben, sich in einer Reihe hinten anzustellen.[1]

Zusätzlich kann der Patient auch dazu ermutigt werden, Veränderungen unter Berücksichtigung seiner speziellen Reaktionen auf taktile Stimuli selbst vorzunehmen.

Direkte Behandlung

Mit einer direkten Behandlung wird das Ziel verfolgt, anhand von Veränderungen des Umfelds und mit Hilfe bestimmter sensorischer Erfahrungen die Ausrichtung des Nervensystems auf Abwehr „neu einzustellen" oder zu verändern. Gleichzeitig geht es darum, beim Patienten ein angemessenes adaptives Verhalten hervorzurufen. Für diese Art der Behandlung wurde eine theoretische Grundlage geschaffen, die auf „ausgeglichenere" Reaktionen des Patienten auf sensorische Ereignisse abzielt.

---

[1] Für detailliertere Informationen zum Thema Beratung siehe Kapitel 11.

Die direkte Behandlung bei der taktilen Defensivität basiert auf *drei Behandlungsprinzipien*, von denen man annimmt, daß sie für ein besseres Gleichgewicht zwischen Hemmung und Erregung innerhalb des Zentralnervensystems sorgen oder einfach dessen Funktionsweise verbessern. Diese Prinzipien lauten:
- Verstärkt Möglichkeiten bieten, bei denen der Patient feste Berührungen und festen Druck erfährt und propriozeptive sowie lineare vestibuläre Informationen aufnimmt (Ayres 1972b; Fisher u. Dunn 1983).
- Die Funktionsfähigkeit des parasympathischen autonomen Nervensystems verbessern, d. h., das Erregungsniveau senken (Farber 1982).
- Den Patienten dazu bringen, sich selbst verstärkt Aktivitäten zu suchen, die das taktile System ansprechen (Sears 1981).

Der emotionale Ton, den der Therapeut dem Patienten entgegenbringt, sollte positiv sein und in angemessenem Maße zum Ausdruck bringen, daß der Therapeut den Patienten akzeptiert. Ein Mensch mit taktiler Defensivität wird auf einen warmen, offenherzigen Ton positiv reagieren. Gleichzeitig kann auf diese Weise der Streß reduziert werden, der ansonsten die Defensivität verstärkt. Darüber hinaus kann dieser Ansatz dazu beitragen, daß sich der Patient wohl fühlt, wenn er taktile Erfahrungen macht, und zwar unabhängig davon, ob diese Erfahrungen vom Patienten selbst oder vom Ergotherapeuten initiiert werden. Außerdem sollte der Therapieraum einladend wirken. Er sollte ruhig und nicht visuell überladen sein.

> **Praxis**
> **Ein eher spärlich ausgestatteter Raum stellt sowohl für die Behandlung als auch für das Zuhause die Umgebung dar, in der sich ein Mensch mit taktiler Defensivität am wohlsten fühlt.**

Klinische Erfahrungen haben gezeigt, daß bei der Behandlung der taktilen Defensivität häufig der gleiche Fehler gemacht wird. Da es sich bei taktiler Defensivität um eine Beeinträchtigung der taktilen Verarbeitung handelt, wird oftmals angenommen, daß dieses Defizit am besten durch taktile Stimulation zu behandeln sei. Dieser Ansatz wird dem Problem jedoch nicht völlig gerecht – gemäß dem Postulat, daß nicht Stimulation allein zu einer Verbesserung der sensorischen Verarbeitung führt, sondern daß das *Ziel der Behandlung* vielmehr darin bestehen sollte, die Organisation von Sinneseindrücken zu verbessern, um so eine sinnvollere Nutzung dieser Eindrücke zu ermöglichen, wodurch wiederum die Entwicklung des Zentralnervensystems gefördert wird.

> **!** **In manchen Fällen von taktiler Defensivität kann eine Behandlung durch Stimulation sogar kontraindiziert sein.**

Denn, wie Faber sagte, „es ist vorstellbar, daß eine Überstimulation ... sogar einen rebound effect (Rückpralleffekt) haben kann, der in einem noch geringeren adaptiven Verhalten resultiert" (1982, S. 126).

Klinische Erfahrungen haben darüber hinaus gezeigt, daß in Fällen einer durch eine Nervenverletzung oder -krankheit hervorgerufenen Überempfindlichkeit der Haut manchmal andere Behandlungsmethoden angewandt werden müssen als bei taktiler Defensivität. Im Falle einer Reizüberempfindlichkeit mögen Desensibilisierungstechniken angemessen und wirkungsvoll sein (Robinson u. McPhee 1986). Liegt jedoch eine taktile Defensivität vor, so zeigen diese Techniken wahrscheinlich wenig Wirkung bzw. mögen sogar kontraindiziert sein.

Eine mögliche Ausnahme dieser Thesen zur Behandlung wird im Rahmen eines neuen Ansatzes zur Behandlung der sensorischen Defensivität formuliert: Wilbarger (Wilbarger u. Royeen 1987) schlägt eine radikale Veränderung des im Zentralnervensystem bestehenden Gleichgewichts zwischen Erregung und Hemmung vor, die im Vergleich zu den eher traditionellen Ansätzen in einem sehr kurzen Zeitraum erfolgen sollte. Dieser neue Ansatz stellt eine Variante von „Roods Technique of Brushing" (Bürsttechnik von Rood) dar, bei der *nicht-kratzende* chirurgische Bürsten in Kombination mit Techniken verwendet werden, bei denen die oberen und unteren Gliedmaßen sowie der Rumpf in den Gelenken sanft zusammengedrückt werden. Wenn auch weiterhin untersucht werden muß, ob diese Techniken die erhoffte Wirkung zeigen, so sind die bisherigen Ergebnisse in der Praxis doch erfolgversprechend. Eines der Beispiele dafür ist Lydia.

> Lydia wurde auf eine von Wilbarger (Wilbarger u. Royeen 1987) entwickelte sog. „sensorische Diät" für taktile Defensivität gesetzt. Diese „sensorische Diät" bestand aus Säuglingsmassagen und sanftem Zusammendrücken der Gelenke (Gelenkkompression). Beide Techniken wurden jedesmal beim Windelwechseln angewandt. Lydia erhielt ihre „sensorische Extraportion" ungefähr 6- bis 7mal täglich, je nachdem, wie häufig ihre Windeln gewechselt werden mußten. Bei der „sensorischen Diät" wurde auch mit festen Berührungen und festem Druck gearbeitet. Diese Berührungs- und Drucktechniken wurden an Lydias Zunge und am oberen Teil ihres Gaumens (Farber 1982) während des Tages vor dem Stillen angewandt.
> Bereits 3 Monate nach Therapiebeginn regulierte sich Lydias Schlaf ganz von alleine auf eine lange Schlafphase von 8 Stunden in der Nacht und zwei kurze Schlafphasen am Tag. Im Alter von 10 Monaten brauchte Lydia dann keinen konstanten Körperkontakt mehr, wenn sie wach war. Außerdem begann sie, einen Schnuller zu benutzen, an dem sie zwischen den Mahlzeiten kräftig saugte, bis sie zu diesem Zweck ihren Daumen benutzte.

> Als Lydia 11 Monate alt war, führte ein Ergotherapeut, der ihre Geschichte nicht kannte, mit ihr den „Test of Sensory Functions in Infants" (Test zur Überprüfung der Funktionsweise der Sinnessysteme bei Säuglingen; De-Gangi u. Greenspan 1989) durch. Aus diesem Test ergab sich, daß Lydia zwar eine leichte Form der taktilen Defensivität aufwies, ansonsten jedoch in allen Bereichen der Norm entsprach. Einen Monat später befand ein Team aus Ärzten und Psychologen Lydia anhand einiger in einem ungezwungenen Rahmen durchgeführten klinischen Beobachtungen für fröhlich und gesund.

5.9.2
Beeinträchtigung der taktilen Wahrnehmung

In der ergotherapeutischen Praxis kommt es äußerst selten vor, daß ein sich aus einem beeinträchtigten taktilen Diskriminationsvermögen ergebendes Defizit isoliert behandelt werden muß.

Praxis
> Es ist immer ratsam, dem Patienten im Rahmen eines umfassenden Behandlungsprogramms ein breites Angebot an Möglichkeiten zu bieten, bei denen er durch eine aktive Beteiligung an bedeutsamen Aktivitäten taktile Informationen aufnehmen kann. Gleichzeitig müssen die Voraussetzungen dafür in seinem Umfeld geschaffen werden.

5.10
Zusammenfassung

In diesem Kapitel sind wir auf die Fallbeispiele von Lydia und Rick eingegangen, um Verarbeitungsstörungen im taktilen System besser veranschaulichen zu können. Anhand ihrer Beispiele wurde deutlich, wie wichtig das taktile System für die Entwicklung ist. Auch wenn dieses System keinesfalls das einzige Sinnessystem ist, das gleich nach der Geburt zu arbeiten beginnt, gibt es viele Gründe zur Annahme, daß es eine äußerst wichtige Funktion hat. Wir haben besprochen, in welcher Form sich die unterschiedlichen Defizite im taktilen System äußern, und haben außerdem versucht, die Störungen der taktilen Verarbeitung mit Hilfe eines Überblicks über ihre hypothetischen neurobiologischen Grundlagen zu verstehen. Darüber hinaus haben wir die für die Diagnose dieser Defizite benutzten Hilfsmittel genauer beleuchtet, und zwar nicht nur die standardisierten Tests wie z. B. die SIPT, sondern auch die nicht-standardisierten Methoden wie z. B. die Interviewtechnik und die Ermittlung der sensorischen Entwicklungsgeschichte des Patienten. Nach unseren Erfahrungen sind die Möglichkeiten, Störungen der taktilen Verarbeitung anhand von standardisierten Tests festzustellen, oft sehr begrenzt. Zum Schluß haben wir Behandlungskonzepte vorgestellt, die dem Leser als Grundlage für die Entwicklung spezieller Behandlungsstrategien dienen sollen. Der Einsatz einer „sensorischen Diät" zur Abschwächung der taktilen Defensivität wurde anhand des Beispiels von Lydia beschrieben.

Anhang

„Touch Inventory for Elementary School-Aged Children" (Test zur Überprüfung des Berührungsempfindens von Kindern im Grundschulalter)[1]

Benötigtes Material
An Material wird benötigt:
- ein Tisch mit zwei Stühlen,
- drei Pappkartons,
- eine Kopie des Fragebogens.

Auf jeden Pappkarton wird in großen schwarzen Buchstaben eine der möglichen Antworten geschrieben. Dabei wird „nein" auf eine Fläche von 10×10 cm geschrieben, „ein wenig" auf eine Fläche von 10×15 cm, und „sehr" auf eine Fläche von 10×20 cm.

Vorgehensweise
Die Durchführung dieses Tests dauert ca. 10 Minuten. Die Testperson und der Untersucher sitzen sich gegenüber. Der Untersucher deckt den Fragebogen ab, um die Testperson nicht abzulenken.

Der Untersucher führt die Testperson an die Aufgabe heran. Er erklärt der Testperson, daß sie gemeinsam ein Spiel spielen werden, bei dem es keine „richtigen" und keine „falschen" Antworten gibt. Das Spiel werde gespielt, damit der Untersucher die Testperson besser kennenlerne.

Der Untersucher erklärt der zu testenden Person, wie man antwortet. Der Untersucher sagt: „Ich werde Dir ein paar Fragen stellen, und Du wirst sie entweder mit nein, mit ein wenig oder mit sehr beantworten."

---

[1] Quelle: Royeen CB, Fortune JC (1990) TIE: „Touch inventory for school aged children". Am J Occup Ther 44: 165–170

Der Untersucher zeigt anschließend auf jeden der drei Pappkartons, auf denen die Antworten geschrieben sind, und liest dabei laut vor. Der Untersucher fährt fort, indem er sagt: „Wir wollen das Spiel einmal üben, damit Du es lernst. Ich stelle Dir die Frage: Ißt Du gerne Eis? und Du antwortest entweder nein, ein wenig oder sehr."

Während der Untersucher die drei möglichen Antworten aufzählt, zeigt er wieder auf die entsprechenden Kartons. Weiterhin sagt er: „Vergiß nicht, auf den Karton Deiner Wahl zu zeigen. Du mußt mir nicht sagen, welchen Du meinst; Du mußt nur mit dem Finger darauf zeigen."

Anfangs sollte die Testperson stets auf den Karton ihrer Wahl *deuten*. Die Testperson kann ihre Antworten dabei auch laut sagen, muß dies aber nicht. Die Kartons haben lediglich den Zweck, der Testperson zu helfen, sich an die drei Antworten zu erinnern. Deshalb können die Kartons nach einigen Fragen auch weggelassen werden.

Das Ziel des Übungsdurchlaufs besteht darin, dem Kind zu zeigen, wie es antworten kann. Aus diesem Grunde sollte dieser Durchlauf mehrmals wiederholt werden, bis sich der Untersucher sicher ist, daß die Testperson verstanden hat, wie man die Fragen beantwortet. Wenn weiteres Üben notwendig sein sollte, können beispielsweise folgende Fragen verwendet werden:
- „Magst Du Schlangen?"
- „Magst Du Schildkröten?"
- „Magst Du Gemüse?"
- „Gehst Du gern zur Schule?"

Wenn die Testperson die Aufgabe und den verlangten Antwortstil verstanden hat, sagt der Untersucher: „Nun werden wir das Spiel spielen."

Der Untersucher kann jede Frage ggf. noch einmal wiederholen oder erklären, bis die Testperson die Frage verstanden hat. Wenn die Testperson den Untersucher darum bittet, eine Frage zu wiederholen, oder darauf hinweist, daß sie die Frage nicht verstanden hat, sollte der Untersucher die Frage zunächst nochmals vorlesen und dann auf eine Antwort von der Testperson warten. Wenn die Testperson nicht antwortet bzw. einen kleinen Anstoß benötigt, kann der Untersucher sagen: „Welche Antwort möchtest Du haben?" Dann kann er auf jeden der drei Kartons zeigen und laut „nein", „ein wenig" oder „sehr" sagen.

Der Untersucher muß die Antworten der Testperson notieren und auch die kleinste Beobachtung aufzeichnen. Wenn die Befragung beendet ist, sollte sich der Untersucher bei der Testperson für ihre Teilnahme am Test bedanken.

Auswertung und Interpretation des TIE

Der TIE ist relativ einfach auszuwerten, da nur die Werte für die Antworten (d. h. die Ergebnisse der Fragen 1 bis 26) addiert werden müssen. Das Gesamtergebnis des Kindes wird dann mit den in Tabelle 5A abgebildeten normativen Werten verglichen.

Eine korrekte Interpretation der in Tabelle 5A angegebenen Daten setzt die Einsicht voraus, daß ein hoher Rohwert nicht für eine bessere Leistung des Kindes steht. Die Werte für die einzelnen Antworten des TIE lauten:
- 1 = nein,
- 2 = ein wenig,
- 3 = sehr.

Ein Kind, das viele Fragen mit „sehr" beantwortet, erreicht einen höheren Rohwert als ein Kind, das viele Fragen mit „ein wenig" beantwortet. Daraus folgt: Je *höher* das Gesamtergebnis, desto eher sind die vom Kind beschriebenen Verhaltensweisen *Anzeichen für eine taktile Defensivität*. Im Gegensatz dazu: Je niedriger das Gesamtergebnis, desto weniger stehen die vom Kind beschriebenen Verhaltensweisen mit einer taktilen Defensivität in Zusammenhang.

Durch die Umrechnung der Rohwerte in die entsprechenden Perzentile mittels Tabelle 5A erhält man einen Standardwert, der Auskunft darüber gibt, wie ein bestimmtes Kind im Vergleich zur normativen Stichprobe auf eine Frage antwortet. An dieser Stelle muß erneut darauf aufmerksam gemacht werden, daß ein hohes Perzentil keine bessere Testleistung bedeutet. Ein Wert in Höhe des 75. Perzentils beispielsweise gibt an, daß 75% der normativen Stichprobe Antworten gaben, die *weniger* auf eine taktile Defensivität schließen lassen bzw. daß lediglich die Antworten von 25% der normativen Stichprobe *mehr* auf eine taktile Defensivität hinweisen.

Tabelle 5A. Daten zur Auswertung des TIE

Mittelwert = 41
Standardabweichung = 7,8
Mittlerer Standardfehler = 0,38

Perzentil	Rohwert
100	60
90	51
75	45
50	40
25	35
10	31
0	25

Perzentil	0	10	25	50	75	90	100
Rohwert	25	30	35	40	45	50	60

„Touch Inventory For Elementary School-Aged Children"
(TIE, Test zur Überprüfung des Berührungsempfindens von Kindern im Grundschulalter)

CHARLOTTE BRASIC ROYEEN

Datum _____

Testperson _____

Untersucher/in _____

Vorgehensweise: Für die Durchführung des Tests sind die Standardanweisungen maßgeblich. Die Antwort „nein" wird mit „1", die Antwort „ein wenig" mit „2" und die Antwort „sehr" mit „3" bewertet.

Antwort (ankreuzen)			Nr.	Frage
1	2	3		
[ ]	[ ]	[ ]	1.	Stört es Dich, barfuß zu laufen?
[ ]	[ ]	[ ]	2.	Stört es Dich, flauschige Hemden zu tragen?
[ ]	[ ]	[ ]	3.	Stört es Dich, flauschige Strümpfe zu tragen?
[ ]	[ ]	[ ]	4.	Stört es Dich, Rollkragenpullover zu tragen?
[ ]	[ ]	[ ]	5.	Stört es Dich, wenn man Dir das Gesicht wäscht?
[ ]	[ ]	[ ]	6.	Stört es Dich, wenn man Dir die Fingernägel schneidet?
[ ]	[ ]	[ ]	7.	Stört es Dich, wenn Dir jemand anderes die Haare kämmt?
[ ]	[ ]	[ ]	8.	Stört es Dich, auf einem Teppich zu spielen?
[ ]	[ ]	[ ]	9.	Wenn Dich jemand berührt hat, hast Du dann das Bedürfnis, Dich an dieser Stelle zu kratzen?
[ ]	[ ]	[ ]	10.	Wenn Dich jemand berührt hat, hast Du dann das Bedürfnis, Dich an dieser Stelle zu reiben?
[ ]	[ ]	[ ]	11.	Stört es Dich, barfuß im Gras oder im Sand zu laufen?
[ ]	[ ]	[ ]	12.	Stört es Dich, Dich schmutzig zu machen?
[ ]	[ ]	[ ]	13.	Findest Du es anstrengend, Dich zu konzentrieren?
[ ]	[ ]	[ ]	14.	Stört es Dich, wenn Du nicht sehen kannst, wer Dich berührt?
[ ]	[ ]	[ ]	15.	Stört es Dich, mit Fingerfarbe zu malen?
[ ]	[ ]	[ ]	16.	Stören Dich rauhe Bettlaken?
[ ]	[ ]	[ ]	17.	Berührst Du Menschen gerne, aber stört es Dich, wenn sie Dich dann auch berühren?
[ ]	[ ]	[ ]	18.	Stört es Dich, wenn sich Dir Leute von hinten nähern?
[ ]	[ ]	[ ]	19.	Stört es Dich, von anderen Menschen als von Deinen Eltern geküßt zu werden?
[ ]	[ ]	[ ]	20.	Stört es Dich, in den Arm genommen oder gedrückt zu werden?
[ ]	[ ]	[ ]	21.	Stört es Dich, Spiele mit den Füßen zu spielen?
[ ]	[ ]	[ ]	22.	Stört es Dich, im Gesicht berührt zu werden?
[ ]	[ ]	[ ]	23.	Stört es Dich, unerwartet berührt zu werden?
[ ]	[ ]	[ ]	24.	Fällt es Dir schwer, Freunde zu finden?
[ ]	[ ]	[ ]	25.	Stört es Dich, in einer Schlange anzustehen?
[ ]	[ ]	[ ]	26.	Stört es Dich, wenn jemand ganz nahe bei Dir steht?

[ ]   (Anzahl der mit „1" bewerteten Antworten) × 1 = [   ]
+ [ ]   (Anzahl der mit „2" bewerteten Antworten) × 2 = [   ]
   + [ ] (Anzahl der mit „3" bewerteten Antworten) × 3 = [   ]

Gesamtergebnis = [   ]
Perzentil = [   ]

Literatur

Apgar, V. (1953). A proposal for a new method of evaluation of the newborn infant. Current Research in Anesthesia and Analgesia, 32, 260–267

Ashton, J. (1987). Brain disorders and psychotropic drugs. New York: Oxford University Press

Ayres, A. J. (1964). Tactile functions: Their relations to hyperactive and perceptual motor behavior. American Journal of Occupational Therapy, 18, 6–11

Ayres, A. J. (1965). Patterns of perceptual-motor dysfunction in children. Perceptual and Motor Skills, 20, 335–369

Ayres, A. J. (1966a). Interactions among perceptual-motor function in a group of normal children. American Journal of Occupational Therapy, 20, 288–292

Ayres, A. J. (1966b). Interrelationships among perceptual-motor functions in children. American journal of Occupational Therapy, 20, 68–71

Ayres, A. J. (1969). Deficits in sensory integration in educationally handicapped children. Journal of Learning Disabilities, 2, 160–168

Ayres, A. J. (1972a). Improving academic scores through sensory integration. Journal of Learning Disabilities, 5, 336–343

Ayres, A. J. (1972b). Sensory integration and learning disorders. Los Angeles: Western Psychological Services

Ayres, A. J. (1977). Cluster analyses of measure of sensory integration. American Journal of Occupational Therapy, 31, 362–366

Ayres, A. J. (1979). Sensory integration and the child. Los Angeles: Western Psychological Services

Ayres, A. J. (1980). Southern California Sensory Integration Tests manual: Revised 1980. Los Angeles: Western Psychological Services

Ayres, A. J. (1989). Sensory Integration and Praxis Tests. Los Angeles: Western Psychological Services

Ayres, A. J., Tickle, L. (1980). Hyper-responsivity to touch and vestibular stimulation as a predictor of responsivity to sensory integrative procedures by autistic children. American Journal of Occupational Therapy, 34, 375–381

Bauer, B. (1977). Tactile-sensitive behavior in hyperactive and non-hyperactive children. American Journal of Occupational Therapy, 31, 447–450

Bushnell, E. W., Shaw, L., Strauss, D. (1985). Relationship between visual and tactual exploration by 6-month-olds. Developmental Psychology, 21, 591–600

Casey (1973). The neurophysiological basis of pain. Postgraduate Medicine, 53, 62

Cermak, S. (1988). The relationship between attention deficits and sensory integration disorders (Part 1). Sensory Integration Special Interest Section Newsletter, 1](2), 1–4

Chusid, J. G. (1979). Correlative neuroanatomy and functional neurology (I 7th ed.). Los Altos, CA: Lange Medical Publishers

Clark, F. A., Mailloux, S., Parham, D. (1989). Sensory integration and learning disabilities. In P.N. Pratt ,A.S. Allen (Eds.), Occupational Therapy for Children (2nd ed., pp. 457–507). St. Louis, MO: C.V. Mosby

Collier, G. (1985). Emotional expression. Hillsdale, NJ: Lawrence Erlbaurn Associates

DeGangi, G., Greenspan, S. 1. (1989). Test of Sensory Functions in Infants. Los Angeles: Western Psychological Services

deGroot, J. Chusid, J. G. (1988). Correlative neuroanatomy (12th ed.). Connecticut: Appleton and Lange

Donovick, P. J. (1968). Effects of localized septal lesions on hippocampal EEG activity in behavior in rats. Journal of Comparative and Physiological Psychology, 66, 569–578

Farber, S. D. (1982). Neurorehabilitation: A multisensory approach. Philadelphia: W.B. Saunders

Farber, S. D. (1989, May). Neuroscience and occupational therapy: Vital connections. Eleanor Clark Slagle Lectureship at the American Occupational Therapy Association Annual Conference, Baltimore, MD

Fisher, A.G., Dunn, W. (1983). Tactile defensiveness: Historical perspectives, new research: A theory grows. Sensory Integration Special Interest Section Newsletter, 6(2), 1-2

Fried, P.A. (1972). The effect of differential hippocampal lesions and pre- and post-operative training on extinction. Revenue Canadienne de Psychologie, 26, 61-70

Getman, G.N.(1985) Hand-eye coordinations. Academic Therapy, 20, 261-275

Gibson, J.J. (1962) Observations of active touch. Psychological Review, 69, 477-491

Gottfried, A.W. (1984) Touch as an organizer for learning and development. In: C.C. Brown (Ed.), The many facets of touch (pp. 114-122). Skillman, NJ: Johnson and Johnson Baby Products.

Gottfried, A. W., Rose, S. A. (1980). Tactile recognition in infants. Child Development, 51, 69-74

Gray, J. A. (1982). The neurophyschology of anxiety. New York: Claredon

Green, R. H., Schwartzbaum, J. S. (1968). Effects of unilateral septal lesions on avoidance behavior discrimination reversal and hippocampal EEG. Journal of Comparative and Physiological Psychology, 65, 388-396

Grossman, S. P. (1978). An experimental "dissection" of the septal syndrome. Functions of the septo-hippocampal system (pp. 227-273). Ciba Foundation Symposium 58 (new series). New York: Elsevier

Haron, M., Henderson, A. (1985). Active and passive touch in developmentally dyspraxic and normal boys. Occupational Therapy Journal of Research, 5, 102-112

Head, H. (1920). Studies in neurology: Vol. 2. New York: Oxford University Press

Heydorn, B. L. (1985). A psychometric study of developmental changes in stereognostic ability. Perceptual and Motor Skills, 61, 1206

Huss, A. J. (1977). Touch with care or a caring touch. American Journal of Occupational Therapy, 31, 295-309

Isaacson, R. L. (1982). The limbic system (2nd ed.). New York: W.B. Saunders

Kandel, E. R., Schwartz, J. H. (1985). Principles of neural science. New York: Elsevier

Kim, C., Choi, H., Kim, J. K., Kim, M. S., Huh, M. K., Moon, Y. B. (1971). General behavioral activity and its component patterns in hippocampectornized rats. Brain Research, 19, 379-394

Knickerbocker, B. M. (1980). A holistic approach to learning disabilities. Thorofare, NJ: C.B. Slack

Kravitz, H., Goldenberg, D., Neyhaus, A. (1978). Tactual exploration by normal infants. Developmental Medicine and Child Neurology, 20, 720-726

Larson, K. A. (1982). The sensory history of developmentally delayed children with and without tactile defensiveness. American Journal of Occupational Therapy, 36, 590-596

Lowrey, G. H. (1986). Growth and development of children (8th ed.). Chicago: Yearbook

Luria, A. R.. (1973). The working brain: An introduction to neuropsychology. New York: Basic Books

Meltzoff, A. N., Borton, R. W. (1979). Intermodal matching by human neonates. Nature, 22, 403-404

Melzack, R., Wall P. D. (1965). Pain mechanisms: A new theory. Science, 150, 971-979

Melzack, R., Wall, P. D. (1973). The challenge of pain. New York: Basic Books

Montagu, A. (1978). Touching: The human significance of the skin. New York: Harper and Row

Nathan, P. W., Smith, M. C., Cook, A. W. (1986). Sensory effects in man of lesions of the posterior columns and of some other afferent pathways. Brain, 109(pt. 5), 1003–1041

Noback, C., Demerest, R. (1981). The human nervous system. New York: McGraw-Hill

Olton, D. S., Gage, F. H. (1974). Role of the fornix in the septal syndrome. Physiology and Behavior, 13, 269–279

Peele, T. L. (1977). The neuroanatomic basis for clinical neurology, (3rd ed., pp. 436–455). New York: McGraw-Hill

Reite, M. L. (1984). Touch, attachment and health – Is there a relationship? In C. C. Brown (Ed.), The many facets of touch (pp. 58–65). Skillman, NJ: Johnson and Johnson Baby Products

Robinson, A., McPhee, S. D. (1986). Case report: Treating the patient with digital hypersensitivity. American Journal of Occupational Therapy, 40, 285–287

Royeen, C. B. (1985). Domain specifications of the construct tactile defensiveness. American Journal of Occupational Therapy, 39(9),596–599

Royeen, C. B. (1986). Development of a scale measuring tactile defensiveness in children. American Journal of Occupational Therapy, 46, 414–419

Royeen, C. B. (1987). Test-retest reliability of a touch scale for tactile defensiveness. Physical and Occupational Therapy in Pediatrics, 7(3), 45 –52

Royeen, C. B. (1989a). Commentary on "tactile functions in learning-disabled and normal children: Reliability and validity considerations." Occupational Therapy Journal of Research, 9, 16–23

Royeen, C. B. (1989b, August). Tactile defensiveness: An overview of the construct. Paper presented at the International Society for Social Pediatrics, Brixen, Italy

Royeen, C. B., Fortune, J. C. (1990). TIE: Touch inventory for school aged children. American Journal of Occupational Therapy, 44, 155–160

Satz, P., Fletcher, J. M., Morris, R., Taylor, H. G. (1984). Finger localization and reading achievement. In C. C. Brown (Ed.), The many facets of touch (pp. 123–130). Skillman, NJ: Johnson and Johnson Baby Products

Scardina, V. (1986). A. Jean Ayres Lectureship. Sensory Integration Newsletter, 14(3), 2–10

Sears, C. (1981). The tactilely defensive child. Academic Therapy, 16, 563–569

Sinclair, D. (1981). Mechanisms of cutaneous sensation. New York: Oxford University Press

Snow, C.W. (1989). Infant development. Englewood Cliffs, NJ: Prentice Hall

Suomi, S.J. (1984). The role of touch in rhesus monkey social development. In: C.C. Brown (Ed.), The many facets of touch (pp.41–50). Skillman, NJ: Johnson and Johnson Baby Products

Vierck, D.J., Cohen, R.H., Cooper, B.Y. (1985) Effects of spinal lesions on temporal resolution of cutaneous sensations. Somatosensory Research, 3, 45–46

Wilbarger, P., &Royeen, C. B. (1987, May). Tactile defensiveness: Theory, applications and treatment. Annual Interdisciplinary Doctoral Conference ' Sargent College, Boston University

Wilbarger, P., Oetter ' P. (1989, October). Sensory processing disorders. Paper presented at the American Occupational Therapy Association Practice Symposium, St. Louis, MO

6 Somatodyspraxie

Sharon A. Cermak

Den Typus des „ungeschickten Kindes" gibt es nicht.
Gordon u. McKinlay 1980, S. 2

DEFINITION

Der Begriff „*Praxie*" bezeichnet „die Fähigkeit, eine gewollte Handlung durchzuführen" und wurde von dem griechischen Wort für „tun, handeln, Tat, Übung" abgeleitet (Safire 1989). Als „*Dyspraxie*" bezeichnet man demzufolge Defizite beim Versuch der Interaktion mit dem individuellen Umfeld und der Einflußnahme auf dieses Umfeld (Ayres 1985).

Alle Patienten mit einer Dyspraxie weisen eine beeinträchtigte motorische Planung auf, die zu motorischer Ungeschicklichkeit führt. In diesem Kapitel richtet sich das Augenmerk auf Patienten, bei denen eine bestimmte Form von Entwicklungsdyspraxie vorliegt, die vermutlich durch eine beeinträchtigte Verarbeitung taktiler und propriozeptiver Sinneseindrücke verursacht wird. Ayres (1989) bezeichnete diese Art von Dyspraxie als *Somatodyspraxie*, um die somatosensorische Grundlage des Defizits hervorzuheben.

Bedienen wir uns der Sensorischen Integrationstheorie, um die Schwierigkeiten eines Patienten mit einer Dyspraxie zu verstehen, müssen wir annehmen, daß die Somatodyspraxie nur eine von vielen Beeinträchtigungen der Praxie ist. Nicht alle dyspraktischen Patienten leiden an einer sensorisch-integrativen Dysfunktion. In vielen Publikationen über Entwicklungsdyspraxien und über motorische Ungeschicklichkeit werden die entsprechenden Patienten ganz allgemein unter der Kategorie „ungeschickte Kinder" zusammengefaßt (vgl. Gubbay 1975). Um keine Unklarheiten aufkommen zu lassen, werden wir die genannten Termini folgendermaßen verwenden:

DEFINITION

- Der Begriff „*Dyspraxie*" soll die große Gruppe von Patienten bezeichnen, bei der eine Entwicklungsstörung der motorischen Planung vorliegt.
- Die Bezeichnung „*ungeschickt*" werden wir benutzen, wenn wir uns auf Studien beziehen, in denen die Autoren nicht ausdrücklich spezifizierten, ob die von ihnen untersuchten Patienten an einer Dyspraxie litten.

DEFINITION

- Den Begriff „*Somatodyspraxie*" werden wir zur Charakterisierung derjenigen Untergruppe von Patienten verwenden, deren Dyspraxie vermutlich auf eine beeinträchtigte somatosensorische Verarbeitung zurückzuführen ist.
- Den Begriff „*Dyspraxie*" ziehen wir dem Begriff „*Apraxie*" in den Fällen vor, in denen wir uns auf Patienten mit Entwicklungsstörungen der motorischen Planung beziehen. Das Präfix „*A*" steht für eine Unfähigkeit, während das Präfix „*Dys*" lediglich auf eine Beeinträchtigung einer Fähigkeit hinweist. Ein Patient mit einer Entwicklungsdyspraxie ist zwar fähig, Bewegungen zu planen; diese Fähigkeit ist jedoch beeinträchtigt. Im Gegensatz dazu gibt es auch den Patienten, bei dem eine „Apraxie im Erwachsenenalter" vorliegt und der somit seine ehemals intakte Fähigkeit zur motorischen Planung verloren hat.

FALLBEISPIEL →

Mario, dessen Fall wir in Kapitel 1 beschrieben haben, weist eine Somatodyspraxie auf. Wie alle Patienten mit Dyspraxien ist auch er ungeschickt, hat Schwierigkeiten, Aufgaben zu bewältigen, bei denen motorisches Geschick erforderlich ist, und benötigt mehr Übung als andere Kinder in seinem Alter, um sich motorische Fähigkeiten anzueignen. Mario hat genauso wenig wie andere Kinder mit einer Somatodyspraxie jemals ein normales adaptives motorisches Verhalten erlernt.

GRUNDLAGEN

Um die Praxie (Handlungsfähigkeit) eines Menschen beurteilen zu können, beobachten wir, ob er die Fähigkeit besitzt, mit der dinglichen Welt zu interagieren. Man könnte daher annehmen, daß eine Dyspraxie *in erster Linie* ein motorisches Problem darstellt. Diese Annahme wird dadurch bekräftigt, daß der Begriff „Dyspraxie" bislang häufig als Synonym für „Schwierigkeiten bei der motorischen Planung" oder „motorische Ungeschicklichkeit" verwendet wurde. Ergotherapeuten, die die Praxie eines Patienten beurteilen möchten, müssen sich jedoch in gleichem Maße für dessen Fähigkeit zur sensorischen Verarbeitung und zur Konzeptualisierung sowie für seine neuromotorischen Fähigkeiten interessieren (Ayres 1985; Ayres et al. 1987). Folglich sollte bei einem Patienten mit einer Somatodyspraxie in erster Linie untersucht werden, inwieweit er fähig ist, sensorische Informationen zu verarbeiten. Man nimmt an, daß die Fähigkeit zur Verarbeitung und Integration sensorischer Informationen bei dieser Art der Entwicklungsdyspraxie die Grundlage dafür bildet, daß der Patient seinen Körper kennen- und damit umzugehen lernt. Dieser Lernprozeß wiederum stellt die Voraussetzung dafür dar, daß der Patient letztendlich die für die motorische Planung notwendigen Konzepte bildet (Ayres 1972a, 1979, 1985).

Wie bereits erwähnt, ist die Somatodyspraxie nicht die einzige Art Praxiestörung, die mit einer mangelhaften sensorischen Verarbeitung in Verbindung gebracht wird.

Auf der Grundlage von Faktoren- und Clusteranalysen der aus den „Sensorischen Integrations- und Praxietests" (SIPT) gewonnenen Daten identifizierte Ayres (1989) *vier Hauptformen von Praxiedefiziten:*

- Defizite der bilateralen Integration und des Sequenzierens,
- Somatodyspraxie,
- Dyspraxie auf verbale Anweisung und
- Visuodyspraxie.

Die klinischen Bilder und die hypothetischen Ätiologien dieser Praxiedefizite unterscheiden sich erheblich. Wie in Kapitel 4 erwähnt wurde, geht man davon aus, daß *Defizite der bilateralen Integration und des Sequenzierens* auf eine Störung der Praxie hinweisen, die wiederum auf eine mangelhafte Verarbeitung vestibulär-propriozeptiver Sinneseindrücke zurückzuführen ist. Das taktile Diskriminationsvermögen von Kindern, bei denen Defizite der bilateralen Integration und des Sequenzierens nachgewiesen wurden, entspricht der *Norm*. Darüber hinaus sind Defizite der motorischen Planung bei solchen Kindern häufig subtil und beschränken sich auf die Fähigkeit zur Planung und Erzeugung bilateraler und projizierter motorischer Handlungssequenzen (siehe Kapitel 4).

Die *Dyspraxie auf verbale Anweisung* und die *Visuodyspraxie* werden in Kapitel 7 ausführlicher beschrieben. Es wird *nicht* davon ausgegangen, daß die Dyspraxie auf verbale Anweisung auf eine mangelhafte sensorische Integration zurückzuführen ist. In Kapitel 1 wurde bereits darauf hingewiesen, daß die Bezeichnung „Visuodyspraxie" als Obergriff für Defizite dient, die zwar mit dem konzeptuellen Aspekt der Praxie zu tun zu haben scheinen, jedoch *keine* Defizite der Praxie darstellen (siehe hierzu auch Kapitel 8). Diese Art von Defiziten, zu denen eine eingeschränkte Form- und Raumwahrnehmung, eine mangelhafte visuomotorische Koordination sowie eingeschränktes visuelles Konstruieren gehören, stehen eher mit einer Somatodyspraxie in Verbindung bzw. können als Folgeerscheinung einer solchen betrachtet werden.

Ayres' (1989) Versuch, zuverlässige und valide *Subkategorien von Dyspraxien* zu definieren, stellt den ersten Schritt in Richtung einer eindeutigen Bestimmung der „Bedürfnisse" von Patienten mit einer Entwicklungsdyspraxie dar (siehe auch Kapitel 8). Die Fähigkeit eines Ergotherapeuten, verschiedene Untergruppen von Entwicklungsdyspraxien zu identifizieren, und seine Erkenntnis, daß die individuellen Fähigkeiten und Schwierigkeiten des jeweiligen Patienten unterschiedliche Behandlungsmethoden und -strategien erfordern, bilden die Grundlagen für ein optimales Behandlungsprogramm. Hierbei ist es unserer Ansicht nach besonders wichtig, zwischen Patienten mit Defiziten der motorischen Planung, die vermutlich auf Beeinträchtigungen der sensorischen Integration zurückzuführen sind, und dyspraktischen Patienten, bei denen *keine* Beeinträchtigung der sensorischen Integration vorliegt, zu unterscheiden. Dennoch bedeutet eine Klassifizierung von Patienten in „homogene" Subkategorien noch lange nicht, daß die Erscheinungsbilder jeweils ganz und gar identisch sein müssen. Ganz im Gegensatz dazu werden die Patienten sogar recht große individuelle Unterschiede aufweisen. Ferner ist es durchaus möglich, daß Patienten mit einer beeinträchtigten motorischen Planung Merkmale von mehr als nur einer dieser Subkategorien aufweisen (Ayres 1989).

6.1
Ziele und Inhalt dieses Kapitels

Dieses Kapitel bietet eine umfassende Darstellung der Somatodyspraxie. Sie beinhaltet eine Definition und Beschreibung dieses Defizits, eine Darlegung der neuroanatomischen Grundlagen und der Ätiologie der Entwicklungsdyspraxie sowie einen Überblick über Untersuchungsverfahren. Ferner werden Strategien vorgestellt, die zur Unterscheidung bestimmter Formen der Somatodyspraxie von anderen Praxiedefiziten dienen können. Schließlich werden dann die theoretischen Grundlagen für eine Therapie der Somatodyspraxie erläutert. Zur Veranschaulichung verschiedener Aspekte dieser Beeinträchtigung soll das Fallbeispiel der 6jährigen *Keisha* dienen. Dabei werden wir zunächst die bei ihr vorliegenden Schwierigkeiten zusammenfassen, anschließend unser ergotherapeutisches Diagnoseverfahren erläutern und dann unsere Vorschläge für eine Behandlung darlegen.

6.2
Definition der Entwicklungsdyspraxie und der Somatodyspraxie

DEFINITION

Der Begriff „*Dyspraxie*" bezeichnet die beeinträchtigte Fähigkeit, ungewöhnliche und Geschick erfordernde motorische Handlungen in der richtigen Reihenfolge auszuführen.

Bei einer Dyspraxie handelt es sich allerdings nicht primär um Schwierigkeiten der motorischen Koordination (bzw. der motorischen Ausführung). Vielmehr wird angenommen, daß diese Beeinträchtigung auf die Schwierigkeit zurückzuführen ist, ein Handlungskonzept zu erstellen. Praxie bedeutet nicht nur, daß man weiß, was zu tun ist, sondern auch wie man es tun muß (Ayres 1972a, 1979, 1985, 1989).

> **DEFINITION**
>
> Die *somatosensorisch bedingte Dyspraxie* oder „*Somatodyspraxie*" (Ayres 1989) ist eine Störung der Kodierung einer *neuen* (im Gegensatz zu einer gewohnten) motorischen Reaktionsstrategie (Ayres 1972a).

Mit anderen Worten: Patienten mit einer Somatodyspraxie haben zwar Schwierigkeiten mit der Aneignung neuer motorischer Handlungen, können diese aber dennoch mit angemessenem Geschick durchführen, wenn sie sie erst einmal erlernt und im Alltagsleben mehrmals angewandt haben. Auch wenn Patienten in bezug auf bestimmte Handlungen durch wiederholtes Üben ein angemessenes Maß an Geschick erreichen können, so beschränkt es sich nur auf diese bestimmte Handlung und wird nicht auf ähnliche Aktivitäten übertragen. Daher muß ein Patient mit Somatodyspraxie jede Variante einer motorischen Handlung neu erlernen, als ob es sich um eine völlig neue Aktivität handelte.

Neben der fehlenden Fähigkeit, eine erlernte Vorgehensweise bei einer speziellen Handlung auf eine andere zu übertragen, gibt es noch weitere Faktoren, die die Qualität der Bewegungen beeinträchtigen. Eine weitere mögliche Beeinträchtigung wird als „Entwicklungsdyspraxie" bezeichnet.

> **DEFINITION**
>
> Kinder mit einer *Entwicklungsdyspraxie* wenden für die Ausführung von Bewegungen zu viel Energie auf, da sie nicht richtig einschätzen können, wieviel Kraft diese Bewegung tatsächlich erfordert und mit welcher Geschwindigkeit und Intensität sie ausgeführt werden muß (Walton et al. 1963).
>
> Der Begriff „Praxie" beinhaltet auch die Fähigkeit, Verhalten zu organisieren und die für die Durchführung einer bestimmten Aufgabe notwendigen motorischen Strategien zu entwickeln oder auszuwählen. Patienten mit einer Entwicklungsdyspraxie gehen deshalb Aufgaben häufig unorganisiert an und haben eine ineffiziente Arbeitsweise (Cermak 1985).

Obwohl die meisten Definitionen der Entwicklungsdyspraxie und der Somatodyspraxie im wesentlichen in dem Punkt übereinstimmen, daß sich Beeinträchtigungen der motorischen Planung auf das Verhalten auswirken, herrscht Uneinigkeit darüber, ob das Vorliegen einer *Störung der taktilen Diskrimination* ein eindeutiges Anzeichen für eine *Somatodyspraxie* ist. Ein mangelhaftes taktiles Diskriminationsvermögen ist *nicht* unbedingt ein Symptom einer *Entwicklungsdyspraxie*. Gehen mit einem mangelhaften taktilen Diskriminationsvermögen nicht gleichzeitig Defizite der motorischen Planung einher, können diese Praxiedefizite nicht als Somatodyspraxie betrachtet werden.

6.3
Klinisches Bild der Somatodyspraxie

Keisha
Gründe für die Überweisung an einen Ergotherapeuten
Keisha ist 6 Jahre und 10 Monate alt und geht nun schon seit einem halben Jahr in die Schule. Keishas Eltern ließen sie ergotherapeutisch untersuchen, um herauszufinden, ob bei ihr möglicherweise ein sensorisch-integratives Defizit vorliegt. Darüber hinaus suchten sie nach Erklärungen für Keishas Schwierigkeiten in der Schule. Die Lehrerin berichtete, daß Keisha Schwierigkeiten beim Arbeiten mit Klebstoff, beim Malen und beim Schreiben habe und auch nicht mit einer Schere umgehen könne. Außerdem äußerte sie sich besorgt darüber, daß Keisha den Bleistift nicht richtig halten könne und manchmal sogar so fest mit dem Bleistift auf das Blatt Papier drücke, daß die Spitze abbreche.

Im Rahmen der Diagnostik führten wir mit Keisha die SIPT (Ayres 1989) und eine Reihe nicht-standardisierter klinischer Beobachtungen des neuromotorischen Verhaltens durch. Zusätzlich befragten wir ihre Mutter und ihre Lehrerin und beobachteten Keisha während des Unterrichts. Im folgenden werden die Ergebnisse unserer Untersuchungen zusammengefaßt.

Befragung der Eltern
Keishas Mutter erzählte, Keisha sei zum vorgesehenen Zeitpunkt auf die Welt gekommen, und die Geburt sei ganz normal verlaufen. Sie habe 2950 Gramm gewogen, und es seien keine postnatalen Schwierigkeiten aufgetreten. Ihre Entwicklung sei normal verlaufen: Mit 6 Monaten habe sie sitzen, mit 8 Monaten krabbeln und mit 14 Monaten laufen können. Die sprachliche Entwicklung sei ebenfalls normal verlaufen. Mit 12 Monaten habe sie einzelne Worte sagen und mit 18 Monaten in ganzen Sätzen sprechen können. Keishas Mutter sagte, sie habe zwischen Keisha und anderen Kindern nie einen Unterschied feststellen können, bis sie schließlich bei Keisha leichte Artikulationsschwierigkeiten bemerkt habe. Da solche Artikulationsschwierigkeiten jedoch relativ häufig zu beobachten seien, habe sie sich nicht weiter darum gekümmert. Erst als die Lehrerin ihre Besorgnis über Keishas schulische Leistungen geäußert habe, habe sie sich erstmals wirklich Sorgen gemacht. Bis zu jenem Zeitpunkt sei sie immer stolz auf Keisha gewesen, denn sie schien sehr intelligent zu sein. Die Mutter erzählte, daß bei Keisha im Rahmen eines vor nicht allzu langer Zeit durchgeführten psychologischen Tests ein IQ von 132 festgestellt worden sei.

Im weiteren Verlauf des Gesprächs mit Keishas Mutter erfuhren wir, daß Keisha zwar in der Lage ist, ihren eigenen Namen in Druckbuchstaben zu schreiben, jedoch keine einfachen Wörter (z. B. die Namen von Freunden) abschreiben kann, und dies noch nicht einmal dann, wenn in diesen Wörtern die gleichen Buchstaben vorkommen wie in ihrem eigenen Namen. Keisha spielt zwar mit anderen Kindern aus der Nachbarschaft, jedoch sind die meisten ihrer Freunde jünger als sie. Wenn sie zusammen spielen, dann „lenkt" Keisha gewöhnlich das Spiel in eine bestimmte Richtung, d. h., sie versucht, die spielerischen Aktivitäten ins Haus zu verlegen, indem sie vorschlägt, mit Marionetten, Puppen und Puppengeschirr zu spielen. Wenn ihre Freunde „Keishas Spiele" nicht spielen möchten, geht sie oft nach Hause und spielt allein. Daher spielt Keisha *sehr oft* allein. Ihre Lieblingsbeschäftigung ist Fernsehen. Wenn ihre Eltern Spielzeug kaufen, dessen Gebrauch feinmotorisches Geschick erfordert, denkt sie sich Fantasiespiele aus, anstatt das neue Spielzeug mit den Händen zu erforschen.

Nachdem die Mutter erneut über Keishas motorische Entwicklung nachgedacht hatte, äußerte sie sich auch besorgt über Keishas grobmotorische Fähigkeiten. Sie erinnerte sich daran, daß Keisha erst mit 5 Jahren Dreiradfahren gelernt habe. Sie steige immer noch die Treppe im Kinderschritt hinunter und habe erst 2 Monate zuvor gelernt, ohne fremde Hilfe eine Schaukel zum Schwingen zu bringen.

Beobachtungen während des Unterrichts
Als wir Keisha während des Unterrichts beobachteten, bestätigten sich die Probleme, von denen die Lehrerin berichtet hatte. Im Vergleich zu den anderen Kindern bereitete es ihr große Schwierigkeiten, etwas zu schreiben, zu malen oder mit der Schere auszuschneiden. Gab man ihr ein Puzzle aus zwanzig Teilen, so war sie zwar in der Lage, die richtigen Stellen für die Teile zu finden, konnte sie jedoch nicht einsetzen. Als sie sich fertigmachte, um nach draußen zu gehen, zog sie ihre Jacke verkehrt herum an. Ferner war sie nicht in der Lage, den Reißverschluß ihrer Jacke oder die Knöpfe ihrer Bluse zu schließen. Die Pause verbrachte Keisha am liebsten allein auf der Schaukel. In der Mittagspause war sie außerdem nicht in der Lage, ihre Milchtüte zu öffnen, und auch beim Öffnen ihrer Kekspackung mußte ihr jemand helfen.

Als wir später mit der Lehrerin sprachen, erfuhren wir, daß sich Keisha verbal hervorragend ausdrücken kann und ein sehr gutes verbales Gedächtnis hat. Sie erzählte uns außerdem, daß Keisha aufgrund ihrer Artikulationsschwierigkeiten in logopädischer Behandlung sei.

Klinische Beobachtungen
und damit zusammenhängende Beurteilungsverfahren
Als wir Keishas neuromotorisches Verhalten beobachteten, fiel uns auf, daß sie hypoton wirkte und eine geringe Stabilität der proximalen Gelenke

aufwies. Die Untersuchung des Gleichgewichtssinns ergab, daß ihre Reaktionen im Vergleich zu anderen Kindern in ihrem Alter verzögert waren. Keisha tendierte dazu, sich am Untersucher festzuhalten, anstatt die Balance durch Gleichgewichtsreaktionen zu halten. Sie war nicht in der Lage, eine Streckung in Bauchlage oder eine Beugung in Rückenlage zu vollziehen. Bei Aufgaben mit Papier und Bleistift benutzte Keisha vorzugsweise die rechte Hand und hielt den Bleistift mit einem statischen Dreifingergriff. Sie war jedoch in der Lage, abwechselnd mit der rechten und mit der linken Hand Sequenzen von „Daumen-Finger-Berührungen" durchzuführen, obgleich sie ihre Finger mit ihren Augen streng kontrollieren mußte. Allerdings war sie nicht dazu fähig, komplette Folgen von Daumen-Finger-Berührungen mit beiden Händen gleichzeitig auszuführen. Während der Untersuchungen zeigte sie keine Abwehrreaktionen auf Berührungen und versuchte auch nicht, Berührungen zu vermeiden. Ihre Ergebnisse im „Touch Inventory for Elementary School Aged Children" (Test zur Überprüfung des Berührungsempfindens von Kindern im Grundschulalter, Royeen u. Fortune 1990; siehe Anhang zu Kapitel 5) sprachen ebenfalls gegen eine taktile Defensivität.

SIPT
Als wir mit Keisha die SIPT (Ayres 1989) durchführten, erreichte sie in drei der vier taktilen Tests nur sehr niedrige Werte. Die drei Tests bezogen sich auf Keishas Fähigkeit zu erkennen, welcher ihrer Finger vom Untersucher berührt wurde („Finger-Identifikation"), auf das Erkennen von Bildern, die auf ihren Handrücken gemalt wurden („Graphästhesie"), sowie auf das Ertasten der Formen von Gegenständen (haptische Wahrnehmung; Manuelle Formwahrnehmung"). Nur Keishas Fähigkeit zur Lokalisation der Stelle, an der ihr Arm berührt wurde („Lokalisation Taktiler Stimuli"), war normal ausgeprägt.
Die Fähigkeit, sich die Richtung und das Ausmaß passiver Armbewegungen zu merken („Kinästhesie"), lag im unteren Normbereich; ihr statisches und dynamisches Gleichgewicht („Gleichgewicht beim Stehen und Gehen") entsprach nicht der Norm. Im Gegensatz dazu lag die Dauer des postrotatorischen Nystagmus jedoch im Durchschnittsbereich.
  Eines ihrer niedrigsten Ergebnisse erreichte Keisha im Test „Posturale Praxie". Mit diesem Test wird überprüft, inwieweit die Testperson in der Lage ist, ungewöhnliche Haltungen nachzuahmen, die der Untersucher ihr vormacht. Dieser Test eignet sich besonders dazu, eine Somatodyspraxie zu erkennen. Bei der Untersuchung der Fähigkeit, sequenzierte Arm- und Fingerbewegungen nachzuahmen („Sequentielle Praxie"), schnitt Keisha ebenfalls sehr schlecht ab. Beim Test „Bilaterale Motorische Koordination", anhand dessen die Fähigkeit getestet wird, bilaterale projizierte Handlungsse-

quenzen nachzuahmen, waren Keishas Leistungen unterdurchschnittlich, ebenso wie im Test zur Überprüfung der Fähigkeit, Positionen und Bewegungen der Zunge, der Lippen, und des Kiefers („Orale Praxie") nachzuahmen. Keisha war jedoch in der Lage, Bewegungen auf verbale Anweisung hin auszuführen, und ihre Werte im Test „Praxie auf verbale Anweisung" lagen im Normbereich.

Die Fähigkeit, mit einem Bleistift auf einer vorgezeichneten Linie zu bleiben („Motorische Genauigkeit"), und die Fähigkeit, zweidimensionale Formen nachzuzeichnen („Muster kopieren") entsprachen auch nicht dem normalen Entwicklungsstand. Die übrigen Ergebnisse sprachen für eine normale Form- und Raumwahrnehmung und eine durchschnittliche Fähigkeit des Konstruierens.

Zusammenfassung
Die Ergebnisse unserer Untersuchung wiesen darauf hin, daß Keisha ein mangelhaftes Diskriminationsvermögen hatte (siehe Kapitel 5). Das Vorliegen einer postural-okulären Bewegungsstörung deutete auf eine Störung der zentralen Verarbeitung vestibulär-propriozeptiver Sinneseindrücke hin (siehe Kapitel 4). Ihre Leistungen in den Praxietests der SIPT sprachen für eine Dyspraxie, und ihre Schwierigkeiten mit den Aufgaben, bei denen sie zeichnen mußte, deuteten auf mangelhafte visuomotorische Fähigkeiten hin. Auf der Basis der Sensorischen Integrationstheorie gingen wir davon aus, daß es sich bei Keishas Beeinträchtigung primär um eine Somatodyspraxie handelte. Die Somatodyspraxie war anscheinend jedoch die Folge einer eingeschränkten Verarbeitung taktiler und vestibulär-propriozeptiver Sinneseindrücke. Ferner schien die Somatodyspraxie sowohl die Grob- als auch die Feinmotorik zu betreffen und mit einer Beeinträchtigung der visuomotorischen Koordination einherzugehen.

Tabelle 6.1 bietet eine Zusammenfassung der im folgenden erläuterten Schwierigkeiten, die bei einem Patienten mit Somatodyspraxie auftreten können. Dabei ist es jedoch wichtig zu beachten, daß es sich bei einigen der in der Tabelle aufgeführten Symptome um *eindeutige Anzeichen* für eine Somatodyspraxie handelt, während andere lediglich häufig auftretende Nebenerscheinungen darstellen, die eher als *Endprodukte oder Folgeerscheinungen der Dyspraxie* zu betrachten sind. Wie bereits erwähnt, kann darüber hinaus das Erscheinungsbild von Patienten mit Somatodyspraxie erheblich variieren.

Tabelle 6.1. Das klinische Erscheinungsbild der Somatodyspraxie

Anzeichen im Spiel, in der Entwicklung und in der Schule	Charakteristische Verhaltensweisen	SIPT-Ergebnisse	Klinische Beobachtungen
1. Ungeschickt	1. Niedriges Selbstwertgefühl und mangelndes Selbstbewußtsein	1. Niedrige Werte in Tests, die auf eine beeinträchtigte Praxie hinweisen: a. Posturale Praxie b. Bilaterale motorische Koordination c. Sequentielle Praxie d. Orale Praxie e. Eventuell: Praxie auf Verbale Anweisung 2. Niedrige Werte in Tests, die auf eine beeinträchtigte somatosensorische Verarbeitung hinweisen: a. Finger-Identifikation b. Graphästhesie c. Lokalisation taktiler Stimuli d. Manuelle Formwahrnehmung e. Steh- und Gehbalance f. Eventuell: Kinästhesie	1. Eingeschränkte Beugung in Rückenlage
2. Mangelhaftes taktiles Diskriminationsvermögen			2. Schwierigkeiten mit Sequenzen von Fingerberührungen
3. Kein angemessenes Körperschema	2. Schnell frustriert, vermeidet neue Situationen		
4. Schwierigkeiten mit dem Sequenzieren und schlechtes Timing	3. Manipuliert häufig die Mitmenschen oder die personale Umgebung		3. Weitere Anzeichen für beeinträchtigte motorische Fähigkeiten: a. Eingeschränkte Kriechbewegungen b. Schwierigkeiten mit schnellen Wechselbewegungen
5. Langsames Erlernen alltäglicher Handlungen (besonders des Umgangs mit Verschüssen	4. Redet eventuell lieber, als zu handeln (es sei denn, es liegt zusätzlich eine Sprachstörung vor)		
6. Schwierigkeiten bei der Durchführung sportlicher Aktivitäten sowie bei Aktivitäten, die grobmotorische Fähigkeiten erfordern	5. Kommt häufig zu spät und ist vergeßlich 6. Geht Aufgaben unorganisiert an		4. Manchmal: Anhand klinischer Beobachtungen Hinweis auf beeinträchtigte vestibulär-propriozeptive Verarbeitung (siehe Kapitel 4)
7. Schwierigkeiten bei Spielen, die Fähigkeiten zum Konstruieren und einen geschickten Umgang mit den Händen erfordern; mangelnde feinmotorische Fähigkeiten			
8. Schreibstörungen			
9. Entwicklungsbedingte Artikulationsstörungen			
10. Zusätzlich: geringfügige neurologische Symptome			
11. Zusätzlich: Lernstörungen			

> **FALLBEISPIEL →**
>
> Wie wir bei einem Vergleich zwischen diesen Merkmalen und den bei *Keisha* vorliegenden Symptomen feststellen werden, weisen Patienten mit einer Somatodyspraxie normalerweise nicht *alle* der genannten Symptome auf.

6.3.1
Beobachtbare Anzeichen im Spiel, in der Entwicklung und in der Schule

In den ersten Lebensjahren eines Kindes ist eine leichte Form der Dyspraxie meist nicht zu erkennen, da das Kind die wichtigsten motorischen Fähigkeiten üblicherweise innerhalb eines der (unteren) Norm entsprechenden Zeitraums erlernt (Gubbay 1979, 1985). Obwohl das Kind häufiger irgendwo anstoßen und mehr auf die Hilfe anderer angewiesen sein mag als andere Kinder seines Alters, so wird ein solches Verhalten von den Eltern zunächst häufig als „individuelle Eigenart" interpretiert. Denken die Eltern eines dyspraktischen Kindes jedoch später an diese Entwicklungsperiode zurück, sagen sie häufig, sie hätten damals zwar gefühlt, „ daß etwas nicht stimmt", hätten aber nicht gewußt, *was* es war.

Im *Vorschulalter* treten die Probleme meist deutlicher zutage. Das Kind hat häufig Schwierigkeiten mit bestimmten Aspekten alltäglicher Handlungen. Es weiß z. B. nicht, wie man einen Knopf zumacht, wie man sich die Nase putzt oder wie man bestimmte Gegenstände handhabt. Ferner hat es oft Schwierigkeiten beim Puzzeln, Schneiden, Malen und Kleben sowie im Umgang mit Spielplatzgeräten. Da jedoch viele Vorschulprogramme den Kindern stets die Möglichkeit bieten, aus verschiedenen Aktivitäten zu wählen, kann ein Kind mit einer Entwicklungsdyspraxie in vielen Fällen schwierige Aktivitäten auf einfache Weise vermeiden. Die Erzieherin interpretiert dieses Verhalten dann möglicherweise erneut als „individuelle Vorliebe" oder „eigenen Stil" und verkennt somit ebenfalls die Schwierigkeiten des Kindes.

> **FALLBEISPIEL →**
>
> Auch in *Keishas* Fall wurden bislang unbekannte Probleme erst in den ersten Schuljahren offensichtlich, und bereits bekannte Schwierigkeiten traten immer eindeutiger zutage.

In den ersten Schuljahren scheinen zwei Faktoren eine Rolle zu spielen. Zum einen ist der Ablauf vieler Aktivitäten, die Schulkinder in der Schule, zu Hause und beim Spielen ausüben, äußerst strikt geregelt. So müssen alltägliche Handlungen z. B. innerhalb eines festgelegten Zeitrahmens erledigt, organisierte sportliche Aktivitäten nach bestimmten Regeln gespielt und Schularbeiten ordentlich erledigt werden. Zum anderen kann das Kind nun in vielen Fällen bestimmte Aktivitäten nicht mehr umgehen und ist oft sogar gezwungen, sich zu beteiligen. Bei einem Kind mit einer Entwicklungsdyspraxie können ständige Probleme beim Ankleiden (dazu zählen auch das Schließen von Reißverschlüssen und das Binden von Schnürsenkeln) dazu führen, daß das tägliche morgendliche Anziehen in einen „Kampf" zwischen Eltern und Kind ausartet. In der Schule hat das Kind dann möglicherweise Schwierigkeiten mit dem Schreiben oder mit Aktivitäten im Kunstunterricht, bei denen man schneiden, malen, kleben und etwas zusammenbauen muß. Auch das Erlernen spielerischer Fertigkeiten, wie z. B. Fahrradfahren, Seilhüpfen und Ballspielen, ist mit Schwierigkeiten verbunden. Mit der Zeit gewinnen dann Mannschaftssportarten und andere geregelte sportliche Aktivitäten immer mehr an Bedeutung, und auch in diesen Bereichen hat das Kind oft mit Schwierigkeiten zu kämpfen.

In der dritten und vierten Klasse werden erheblich mehr schriftliche Arbeiten von den Kindern verlangt (Levine 1987). Levine benutzte den Begriff *„developmental output failure"* (entwicklungsbedingtes fehlerhaftes Output), um die Schwierigkeiten von Kindern zu beschreiben, deren kognitive „Produktion" nicht den Erwartungen entspricht. Ein Grund für ihr „Scheitern" besteht darin, daß sie schriftliche Arbeiten motorisch nicht richtig ausführen können. Nach Ansicht von Levine (1987) „wird das Schreiben immer mehr zur unerläßlichen Voraussetzung für kognitive Produktivität" (S. 224). Hinzu kommt, daß von den Kindern im Laufe ihrer Schulzeit ein immer anspruchsvolleres motorisches Output und ein immer ausgereifteres visuomotorisches (bzw. graphomotorisches) Umsetzungsvermögen gefordert wird. Eine „fehlerhafte Produktion" oder ein „fehlerhaftes Output" sind deshalb auf mangelhafte visuomotorische Fähigkeiten, auf Defizite der Feinmotorik oder auf Schwierigkeiten hinsichtlich der für die Planung und Durchführung von schriftlichen Arbeiten erforderlichen Aufnahme- und Speicherprozesse zurückzuführen. Ist das Kind nicht in der Lage, das von ihm verlangte Arbeitspensum zu erfüllen, führt dies möglicherweise zu einer Verschlechterung der Noten, zu einer Abnahme der Motivation und schließlich zu einem geringeren Selbstbewußtsein (Levine 1984). Da Schwierigkeiten in diesem Bereich einer der Hauptgründe für die Überweisung von Kindern an Ergotherapeuten sind, findet sich im Anhang zu Kapitel 6 eine ausführliche Darstellung von Defiziten der Feinmotorik bzw. von Schreibstörungen.

Auch im Erwachsenenalter kann eine Entwicklungsdyspraxie die Berufswahl und die berufliche Laufbahn beeinträchtigen und die Wahl von Freizeitaktivitäten beeinflussen. Knucky u. Gubbay (1983) führten eine Folgestudie mit einer Gruppe von 24 ehemals „ungeschickten Kindern" und entsprechender Kontrollgruppe durch. Dabei fanden sie heraus, daß jene Erwachsenen, die als Kinder „ungeschickt" waren, eine im Bezug auf die Geschicklichkeit der Hände weniger anspruchsvolle Tätigkeit ausübten als das durchschnittliche Mitglied der Kontrollgruppe. Dies traf in besonderem Maße auf jene Personen zu, die als Kinder extrem ungeschickt waren. Daher wird ein Schüler, der in beiden Bereichen – also sowohl im kognitiven als auch im motorischen Bereich – Dysfunktionen aufweist, in Beruf und Freizeit wahrscheinlich stark eingeschränkt sein.

6.3.2
Charakteristische Verhaltensweisen

Die Beziehung zwischen Dyspraxien und häufig damit einhergehenden Verhaltensweisen wurde bereits anhand des Spiralprozesses der Selbstaktualisierung in Kapitel 1 erläutert. Näheres dazu folgte dann in Kapitel 2, wo die Beziehung zwischen Bewußtsein und Körper-Hirn besprochen wurde.

Ein Patient mit einer *Entwicklungsdyspraxie* verfügt nicht über angemessene Fähigkeiten zur motorischen Planung und ist daher auch nicht in der Lage, effektiv mit seiner Umwelt zu interagieren bzw. diese effektiv zu beeinflussen. Dies beeinträchtigt das Vertrauen des Patienten in seine eigene Kompetenz (Vertrauen in die eigenen Fähigkeiten) und in seine Steuerungsfähigkeit. Daraus entsteht eine Verunsicherung bezüglich der eigenen Handlungskompetenz, was sich wiederum negativ auf das Selbstvertrauen auswirkt und unzufrieden macht. So wird der „Wille zu handeln" geschwächt.[1]

Da ein Kind mit einer Somatodyspraxie häufig nur schwach ausgeprägte spielerische oder sportliche Fähigkeiten besitzt, wird es oft von Gleichaltrigen gehänselt und von Spielen ausgeschlossen. Dies kann in einem geringen Selbstwertgefühl und einer immer stärkeren Isolation resultieren. Shaw et al. (1982) fanden heraus, daß lernbehinderte Kinder mit einer schwachen motorischen Koordination ein geringeres Selbstwertgefühl haben als lernbehinderte Kinder mit einer angemessenen motorischen Koordination. Sie stellten fest, daß Kinder, die sowohl Lernstörungen als auch motorische Defizite aufwiesen, besonders gefährdet sind, ein geringes Selbstwertgefühl zu entwickeln, und nannten dieses Phänomen *„entwicklungsbedingte Doppelgefährdung"*.

> Dieses Phänomen kennen wir bereits vom Fall *Joe* (siehe Kapitel 2). Joe war der Junge, der unbedingt gut Baseball spielen wollte, aber wußte, daß er dieses Spiel „nicht gut" beherrschte. Für *Keisha* würde dieses Defizit *möglicherweise* nicht so ein großes Problem darstellen, da sie scheinbar ruhigere

---

[1] Der „Wille zu handeln" wird von einigen Autoren auch als „Intention" bezeichnet. Siehe dazu auch die Begriffe „Motivation", „innerer Antrieb" und „Selbststeuerung" in Kapitel 1 und 2.

FALLBEISPIEL ➜

Spiele vorzieht, die man drinnen spielen kann. Wir finden es allerdings verwunderlich, daß sie in den Pausen lieber alleine schaukelt, anstatt mit den anderen Kindern zu spielen.

Wie Joe sind sich viele Kinder mit Dyspraxie bewußt, daß sie bestimmte Dinge nicht können. Im Gegensatz zu Joe, der trotz der vielen negativen Erfahrungen mit dem Baseballspielen immer wieder versuchte, das Spiel zu erlernen, versuchen solche Kinder allerdings häufig, für sie schwierige Situationen zu umgehen. Sie probieren, Aufgaben umzustrukturieren oder mit gleichaltrigen Kindern oder Erwachsenen „Abmachungen zu treffen". Daher werden dyspraktische Kinder oft für „Manipulatoren" gehalten. Obwohl wir nicht mit Sicherheit sagen können, daß dies auch bei Keisha der Fall ist, kommt es uns so vor, als versuche sie stets zu manipulieren, welche Spiele sie und ihre Freunde auswählen.

6.3.3
Testwerte und damit zusammenhängende Probleme

Intelligenztests

Nach Ansicht von Gubbay (1975, 1985) ist ein Kind mit Dyspraxie normal intelligent. Dawdy (1981) drückt sich diesbezüglich allerdings vorsichtiger aus: „Es ist wahrscheinlich unrealistisch und in theoretischer Hinsicht restriktiv, durchschnittliche Intelligenz oder nahezu durchschnittliche Intelligenz als diagnostisches Kriterium heranziehen zu wollen" (S. 34). Die Frage der Intelligenz bleibt also umstritten. Leidet ein Patient mit mentaler Retardierung an Dyspraxie? Der typische Patient mit mentaler Retardierung weist in allen Bereichen, also auch im Sprachbereich, Entwicklungsverzögerungen auf. Stimmen die Verzögerungen in der sprachlichen Entwicklung mit jenen in anderen Bereichen überein, sprechen wir nicht von einem „aphasischen Patienten". Weist ein Patient neben Verzögerungen im Bereich der motorischen Planung ebenso gravierende Verzögerungen in der kognitiven und motorischen Entwicklung auf, so bezeichnen wir ihn auch nicht als „dyspraktisch". Des weiteren müssen wir darauf achten, daß wir (mit standardisierten Beurteilungsverfahren ermittelte) Entwicklungsverzögerungen im Bereich der motorischen Leistung nicht unbedingt als Anzeichen für eine eingeschränkte motorische Planung interpretieren. Aus diesem Grunde befinden wir einen Patienten mit mentaler Retardierung *nur dann* für *dyspraktisch*, wenn

- seine motorischen Defizite auf eine mangelhafte *motorische Planung*, nicht aber auf fehlende bzw. kaum vorhandene motorische Fähigkeiten zurückzuführen sind und

- die Fähigkeit zur motorischen Planung *erheblich schlechter* ist als die Leistungen in anderen Bereichen.

Gubbay (1975) war außerdem der Ansicht, daß das allerwichtigste diagnostische Kriterium für Dyspraxien darin bestünde, daß bei solchen Kindern im „Revised Wechsler Intelligence Scale for Children" (WISC-R)[1] die IQ-Werte für die praktischen Fähigkeiten signifikant niedriger ausfielen als die verbalen IQ-Werte (im allgemeinen muß eine Differenz von 15 Punkten vorliegen). Obwohl diese Beobachtung auf viele lernbehinderte Kinder zutrifft und auch in bezug auf Kinder stimmen mag, die gute konzeptuelle Fähigkeiten, aber eine mangelhafte Fähigkeit zur motorischen Planung aufweisen, erfüllen nicht alle dyspraktischen Kinder dieses Kriterium. Kinder mit Dysphasie und Dyspraxie können z. B. niedrigere IQ-Werte für die verbalen Fähigkeiten als für die praktischen Fähigkeiten aufweisen. Eine derartige Verteilung der Werte ist auch häufig bei apraxischen Erwachsenen anzutreffen, deren Apraxie auf eine Schädigung der linken Hemisphäre zurückgeführt wird (Lezak 1983).

> **FALLBEISPIEL →**
>
> *Keishas* Verbal-IQ und Handlungs-IQ liegen uns nicht vor. *Falls* ihre Werte jedoch in diesen beiden Bereichen extrem unterschiedlich sind, könnte man wohl davon ausgehen, daß es sich in diesem Fall bei den niedrigeren Werten um die des Handlungs-IQ handelt, da Keisha gute verbale und mangelhafte visuomotorische Fähigkeiten besitzt.

SIPT und damit zusammenhängende klinische Beobachtungen

Kinder mit Somatodyspraxie weisen bei den SIPT und den damit zusammenhängenden klinischen Beobachtungen des neuromotorischen Verhaltens eine charakteristische Konstellation von Testergebnissen auf (siehe Tabelle 6.1) (Ayres 1972a, 1975, 1976, 1979, 1989).

> **FALLBEISPIEL →**
>
> Führt man sich nochmals *Keishas* SIPT-Ergebnisse vor Augen, stellt man fest, daß sie in den vier Haupttests zur Praxie ausschließlich *niedrige Werte* erreichte. Hierbei handelte es sich um die Tests:
> - „Posturale Praxie",
> - „Bilaterale motorische Koordination",
> - „Sequentielle Praxie" und
> - „Orale Praxie".

---

[1] Der WISC-R entspricht ungefähr dem Hamburg-Wechsler-Intelligenztest für Kinder (überarbeitete Version), HAWIK-R.

> **FALLBEISPIEL →**
>
> Wie so häufig bei Kindern mit einer Dyspraxie, aber guten verbalen Fähigkeiten fielen ihre Werte im Test „Praxie auf Verbale Anweisung" *normal* aus. Wir stellen außerdem fest, daß Keisha – bis auf eine Ausnahme – in allen wichtigen Tests zur somatosensorischen Verarbeitung *niedrige Werte* aufweist. Die Ergebnisse der klinischen Beobachtungen zeigten, daß Keisha eine schwache Beugung in Rückenlage und ein mangelhaftes sequentielles Berühren der Finger aufweist und daß bei ihr eine aussagekräftige Konstellation von Werten vorliegt, die auf eine schwache vestibulär-propriozeptive Verarbeitung hindeuten. *Die Gesamtheit der Testergebnisse veranlaßt uns dazu, bei Keisha eine Diagnose auf Somatodyspraxie zu stellen.* Alle anderen von uns beschriebenen Indizien und Verhaltensmerkmale dagegen sind, wie bereits erwähnt, lediglich als Folgeerscheinungen bzw. mit dieser primären Beeinträchtigung einhergehende Probleme zu betrachten – so u. a. auch Keishas schwache Leistung in den Tests zur Visuomotorik.

Wir möchten erneut betonen, daß viele Kinder mit Somatodyspraxie nicht in allen dieser Tests schlechte Ergebnisse erzielen. Niedrige Werte bei der Mehrzahl der Tests weisen außerdem nicht ausschließlich auf eine Somatodyspraxie hin, sondern sind auch in Verbindung mit anderen Dysfunktionstypen möglich (siehe hierzu Tabelle 1.1).

6.4
Neuroanatomische Grundlagen der Apraxie

Vergleichen wir die Literatur zur Apraxie im Erwachsenenalter mit der Literatur zur Entwicklungsdyspraxie, stellen wir fest, daß weitaus mehr unternommen wurde, um die neuroanatomische Basis für Praxiedefizite im Erwachsenenalter zu erforschen. Obwohl Praxiedefizite im Erwachsenenalter und Somatodyspraxie in einigen wichtigen Punkten Gemeinsamkeiten aufweisen (z. B. eingeschränktes Sequenzieren, mangelhafte Ausführung von Bewegungen), handelt es sich dabei nicht um identische Defizite. Eine Auseinandersetzung mit den neuroanatomischen Grundlagen für die Apraxie im Erwachsenenalter kann uns allerdings einen Einblick in neuroanatomische und verhaltensspezifische Aspekte der Entwicklungsdyspraxie ermöglichen – vorausgesetzt, wir bleiben uns der fundamentalen Unterschiede zwischen diesen beiden Defiziten bewußt.

In Kapitel 4 haben wir aufgezeigt, welche Rolle die medialen supplementären und die lateralen bogenförmigen prämotorischen Areale bei der motorischen Planung spielen, wie dies anhand einer Studie an Erwachsenen mit bekannten Hirnverletzungen nachgewiesen wurde. Im Anschluß daran äußerten wir die Vermutung, daß ähnliche Symptome auftreten *könnten*, wenn die sensorische Reizzufuhr zu diesen für die motorische Planung zuständigen kortikalen Zentren beeinträchtigt ist (siehe Tabelle 4.1).

In weiteren Forschungsreihen wurde die Rolle des medialen supplementär-motorischen Areals bei der motorischen Planung analysiert. Zwei Fallstudien ergaben, daß sich das in der linken Hemisphäre untergebrachte supplementär-motorische Areal auf die *Praxie* auswirkt (Watson et al. 1986), und aus der Literatur zur Anatomie und Physiologie geht hervor, daß das supplementär-motorische Areal an der *motorischen Programmierung* beteiligt ist (Brinkmann u. Porter 1979; Roland et al. 1980). Basierend auf diesen beiden Grundlagen zogen Watson et al. (1986) den Schluß, daß dieses Areal auch bei der *Programmierung der transitiven Bewegungen der Gliedmaßen* – Bewegungen, die im Zusammenhang mit einem Objekt oder einem Werkzeug (z. B. Hammer) ausgeführt werden – eine wichtige Rolle spielt. Watson et al. stellten fest, daß dem richtigen Gebrauch eines Werkzeugs ein zentral erzeugter Befehl und ein sensorisches Feedback vorausgehen müssen.

Man vermutet, daß das supplementär-motorische Areal bei der Erzeugung *zentraler Befehle* eine wichtige Rolle spielt und das im Areal 4 während der Vorbereitungsphase herrschende Aktivitätsniveau stark beeinflußt.

In einer Vielzahl der Publikationen über Läsionen, die Apraxien im Erwachsenenalter hervorrufen, wurde vor allem die Bedeutung der kortikalen Strukturen und besonders des Frontallappens (prämotorischer Kortex) sowie des Parietallappens der linken Hemisphäre hervorgehoben (Faglioni u. Basso 1985; Geschwind 1975; Gonzalez-Rothi et al. 1986; Luria 1980).

Trotz der eingehenden Auseinandersetzung mit der linken Hemisphäre scheint es allerdings nicht möglich, eine spezifische Region des Gehirns eindeutig mit Apraxien im Erwachsenenalter in Verbindung zu bringen. Luria (1980) betonte immer wieder, wie wichtig *Funktionssysteme* für überaus komplexe Abläufe und auch für die Praxie sind. Die These, daß die neuroanatomischen Grundlagen der Praxie möglicherweise als Funktionssystem zu betrachten sind, wurde von anderen Forschern näher beleuchtet, und man kam zu dem Schluß, daß sowohl die rechte Hemisphäre (Basso et al. 1985; DeRenzi et al. 1980; Rapcsak et al. 1987) als auch tiefere Strukturen bei der Praxie eine Rolle spielen (Agostoni et al. 1983; Kolb u. Whishaw 1985; Paillard 1982).

Basso et al. (1987) vermuteten, daß „tiefere Strukturen bei der Entstehung von Apraxien eine bestimmte Rolle spielen müssen" (S. 145). Allerdings konnten sie keine spezifischen Strukturen identifizieren, deren Schädigung als Unterscheidungsmerkmal zwischen Patienten mit neurologischen Störungen sowie Defiziten der Praxie und Patienten mit neurologischen Störungen ohne Defizite der Praxie dienen könnte. Dieses Ergebnis läßt sich evtl. mit den weitverzweigten Verbindungen zwischen den verschiedenen Hirnregionen begründen.

Das Striatum ist sehr eng mit dem parietalen Assoziationskortex verbunden (ipsilateral und kontralateral) und ist außerdem mit verschiedenen Teilen des Thalamus, mit dem Globus pallidus, dem Subthalamus und besonders eng mit der Substantia nigra verknüpft. Alle diese Strukturen stellen Verbindungen innerhalb komplexer Feedback-Schaltkreise dar. Aus diesem Grunde ist es nicht verwunderlich, daß eine Apraxie unabhängig davon auftreten kann, welche Struktur beschädigt ist (Agostoni et al. 1983, S. 807).

Agostoni et al. (1983) berichteten darüber hinaus über sieben Patienten mit einer Apraxie, die auch Schädigungen der Basalganglien oder des Thalamus aufwiesen. Sie folgerten daraus, daß eine Apraxie nicht nur auf höherer kortikaler Ebene verursacht wird, sondern auch durch Schäden an *subkortikalen* Schaltkreisen und Strukturen entstehen kann.

Im Falle der Somatodyspraxie geht man davon aus, daß diese in erster Linie auf Defizite der taktilen, propriozeptiven und möglicherweise auch vestibulären (polymodalen) Verarbeitung auf subkortikaler Ebene zurückzuführen ist (Ayres 1972a, 1979, 1989). Ist man erst einmal in der Lage, anhand von Untersuchungen an Erwachsenen mit diagnostizierten Läsionen aufzudecken, welche Rolle diese Strukturen tatsächlich spielen, kann dies möglicherweise zu einem Verständnis dessen beitragen, wie sich neurale Dysfunktionen innerhalb dieser Strukturen auswirken, die evtl. durch eine mangelhafte Verarbeitung *polymodaler somatosensorischer* Sinneseindrücke entstehen.

Brooks (1986) beispielsweise untersuchte die Bedeutung des *limbischen Systems* für die Praxie und das motorische Lernen. Er vermutete, daß dem limbischen System innerhalb des Prozesses, der bei einer motorischen Aufgabe zur Entwicklung eines Problemlösungsverständnisses führt, eine „vergleichende Rolle" zukommt. Brooks (1986) ging ferner davon aus, daß ein solches Verständnis dann entsteht, wenn erkannt wird, „was zu tun ist". Er betonte, daß man eine Aufgabe nur lösen könne, wenn man verstehe, worum es dabei geht. Man müsse zunächst begriffen haben, „was man tun muß", bevor man lernt, „auf welche Weise man dabei vorgehen muß". Auf der Grundlage einer Studie mit Affen stellte Brooks die Hypothese auf, daß „das limbische System eine vergleichende Funktion hat":

Einsichtsvolles Verhalten wird durch den in verschiedenen neuralen Zentren stattfindenden Vergleich von zwei konvergierenden limbischen Projektionen gesteuert. Die eine Projektion stammt aus dem Mandelkern, der die relevanten sensorischen Informationen herausfiltern kann, und die andere von „korrolaren Empfängern" von Mandelkerninformationen, wie der „Cingulate Cortex" (Cingulum)" (S. 31–32).

Bei der Untersuchung von motorischen Kontrollmechanismen bei Geschick erfordernden Bewegungen stellte Paillard (1982) fest, daß gelernte Programme im Gegensatz zu angeborenen Programmen nicht schon von Anfang an miteinander verknüpft sind. Des weiteren vermutete er, daß vom Kortex (einschließlich parietaler Kortex) gesendete „Befehlssignale" subkortikale Programme für gelernte motorische Handlungen aktivieren (die sich vermutlich in den Basalganglien befinden), durch die wiederum der motorische Kortex aktiviert wird. Kolb u. Whishaw (1985) beobachteten außerdem eine funktionelle Beziehung zwischen kortikalen und subkortikalen Strukturen und stellten die Hypothese auf, daß eine Schädigung subkortikaler Strukturen eine der „Hauptursachen für eine Apraxie" sei (S. 211).

6.5
Ätiologie der Entwicklungsdyspraxie

6.5.1
Neuroanatomische Grundlagen

Obwohl offensichtlich viele Hirnregionen zur Praxie beitragen, wird davon ausgegangen, daß im Falle einer Apraxie im Erwachsenenalter eine Läsion in der linken, sprachsteuernden Hemisphäre vorliegt (Poeck 1982). Im Gegensatz dazu gibt es jedoch keine eindeutig identifizierbare und allgemein anerkannte neuroanatomische Struktur, die als Ursache für eine Entwicklungsdyspraxie angesehen werden könnte. Im Jahr 1979 definierte Gubbay das „ungeschickte Kind" als ein Kind, „dessen Fähigkeit, Geschick erfordende Bewegungen durchzuführen, beeinträchtigt ist, obwohl es normal intelligent ist und *bei konventionellen neurologischen Untersuchungen normale Ergebnisse erzielt* [Hervorhebung nachträglich]" (S. 146). Gemäß dieser Ansicht kann also keine Diagnose auf Entwicklungsdyspraxie gestellt werden, wenn bei einem Patienten eindeutige Anzeichen für eine Hirnschädigung vorliegen. Dieser Standpunkt könnte sich jedoch bald ändern, da mittlerweile spezielle Verfahren wie z. B. die Computertomographie (CT), die Magnetresonanztomographie (MRT), die Positronenemissionstomographie (PET) und auch „Regional Blood Flow Studies" (rCBF, Untersuchungen der regionalen Hirndurchblutung) eine genauere Untersuchung der Hirnstrukturen und -funktionen ermöglichen.

Bislang wurden diese neuen Technologien jedoch nur in wenigen Studien an Kindern mit Entwicklungsdyspraxien eingesetzt. Forscher fanden allerdings im Rahmen einer bahnbrechenden Studie anhand der Computertomographien von „ungeschickten" Kindern heraus, daß 39% dieser Kinder gegenüber nur 9% der Kontrollgruppe abnorme Befunde aufwiesen (Knuckey et al. 1983). Als man die Gruppe der „ungeschickten" Kinder zusätzlich in „ungeschickte" und „sehr ungeschickte" Kinder unterteilte, wiesen 48% der „sehr ungeschickten" Kinder abnorme Computertomographien auf. Unter anderem wurden bei diesen Kindern folgende *Störungen* identifiziert:
- Ventrikeldilatation,
- periphere Atrophie,
- Schädigungen wichtiger Hirnregionen.

Allerdings wurden in mehreren Fällen auch spezifischere Parenchymschädigungen festgestellt, wobei hier jedoch kein einheitliches Störungsbild vorlag. Außerdem stellte sich heraus, daß die linke Hemisphäre bei der Apraxie dieser Kinder keine so große Rolle spielt wie bei der Apraxie im Erwachsenenalter.

Da Knuckey et al. (1983) die von ihnen untersuchten „ungeschickten" Testpersonen anhand eines Acht-Item-Suchtests auswählten und die sensorische Integrationsfähigkeit ihrer Versuchspersonen nicht bewerteten, kann nicht mit Bestimmtheit gesagt werden, inwieweit sich ihre Ergebnisse auf Patienten mit einer Entwicklungsdyspraxie oder auf die spezielle Untergruppe der Patienten mit Somatodyspraxie übertragen lassen.

Die Schwierigkeit, die Entwicklungsdyspraxie auf eine spezielle neurologische „Grundlage" zurückzuführen oder im Gehirn zu lokalisieren, spricht für die von Luria (1963, 1980) und anderen (Basso et al. 1980; DeRenzi et al. 1982) aufgestellte These, die Praxie hänge von einem komplexen funktionellen System oder Netzwerk ab, das kortikale und subkortikale Strukturen umfaßt. Anhand einer Studie mit Kindern schlugen Conrad et al. (1983) ein ähnliches Konzept vor.

6.5.2
Perinatale Auffälligkeiten

Gubbay (1978, 1985) untersuchte die Geburtsgeschichte von Kindern mit einer Dyspraxie und stellte dabei fest, daß in 50% der Fälle ganz bestimmte pränatale, perinatale oder postnatale Umstände vorlagen. Darüber hinaus stellte er fest, daß das Verhältnis von dyspraktischen Mädchen und Jungen 2:1 betrug und daß mehr Erstgeborene eine Dyspraxie aufwiesen. Obwohl bei der Geburt auftretende Komplikationen eine der Ursachen für Entwicklungsdyspraxien sein können, muß darauf hingewiesen werden, daß bei der Hälfte der Kinder mit Dyspraxien *keine* außergewöhnliche Geburtsgeschichte vorlag. Untersuchungen an Personen mit anderen Defiziten wie z. B. Lernstörungen, Autismus oder mentaler Retardierung ergaben außerdem ähnliche Ergebnisse hinsichtlich perinataler Auffälligkeiten (Geschwind u. Galaburda 1985).

6.5.3
Eine wichtige Randbemerkung zur Forschungsgeschichte

Bevor wir im folgenden Abschnitt die Rolle der Körperempfindungen erläutern, müssen zunächst nochmals einige wichtige Punkte geklärt werden, die in diesem oder in einem der vorangegangenen Kapitel bereits einzeln angesprochen wurden.

Als Ayres (1972a, 1979, 1989) die Bedeutung von *Körperempfindungen* hinsichtlich der Praxie untersuchte, maß sie zunächst *vor allem* taktilen Informationen eine besonders große Bedeutung bei („diskriminative Berührungen"). Die Rolle der *Propriozeption* (und möglicherweise auch die der vestibulären Propriozeption) untersuchte sie erst später. Sowohl diskriminative Berührungsempfindungen als auch propriozeptive Informationen werden jedoch über die Hinterstrangbahnen an kortikale Strukturen übermittelt; daher konnten Forscher, die die Auswirkung von Verletzungen der Hintersäule untersuchten, bislang noch nicht klären, ob die beobachtbaren Defizite auf eine mangelhafte taktile Diskrimination, eine eingeschränkte Propriozeption oder gar auf beide Beeinträchtigungen (d. h. auf ein gestörtes Körperempfinden) zurückzuführen sind. Mittlerweile haben wir jedoch erkannt, daß diese Unterscheidung für die Bestimmung der Rolle, die taktile und propriozeptive Informationen bei der motorischen Planung spielen, äußerst wichtig sein könnte.

In Kapitel 4 ging es bereits um den Einfluß der medialen und lateralen prämotorischen Areale auf die motorische Planung. Während das mediale supplementär-motorische Areal von *propriozeptiven* Sinneseindrücken abhängig ist, ist das laterale bogenförmige prämotorische Areal eher *polymodal*. Auf das laterale bogenförmige prämotorische Areal werden sowohl *taktile* als auch *visuelle* und *propriozeptive* Informationen projiziert (Goldberg 1985) (siehe auch Tabelle 4.1).

In Kapitel 4 wurde die These aufgestellt, daß Defizite der bilateralen Integration und des Sequenzierens normalerweise wohl eher subtil sind und sich in erster Linie auf Störungen bilateraler und projizierter Handlungssequenzen beschränken. Eine äußerst wichtige Komponente dieser eher subtilen Beeinträchtigung der motorischen Planung stellt die *Antizipation* dar bzw. die Fähigkeit, in die Zukunft zu projizieren. Man geht davon aus, daß Defizite der bilateralen Integration und des Sequenzierens ihren Ursprung in vestibulär-propriozeptiven – *und nicht in taktilen* – Verarbeitungsstörungen haben. Wie wir später zeigen werden, wird die Somatodyspraxie hingegen häufig *sowohl* mit taktilen *als auch* mit vestibulären Verarbeitungsdefiziten und *sowohl* mit einem beeinträchtigten Ablauf antizipatorischer projizierter Handlungssequenzen *als auch* mit Defiziten bei reaktiven, inputabhängigen segmentären Handlungen in Verbindung gebracht (siehe Tabelle 4.1; siehe auch Kapitel 10).

Personen mit einer *Somatodyspraxie* können alle Formen von Defiziten der motorischen Planung aufweisen, die auch bei Patienten mit Defiziten der bilateralen Integration und des Sequenzierens auftreten. Der Unterschied besteht darin, daß die Defizite der motorischen Planung bei Patienten mit einer Somatodyspraxie möglicherweise gravierender sind. Liegt zusätzlich eine Beeinträchtigung der taktilen Wahrnehmung vor, werden feedforward-bedingte Störungen, die bei Patienten mit Defiziten der bilateralen Integration und des Sequenzierens auftreten, vermutlich durch feedback-bedingte motorische Planungsdefizite *überlagert*.

Wir müssen uns ferner darüber im klaren sein, daß viele unserer Annahmen über die Somatodyspraxie und über Defizite der bilateralen Integration und des Sequenzierens auf Forschungsreihen basieren, die einen Zeitraum von mehr als drei Jahrzehnten umspannen. Aus dieser Forschungstradition haben sich folgende *problematische Aspekte* ergeben:
- Der bedeutsame Einfluß der Propriozeption auf die motorische Planung wurde bislang nicht *umfassend* berücksichtigt.
- Die Rolle der Propriozeption wurde *ausschließlich* auf die taktile Wahrnehmung beschränkt (z. B. Körperschema).
- Bislang wurde stets unterschieden zwischen motorischen Planungsdefiziten, die auf einer Beeinträchtigung der taktilen oder somatosensorischen Verarbeitung basieren, und Defiziten der bilateralen motorischen Kontrolle, die auf eine vestibuläre Verarbeitungsstörung zurückzuführen sind.

Mit anderen Worten: Kinder mit vestibulären bilateralen Integrationsdefiziten wurden bislang *nicht als dyspraktisch betrachtet* (Ayres 1972a, 1979).

Wir beabsichtigen daher, in diesem Kapitel die wichtigen theoretischen Konzepte noch näher zu beleuchten, die sich mit der Rolle taktiler und propriozeptiver (evtl. auch vestibulärer) Informationen beschäftigen, die bereits in Kapitel 4 und 5 angesprochen wurden. Diese Konzepte werden wir auf die *Kombination* von Defiziten übertragen, die wir als „Somatodyspraxie" bezeichnen.

6.5.4
Die Rolle der Körperempfindungen

Ayres (1972a, 1979, 1989) war der Ansicht, daß eine Somatodyspraxie nicht auf eine diagnostizierbare Hirnverletzung, sondern vielmehr auf eine eingeschränkte Wahrnehmung sensorischer, insbesondere taktiler Informationen zurückzuführen ist. Auf der Grundlage einer Reihe von faktorenanalytischen Studien (Ayres 1965, 1966, 1969, 1977), bei denen wiederholt ein Zusammenhang zwischen motorischer Planung und taktiler Diskrimination festgestellt wurde, stellte Ayres die These auf, daß zwischen Beeinträchtigungen der taktilen Wahrnehmung, einem mangelhaften Körperschema und Schwierigkeiten bei der motorischen Planung eine enge Verbindung besteht (Ayres 1972a, 1979).

Bei den letzten von Ayres durchgeführten Faktorenanalysen von SIPT-Werten konnte ein Faktor identifiziert werden, der durch eine mangelhafte motorische Planung (schlechte Ergebnisse in den Praxietests) gekennzeichnet war. Sie nannte diesen Faktor „Somatopraxie", obwohl unter den somatosensorischen Tests der Test „Graphästhesie" als einziger konstant auf diesen Faktor lud. Niedrige Ergebnisse in diesem Test werden im allgemeinen auch mit Defiziten der bilateralen Integration und des Sequenzierens in Verbindung gebracht (siehe Kapitel 4). Die übrigen somatosensorischen Tests luden eher auf Faktoren, die Ayres (1989) mit der Verarbeitung somatosensorischer Sinneseindrücke in Verbindung brachte (siehe hierzu auch Kapitel 8). Die identifizierte Beeinträchtigung der Praxie nannte sie dann „Somatodyspraxie", weil sie bei konkreten Fallstudien herausgefunden hatte, daß Kinder mit niedrigen Ergebnissen in den Praxietests häufig auch niedrige Ergebnisse in den somatosensorischen Tests erzielten (A. J. Ayres, persönliche Mitteilung, 20. Februar 1988). Ferner ging sie aufgrund ihres damaligen Kenntnisstandes davon aus, daß Defizite der motorischen Planung im allgemeinen mit einem eingeschränkten taktilen Diskriminationsvermögen einhergehen. Ayres betrachtete die gestörte Wahrnehmung taktiler Sinneseindrücke somit als eine der entscheidenden Komponenten der Somatodyspraxie.

Die Unterscheidung, die es zu treffen gilt, ist subtil – und dennoch äußerst wichtig. Kinder mit Defiziten der bilateralen Integration und des Sequenzierens erreichen auch in den Praxietests, die auf den von Ayres mit „Somatopraxie" bezeichneten Faktor luden, niedrige Werte. Wie bereits erwähnt, unterscheiden sich Kinder mit Somatodyspraxie von Kindern mit Defiziten der bilateralen Integration und des Sequenzierens darin, daß sie niedrige Ergebnisse in Tests erreichen, die sowohl auf den mit *Somatopraxie* als auch auf den mit *somatosensorischer Verarbeitung* bezeichneten Faktor laden (siehe Tabelle 1.2). Daher hätte der Faktor „Somatopraxie" vielleicht eher mit *Praxie* (oder mit einem anderen, „neutraleren" Begriff) benannt werden sollen.

6.5.5
Das Körperschema als Grundlage für die Praxis

DEFINITION

Wie in Kapitel 4 ausführlich dargestellt, ist unter dem Begriff „*Körperschema*" ein internes Modell des Körpers „in Aktion" zu verstehen. Dieses Modell ist weitgehend unbewußt und setzt sich zusammen aus bestimmten Empfindungen und aus früheren Reaktionen auf externe Stimuli – hier besonders aus Reaktionen auf propriozeptive Sinneseindrücke, die mit der „korrolaren Entladung" in Verbindung gebracht werden (siehe Kapitel 4).

Wie zuvor erwähnt, hat Ayres (1972a, 1979, 1985) die Rolle der taktilen Diskrimination bei der Entwicklung des Körperschemas vermutlich überbewertet. So meinte sie beispielsweise, daß die motorische Planung die Entwicklung eines „halbbewußten" motorischen Schemas beinhalte, dessen Bildung mit der Entwicklung eines taktilen sensorischen Bewußtseins beginne (Ayres 1972a). Sie erweiterte diese Hypothese, indem sie darauf hinwies, daß „eine Reizaufnahme über die Haut und die Gelenke – jedoch vornehmlich über die Haut – zu der Entwicklung eines Modells oder internen Schemas des Körpers im Gehirn beiträgt, das als Instrument für die Motorik dient" (S. 168). In der folgenden Äußerung hob sie die Beziehung zwischen Sinneserfahrungen und adaptivem motorischen Verhalten bei der Entwicklung eines angemessenem Körperschemas hervor:

> Die Muster innerhalb des somatomotorischen Systems ändern sich ständig. Diese Veränderungen ergeben sich durch Bewegungen, von denen ein Teil im Gedächtnis gespeichert wird. Mit Hilfe dieser Erinnerung können ähnliche oder komplexere Bewegungen in Zukunft gesteuert werden. Durch den Einsatz des Körpers, d. h. anhand des Handlungsergebnisses und der aus dieser Handlung resultierenden Stimuli, wird ein Konzept oder Schema des Körpers geformt (S. 169–170).

Ayres (1972a) vermutete, daß „das Gehirn eine schlechte Grundlage für die Entwicklung des Körperschemas hat, wenn die Informationen, die der Körper über seine somatosensorischen Rezeptoren erhält, nicht präzise sind" (S. 170).

Ayres war stets der Ansicht, daß das Körperschema (1985 in *Körperwahrnehmung* umbenannt) für die motorische Planung äußerst wichtig sei und daß die Verarbeitung taktiler und propriozeptiver Sinneseindrücke für die Entwicklung eines angemessenen Körperschemas von entscheidender Bedeutung sei (1972a, 1975, 1979, 1985). Auch andere Forscher (z. B. Schilder 1935) hoben die Bedeutung eines angemessenen Körperschemas hervor und waren der Meinung, daß die Verarbeitung und Integration taktiler, vestibulär-propriozeptiver sowie visueller Sinneseindrücke zur Entwicklung eines solchen Körperschemas beitrügen.

Jüngste Forschungsergebnisse lassen vermuten, daß die durch die aktive Beteiligung an adaptivem sensomotorischen Verhalten entstehende *Propriozeption* eine primäre Rolle bei der Entwicklung eines Körperschemas spielt (siehe Kapitel 4). Wie Ayres hielt auch Piaget (1952) sensomotorische Erfahrungen und adaptives motorisches Verhalten (aktive Beteiligung) für entscheidend für die Entwicklung eines internen Körpermodells.

6.5.6
Forschung zum Thema „Somatosensorische Systeme"

Da Ayres im Rahmen ihrer faktorenanalytischen Studien wiederholt eine enge Beziehung zwischen der motorischen Planung und der Verarbeitung somatosensorischer Sinneseindrücke feststellte (1965, 1966, 1969, 1971, 1972b, 1977), ist es wichtig, die Rolle des taktilen Systems und seine Bedeutung für die motorische Planung genauer zu untersuchen.

Die traditionelle Sichtweise des taktilen Systems wurde in Kapitel 5 erläutert. Im wesentlichen ging man davon aus, daß das „Dorsal Column Medial Lemniscal System" (DCML-System, bestehend aus Hinterstrangsystem und medialem Lemniskussystem) in erster Linie für die Diskrimination der räumlichen und zeitlichen Eigenschaften von Stimuli von Bedeutung ist. Das anterolaterale System hingegen hielt man eher für die allgemeineren Aspekte sensorischer Erfahrungen wie z. B. Schmerz- und Temperaturempfinden für verantwortlich (Mountcastle 1980).

Auf der Grundlage von Tierversuchen an Affen, Katzen und Ratten sowie anhand von klinischen Beobachtungen an Personen mit Rückenmarksverletzungen gewann man neue Erkenntnisse über die Rolle der *Hintersäule* (Vierck 1978; Wall 1970).

Die Forschungsergebnisse zeigten, daß das DCML-System nicht nur für die Diskrimination taktiler Informationen zuständig ist. Wall (1970) entdeckte auf eine Verletzung der Hintersäule zurückzuführende Beeinträchtigungen innerhalb der folgenden zwei Kategorien:
- Motorisches Leistungsvermögen.
- Aufmerksamkeit, Orientierung und Antizipation.

Man ist der Ansicht, daß diese beiden Kategorien eine wichtige Rolle bei der motorischen Planung spielen. Wie bereits erwähnt, sind Defizite bezüglich vieler der in Tabelle 6.2 aufgeführten Teilaspekte auch bei Patienten mit Defiziten der bilateralen Integration und des Sequenzierens zu beobachten. Folglich müssen wir uns die Frage stellen, ob und inwieweit einige oder gar alle dieser Verhaltensweisen von der Propriozeption und der taktilen Wahrnehmung abhängig sind.

Tabelle 6.2. Neuere Ansichten über die Rolle des DCML-Systems

Motorisches Leistungsvermögen	Selektive Aufmerksamkeit, Orientierung und Antizipation
– Einleiten willkürlicher Bewegungen – Durchführung komplexer Bewegungssequenzen, und sehr große Geschicklichkeit mit den Händen – Umgang mit Objekten im Raum – Beugung der Gelenke	– Herausfiltern der relevanten Stimuli aus der Menge konkurrierender Stimuli – Einleiten und Kontrollieren der internen Suche – Antizipatorische Komponenten sequentieller Verhaltensmuster

Im folgenden werden die spezifischen Merkmale der einzelnen Defizite dieser beiden Kategorien erläutert und die bei Tieren festgestellten Verhaltensauffälligkeiten mit denjenigen verglichen, die häufig bei Patienten mit einer Somatodyspraxie vorzufinden sind. Wir sind uns jedoch durchaus im klaren, daß ein solcher Vergleich nur theoretisch und rein spekulativ ist und daher nur *mit großer Vorsicht* gezogen werden darf.

Motorische Defizite bzw. Störungen
Nach Läsionen der Hintersäule initiierten die meisten Affen keine willentlichen Bewegungen mehr und erforschten auch nicht mehr aktiv ihre Umwelt.

> **FALLBEISPIEL →**
> Gemäß einer äußerst spekulativen These gleicht dieses Verhalten dem Verhalten von Patienten mit einer Somatodyspraxie, die, wie *Keisha*, häufig im Sitzen ausgeübte Tätigkeiten bevorzugen.

Die Affen hatten außerdem enorme Schwierigkeiten bei der Ausführung komplexer Handlungssequenzen sowie bei Aufgaben, bei denen eine feinmotorische Geschicklichkeit der Pfoten erforderlich war. Die Fähigkeit, sich feinen Veränderungen anzupassen und auf sich bewegende Gegenstände oder sich verändernde Konturen der Gegenstände entsprechend zu reagieren, war ebenso beeinträchtigt wie die Daumen-Finger-Opposition (Vierck 1978; Wall 1970).

> **FALLBEISPIEL →**
> Da diese Verhaltensweisen normalerweise nicht mit Defiziten der bilateralen Integration und des Sequenzierens in Verbindung gebracht werden, werfen diese Ergebnisse die Frage auf, ob Keishas schwache taktile Diskrimination nicht eher mit ihrer schwachen Fähigkeit zur Handhabung von Objekten und ihrer mangelhaften feinmotorischen Planung in Verbindung steht als mit ihrer mangelhaften grobmotorischen Planung.

Vierck (1978) vermutete, daß „die Verbindung zwischen der Hintersäule und dem motorischen Kortex schnell aufgebaut wird und eher die Richtung feiner distaler Bewegungen als die Reaktion der gesamten Extremität näher zu bestimmen scheint" (S. 144). Die *Unterscheidung zwischen fein- und grobmotorischer Planung* erfordert die getrennte Untersuchung beider Aspekte bei Patienten mit einer Entwicklungsdyspraxie. Leider sind die visuomotorischen Tests der SIPT, „Muster kopieren" und „Motorische Genauigkeit", zur Differenzierung zwischen feinmotorischen Planungsdefiziten und schwachen visuomotorischen Fähigkeiten nicht gänzlich geeignet.

Ein weiterer damit in Zusammenhang stehender motorischer Aspekt, auf den man stieß, bestand in der Ungeschicklichkeit *im Umgang mit Objekten im Raum*. Wenn die untersuchten Affen nach ihrem Futter griffen, erfolgten die Bewegungen der Hände und Finger nur langsam und wirkten ungeschickt. Allerdings zeigten die Affen feine, zierliche Bewegungen, wenn es um die eigene Körperpflege ging. Mountcastle et al. (1975) stellten Untersuchungsergebnisse über die komplexe Interaktion zwischen taktilen, propriozeptiven und visuellen Informationen vor, die in den Rindenfeldern des Parietallappens und dort insbesondere in den Arealen 5 und 7 stattfindet. Diese Informationen könnten uns bei der Unterscheidung zwischen dem *„persönlichen Raum"* und dem *„externen Raum"* helfen (Roland et al. 1980).

> **FALLBEISPIEL →**
>
> Bei *Keisha* beobachteten wir, daß sie sowohl Schwierigkeiten mit dem Zuknöpfen ihrer Kleidung („persönlicher Raum") als auch mit Puzzlespielen („externer Raum") hatte.

Es gibt keine Möglichkeit herauszufinden, welcher Bereich stärker betroffen ist. Folglich wäre es sinnvoll, bei der Untersuchung der Praxie zwischen Handlungen am Körper und Handlungen, die in einer gewissen Entfernung zum Körper vollzogen werden, zu unterscheiden. Einige Forscher haben bereits damit begonnen, diese Aspekte bei Kindern zu untersuchen (Conrad et al. 1983; Kaplan 1968; Overton u. Jackson 1973).

Darüber hinaus wurde der Beweis dafür erbracht, daß das DCML-System in größerem Maße an Beugebewegungen als an Streckbewegungen beteiligt ist. So verursachten Verletzungen an der Hintersäule bei den Affen eine Hypotonie der Beugemuskulatur.

> **FALLBEISPIEL →**
>
> Für uns wäre es interessant zu wissen, ob dieses Forschungsergebnis auch auf Patienten mit einer Somatodyspraxie übertragen werden kann, bei denen – wie auch bei *Keisha* – besonders große Schwierigkeiten bei der Beugung in Rückenlage beobachtet werden konnten (Ayres 1979).

Außerdem ist es wichtig, zwischen einer schwachen Gesamtkörperbeugung, wie sie häufig bei Patienten mit einer Somatodyspraxie zu beobachten ist, und der Schwierigkeit zu unterscheiden, *den Kopf* in der Rückenlage *aufzurichten* (Richtreaktion), wie dies häufig bei Patienten mit einer mangelhaften vestibulär-propriozeptiven Verarbeitung der Fall ist (siehe Kapitel 4). Bei der Gesamtkörperbeugung *könnte* die taktile Komponente von besonderer Bedeutung sein.

Aufmerksamkeit, Orientierung und Antizipation

Wall (1970) berichtete von einem Patienten, der 10 Jahre vor dem Zeitpunkt, zu dem eine Testreihe an ihm durchgeführt wurde, eine Verletzung der Hintersäule erlitten hatte und der zum Zeitpunkt der Tests eine normale Reizschwelle der Haut sowie eine Zwei-Punkte-Diskrimination aufwies. Wenn der Patient jedoch abgelenkt wurde, indem man ihn laut lesen ließ, war seine Fähigkeit zur Diskrimination taktiler Sinneseindrücke eingeschränkt. Dies deutet darauf hin, daß die *Hintersäule* eine gewisse Rolle bei der Organisation spielt, indem sie *Informationen filtert*. Der Patient war nämlich nicht in der Lage, gleichzeitig auch den taktilen Stimuli Aufmerksamkeit zu schenken. als er sich auf einen bestimmten Reiz (das Lesen) konzentrierte.

Eine Untersuchung an Ratten mit Läsionen an der Hintersäule ergab, daß die Stimulation des Hinterbeins dazu führte, daß die Ratten ihr Bein wegzogen, und nicht – wie man eigentlich erwartet hätte – ihren Kopf drehten, um den Stimulus zu lokalisieren. Dies könnte darauf hinweisen, daß die Hintersäule an jenen Bewegungen beteiligt ist, die eine höhere Anzahl an sensorischen Informationen (d. h. Orientierung) mit sich bringen.

Die Studie läßt vermuten, daß das DCML-System dafür zuständig ist, *eine interne Suche zu initiieren und zu kontrollieren*. Danach erfolgt dann ein aktives Explorieren oder eine externe Suche in der Erwartung *(Antizipation)*, zusätzliche sensorische Informationen zu erhalten. Das heißt, daß der Reiz (z. B. eine Berührung des Beines) im Frühstadium der *Orientierung* eine motorische Reaktion auslöst, bei der das Tier (oder der Mensch) seine Sinnesorgane *(Aufmerksamkeit)* auf die Lokalisation des Reizes ausrichtet.

„Diese motorische Reaktion bewirkt, daß noch mehr afferente Informationen über die Umstände gesammelt werden können, die mit dem vom somatosensorischen System georteten Reiz in Verbindung stehen" (Wall 1970, S. 518). Die Forschung hat gezeigt, daß „bei Verletzungen der Hintersäule diese Art der Erkundung nur in sehr geringem Maße erfolgt" (S. 518).

Über das DCML-System hereinkommende Signale lösen ein Explorationsverhalten aus. Außerdem haben sie möglicherweise die Aufgabe, Bewegungen zu steuern, so daß Sinneserfahrungen gemacht werden können. So tragen sie dann evtl. zur Programmierung motorischer Reaktionen bei und schaffen auf diese Weise die Voraussetzungen für immer weitere Sinneserfahrungen. Mit anderen Worten: Die Hintersäule ist am Orientierungsprozeß, am Initiieren einer Handlung sowie an Explorationsbewegungen beteiligt.

■ **BEISPIEL:** Stellen Sie sich einmal vor, man gäbe Ihnen einen Gegenstand und verlangte von Ihnen, den Gegenstand mit geschlossenen Augen zu erkennen. Sie würden den Gegenstand in Ihren Händen hin- und herbewegen und mit Ihren Fingern die Konturen und Kanten des Gegenstandes abtasten. Diese Erforschung des Gegenstandes ist organisiert und stellt gewissermaßen eine logische antizipatorische motorische Manipulationssequenz dar, die zu einer organisierten Aufnahme *zusätzlicher* sensorischer Informationen über den Gegenstand beiträgt.

Wir vermuten, daß der gleiche Organisationsprozeß stattfindet, wenn man einem Kleinkind ein kleines Spielzeug gibt, und zwar auch dann, wenn das Kind gleichzeitig über die visuellen *und* taktilen Sinneskanäle Informationen über das Spielzeug erhalten kann.

> *Keishas* Fähigkeit, die Handhabung eines Gegenstandes zu organisieren und daraus einen Nutzen zu ziehen, wurde vielleicht durch ihre schwache Fähigkeit zur Diskrimination taktiler Sinneseindrücke beeinträchtigt.

Eine weitere Studie führte zur Bestätigung der Hypothese, daß das DCML-System für die *antizipatorischen Komponenten einer projizierten Handlungssequenz* zuständig ist. Diese Komponenten sind bei Patienten beeinträchtigt, die *sowohl* Defizite der bilateralen Integration und des Sequenzierens *als auch* Defizite der Somatopraxie aufweisen. Bei dieser Studie wurde festgestellt, daß Katzen mit Läsionen an der Hintersäule nicht über Hindernisse springen konnten, wenn sie auf einem laufenden Fließband saßen, obgleich sie das Hindernis sehen konnten (Melzack u. Southmayd 1974). Sie brauchten erst den taktilen Stimulus, um zu reagieren. Mit anderen Worten: Die Katzen sprangen erst, nachdem sie das Hindernis, die Stange, mit den Pfoten berührt hatten. Daraus wird ersichtlich, daß bei diesen Katzen die Feedforward-bedingte motorische Kontrolle stärker beeinträchtigt war als die Feedback-bedingte motorische Kontrolle.

Ist die propriozeptive Kontrollfähigkeit bei projizierten Handlungssequenzen beeinträchtigt, erfolgt eine *stärkere Orientierung an taktilen Reizen* (siehe Kapitel 4). Ein entscheidender Unterschied zwischen Patienten mit Somatodyspraxie und Patienten mit Defiziten der bilateralen Integration und des Sequenzierens *könnte* darin bestehen, daß Patienten mit Somatodyspraxie auch in ihrer Fähigkeit eingeschränkt sind, von der Zufuhr taktiler Informationen zu profitieren.

Zwei Beispiele von Patienten, die beide Schwierigkeiten mit den antizipatorischen Aspekten von Verhalten haben, sollen diesen Aspekt veranschaulichen. Bei beiden Jungen liegt eindeutig eine Somatodyspraxie vor; wir weisen jedoch darauf hin, daß bei Patienten mit Defiziten der bilateralen Integration und des Sequenzierens meist ähnliche Verhaltensweisen auftreten.

Scott

Scott, einer der beiden Jungen, stand in einer Therapieeinheit auf einem Podest und wurde aufgefordert, an einem Trapez über einen Stapel von Kissen zu schwingen und dann wieder zurückzuschwingen. Beim zweiten Mal sollte er das Trapez loslassen und sich auf die Kissen fallen lassen. Scott war nicht in der Lage, im voraus abzuschätzen, zu welchem Zeitpunkt er loslassen mußte, um auf den Kissen zu landen. Obwohl er mit den Füßen die Oberfläche der Kissen berührte, schwang er erneut über die Kissen hinweg, schwang wieder zurück und landete wieder auf seinem Podest.

Ralph

Im zweiten Fall berichtete die Mutter des 11jährigen Ralph, daß sie ihren Sohn dabei beobachtet habe, wie er seinen Schlitten einen Berg hochzog. Plötzlich sei ein anderer Junge auf seinem Schlitten den Berg hinuntergefahren und geradewegs auf ihren Sohn zugesteuert. Sie habe nicht geschrien, da sie sicher gewesen sei, daß Ralph den anderen Schlitten gesehen habe und ihm aus dem Weg gehen würde. Doch Ralph sei weitergegangen, und der andere Junge habe ihn mit seinem Schlitten umgefahren. Als die Mutter ihn später fragte, ob er den anderen Schlitten gesehen habe, antwortete er, er habe ihn zwar gesehen, jedoch nicht damit gerechnet, umgefahren zu werden.

Zusammenfassend läßt sich sagen, daß das DCML-System anscheinend nicht nur bei der Diskrimination taktiler und propriozeptiver Reize eine Rolle spielt, sondern auch an komplexen Bewegungssequenzen und der ausgefeilten Bewegung der Hände beteiligt ist. Ferner ist das DCML-System für die Handhabung von Gegenständen im Raum, für die selektive Aufmerksamkeit, die Orientierung und Antizipation sowie für die Programmierung komplexer Bewegungssequenzen von entscheidender Bedeutung.

Bei einem Vergleich zwischen Patienten mit einer Somatodyspraxie und Patienten mit Defiziten der bilateralen Integration und des Sequenzierens zeigt sich, daß die taktile (oder polymodale) Wahrnehmung besonders für die Geschicklichkeit der Hände und die Handhabung von Gegenständen (siehe dazu auch Kapitel 5) sowie für die selektive Aufmerksamkeit und die Orientierung wichtig ist. Die Ergebnisse zukünftiger Forschungsreihen werden möglicherweise zur Klärung der Frage beitragen, welche Rolle das taktile und das vestibulär-propriozeptive System nun genau spielen.

6.5.7
Zusammenfassung

Die im Erwachsenenalter erworbene Apraxie tritt meist nach Verletzungen der linken Hemisphäre, vor allem nach Verletzungen des Parietal- und Frontallappens, auf. Jedoch werden auch Läsionen an anderen Hirnstrukturen mit einer Apraxie in Verbindung gebracht. Eine Entwicklungsdyspraxie wird keiner bestimmten Hirnverletzung zugeschrieben (Knuckey et al. 1983; Nass 1983). Von besonderer Bedeutung scheinen vielmehr *viele unterschiedliche neurale Strukturen* zu sein. In diesem Abschnitt wurde deutlich hervorgehoben, welchen Beitrag die Verarbeitung taktiler und propriozeptiver Sinneseindrücke zur Entwicklung der Praxie leistet. Wenn möglich haben wir versucht zu erläutern, welche spezielle Rolle das taktile System bei der Somatodyspraxie spielt.

Es ist interessant festzustellen, daß der Rolle der sensorischen Verarbeitung im Hinblick auf die Apraxie im Erwachsenenalter bislang nur wenig Beachtung geschenkt wurde. Dies könnte daran liegen, daß die sensorische Integration bei einem sich in der Entwicklung befindlichen Kind eine entscheidendere Rolle spielt als bei einem Erwachsenen. Leider wurde bislang noch nicht ausreichend erforscht, inwieweit somatosensorische Faktoren die sich im Laufe der Jahre weiterentwickelnde Fähigkeit zur motorischen Planung in den unterschiedlichen Entwicklungsphasen des Menschen beeinflussen.

6.6
Konzeptuelle Faktoren bei Dyspraxien

Obwohl Ayres (1972a, 1979) in früheren Arbeiten vor allem die Rolle des taktilen Systems bei der motorischen Planung hervorhob, wies sie auch auf die bedeutende Rolle des *Kortex* bei der Praxie hin. Im Jahre 1972 konstatierte sie: „Im gleichen Maße wie Bewegungen im Laufe der Zeit eine Bedeutung bekommen, lernt das Kind, motorisch zu planen bzw. *mit Hilfe des Kortex seine Bewegungen zu steuern* [Hervorhebung nachträglich]" (1972a, S. 170). Außerdem sei anzunehmen, „daß die Praxie in erster Linie von Zwischenhirn und Kortex beeinflußt wird" (S. 171).

In neueren Arbeiten baute Ayres auf ihrer Sichtweise des kortikalen Einflusses auf die Praxie auf und erweiterte sie. In einer richtungsweisenden Arbeit aus dem Jahre 1985 äußerte sie sich folgendermaßen zu diesem Thema:

> Das Gehirn muß über verschiedene Arten von Informationen verfügen, um motorisch planen zu können. Zunächst muß es eine Vorstellung von der beabsichtigten Handlung haben und in der Lage sein, diese Handlung und die damit verfolgte Absicht zu konzeptualisieren. Ferner muß es wissen, wie der Körper aufgebaut ist und wie dessen Mechanismen funktionieren. Diese Informationen erhält das Gehirn über das taktile und das kinästhetische System sowie über andere propriozeptive Systeme und das vestibuläre System. Auch das Sehen ist hierbei sehr hilfreich (S. 24).

Bei neueren Faktoren- und Clusteranalysen von SIPT-Werten stieß Ayres (1989) auf eine Gruppe von Kindern, deren Testergebnisse darauf hinwiesen, daß bei ihnen gleichzeitig Beeinträchtigungen der visuellen Wahrnehmung und eine eingeschränkte motorische Planung vorlagen. Sie nannte diese Clustergruppe „Visuo- und Somatodyspraxie", da sie von einer konzeptuellen Verbindung zwischen Praxie und visueller Wahrnehmung ausging. Für Ayres (1989) lagen demnach genügend Beweise für eine enge Verbindung zwischen der visuellen Wahrnehmung und der Praxie vor. Dies ließ sie zu der Annahme kommen, daß „die Praxie und die visuelle Wahrnehmung möglicherweise das gleiche konzeptuelle System nutzen" (S. 199) (siehe hierzu auch Kapitel 8).

6.7
Untersuchung der Somatodyspraxie

6.7.1
Differentialdiagnose bei Praxiestörungen

Wie wir in diesem des Kapitel immer wieder betont haben, erfordert eine Diagnose auf Somatodyspraxie sowohl eine Untersuchung der taktilen und vestibulär-propriozeptiven Verarbeitung als auch eine Untersuchung der motorischen Planung.

Die zur Erkennung der Somatodyspraxie geeigneten spezifischen Tests der SIPT und die damit zusammenhängenden klinischen Beobachtungen neuromotorischen Verhaltens sind in Tabelle 6.1 aufgelistet. Wie bei jeder Art sensorisch-integrativer Dysfunktion wird die Diagnose aufgrund eines aussagekräftigen Clusters gestellt, das auf eine ganz bestimmte Beeinträchtigung hinweist. In diesem Fall deutet ein Cluster auf eine eingeschränkte taktile Diskriminationsfähigkeit (mit oder ohne gleichzeitige Defizite der vestibulär-propriozeptiven Wahrnehmung) und ein anderes auf eine mangelhafte motorische Planung hin.

Weist ein Kind ein aussagekräftiges Cluster von Werten auf, die auf eine Dyspraxie hindeuten, sowie ein anderes Cluster von Werten, die auf eine vestibulär-propriozeptive Verarbeitungsstörung schließen lassen, und hat es dennoch ein *normales* taktiles Diskriminationsvermögen, würde man – wie wir bereits mehrmals betont haben – bei ihm sehr wahrscheinlich eine Diagnose auf Defizite der bilateralen Integration und des Sequenzierens (und nicht auf eine Somatodyspraxie) stellen.[1] Bei einem Patienten mit einer schwachen motorischen Koordination, der jedoch keine Beeinträchtigungen der Verarbeitung taktiler und vestibulär-propriozeptiver Sinneseindrücke aufweist und dessen Anamnese diesbezüglich auch leer ist, wird man *nicht* auf eine sensorisch-integrative Dysfunktion schließen. Hier sind die auf der Sensorischen Integrationstheorie basierenden Behandlungsmethoden nicht geeignet. Das gilt u. a. für jene Patienten, die zwar niedrige Werte im Test „Praxie auf verbale Anweisung" erreichen, aber *keine* Beeinträchtigung der sensorischen Verarbeitung zeigen.

6.7.2
Anamneseerstellung und Interviewtechniken

> **Praxis**
> Eine intensive Befragung der Eltern und Lehrer mit Hilfe eines Fragebogens zur sensorischen Entwicklung des Patienten (Larson 1982) kann sehr nützlich sein, um die vorliegenden Schwierigkeiten und die Folgeerscheinungen der Praxiestörung aufzuklären.

Wenn z. B. aus einem Bericht hervorgeht, daß ein Kind bestimmte motorische Leistungen wie Sitzen und Krabbeln zu einem dem Alter entsprechenden Zeitpunkt erbracht hatte, nun jedoch Schwierigkeiten bei komplexeren Aufgaben wie z. B. beim Zuknöpfen von Kleidung und beim Schließen von Reißverschlüssen hat, wird es ein Therapeut für notwendig erachten, die Fähigkeit des Kindes zur motorischen Planung zu untersuchen. In Tabelle 6.3 haben wir eine Checkliste zur Überprüfung der motorischen Entwicklung bei Kleinkindern zusammengestellt. Weitere häufig auftretende Verhaltensweisen sind in Tabelle 6.1 aufgeführt.

---

[1] Sowohl bei Kindern mit Defiziten der bilateralen Integration und des Sequenzierens als auch bei Kindern mit einer Somatodyspraxie sind niedrige Ergebnisse im Test „Graphästhesie" zu erwarten.

Tabelle 6.3. Checkliste zur Überprüfung der motorischen Entwicklung bei Kindern im Vorschulalter

Aufgabe	Alter, in dem die Aufgabe erfüllt wird
Schlägt gemäß Vorgabe zwei Stöckchen gegeneinander	18 Monate
Benutzt einen Löffel, kleckert wenig	2 Jahre
Benutzt die Gabel, um Fleisch aufzuspießen	2 Jahre
Kann aus einer großen niedrigen Kiste klettern	2 Jahre
Fährt Dreirad	3 Jahre
Benutzt eine Schere zum Schneiden	3 Jahre
Kann kleine Knöpfe zuknöpfen	4 Jahre
Kann eine Schaukel zum Schwingen bringen	4 Jahre
Kann einen Kreis sauber ausschneiden	5 Jahre
Kann auf beiden Beinen abwechselnd hüpfen	5–6 Jahre
Kann sich die Schuhe zubinden	6 Jahre
Fährt Fahrrad ohne Stützräder	6–7 Jahre

Nach Ayres (1979)

> **!** **Verhaltensauffälligkeiten und motorische Entwicklungsverzögerungen müssen nicht zwangsläufig auf Praxiedefizite hindeuten. Wir sind vielmehr der Ansicht, daß Entwicklungsverzögerungen möglicherweise als *Folge* einer Praxiestörung zu betrachten sind.**

Der Therapeut sollte anhand der durch die Befragung der Eltern und Lehrer des Kindes erhaltenen Informationen und der ermittelten Anamnese die geeigneten formellen Beurteilungsverfahren und klinischen Beobachtungsmethoden auswählen (Dunn 1990).

6.7.3
Standardisierte Untersuchungsverfahren

Die SIPT stellen die umfassendsten Tests zur Untersuchung der Praxie bei Kindern dar (Ayres 1989). Wie bereits erwähnt, werden mit Hilfe der SIPT viele verschiedene Aspekte der Praxie untersucht. Die Somatodyspraxie ist eine Beeinträchtigung der Praxie, die mit einer eingeschränkten Verarbeitung taktiler und möglicherweise vestibulär-propriozeptiver Sinneseindrücke einhergeht. Deshalb müssen in diesem Fall neben schwachen Leistungen in den Praxietests auch gleichzeitig niedrige Werte in den taktilen Tests vorliegen. Ferner ist es möglich, daß die Werte in den Tests zur Verarbeitung vestibulär-propriozeptiver Sinneseindrücke ebenfalls niedrig ausfallen, da bekannterweise Beeinträchtigungen der Verarbeitung vestibulär-propriozeptiver Sinneseindrücke zu einer Somatodyspraxie beitragen. Die taktilen Tests werden in Kapitel 5, die Verfahren zur Beurteilung der Verarbeitung vestibulär- propriozeptiver Sinneseindrücke in Kapitel 4 näher beschrieben.

Die SIPT sind zwar exzellente Tests, wurden jedoch nur für Kinder im Alter von 4 Jahren bis 8 Jahren und 11 Monaten standardisiert. Daher ist der Therapeut bei der Untersuchung von Patienten außerhalb dieser Altersspanne gezwungen, auf andere Tests zurückzugreifen. Tabelle 6.4 stellt eine Liste standardisierter Tests dar, mit deren Hilfe verschiedene Aspekte der motorischen Planung und der visuomotorischen Fähigkeiten untersucht werden können und die somit eine Alternative zu den SIPT bilden. Jedoch sind auch diese Tests nicht uneingeschränkt einsetzbar. Beim „Miller Assessment for Preschoolers" (Verfahren von Miller zur Beurteilung von Vorschulkindern, Miller 1988) beispielsweise handelt es sich um einen guten standardisierten Test, anhand dessen einige Aspekte der sensorischen Integration untersucht werden. Das Screening-Verfahren zielt allerdings nicht speziell darauf ab, verschiedene Formen von sensorisch-integrativen Dysfunktionen und Praxiestörungen aufzudecken. Auch der „Bruininks-Oseretsky-Test zur Motorischen Leistungsfähigkeit" (Bruininks 1978) ist ein guter standardisierter Test, der eine breite Altersspanne abdeckt (5 bis 14 Jahre), jedoch nicht der Untersuchung der sensorischen Verarbeitung dient.

Die „Luria Nebraska Neuropsychological Battery: Children's Revision" (Golden 1987) ist eine aus 149 Items bestehende vielseitige Testbatterie, die dabei hilft, allgemeine und spezifische kognitive Defizite zu diagnostizieren.[1] Dieser Test zur Untersuchung von Kindern zwischen 8 und 12 Jahren enthält 11 Skalen und dauert ungefähr 2 1/2 Stunden. Mit zwei der in diesem Test verwendeten Skalen werden ähnliche Funktionen erfaßt wie in den SIPT. Die erste Skala wird als „Motor Function Scale"(Skala der motorischen Funktionen) bezeichnet und stellt einen aus 34 Items bestehenden Untertest dar, bei dem die Testperson unter anderem bestimmte Körperhaltungen des Untersuchungsleiters nachahmen muß. Ferner werden die Fähigkeit des Sequenzierens, die orale Praxie und die visuomotorischen Fähigkeiten untersucht. Die zweite Skala, die „Tactile Scale" (taktile Skala), enthält 16 Items, mit deren Hilfe die Fähigkeit zur Lokalisation taktiler Reize, die Graphästhesie und die Stereogno-

---

[1] In Deutschland existiert eine überarbeitete Version dieses Tests, die „Tübinger Luria-Christensen Neuropsychologische Untersuchungsreihe für Kinder (TÜKI)".

Tabelle 6.4. Andere standardisierte Tests zur Beurteilung einzelner Aspekte der motorischen Planung und der visuomotorischen Fähigkeiten

Test	Alter (in Jahren)
Bruininks-Oseretsky Test of Motor Proficiency (Bruininks 1978)	4 1/2–14 1/2
Purdue Perceptual Motor Survey (Roach u. Kephart 1966)	6–10
Test of Motor Impairment (Stott et al. 1984)	5–13
Frostig Movement Skills Battery (Orpet 1972) (Frostigs Test der motorischen Entwicklung, FTM)	6–12
Quick Neurological Screening Test (Mutti et al. 1978)	5–15
Test of Motor Profiency (Gubbay 1975)	8–12
Meeting Street School Screening Test (Hainesworth u. Siqueland 1969)	4–7 1/2
Bender Gestalt Test (Koppitz 1963)	5–17
Developmental Test of Visual Motor Integration – Revised (Beery, 1989)	2–15
Developmental Test of Visual Perception (Frostig et al. 1963, 1966)	
(Frostigs Entwicklungstest der visuellen Wahrnehmung, FEW)	4–8
Miller Assessment for Preschoolers (Miller 1988)	2–5
Pediatric Examination of Education Readiness (PEER)	
(Levine 1982)	4–6
Pediatric Early Elementary Examination (PEEX)	
(Levine 1983)	7–9
Pediadric Examination of Educational Readiness at Middle Childhood (PEERAMID) (Levine 1985)	9–15
Luria Nebraska Neuropsychological Battery: Children's Revision (Golden 1987) (Deutsche Version: Tübinger Luria-Christensen Neuropsychologische Untersuchungsreihe für Kinder, TÜKI)	8–12

Die deutsche Version der beiden Frostig-Tests (FTM, FEW) und des TÜKI sowie die englische Version des „Bender Gestalt Test" und des „Miller Assessment for Preschoolers" sind erhältlich bei der Testzentrale des Berufsverbandes Deutscher Psychologen, Robert-Bosch-Str. 25, 37079 Göttingen.

sie untersucht werden. Im Gegensatz zu den SIPT arbeitet man bei der „Luria Nebraska Neuropsychological Battery: Children's Revision" nur mit Gesamtpunktzahlen für jeden Funktionsbereich (z. B. für den taktilen oder den motorischen Funktionsbereich). Für die Durchführung und Auswertung dieses Tests sollte man, wie bei den SIPT, spezielle Fortbildungskurse besucht haben.

> **!** Aufgrund der kognitiven Aspekte der Praxie ist es außerdem hilfreich, einen Psychologen hinzuzuziehen, der die Intelligenz des Patienten beurteilt. Wie bereits erwähnt, würde man nämlich bei einem Patienten, der für sein Alter vergleichsweise mangelhafte praktische Fähigkeiten hat und bei dem diese Auffälligkeit jedoch mit generellen schwachen kognitiven Fähigkeiten *einhergeht,* nicht von einer Dyspraxie sprechen.

6.7.4
Geeignete klinische Beobachtungsverfahren

Haptische Exploration
In Kapitel 5 wurde beschrieben, daß eine Aufgabe zur Untersuchung der Stereognosie, bei der der Patient gebeten wird, einen Gegenstand über den Tastsinn zu erkennen, Aufschluß über seine taktilen Diskriminationsfähigkeiten sowie über seine motorischen *(manipulativen)* Fähigkeiten geben kann. Hier konzentrieren wir uns nun stärker auf die *motorischen* Aspekte, auch wenn diese beiden Bereiche nur schwer zu trennen sind.

Mit Hilfe klinischer Beobachtungen wird unter anderem untersucht, inwieweit der Patient seine Umwelt aktiv mit den Händen erforscht (Exploration durch Manipulation). Die Forschung hat gezeigt, daß der Mensch im Laufe der Entwicklung zunehmend *haptische Manipulationsstrategien* entwickelt. Inwieweit der Patient einen Gegenstand im Rahmen der Tests erkennen kann, hängt davon ab, wie ausgefeilt die von ihm angewandten haptischen Strategien sind (Abravanel 1972a, 1972b; Hoop 1971a, 1971b; Jennings 1974; Kleinman 1979; Wolff 1972; Zaporozhets 1965, 1969). Ferner fand man heraus, daß das Abtasten der Konturen (mit dem Finger über den Gegenstand gleiten) die effektivste Strategie zur Formerkennung ist (Lederman u. Klatsky 1987).

Auf einer Zusammenfassung der Forschungsarbeit von Piaget u. Inhelder (1948) und Zaporezhets (1965, 1969) basiert die Darstellung der sich im Laufe der menschlichen Entwicklung verbessernden *haptischen Strategien* für das Ertasten gewöhnlicher Gegenstände und Formen.
- *2 1/2 bis 4 Jahre:* Das Kind spielt mit einem Gegenstand (stößt ihn z. B. an), erforscht ihn jedoch noch nicht aktiv mit den Händen. Man kann beobach-

ten, daß es den Gegenstand berührt oder danach greift, allerdings ohne dabei die Handflächen tastend zu bewegen.
- *4 bis 5 Jahre:* In diesem Alter läßt sich ein unbeholfenes Erforschen des Gegenstandes beobachten. Das Kind greift mit der Handfläche und den mittleren Fingergliedern nach dem Gegenstand. Es erforscht den Gegenstand immer noch passiv. Im Alter von 4 1/2 Jahren erforscht das Kind den Gegenstand global und nach dem Zufallsprinzip und sucht nach spezifischen Merkmalen.
- *5 bis 6 Jahre:* Das Kind beginnt, beide Hände systematisch zu benutzen (Handflächen und Finger). Man kann beobachten, daß das Kind bestimmte Merkmale des Gegenstandes analysiert, ohne jedoch die gesamte Form zu untersuchen.
- *6 bis 7 Jahre:* Das Kind benutzt eine systematische Methode, um den Gegenstand zu erforschen. Die Konturen des Gegenstandes werden abgetastet.

Motorisches Leistungsvermögen

Therapeuten können wertvolle Informationen darüber erhalten, inwiefern sich die praktischen Fähigkeiten der Patienten auf ihre grob- und feinmotorischen Fähigkeiten auswirken, indem sie sie dabei beobachten, wie sie eine Reihe von Aufgaben bewältigen und mit Gegenständen aus der dinglichen Umgebung interagieren. Ferner kann ein Therapeut ein Kind während des Unterrichts beim Malen, Schneiden oder Schreiben beobachten. Bei dieser Gelegenheit läßt sich auch beobachten, inwieweit das Kind mit Reißverschlüssen, Druckknöpfen und anderen Knöpfen umzugehen vermag, wenn es sich beispielsweise für die Pause anzieht oder auf die Toilette geht. Der Therapeut kann Informationen über die grobmotorischen Fähigkeiten des Kindes erhalten, indem er ihm beim Sportunterricht zusieht.

Andere klinische Beobachtungsverfahren, die häufig zur Erkennung von Somatodyspraxien angewandt werden, bestehen in der Untersuchung der Fähigkeit eines Kindes, eine Beugung in Rückenlage auszuführen, seine Finger nacheinander zu berühren und schnelle Wechselbewegungen durchzuführen.

> **Praxis**
> Da eine Somatodyspraxie am deutlichsten zu erkennen ist, wenn der Patient neue oder ungewohnte Aufgaben bewältigen muß, kann es für den Therapeuten hilfreich sein, das Kind in strukturierten Spielsituationen zu beobachten, in denen die für eine Sensorischen Integrationstherapie gängigen Geräte benutzt werden.

Parham (1987) berichtete z. B. von einem Kind, das auf einem Rollbrett fahren wollte, und „anstatt sich in Bauchlage auf das Brett zu legen, ... blieb es einfach neben dem Brett stehen und trat wiederholt auf der Stelle".

Praxis

Bei einem Patienten mit Somatodyspraxie sind Defizite der motorischen Leistung häufig relativ schwer zu erkennen. Normalerweise ist ein Patient mit einer Somatodyspraxie nicht „völlig unfähig", Aufgaben zu bewältigen. Er probiert Dinge häufiger aus als andere Menschen, muß sich mehr anstrengen, und die Qualität seiner Leistungen ist schlechter als die anderer Menschen.

GRUNDLAGEN

Für den Therapeuten ist es von entscheidender Bedeutung, auf Erfahrungswerte bezüglich eines normalen Entwicklungsverlaufs sowie bezüglich qualitativer Aspekte von Bewegungen zurückgreifen zu können. Dies erfordert mehr als nur ein „theoretisches Wissen" über die einzelnen Entwicklungsstufen. Der Therapeut muß wissen und ein „Gefühl dafür" haben, was Patienten je nach Altersstufe leisten können und *wie* sie dabei vorgehen. Es ist also von größter Bedeutung, die *Qualität* der erbrachten Leistung beurteilen zu können.

6.8 Theoretische Gesichtspunkte bei der Behandlung von Somatodyspraxien

Zur Veranschaulichung der theoretischen Gesichtspunkte bei der Behandlung von Somatodyspraxien sollten wir uns nochmals den Fall von Keisha ins Gedächtnis rufen.

FALLBEISPIEL →

Als wir *Keisha* untersuchten, fanden wir heraus, daß sie über eine eingeschränkte taktile Wahrnehmung verfügte und eine vestibulär-propriozeptive Verarbeitungsstörung aufwies. Sie hatte zudem große Schwierigkeiten bei Tests, die motorisches Planen und eine visuomotorische Koordination erforderten. Wir folgerten daraus, daß in ihrem Fall eine Somatodyspraxie vorlag, die sich sowohl auf die Grobmotorik als auch auf die Feinmotorik auswirkte. Wir waren der Ansicht, daß ihre schwache visuomotorische Koordination ein Endprodukt ihrer eingeschränkten motorischen Planung war, die sich auch negativ auf ihre Handschrift, die Ausführung alltäglicher Handlungen (selbständig ausgeführte Handlungen an der eigenen Person) und ihr Spielverhalten auswirkte.

Unsere Ausarbeitung eines auf der Sensorischen Integrationstheorie basierenden ergotherapeutischen Behandlungsprogrammes basierte auf der Vorgabe, Keisha gezielt Gelegenheiten für eine verstärkte Aufnahme taktiler, vestibulär-propriozeptiver und visueller (polymodaler) sensorischer Informationen zu bieten und gleichzeitig die Planung und Erzeugung von bedeut-

> samem adaptiven Verhalten zu fördern. Da Keisha sowohl mit der Planung grobmotorischer als auch feinmotorischer Bewegungen Schwierigkeiten hatte, wollten wir ihr Aktivitäten zur Auswahl anbieten, die *beide Komponenten* enthielten. Wir wollten außerdem auch theoretische Aspekte berücksichtigen, die mit der Behandlung von Somatodyspraxien in Zusammenhang stehen, und somit bestimmte sich ständig weiterentwickelnde Sichtweisen der Dyspraxie in unser Behandlungskonzept aufnehmen.

6.8.1
Kognitive Prozesse

Der erste dieser theoretischen Aspekte besteht in einem Behandlungskonzept, das „*kognitive Prozesse*" einbezieht. Sie basieren auf den Komponenten
- visuelle Steuerung der Körperbewegungen und
- verbale Vermittlung und Überwachung.

Die *visuelle Steuerung* wird erreicht, indem man den Patienten darauf hinweist, daß er sich *ansehen* soll, was er macht und in welche Richtung er sich bewegt, und indem man die Aktivität *demonstriert*, so daß er ein visuelles Modell davon entwickeln kann, auf welche Weise die Aktivität ausgeführt werden muß. Die *verbale Vermittlung und Überwachung* erfolgt, indem man den Patienten auffordert, das, was er zu tun gedenkt und was er getan hat, in *Worte* zu fassen.

> **!** An dieser Stelle muß darauf hingewiesen werden, daß man sich im Rahmen der Behandlung auf das *Ziel* der Handlung bzw. die Handlungsabsicht und nicht nur auf bestimmte Bewegungsabläufe konzentrieren sollte.

> Hätte *Keisha* z. B. den Wunsch, auf dem Spielplatz bis an die Spitze eines Klettergerüst zu klettern, könnten wir sie auffordern, zur Spitze des Klettergerüstes hinaufzusehen, oder wir könnten ihr zeigen, wie man „an die Spitze gelangt". Keishas Handlungsabsicht würde nicht darin bestehen, ihre Beine abwechselnd auf eine bestimmte Art und Weise zu beugen und zu strecken oder mit der Hand eine Stange des Klettergerüstes zu ergreifen und den Fuß auf die nächste Stange zu setzen. Ihr Ziel wäre vielmehr, an die Spitze des Klettergerüstes zu gelangen. Aus diesem Grunde sollten wir ihre Aufmerksamkeit auf ihre *Absicht* lenken und unsere Demonstration dementsprechend gestalten. Würden wir Keisha außerdem darum bitten zu beschreiben,

was sie tun möchte, würde sie eine Vorstellung formulieren, die mit den kognitiven Aspekten der Handlung, d. h. mit dem Erklimmen der Spitze des Klettergerüsts, in Verbindung steht (Jeannerod 1988).

Wir gehen davon aus, daß Keisha aufgrund ihrer Schwierigkeiten mit der Verarbeitung und Integration polymodaler sensorischer Informationen sowohl bei der Planung Feedforward-bedingter projizierter Handlungssequenzen als auch bei der Planung reaktiver, Feedback-bedingter segmentärer motorischer Handlungen Probleme hat. Daher ist es unser Ziel, für eine *verstärkte Zufuhr von polymodalen Sinneseindrücken zu sorgen,* die Keisha für das Konzeptualisieren und Planen adaptiven motorischen Verhaltens nutzen kann. Wir sind der Ansicht, daß durch die Berücksichtigung dieser kognitiven Komponenten (visuelle Steuerung und verbale Vermittlung) und durch die gezielte Zufuhr von taktilen, vestibulär-propriozeptiven und visuellen Informationen dazu beigetragen werden kann, das Angebot an solchen Reizen zu verbessern, die Keisha zur Planung und Durchführung motorischer Handlungssequenzen so dringend benötigt. Mit anderen Worten: Auf diese Weise gibt man Keisha die Möglichkeit, die sensorischen Informationen, die sie zur Planung einer Handlung benötigt, mit den kognitiven Prozessen zu kombinieren, die ihre Fähigkeit zur Planung dessen, „was zu tun ist" und „wie man dabei vorgehen muß", verbessern (Brooks 1986).

6.8.2
Prinzipien für die Umsetzung des Gelernten im Alltag

Wie bereits erwähnt, besteht eine der Schwierigkeiten von Patienten wie Keisha darin, *Schemata* bzw. *neuronale Modelle für Handlungen zu entwickeln,* die sich auf andere Handlungen übertragen lassen (Ayres 1985; Brooks 1986; Schmidt 1988). Aufgrund der eingeschränkten Fähigkeit zur Entwicklung von Schemata beschränkt sich die Anwendung erlernter Fähigkeiten also auf eine ganz bestimmte, vom Patienten bereits erlernte Aufgabe und läßt sich nicht auf ähnliche Aktivitäten transferieren. Normalerweise bedeutet „*Lernen*" jedoch, daß zukünftig auch Variationen und einzelne Elemente von bzw. Ähnlichkeiten mit vorherigen Aufgaben oder Umständen erkannt werden.

Lindner (1986) betonte, daß „einer der wichtigsten Aspekte des Lernens wohl darin besteht, daß das Erlernen einer bestimmten Aufgabe durch das Üben oder Erlernen anderer Aufgaben beeinflußt wird" (S. 65). Daher ist es äußerst wichtig, sehr genau abzuwägen, an welchen Fähigkeiten wir im Rahmen der Behandlung arbeiten.

> **FALLBEISPIEL →**
>
> Neben dem Ziel, *Keishas* Fähigkeit zur Entwicklung von übertragbaren Schemata oder neuronalen Modellen zu verbessern, muß sich die Behandlung auch auf die Förderung jener Fähigkeiten konzentrieren, die Keisha zur Ausübung alltäglicher Handlungen benötigt.
>
> In Keishas Fall könnten wir ein integriertes Behandlungsprogramm einsetzen, bei dem sensorisch-integrative Behandlungsverfahren angewandt und gleichzeitig bestimmte Verhaltensweisen geübt werden (siehe Kapitel 13). Ein weiterer Schwerpunkt läge auf der Förderung der Handmotorik und der visuomotorischen Fähigkeiten, die Keisha zum Ankleiden, Schreiben und Spielen benötigt. Dabei gilt es stets festzustellen, ob Keisha das, was sie gelernt hat – nämlich auf die spezifischen perzeptiven oder konzeptuellen Eigenschaften bestimmter Aufgaben zu achten – auch auf andere alltägliche Handlungen, Aufgaben in der Schule oder Spiele überträgt.

Die Literatur zum Themenbereich „Transfer von Therapieinhalten" bietet sinnvolle Informationen für einen integrierten Behandlungsansatz (Marteniuk 1976; Schmidt 1975, 1988). Besonders lohnend wäre sicherlich eine Auseinandersetzung mit der „Schema Theory of Motor Learning" (Schementheorie des motorischen Lernens), die besagt, daß sich ein Schema durch seine *variable Anwendung* festigt (Shapiro u. Schmidt 1982; Schmidt 1988). Diese Sichtweise stimmt mit Ayres (1972a) Ansicht überein, daß es sehr wichtig ist, Aufgaben zu variieren, um ein gewisses Maß an Generalisierbarkeit zu erreichen.

6.8.3
Die „Action Systems Theory" und die Bedeutung des Kontexts

GRUNDLAGEN

In einem kürzlich entwickelten theoretischen Ansatz zum besseren Verständnis von Verhalten liegt der Schwerpunkt auf dem Gedanken, daß man räumliche Kenntnisse von der externen Welt durch *Bewegungs*erfahrungen gewinnt, die mit visuellen Erfahrungen und Erinnerungen verknüpft sind. Daher wurde in den neuesten Theorien über motorische Kontrolle damit begonnen, die perzeptive Steuerung von Handlungen näher zu untersuchen (Reed 1988). Bei dieser Sichtweise, die als „Action Systems Theory" *(Theorie zur systemischen Betrachtung von Handlungen)* bekannt ist, richtet sich das Augenmerk auf die funktionelle Eigenart und Bedeutung von Handlungen. Ferner wird die Notwendigkeit betont, Handlungen innerhalb eines natürlichen Kontexts zu untersuchen.

Diese Sichtweise ist mit dem in Kapitel 1 dargestellten Spiralprozeß der Selbstaktualisierung konsistent.

Im Mittelpunkt dieses theoretischen Modells [des Spiralprozesses der Selbstaktualisierung] stehen die aktive Teilnahme an bedeutsamen Aktivitäten und die Planung und Erzeugung adaptiven Verhaltens. „*Bedeutsam*" heißt in diesem Falle für den Patienten von Bedeutung, wertvoll oder zweckmäßig. Dieser Begriff beinhaltet ebenfalls, daß eine aktive Auswertung sensorischer Informationen erforderlich ist. Eine Aktivität kann als „bedeutsam" bezeichnet werden, wenn der Patient die mit ihr verbundene sensorische Erfahrung kontrollieren, ihr einen Sinn verleihen oder sie auswerten kann. Ob eine Aktivität bedeutsam ist oder nicht, hängt davon ab, wie der Patient sie erlebt (Fisher u. Murray, Kapitel 1 dieses Buches).

Diese Sichtweise ist außerdem konsistent mit der zentralen Rolle, die der Beteiligung an bedeutsamen und zielgerichteten Aktivitäten innerhalb der Ergotherapie zugeschrieben wird (siehe Kapitel 1).

Fidler u. Fidler (1978) waren der Ansicht, daß zielgerichtete Aktivitäten jene Handlungserfahrung gewährleisten, die für das Erlernen neuer Fähigkeiten so essentiell ist. Gliner (1985) legte den Schwerpunkt auf die Interaktion zwischen Individuum und Umwelt (Gegenstand, Aufgabe) und nicht auf die Bewegung an sich. Dem Menschen würde durch sein Umfeld vermittelt, daß seine Handlungen Bedeutung haben; außerdem biete das Umfeld ein gewisses Maß an Unterstützung. Gemäß King (1978) kann adaptives Verhalten am besten durch die aktive Beteiligung an einer Aktivität organisiert werden. Die Aufmerksamkeit eines Menschen bei einer zielgerichteten Aktivität sei eher auf den Gegenstand oder den verfolgten Zweck als auf die Bewegung gerichtet. King war der Ansicht, daß dieses „Aufmerksamkeitsmuster" für den natürlichen Prozeß der Entwicklung motorischer Fähigkeiten charakteristisch ist.

> **DEFINITION**
>
> Praxie ist die Fähigkeit, die es uns ermöglicht, effektiv mit der dinglichen Welt zu interagieren (Ayres 1985).

Man muß sich allerdings darüber im klaren sein, daß die Praxie vom *Umfeld* gelenkt wird (Ayres 1985; Gibson 1988; Jeannerod 1988). Ayres (1972a, 1979, 1985) betonte immer wieder, daß es Aufgabe des Therapeuten sei, eine Umgebung zu schaffen, die dem Patienten angemessene Herausforderungen bietet. Wie viele Forscher hatte auch sie erkannt, daß „Fähigkeiten immer durch den Organismus, die jeweilige Aufgabe und die spezifische Umgebung, in der die Handlungen stattfinden, bestimmt werden" (Conolly u. Dalgleish 1989, S. 894).

> **Praxis**
>
> Das Umfeld beeinflußt die Qualität einer Handlung. In gleichem Maße wie sich das Umfeld verändert, ändern sich auch die Konsequenzen, die sich aus den Handlungen des Patienten ergeben.

> **FALLBEISPIEL →**
>
> Stellen wir uns beispielsweise vor, *Keisha* würde sich nach einigen Wochen der Behandlung für die Aktivität entscheiden, bei der sie am Trapez schwingen, es anschließend loslassen und auf einem Kissenstapel landen muß. Unserer Ansicht nach wäre diese Aufgabe für Keisha besonders geeignet, da sie dabei an der Planung und Durchführung projizierter Handlungssequen-

FALLBEISPIEL →

zen arbeiten müßte. Man könnte den Ablauf nun derart gestalten, daß Keisha zu Beginn auf der obersten von 3 Stufen steht, die wir in einer Entfernung von 3 m zu den Kissen aufstellen. Eine zweite Möglichkeit besteht darin, sie von einem kleinen Hocker aus beginnen zu lassen, der ungefähr 1,80 m von den Kissen entfernt steht. In beiden Fällen bekommt sie die Vorgabe, auf dem Kissenstapel zu landen. Bieten wir Keisha die Gelegenheit, beide Varianten auszuprobieren, und will sie beide Male das Ziel erreichen, dann muß ihr Handlungsplan so flexibel sein, daß er den Veränderungen des Umfelds angepaßt werden kann.

Wir sind uns jedoch bewußt, daß es Keisha, wie anderen Patienten mit einer Dyspraxie auch, an dieser Art Flexibilität mangelt. Sie ist zwar in der Lage, eine Handlung (Fähigkeit) in einem bestimmten Kontext (Umfeld) zu erlernen, hat aber Schwierigkeiten, diese Fähigkeit auf leicht abweichende Situationen zu übertragen. Deshalb wäre eine Sensorische Integrationstherapie für Keisha ideal: In diesem Umfeld wird Kindern wie Keisha durch eine ständige Modifizierung des Kontexts die Möglichkeit geboten, viele verschiedene Variationen einer Aktivität auszuprobieren, ohne daß sich jedes Mal die Zielvorgabe ändert.

In Übereinstimmung mit der „Action Systems Theory" liegt der Schwerpunkt hier auf dem Ergebnis, das sich an den *antizipierten* Resultaten orientiert. Bei der „Action Systems Theory" ist es relativ unwichtig, auf welche Weise die Handlung hervorgebracht wird (Lindner 1986). Ähnlich wie bei diesem Ansatz liegt auch in der Sensorischen Integrationstheorie der Schwerpunkt eher auf der sensorischen Verarbeitung als auf dem motorischen Ergebnis (Output).

Die Relevanz der „Action Systems Theory" für eine erfolgreiche Behandlung von Dyspraxien wurde bislang noch nicht klar und eindeutig formuliert. Wir sind jedoch der Meinung, daß sich diese Theorie auf viele Bereiche positiv auswirken könnte – und zwar aufgrund der Erkenntnis, daß Handlungen tatsächlich im gewissem Maße durch Objekte gelenkt werden. Ayres betonte immer wieder (1972a, 1985), wie wichtig es ist, daß der Therapeut die Umgebung derart gestaltet, daß an den Patienten „genau die richtigen" Herausforderungen gestellt werden. Aus der Perspektive der „Action Systems Theory" bieten die im Rahmen der Sensorischen Integrationstherapie verwendeten Geräte „Hilfestellungen", die den Patienten dazu befähigen, die Bedeutung der Situation zu erfassen (was mit den ergotherapeutischen Geräten getan werden kann) und entsprechend zu handeln.

Praxis | **Die Handlungen des Patienten werden – zumindest teilweise – durch die vorhandenen Geräte und deren wahrnehmbare Eigenschaften beeinflußt.**

6.9
Zusammenfassung und Schlußfolgerung

Eine Somatodyspraxie ist eine Entwicklungsstörung der motorischen Planung. Sie kann als „Störung des Handelns" bezeichnet werden und ist vermutlich auf eine eingeschränkte Verarbeitung bestimmter sensorischer Informationen – meist taktiler oder propriozeptiver, in manchen Fällen jedoch auch vestibulärer Art – zurückzuführen. Die Somatodyspraxie beeinträchtigt die Fähigkeit eines Patienten, alltägliche Handlungen durchzuführen und mit der Umwelt zu interagieren. Patienten mit einer Somatodyspraxie haben vor allem Schwierigkeiten, neue motorische Aufgaben zu erlernen.

Zur Erkennung des klinischen Erscheinungsbildes können klinische Beobachtungen der motorischen Leistungsfähigkeit des Patienten, standardisierte Tests sowie Befragungen der Eltern und Lehrer durchgeführt werden. Die Entwicklung der „Sensorischen Integrations- und Praxietests" (SIPT, Ayres 1989) ermöglichte eine genauere Untersuchung von motorischen Planungsdefiziten.

Die Behandlung der Somatodyspraxie erfordert einen vielseitigen Ansatz: So sollte dem Patienten die Möglichkeit zur gezielten Aufnahme taktiler, vestibulär-propriozeptiver und visueller (polymodaler) sensorischer Informationen geboten und gleichzeitig das Planen und Erzeugen von bedeutsamem adaptivem Verhalten ermöglicht werden.

> **Praxis**
> Das aktive Mitwirken des Patienten und die Gestaltung der Umgebung stellen äußerst wichtige Komponenten einer Behandlung von Somatodyspraxien dar.

Anhang

Feinmotorische Funktionen und Handschrift

Klinische Beobachtungen haben gezeigt, daß es Kinder gibt, die – im Gegensatz zu vielen anderen Kindern, die sowohl bei der gesamten Körperplanung als auch bei der Planung feinmotorischer Bewegungen Schwierigkeiten haben – nur im Bereich der Feinmotorik Probleme aufweisen. Eine Beeinträchtigung der feinmotorischen Funktionen kann jegliche Art von Handlungen negativ beeinflussen, bei denen der geschickte Umgang mit den Händen gefragt ist. Im schulpädagogischen Bereich läßt sich diese Beeinträchtigung eindeutig an der Handschrift erkennen. Im folgenden Abschnitt möchten wir die Bedeutung der Handschrift näher erläutern, charakteristische Schwierigkeiten von Patienten aufführen, die Texte nur schlecht handschriftlich verfassen können, und Strategien zur Behebung dieser Probleme vorstellen.

Die Handschrift spielt eine wichtige Rolle, da sie die graphische Manifestation einer Lernbehinderung darstellen kann (Levine 1985). Schreibschwächen wurden bislang bereits mit Rechenschwächen, Organisationsstörungen, Kurzzeitgedächtnisschwächen (Siegel u. Feldman 1983) sowie mit sensorisch-integrativen Dysfunktionen (Ayres 1979) in Verbindung gebracht. In der schulischen Umgebung werden an die Feinmotorik hohe Anforderungen gestellt. McHale (1987) beobachtete 11 zweite, vierte und sechste Klassen, um herauszufinden, wieviel Zeit mit Aufgaben verbracht wurde, für die feinmotorische Fähigkeiten erforderlich waren. Sie stellte fest, daß, je nach Klasse, bei 20–60% der Aktivitäten feinmotorische Fähigkeiten gefordert wurden.

Levine et al. (1981) betonten, daß ab der vierten Klasse erheblich mehr schriftliche Arbeiten verfaßt werden und daß die Ansprüche mit zunehmendem Alter des Kindes immer höher werden. Schreibschwierigkeiten beeinträchtigen häufig auch die Kommunikationsfähigkeit des Kindes und seine Fähigkeit „zu zeigen, was es kann". Ein Kind mit Defiziten der Feinmotorik bzw. mit Schreibschwierigkeiten ist häufig nicht in der Lage, Aufgaben in der vorgesehenen Zeit zu bewältigen. Da das Schreiben für das Kind ein Problem darstellt, könnte es dazu kommen, daß es beim Versuch, eine schriftliche Aufgabe vollständig zu erledigen, möglichst *wenige Wörter* benutzt. Muß sich ein Kind auf den mechanischen Ablauf des Schreibens konzentrieren, ist es nicht in der Lage, seine Aufmerksamkeit voll und ganz auf den *Inhalt* der Informationen zu richten. Andere Funktionen bleiben dabei oftmals „auf der Strecke". Eines der von uns behandelten Kinder sagte beispielsweise: „Immer wenn ich schreibe, kann ich mich an nichts mehr erinnern. Ich kann schreiben, und ich kann denken, aber ich kann nicht beides gleichzeitig tun." Ein anderes Kind berichtete, daß es nicht mehr verstehen konnte, was der Lehrer sagte, wenn es im Unterricht viel mitschreiben mußte.

DEFINITION

Es gibt verschiedene Arten von *Schreibstörungen* Die wichtigsten Kriterien für die Diagnose einer solchen Schwäche bilden die *Leserlichkeit* der Handschrift und die *Schreibgeschwindigkeit*.

Im folgenden sind die *häufigsten Schwierigkeiten* aufgeführt:
- Schlechte Linienführung. Dazu zählen eng beieinander liegende, unebene bzw. gezackte sowie zusammengedrängte Liniensequenzen.
- Falsche Abstände. Dazu zählt die Schwierigkeit, Wörter gerade in einer Reihe zu schreiben, zwischen Wörtern und Buchstaben den richtigen Abstand zu halten und die Buchstaben richtig zu formen.
- Die Schrift geht nach oben oder nach unten.

DEFINITION

- Unorganisierter oder uneinheitlicher Gebrauch von Buchstaben, wie z. B. zu kleine oder zu große Buchstaben oder gemischte Buchstabentypen (Schreibschrift und Druckschrift, Groß- und Kleinbuchstaben).
- Unfähigkeit, über einen längeren Zeitraum leserlich zu schreiben.

GRUNDLAGEN

Schreibstörungen können auf *Defizite* der Form- und Raumwahrnehmung, der motorischen Planung und des motorischen Gedächtnisses, des Sequenzierens, der somatosensorischen Verarbeitung sowie auf Störungen der visuomotorischen Koordination zurückzuführen sein. Gemäß Levine (1985) ist es äußerst wichtig, zwischen Schwierigkeiten, die die *mechanischen Aspekte* des Schreibens betreffen, und Problemen bezüglich der *sprachlichen Komponente* zu unterscheiden. Zu den sprachlichen Aspekten zählen Schwierigkeiten mit der Wortfindung, dem Formulieren von Sätzen und der Zeichensetzung. Bei einem Kind, dessen Schwäche primär im „Verdrehen" von Buchstaben liegt und das daher wohl auch schlechte Leistungen im schriftlichen Bereich zeigt, liegen die Probleme vermutlich in erster Linie im sprachlichen Bereich begründet.

Schulkinder werden sehr häufig wegen Schreibstörungen an Ergotherapeuten überwiesen. Obwohl es eine Reihe von Tests gibt, mit denen sich Schreibschwächen feststellen lassen (Ayres 1920; Bezzi 1962; Freeman 1915; Stott et al. 1985; Thorndike 1910), ist der beste Maßstab die Beurteilung des „schriftlichen Produkts" durch den Lehrer (Schneck 1988). Ein Lehrer kann die Handschrift eines bestimmten Kindes mit der ganzen Klasse vergleichen. Darüber hinaus verfügt er oftmals über eine langjährige Erfahrung und kennt die Arbeitsweise des Kindes, da er es in vielen Situationen beobachten konnte. Wird die Beurteilung nur anhand einer einzigen Schriftprobe durchgeführt und ist sich das Kind dieser Testsituation bewußt, gibt es sich möglicherweise besonders viel Mühe und liefert eine gute Arbeit ab. Meist kann das Kind dieses hohe Niveau allerdings nicht über einen längeren Zeitraum aufrechterhalten; außerdem erreicht es kaum die gleiche Schreibqualität, wenn es sich gleichzeitig auf den Inhalt einer Aufgabe konzentrieren muß.

Praxis

Wird bei einem Kind eine Schreibstörung festgestellt, gilt es vor allem, zunächst die *Ursache* zu klären. Nur so können diejenigen *Behandlungsstrategien* bestimmt werden, die den Bedürfnissen des Kindes am besten gerecht werden. Eine mögliche Strategie besteht sicherlich in der Durchführung von Schreibübungen. Allerdings ist es in den meisten Fällen weitaus effektiver, solche Übungen mit Lehrinhalten, die die *Stärken* des Kindes in den Vordergrund stellen, mit Behandlungsplänen, bei denen das Kind grundlegende Fähigkeiten erlernt, und darüber hinaus mit Kompensationsmethoden zu verknüpfen.

Bevor man sich jedoch Gedanken über mögliche Behandlungsstrategien macht, muß wie gesagt zunächst eine Analyse der vorliegenden Probleme erfolgen.

Levine (1985) identifizierte eine Reihe von Problemen, die zu einer Schreibstörung führen können. Zur Identifikation dieser Probleme können die Tests zur Feinmotorik aus der „Pediatric Examination of Educational Readiness at Middlechildhood" herangezogen werden – einer Testreihe zur Aufnahmefähigkeit von Lehrinhalten bei Kindern im Alter zwischen 9 und 15 Jahren. Mit Hilfe der entsprechenden SIPT läßt sich darüber hinaus feststellen, ob die bestehenden Schwierigkeiten mit einer somatosensorischen Verarbeitungsstörung zusammenhängen, die eine Beeinträchtigung des „motorischen Gedächtnisses" nach sich zieht, oder ob sie mit der visuellen Form- und Raumwahrnehmung in Verbindung stehen. Die „Wachs Analysis of Cognitive Structures" (WACS, Wachssche Analyse kognitiver Strukturen; Wachs u. Vaughan 1977), die für Kinder im Vorschul- und Grundschulalter standardisiert wurde, kann ebenfalls als Grundlage für eine Beurteilung dienen.

Um dem Leser eine Vorstellung von den häufig auftretenden Schwierigkeiten zu vermitteln, werden wir bestimmte der von Levine (1985) identifizierten Bereiche erläutern.

Manche Kinder mit Schreibstörungen weisen eine *eingeschränkte somatosensorische Wahrnehmung* auf. Dies zeigt sich z. B. in einer beeinträchtigten Finger-Identifikation oder in einer Unkenntnis der exakten momentanen Position ihrer Arme und Hände. Ein Kind, das somatosensorische Informationen nicht normal verarbeiten kann, muß sich sehr stark auf seinen Gesichtssinn verlassen. Es hält seinen Kopf z. B. ganz dicht über das Papier, um visuell zu kontrollieren, was es mit seiner Hand tut. Beim Versuch, die Intensität des somatosensorischen Feedbacks zu verstärken, greift es oftmals den Stift nicht richtig und stützt sich auf die distalen Gelenke. Solche Kompensationsmethoden mögen zwar bei kürzeren schriftlichen Arbeiten hilfreich sein, sind auf Dauer jedoch sehr ermüdend (Levine 1985).

FALLBEISPIEL →

John
Am Beispiel von John wird deutlich, welche Probleme sich aus einer falschen Stifthaltung ergeben können. John neigt dazu, den Stift zu nah an der Spitze zu halten. Da der Stift an der Spitze jedoch dünner wird, muß John stärker drücken, um ihn richtig führen zu können. Das Halten eines kleineren Gegenstandes über einen längeren Zeitraum ist für John ermüdend. Außerdem ist ihm oft der Daumen im Weg, und er kann daher nicht sehen, was er schreibt. Dieses Problem kompensiert er, indem er sich zur Seite lehnt und seinen Kopf schräg hält. Nun muß er zum Abstützen seines Körpergewichts seinen anderen Arm einsetzen, um nicht das Gleichgewicht zu verlieren und

> vom Stuhl zu fallen. Diesen Arm kann er jetzt allerdings nicht mehr dazu benutzen, das Blatt Papier festzuhalten.

Eine weitere Schwierigkeit kann mit *Defiziten der motorischen Planung* oder einem *eingeschränkten motorischen Gedächtnis* in Verbindung stehen. Die zum Schreiben benötigten Bewegungen werden nicht automatisch ausgeführt, d. h., das Kind muß sich ständig auf diese Bewegungen konzentrieren. Ein solches Kind hat vermutlich Probleme, propriozeptiv bedingte neuronale Modelle bzw. Engramme der Buchstaben zu bilden und abzurufen, und es schreibt daher den gleichen Buchstaben auf drei oder vier verschiedene Arten.

Praxis
> Bei der Untersuchung des Einflusses der motorischen Planung und des motorischen Gedächtnisses auf die Handschrift ist es wichtig, das Kind sowohl beim Abschreiben als auch beim spontanen Schreiben von Texten zu beobachten.

- Spontanes Schreiben erfordert eine Feedforward-Kontrolle des Ergebnisses (Output) und die Fähigkeit, neuronale Modelle oder Erinnerungen zu nutzen.
- Das Abschreiben von Texten ist vom Feedback abhängig. Daher ist ein Kind mit *Defiziten der bilateralen Integration und des Sequenzierens* vermutlich dazu fähig, Texte abzuschreiben, stößt jedoch beim spontanen Schreiben auf Schwierigkeiten. Ein Kind mit einer *Somatodyspraxie,* das sowohl mit der Feedback-abhängigen als auch mit der Feedforward-abhängigen motorischen Kontrolle Schwierigkeiten hat, hat jedoch vermutlich sowohl beim Abschreiben als auch beim spontanen Schreiben Probleme.

Wahrscheinlich ist es eine Kombination aus mehreren Faktoren, die für Schreibschwierigkeiten verantwortlich ist. Hierzu können auch ein schwacher Muskeltonus oder eine reduzierte Schulterstabilität zählen, die möglicherweise in einer schlechten Körperhaltung, Ermüdung, Verlangsamung, einer schwerfälligen Schreibweise oder einer mangelhaften Stifthaltung resultieren. Eine unangemessen starke Fingermuskulatur oder ein Ungleichgewicht zwischen der Stärke der Beugemuskulatur und der Stärke der Streckmuskulatur können ebenfalls zu einer schlechten Stifthaltung und zu Schwierigkeiten mit dem Schreiben führen (Benbow 1987).

Behandlungsmöglichkeiten

An dieser Stelle sollen drei Behandlungsansätze vorgestellt werden:
- „Entmystifizierung",
- „Bypass-Strategien" und
- Strategien der direkten Behandlung.

Diese drei Ansätze schließen sich keinesfalls gegenseitig aus, sondern sind miteinander kompatibel.

„Entmystifizierung" bedeutet, der Situation das „Mystische", das Rätselhafte zu nehmen, indem man dem Kind sowie seinen Eltern und Lehrern das vorliegende Problem erklärt. Dies hilft betroffenen Personen dabei, die Schwierigkeiten des Kindes ggf. nicht länger als Faulheit oder „Dummheit" abzutun. Der Prozeß der Entmystifizierung wird in Kapitel 11 nochmals ausführlich erläutert, wo er als „Neueinschätzung" der vorliegenden Probleme bezeichnet wird.

„Bypass-Strategien" beinhalten „ein Umgehen des Problems".

■ **Beispiel:** Dies kann z. B. erreicht werden, indem das Kind lernt, auf einer Schreibmaschine oder auf einem Computer zu schreiben. Diese Strategien können zwar hilfreich sein; meist dauert es jedoch sehr lange, bis das Kind so schnell schreiben kann, daß sich die Mühe gelohnt hat. Unserer Ansicht nach ist es auf jeden Fall sinnvoller, dem Kind sofort das „Zehn-Finger-System" auf der Tastatur beizubringen. Das „Ein-Finger-Such-System" sollte möglichst vermieden werden, da das Kind diese Methode u. U. später nicht gerne aufgeben wird, wenn es einmal das „Zehn-Finger-System" lernen soll. Erfahrungsgemäß kann bei Drittklässlern mit dem „Zehn-Finger-System" begonnen werden. Einige Kinder sind möglicherweise schon früher dazu in der Lage; sie müssen jedoch zunächst alle Finger einzeln bewegen können. Bei Kindern mit motorischen Koordinationsschwächen entwickelt sich diese Fähigkeit meist mit Verzögerung. Benbow zufolge ist es für das Kind besser, das „Zehn-Finger-System" auf einer Schreibmaschine anstatt auf dem Computer zu erlernen, da es auf einer Schreibmaschine ein stärkeres Feedback erhält (M. D. Benbow, persönliche Mitteilung, 15. März 1988). Ferner erscheint auf einem Computer immer wieder der gleiche Buchstabe, wenn das Kind eine Taste gedrückt hält.

Eine andere „Bypass-Strategie" besteht darin, die Erwartungshaltung des Kindes zu verändern. So kann man z. B. die Anforderungen, die eine Aufgabe an das Kind stellt, nach Prioritäten ordnen.

■ **Beispiel:** Würde das Kind z. B. aufgefordert, einen Aufsatz über Abraham Lincoln zu schreiben, und bestünde das Ziel der Aufgabe darin, dem Lehrer zu zeigen, was es über Lincoln weiß, könnten Rechtschreibung, Groß- und Kleinschreibung und Schönschrift „in den Hintergrund treten". Man könnte auch die Menge an Aufgaben verringern und das Kind auffordern, anstatt 15 nur 5 sorgfältig ausgewählte Mathematikaufgaben zu erledigen.

- **BEISPIEL:** Ein letztes Beispiel für eine „Bypass-Strategie": Das Umfeld wird so verändert, daß es dem Kind leichter fällt, die geforderte Leistung zu erbringen.
  Konkret heißt dies z. B., daß man ein kleines Gerät am Stift montiert, welches eine optimale Stifthaltung ermöglicht, und Kästchenpapier verwendet, um dem Kind die Raumorganisation zu erleichtern. Darüber hinaus können dem Kind auch spezielle Schreibutensilien und schräge Schreibflächen zur Verfügung gestellt werden.[1]

Die *direkte Behandlung* ist der dritte Ansatz zur Behebung von Schreibstörungen. Da letztendlich erreicht werden soll, daß das Kind flüssig und automatisch schreibt, sollte es nicht ständig über die Formung der Buchstaben nachdenken müssen. Ferner sollte es in der Lage sein, ohne große Anstrengung einen längeren Text zu schreiben. Aus diesem Grunde sollte das Schreiben von Buchstaben geübt werden. Wiederholtes Üben der mangelhaften Fähigkeit stellt eine Art der Behandlung dar. Ein alternativer Ansatz beinhaltet eine Analyse der motorischen Fähigkeiten des Kindes sowie seiner Fähigkeiten zur sensorischen Verarbeitung, die zu den Schreibschwierigkeiten beitragen und ihnen zugrunde liegen. Außerdem ist es notwendig zu analysieren, bei welcher Methode der Lerneffekt beim Kind am größten ist und wie sich diese Methode auf die Lehrmethoden des Lehrers abstimmen läßt.

- **BEISPIEL:** Man könnte z. B. untersuchen, ob man dem Kind die Formung der Buchstaben vielleicht durch eine verbale Hilfestellung erleichtern kann. Fällt es dem Kind leichter, ein „M" zu malen, wenn man ihm sagt, es solle „unten" beginnen und anschließend mit dem Stift „hoch und runter und hoch und runter" fahren, als würde es „ zwei Berge zeichnen"? Oder ist es besser, nach einem propriozeptiven Ansatz zu verfahren und den Arm und die Hand des Kindes zu führen? Oder hilft es ihm, die Bewegungen in der Luft zu üben?

Behandlung bedeutet, sich die Stärken des Kindes zunutze zu machen und seine Schwächen zu beheben. Benbows (1990) Schreiblernprogramm *„Loops and Other Groups"* (Bögen und andere Formen) stellt ein Programm dar, bei dem

---

[1] Zur Durchführung sog. „Bypass-Strategien" siehe Kapitel 11.

Kindern Schreibschrift sowohl verbal als auch mit Hilfe von propriozeptiven Reizen vermittelt wird.

Zusätzlich zu den direkten Behandlungsmethoden, die sich auf die Handschrift konzentrieren, kann ein weiterer Ansatz zur Anwendung kommen, bei dem es in erster Linie um die zugrunde liegenden Schwierigkeiten geht. Ermüdet das Kind z. B. aufgrund eines schwachen Muskeltonus sehr schnell, könnte man sich für eine Stärkung des Muskeltonus entscheiden (siehe Kapitel 4). Liegt den Schwierigkeiten eine Beeinträchtigung der Form- und Raumwahrnehmung oder des Konstruierens zugrunde, käme sicherlich ein ganz anderer Behandlungsansatz in Frage (siehe Kapitel 13). Handelt es sich bei dem Problem primär um eine allgemeine Beeinträchtigung der motorischen Planung, die auf eine eingeschränkte somatosensorische Verarbeitung zurückzuführen ist, wäre ein sensorisch-integrativer Behandlungsansatz zu wählen.

> **Praxis**
>
> Es gibt viele unterschiedliche Ansätze zur Behandlung von Schreibstörungen, die jedoch alle miteinander kompatibel sind. Wir sind der Ansicht, daß die beste Behandlungsmethode in einer Kombination dieser Ansätze besteht.

Literatur

Abravanel, E. (1972a). How children combine vision and touch when perceiving the shape of objects. Perception and Psychophysics, 12, 171–

Abravanel, E. (1972b). Short-term memory for shape information processed intra-and intermodally at three ages. Perceptual and Motor Skills, 35, 419–425

Agostoni, E., Coletti, A., Orlando, G., Tredici, G. (1983). Apraxia in deep cerebral lesions. Journal of Neurology, Neurosurgery, and Psychiatry 46, 804–808

Ayres, A. J. (1965). Pattern of perceptual-motor dysfunction in children: A factor analysis study. Perceptual and Motor Skills, 20, 335–368

Ayres, A. J. (1966). Interrelationships among perceptual-motor functions in children. American Journal of Occupational Therapy, 20, 68–71

Ayres, A. J. (1969). Deficits in sensory integration in educationally handicapped children. Journal of Learning Disabilities, 2, 160–168

Ayres, A. J. (1971). Characteristics of types of sensory integrative dysfunction. American Journal of Occupational Therapy, 25, 329–334

Ayres, A. J. (1972a). Sensory integration and learning disorders. Los Angeles: Western Psychological Services

Ayres, A. J. (I 972b). Types of sensory integrative dysfunction among disabled learners. American Journal of Occupational Therapy, 26, 13–18

Ayres, A. J. (1975). Sensorimotor foundations of academic ability. In W. M. Cruickshank ,D. P. Hallahan (Eds.), Perceptual and teaming disabilities in children. Vol. 2: Research and theory, (pp. 301–358). New York: Syracuse University

Ayres, A. J. (1976). The effect of sensory integrative therapy on learning disabled children: The final report of a research project. Pasadena, CA: Center for the Study of Sensory Integrative Dysfunction

Ayres, A. J. (1977). Cluster analyses of measures of sensory integration. American Journal of Occupational Therapy, 31, 362-366

Ayres, A. J. (1979). Sensory integration and the child. Los Angeles: Western Psychological Services

Ayres, A. J. (1985). Developmental dyspraxia and adult onset apraxia. Torrance, CA: Sensory Integration International

Ayres, A. J. (1989). Sensory Integration and Praxis Tests. Los Angeles: Western Psychological Services

Ayres, A. J., Mailloux, Z., Wendler, C. L. (1987). Developmental dyspraxia: Is it a unitary function? Occupational Therapy Journal of Research, 7, 93-110

Ayres, L. P. (1920). A scale for measuring the quality of handwriting in children. New York: Russell Sage Foundation

Basso, A., Capitani, E., Laiacona, M., Zanobio, M. E. (1985). Crossed aphasia: One or more syndromes. Cortex, 21, 25-45

Basso, A., Capitani, E., Sala, S., Laiacona, M., ,Spinnler, H. (1987). Ideornotor apraxia: A study of initial severity. Acta Neurology of Scandinavia, 76, 142-146

Basso, A., Luzzatti, C., Spinnler, H. (1980). Is ideomotor apraxia the outcome of damage to well-defined regions of the left hemisphere? Journal of Neurology, Neurosurgery, and Psychiatry, 43, 118-126

Beery, E. (1989). The Developmental Test of Visual-Motor Integration (3rd rev.). Cleveland, OH: Modern Curriculum

Benbow, M. (1990). Loops and other groups: A kinesthetic writing system. Tucson, AZ: Therapy Skill Builders

Benbow, M. D. (1987). Sensory and motor measurements of dynamic tripod skill. Unpublished master's thesis, Boston University

Bezzi, R. (1962). A standardized manuscript scale for grades 1, 2, and 3. Journal of Education Research, 25, 339-340

Brinkman, C., Porter, R. (1979). Supplemental motor area of the monkey: Activity of neurons during performance of a learned motor task. Journal of Neurophysiology, 42, 681-709

Brookhart, J.M., Mountcastle, V.B. (1984). Sensory processes. Bethesda, MD: American Physiological Society

Brooks, V.B. (1986). How does the limbic system assist motor learning? A limbic comparator hypothesis. Brain Behavior Evolution, 29, 29-53

Bruininks, R. H. (1978). Bruininks-Oseretsky Test of Motor Proficiency. Circle Pines, MN: American Guidance Service

Cermak, S. (1985). Developmental dyspraxia. In E. A. Roy (Ed.), Neuropsychological studies of apraxia and related disorders, (pp. 225-248). New York: North-Holland

Connolly, K. ,Dalgleish, M. (1989). The emergence of a tool using skill in infancy. Developmental Psychology, 25, 894-912

Conrad, K. E., Cermak, S. A., Drake, C. (1983). Differentiation of praxis among children. American Journal of Occupational Therapy, 37, 466-473

Dawdy, S. C. (1981). Pediatric neuropsychology: Caring for the developmentally dyspraxic child. Clinical Neuropsychology, 3, 30-37

DeRenzi, E., Faglioni, P., Sorgato, P. (1982). Modality-specific and supramodal mechanisms of apraxia. Brain, 105, 301-312

DeRenzi, E., Motti, F., Nichelli, P. (1980). Imitating gestures. A quantitative approach to ideornotor apraxia. Archives of Neurology, 37, 6-10

Dunn, W. (1990). Pediatric occupational therapy: Facilitating effective service provision. Thorofare, NJ: C. B. Slack

Faglioni, P., Basso, A. (1985). Historical perspectives on neuroanatomical correlates of limb apraxia. In E. A. Roy (Ed.), Neuropsychological studies of apraxia and related disorders (pp. 3–44). New York: North-Holland

Fidler, G. S., Fidler, J. W. (1978). Doing and becoming: Purposeful action and self-actualization. American Journal of Occupational Therapy, 32, 305–310

Freeman, F. N. (1915). An analytical scale for judging handwriting. Elementary School Journal, 15, 432–441

Frostig, M., Lefever, W., Whittlesey, R. B. (1963). The Marianne Frostig Developmental Test of Visual Perception (1963 standardization). Palo Alto, CA: Consulting Psychologists

Frostig, M., Lefever, W., Whittlesey, R. B. (1966). Scoring Manual for the Marianne Frostig Developmental Test of Visual Perception. Palo Alto, CA: Consulting Psychologists

Geschwind, N. (1975). The apraxias: Neural mechanisms of disorders of learned movement. American Scientist, 63, 188–195

Geschwind, N., Galaburda, A. M. (1985). Cerebral lateralization: Biological mechanisms, associations, and pathology: 1. A hypothesis and a program for research. Archives of Neurology, 42, 428–459

Gibson, E. J. (1988). Exploratory behavior in the development of perceiving, acting and the acquiring of knowledge. Annual Review of Psychology, 39, 1–41

Gliner, J. A. (1985). Purposeful activity in motor learning theory: An event approach to motor skill acquisition. American Journal of Occupational Therapy, 39, 28–34

Goldberg, G. (1985). Response and projection: A reinterpretation of the premotor concept. In E. A. Roy (Ed.), Neuropsychological studies of apraxia and related disorders (pp. 251–266). New York: North Holland

Golden, J. (1987). Luria-Nebraska Neuropsychological Battery: Children's Revision. Los Angeles: Western Psychological Services

Gonzalez-Rothi, L. J., Mack, L., Heilman, K. M. (1986). Pantomime agnosia. Journal of Neurology, Neurosurgery and Psychiatry, 49, 451–454

Gordon, N., McKinlay, 1. (Eds.) (1980). Helping clumsy children. New York: Churchill-Livingstone

Gubbay, S. S. (1975). The clumsy child. Philadelphia W. B. Saunders

Gubbay, S. S. (1978). The management of developmental dyspraxia. Developmental Medicine and Child Neurology, 20, 643–646

Gubbay, S. S. (1979). The clumsy child. In F. C. Rose (Ed.), Pediatric neurology (pp. 145–160). London: Blackwell

Gubbay, S. S. (1985). Clumsiness. In P. J. Vinken, G. W. Bruyn, H. L. Klawans (Eds.), Handbook of clinical neurology (rev. series) (pp. 159–167). New York: Elsevier

Hainesworth, K., Siqueland, L. (1969). Early identification of children with learning disabilities: The Meeting Street School Screening Test. Providence, RI: Crippled Children and Adults of Rhode Island

Hoop, N. H. (1971a). Haptic perception in preschool children, part 1: Object recognition. American Journal of Occupational Therapy, 25, 340–344

Hoop, N. H. (1971b). Haptic perception in preschool children, part 11: Object manipulation. American Journal of Occupational Therapy, 25, 415–419

Jeannerod, M. (1988). The neural and behavioral organization of goal-directed movements: Oxford psychology series. Oxford: Clarendon

Jennings, P. A. (1974). Haptic perception and form reproduction by kindergarten children. American Journal of Occupational Therapy, 28, 274–280

Kaplan, E. (1968). The development of gesture. Unpublished doctoral dissertation, Clark University, Worcester, MA
King, L. J. (1978). Toward a science of adaptive responses. American Journal of Occupational Therapy, 32, 429-437
Kleinman, J.J. (1979). Developmental changes in haptic exploration and matching accuracy. Developmental Psychology, 15, 480-481
Knuckey, N., Apsimon, T., Gubbay, S.S. (1983)Computerized axial tomography in clumsy children with developmental apraxia and agnosia. Brain and Development, 5, 14-19
Knuckey, N., Gubbay, S. S. (1983). Clumsy children: A prognostic study. Australian Pediatric Journal, 19, 9-13
Kolb, B., Whishaw, 1. Q. (1985). Can the study of praxis in animals aid in the study of apraxia in humans? In E. A. Roy (Ed.), Neuropsychological studies of apraxia and related disorders (pp. 203-224). New York: North-Holland
Koppitz, M. (1963). Bender Gestalt Test for young children. New York: Grune & Stratton
Larson, K. A. (1982). The sensory history of developmentally delayed children with and without tactile defensiveness. American Journal of Occupational Therapy, 36, 590-596
Lederman, S. J., Klatzky, R. L. (1987). Hand movements: A window into haptic object recognition. Cognitive Psychology, 19, 342-368
Levine, M. D. (1982). Pediatric Examination of Educational Readiness (PEER). Cambridge, MA: Educators Publishing Service
Levine, M. D. (1983). Pediatric Early Elementary Examination (PEEX). Cambridge, MA: Educators Publishing Service
Levine, M. D. (1984). Cumulative neurodevelopmental debts: Their impact on productivity in late middle childhood. In M. D. Levine and P. Satz (Eds.), Middle childhood: Development and dysfunction. Baltimore, MD: University Park
Levine, M. D. (1985). Pediatric Examination of Educational Readiness at Middle Childhood (Peeramid). Cambridge, MA: Educators Publishing Service
Levine, M. D. (1987). Motor implementation. In M. D. Levine (Ed.), Developmental variation and learning disorders (pp. 208-240). Cambridge, MA: Educators Publishing Service
Levine, M. D., Oberklaid, F., Meltzer, L. (1981). Developmental output failure; A study of low productivity in school aged children. Pediatrics, 67, 18-25
Lezak, M. D. (1983). Neuropsychological assessment (2nd ed.). New York: Oxford University
Lindner, K. J. (1986). Transfer to motor learning: From formal discipline to action systems theory. In L. D. Zaichkowsky ,C. Z. Fuchs (Eds.), The psychology of motor behavior: Development, control, learning and performance (pp. 65-87). Ithaca, NY: Mouvement Publications
Luria, A. R. (1963). Restoration of function after brain injury. New York: Pergamon
Luria, A. R. (1980). Higher cortical functions in man. New York: Basic Books
Marteniuk, R. G. (1976). Information processing in motor skills. New York: Holt, Rinehart & Winston
McHale, K. (1987). Integrating children with fine motor difficulties into regular classrooms. An approach to identifying and solving problems. Unpublished master's thesis. Rhode Island College, Providence, RL
Melzack, R., Southmayd, J. E. (1974). Dorsal column contributions to anticipatory motor behavior. Experimental Neurology, 42, 274-281
Miller, L. J. (1988). Miller Assessment for Preschoolers. San Antonio, TX: Psychological Corporation
Mountcastle, V. B., Lynch, J. C., Georgopoulos, A., Sakata, H., Acuna, C. (1975). Posterior parietal association cortex of the monkey: Command functions for operations within extra-personal space. Journal of Neurophysiology, 38, 871-908

Mutti, M., Sterling, H. M., Spaulding, N. V. (1978). Quick Neurological Screening Test (rev. ed.). Novato, CA: Academic Therapy Publications

Nass, R. (1983). Ontogenesis of hemispheric specializations: Apraxia with congenital left hemisphere lesions. Perceptual and motor skills, 57, 775-782

Orpet, R. E. (1972). Frostig Movement Skills Test Battery. Palo Alto, CA: Consulting Psychologists

Overton, W., Jackson, J. (1973). The representation of imagined objects in action sequences: A developmental study. Child Development, 44, 309-314

Paillard, J. (1982). Apraxia and the neurophysiology of motor control. Philosophical Transactions Royal Society of London, B298, 111-134

Parham, D. (1987). Evaluation of praxis in preschoolers. In Z. Mailloux (Ed.), Sensory integrative approaches in occupational therapy, (pp. 23-26). New York: Haworth

Piaget, J., Inhelder, B. (1948). The child's conception of space. New York: Norton

Piaget, J. (1952). The origins of intelligence in children. New York: International Universities

Poeck, K. (1982). Two types of motor apraxia. Archives Italiennes de Biologie, 120, 361-369

Rapcsak, S. Z.. Gonzalez-Rothi, L. J., Heilman, K, M. (1987). Apraxia in a patient with atypical cerebral dominance. Brain and Cognition, 6, 450-463

Reed, E. (1988). From the motor theory of perception to the perceptual control of action. In E. S. Reed (Ed.), James J. Gibson and the psychology of perception. New Haven, CT: Yale University

Roach, C., Kephart, C. (1966). The Purdue Perceptual-Motor Survey. San Antonio, TX: Psychological Corporation

Roland, P. E., Larsen, B., Lassen, N. A., Skinhoj, E. (1980). Supplementary motor area and other cortical areas in organization of voluntary movements in man. Journal of Neurophysiology, 43, 118-136

Roland, P. E., Skinhoj, E., Lassen, N. A., Larsen, B. (1980). Different cortical areas in man in organization of voluntary movements in extrapersonal space. Journal of Neurophysiology, 43, 137-150

Royeen, C.B., Fortune, J.C. (1990). TIE: Touch inventory for school aged children. American Journal of Occupational Therapy, 44, 155-160

Safire, W. (1989, June 11). Rethinking reclama. The New York Times Magazine, p. 20

Schilder, P. (1935). The image and appearance of the human body. London: Routledge & Kegan Paul

Schmidt, R.A. (1975). A schema theory to discrete motor skill learning. Psychological Review, 82, 225-260

Schmidt, R. A. (1988). Motor control and learning. A behavioral analysis (2nd ed.). Champaign, IL: Human Kinetics

Schneck, C. M. (1988). Developmental changes in the use of writing tools in normal 3. 0 to 6. 11 year old children. Unpublished doctoral dissertation, Boston University

Shapiro, D. C., Schmidt, R. A. (1982). The schema theory: Recent evidence and developmental implications. In J. A. S. Kelso ,J. E. Clark (Eds.), The development of motor control and co-ordination, (pp. 113-150). New York: John Wiley & Sons

Shaw, L., Levine, M., Belfer, M. (1982). Developmental double jeopardy: A study of clumsiness and self-esteem in children with learning problems. Journal of Developmental Behavior Pediatrics, 3, 191-196

Siegel, L. S., Feldman, W. (1983). Nondyslexic children with combined writing and arithmetic learning disabilities. Journal of Clinical Pediatrics, 22, 241-244

Stott, D. H., Moyes, F. A., Henderson, S. E. (1984). The Test of Motor Impairment (Henderson rev.) San Antonio, TX: The Psychological Corporation

Thorndike, E. L. (1910). American handwriting scale. Teacher's College Record, 11, 83-175

Vierck, C. J. (1978). Interpretations of the sensory and motor consequences of dorsal column lesions. In G. Gordon (Ed.), Active touch: The mechanisms of recognition of objects by manipulation: A multidisciplinary approach, (pp. 139–160). Oxford: Pergamon

Wachs, H., Vaughn, L. (1977). Wachs analysis of cognitive structures. Los Angeles: Western Psychological Services

Wall, P. D. (1970). Sensory role of impulses traveling in the dorsal columns. Brain, 93, 505–524

Walton, J. N., Ellis, E., Court, S. D. M. (1963). Clumsy children: A study of developmental apraxia and agnosia. Brain, 85, 603–613

Watson, R. T., Fleet, W. S., Gonzalez-Rothi, L., Heilman, K. M. (1986). Apraxia and the supplemental motor area. Archives of Neurology, 43, 787-792

Wolff, P. (1972). The role of stimulus-correlated activity in children's recognition of nonsense forms. Journal of Experimental Child Psychology, 24, 427–441

Zaporozhets, A. V. (1965). The development of perception in the preschool child. Monographs of the Society for Research in Child Development, 30, 82–101

Zaporozhets, A. V. (1969). Some of the psychological problems of sensory training in early childhood and the preschool period. In A.R. Leont'ev, A.R. Luria (Eds.), A handbook of contemporary soviet psychology (pp. 86–120). New York: Basic Books

7 Hemisphärenspezialisierung

ELIZABETH A. MURRAY

Die rechte Hemisphäre faßt alle räumlichen Informationen zusammen. Die linke Hemisphäre analysiert die Informationen zeitlich.

Levy 1974, S. 167

Als A. Jean Ayres (1972, 1976, 1979, 1989) die Sensorische Integrationstheorie entwickelte, leistete sie Pionierarbeit: Sie war die erste, die sich der Frage widmete, inwieweit *subkortikale* Strukturen zu einer normalen Entwicklung beitragen, und tatsächlich stieß sie bei einigen Kindern mit Lernstörungen auf mögliche Anzeichen für subkortikale Dysfunktionen. Nach Ansicht der meisten Psychologen (z. B. Rourke u. Strang 1983) und Erziehungswissenschaftler (z. B. Davidson 1983) sind Lernstörungen jedoch vorwiegend auf beeinträchtigte *kortikale* Prozesse und damit auf eine höhere Ebene zurückzuführen.

Zwar können neben kortikalen auch sensorisch-integrative Dysfunktionen vorliegen, die möglicherweise sogar zu diesen kortikalen Störungen beitragen; die tatsächlichen Probleme von lerngestörten Kindern im Bereich des schulischen Lernens entstehen jedoch wahrscheinlich durch beeinträchtigte Funktionen auf kortikaler Ebene.

> **!** Wenn wir Ergotherapeuten die auf der Sensorischen Integrationstheorie basierenden Behandlungsmethoden anwenden, um die Funktionsweise des Gehirns auf subkortikaler Ebene zu verbessern, sollten wir uns stets ein umfassendes Bild von allen Stärken und Schwächen eines Kindes machen. Mit anderen Worten: Wir dürfen uns nicht lediglich auf einen bestimmten Bereich beschränken. Ayres stieß im Rahmen einiger ihrer faktorenanalytischen Studien auf bestimmte Muster von Testwerten, die offensichtlich jeweils die Funktionsweise der linken bzw. rechten Hemisphäre widerspiegelten (Ayres 1969, 1976).

7.1
Ziele und Inhalt dieses Kapitels

Dieses Kapitel soll Ergotherapeuten ein Grundwissen über die Konzepte der Hemisphärenspezialisierung und der Lateralität der Funktionen in der Großhirnrinde vermitteln. Darüber hinaus werden wir den Stand der Forschung im Bereich der Hemisphärenspezialisierung erörtern und die Konsequenzen diskutieren, die sich aus den Ergebnissen dieser Studien sowohl für normal entwickelte Menschen als auch für Menschen mit Lernstörungen ergeben.

Dazu werden wir die Fallbeispiele zweier Jugendlicher mit Defiziten vorstellen, die auf Hemisphärendysfunktionen zurückzuführen sind. Anschließend wird die Fachterminologie erläutert und ein Überblick über die verschiedenen Forschungsmethoden gegeben, derer man sich bedient, um bestimmte Aspekte der Hemisphärenspezialisierung einzuschätzen. Dazu ist es notwendig, die verschiedenen Variablen zu nennen, die diese Forschungsergebnisse beeinflussen können.

Bevor wir allerdings ausführlich auf die Schwierigkeiten von Kindern mit Lernstörungen eingehen können, müssen wir zunächst verstanden haben, inwieweit beide Hemisphären jeweils das Verhalten normal entwickelter Menschen beeinflussen. Verschiedene Forscher (z. B. Eccles 1973) haben die Verhaltensweisen beschrieben, die jeder Hemisphäre zuzuordnen sind. Wir werden die entsprechenden Studien kritisch beleuchten, um dann nochmals auf jene Verhaltensweisen zurückzukommen, die entweder mit der einen oder mit der anderen Hemisphäre in Verbindung gebracht werden.

Im Anschluß daran werden wir die Ergebnisse von Untersuchungen mit lerngestörten Personen zusammenfassen und gleichzeitig Hypothesen über die Mechanismen der verschiedenen Dysfunktionen vorstellen. Daraufhin beschreiben wir typische Verhaltensweisen von Kindern mit Beeinträchtigungen der linken oder rechten Hemisphäre. Die meisten Forschungsergebnisse zu diesem Thema stammen aus den Bereichen Neurologie, Psychologie und Erziehungswissenschaften. Wir müssen uns darüber im klaren sein, daß derzeit noch *keine Erkenntnisse über die Rolle der Hemisphären bei Kindern mit sensorisch-integrativen Dysfunktionen* vorliegen.

Dann folgt eine Erörterung der Untersuchungsverfahren und Behandlungsmethoden bei Kindern, bei denen vermutlich eine Hemisphärendysfunktion vorliegt. Wir werden diejenigen Tests der „Sensory Integration and Praxis Tests" (SIPT, Sensorische Integrations- und Praxietests; Ayres 1989) vorstellen, mit denen sich Symptome einer Dysfunktion der linken oder rechten Hemisphäre feststellen lassen, und darüber hinaus noch weitere Beurteilungsverfahren diskutieren. Das Kapitel endet mit einer Besprechung der Behandlungsmethoden – einschließlich der Methoden der Sensorischen Integrationstheorie –, die bei Kindern mit einer Funktionsstörung der Hemisphären zur Anwendung kommen.

7.2
Klinisches Bild der Hemisphärendysfunktion

Wir beginnen mit der Beschreibung zweier Jungen: Jimmy und Ross. Bei beiden wurden Lernstörungen diagnostiziert, und beide haben mehrere Jahre lang an sonderpädagogischen Programmen teilgenommen. Obwohl bei beiden Jungen die gleiche Diagnose („Lernstörung"), gestellt wurde, weisen ihre klinischen Erscheinungsbilder große Unterschiede auf. Aus diesem Grund müssen zur Behebung ihrer Defizite auch unterschiedliche Behandlungsansätze angewandt werden. Jimmys Beeinträchtigung ist der typische Fall einer sog. „linkshemisphärischen Dysfunktion", wohingegen Ross' Profil eher für eine „rechtshemisphärische Dysfunktion" spricht. Dennoch liegen in beiden Fällen (wie meistens, wenn eine solche Diagnose gestellt wird) keine eindeutigen Hinweise auf etwaige Hirnschäden vor.

FALLBEISPIEL →

Jimmy
(Fallbeispiel eines Jugendlichen mit einer linkshemisphärischen Dysfunktion)
Jimmy ist 14 Jahre alt. Er ist ein ruhiger und etwas schüchterner Typ. Er neigt dazu, in relativ kurzen Sätzen zu sprechen, und führt das, was er sagt, nicht weiter aus. Jimmys Eltern waren schon sehr früh über seine mangelnde Sprachentwicklung beunruhigt. Er begann erst sehr viel später zu sprechen als seine Geschwister und zog es vor, mittels Zeichen und Gesten zu kommunizieren. Wenn er sich nicht verständlich machen konnte, bekam er häufig Wutanfälle. Auch seine Erzieherin im Kindergarten war über Jimmys verzögerte Sprachentwicklung besorgt und empfahl den Eltern, seine Sprachfähigkeiten untersuchen zu lassen. Bei dieser Untersuchung stellte man sowohl Störungen des rezeptiven als auch des expressiven Sprachvermögens fest.

Jimmy hatte von der ersten Klasse an Schwierigkeiten in der Schule. Besonders schwierig war für ihn das Lesenlernen. Er hatte Probleme damit, Klänge mit Buchstaben zu verbinden, und konnte daher Wörter nur sehr schlecht „heraushören" bzw. entschlüsseln. Laut vorlesen konnte er nur sehr langsam. Auch heute noch liest Jimmy wesentlich schlechter als seine Klassenkameraden. Er hat Probleme in Geschichte und in Englisch, da in diesen Fächern viel gelesen wird und lange schriftliche Arbeiten verfaßt werden müssen.

Jimmy hat außerdem Probleme zu verstehen, was man ihm sagt – insbesondere dann, wenn die Informationen lang und komplex sind. Als er noch klein war, vermuteten seine Eltern und Erzieherinnen, er leide an Konzentrationsstörungen, da er oft nicht zuzuhören schien und Anweisungen nicht immer befolgte.

> Jimmy kann sehr gut mit Zahlen umgehen. Sein Werklehrer berichtet, Jimmy habe ein sehr gutes Gespür für Größen und Proportionen und könne sehr gut schätzen. Jimmy verfügt außerdem über gute handwerkliche Fähigkeiten. So baute er sich aus Teilen von einem nahegelegenen Schrottplatz ein eigenes Fahrrad zusammen.

> **Ross**
> (Fallbeispiel eines Jugendlichen mit einer rechtshemisphärischen Dysfunktion)
> Ross ist ein Teenager, der sehr viel redet. Er möchte am liebsten einmal Sportreporter werden. Als er noch klein war, machten sich seine Eltern keine größeren Sorgen um ihn. Sie bemerkten nicht, daß es ihm mehr Schwierigkeiten bereitete als seinem älteren Bruder zu lernen, wie man sich anzieht, und daß er immer etwas unordentlich aussah. Allerdings lernte er sehr früh zu sprechen, und viele Freunde der Familie machten Bemerkungen über seine „Redseligkeit". Seine Erzieherin im Kindergarten bemerkte, daß Ross nicht gut malen konnte und nicht gerne puzzelte. Sie hatte jedoch den Eindruck, er sei ein Spätentwickler, und machte sich keine weiteren Gedanken.
>
> In der Grundschule bereitete Ross das Lesen keine Schwierigkeiten. Die Probleme traten erst später auf, als er die gelesenen Texte zusammenfassen oder ein Fazit ziehen sollte. Zu diesem Zeitpunkt, im Alter von 8 Jahren, wurden Ross Fähigkeiten dann einem Beurteilungsverfahren unterzogen, und er nahm an einem sonderpädagogischen Förderprogramm teil.
>
> Mathematik war eines der Fächer, die Ross besonders große Schwierigkeiten bereiteten. Obwohl er sich die mathematischen Grundregeln merken konnte, hatte er Probleme mit der Umsetzung dieser Regeln im Alltag. Darüber hinaus lernte er erst sehr spät, die Uhr zu lesen und mit Geld umzugehen.
>
> Ross ist zwar gerne mit seinen Klassenkameraden zusammen, hat jedoch nur wenige Freunde. Er erkennt nonverbale Signale nur selten und reagiert demnach in vielen Situationen unangemessen. Er ist häufig das Opfer von Streichen.
>
> Seine Lehrer stellten fest, daß Ross Probleme mit dem Organisieren seiner Arbeit hat. Obwohl er sich Einzelheiten sehr gut merken kann, kann er nicht gut schlußfolgern und auf Warum-Fragen antworten.

Die Fallbeispiele von Jimmy und Ross verdeutlichen, welche Fähigkeiten den beiden Hemisphären jeweils zuzuordnen sind. Es folgt nun eine Beschreibung der Forschungsmethoden und -ergebnisse, mit deren Hilfe sich diese Fähigkeiten identifizieren ließen.

7.3
Die Forschung im Bereich der Hemisphärenspezialisierung

Im Jahre 1861 veröffentlichte Broca das Ergebnis der Gehirnautopsien zweier Patienten, bei denen Sprachstörungen aufgetreten waren. In beiden Fällen stellte er Läsionen im hinteren Bereich des Frontallappens der linken Hemisphäre fest. Zehn Jahre später beschrieb Wernicke den Fall eines Patienten, der sein Sprachverständnis verloren hatte. Aus einer Autopsie ergab sich, daß der linke Temporallappen verletzt war. Diese und ähnliche Untersuchungsergebnisse sowie die Beobachtung, daß das Sprachvermögen auch durch massive Schädigungen der rechten Hemisphäre keineswegs beeinträchtigt wird, führten zur Annahme, daß alle sprachlichen Fähigkeiten in der linken Hemisphäre lokalisiert sein müssen. Da man bereits wußte, daß die rechte, meist bevorzugte Hand über die linke Hemisphäre geführt wird, stellte man die These auf, daß die linke Hemisphäre dominiert, d. h. der rechten Hemisphäre übergeordnet ist. Diese Kontrolle wurde als *zerebrale Dominanz* bezeichnet (Harris 1988; Joynt u. Goldstein 1975; Luria 1980).

Bereits im späten 19. und frühen 20. Jahrhundert gab es Berichte, in denen darauf hingewiesen wurde, daß Patienten mit Läsionen der rechten Hemisphäre Schwierigkeiten mit der räumlichen Wahrnehmung und der Orientierung haben; und auch schon damals ging man davon aus, daß die rechte Hemisphäre bei nonverbalen Fähigkeiten dominiert. Die meisten Studien dieser Zeit beschäftigten sich allerdings mit der linken Hemisphäre und mit der Rolle, die diese im Hinblick auf die Sprache spielt (Luria 1980). Erst in der zweiten Hälfte dieses Jahrhunderts wurde dann den speziellen Funktionen der rechten Hemisphäre mehr Aufmerksamkeit geschenkt.

Da man mittlerweile weiß, daß beide Hemisphären jeweils für ganz spezielle Funktionen zuständig sind, zieht man heute den Begriff „*Hemisphärenspezialisierung*" dem Begriff „zerebrale Dominanz" vor. Der Terminus „Hemisphärenspezialisierung" impliziert, daß jede Hemisphäre spezifische Funktionen hat, und nicht – wie bisher –, daß eine der Hemisphären wichtiger ist oder gar über die andere dominiert.

Die Bezeichnung „*Lateralisation*" verweist auf den Prozeß, der zu einer Funktionsspezialisierung der Hemisphären führt. Mit anderen Worten: Eine Funktion wird entweder der einen oder der anderen Hemisphäre zugeordnet. Die Sprachfunktionen sind bei der Mehrzahl der Rechtshänder der linken Hemisphäre zuzuordnen. Eine bestimmte Fähigkeit kann *stark lateralisiert* sein, d. h., diese Fähigkeit wird hauptsächlich von einer Hemisphäre gesteuert. Eine Fähigkeit kann jedoch auch *schwach lateralisiert* sein. In diesem Fall wird sie dann von beiden Hemisphären gesteuert (Hiscock u. Kinsbourne 1982).

Wir werden zunächst eine Zusammenfassung der Methoden geben, mit denen eine Hemisphärenspezialisierung untersucht werden kann und im Anschluß daran demonstrieren, wie die Ergebnisse aus diesem Forschungsbereich zur Beschreibung der Funktionen der beiden Hemisphären herangezogen wurden.

7.3.1
Untersuchungen an Personen mit neurologischen Schädigungen

Wie wir gezeigt haben, kam es zu einem vermehrten Interesse an der Hemisphärenspezialisierung, nachdem man beobachtet hatte, daß Patienten mit einseitigen Läsionen bestimmte Fähigkeiten verloren. Auch heute werden immer wieder Untersuchungen an entsprechenden Patienten durchgeführt (vgl. Aram u. Whitaker 1988; Jason 1986). Darüber hinaus wurde Wissenschaftlern (z. B. Gazzaniga 1975; Ogden 1989) die Möglichkeit eröffnet, die Funktionen der beiden Hemisphären an Patienten zu erforschen, die sich speziellen chirurgischen Eingriffen, wie z. B. Durchtrennen des Corpus callosum (Balken) oder Entfernen einer Hemisphäre, unterzogen. In Tabelle 7.1 sind diese spezifischen Patientengruppen aufgelistet und die jeweiligen Diagnosen und Verfahren beschrieben, mit deren Hilfe die Hemisphärenspezialisierung der Patienten erforscht wurde.[1]

Der größte Nachteil solcher Untersuchungen besteht darin, daß sie nicht an *gesunden* Menschen durchgeführt werden können, sondern vielmehr an Patienten, die z. B. an Hirnschäden oder -verletzungen oder einer schweren Epilepsie leiden. Verletzungen sind in vielen Fällen nicht genau zu lokalisieren, und zudem besteht häufig die Möglichkeit, daß beide Hemisphären auf irgendeine Weise betroffen sind. Außerdem kann zwar festgestellt werden, daß jemand bestimmte Fähigkeiten verloren hat, aber nicht, wie diese Fähigkeiten vor der Hirnverletzung vom Gehirn des Patienten gesteuert wurden.

Bei Patienten, bei denen das Corpus callosum durchtrennt wurde (sog. „Kommissurenschnitt"- oder „Split-Brain"-Patienten), ließen sich bereits in einem frühen Entwicklungsstadium Anomalien im Gehirn beobachten, die schließlich

---

[1] Genauere Informationen zu den Verfahren finden sich bei Dennis (1980), Eccles (1973), Gazzaniga (1975), Luria (1980) und Ogden (1989).

Tabelle 7.1. Zur Beurteilung der Hemisphärenspezialisierung untersuchte Formen von Hirnverletzungen

Bezeichnung der Schädigung oder Verletzung	Beschreibung der Läsion	Beurteilungsverfahren
Unilaterale Hirnverletzung	Läsion einer Hemisphäre, im allgemeinen auf einen Schlaganfall oder ein Trauma zurückzuführen	Vergleich zwischen den Folgeerscheinungen einer Verletzung der linken Hemisphäre und den Folgeerscheinungen einer Verletzung der rechten Hemisphäre
Kommissurenschnitt	Chirurgischer Eingriff, bei dem das Corpus callosum und die vordere Kommissur (Fasern, die Informationen von der einen zur anderen Hemisphäre weiterleiten) abgetrennt werden; zumeist bei therapierefraktären epileptischen Anfällen angewandt	Stimulation einer Hemisphäre
Hemisphärektomie	Chirurgischer Eingriff, bei dem eine Hemisphäre entfernt wird; zumeist bei einem Tumor, einer Krankheit oder bei Anfällen angewandt	Einschätzung der Fähigkeiten der verbliebenen Hemisphäre

zu einer schweren Epilepsie führten. Es ist davon auszugehen, daß diese Anomalien in vielen Fällen durch eine Reorganisation der Funktionen wieder ausgeglichen werden können. Diese Einsichten hinsichtlich der Hemisphärenspezialisierung sind allerdings nicht ohne weiteres auf alle Menschen übertragbar.

 Verliert ein Mensch durch eine Hirnverletzung eine bestimmte Fähigkeit, bedeutet dies nicht notwendigerweise, daß diese Funktion vorher auch von der beschädigten Region gesteuert wurde.

So ist es z. B. möglich, daß Läsionen an Verbindungsfasern die Weiterleitung von Informationen verhindern, die für eine andere Hirnregion wichtig sind, was wiederum zu einer Verschlechterung der Fähigkeiten führt, die vom zweiten Hirnareal gesteuert werden. Wir müssen besonders vorsichtig sein, wenn wir Vermutungen über den Verlust von Fähigkeiten bei Kindern anstellen, die bereits in einem frühen Entwicklungsstadium eine einseitige Hirnverletzung erlitten haben. Auch wenn allgemein bekannt ist, daß die Plastizität des Gehirns das ganze Leben lang bestehen bleibt, wird davon ausgegangen, daß ein junges Gehirn formbarer ist als ein älteres, da viele Zellen noch nicht herangereift bzw. noch nicht markhaltig sind.

DEFINITION

Als „*Plastizität*" bezeichnet man die Fähigkeit des Gehirns, sich nach einer Schädigung zu reorganisieren.

Somit bestehen für ein Kind gute Chancen, daß andere, mit der Zeit erst heranreifende Hirnareale die Funktionen übernehmen, die normalerweise von den beschädigten Regionen gesteuert werden (Liederman 1988).

Die Studien liefern uns also keine Informationen über die Funktionsweise des gesunden Gehirns. Sie geben uns vielmehr Aufschluß darüber, wie ein Gehirn nach einer Läsion oder einem chirurgischen Eingriff arbeitet. Um Aufschluß über die Hemisphärenspezialisierung beim normalen Gehirn geben zu können, hat die Forschung Methoden entwickelt, mit denen sich die Spezialisierung an gesunden Testpersonen untersuchen läßt.

7.3.2
Methoden zur Untersuchung gesunder Testpersonen

Im Gegensatz zu früher, als die Hemisphärenspezialisierung noch an Patienten mit Hirnverletzungen erforscht wurde, gibt es mittlerweile eine Reihe neuer Techniken, mit deren Hilfe die Hemisphärenspezialisierung auch an *gesunden* Menschen untersucht werden kann. Dazu zählen:
- morphologische Studien,
- die Messung der Lateralität sowie
- physiologische Meßverfahren.

Auch wenn diese Methoden gewissen Einschränkungen unterliegen, vermitteln sie uns doch ein genaueres Bild von der Hemisphärenspezialisierung eines normal entwickelten Gehirns.

Morphologische Studien
Bis zu den 60er Jahren ging man davon aus, daß sich die Hirnhemisphären anatomisch ähneln. Geschwind u. Levitsky (1968) fanden jedoch bei Obduktionen heraus, daß ein Areal des Temporallappens – das sog. *Planum temporale* – im allgemeinen in der linken Hemisphäre größer ausfiel als in der rechten. Das Planum temporale besteht u. a. aus dem akustischen Assoziationsfeld (Wernik-

ke-Sprachzentrum), das zum Sprachverständnis beiträgt. Galaburda und andere Forscher (Galaburda 1984; Galaburda et al. 1978) bestätigten diese Ergebnisse wiederum anhand einer Reihe von Obduktionen. Die Asymmetrien wurden auch bei Gehirnen von Säuglingen (Witelson u. Pallie 1973) und Föten festgestellt (Chi et al. 1977; LeMay 1984; LeMay u. Geschwind 1978; Wada et al. 1975).

Mit der Entwicklung der *Computertomographie (CT)* wurde eine Möglichkeit geschaffen, die Anatomie des Gehirns an lebenden Versuchsobjekten zu studieren. Die CT-Abtastung ist eine computerisierte Röntgenaufnahme des Gehirns, anhand derer sich strukturelle Anomalien bestimmen lassen. Mit Hilfe der CT-Abtastung entdeckten LeMay und Kollegen (LeMay 1976, 1984; LeMay u. Geschwind 1978; LeMay u. Kido 1978) morphologische Asymmetrien. So stellten sie z. B. fest, daß es im rechten Frontallappen und im linken Okzipitallappen jeweils ein Areal gibt, das ein wenig größer ist als das entsprechende Areal in der anderen Hemisphäre.

Eine jüngere Methode ist die sog. *Magnetresonanztomographie (MRT)*, mit deren Hilfe noch bessere Bilder der Gehirnstrukturen erstellt werden können. Da beide Verfahren – CT-Abtastung und MRT – sehr kostspielig sind, werden sie in letzter Zeit hauptsächlich zu Diagnosezwecken bei Patienten mit Verdacht auf Hirnverletzungen und weniger zur Untersuchung der Morphologie des Gehirns von gesunden Personen eingesetzt.

Zusammenfassend läßt sich sagen, daß es strukturelle Unterschiede zwischen den Hemisphären gibt. Die Frage, ob es gleichzeitig auch funktionelle Unterschiede gibt, bleibt jedoch unbeantwortet.

Messung der Lateralität

Der Begriff „*Lateralität*" bezeichnet, in welchem Maß entweder die Aufnahme sensorischer Reize oder das motorische Output auf der einen Körperseite *stärker ausgeprägt* ist als die Aufnahme oder das Output auf der anderen Körperseite. „Lateralität" ist somit die *gemessene* Dominanz einer Funktion (z. B. Handpräferenz).

Da die primäre Aufnahme der meisten Sinneseindrücke sowie die Kontrolle über Teile des motorischen Outputs von der kontralateralen Hemisphäre gesteuert werden, geht man davon aus, daß man durch eine Messung der Lateralität den Grad der *Lateralisation* der Funktionen der jeweiligen Hemisphäre feststellen kann.

Der Begriff „*Lateralisation*" bezeichnet die Spezialisierung einer Hemisphäre auf bestimmte Funktionen.

Es ist sehr wichtig, den Unterschied zwischen den Begriffen „Lateralität" und „Lateralisation" zu verstehen. Da die Lateralität anhand von Tests ermittelt wird, können wir den Grad der Lateralisation innerhalb des Zentralnervensystems lediglich aus diesen Ergebnissen *schlußfolgern*.

Theoretiker, die sich mit der Erforschung der perzeptomotorischen Fähigkeiten beschäftigen, messen die Lateralität seit jeher daran, welche Hand, welches Auge oder welcher Fuß bevorzugt wird. In Anlehnung an das bereits früh entwickelte Konzept der zerebralen Dominanz wurde angenommen, daß Hand-, Auge- und Fußpräferenz übereinstimmen sollten. Mit anderen Worten: Man ging davon aus, daß ein Rechtshänder normalerweise auch das rechte Auge und den rechten Fuß vor zieht. Abweichungen wurden als „inkonsistente Lateralität" oder „gekreuzte Dominanz" bezeichnet und als Zeichen einer fehlerhaften Lateralisation der Funktionen in den Hemisphären gedeutet (Delacato 1966; Kephart 1960; Orton 1937).

In den letzten Jahren trugen verschiedene Erkenntnisse dazu bei, daß das Konzept der *„gekreuzten Lateralität"* mit seinen Schlußfolgerungen zunehmend in Frage gestellt wurde. Diese Erkenntnisse werden im folgenden kurz zusammengefaßt:

- Die meisten motorischen Bewegungen sind bilateral gesteuert, werden also sowohl von ipsilateralen als auch von kontralateralen Bahnen kontrolliert (Hiscock u. Kinsbourne 1982). Die wichtigste Ausnahme bilden feinmotorische Fingerbewegungen, die von der kontralateralen Hemisphäre gesteuert werden (Lawrence u. Kuypers 1968). Schreibt oder malt man mit der rechten Hand, deutet dies darauf hin, daß in erster Linie die linke Hemisphäre die Kontrolle ausübt; dagegen läßt die zum Werfen benutzte Hand – vormals ein gängiges Kriterium – *nicht* auf eine laterale Dominanz schließen.
- Der Fuß, mit dem man einen Ball schießt, wird von beiden Hemisphären gesteuert.[1]
- Es gibt keine stichhaltige Beweise für die Annahme, daß die Präferenz eines bestimmten Auges beim Anvisieren eines Gegenstands darauf hinweist, welche Hemisphäre vorgezogen wird. Es ist vielmehr wahrscheinlich, daß die Informationen, die durch das präferierte Auge wahrgenommen werden, an beide Hemisphären weitergeleitet werden, wobei die Stimuli des rechten Blickfeldes in die linke Hemisphäre und die Stimuli des linken Blickfeldes in die rechte Hemisphäre gelangen – und zwar unabhängig davon, *welches* Auge vorgezogen wird (Hiscock u. Kinsbourne 1982).

---

[1] Bei Kindern, die ohne Arme geboren wurden und die ihre Füße zur Erforschung von Gegenständen benutzen, hatte man genauso häufig eine Präferenz des linken wie des rechten Fußes beobachtet (A. G. Fisher, persönliche Mitteilung 23. März 1990).

- Die Forschung hat außerdem gezeigt, daß es bei gesunden Menschen kaum Übereinstimmungen zwischen Auge- und Handpräferenz gibt (Porac u. Coren 1981). Mit anderen Worten: Eine gekreuzte Dominanz ist kein Hinweis auf eine Dysfunktion.

Während einige traditionelle Verfahren zur Bestimmung der Lateralität an Gültigkeit verlieren, finden diverse modernere Methoden immer mehr Anklang. So wurden ganz spezielle Testparadigmen – sog. „Tests zur *perzeptiven Asymmetrie*" – entwickelt, um die Lateralität im Hinblick auf auditive, visuelle und taktile Sinneseindrücke zu ermitteln. Man nimmt an, daß die Stimuli, mit denen die jeweiligen Rezeptoren einer Körperhälfte konfrontiert werden, zunächst entweder ausschließlich oder hauptsächlich von der kontralateralen Hemisphäre verarbeitet werden. So wird z. B. das, was wir in unserem linken Blickfeld sehen, zunächst in der rechten Sehrinde verarbeitet. Obwohl das auditive und das taktile System gleichermaßen durch ipsilaterale und kontralaterale Bahnen vertreten sind, sind die gekreuzten primären sensorischen Bahnen den ungekreuzten Bahnen funktionell überlegen. Somit liegt die Vermutung nahe, daß die entgegengesetzte Hemisphäre derjenigen Körperhälfte, die auf eine bestimmte Sinneserfahrung stärker anspricht, auf die Ausübung dieser bestimmten Funktion spezialisiert ist.

- **BEISPIEL:** Eine Gruppe von Testpersonen konnte eine Reihe von Wörtern besser lesen, wenn diese in ihrer rechten Blickfeldhälfte erschienen, als wenn sie in der linken Blickfeldhälfte erschienen. Daraus könnte man schließen, daß geschriebene Wörter von der linken Hemisphäre effizienter verarbeitet werden als von der rechten.

Tabelle 7.2 bietet einen Überblick über verschiedene Tests zur perzeptiven Asymmetrie.[1] Obgleich sehr häufig angewandt, werden diese Tests immer wieder kritisiert. Viele der Aufgaben sind nicht sehr motivierend, weshalb die Testpersonen ihnen möglicherweise nicht die nötige Aufmerksamkeit schenken (Bradshaw et al. 1986; Hiscock 1988). Darüber hinaus ist bei den Meßwerten, mit denen die Asymmetrie anhand bestimmter Verhaltensmuster beurteilt werden soll, die Test-Retest-Reliabilität sehr niedrig. So zeigen ungefähr ein Drittel der Testpersonen bei einer Wiederholung des Tests andere Verhaltensmuster (Bradshaw et al. 1986; Koomar u. Cermak 1981). Wenn diese Tests auch eine Vorstellung davon vermitteln, welche unterschiedlichen Muster von Hemisphärenspezialisierungen innerhalb einer Gruppe von Menschen auftreten können, so sind sie für die Beurteilung von Einzelpersonen jedoch weniger

---

[1] Für einen ausführlichen Überblick siehe Hiscock (1988).

Tabelle 7.2. Verfahren zur Beurteilung der perzeptiven Asymmetrie

Sinnesmodalität	Test	Verfahren	Beispiele für Stimuli
Auditives System	Dichotischer Hörtest	Beide Ohren erhalten gleichzeitig über Kopfhörer einen unterschiedlichen auditiven Stimulus; Testperson identifiziert die Stimuli verbal.	Silben, Wörter, Geräusche aus der Umgebung
Visuelles System	Tachistoskop	Visuelle Stimuli werden dem linken bzw. dem rechten visuellen Blickfeld für sehr kurze Zeit (<N200 msec) dargeboten, um so ein Abtasten zu verhindern, bei dem der Stimulus in das andere visuelle Blickfeld geraten würde; Testperson identifiziert die Stimuli verbal oder durch Zeigen.	Geschriebene Wörter, Zahlen, Punkte, Bilder von Gegenständen oder Gesichtern
Taktiles System	Haptische Tests und Tests, bei denen zwei Formen gleichzeitig in beide Hände gegeben werden	Stimuli werden entweder von einer Hand (haptisch) oder von beiden Händen gleichzeitig aufgenommen; Testperson identifiziert den Stimulus durch Benennen oder Zeigen.	Buchstaben, Formen

geeignet. Zudem stimmen die Ergebnisse verschiedener Verfahren, die zur Ermittlung der perzeptiven Asymmetrie verwendet werden, nur selten überein (Boles 1989; Hiscock et al. 1985).

> **!** Es gilt stets zu bedenken, daß die Aufgaben der Tests zur perzeptiven Asymmetrie von *beiden* Hemisphären erfüllt werden können. Aus den Ergebnissen geht *ausschließlich* hervor, daß die eine Hemisphäre effizienter (schneller oder genauer) arbeitet als die andere Hemisphäre.

Viele der Hypothesen über die Unterschiede zwischen den beiden Hemisphären gründen auf Forschungsergebnissen, die mit Hilfe von Tests zur perzeptiven

Asymmetrie ermittelt wurden. Diese Tests liefern allerdings nur Einblick in einen sehr kleinen Teilbereich des Verhaltens, und die Resultate entstammen einer künstlich geschaffenen Situation. Bei einer tachistoskopischen Präsentation beispielsweise wird ein bestimmter Stimulus nur einige Millisekunden lang gezeigt, so daß er nicht visuell abgetastet werden kann. Normalerweise jedoch findet dieses Abtasten ganz automatisch statt, und beide Blickfeldhälften empfangen und verarbeiten alles, was zu sehen ist. Des weiteren läßt die Tatsache, daß die Verarbeitung von Silben eher linksgesteuert ist, nicht unbedingt darauf schließen, daß der gesamte Sprachbereich linkshemisphärisch kontrolliert wird. Die bislang vorliegenden Forschungsergebnisse bestätigen zwar die Existenz von Asymmetrien bei der Verarbeitung von Sinneseindrücken im menschlichen Gehirn, sie liefern uns jedoch keine klaren Informationen über die tatsächlichen Unterschiede zwischen den funktionellen Fähigkeiten außerhalb der Testsituation, d. h. im Alltag.

Physiologische Meßverfahren

Physiologische Verfahren erlauben uns, die Funktionsweise des Gehirns im Verlauf einer Handlung zu untersuchen, d. h. festzustellen, welche Hirnregionen aktiviert werden, wenn sich ein Mensch einer bestimmten Aufgabe widmet. Die unterschiedlichen Methoden, die Hinweise auf eine Lateralisation liefern sollen, sind in Tabelle 7.3 aufgelistet.[1]

Allerdings sind auch diese Verfahren nur von begrenztem Nutzen. Nicht jedes Gehirn wird gleichermaßen aktiviert, weshalb sich die ermittelten Ergebnisse von Testperson zu Testperson unterscheiden. Außerdem ist für Durchführung und Auswertung dieser Tests eine große technische Sachkenntnis nötig, und das Instrumentarium besteht aus teuren, hochentwickelten Geräten. Doch selbst wenn sich die ermittelten Aktivierungsmuster nie gleichen, so lassen sich doch bestimmte Tendenzen identifizieren.

7.4
Die neurale Organisation der Hemisphären

Semmes (1968) war der Ansicht, daß es parallel zu den funktionellen Unterschieden, die mit Hilfe der genannten Verfahren ermittelt werden können, auch Unterschiede im Hinblick auf die neurale Organisation der Hemisphären gibt. Bei einer Untersuchung der taktilen Wahrnehmung von erwachsenen Patienten mit Hirnverletzungen stellte sie fest, daß eine eingeschränkte taktile Wahrneh-

---

[1] Für weitere Informationen zu diesen Methoden siehe Brandeis u. Lehmann (1989), Cieciels-ki (1989), Deutsch et al. (1988), Duffy et al. (1980), Heiss et al. (1986) und Risberg (1986).

Tabelle 7.3. Physiologische Meßverfahren zur Beurteilung der Hemisphärenspezialisierung

Test	Was wird gemessen?	Verfahren
Elektroenzephalogramm (EEG)	Elektrische Hirnaktivität	Anbringen von Elektroden an der Schädeldecke; graphische Aufzeichnung des jeweiligen Outputs an den einzelnen Stellen
Ereigniskorreliertes Potential (EKP)	Elektrische Hirnaktivität	Wie oben, die Aktivität erfolgt jedoch als Reaktion auf einen ganz speziellen sensorischen Input (z. B. Geräusch, Licht)
„Brain Electrical Activity Mapping" (BEAM)	Elektrische Hirnaktivität	Per Computer erstellte Darstellung der Regionen mit relativer Hirnaktivität im Ruhezustand oder während einer Aktivität
„Regional Cerebral Blood Flow" (rCBF)	Hirndurchblutung (erhöhte Durchblutung weist auf eine verstärkte Aktivität in der Region hin)	Testperson inhaliert ein Gas mit sehr niedriger Radioaktivität oder bekommt es injiziert. Das Gas gelangt in die Blutbahn, und die stärker durchbluteten Gebiete werden graphisch dargestellt. Kann im Ruhezustand oder während einer Aktivität durchgeführt werden
Positronenemissionstomographie (PET)	wie oben	wie oben

mung der rechten Hand vor allem auf Läsionen des linken sensomotorischen Kortex zurückzuführen war; Defizite der taktilen Wahrnehmung der linken Hand hingegen schienen dann aufzutreten, wenn Läsionen innerhalb oder außerhalb des sensomotorischen Kortex der rechten Hemisphäre vorlagen. Als Semmes die Kraft der Hände untersuchte, kam sie zu ähnlichen Ergebnissen: Die rechte Hand wurde durch Läsionen des sensomotorischen Kortex der linken Hemisphäre beeinträchtigt, wohingegen die linke Hand durch Läsionen innerhalb oder außerhalb des sensomotorischen Kortex der rechten Hemisphäre geschwächt wurde.

Semmes folgerte daraus, daß die *linke Hemisphäre* fokaler oder präziser organisiert ist und über sich ähnelnde Funktionseinheiten verfügt, die dicht beieinander liegen. Sie war der Ansicht, daß diese Art der Organisation das für das Sprechen notwendige präzise Kodieren erleichtere. Die *rechte Hemisphäre* hingegen ist gemäß Semmes diffuser organisiert und verfügt über zusammenlaufende Funktionseinheiten, die sehr unterschiedlich sind. Somit sei die rechte Hemisphäre besser geeignet, verschiedenartige Sinneseindrücke zusammenzufügen. Semmes war der Ansicht, daß die rechte Hemisphäre durch diese Art der Organisation auch Aufgaben, die mit der räumlichen Wahrnehmung zu tun haben, besser erfüllen kann als die linke Hemisphäre.

Rourke (1988) war der Meinung, daß die *rechte Hemisphäre* intermodaler ist als die linke und auch Informationen besser integrieren kann. Er vermutete, daß die rechte Hemisphäre für Funktionen wie Lernfähigkeit und Gedächtnisleistung auf Verbindungsfasern angewiesen ist, weil generell für alle Fähigkeiten, die in den Zuständigkeitsbereich der rechten Hemisphäre fallen, komplexere Sinneseindrücke aus einer Vielzahl an Quellen nötig sind. Zu den *Verbindungsfasern,* auf die sich die rechte Hemisphäre verlassen muß, zählen:
- das Corpus callosum (Balken), das die beiden Hemisphären verbindet,
- Assoziationsfasern, die die vorderen und die hinteren Areale des Kortex miteinander verbinden, und
- Projektionsfasern, die die Hemisphären mit dem Hirnstamm verbinden.

Ferner vertrat Rourke die Ansicht, daß die *linke Hemisphäre* für das Erlernen von Fähigkeiten ebenfalls auf Verbindungsfasern angewiesen ist. Sind die Fähigkeiten, für die die linke Hemisphäre zuständig ist, jedoch einmal erlernt, sind sie „stärker zugeordnet" und weniger von komplexen Sinneseindrücken abhängig. Nach Rourke ist die linke Hemisphäre demnach von solchen Verbindungen – vor allem von den Balken- und Projektionsfasern – weniger abhängig, wenn es um das Aufrechterhalten von Fähigkeiten geht.

7.5
Hemisphärenspezialisierung und Verhalten

Die genannten Verfahren sind für die Erforschung der Hemisphärenspezialisierung nur begrenzt einsetzbar. Oftmals sind die Ergebnisse nicht konsistent, und einige dieser Forschungsreihen haben außerdem ergeben, daß es zwischen Männern und Frauen (Harris 1978; Inglis u. Lawson 1981; McGlone 1978) sowie zwischen Links- und Rechtshändern (Harris u. Carlson 1988; Hugdahl u. Anderson 1989) Unterschiede gibt. Andere Untersuchungen haben gezeigt, daß die Unterschiede in der Hemisphärenspezialisierung von der Geschwindigkeit der physischen Entwicklung abhängen (Vrbancic u. Mosley 1988; Waber 1976, 1977). Dennoch zeichnen sich einige allgemeine Tendenzen ab. So lassen sich beiden Hemisphären jeweils ganz bestimmte Denk- und Verhaltensmuster zuordnen. In Tabelle 7.4 findet sich eine Zusammenfassung dieser Muster. Auf

Tabelle 7.4. Der rechten bzw. linken Hemisphäre zugeordnetes Verhalten

Verhalten	Linke Hemisphäre	Rechte Hemisphäre
Art der kognitiven Verarbeitung	Sequentielle, lineare Informationsverarbeitung Beobachtung und Analyse von Details	Informationsverarbeitung in simultaner holistischer Form oder Gestalt-Form
Erfassen von Gesamtstrukturen oder -mustern Perzeption/Kognition	Verarbeitung und Erzeugung von Sprache	Verarbeitung nonverbaler Stimuli (Geräusche aus der Umgebung, Sprachintonation, komplexe Formen und Muster) Visuell-räumliche Wahrnehmung. Ziehen von Schlußfolgerungen. Zusammenfassen von Informationen
Schulische Fähigkeiten	Lesen: Beziehungen zwischen Lauten und Symbolen, Worterkennung, Sprachverständnis Rechnen	Mathematisches Verständnis und Urteilsvermögen Aneinanderreihen von Zahlen bei Rechenaufgaben
Motorik	Sequenzieren von Bewegungen Ausführung von Bewegungen und Gesten auf Anweisung	Beibehalten einer Bewegung oder Haltung
Emotionen	Äußern von positiven Emotionen	Äußern von negativen Emotionen Wahrnehmung von Emotionen

einige davon werden wir im folgenden näher eingehen, wobei wir allerdings darauf hinweisen, daß es sich dabei lediglich um eine vereinfachte Darstellung der Forschungsarbeiten zu diesem Thema handelt.

7.5.1
Art der kognitiven Verarbeitung

Möglicherweise liegt der bedeutendste Unterschied zwischen linker und rechter Hemisphäre im jeweiligen Stil bzw. Ansatz der *Informationsverarbeitung*. Es wird vermutet, daß die *linke Hemisphäre* Informationen *sequentiell und linear* verarbeitet. Ferner geht man davon aus, daß die linke Hemisphäre besser geeignet ist, Details zu erfassen und zu analysieren, als die rechte Hemisphäre (Kumar 1973).

Diese Hypothese wird durch verschiedene Forschungsergebnisse bestätigt. So hat man festgestellt, daß Patienten mit Läsionen der linken Hemisphäre Schwierigkeiten haben, motorische Bewegungsabläufe durchzuführen und sich eine bestimmte Reihenfolge von farbigen Lichtern oder Geräuschen zu merken (Carmon u. Nachson 1971). Anhand von dichotischen Hörtests fand man heraus (vgl. Krashen 1975), daß sich die Testpersonen mit dem rechten Ohr aufgenommene Morsekodes – kurze und lange in bestimmten Abständen aufeinanderfolgende Töne – und Tonfolgen besser merken konnten als über das linke Ohr übermittelte. Dieses Phänomen wird als „Right Ear Advantage" oder „Vorteil des rechten Ohrs" bezeichnet. Bei einem Vergleich zwischen den Leistungen der linken und der rechten Hand (Kimura u. Archibald 1974) konnten sich die Probanden die Reihenfolge, in der die Finger ihrer rechten Hand berührt wurde (Nachshon u. Carmon 1975), besser merken und Bewegungsabfolgen mit der rechten Hand besser durchführen. Ferner ergaben Untersuchungen, daß die linke Hemisphäre besser geeignet ist, wenn es darum geht, sich tachistoskopisch dargebotene Stimuli zu merken (Tomlinson-Keasey u. Kelly 1979). Dieses Phänomen wird allgemein als „Left Visual-Field Advantage" (Vorteil des linken Blickfelds) bezeichnet.

Im Gegensatz dazu ist die *rechte Hemisphäre* besser für das *simultane Verarbeiten* und *holistische* (Gestalt), d. h. für das ganzheitliche und nicht bruchstückhafte Denken geeignet (Kumar 1973). Über die rechte Hemisphäre werden Probleme wahrscheinlich eher intuitiv gelöst und dabei mehrere Möglichkeiten gleichzeitig in Betracht gezogen.

Erwachsene und Kinder mit Läsionen der *rechten Hemisphäre* haben gleichermaßen Schwierigkeiten, komplexe Muster zu kopieren. Ihre Zeichnungen beinhalten zwar viele Details, sind jedoch insgesamt unorganisiert (Lezak 1983; Stiles-Davis et al. 1988). Untersuchungen an Personen nach einem Kommissurenschnitt haben gezeigt, daß die linke Hand (rechte Hemisphäre) eher in der Lage ist, Formen zu sortieren, bei denen zwei Eigenschaften (Höhe und Breite) gleichzeitig berücksichtigt werden müssen, als die rechte Hand (linke Hemisphäre) (Kumar 1973). Berührte man mehrere Finger gleichzeitig, konnten sich die Testpersonen eher daran erinnern, welche Finger ihrer linken Hand berührt wurden (Nachshon u. Carmon 1975).

Sowohl bei Verletzungen der *rechten* als auch der *linken Hemisphäre* treten beim Kopieren oder Zeichnen zweidimensionaler wie auch dreidimensionaler gegenständlicher Muster Schwierigkeiten auf (Lezak 1983). Dennoch gibt es qualitative Unterschiede zwischen den Zeichnungen dieser beiden Testgruppen, die die unterschiedliche Art der Verarbeitung von Sinneseindrücken in den Hemisphären widerzuspiegeln scheinen. Patienten mit Läsionen der *linken Hemisphäre* neigen dazu, Dinge übermäßig stark zu vereinfachen. Sie sind zwar immer noch in der Lage, eine Zeichnung grob zu kopieren, lassen jedoch einzelne Details aus. Im Gegensatz dazu sind Zeichnungen von Patienten mit Läsionen der *rechten Hemisphäre* zwar voller Details, aber dafür im Gesamtaufbau unübersichtlich (Kirk u. Kertesz 1989; Lezak 1983). Daher sind die Probleme bei Patienten mit Läsionen der rechten Hemisphäre in diesem Bereich meist schwerwiegender. Bei diesen Patienten ist auch mit der Zeit keine Verbesserung der Malfähigkeiten festzustellen (Lezak 1983; Villa et al. 1986).

Früher wurde die Unfähigkeit, Zeichnungen zu kopieren, als „konstruktive Apraxie" bezeichnet. Heute hingegen spricht man von einem „Mangel an *Fähigkeiten des Konstruierens*", da man annimmt, daß diese Unfähigkeit eher auf eine Defizite der Raumwahrnehmung als auf motorische Störungen zurückzuführen ist (Cermak 1984; Lezak 1983). Hier sollte noch erwähnt werden, daß eine Beeinträchtigung der Fähigkeiten des Konstruierens häufiger bei Patienten mit Schädigungen der rechten Hemisphäre und auch bei Kleinkindern, deren rechte Hemisphäre schon zu einem frühen Zeitpunkt verletzt wurde, vorkommt (Stiles-Davis et al. 1988). Zusätzliche EEG-Untersuchungen haben ergeben, daß die rechte Hemisphäre bei Aufgaben des Konstruierens besonders aktiv ist (Dawson et al. 1985).

7.5.2
Perzeption und Kognition

Eine Hauptfunktion der Kognition, die der *linken Hemisphäre* zugeordnet wird, ist die Sprache – sowohl hinsichtlich ihrer rezeptiven als auch ihrer expressiven Aspekte.

Bei Untersuchungen von Patienten mit Hirnverletzungen lag der Schwerpunkt seit jeher auf der Erforschung von sensorischen (Wernicke-Aphasie) und motorischen Aphasien (Broca-Aphasie), an denen viele Patienten mit Läsionen der linken Hemisphäre leiden. Nach einer Kommissurotomie sind die Patienten zwar in der Lage, einfache Wörter zu *verstehen*, die an die rechte Hemisphäre gerichtet sind, können Sprache jedoch nur *benutzen,* wenn es um eine Beschreibung dessen geht, was auf die linke Hemisphäre abzielt (Gazzaniga 1975). Kinder, die bereits in einem frühen Entwicklungsstadium Verletzungen der linken Hemisphäre erlitten, haben besonders große Schwierigkeiten mit der Syntax einer Sprache (Aram u. Whitaker 1988). Studien über die „perzeptive Asymmetrie" haben ferner ergeben, daß die linke Hemisphäre deutlich stärker auf linguistische Stimuli anspricht. Wissenschaftliche Untersuchungen, bei denen mit Kindern unter 2 1/2 Jahren dichotische Hörtests durchgeführt wurden, ergaben, daß das rechte Ohr dem linken in bezug auf die Aufnahme linguistischer Stimuli überlegen ist (Bever 1971; Kamptner et al. 1984). Bei

Kindern, die 3 Jahre und älter waren, wurde ebenfalls ausnahmslos festgestellt, daß das rechte Ohr auf linguistische Stimuli stärker anspricht (Kinsbourne u. Hiscock 1977; Eling et al. 1981). Darüber hinaus ergaben Tachistoskopien bei Kindern, daß das rechte Blickfeld grundsätzlich aktiver auf linguistische Stimuli (Ziffern, Buchstaben und Wörter) reagierte (Davidoff u. Done 1984; Ellis u. Young 1981; Yeni-Komshian et al. 1975).

Es wurde die These aufgestellt, daß die *rechte Hemisphäre* nonverbale Stimuli effizienter verarbeitet als die linke. Untersuchungen ergaben, daß Erwachsene mit Hirnverletzungen Schwierigkeiten haben, komplexe Stimuli, die sehr schwer zu bezeichnen und zu beschreiben sind, wahrzunehmen und im Gedächtnis zu behalten (Lezak 1983). Mit einigen Ausnahmen kamen Studien mit dichotischen Hörtests zu dem Ergebnis, daß das linke Ohr Musik und Geräusche im Umfeld besser wahrnimmt als das rechte (Bryden u. Allard 1982; Knox u. Kimura 1970; Piazza 1977). Bei Tests zur haptischen Wahrnehmung, bei denen der Testperson Formen, die verbal nicht zu bezeichnen waren, gleichzeitig in beide Hände gegeben wurden, schnitt die linke Hand besser ab als die rechte (Hiscock 1988). Bei Untersuchungen an Kindern, denen tachistoskopisch visuelle Stimuli dargeboten wurden, bestand eine der Aufgaben darin, Gesichter und Farben zu erkennen und Punkte zu zählen. Die Ergebnisse zeigten – abgesehen von einigen Ausnahmen (Jones u. Anuza 1982; Saxby u. Bryden 1985) –, daß das linke Blickfeld überlegen war (Turkewitz u. Ross-Kossak 1984; Young u. Bion 1979).

Das wichtigste Merkmal der *rechten Hemisphäre* ist ihre Überlegenheit in Situationen, in denen die räumliche Wahrnehmung eine Rolle spielt.

Patienten mit Läsionen der rechten Hemisphäre sind kaum dazu fähig, Aufgaben zu erfüllen, die eine visuell-räumliche Wahrnehmung erfordern, wie z. B. das Nachbauen von Formen aus Bauklötzen (Fähigkeiten des Konstruierens) und das Zusammensetzen von Puzzles (Lezak 1983; Luria 1980). Patienten nach einem Kommissurenschnitt können geometrische Puzzles eher mit der linken als mit der rechten Hand zusammensetzen, was ebenfalls auf eine Überlegenheit der rechten Hemisphäre schließen läßt (Gazzaniga 1975). Wissenschaftliche Studien mit tachistoskopischer Darbietung visueller Reize und regionalen Hirndurchblutungsuntersuchungen (rCBF0) haben gezeigt, daß die rechte Hemisphäre bei unterschiedlichen visuell-räumlichen Aufgaben wie z. B. der räumlichen Lokalisation und der mentalen Rotation, wesentlich aktiver ist als die linke (Deutsch et al. 1988; Risberg et al. 1975). Patienten mit Verletzungen der rechten Hemisphäre haben Schwierigkeiten, die Position des eigenen Körpers im Raum wahrzunehmen. Dies zeigt sich auch darin, daß sie dazu neigen, die linke Hälfte des Raums zu vernachlässigen (Lin 1989) und daß sie oft Schwierigkeiten beim Ankleiden haben („Apraxie" des Ankleidens) (Poeck 1986).

Obwohl Patienten mit Läsionen der rechten Hemisphäre selten Aphasien entwickeln, ist ihre Sprechweise oft monoton, d. h. ohne Betonung und Rhythmus. Auch wenn diese Patienten sehr gesprächig sein können, mangelt es ihrem Sprachinhalt häufig an Tiefe und Struktur (Lezak 1983). Oft sind auch Schwierigkeiten mit dem Verständnis komplexer oder humoristischer Geschichten zu beobachten (Rivers u. Love 1980; Wapner et al. 1981). Wapner et al. (1981) stellten außerdem fest, daß Patienten mit Läsionen der rechten Hemisphäre eine Geschichte oft wörtlich wiedergaben, anstatt sie zusammenzufassen, wie man sie gebeten hatte. Diese Patienten hatten darüber hinaus Schwierigkeiten, Schlußfolgerungen zu ziehen, und fügten einer Geschichte manchmal unwichtige Informationen hinzu (vgl. auch den Fall *„Ross"*, S. 282).

7.5.3
Kognitives Lernvermögen

Lesen

Inwieweit sich die beiden Hemisphären auf kognitive Leistungen auswirken, ist nicht eindeutig geklärt. Dies mag auf die Komplexität kognitiver Aufgaben zurückzuführen sein. Lese- und Schreibstörungen bei Erwachsenen wurden bislang nur mit Läsionen der linken Hemisphäre in Verbindung gebracht (Lezak 1983; Luria 1980). Allerdings stellte man fest, daß Kinder unabhängig davon, an welcher Hemisphäre bei ihnen Läsionen vorlagen, im Vergleich zu Gleichaltrigen Lesestörungen aufwiesen (Aram u. Whitaker 1988). Dies könnte darauf hindeuten, daß beim Lesenlernen beide Hemisphären beteiligt sind.

Läsionen der linken Hemisphäre scheinen bei Kindern schwerwiegendere Lesestörungen hervorzurufen als Läsionen der rechten Hemisphäre, und zwar insbesondere bezüglich des Textverständnisses (Aram u. Whitaker 1988) (vgl. hierzu auch den Fall *„Jimmy"*, S. 281). Wissenschaftliche Untersuchungen mit Tachistoskopen haben gezeigt, daß die linke Hemisphäre Buchstaben und Wörter besser erfassen kann (Hiscock 1988). Allerdings macht das Erkennen bzw. Dekodieren von Wörtern nur einen kleinen Teil der Lesefähigkeit aus.

Mathematik

In Studien über die Hemisphärenspezialisierung im Bereich der Mathematik konzentriert man sich zumeist auf die Rechenfähigkeit der Testpersonen. Bei Erwachsenen wurde der Verlust der Fähigkeit, etwas im Kopf oder schriftlich auszurechnen (Akalkulie), mit Läsionen der linken Hemisphäre in Verbindung gebracht (Luria 1980; Rosseli u. Ardila 1989). Läsionen der rechten Hemisphäre können jedoch beim schriftlichen Rechnen ebenfalls zu einer erhöhten Fehlerquote führen. In diesem Fall sind die Fehler allerdings eher auf Schwierigkeiten mit dem Aneinanderreihen von Ziffern als auf eine mangelnde Rechenfähigkeit zurückzuführen (Benson u. Weir 1972; Rosselli u. Ardila 1989). Man stellte außerdem fest, daß Patienten mit Läsionen der rechten Hemisphäre über ein schwaches mathematisches Denk- und Urteilsvermögen verfügen (Rosselli u. Ardila 1989).

Über Rechenschwächen bei Kindern mit Hirnverletzungen existieren bislang nur wenige Studien. Hecaen (1983) war der Ansicht, daß eine Akalkulie (Rechenschwäche) mit Läsionen der linken Hemisphäre zusammenhängt; Kiessling et al. (1983) dagegen berichteten, daß Kinder mit Läsionen der rechten Hemisphäre bei schriftlichen Rechenaufgaben schlechter abschnitten als Kinder mit Läsionen der linken Hemisphäre. Voeller (1986) stellte fest, daß Kinder mit Läsionen der rechten Hemisphäre größere Schwierigkeiten mit dem Rechnen als mit dem Lesen einzelner Wörter haben.

Wie bereits erwähnt, lag bei den meisten Untersuchungen dieser Art der Schwerpunkt auf der Rechenfähigkeit. Die Mathematik ist jedoch weitaus komplexer und verlangt mehr als nur rein rechnerische Fähigkeiten. Manche Mathematiklehrer sind der Auffassung, daß die rechte Hemisphäre im Hinblick auf das mathematische Verständnis und die Umsetzung mathematischer Theorien eine wichtige Rolle spielt (Davidson 1983; Wheatley 1983). Diese These basiert auf der Annahme, daß zwischen visuell-räumlichen Fähigkeiten und dem Verständnis mathematischer Theorien eine Verbindung besteht (Harris 1978; Murray 1988; Piemonte 1982). Daraus läßt sich folgern, daß *beide Hemisphären* sowohl die mathematische Denkfähigkeit als auch die Lesefähigkeit in entscheidendem Maße beeinflussen.

7.5.4
Motorische Fähigkeiten

Eines der Defizite, die man auf Läsionen der *linken Hemisphäre* zurückführt, ist die sog. *„Apraxie"*. Patienten mit einer Apraxie haben Schwierigkeiten,
- Bewegungen durchzuführen, die sie *zu einem früheren Zeitpunkt gelernt hatten,*
- bestimmte Bewegungen auf Anweisung auszuführen und
- bestimmte Bewegungssequenzen durchzuführen.

Kimura (1977; Kimura u. Archibald 1974) konnte durch ihre Studien belegen, daß die linke Hemisphäre bei der Ausführung von motorischen Bewegungsabläufen dominiert.

Sie untersuchte sowohl gesunde Menschen als auch Patienten mit Hirnverletzungen und fand heraus, daß die rechte Hand bei der Nachahmung von Bewegungssequenzen dominiert. Canavan et al. (1989) stellten jedoch fest, daß Patienten mit einer Lobektomie des *rechten* Temporallappens eine verminderte Fähigkeit zum motorischen Sequenzieren aufweisen, die bei einer Lobektomie des linken Temporallappens nicht auftritt. Darüber hinaus fand Jason (1986) heraus, daß Läsionen im frontalen Bereich der rechten *oder* linken Hemisphäre die Fähigkeit zur Ausführung schneller motorischer Abfolgen beeinträchtigen.

Stockmeyer (1980) stellte die Vermutung an, daß die *rechte Hemisphäre* auf das „Halten" von Körperstellungen spezialisiert ist. Diese These stimmt mit der Tatsache überein, daß Patienten mit Läsionen der rechten Hemisphäre keine „motorische Ausdauer" zeigen bzw. nicht dazu fähig sind, eine bestimmte Bewegung oder Haltung beizubehalten (Kertesz et al. 1985).

7.5.5
Emotionen

Ähnlich wie bei den motorischen und kognitiven Fähigkeiten geht man auch im Hinblick auf die Wahrnehmung von Emotionen und auf die Art, in der Emotionen zum Ausdruck gebracht werden, davon aus, daß die Hemisphären jeweils eine ganz spezielle Rolle spielen. Patienten mit Läsionen der *linken Hemisphäre* werden als negativ, ängstlich und depressiv beschrieben. Patienten mit Läsionen der *rechten Hemisphäre* werden oftmals als gleichgültig oder bisweilen euphorisch charakterisiert (Gainotti 1972; Robinson u. Price 1982; Sackheim et al. 1982). Daraus läßt sich schließen, daß die linke Hemisphäre bei positiven Emotionen eine wichtige Rolle spielt und negative Emotionen eher mit der rechten Hemisphäre in Zusammenhang stehen.

Einige Untersuchungen an gesunden Erwachsenen, denen mit Hilfe eines Tachistoskops Stimuli dargeboten wurden, konnten diese Hypothese bestätigen. Diese Studien zeigten, daß fröhliche Gesichter eher von der linken Hemisphäre und traurige Gesichter eher von der rechten Hemisphäre wahrgenommen werden (Davidson et al. 1985; Reuter-Lorenz et al. 1983). Auch Schiff u. Lamon (1989) konnten diesen Unterschied bezüglich der Art und Weise, wie Emotionen zum Ausdruck gebracht werden, feststellen.

Andere wissenschaftliche Untersuchungen haben gezeigt, daß die *rechte Hemisphäre* auf die Wahrnehmung von Emotionen spezialisiert ist, und zwar unabhängig von der Art der Emotionen.

Patienten mit Läsionen der rechten Hemisphäre können den Gesichtsausdruck eines Menschen schlechter einschätzen als Patienten mit Läsionen der linken Hemisphäre (Cicone et al. 1980; Benowitz et al. 1983) (vgl. hierzu auch „*Ross*", S. 282). Voeller (1986) berichtete, daß Kinder mit bereits diagnostizierten oder auch lediglich vermuteten Läsionen der rechten Hemisphäre Schwierigkeiten haben, Andeutungen zu interpretieren und ihre eigenen Gefühle auszudrücken. Verschiedene Forscher haben anhand von dichotischen Hörtests, bei denen der emotionale Ton eines Satzes identifiziert werden sollte, festgestellt, daß bei gesunden Menschen in diesem Fall das linke Ohr dominiert (Ley u. Bryden 1982; Saxby u. Bryden 1984).

Die geringe Übereinstimmung der diversen Untersuchungsergebnisse steht möglicherweise mit dem Unterschied zwischen der Wahrnehmung und dem Ausdruck von Emotionen in Zusammenhang. Kinsbourne u. Bemporad (1984) vermuteten, daß die Parietallappen bei der Analyse von Sinneseindrücken (Wahrnehmung) eine wichtige Rolle spielen, wohingegen die Frontallappen eher für die Kontrolle von Handlungen verantwortlich sind, zu denen auch die Art und Weise zählen kann, in der Emotionen zum Ausdruck gebracht werden.

Fox u. Davidson (1988) untermauerten die These von Kinsbourne u. Bemporad (1985). Mit Hilfe von Elektroenzephalogrammen (EEG) fanden sie folgendes heraus:
- Bei Handlungen, die positive Gefühlsäußerungen auslösen, findet eine erhöhte Aktivierung des linken Frontallappens statt.
- Bei Handlungen, die negative Gefühlsäußerungen hervorrufen, wird der rechte Frontallappen stärker aktiviert.
- Der rechte Parietallappen wird unabhängig von der Art der hervorgerufenen Emotionen aktiviert.

Diese Ergebnisse führten zu der Annahme, daß die *Wahrnehmung* von Emotionen zu den Funktionen des *rechten Parietallappens* zählt, wohingegen *Gefühlsäußerungen* wahrscheinlich von *beiden Hemisphären* gesteuert werden. Darüber hinaus vermuteten Fox u. Davidson (1988), daß die *rechte Hemisphäre* bei der Äußerung von *negativen Emotionen* eine wichtige Rolle spielt und die *linke Hemisphäre* eher an der Äußerung von *positiven Emotionen* beteiligt ist.

7.6
Grenzen des Konzepts der Links-rechts-Dichotomie

Die Hemisphärenspezialisierung ist in vielen Berufssparten wie auch in populärwissenschaftlichen Medien zu einem sehr beliebten Thema avanciert. Man interessiert sich heute dafür, welche Hemisphäre bei wem *dominiert* bzw. bei der Lösung von Problemen eher zum Einsatz kommt (Kinsbourne 1982). Wird bei Problemlösungen ein eher linearer, analytischer Ansatz verwendet, so geht man davon aus, daß die linke Hemisphäre dominiert. Ein integrativer und holistischer Ansatz hingegen wird als Anzeichen dafür gedeutet, daß die rechte Hemisphäre aktiver ist. Unternehmensberater entwickeln bereits spezielle, auf die linke oder rechte Gehirnhälfte ausgerichtete Organisationsstrategien (Gray 1980). Vor allem auch Lehrer haben sich das Konzept der Klassifizierung, d. h. der Einteilung der Menschen in zwei Gruppen, von denen die eine „mit der linken Gehirnhälfte denkt" und die andere „mit der rechten Gehirnhälfte denkt", zunutze gemacht (Gray 1980). Man ist der Ansicht, daß die derzeitigen Lehrmethoden zu stark auf die „linke Gehirnhälfte" ausgerichtet sind, und in manchen pädagogischen Schriften wird neuerdings darauf hingewiesen, daß es äußerst wichtig sei, beim Lehren auch die rechte, „kreativere" Hemisphäre anzusprechen (Harris 1988; Prince 1978).

Das Konzept der *Links-rechts-Dichotomie* erscheint auf den ersten Blick schlüssig; bei einer näheren Betrachtung stellt man allerdings fest, daß viele wichtige Aspekte der Funktionsverteilung im Gehirn unberücksichtigt bleiben.

So unterscheiden sich *kortikale Abläufe* jeweils danach, ob sie in den vorderen oder hinteren Arealen des Kortex stattfinden (Luria 1980). Die *Frontallappen* sollen eher eine ausführende Funktion haben. Es wird vermutet, daß sie für die Entwicklung und Organisation von Plänen verantwortlich sind, die dem Erreichen eines Zieles dienen sollen, und daß sie deshalb für zukunftsorientiertes Verhalten zuständig sind (Walsh u. Pennington 1988). Die *hinteren Hirnareale* spielen bei der Aufnahme, Assoziation und Integration von Sinneseindrücken und beim motorischen Verhalten eine wichtige Rolle.

Ein Modell der Funktionsweise des Gehirns muß auch den Einfluß der *subkortikalen Strukturen* auf den Kortex und umgekehrt berücksichtigen. So ergaben beispielsweise einige Studien, daß bestimmte Gebiete des Thalamus auf die Sprachregionen des Kortex projizieren und daß Verletzungen in diesen Gebieten zu Sprachstörungen führen können. Subkortikale Bereiche sind für das Organisieren und Auslösen von Bewegungen von besonderer Bedeutung (siehe auch Kapitel 4 und 6). Kinsbourne (1982) wies zudem auf die wichtige

Funktion des Hirnstamms im Hinblick auf kortikale Strukturen hin. Er erklärte, daß die vom Hirnstamm zum Kortex aszendierende Aktivierung für kortikale Prozesse absolut wesentlich sei.

> **!** **Besonders wichtig ist, daß mit Hilfe der Tests, die derzeit zur Untersuchung der Hemisphärenspezialisierung verwendet werden, die *komplexe Funktionsweise des Gehirns im alltäglichen Leben* gar nicht gänzlich erfaßt werden kann. Diese Einschränkung bezieht sich sowohl auf die Tests, die der Beurteilung allgemeiner Fähigkeiten wie z. B. der Sprache dienen, als auch auf diejenigen, mit denen ganz spezielle perzeptive Asymmetrien untersucht werden.**

Wir reagieren ständig auf komplexe, aus einer Vielzahl unterschiedlichster Quellen stammende Stimuli. Während wir z. B. mit einer bestimmten Aufgabe beschäftigt sind, reagiert unser Zentralnervensystem auf diverse Stimuli. Eine bestimmte Aufgabe kann darüber hinaus auch verschiedene Arten von Denk- und Verarbeitungsprozessen erforderlich machen.

■ **BEISPIEL:** Sally ist gerade dabei, für ihre Party ein neues Rezept auszuprobieren. Sie muß in der Lage sein, das Rezept zu lesen und zu verstehen, eine Reihe von Anweisungen zu befolgen, die Zutaten abzumessen und zu bestimmen, wann die Zutaten richtig gemischt sind. Gleichzeitig sieht sich Sally ein Interview im Fernsehen an. Sie hört zu, was gesagt wird, und vergleicht die propagierten Ansichten mit ihren eigenen. Als es an der Tür klingelt, unterbricht sie die Tätigkeit, mit der sie gerade beschäftigt war, und öffnet dem ersten Gast. Dann geht sie wieder in die Küche zurück, rekapituliert, an welcher Stelle des Rezepts sie stehengeblieben war, hört sich das Interview weiter an und stellt gleichzeitig Vermutungen darüber an, was sie dabei inzwischen versäumt haben könnte. Gleichzeitig überlegt Sally, ob das Essen wohl bis 18 Uhr fertig ist. Sie benutzt zur Zubereitung des Essens Arme und Hände, geht in der Küche umher und öffnet die Wohnungstür. Als sie etwas fallen läßt, beugt sie sich nach unten, um es aufzuheben.

An diesem Beispiel wird deutlich, daß es unmöglich ist, die Vielzahl der Funktionen im alltäglichen Leben nur einem Teil des Gehirns zuzuordnen. Auch wenn einige Teile des Zentralnervensystems aktiver sein mögen als andere, so *laufen doch ständig auf allen Ebenen Prozesse ab* – und eine gute Kooperation zwischen diesen Ebenen ist die Grundvoraussetzung für eine optimale Funktionsweise des Zentralnervensystems (Jeeves u. Baumgartner 1986).

7.7
Hemisphärenspezialisierung und Sensorische Integrationstheorie

Zu Beginn ihrer wissenschaftlichen Tätigkeit vermutete Ayres, daß durch sensomotorische Prozesse wie z. B. die bilaterale Integration oder posturale Reaktionen eine Lateralisation der zerebralen Funktionen gefördert wird (Ayres 1975). Die Sensorische Integrationstheorie beinhaltet die These, daß die *bilaterale Integration* bzw. die Fähigkeit, beide Hälften des Körpers in koordinierter Weise einzusetzen, eine unverzichtbare Grundlage für das Herausbilden einer *Handpräferenz* darstellt (Berk u. DeGangi 1983). Umgekehrt ging man davon aus, daß eine eingeschränkte bilaterale Integration und eine nur schwach ausgeprägte Handpräferenz auf eine unzureichende oder evtl. auch auf eine verzögerte Lateralisation dieser Funktion in den beiden Hemisphären hindeuten. Darüber hinaus stellte Ayres (1976) fest, daß zwischen den Anzeichen für eine Dysfunktion des zentralen vestibulären Systems und einer beeinträchtigten bilateralen Integration ein Zusammenhang besteht. Dies ließ sie zu dem Schluß kommen, daß vestibuläre Dysfunktionen zu Defiziten der bilateralen Integration und einer unzureichenden Lateralisation führen können (Ayres 1979). Demnach nahm man an, daß eine Behandlung, die eine gezielte Aufnahme vestibulärer Reize ermöglicht, zu einer Verbesserung der Lateralisation der Hemisphären führt.

Bei neueren Untersuchungen konnten im Gehirn bei Kleinkindern funktionelle Asymmetrien und bei Föten und Säuglingen anatomische Asymmetrien festgestellt werden. Diese Entdeckung ließ die Wissenschaftler zu dem Schluß kommen, daß bereits zum Zeitpunkt der Geburt feststeht, inwieweit sich die beiden Hemisphären im Entwicklungsverlauf jeweils auf bestimmte Funktionen wie beispielsweise die Handpräferenz spezialisieren werden (Crowell et al. 1973; Molfese u. Betz 1988).

Darüber hinaus ergaben dichotische Hörtests, daß sich die „Hörpräferenz" eines bestimmten Ohrs bei Kindern auch später nicht verstärkt. Auch daraus läßt sich schließen, daß *der Grad der Lateralisation bereits bei der Geburt feststeht* (Obrzut 1988; Obrzut u. Boliek 1986). Somit sind eine schwache bilaterale Integration und eine schwach ausgeprägte Handpräferenz keine Anzeichen für eine verzögerte Lateralisation.

Im Gegensatz zur Lateralisation ist das Zentralnervensystem sehr wohl einem Entwicklungsprozeß unterworfen. Die Spezialisierung der jeweiligen Hemisphäre auf bestimmte Funktionen wird im Laufe der kindlichen Entwicklung immer deutlicher. So wird im Laufe der Zeit eine Hand bevorzugt benutzt, und auch die Sprache wird immer komplexer. Früher wurde angenommen, daß diese Beobachtungen für eine wachsende Lateralisation sprechen. Heute jedoch weiß man, daß diese Funktionen in einem bereits lateralisierten Gehirn heranreifen (Molfese u. Segalowitz 1988).

> **Praxis**
> **Man kann sagen, daß mit Hilfe der sensorischen Integration zwar Hirnfunktionen (einschließlich der kortikalen Funktionen) verbessert werden können, daß sie jedoch keinen Einfluß auf die Lateralisation hat.**

Hier ist zu berücksichtigen, daß eine *schwach ausgeprägte* Lateralisation bzw. eine mangelhafte Asymmetrie der Hemisphären nicht gleichbedeutend mit einer *inadäquaten* Lateralisation ist. Eine schwach ausgeprägte Lateralisation weist weder auf eine Dysfunktion noch auf Unreife hin. Zwar wird hier eine größere Anzahl von Funktionen von beiden Hemisphären ausgeführt, doch gibt es bis heute keine empirischen Beweise dafür, daß eine fehlende Asymmetrie in einer ineffizienten Arbeitsweise des Gehirns resultiert. Eine schwach ausgeprägte Lateralisation ist beispielsweise häufig bei Linkshändern festzustellen, die sonst *keinerlei Defizite* aufweisen (Kinsbourne 1988).

Bei der Sensorischen Integrationstheorie liegt der Schwerpunkt auf einer Verbesserung der sensorischen Verarbeitung auf *subkortikaler Ebene*. Allerdings findet auf allen Ebenen im Gehirn Kommunikation statt. In Kapitel 4 erfolgte bereits eine ausführliche Auseinandersetzung mit der These, daß kortikale Projektionen vestibulär-propriozeptiver Reize mit der Planung und Durchführung bilateraler und sequenzierter Bewegungen zusammenhängen. In Kapitel 6 wurde darauf hingewiesen, daß die Praxie bei Kindern wahrscheinlich sowohl mit der Funktionsweise des Kortex als auch mit der somatosensorischen Verarbeitung in Verbindung steht. Somit gibt es Anzeichen dafür, daß zwischen der sensorischen Verarbeitung und den kortikalen Funktionen ein Zusammenhang besteht – auch wenn sich aus diesen Hinweisen keine Schlüsse auf ganz bestimmte Funktionen der einen oder anderen Hemisphäre ziehen lassen. Es gibt also Grund zur Annahme, daß sich eine Verbesserung der sensorischen Verarbeitung in bestimmten Fällen positiv auf andere Aspekte kortikaler Funktionen auswirken kann.

Läuft die sensorische Verarbeitung normal ab, gibt es auch keine Hinweise auf eine sensorisch-integrative Dysfunktion. Daher kann auch nicht davon ausgegangen werden, daß hier eine Behandlung, bei der auf der Sensorischen Integrationstheorie basierenden Methoden angewandt werden, zu einer Verbesserung der Funktionsweise der einen oder der anderen Hemisphäre führt.

> **!** Auf der Grundlage ihrer Forschungsergebnisse wies Ayres (1979) ausdrücklich darauf hin, daß bei Kindern mit einer Hemisphärenstörung, bei denen keine Hinweise auf sensorische Integrationsstörungen vorliegen, mit Behandlungsprogrammen mit *sensorisch-integrativem Ansatz* möglicherweise kein Erfolg erzielt wird – auch wenn eine auf anderen Ansätzen basierende ergotherapeutische Behandlung durchaus positive Wirkungen haben kann.
>
> Liegen jedoch Anzeichen für eine Beeinträchtigung der sensorischen Verarbeitung *und* für eine eingeschränkte Funktionsweise der Hemisphären vor, besteht vermutlich ein Zusammenhang zwischen beiden Defiziten, besonders wenn die rechte Hemisphäre betroffen ist.

Wir möchten an die These erinnern, daß Verbindungen zwischen Kortex und Subkortex in großem Maße dazu beitragen, daß die rechte Hemisphäre ihre speziellen Fähigkeiten *beibehält* (Rourke 1988). Allerdings gibt es bislang kaum Forschungsergebnisse, die beweisen, daß eine Verbesserung der sensorischen Integration auch gleichzeitig zu einer Verbesserung der speziellen Fähigkeiten der jeweiligen Hemisphäre führt.

7.8
Hemisphärenspezialisierung und Lernstörungen

Lange Zeit diente die Hemisphärenspezialisierung als Modell zur Erklärung von Lernstörungen. Orton (1937) verhalf in den 30er Jahren einem Konzept zum Durchbruch, das besagte, daß eine Leseschwäche (Dyslexie) durch eine schwache oder abnorme Lateralisation hervorgerufen wird. Das Modell von Orton ist heute nicht mehr allgemein anerkannt. Hingegen findet das Konzept der Zusammenhänge zwischen Lernstörungen und Störungen der linken bzw. rechten Hemisphäre auch im Bereich der Forschung immer mehr Zustimmung (Harris 1988).

Die Forschungsergebnisse, die auf Messungen der perzeptiven Asymmetrie sowie auf morphologischen und physiologischen Untersuchungen basieren, sind zwar nicht einheitlich, lassen jedoch vermuten, daß zumindest manche der Kinder mit Lernstörungen Formen der zerebralen Organisation aufweisen, die sich von denen der meisten normal entwickelten Kinder unterscheiden. Vielleicht sind die Abweichungen in den Resultaten auf die unterschiedlichen Definitionen und Auswahlkriterien zurückzuführen, die bei Kindern mit Lernstörungen aufgestellt werden (Bryden 1988; Obrzut 1988). Tatsächlich bilden Kinder mit Lernstörungen *keine homogene Gruppe*. Vielmehr scheint es in der Kategorie der Lernstörungen mehrere Untergruppen zu geben, die jeweils durch bestimmte Stärken und Schwächen charakterisiert sind (Mattis et al. 1975; Strang u. Rourke 1985).

7.8.1
Schlußfolgerungsverfahren bei Hemisphärendysfunktionen

Bei Kindern mit Lernstörungen wurde die Hemisphärenspezialisierung nicht nur mit den oben beschriebenen Forschungsmethoden, sondern zusätzlich auch mittels sog. „Schlußfolgerungsverfahren" untersucht. Da diese Methoden auch bei klinischen Beurteilungsverfahren häufig Anwendung finden, werden sie im folgenden näher erläutert.

Das Konzept der Hemisphärenspezialisierung bildet die Grundlage für eine der Methoden, mit denen Kinder mit Lernstörungen bestimmten Kategorien zugeordnet werden können. Das Kind wird hier einer Reihe verbaler und nonverbaler Tests unterzogen. Schneidet es bei den verbalen Tests deutlich schlechter ab als bei den nonverbalen, liegt wahrscheinlich eine Störung der linken Hemisphäre vor. Fallen hingegen die Resultate der nonverbalen Tests schlechter aus als die der verbalen, handelt es sich vermutlich um eine Störung der rechten Hemisphäre (Gordon 1988; Rourke 1988; Strang u. Rourke 1985).

Diese Annahmen basieren z. T. auf den Ergebnissen von Tests zur Überprüfung der verbalen und nonverbalen Fähigkeiten bei Kindern mit unilateralen Hirnverletzungen.

Der wohl am häufigsten verwendete Test zur Beurteilung der verbalen und nonverbalen Fähigkeiten von Kindern ist die sog. „Wechsler Intelligence Scale for Children – Revised" (WISC-R, Wechsler Intelligenzskala für Kinder – überarbeitete Version; Wechsler 1974).[1] Der standardisierte Intelligenztest „WISC-R" besteht aus 10 Einzeltests, von denen eine Hälfte der Messung der verbalen und die andere Hälfte der Messung der praktischen bzw. nonverbalen Fähigkeiten dient. Zusätzlich zum Gesamtintelligenzquotienten werden separate Quotienten für den Verbal- und den Handlungsteil ermittelt. Einige Untersuchungen, bei denen die Testversion für Erwachsene bei Patienten mit einseitigen Hirnverletzungen angewandt wurde, ergaben, daß Patienten mit Läsionen der *linken Hemisphäre* bei den verbalen Tests schlechter abschnitten, wohingegen Patienten mit Läsionen der *rechten Hemisphäre* im praktischen Teil überlegen waren (Black 1980; Warrington et al. 1986). Aufgrund dieser Ergebnisse

---

[1] In Deutschland gibt es den Hamburg-Wechsler-Intelligenztest für Kinder, überarbeitete Version (HAWIK-R).

geht man häufig davon aus, daß eine signifikante Differenz von 15 oder mehr Punkten (Wechsler 1974) zwischen den verbalen und den praktischen IQ-Werten in der „WISC-R" auf eine ineffiziente Arbeitsweise einer Hemisphäre hinweist. (z. B. Strang u. Rourke 1985). Somit würde man bei einem Kind mit einem Verbal-IQ von 100 und einem Handlungs-IQ von 84 auf eine Störung der rechten Hemisphäre schließen. Bei vielen Kindern mit Lernstörungen besteht eine deutliche Diskrepanz zwischen dem verbalen IQ und dem praktischen IQ (Rourke u. Strang 1983; Strang u. Rourke 1985).

Kaufman (1979) betonte, daß die *Art der Verarbeitung* (sequentielle oder simultane Verarbeitung) ein wesentlich wichtigeres Merkmal zur Differenzierung der beiden Hemisphären ist als jegliche Unterschiede zwischen den verarbeiteten Inhalten. Kaufman u. Kaufman (1983) haben einen Intelligenztest für Kinder entwickelt, mit dem die sequentielle und die simultane Verarbeitung unabhängig voneinander beurteilt werden können. Sie weisen darauf hin, daß ihre Testreihe, die sog. „Kaufman Assessment Battery for Children" (K-ABC, Kaufman-Testbatterie für Kinder), auf Forschungsergebnissen im Bereich der zerebralen Spezialisierung beruht. Ein relativ niedriger Wert (im allgemeinen 12 bis 15 Punkte niedriger) auf der Skala zur sequentiellen Verarbeitung läßt demnach auf eine Störung der *linken Hemisphäre* und ein niedriger Wert auf der Skala zur simultanen Verarbeitung auf eine Störung der *rechten Hemisphäre* schließen. Diese These wurde z. B. von Obrzut et al. (1985) bestätigt, die im Rahmen eines Vergleichs zwischen lerngestörten und normal entwickelten Kindern herausfanden, daß zwischen einer Dominanz des rechten Ohrs bei der Silbenwahrnehmung – festgestellt anhand von dichotischen Hörtests – und den Ergebnissen im Subtest zur sequentiellen Verarbeitung ein Zusammenhang besteht.

Ein anderes Beurteilungsverfahren, anhand dessen sich Vermutungen über die Funktionen der Hemisphären aufstellen lassen, wurde von Waber u. Holmes (1985) entwickelt, die sich des Tests „Rey-Osterrieth Complex Figure" (Rey-Osterrieth Komplexe Form; Lezak 1983) bedienten. Hierbei wird die Fähigkeit zum zweidimensionalen Konstruieren anhand der Performanz beim Abzeichnen einer komplexen Form beurteilt. Wie bereits erwähnt, können Läsionen der Hemisphären zu Defiziten des Konstruierens führen, wobei es jedoch qualitative Unterschiede gibt: Patienten mit Läsionen der *linken Hemisphäre* neigen dazu, die grobe Struktur der zu kopierenden Form zu übernehmen, Details jedoch außer acht zu lassen; Läsionen der *rechten Hemisphäre* hingegen führen im allgemeinen dazu, daß Patienten den Blick für die Gesamtstruktur der Form verlieren und statt dessen unzählige Details abzeichnen.

Waber u. Holmes (1985) entwickelten auf der Basis dieser unterschiedlichen Ansätze ein Bewertungssystem für Kinder, bei dem die von den Kindern angefertigten Kopien als ausschnittsorientiert, strukturorientiert oder intermediär

(d. h. als Kombination aus ausschnittsorientiert und strukturorientiert) klassifiziert wurden.

■ **Beispiel:** Bei einem Kind, das eine Form ausschnittsweise relativ gut abzeichnet, könnte man darauf schließen, daß es diesen Ansatz auch bei komplexen Aufgaben vorzieht. Zeichnet das Kind diese Form jedoch nicht gut ab und mangelt es ihm an einem Gefühl für die Gesamtstruktur der Form, kann man davon ausgehen, daß seine rechte Hemisphäre ineffizient arbeitet.

Waber u. Holmes (1985, 1986) stellten diese Unterschiede bei Kindern mit Lernstörungen fest und beobachteten, daß sie noch deutlicher zutage traten, wenn ein Kind eine Form kurz nach dem Abzeichnen nochmals *aus dem Gedächtnis* nachzeichnen sollte. Weintraub u. Mesulam (1983) wandten den Test „Rey-Osterrieth Komplexe Form" bei Jugendlichen und Erwachsenen an, bei denen ein Verdacht auf eine Störung der rechten Hemisphäre vorlag. Auch wenn die Probanden beim Abzeichnen der Form keine größeren Schwierigkeiten hatten, so ergaben sich jedoch erhebliche Probleme, als sie die Form kurz danach nochmals aus dem Gedächtnis nachzeichnen sollten. Die Zeichnungen waren verzerrt und unvollständig und zeigten, daß kein Gefühl für die Gesamtstruktur der Form vorhanden war.

Auch wenn die erwähnten Verfahren gewisse Mutmaßungen über die Hemisphärenspezialisierung zulassen, dürfen wir jedoch nicht vergessen, daß schwache Leistungen in einem bestimmten Bereich noch lange kein Beweis für eine ineffiziente Arbeitsweise einer Hemisphäre sind. Darüber hinaus deuten gute sprachliche Fähigkeiten nicht zwangsläufig auf eine Dominanz der linken Hemisphäre hin. So konnte man bei Kindern, denen schon sehr früh die linke Hemisphäre entfernt worden war, keine bzw. nur sehr geringfügige Sprachprobleme feststellen (Witelson 1977), und es gibt Anzeichen dafür, daß diese Kinder eher mit langfristigen Schwierigkeiten bei komplexen visuell-räumlichen Aufgaben zu kämpfen haben (Ogden 1989).

Bei einigen Untersuchungen an Kindern und Erwachsenen mit Lernstörungen wurde ein Zusammenhang zwischen sensorischer bzw. motorischer Asymmetrie und bestimmten Störungsaspekten hergestellt, womit die These einer Verbindung zwischen diesen Defiziten und Störungen der Hemisphären unterstützt wurde. Rourke et al. (Rourke 1988, Rourke et al. 1989) stellten fest, daß nonverbale Defizite mit Beeinträchtigungen der taktilen Wahrnehmung und einer mangelhaften psychomotorischen Koordination vor allem der linken Seite zusammenhängen. Ebenso kamen Weintraub u. Mesulam (1983) in einer Studie über die Entwicklung von 14 Patienten mit Lernstörungen (Dyslexie ausgenommen) zu dem Ergebnis, daß in allen Fällen auf der linken Seite eine motorische Asymmetrie vorlag (festzustellen bei der Einnahme bestimmter

Körperpositionen und daran, daß schnelle Bewegungen verlangsamt werden). Im Rahmen der Forschungsreihen von Ayres (1976) wurde ein Zusammenhang zwischen der Dominanz des rechten Ohrs bei dichotischen Hörtests und dem Hör- und Sprachvermögen deutlich. Dennoch konnten Hynd et al. (1981) keine Hinweise auf eine Verbindung zwischen der Dominanz eines bestimmten Ohrs bei dichotischen Hörtests und der Diskrepanz zwischen verbalen und praktischen Leistungen, festgestellt mit Hilfe der „WISC-R", liefern.

> ! Es steht nicht eindeutig fest, ob Beurteilungsverfahren wie die „WISC-R" Auskunft über die Funktionsweise der Hemisphären geben können. Dennoch lassen sich auf diese Weise die Stärken und Schwächen von Kindern mit unterschiedlichen Lernstörungen bestimmen. Ferner verhelfen diese Verfahren zu Informationen, die für das Ausarbeiten der Behandlungsplans für das jeweilige Kind notwendig sind.

7.8.2
Klinisches Bild der Hemisphärendysfunktion

Forscher und Kliniker, die das klinische Erscheinungsbild von Störungen der linken und der rechten Hemisphäre beschreiben, stützen sich dabei größtenteils auf die oben dargestellten Schlußfolgerungsverfahren sowie auf Beobachtungen der Patienten im Alltag. In den folgenden Abschnitten sollen die Symptome dargestellt werden, die bei Kindern mit Lernstörungen auf eine Störung der linken bzw. rechten Hemisphäre hindeuten. Da der größte Teil der Forschungsarbeit in diesem Bereich von Psychologen und Pädagogen geleistet wird, liegt der Schwerpunkt auf dem kognitiven und „akademischen" Profil des Patienten. Dennoch sind einige Aspekte dieser Forschungsarbeit auch für die Ergotherapie von unmittelbarem Interesse.

Linkshemisphärische Dysfunktion

DEFINITION
Dysfunktionen der linken Hemisphäre gehen unmittelbar mit *Sprachstörungen* und *Leseschwächen* einher. Im allgemeinen haben Kinder, bei denen der Verdacht auf eine linkshemisphärische Dysfunktion besteht, schon sehr früh Schwierigkeiten, die Buchstaben des Alphabets mit den entsprechenden Klängen zu verknüpfen und auf diese Weise Wörter zu „entschlüsseln". Sprachstörungen erschweren außerdem das Sprachverständnis beim Lesen (Rourke u. Fiske 1988). Das Kind kann zudem Probleme damit haben, sich an Details und die Abfolge der einzelnen Schritte einer Aktivität zu erinnern, was sich häufig in Schwierigkeiten beim Lösen komplexer mathematischer Aufgaben äußert (Davidson 1983).

Für die *Ergotherapie* sind jedoch andere mit einer linkshemisphärischen Dysfunktion zusammenhängende Aspekte von Bedeutung. Obwohl die Apraxie im Erwachsenenalter mit Läsionen der linken Hemisphäre in Verbindung gebracht wird und sich eine Dyspraxie bei Kindern bislang keiner bestimmten Hemisphäre zuordnen ließ, konnten wir doch feststellen, daß einige Kinder, bei denen Hinweise auf eine linkshemisphärische Dysfunktion vorliegen, Schwierigkeiten mit der Durchführung *motorischer Bewegungsabläufe* haben. Diese Probleme könnten folgende Fähigkeiten beeinträchtigen:
- das feinmotorische Sequenzieren, wie es z. B. beim Schreiben, beim Zuknöpfen und beim Schuhbinden erforderlich ist;
- grobmotorische Aktivitäten, die projizierte Bewegungsabläufe beinhalten, wie z. B. Wettkampfsport und Tanzen (siehe auch Kapitel 6).

Kinder mit eingeschränkten Sprachfähigkeiten fühlen sich häufig von der Gemeinschaft ausgeschlossen, da sie Schwierigkeiten haben, mit anderen zu kommunizieren. Dies kann manchmal zu unangemessenen Verhaltensweisen führen – das Kind mag sich z. B. aufspielen, um die Aufmerksamkeit auf sich zu lenken (Brumback u. Staton 1982). Bei der Behandlung von Kindern, bei denen ein starker Verdacht auf eine linkshemisphärische Dysfunktion besteht, kann es sehr hilfreich sein, wenn man sich solcher Probleme bewußt ist.

Jimmys Profil läßt auf eine ineffiziente Arbeitsweise der linken Hemisphäre schließen. Seine Sprachstörungen, die bereits sehr früh festgestellt wurden, sowie seine Leseschwäche sind die deutlichsten Merkmale einer solchen Dysfunktion. Darüber hinaus hat Jimmy Probleme damit, sich an Details und Handlungsabfolgen zu erinnern, weshalb Schulfächer wie Geschichte für ihn besonders schwierig sind. Jimmys Probleme mit dem Sequenzieren machen sich auch in der Mathematik bemerkbar. Jimmy kann sich nur sehr schwer an die Schritte erinnern, die er beim Multiplizieren oder Dividieren mehrstelliger Zahlen befolgen muß. Im Gegensatz dazu verfügt Jimmy über ein gutes räumliches Vorstellungvermögen und damit über ein intuitives Verständnis für mechanische Geräte und Maschinen. Er hat ein hervorragendes Gespür für Größen und Proportionen und zieht beim Herstellen von Möbeln im Werkunterricht das Abschätzen der Längenmaße dem „langweiligen" Vorgang des exakten Abmessens vor.

Rechtshemisphärische Dysfunktion

Rourke (1988, 1989) beschrieb die rechtshemisphärische Dysfunktion als *nonverbale Lernstörung*. Im Gegensatz zu einer linkshemisphärischen Dysfunktion, deren offensichtlichstes Merkmal Sprachstörungen sind, liegen bei einer rechtshemisphärischen Dysfunktion keine schwerwiegenden Beeinträchtigun-

DEFINITION

gen vor, die unmittelbar auf eine eingeschränkte Funktionsweise der rechten Hemisphäre schließen lassen (Brumback u. Staton 1982). In diesem Fall gilt es daher zu überprüfen, ob der Patient ein bestimmtes Cluster von Symptomen aufweist.

GRUNDLAGEN

Kinder mit Dysfunktionen der rechten Hemisphäre haben häufig Schwierigkeiten, Informationen zu organisieren und zusammenzufassen. Diese Kinder können z. B. nur schwerlich den Hauptgedanken einer Unterrichtsstunde erfassen, können nicht gut schlußfolgern oder neue Ideen entwickeln (Rourke 1988, 1989). Darüber hinaus haben sie oft Probleme mit dem Verständnis mathematischer bzw. numerischer Konzepte, wobei die meisten Schwierigkeiten im theoretischen Umgang mit Zeit, Geld und Maßeinheiten auftreten (Brumback u. Staton 1982; Davidson 1983).

Manche der Kinder, bei denen der Verdacht auf eine rechtshemisphärische Dysfunktion besteht, haben bereits zu Beginn Probleme mit dem Lesenlernen. Sie haben z. B. Schwierigkeiten, Buchstaben zu erkennen und ganze Wörter zu erfassen. Das Erfassen kurzer Wörter erfordert die Fähigkeit, eine visuell dargebotene Konfiguration wiederzuerkennen. Es bildet einen der Schwerpunkte im Anfangsstadium des Lesenlernens, was deutlich macht, daß in der Schule bereits sehr früh Fähigkeiten zur visuellen Wahrnehmung verlangt werden (Bakker 1983). Dennoch stellte man fest, daß die meisten Kinder mit normalen sprachlichen Fähigkeiten schon bald in der Lage sind, Laute zum Dekodieren von Wörtern zu verwenden, und oft relativ schnell gut lesen können (Bakker 1983; Strang u. Rourke 1985; Weintraub u. Mesulam 1983).

Viele Kinder mit nonverbalen Lernstörungen sind äußerst gesprächig und verfügen über einen großen Wortschatz. Mit der Syntax einer Sprache haben sie keine erkennbaren Schwierigkeiten. Analysiert man jedoch den Inhalt ihrer Aussagen genauer, so zeigt sich, daß viele dieser Kinder sprunghaft denken, sich gerne in Jargons ausdrücken und zu Klischees neigen (Rourke 1988; Strang u. Rourke 1985).

Häufig werden bei Kindern, bei denen der Verdacht auf eine rechtshemisphärische Dysfunktion besteht, auch psychosoziale und emotionale Probleme beobachtet. Sie können nonverbalen Aspekten der Kommunikation wie z. B. Gesten oder der Intonation der Stimme weniger Aufmerksamkeit schenken als andere Kinder und können Schlußfolgerungen oder „versteckte Botschaften" nicht erfassen. Viele dieser Kinder drücken außerdem Emotionen weniger mit der Stimme oder durch Gesten aus als Gleichaltrige (Brumback 1988; Brumback u. Staton 1982; Ozols u. Rourke 1985; Weintraub u. Mesulam 1983). Darüber hinaus haben manche von ihnen Probleme im Umgang mit neuen sozialen Situationen, die sie nicht gut „deuten" und für die sie keine angemessenen Strategien oder „Spielpläne" entwickeln können. Daraus entwickelt sich oftmals eine regelrechte Abneigung gegen neue Situationen. Ferner hat man festgestellt, daß Kinder und Erwachsene mit nonverbalen Lernstörungen häufiger an Depressionen leiden als Personen, deren Defizite eher mit der Sprache zusammenhängen (Brumback 1988; Brumback u. Staton 1982; Fletcher 1989; Rourke et al. 1989; Weintraub u. Mesulam 1983). Kinder mit Anzeichen für eine rechtshemisphärische Dysfunktion weisen außerdem häufig Konzentrationsschwächen auf (Brumback 1988; Brumback u. Staton 1982; Rourke 1988).

Viele der Probleme von Kindern, bei denen der Verdacht auf eine rechtshemisphärische Dysfunktion bzw. nonverbale Lernstörungen besteht, fallen in den Zuständigkeitsbereich der *Ergotherapie*. Hier geht es vor allem um

- Schwierigkeiten mit Aufgaben, bei denen die Fähigkeit zum Konstruieren erforderlich ist;
- Schwierigkeiten mit Aktivitäten, die visuell-räumliche Fähigkeiten voraussetzen, wie z. B. das Zeichnen und das Puzzeln;
- Schreibschwierigkeiten.

Schreibschwierigkeiten treten insbesondere dann auf, wenn ein Kind gerade mit dem Schreibenlernen beginnt. Die Buchstaben werden oft mangelhaft geformt, die Buchstabengröße ist nicht einheitlich, und die Abstände zwischen den Wörtern sind unterschiedlich groß (Brumback u. Staton 1982; Rourke 1989). Schreibschwierigkeiten können sich auch negativ auf schriftlich zu lösende Mathematikaufgaben auswirken. Wie auch Erwachsene mit Hirnverletzungen haben diese Kinder häufig Probleme damit, bei Mathematikaufgaben die Zahlen gerade hintereinander zu schreiben (Rourke u. Strang 1983).

In Beschreibungen von Kindern mit Verdacht auf eine rechtshemisphärische Dysfunktion wird häufig erwähnt, daß sich diese Kinder „ungeschickt anstellen". Dies fällt besonders bei Spielen und Sportarten auf, bei denen die Kinder die Bewegungen des eigenen Körpers oder eines Gegenstandes im Raum beurteilen müssen (Brumback u. Staton 1982). Gubbay (1975) stellte fest, daß der Handlungs-IQ bei Kindern mit einer Entwicklungsdyspraxie oft niedriger ausfällt als der Verbal-IQ (siehe Kapitel 6). Ein schwach ausgeprägtes Gefühl für das eigene Körperschema kann das Kind daran hindern zu lernen, wie man sich anzieht.

Die Stärken und Schwächen, die bei *Ross* zu beobachten sind, sind symptomatisch für eine rechtshemisphärische Dysfunktion. Er hat enorme Schwierigkeiten mit denjenigen Aspekten des Lernens, die das Organisieren und Zusammenfassen von Informationen erfordern. Er kann sich zwar nach dem Lesen einer Geschichte an ganz spezielle Details erinnern, ist aber weder in der Lage, die Kernaussage wiederzugeben, noch Fragen zu beantworten, die

> **FALLBEISPIEL ➔**
>
> Schlußfolgerungen erfordern würden. Im Geschichtsunterricht geht es ihm ähnlich. Er kann sich zwar Namen und Daten sehr gut merken, hat aber Probleme damit, die Zusammenhänge zwischen verschiedenen Ereignissen zu erklären.
>
> Man nimmt an, daß Ross Schwierigkeiten in Mathematik auf eine beeinträchtigte visuell-räumliche Wahrnehmung zurückzuführen sind. Obwohl er sich numerische Fakten merken kann, ist er nicht fähig, diese in alltäglichen Situationen anzuwenden; also kann er vermutlich mathematische Konzepte und deren Anwendung nur schlecht verstehen.
>
> Ross wird außerdem als ungeschickt beschrieben. Besonders große Schwierigkeiten hat er mit Tätigkeiten wie z. B. dem Ballspielen, die ein räumliches Einschätzungsvermögen erfordern. Seine Ungeschicklichkeit und sein Mangel an sozialen Fähigkeiten führen dazu, daß er von seinen Altersgenossen ausgeschlossen wird.

7.8.3
Verfahren zur Beurteilung von Hemisphärendysfunktionen im Zusammenhang mit Lernstörungen

Zur Beurteilung von Kindern, bei denen wir eine sensorisch-integrative Dysfunktion vermuten, benutzen wir häufig Verfahren, die es uns gleichzeitig auch erlauben, *Vermutungen* über die Funktionsweise der Hemisphären anzustellen. Auf diese Weise erhalten wir ein vollständigeres Bild von möglicherweise vorliegenden neurologischen Dysfunktionen, und wir gelangen an weitere Informationen, die uns die Zusammenstellung eines geeigneten Behandlungsprogramms erleichtern können. Dabei gilt es jedoch folgendes zu beachten:

> ❗ Ein sensorisch-integrativer Ansatz kann zur Abschwächung einer Dysfunktion führen, die auf subkortikale Störungen zurückzuführen ist; er ist jedoch *nicht* für Kinder geeignet, deren Störungen auf rein kortikaler Ebene verursacht werden.

Neben einigen der „Sensorischen Integrations- und Praxietests" (Ayres 1989) werden wir im folgenden auch andere Beobachtungsverfahren vorstellen, die für eine Beurteilung der hypothetischen Funktionen der linken bzw. rechten Hemisphäre herangezogen werden können. Die SIPT wurden *nicht* zur Identifikation von Dysfunktionen im Bereich der zerebralen Hemisphären entwickelt; dennoch läßt sich mit Hilfe einiger dieser Tests feststellen, ob eine Hemisphärendysfunktion vorliegt.

Hier sollte daran erinnert werden, daß es sich bei den beschriebenen Methoden, wie auch bei der „WISC-R", um Schlußfolgerungsverfahren handelt. Wie üblich suchen wir nach einem *bedeutsamen Cluster* von niedrigen Testwerten oder schwachen Leistungen – und nicht nach einzelnen Störungsaspekten.

Die Sensorischen Integrations- und Praxietests

Eine mögliche linkshemisphärische Dysfunktion kann sich in einem niedrigen Wert im Test „Praxie auf verbale Anweisung" zeigen. Dabei muß das Kind auf eine verbale Anweisung hin (z. B. „Führe Deine Ellbogen zusammen") eine bestimmte Haltung einnehmen. Faktorenanalysen ergaben, daß ein Zusammenhang zwischen niedrigen Werten in diesem Test, der eindeutig eine sprachliche Komponente beinhaltet, und einer im Rahmen des Tests „Postrotatorischer Nystagmus" (Ayres 1989) festgestellten verlängerten Nystagmusdauer nach Drehungen besteht. Ayres (1976, 1979) war der Ansicht, daß ein verlängerter postrotatorischer Nystagmus auf eine fehlende kortikale Hemmung hinweist, und kam aufgrund ihrer Forschungsergebnisse zu der Annahme, daß die verlängerte Nystagmusdauer in erster Linie mit einer linkshemisphärischen Dysfunktion zusammenhängt. Somit könnte eine *Kombination* aus niedrigen Werten im Test „Praxie auf verbale Anweisung" und einem verlängerten postrotatorischen Nystagmus auf eine Dysfunktion in der linken Hemisphäre hinweisen (Ayres 1989). Da der Vorgang des Sequenzierens mit der linken Hemisphäre in Verbindung gebracht wird, könnten zudem diejenigen Tests der SIPT, die das *Sequenzieren von Bewegungen* beinhalten (z. B. „Sequentielle Praxie", „Orale Praxie", „Bilaterale motorische Koordination" und evtl. „Gleichgewicht beim Stehen und Gehen"), zur Beurteilung der linken Hemisphäre verwendet werden. Forschungsreihen ergaben, daß niedrige Werte im Test „Praxie auf verbale Anweisung" vor allem bei Testpersonen auftreten, die auch schwache Leistungen in Tests zum motorischen Sequenzieren erbringen (Ayres 1989)

Ist bei einem Patienten ein *verlängerter postrotatorischer Nystagmus* nachzuweisen und erreicht er gleichzeitig auch *niedrige Werte* in den Tests

- „Praxie auf verbale Anweisung",
- „Sequentielle Praxie",
- „Orale Praxie",
- „Bilaterale motorische Koordination" und
- „Gleichgewicht beim Stehen und Gehen",

ohne daß es Anzeichen für eine *vestibulär-propriozeptive Dysfunktion* gibt, liegt eher eine *linkshemisphärische* als eine sensorisch-integrative Dysfunktion vor. Dennoch sollten wir nicht vergessen, daß es sich bei Beeinträchtigungen der Planung bilateraler projizierter Handlungssequenzen, die auf eine linkshemisphärische Dysfunktion zurückgeführt werden, *nicht um Defizite der bilateralen Integration und des Sequenzierens* handelt (siehe Kapitel 4 und 6).

Da man sowohl die Form- und Raumwahrnehmung als auch die Fähigkeit zum Konstruieren der *rechten Hemisphäre* zuordnet, liegt bei niedrigen Testwerten in diesen Bereichen vermutlich eine Dysfunktion dieser Hemisphäre vor.

Die SIPT beinhalten die folgenden Tests zur *Form- und Raumwahrnehmung:*
- „Space Visualization" (Raumvisualisierung). Hier wird sowohl die Fähigkeit zur Diskrimination von Formen als auch die Fähigkeit, Formen zu unterscheiden und vor dem geistigen Auge zu drehen („mentale Rotation"), überprüft.
- „Figure-Ground Perception" (Figur-Grund-Wahrnehmung). Hier gilt es, eine Figur unter vielen sich überschneidenden Figuren oder auf einem sehr auffälligen Untergrund zu erkennen.

Zur *Fähigkeit zum Konstruieren* existieren innerhalb der SIPT folgende Tests:
- „Muster kopieren". Hier wird die Fähigkeit zum zweidimensionalen Konstruieren beurteilt, indem man die Testperson immer komplexere Muster abmalen läßt.
- „Praxie des Konstruierens". Bei diesem Test zur Beurteilung der Fähigkeit, dreidimensional zu bauen, muß das Kind zwei verschiedene Konstruktionen aus Klötzen nachbauen.

Werden bei allen dieser Tests niedrige Werte erzielt, ist davon auszugehen, daß eine rechtshemisphärische Dysfunktion vorliegt.

An dieser Stelle sollten wir darauf hinweisen, daß Ayres die Tests „Muster kopieren" und „Praxie des Konstruierens" als „Tests zur Visuopraxie" bezeichnete (Ayres 1989). Wir halten es jedoch für besser, die Tests, anhand derer die Fähigkeit zum Konstruieren beurteilt wird, auch entsprechend zu bezeichnen (siehe auch Kapitel 8).

Ein weiterer Test, der mit der Funktionsweise der rechten Hemisphäre in Verbindung gebracht wird, ist der Test *„Manuelle Formwahrnehmung".* Hier müssen die Probanden Formen erkennen, indem sie sie anfassen und mit den Händen abtasten (haptische Wahrnehmung). Wie bereits erwähnt, ergaben wissenschaftliche Untersuchungen, daß die rechte Hemisphäre im Hinblick auf die haptische Wahrnehmung von Formen – vor allem von solchen, die *nicht* verbal kodiert werden können – effektiver arbeitet.

Bei einigen der SIPT erhält man getrennte Werte für die linke und die rechte Körperhälfte. Aufgrund der niedrigen Test-Retest-Reliabilität *ist jedoch davon abzuraten,* sich bei der Beurteilung einer möglichen Hemisphärendysfunktion auf diese Ergebnisse zu stützen (Ayres 1989).

Andere Beurteilungsverfahren

Da das Hauptproblem bei Kindern mit Verdacht auf eine linkshemisphärische Dysfunktion im sprachlichen Bereich liegt, sind Ergebnisse von Verfahren zur Beurteilung der expressiven und rezeptiven Sprache hier natürlich besonders aussagekräftig. Bei älteren Kindern kann auch ein deutlich verzögertes Lesenlernen auf eine solche Dysfunktion hinweisen. Diese Aspekte fallen allerdings nicht in den Zuständigkeitsbereich der Ergotherapie, sondern sind Teil anderer Disziplinen (z. B. Logopädie und Sonderpädagogik), an die der Patient ggf. verwiesen werden sollte.

Eine ergotherapeutische Beurteilung kann dazu dienen, Anzeichen für Defizite des *motorischen Sequenzierens* zu erkennen. Dies kann mit Hilfe folgender Verfahren geschehen:

- Tests zur Überprüfung der motorischen Fähigkeiten, z. B. „Bruininks-Oseretsky-Test zur Motorischen Leistungsfähigkeit" (Bruininks 1978);
- Beobachtung motorischer Aktivitäten des Patienten in einem ungezwungenen Rahmen.

Außerdem können Anzeichen für eine motorische Asymmetrie auf eine linkshemisphärische Dysfunktion hindeuten, wenn dabei die rechte Körperhälfte der linken unterlegen ist.

Ergotherapeutische Testverfahren können eher dazu dienen, Dysfunktionen der rechten als der linken Hemisphäre einzuschätzen. Zur Beurteilung der Leistungsfähigkeit der *rechten Hemisphäre* werden häufig angewandt:

- Tests zur visuellen Wahrnehmung, z. B. der „Test of Visual-Perceptual Skills (Non-Motor)" (Test der visuoperzeptiven Fähigkeiten, nicht-motorisch; Gardner 1982);
- Verfahren zur Beurteilung der visuomotorischen Fähigkeiten und der Fähigkeiten zum Konstruieren, wie z. B. der „Developmental Test of Visual-Motor Integration" (Test zur Entwicklung der visuomotorischen Integration; Beery 1989).
- Beobachtung des Kindes bei Aktivitäten, bei denen es den eigenen Körper im Raum bewegen, Konstruktionen aus Klötzen nachbauen oder Puzzles zusammensetzen muß;
- Beobachtung des Kindes beim Abzeichnen komplexer Formen, z. B. anhand des Tests „Rey-Osterrieth Komplexe Form".

> **!** Schlechte Testwerte oder Leistungen bei diesen Aktivitäten sind nicht immer *ausschließlich* auf eine rechtshemisphärische Dysfunktion zurückzuführen. Außerdem sollte nochmals erwähnt werden, daß man Anzeichen für eine motorische Asymmetrie Beachtung schenken sollte, wenn die linke Seite des Körpers bei den Tests schlechter abschneidet als die rechte.

Tests wie z. B. der „Rey-Osterrieth Komplexe Form" (Lezak 1983; Waber u. Holmes 1985), die uns erlauben, das Kind dabei zu beobachten, wie es eine Aufgabe angeht, und die uns gleichzeitig auch eine Analyse des Endergebnisses ermöglichen, liefern uns durchaus wertvolle Informationen. Manche Kinder gehen beim Nachmalen eines Musters eher schrittweise vor, was der Arbeitsweise der linken Hemisphäre entspricht. Im Gegensatz dazu entspricht ein eher holistischer Ansatz der Arbeitsweise der rechten Hemisphäre.

Im allgemeinen ist es sehr hilfreich, zusätzlich auf Ergebnisse *psychologischer Tests* zurückgreifen zu können. Folgende standardisierte Untersuchungen, die von einem Psychologen durchgeführt werden sollten, sind hier sinnvoll:
- die „K-ABC" zur Beurteilung der simultanen bzw. sequentiellen Verarbeitung und
- die „WISC-R" zur Beurteilung der verbalen bzw. nonverbalen Fähigkeiten.

7.8.4
Behandlung einer Hemisphärendysfunktion

> **!** Sind die Probleme eines Kindes ausschließlich auf eine Dysfunktion der linken oder rechten Hemisphäre zurückzuführen, ist eine auf der *Theorie der Sensorischen Integration* basierende Behandlung *nicht* angebracht.

Dies bedeutet jedoch nicht, daß ein solches Kind überhaupt keiner ergotherapeutischen Behandlung bedarf. In den folgenden Abschnitten wollen wir einen kurzen Einblick in die Behandlungsmethoden für Störungen der Hemisphären geben und aufzeigen, in welchen Fällen sensorisch-integrative Behandlungsmethoden angewandt werden können.

Behandlung einer linkshemisphärischen Dysfunktion
Kinder mit einer linkshemisphärischen Dysfunktion weisen vor allem *Sprachdefizite* auf. Daher ist es besonders wichtig, in diesem Fall auf die Logopädie zu verweisen.

Im Rahmen der ergotherapeutischen Behandlung lassen sich Beeinträchtigungen des *motorischen Sequenzierens* beheben, die sich auf bestimmte Fähigkeiten – wie z. B. das Schreiben mit der Hand, den Umgang mit Verschlüssen (Kleidung) und das Erlernen der Handlungsabfolgen beim Fahrradfahren – negativ auswirken können. Der Ergotherapeut kann, je nach Problemen und Bedürfnissen, mit dem Kind bestimmte Fähigkeiten (z. B. das Zuknöpfen) üben oder ihm Aktivitäten anbieten, bei denen es das Sequenzieren trainieren kann. Liegen motorische Asymmetrien vor, kann die Behandlung auch auf eine Verbesserung der Funktionsweise der rechten Hemisphäre ausgerichtet sein.

Behandlung einer rechtshemisphärischen Dysfunktion

Viele der Defizite von Kindern mit einer rechtshemisphärischen Dysfunktion lassen sich mit einem ergotherapeutischen Ansatz behandeln. Dazu zählen vor allem *Störungen der visuellen Wahrnehmung*, aber auch Ungeschicklichkeit und die Unfähigkeit, sich im Raum zu bewegen.

> **FALLBEISPIEL →**
>
> Wäre *Ross* bereits als kleines Kind zu uns in Behandlung gekommen, hätten wir uns bemüht, seine Schwierigkeiten mit dem An- und Ausziehen, mit dem Schreiben sowie seine allgemeine Ungeschicklichkeit zu beheben und hätten ihn dabei unterstützt, sich selbst und sein Leben insgesamt besser zu organisieren. Da wir Ergotherapeuten auch in der Behandlung psychosozialer Störungen ausgebildet sind, könnten wir Ross zu einem späteren Zeitpunkt in gewissem Maße auch dabei helfen, seine Gefühle auszudrücken und zu verstehen. Darüber hinaus sollten wir seinen Eltern und Lehrern durch Gespräche vermitteln, inwieweit sich Ross Defizite auf das tägliche Leben auswirken und wie ihm dabei geholfen werden kann, unabhängig zu werden.[1]

Die Anwendung sensorisch-integrativer Behandlungsmethoden bei Kindern mit einer Hemisphärendysfunktion

Ein Kind mit einer Hemisphärendysfunktion kann zusätzlich auch *subkortikale Störungen* aufweisen. Viele Forscher haben festgestellt, daß sich die aus den subkortikalen Mechanismen aszendierende Aktivierung entscheidend auf die Funktionsweise der Hemisphären auswirkt. Daher ist es nicht überraschend, daß manche Kindern mit Störungen einer oder gar beider Hemisphären auch Symptome einer subkortikalen Dysfunktion (wie z. B. eine schwache taktile Wahrnehmung) oder einer eingeschränkten Verarbeitung vestibulär-propriozeptiver Informationen erkennen lassen.

> **FALLBEISPIEL →**
>
> *Ross* zeigte z. B. nicht nur Anzeichen für eine Störung der rechten Hemisphäre, sondern wies außerdem einen schwachen Muskeltonus und Gleichgewichtsstörungen auf, was auf eine vestibulär-propriozeptive Dysfunktion hindeuten könnte. Daher sollte ein Teil des ergotherapeutischen Behandlungsprogramms darauf ausgerichtet sein, seine Fähigkeit, sich selbst und seine Umwelt zu organisieren, zu verbessern. Zusätzlich sollten jedoch auch sensorisch-integrative Methoden zum Einsatz kommen, mit deren Hilfe sich die vestibulär-propriozeptive Funktion verbessern läßt. Gleichzeitig sollten

---

[1] Einige hervorragende Tips zu Gesprächen mit Eltern und Lehrern finden sich bei Strang u. Rourke 1985.

> *diese Methoden auf die subkortikalen Funktionen – auf die Stärkung des Muskeltonus und des Gleichgewichtssinns und somit auf die Verbesserung der motorischen Fähigkeiten – abzielen.*

Man sollte jedoch nicht davon ausgehen, auf diese Weise auch die Hemisphärendysfunktion beheben zu können. Auch wenn Rourke (1988) vermutete, daß Verbindungen zwischen Subkortex und Kortex für die *rechte Hemisphäre* besonders wichtig sind, gibt es bislang keine stichhaltigen Beweise dafür, daß sich kortikale Funktionen durch sensorisch-integrative Behandlungsmethoden verbessern lassen.

Viele der im Rahmen einer sensorisch-integrativen Behandlung durchgeführten Aktivitäten sind auf spezielle motorische Schwierigkeiten ausgerichtet, die bei einer Dysfunktion der linken *oder* rechten Hemisphäre auftreten können. Bei manchen Aktivitäten beispielsweise geht es darum, eine bestimmte Bewegungsabfolge durchzuführen, was für manche Kinder mit einer *linkshemisphärischen Dysfunktion* besonders schwierig ist. Andere Aktivitäten – besonders diejenigen, bei denen mit an der Raumdecke befestigten Hängegeräten gearbeitet wird – dienen zumindest teilweise der Verbesserung des Gefühls für den eigenen Körper im Raum. Das Körperschema zählt bei vielen Kindern mit einer *rechtshemisphärischen Dysfunktion* zu den Problembereichen.

> **Praxis**
>
> Bei der Zusammenstellung eines Behandlungsprogramms sollten einige der auf den Prinzipien der Sensorischen Integrationstheorie basierenden Methoden mit anderen Aktivitäten kombiniert werden, die darauf abzielen, den Kindern ganz bestimmte Fähigkeiten beizubringen. Bei dieser Kombination geht es ausschließlich darum, diese ganz spezifischen Fähigkeiten zu verbessern – und nicht darum, sensorisch-integrative Defizite zu beheben.

7.9
Zusammenfassung

In diesem Kapitel haben wir einen Überblick über die Forschungsergebnisse im Bereich der Hemisphärenspezialisierung sowie über die verschiedenen klinischen Erscheinungsbilder bei *vermutlichen* Dysfunktionen der linken bzw. der rechten Hemisphäre gegeben. Auch wenn Ergotherapeuten Verhaltensweisen beobachten können, die auf Dysfunktionen der linken oder rechten Hemisphäre schließen lassen, geht es in dieser Disziplin nicht um die *Diagnose* einer

Hemisphärendysfunktion. Dennoch sind viele der beschriebenen Verhaltensmuster Gegenstand einer ergotherapeutischen Behandlung, und möglicherweise können uns Konzepte, die auf der Hemisphärenspezialisierung basieren, zu einem besseren Verständnis dieser Verhaltensweisen verhelfen. Ebenso wie einige – wenn auch nicht alle – Menschen mit Lernstörungen eine sensorisch-integrative Dysfunktion aufweisen, kann auch bei einigen – wenn auch nicht bei allen – Menschen mit einer sensorisch-integrativen Dysfunktion eine Störung der linken oder rechten Hemisphäre vorliegen. Die Sensorische Integrationstheorie ist zwar nicht direkt auf eine Spezialisierung der Hemisphären ausgerichtet, ist aber dennoch eine Theorie über die Funktionsweise des Gehirns. Wenn wir unseren Patienten helfen wollen, müssen wir in der Lage sein, Probleme hinsichtlich *aller Funktionsebenen* des Gehirns zu identifizieren. Nur so erschließt sich uns ein vollständiges Bild der Schwierigkeiten, mit denen unsere Patienten täglich zu kämpfen haben.

Literatur

Aram, D. M., Whitaker, H. A. (1988). Cognitive sequelae of unilateral lesions acquired in early childhood. in D. L. Mollese, S. J. Segalowitz (Eds.), Brain lateralization in children: Developmental implications (pp. 417–436). New York: Guilford

Ayres, A. J. (1969). Deficits in sensory integration in educationally handicapped children. Journal of Learning Disabilities, 2, 44–51

Ayres, A. J. (1972). Sensory integration and learning disorders. Los Angeles: Western Psychological Services

Ayres, A. J. (1975). Sensorimotor foundations of academic ability. In: W. M. Cruickshank, D. P. Hallahan (Eds.), Perceptual and learning disabilities in children, Vol 2: Research and theory(pp 301–358). Syracuse, NY: Syracuse University

Ayres, A. J. (1976). The effect of sensory integrative therapy on learning-disabled children: The final report of a research project. Los Angeles: University of Southern California

Ayres, A. J. (1979). Sensory integration and the child. Los Angeles: Western Psychological Services

Ayres, A. J. (1989). Sensory Integration and Praxis Tests. Los Angeles: Western Psychological Services

Bakker, D. J. (1983). Hemispheric specialization and specific reading retardation. In: M. Rutter (Ed.), Developmental neuropsychiatry (pp. 498–506). New York: Guilford

Beery, K. (1989). The VMI: Developmental Test of Visual-Motor Integration. Cleveland, OH: Modern Curriculum

Benowitz, L. I., Bear, D. M., Rosenthal, R., Mesulam, M. M., Zaidel, E., Sperry, R. (1983). Hemispheric specialization in nonverbal communication. Cortex; 19, 5–11

Benson, D. F., Weir, W. F. (1972). Acalculia: Acquired anarithmetia. Cortex, 8,465–472

Bever, T. G. (1971). The nature of cerebral dominance in speech behavior of the child and adult. In: R. Huxley, E. Ingram (Eds.), Language acquisition: Models and methods(pp. 231–261). London: Academic

Black, F. W. (1980). WAIS verbal- performance discrepancies as predictors of lateralization in patients with discrete brain lesions. Perceptual and Motor Skills, 51, 213–214

Boles, D. B. (1989). Do visual field asymmetries intercorrelate? Neuropsychologia, 27,697-704
Bradshaw, J. L., Burden, V., Nettleton, N. C. (1986). Dichotic and dichhaptic techniques. Neuropsychologia, 24, 79-91
Brandeis, D., Lehmann, D. (1986). Event-related potentials of the brain and cognitive processes: Approaches and applications. Neuropsychologia, 24, 150-159
Bruininks, R. (1978). Bruin inks-Oseretsky Test of Motor Proficiency. Circle Pines, MN: American Guidance Service
Brumback, R. A. (1988). Childhood depression and medically treatable learning disability. In: D. L. Molfese, S. J. Segalowitz (Eds.), Brain lateralization in children: Developmental implications (pp. 463-506). New York: Guilford
Brumback, R. A., Staton, R. D. (1982). An hypothesis regarding the commonality of right hemisphere involvement in learning disability, attentional disorder, and childhood major depressive disorder. Perceptual and Motor Skills, 50, 1163
Bryden, M. P. (1988). Does laterality make any difference? Thoughts on the relation between cerebral asymmetry and reading. In: D. L. Molfese, S. J. Segalowitz (Eds.), Brain lateralization in children: Developmental implications (pp. 509-526). New York: Guilford
Bryden, M. P, Allard, F. A. (1981). Do auditory perceptual asymmetries develop? Cortex, 17, 313-318
Canavan, A. G. M., Passingham, R. E., Marsden, C. D., Quinn, N., Wyke, M., Polkey, C. E. (1989)
Sequencing ability in parkinsonians, patients with frontal lobe lesions and patients who have undergone unilateral temporal lobectornies. Neuropsychologia, 27,d 787-798
Carmon, A., Nachshon, 1. (1971). Effect of unilateral brain damage on perception of temporal order. Cortex 7, 410-418
Cermak, S. A. (1984). Constructional Apraxia. Sensory Integration Special Interest Section Newsletter, 7(3), 1-4
Chi, F. G., Dooling, E. C., Gilles, F. H. (1977). Left-right asymmetries of the temporal speech areas of the human fetus. Archives of Neurology, 34,346-348
Cicone, M., Wapner, W., Gardner, H. (1980). Sensitivity to emotional expressions and situations in organic patients. Cortex, 16, 145-158
Ciesielski, K.T. (1998). Event-related potentials in children with specific visual cognitive disability. Neuropsychologia 27, 303-313
Crowell, D.H., Jones, R.H., Kapuniai, L.E., Nakagawa, J.K. (1973) Unilateral cortical activity in newborn infants: An early index of cerebral dominance? Science, 180, 205-208
Davidson, R.J., Fox, N.A. (1988) Cerebral asymmetry and emotion: Developmental and individual differences. In: D.L. Molfese, S.J. Segalowitz (Eds.), Brain lateralization in children: Developmental implications (pp.191-206). New York: Guilford
Davidoff, J. B., Done, D. J. (1984). A longitudinal study of the development of visual field advantage for letter matching. Neuropsychologia, 22, 311-318
Dawson, G., Warrenberg, S., Fuller, P. (1985). Left hemisphere specialization for facial and manual imitation. Psychophysiology, 22, 237-243
Delacato, C. (1966). Neurological organization in reading. Springfield, IL: Charles C. Thomas
Dennis, M. (1980). Capacity and strategy for syntactic comprehension after left or right hemidecortication.Brain and Language, 10, 287-307
Deutsch, G., Bourbon, W. T., Papanicoluou, A. C., Eisenberg, H. M. (1988). Visuospatial tasks compared via activation of regional cerebral blood flow. Neuropsychologia, 26, 445-452
Duffy, F. H., Denckla, M. B., Bartels, P. H., Sandini, G. (1980). Dyslexia: Regional differences in brain electrical activity by topographic mapping. Annals of Neurology, 7, 412-420

Eccles, J. C. (1973). The understanding of the brain. New York: McGraw-Hill
Eling, P., Marshall, J. C., Van Galen, G. (1981). The development of language lateralization as measured by dichotic listening. Neuropsychologia, 19, 767-773
Ellis, A. W., Young, A. W. (1981). Visual hemifield asymmetry for naming concrete nouns and verbs in children between seven and eleven years of age. Cortex, 17, 617-624
Fletcher, J. M. (1989). Nonverbal learning disabilities and suicide: Classification leads to prevention. ournal of Learning Disabilities, 22, 176-179
Gainotti, G. (1972). Emotional behavior and hemispheric side of lesion. Cortex, 8, 41-
Galaburda, A. M. (1984). Anatomical asymmetries. In: N. Geschwind, A. M. Galaburda (Eds.), Cerebral dominance: The biological foundations (pp. 11-25). Cambridge, MA: Harvard University
Galaburda, A. M., Kemper, T. L. (1979). Cytoarchitctonic abnormalities in developmental dyslexia: A case study. Annals of Neurology, 6, 94-100
Galaburda, A. M., LeMay, M., Kemper, T. L., Geschwind, N. (1978). Right-left asymmetries in the brain. Science, 199, 852-856
Gardner, M. F. (1982). Test of Visual-Perceptual Skill (Non-Motor). Seattle, WA: Special Child
Gazzaniga, M. S. (1975). Review of the split brain. UCLA Educator, 17(2), 9-16
Geschwind, N., Levitsky, W. (1968). Human brain: Left-right asymmetries in temporal speech region Science, 161, 186-187
Gordon, H. W. (1988). The effect of "right brain/left brain" cognitive profiles on school achievement. In: D. L. Molfese, S. J. Segalowitz (Eds.), Brain lateralization in children: Developmental implications (pp 237-256). New York: Guilford
Gray, E. C. (1980). Brain hemispheres and thinking styles. The Clearing House, 54, 127-131
Gubbay, S. S. (1975). The clumsy child. Philadelphia: W.B. Saunders
Harris, L. J. (1988). Right-brain training: Some reflections on the application of research on cerebral hemispheric specialization to education. In: D. L. Molfese, S. J. Segalowitz (Eds.), Brain lateralization in children: Developmental implications (pp. 207-236). New York: Guilford
Harris, L. J. (1978). Sex differences in spatial ability: Possible environmental, genetic, and neurological factors. In: M. Kinsbourne (Ed.), Asymmetrical function of the brain (pp. 405-521). Cambridge: Cam bridge University
Harris, L. J., Carlson, D.F. (1988). Pathological left-handedness: An analysis of theories and evidence. In: D. L. Molfese, S. J. Segalowitz (Eds.), Brain lateralization in children: Developmental implications (pp 289-372). New York: Guilford
Hecaen, H. (1983). Acquired aphasia in children: Revisited. Neuropsychologia, 21, 581-587
Heiss, W-D., Herholz, K., Pawlik, G., Wagner, R., Weinhard, K. (1986). Positron emission tomography in neuropsychology. Neuropsychologia, 24, 141-149
Hiscock, M. (1988). Behavioral asymmeries in normal children. In: D. L. Molfese, S. J. Segalowitz (Eds.), Brain lateralization in children: Developmental implications (pp. 85-169). New York: Guilford
Hiscock, M., Antoniuk, D., Prisciak, K., von Hessert, D. (1985). Generalized and lateralized interference between concurrent tasks performed by children. Effecs of age, sex, and skill. Developmental Psychology, 1, 29-48
Hiscock, M., Kinsbourne, M. (1982). Laterality and dyslexia: A critical review. Annals of Dyslexia, 32, 177-227
Hugdahl, K., Andersson, B. (1989). Dichotic listening in 126 left-handed childen: Ear advantages, familial sinistrality and sex differences. Neuropsychologia, 27, 999-1006

Hynd, G. W., Obrzut, J. E., Obrzut, A. (198 1). Are lateral and perceptual asymmetries related to WISC-R and achievement test performance in normal and learning-disabled children? Journal of Consulting and Clinical Psychology, 49, 977-979

Inglis, J., Lawson, J. S. (1981). Sex differences in the effects of unilateral brain damage on intelligence Science, 212, 693-695

Jason, G.W. (1986). Performance of manual copying tasks after focal cortical lesions. Neuropsychologia, 24, 181-191

Jeeves, M. A., Baumgartner, G. Methods of investigation in neuropsychology. Neuropsychologia, 24, 1-4

Jones, B., Anuza, T. (1982). Sex differences in cerebral lateralization in 3- and 4-year-old children. Neuropsychologia, 20, 347-350

Kamptner, L., Kraft, R. H., Harper, L. V. (1984). Lateral specialization and social-verbal development in preschool children. Brain and Cognition, 3, 42-50

Kaufman, A. S. (1979). Cerebral specialization and intelligence testing. Journal of Research and Development in Education, 12, 96-107

Kaufman, A. S., Kaufman, N. L. (1983). Kaufman Assessment Battery for Children. Circle Pines, MN: American Guidance Service

Kephart, N. (1960). The slow learner in the classroom. Columbus, OH: Charles Merrill

Kertesz, A., Nicholson, L, Chancehere, A., Kassa, K., Black, S. E. (1985). Motor impersistence: A right-hemisphere syndrome. Neurology, 35, 662-666

Kiessling, L. S., Denckla, M. B., Carlton, M. (1983). Evidence for differential hemispheric function in children with hemiplegia cerebral palsy. Developmental Medicine and Child Neurology, 25, 727-734

Kimura, D. (1977). Acquisition of a motor skill after left-hemisphere damage. Brain, 100, 527-542

Kimura, D., Archibald, Y. (1974). Motor functions of the left hemisphere. Brain, 97 337-350

Kinsbourne, M. (1982). Hemispheric specialization and the growth of human understanding. American Psychologist, 3 7, 411-420

Kinsbourne, M. (1988). Sinistrality, brain organization, and cognitive deficits. In: D. L. Molfese, S. J. Segalowitz (Eds.), Brain lateralization in children: Developmental implications (pp. 259-280). New York: Guilford

Kinsbourne, M., Bemporad, B. (1984). Lateralization of emotion: A model and the evidence. In: N. A. Fox, R. J. Davidson (Eds.), The psychobiology of affective development (pp. 259-291). Hillsdale, NJ: Lawrence Erlbaum Associates

Kinsbourne, M, Hiscock, M. (1977). Does cerebral dominance develop? In: S. J. Segalowitz, F. A. Gruber (Eds.), Language development and neurological theory (pp. 171-191). New York: Academic

Kirk, A., Kertesz, A. (1989). Hemispheric contributions to drawing. Neuropsychologia, 27, 881-886

Knox, C., Kimura, D. (1970). Cerebral processing of nonverbal sounds in boys and girls. Neuropsychologia, 8, 227-237

Koomar, J. A., Cermak, S. A. (1981). Reliability of dichotic listening using two stimulus formats with normal and learning-disabled children. American Journal of Occupational Therapy, 35, 456-463

Kumar, S. (1973). The right and left of being internally different. Impact of Science on Society, 23, 53-64

Lawrence, D., Kuypers, H. (1968). The functional organization of the motor system in the monkey. Brain, 91, 1-14

LeMay, M. (1976). Morphological cerebral asymmetrics of modern man, fossil man, and nonhuman primate. Annals of the New York Academy of Science, 280, 349-366

LeMay, M. (1984). Radiological, developmental, and fossil asymmetries. In: N. Geschwind, A. M. Galaburda (Eds.), Cerebral dominance: The biological foundations (pp. 26–42). Cambridge, MA: Harvard University

LeMay, M., Geschwind, N. (1978). Asymmetries of the human cerebral hemispheres. In: A. Caramazza, E. B. Zurif (Eds.), Language acquisition and language breakdown (pp. 311–328). Baltimore, MD: Johns Hopkins

LeMay, M., Kido, D. K. (1978). Asymmetries of the cerebal hemispheres on computed tomograms. Journal of Computer-Assisted Tomography, 2, 471–476

Levy, J. (1974). Psychobiological implications of brain asymmetry. In: S. J. Dimond, J. C. Beaumont (Eds.), Hemisphere function in the human brain (pp. 121–182). New York: John Wiley & Sons

Ley, R. G., Bryden, M. P. (1982). A dissociation of right and left hemispheric effects for recognizing emotional tone and verbal content. Brain and Cognition, 1, 3–9

Lezak, M. D. (1983). Neuropsychological assessment (2nd ed). New York: Oxford University

Leiderman, J. (1988). Misconceptions and new conceptions about early brain damage, functional asymmetry, and behavioral outcome. In: D. L. Moliese, S. J. Segalowitz (Eds.), Brain lateralization in children: Developmental implications (pp. 375–400). New York: Guilford

Lin, K-C, (1989), A meta-analysis of the efficacy of cognitive and peceptual retaining on unilateral neglect in pos-CVA patients. Unpublished master's thesis, Boston University

Luria, A. R. (1980). Higher cortical functions in man (2nd ed.). New York: Basic Books

Mattis, S., French, J. H., Rapin, I. (1975). Dyslexia in children and young adults: Three independent neuropsychological syndromes. Developmental Medicine and Child Neurology, 17, 150–163

McGlone, J. (1978). Sex differences in functional brain asymmetry. Cortex, 14, 122–128

Molfese, D. L., Betz, J. C. (1988). Electrophysiological indices of the early development of lateralization for language and cognition, and their implications for predicting later development. In: D. L. Molfese, S. J. Segalowitz (Eds.), Brain lateralization in childen: Developmental implications (pp. 171–190). New York: Guilford

Molfese, D. L., Segalowitz, S. J. (Eds.). (1988). Brain lateralization in children: Developmental implications. New York: Guilford

Murray, E.A. (1988). The relationship between visual-spatial abilities and mathematics achievement in normal and learning-disabled boys (Doctoral dissertation, Boston University, 1987). Dissertation Abstracts International, 48 A, 2011

Nachshon, L, Carmon, A. (1975). Hand preference in sequential and spatial discrimination tasks. Cortex 11, 123–131

Obrzut, J. E. (1988). Deficient lateralization in learning-disabled children: Developmental lag or abnormal cerebral organization? In: D. L. Molfese, S. J. Segalowitz (Eds.), Brain lateralization in children: Developmental implications (pp. 567–590). New York: Guilford

Obrzut, J. E., Boliek, C. A. (1986). Lateralization characteristics in learning-disabled children. Journal of Learning Disabilities, 19, 308–314

Obrzut, J. E., Obrzut, A., Bryden, M. p., Bartels, S. G. (1985). Information processing and speech lateralization in learning-disabled children. Brain and Language, 25, 87–101

Ogden, J. A., (1989). Visuospatial and other "right-hemispheric" functions after long recovery periods in left-hemispherectomized subjects. Neuropsychologica, 27,765–776

Orton, S. T. (1937). Reading, writing, and speech problems in children. New York: Norton

Ozols, E. J., Rourke, B. P. (1985). Dimensions of social sensitivity in two types of learning-disabled children. In: B. P. Rourke (Ed.), Neuropsychology of learning disabilities: Essentials of subtype analysis (pp 281–301). New York: Guilford

Piazza, D. M. (1977). Cerebral lateralization in young childen as measured by dichotic listening and finger tapping tasks. Neuropsychologia, 15, 417–425
Poeck, K. (1986). The clinical examination of motor apraxia. Neuropsychologia, 24, 129–134
Porac, C., Coren, S. (1981). Lateral preferences and human behavior. New York: Springer-Verlag
Prince, G. (1978, November). Putting the other half of your brain to work. Training, 57–61
Risberg, J. (1986). Regional cerebral blood flow in neuropsychology. Neuropsychologia, 24, 135–140
Risberg, J., Halsey, J. H., Wills, E. L., Wilson, E. M. (1975). Hemispheric specialization in normal man studied by bilateral measurements of the regional cerebral blood flow. Brain, 98, 511–524
Rivers, D. L., Love, R. J. (1980). Language performance on visual processing tasks in right hemisphere lesion cases. Brain and Language, 10, 348–366
Robinson, R. G., Price, T. R. (1982). Post-stroke depressive disorders: A follow-up study of 103 patients Stroke, 13, 623–628
Rosselli, M., Ardila, A. (1989). Calculation deficits in patients with right and left hemisphere damage Neuropsychologia, 27, 607–617
Rourke, B. P. (1988). The syndrome of nonverbal learning disabilities: Developmental manifestations in neurological disease, disorder, and dysfunction. The Clinical Neuropsychologist 2, 293–330
Rourke, B. P. (1989, April). Nonverbal learning disabilities. Paper presented at the Interdisciplinary Doctoral Conference on Verbal and Nonverbal Learning Disabilities, Boston University
Rourke, B. P., Fisk, J. L. (1988). Subtypes of learning-disabled childen: Implications for a neurodevelop mental model of differential hemispheric processing. In: D. L. Molfese, S. J. Segalowitz (Eds.), Brain lateralization in children: Developmental implications (pp. 547–566). New York: Guilford
Rourke, B. P., Strang, J. D. (1983). Subtypes of reading and arithmetical disabilities: A neuropsychologi cal analysis. In: M. Rutter (Ed.), Developmental neuropsychiatry (pp. 473–488). New York; Guilford
Rourke, B. P., Young, G. C., Leenaars, A. A. (1989). A childhood learning disability that predisposes those afflicted to adolescent and adult depression and suicide risk. Journal of Learning Disabilities, 22, 169–175
Sackheim, H. A., Greenberg, M. S., Weiman, A. L., Gur, R. C., Hungerbuhler, J. P., Geschwind, N. (1982) Hemispheric asymmetry in the expression of positive and negative emotions. Archives of Neurology, 39, 210–218
Saxby, L., Bryden, M. P. (1984). Left-ear superiority in children for processing auditory emotional material. Developmental Psychology, 21, 253–26 1
Saxby, L., Bryden, M. P. (1985). Left visual-field advantage in children for processing visual emotional stimuli. Developmental Psychology, 21, 253–261
Schiff, B. B., Lamon, M. (1989). Inducing emotion by unilateral contraction of facial muscles: A new look at hemispheric specialization and the experience of emotion. Neuropsychologia, 27, 923–935
Semmes, J. (1968). Hemispheric specialization: A possible clue to mechanism. Neuropsychologia, 6, 11–26
Stiles-Davis, J., Janowsky, J., Engel, M., Nass, R. (1988). Drawing ability in four young children wih congenital unilateral brain lesions. Neuropsychologia, 26, 359–371
Stockmeyer, S. (1980, March). Hemispheric specialization for motor control. Paper presented at the Movement Sciences Conference: Neural Basis of Motor Control, Teachers College, Columbia University, New York

Strang, J. D., Rourke, B. P. (1985). Adaptive behavior of children who exhibit specific arithmetic disabilities and associated neuropsychological abilities and deficits. In: B. P. Rourke (Ed.), Neuropsychol ogy of learning disabilities: Essentials of subtype analysis (pp. 302–328). New York: Guilford

Tomlinson-Keasey, C., Kelly, R.R. (1979). A task analysis of hemispheric functioning. Neuropsychologia, 17, 345–351

Turkewitz, G., Ross-Kossak, P. (1984). Multiple modes of right-hemisphere information processing: Age and sex differences in facial recognition. Developmental Psychology, 20, 95–103

Villa, G., Gainotti, G., DeBonis, C. (1986). Constructive disabilities in focal brain-damaged patients: Influence of hemispheric side, locus of lesion and coexistent mental deterioration. Neuropsychologia, 24, 497–510

Voeller, K. K. S. (1986). Right-hemisphere deficit syndrome in children. American Journal of Psychiatry, 43, 1004–1009

Vrbancic, M. I., Mosley, J. L. (1988). Sex-related differences in hemispheric lateralization: A function of physical maturation. Developmental Neuropsychology, 4, 151–167

Waber, D., (1976). Sex differences in cognition: A function of maturation rate. Science, 192, 572–574

Waber, D. (1977). Sex differences in mental abilities, hemisphere lateralization, and rate of physical growth at adolescence. Developmental Psychology, 13, 29–38

Waber, D. P., Holmes, J. M. (1985). Assessing children's copying productions of the Rey-Osterrieth Complex Figure. Journal of Clinical and Experimental Neuropsychology, 7, 264–282

Waber, D. P., Holmes, J. M. (1986). Assessing children's memory productions of the Rey-Osterrieth Complex Figure. Journal of Clinical and Experimental Neuropsychology, 8, 563–581

Wada, J. A., Clarke, R., Hamm, A. (1975). Cerebral hemisphere asymmetry in humans. Archives of Neurology, 32, 239–246

Wapner, W., Hamby, S., Gardner, H. (1981). The role of the right hemisphere in the apprehension of complex linguistic materials. Brain and Language, 41, 15–33

Warrington, E. K., James, M., Maciejewski, C. (1986). The WAIS as a lateralizing and localizing diagnostic instrument: A study of 656 patients with unilateral cerebral lesions. Neuropsychologia, 24, 223–239

Wechsler, D. (1974). Wechsler intelligence Scales for Children-Revised. New York: Psychological Corporation

Weintraub, S., Mesulam, M. M. (1983). Developmental learning disabilities of the right hemisphere: Emotional, interpersonal, and cognitive components. Archives of Neurology, 40, 463–468

Welsh, M. C., Pennington, B. F. (1988). Assessing frontal lobe functioning in children: Views from developmental psychology. Developmental Neuropsychology, 4, 199–230

Witelson, S. F. (1977). Developmental dyslexia: Two right hemispheres and none left. Science, 195, 309–311

Witelson, S. R, Pallie, W. (1973). Left hemisphere specialization for language in the newborn: Neuroanatomical evidence of asymmetry. Brain, 96, 641–646

Yeni-Komshian, G. H., Isenberg, D., Goldberg, H. (1975). Cerebral dominance and reading disability: Left visual field deficit in poor readers. Neuropsychologia, 13, 83–94

Young, A. W., Bion, P. J. (1979). Hemispheric laterality effects in the enumeration of visually presented collections of dots by children. Neuropsychologia, 17, 99–102

Teil 3

Evaluation und Behandlung

8 Sensorische Integrations- und Praxietests

A. Jean Ayres, Diana B. Marr

Tests ergeben Zahlen, und Zahlen können anderes zum Ausdruck bringen als Worte oder Konzepte. In Ergo- und Physiotherapie sind Messungen von zentraler Bedeutung, da sie differenzierte Diagnosen und „Gewinn- und Verlustrechnungen" ermöglichen und dabei helfen, den Status des Patienten zu bestimmen. So lassen sich Behandlungsergebnisse prognostizieren, Theorien entwickeln und überprüfen und fachübergreifend Informationen vermitteln. All dies wäre ohne irgendeine Art von Messung kaum möglich.

Ayres 1989a, S. xi

In diesem Kapitel sollen Wesen, Zweck, Standardisierung, Validität, Reliabilität und psychometrische Grundlagen für die Interpretation der „Sensory Integration and Praxis Tests" (SIPT, Sensorische Integrations- und Praxietests; Ayres 1989b) erläutert werden.

Die integrierte Testbatterie SIPT wurde in der Absicht entwickelt, auf klinischer Ebene zum Verständnis schwacher bzw. mittelschwerer Lernschwierigkeiten, Verhaltensauffälligkeiten und Entwicklungsstörungen bei Kindern zwischen 4 und 8 Jahren beizutragen. Die einzelnen Tests der SIPT basieren auf einem *neurobiologischen Modell,* das sich in erster Linie mit den *Beziehungen* zwischen

- taktiler Verarbeitung,
- vestibulär-propriozeptiver Verarbeitung,
- visueller Wahrnehmung und
- Handlungsfähigkeit (Praxie)

beschäftigt, d. h. mit all jenen Komponenten, die für die Interaktion von Organismus und Umwelt sowie für die Organisation von Verhalten wesentlich sind. Daher werden mit diesen Tests auch die wichtigsten Verhaltensweisen erfaßt, in denen sich eine *eingeschränkte Integration* der aus diesen Systemen kommenden *sensorischen Eindrücke* manifestiert.

8.1
Beschreibung der Tests

Alle 17 SIPT werden einzeln durchgeführt. Die gesamte Testbatterie nimmt normalerweise ungefähr 1 1/2 Stunden in Anspruch. Die Tests werden per Computer ausgewertet; so erhält man präzise Resultate und hat gleichzeitig die Möglichkeit, komplexe statistische Vergleiche des SIPT-Wertemusters eines bestimmten Kindes mit den typischen Wertemustern sechs unterschiedlicher Clustergruppen anzustellen.

Bei allen SIPT werden praktische Leistungen verlangt. Nur ein Test stützt sich bewußt sehr stark auf das Hör- und Sprachverständnis der Kinder. Verbale Antworten sind in keinem der Tests gefragt. Die SIPT können in *vier sich überschneidende Gruppen* eingeteilt werden:
- Tests zur taktilen und vestibulär-propriozeptiven sensorischen Verarbeitung.
- Tests zur Form- und Raumwahrnehmung und zur visuomotorischen Koordination.
- Tests zur Handlungsfähigkeit (Praxietests).
- Tests zur bilateralen Integration und zum Sequenzieren.

8.1.1
Tests zur taktilen und vestibulär-propriozeptiven sensorischen Verarbeitung

Mit Hilfe folgender Tests läßt sich die Fähigkeit beurteilen, vom Körper kommende sensorische Eindrücke zu integrieren und zu interpretieren:
- „Kinesthesia" (KIN, Kinästhesie),
- „Finger Identification" (FI, Finger-Identifikation),
- „Graphesthesia" (GRA, Graphästhesie),
- „Localization of Tactile Stimuli" (LTS, Lokalisation taktiler Stimuli),
- „Postrotary Nystagmus" (PRN, Postrotatorischer Nystagmus),
- „Standing and Walking Balance" (SWB, Gleichgewicht beim Stehen und Gehen).

Die taktilen Tests (FI, GRA, LTS) und der Test *„Kinästhesie"* bilden gemeinsam die somatosensorischen Tests. Alle fünf somatosensorischen Tests werden mit geschlossenen Augen durchgeführt.

Beim Test *„Finger-Identifikation"* muß das Kind auf den oder die Finger deuten, die vom Untersucher berührt wurden. Beim Test *„Graphästhesie"* muß das Kind auf seinem Handrücken mit dem Finger eine Form nachmalen, die der Untersucher dort vorher gemalt hat. Im Test *„Lokalisation taktiler Stimuli"* läßt man das Kind auf diejenige Stelle seiner Hand oder seines Arms deuten, an der es vom Untersucher berührt wurde.

Bestimmte Aspekte der im Zentralnervensystem stattfindenden Verarbeitung vestibulär-propriozeptiver Sinneseindrücke werden mittels der Tests „Kinästhesie", „Postrotatorischer Nystagmus" und „Gleichgewicht beim Stehen und Gehen" untersucht. Mit dem Test *„Kinästhesie"* wird die bewußte Wahrnehmung der Stellung und Bewegung der Arme und Hände bei geschlossenen Augen gemessen. Der Test *„Postrotatorischer Nystagmus"* entspricht im Aufbau (jedoch nicht in den Normdaten) dem „Southern California Postrotary Nystagmus Test" (Südkalifornischer Postrotatorischer Nystagmustest, Ayres 1975). Dabei wird die Dauer des okulomotorischen Reflexes nach Drehungen des Körpers aufgezeichnet. Atypisch hohe (verlängerter Nystagmus) sowie atypisch niedrige (verkürzter Nystagmus) Werte gelten als abnorm. Beim Test *„Gleichgewicht beim Stehen und Gehen"* werden statisches und dynamisches Gleichgewicht sowohl bei geschlossenen als auch bei geöffneten Augen getestet. Die Überprüfung des Gleichgewichtssinns wurde in die SIPT aufgenommen, weil das Gleichgewicht sehr stark von der Fähigkeit zur Integration vestibulär-propriozeptiver Sinneseindrücke abhängt.

8.1.2
Tests zur Form- und Raumwahrnehmung und zur visuomotorischen Koordination

Zu diesem Teilbereich zählen folgende Tests:
- „Space Visualization" (SV, Raumvisualisierung),
- „Figure-Ground Perception" (FG, Figur-Grund-Wahrnehmung),
- „Manual Form Perception" (MFP, Manuelle Formwahrnehmung),
- „Motor Accuracy" (MAc, Motorische Genauigkeit),
- „Design Copying" (DC, Muster Kopieren),
- „Constructional Praxis" (CPr, Praxie des Konstruierens).

Im Test *„Raumvisualisierung"* werden die visuelle Raumwahrnehmung sowie die Fähigkeit zum mentalen Umgang („geistiges Auge") mit Gegenständen im zweidimensionalen Raum beurteilt. Das Kind muß entscheiden, welche von zwei Formen in die dafür vorgesehene Ausstanzung eines Formbretts paßt. Da hier keine motorischen Leistungen erforderlich sind und auch nicht bewertet werden, ist dieser Test eher dem Bereich der visuellen Wahrnehmung als der Visuomotorik zuzuordnen. Die Aufgabe besteht nicht darin, die Formen in das Formbrett hineinzustecken, die meisten Kinder tun dies aber dennoch. So läßt sich mit diesem Test zusätzlich die Handpräferenz bestimmen sowie die Frage beantworten, ob ein Kind im Bereich außerhalb des Körpers eher die kontralaterale oder die ipsilaterale Hand gebraucht. Die Resultate dieser Beobachtungen werden in Verbindung mit den Tests zur bilateralen Integration und zum Sequenzieren im folgenden noch näher erläutert.

Beim Test *„Figur-Grund-Wahrnehmung"* wird die Fähigkeit überprüft, eine aus Linien bestehende Form im Vordergrund von einem rivalisierenden Hintergrund visuell zu trennen. Bei diesem Test werden keine Anforderungen an die Motorik gestellt. Um zu verhindern, daß sich die motorische Komponente und die Komponente der Praxie auf die visuelle Wahrnehmung und somit auf die Resultate auswirken, gibt das Kind seine Antwort zu jeder Testfrage, indem es jeweils auf eine von sechs möglichen Formen zeigt. Die Zeit, die das Kind für jedes Item benötigt, wird aufgezeichnet, wodurch man neben dem Ergebnis seiner Entscheidung auch einen Wert für die aufgewendete Zeit erhält.

Beim Test *„Manuelle Formwahrnehmung"* wird die haptische Wahrnehmung oder Stereognosie untersucht, indem man das Kind eine Form aus Plastik in seiner Hand ertasten läßt. Im ersten Teil dieses Tests wird das Kind aufgefordert, auf den entsprechenden visuellen Stimulus zu deuten. Im zweiten Teil muß das Kind eine äquivalente Form mit seiner anderen Hand taktil erkennen.

Im Test *„Motorische Genauigkeit"* wird die visuomotorische Koordination eingeschätzt. Das Kind muß eine dicke schwarze kurvenreiche Linie mit einem roten Stift verfolgen. Bei diesem Test richtet sich die Bewertung nach dem Grad der Abweichung. Außerdem werden Punkte für die Leistungsfähigkeit der bevorzugten bzw. weniger bevorzugten Hand vergeben, wodurch ein Vergleich der visuomotorischen Koordinationsfähigkeit der beiden Hände möglich wird.

Neben den Tests zur visuellen und haptischen Wahrnehmung sowie zur visuomotorischen Koordination gibt es noch zwei Tests zur Visuopraxie, *„Muster kopieren"* und *„Praxie des Konstruierens"*, die im Abschnitt „Praxietests" näher erläutert werden. Mit diesen Verfahren, die zusätzlich auch Elemente der Form- und Raumwahrnehmung enthalten, wird hauptsächlich das visuelle Konstruieren bewertet. Beim „Muster kopieren" wird außerdem ein Aspekt der visuomotorischen Koordination getestet.

DEFINITION

Auf der Grundlage von Faktoren- und Clusteranalysen bezeichnete Ayres (1989) diese Gruppe von Tests, die alle miteinander verbunden sind, als „Tests zur Visuopraxie". Der Begriff „Visuopraxie" soll darauf hinweisen, daß visuelle Wahrnehmung und motorisches Planen eine gemeinsame konzeptuelle Komponente haben. Allerdings vernachlässigt dieser Terminus den Aspekt des *motorischen* Verhaltens, das durch eine Beeinträchtigung der motorischen Planung entsteht. Aufgrund dieser Unklarheit sollte auf die weitere Verwendung dieses Begriffs verzichtet werden, und daraus ergibt sich eine neue Kategorisierung der Einzeltests in die Bereiche Form- und Raumwahrnehmung, visuelles Konstruieren und visuomotorische Koordination. Tabelle 1.2 bietet eine Übersicht darüber, wie sich die einzelnen SIPT den unterschiedlichen Bereichen zuordnen lassen.

8.1.3
Praxietests

Zu den Praxietests zählen die Tests:
- „Muster kopieren",
- „Praxie des Konstruierens",
- „Postural Praxis" (PPr, Posturale Praxie),
- „Praxis on Verbal Command" (PrVC, Praxie auf verbale Anweisung),
- „Sequencing Praxis" (SPr, Sequentielle Praxie),
- „Oral Praxis" (OPr, Orale Praxie).

Die praktischen Fähigkeiten eines Kindes werden nach sechs Verhaltensbereichen gegliedert. Wie zuvor bereits erwähnt, beziehen sich zwei dieser Bereiche eher auf die Fähigkeit des visuellen Konstruierens als auf die Praxie. Beim Test *„Muster kopieren"* wird die Fähigkeit des Kindes getestet, zweidimensionale Zeichnungen graphisch zu konzeptualisieren, zu planen und auszuführen. Im ersten Teil muß das Kind eine Figur abzeichnen, die sich auf einem Punktegitter befindet. Im zweiten Teil geht es darum, die Figur in ein dafür vorgesehenes leeres Feld malen. Alle Zeichnungen werden nach ihrer räumlichen Genauigkeit bewertet. Einige der Zeichnungen werden darüber hinaus danach bewertet, ob sie untypische Merkmale aufweisen, z. B. ob die in ihnen enthaltenen Objekte in Teile zerlegt oder verdreht wurden, spiegelverkehrt sind oder über den für sie vorgesehenen Raum hinausreichen (vgl. Ayres 1989b). Im Test *„Praxie des Konstruierens"* arbeitet das Kind mit Bauklötzen. Die Aufgabe besteht darin, die Bauklötze geordnet oder systematisch zusammenzustellen. Untersucht wird die Fähigkeit, zwischen Objekten eine räumliche Beziehung zu schaffen. Die hergestellten Gebilde werden nach Fehlern bei der Plazierung der Klötze (z. B. Drehen, Vertauschen, falsches Plazieren und Auslassen) bewertet.

Die wichtigsten Tests zur Praxie sind „Posturale Praxie", „Praxie auf Verbale Anweisung", „Sequentielle Praxie" und „Orale Praxie". Beim Test *„Posturale Praxie"* werden die Fähigkeiten zur motorischen Planung und zum Nachahmen verschiedener ungewöhnlicher Körperhaltungen untersucht. Dabei geht es hauptsächlich um verschiedene Armhaltungen, jedoch sind bei einigen Items auch Kopf-, Rumpf- und Fingerhaltungen von Bedeutung. Der Test verlangt zwar eine visuelle Interpretation aller vorgeführten Haltungen, jedoch kein Erinnerungsvermögen daran. Im Test *„Sequentielle Praxie"* soll das Kind den Untersucher dabei beobachten, wie er eine Reihe unilateraler und bilateraler Hand- und Fingerhaltungen vorführt, sich diese Haltungen merken und sie dann nachmachen. Im Test *„Orale Praxie"* muß das Kind die Bewegungen, die der Untersucher mit Zunge, Lippen, Wangen und Kiefer ausführt, nachahmen. Die meisten Items bestehen aus einer Bewegungsabfolge.

8.1.4
Tests zur bilateralen Integration und zum Sequenzieren

Zur Bewertung der bilateralen Integration und des Sequenzierens stehen folgende Tests zur Verfügung:
- „Orale Praxie",
- „Sequentielle Praxie",
- „Graphästhesie",
- „Gleichgewicht beim Stehen und Gehen",
- „Bilateral Motor Coordination" (BMC, Bilaterale motorische Koordination),
- „Space Visualization Contralateral Use" (SVCU, Raumvisualisierung kontralateraler Gebrauch),
- „Space Visualization Preferred Hand Use" (PHU, Raumvisualisierung bevorzugter Handgebrauch).

Anhand einer Reihe von Faktoren- und Clusteranalysen von SIPT-Werten wurde herausgefunden, daß sich fünf dieser Tests direkt auf den Bereich der bilateralen Integration und des Sequenzierens beziehen. Vier davon, „Orale Praxie", „Sequentielle Praxie", „Graphästhesie" und „Gleichgewicht beim Stehen und Gehen", wurden bereits oben beschrieben. Der fünfte Test nennt sich *„Bilaterale Motorische Koordination"*. Dabei wird das Kind aufgefordert, vom Untersucher vorgeführte fließende Bewegungssequenzen der Hände und Füße nachzuahmen. Das Ziel des Tests besteht in der Beurteilung des Zusammenspiels der beiden Körperhälften. Daher liegt der Schwerpunkt auf der reziproken Interaktion der rechten und linken Gliedmaßen.

Zwei weitere Tests, die mit der bilateralen Integration und dem Sequenzieren im Zusammenhang stehen, sind „Raumvisualisierung Kontralateraler Gebrauch" und „Raumvisualisierung Bevorzugter Handgebrauch". Die Grundlage dieser beiden Verfahren bildet der Test „Raumvisualisierung" (siehe Abschn. 8.1.2), bei dem beobachtet wird, welche Hand ein Kind vorzugsweise dazu benutzt, Formen in ein Formbrett zu legen. Der Wert des Tests *„Raumvisualisierung Kontralateraler Gebrauch"*, bei dem die Fähigkeit zum Kreuzen der Körpermittellinie untersucht wird, ergibt sich aus der Häufigkeit, mit der das Kind mit der Hand die Körpermittellinie kreuzt, um eine Form von der Gegenseite aufzuheben. Der Wert des Tests *„Raumvisualisierung Bevorzugter Handgebrauch"*, bei dem die Handpräferenz beurteilt wird, basiert auf der Frequenz, mit der das Kind beim Test „Raumvisualisierung" seine bevorzugte bzw. seine nicht bevorzugte Hand gebraucht. Als „bevorzugte Hand" gilt die Hand, mit der das Kind schreibt.

8.2
Entwicklung und Standardisierung der SIPT

Die Entwicklung der SIPT zog sich über einige Jahrzehnte hin. Zunächst wurde eine Reihe klinischer Verfahren überarbeitet, die man häufig zur Diagnose von Agnosie und Apraxie bei Patienten mit im Erwachsenenalter erworbenen Hirnschäden eingesetzt hatte. Diese Verfahren wollte man auch bei Kindern mit minimalen zerebralen Dysfunktionen und Lernstörungen anwenden können. Mit Hilfe statistischer Analysen (Ayres 1965, 1969) wurden diejenigen Verfahren ausgewählt, die folgenden Kriterien entsprachen:
- hohe Nutzbarkeit der damit zu ermittelnden klinischen Informationen,
- hohe Faktorenladungen,
- gute Eignung zur Unterscheidung von Kindern mit Dysfunktionen und normal entwickelten Kindern.

Diese Verfahren wurden zunächst separat veröffentlicht und später in den „Southern California Sensory Integration Tests" (SCSIT, Südkalifornische Sensorische Integrationstests; Ayres 1972a) sowie im „Southern California Postrotary Nystagmus Test" (Südkalifornischer Postrotatorischer Nystagmustest) (Ayres 1975) zusammengefaßt.

Der „Postrotatorische Nystagmustest" wurde in die SIPT eingebunden, ebenso wurden 12 der „Südkalifornischen Sensorischen Integrationstests" in überarbeiteter Form in die SIPT übernommen. Die Entscheidung, die „Südkalifornischen Sensorischen Integrationstests" zu überarbeiten und in die SIPT zu integrieren, basierte auf den Resultaten einer Reihe von Faktorenanalysen (Ayres 1966, 1972b, 1977; Silberzahn 1975), die ergaben, daß diese Tests zu einem besseren Verständnis der Probleme von *Kindern* beitragen können, sowie auf Ergebnissen einer vom Studienkreis „Sensory Integration International"[1] durchgeführten Befragung. Zusätzlich wurden für die SIPT vier Praxietests entwickelt.

Bei der Entwicklung neuer Tests und bei der Überarbeitung der „Südkalifornischen Sensorischen Integrationstests" wählte man die einzelnen Items anhand extensiver Feldversuche und einiger Pilotstudien aus, in denen untersucht wurde, inwieweit man mit Hilfe des jeweiligen Items zwischen Kindern mit Dysfunktionen und normal entwickelten Kindern unterscheiden konnte. Darüber hinaus wurde ihre Interrater-Reliabilität und die Test-Retest-Reliabilität überprüft.

---

[1] SII, Gründung 1977, ging aus dem Center for Study of SI Dysfunction hervor und verschrieb sich der internationalen Verbreitung des Ayres-Konzepts mittels einer Zeitschrift und eigenen Lehrtherapeuten (u.a. Antje Price), die dieses Konzept nach Deutschland brachten.

Die Standardisierung der SIPT erfolgte anhand einer landesweiten Stichprobe aus ungefähr 2000 Kindern. Die für die Normstichprobe ausgewählten Probanden waren, so weit möglich, repräsentativ für alle in den USA lebenden Kinder zwischen 4-0 (4 Jahren und 0 Monaten) und 8-11 (8 Jahren und 11 Monaten). Hierfür wurde ein modifiziertes randomisiertes Auswahlverfahren angewandt, das gemäß der im Jahre 1980 durchgeführten Volkszählung möglichst alle Bevölkerungsschichten widerspiegeln sollte. Die Gesamtzahl der in einer Region getesteten Kinder richtete sich nach der Anzahl der Kinder im Alter zwischen 4 und 14 Jahren, die im Jahre 1980 dort registriert worden waren. Die Resultate der Volkszählung waren darüber hinaus maßgeblich für die ethnische Zusammensetzung der Normstichprobe sowie für den prozentualen Anteil an Stadt- und Landkindern aus jeder Region. Da die auf der Sensorischen Integrationstheorie basierenden Prinzipien auch in Kanada Anwendung finden, wurden auch eine Reihe kanadischer Kinder in die Normstichprobe aufgenommen. Tabelle 8.1 veranschaulicht, aus welchen geographischen Gebieten die Kinder aus der für die Standardisierung der SIPT zusammengestellten Normstichprobe stammen.

Die für die SIPT durchgeführten Analysen der Normdaten erfolgten in den folgenden drei Schritten:
- Durchführung von Voranalysen, bei denen alters- und geschlechtsspezifische Leistungsunterschiede ermittelt und angemessene Bewertungsmaßstäbe sowie Regeln für einen Testabbruch definiert wurden.
- Berechnung der Mittelwerte und Standardabweichungen; hierbei wurden Entwicklungstendenzen und die normale Werteverteilung für jeden der 17 SIPT festgelegt.
- Bestimmung der wichtigsten SIPT-Werte. Das entscheidende Kriterium bestand darin, inwieweit die verschiedenen Einzelergebnisse eine Unterscheidung zwischen normal entwickelten Kindern und Kindern mit Dysfunktionen ermöglichten.

Die Voranalysen ergaben, daß mit Ausnahme der Tests „Manuelle Formwahrnehmung" und „Postrotatorischer Nystagmus" bei allen SIPT erhebliche geschlechtsspezifische Differenzen bestanden. Daher wurden für Jungen und Mädchen jeweils andere Normen festgelegt. Außer beim Test „Postrotatorischer Nystagmus" wirkten sich auch Altersunterschiede in hohem Maße auf die Testergebnisse aus. Die Entwicklungskurven für die Tests ergaben, daß die optimalen Altersgruppen für eine Ermittlung der Normdaten jeweils nur aus Kindern mit relativ geringen Altersunterschieden bestehen durften: Bei Kindern unter 6 Jahren durfte die Differenz innerhalb der jeweiligen Gruppe nicht mehr als 4 Monate, bei Kindern über 6 Jahren nicht mehr als 6 Monate betragen. Damit ergaben sich 12 Altersgruppen mit geschlechtsspezifischen Normen. Die SIPT-Werte der einzelnen Gruppen bilden eine Normalverteilungskurve. Für

Tabelle 8.1. Normstichprobe, gegliedert nach Alter, Geschlecht und geographischen Gebieten (USA und Kanada)

Altersgruppe (Jahre/Monate)	Neuengland		Atlantik Mitte		Atlantik Süd		Zentral Nordost		Zentral Südost		Zentral Nordwest		Zentral Südwest		Bergland		Pazifik		Kanada		Summe
	m	w	m	w	m	w	m	w	m	w	m	w	m	w	m	w	m	w	m	w	
4/0–4/3	3	2	3	2	2	3	7	5	1	1	2	3	1	1	1	2	4	0	0	1	44
4/3–4/3	7	3	3	5	5	6	10	9	6	3	6	5	4	6	2	3	3	7	3	3	99
4/8–4/11	3	5	7	7	7	4	9	7	4	2	4	8	5	4	1	1	9	9	4	4	104
5/9–5/3	4	6	8	5	6	3	13	17	3	5	2	6	8	7	2	1	6	3	3	0	108
5/4–5/7	2	6	10	6	16	9	14	17	9	3	6	3	11	12	4	4	7	6	9	3	157
5/8–5/11	3	3	10	13	16	17	14	20	9	10	5	6	10	9	8	6	7	7	7	4	184
6/0–6/5	4	3	14	15	21	23	28	24	11	10	8	10	10	14	13	14	12	11	6	8	259
6/6–6/11	2	2	9	11	22	21	19	18	10	9	6	12	10	11	9	7	10	12	9	7	216
7/0–7/5	2	2	14	12	17	14	18	19	8	5	11	14	12	12	6	9	10	8	10	9	212
7/6–7/11	1	4	13	13	15	16	20	25	6	6	8	8	10	12	8	12	12	11	7	9	216
8/0–8/5	3	2	12	11	14	15	14	20	9	9	10	9	13	6	9	7	6	8	7	7	191
8/6–8/11	4	5	11	15	22	17	19	25	11	6	5	7	12	8	10	4	6	7	7	6	207
	38	43	114	115	163	148	185	206	87	69	73	91	106	102	73	70	92	89	72	61	1997
Summe	81		229		311		391		156		164		208		143		181		133		1997

Geographische Gebiete

jede Norm-Untergruppe wurden Mittelwerte und Standardabweichungen berechnet, so daß die Werte eines Kindes als Index dafür gelten, inwieweit seine Leistungen von den durchschnittlichen Resultaten gleichaltriger Kinder seines Geschlechts abweichen.

Bei vielen Tests hielt man einen Abbruch für ratsam, wenn an den Leistungen des Kindes erkennbar war, daß es nicht mehr weitermachen konnte. Da die Tests häufig so aufgebaut sind, daß der Schwierigkeitsgrad pro Aufgabe zunimmt, war es möglich, für 8 der 17 Tests angemessene „Stopregeln" aufzustellen. Bei diesen 8 Tests ergab sich durch die Regeln keine bedeutende Beeinträchtigung der Aussagekraft, und die Unterschiede zwischen den im gesamten Test erbrachten Ergebnissen und den unter Einbeziehung von „Stopregeln" erreichten Resultaten waren nur unwesentlich.

Bei den meisten Einzeltests der SIPT ergeben sich mehrere Subwerte. Häufig handelt es sich dabei um separate Werte für Zeitaufwand und Genauigkeit. Aus theoretischen wie auch aus pragmatischen Gründen war zu erwarten, daß Kinder aus verschiedenen Gruppen auch unterschiedliche Leistungen hinsichtlich des Verhältnisses von Zeitaufwand und Genauigkeit erbringen würden. Diese Relation ist bei einigen dieser Tests von großer Bedeutung. Daher ermittelte man die optimalen statistischen Verhältniswerte, um innerhalb der 12 Altersgruppen sowie gruppenübergreifend zwischen normal entwickelten Kindern und Kindern mit Dysfunktionen differenzieren zu können.

8.3
Validität der SIPT

DEFINITION

„Validität" bedeutet, daß sich aus Testwerten die Schlußfolgerungen ziehen lassen, mit deren Hilfe der beabsichtigte Zweck erfüllt wird.

Im folgenden werden wir folgende *drei Arten von Validität* erläutern:
- Konstrukt-Validität,
- inhaltliche Validität und
- kriteriumsbezogene Validität.

Um sicherzustellen, daß die Validitätsschätzungen nicht durch alters- und geschlechtsspezifische Leistungsunterschiede beeinflußt wurden, erfolgten alle SIPT-Analysen mit Standardwerten. Mit anderen Worten: Die Werte der einzelnen Kinder wurden in Standardabweichungseinheiten dargestellt, die mittels der dem Alter und Geschlecht entsprechenden Normen berechnet wurden.

8.3.1
Konstrukt-Validität

Die *Faktorenanalyse* ist eine statistische Methode, mit deren Hilfe Gruppen von Testwerten identifiziert werden können, die Korrelationen oder Kovarianzen aufweisen.

Wir gehen z. B. davon aus, daß Tests zur visuellen Form- und Raumwahrnehmung einen Faktor bestimmen, und daß ein Kind, das niedrige Werte in einem dieser Tests erzielt, wahrscheinlich auch in den restlichen Tests niedrige Werte aufweisen wird (siehe Kapitel 1).

Mit Hilfe von Faktorenanalysen von SIPT-Werten, Werten der „Südkalifornischen Sensorischen Integrationstests" und Resultaten klinischer Beobachtungen konnten relevante sensorisch-integrative Prozesse identifiziert und damit einhergehende Verhaltensparameter in bedeutsame theoretische Konstrukte umgewandelt werden.

Faktorenanalysen früherer Messungen der sensorischen Integration
Im Jahr 1965 wurde an 100 6- bis 7jährigen Kindern mit Dysfunktionen eine Reihe von Messungen der Perzeptomotorik durchgeführt. Bei Faktorenanalysen dieser Werte stieß man auf die folgenden Symptomkomplexe, auf die die jeweils genannten Tests am stärksten luden:
- *Entwicklungsdyspraxie*
  - Taktile Tests,
  - Tests zur motorischen Planung.
- *Beeinträchtigungen der Form- und Raumwahrnehmung*
  - Tests zur visuellen und haptischen Form- und Raumwahrnehmung,
  - Tests zur Kinästhesie.
- *Defizite der bilateralen Integration*
  - Tests zur Rechts-links-Diskrimination,
  - Tests zum Kreuzen der Körpermittellinie,
  - Tests zur bilateralen motorischen Koordination.
- *Taktile Defensivität* (weiter gekennzeichnet durch Ablenkbarkeit und eine eingeschränkte taktile Wahrnehmung, zu beobachten bei der Durchführung anderer Tests).

(Ayres 1965)

Bei äquivalenten Untersuchungen an einer Gruppe aus 50 gesunden Kindern gleichen Alters und Geschlechts ergaben sich diese Faktoren nicht.

In einer späteren Studie ließ sich in einer gemischten Gruppe aus 92 4- bis 8jährigen Kindern (darunter einige Kinder mit Dysfunktionen) anhand eines somatosensorischen Faktors ein Zusammenhang zwischen taktiler Wahrnehmung, Kinästhesie und motorischer Planung feststellen. In einer Gruppe von 164 Kindern mit einer normalen frühkindlichen Entwicklung hingegen ergab sich diese Verbindung nicht (Ayres 1966). Mit Hilfe einer Q-Technik-Faktorenanalyse (Ayres 1969) von 64 Beobachtungen an 36 lernbehinderten Kindern (Durchschnittsalter 97,7 Monate, S = 11,3 Monate) konnte man die für bilaterale Integrationsdefizite typischen Wertekombinationen noch genauer festlegen. Bei dieser Analyse wurden klinisch beobachtete posturale und okuläre Reaktionen statistisch mit den Werten zur bilateralen Integration in Zusammenhang gebracht. Eine im Jahre 1972 durchgeführte Faktorenanalyse der Testwerte von 148 lernbehinderten Kindern (Durchschnittsalter 92,6 Monate, S = 12,0 Monate) ergab, daß die Werte der taktilen, propriozeptiven und visuellen Wahrnehmung bei Messungen der sensorischen Integration, der psycholinguistischen Fähigkeiten, des kognitiven Lernens, der Intelligenz sowie der posturalen und okulären Reaktionen eine ähnliche Varianz aufwiesen. Es ergab sich eine enge Verbindung zwischen motorischer Planung, Hyperaktivität und taktiler Defensivität, und die Werte der psycholinguistischen Tests und der Intelligenztests waren signifikant korreliert (Ayres 1972b).

In einer späteren Analyse, bei der die posturalen und okulären Komponenten die gleiche Varianz aufwiesen, wurde die enge Beziehung zwischen Praxie und taktiler Wahrnehmung deutlich (Ayres 1977). Die Hör- und Sprachfähigkeiten luden hier auf einen einzelnen unabhängigen Faktor.

In einer Studie warfen Ayres et al. (1987) die Frage auf, ob eine Entwicklungsdyspraxie ein einheitliches Störungsbild darstellt oder ob es verschiedene Arten von Dyspraxien gibt. Bei dieser Untersuchung wurden von 182 Kindern, von denen man wußte oder annahm, daß bei ihnen eine Dysfunktion vorlag (Durchschnittsalter 78 Monate, S = 17,4 Monate), die Werte der „Südkalifornischen Sensorischen Integrationstests", verschiedener Hör- und Sprachtests, des Tests „Block Building" (Nachbauen mit Bauklötzen), von Beobachtungen zu Haltungen und Augenbewegungen und die Werte früherer Versionen der SIPT „Praxie auf verbale Anweisung", „Orale Praxie" und „Sequentielle Praxie" analysiert. Die Tests „Praxie auf verbale Anweisung" und „Nachbauen mit Bauklötzen" sowie alle „Südkalifornischen Sensorischen Integrationstests" (Ausnahme; „Bilaterale motorische Koordination") luden hauptsächlich auf einen Faktor der Visuo-Somatopraxie. Zu den Werten, die *nicht* auf diesen Faktor luden, zählten die Resultate des Tests „Postrotatorischer Nystagmus", der Streckung in Bauchlage, der Beugung in Rückenlage sowie des Tests „Raumvisualisierung kontralateraler Gebrauch". Bei den Hör- und Sprachtests ergab sich ein zweiter Faktor, auf den die Tests „Praxie auf verbale Anweisung" und „Sequentielle Praxie" stärker als 0.30 luden. Die Fähigkeit, beide Körperhälften in einer Reihe von sequentiellen Bewegungen aufeinander abzustimmen, spiegelte sich in einem Faktor wider, auf den vor allem die Tests „Bilaterale motorische Koordination", „Orale Praxie" und „Sequentielle Praxie" luden. Die Autorinnen der

Studie schlußfolgerten daraus, daß diese Daten weder für die Existenz einer einheitlichen Dyspraxiekomponente sprachen noch auf verschiedene Arten von Entwicklungsdyspraxien hinwiesen, sondern eher das Konzept von einer allgemeinen Komponente der Praxie untermauerten – einer allgemeinen Komponente mit unterschiedlichen Praxieaspekten, die bei Aufgaben, bei denen ein bestimmtes Verhalten gefordert ist, zutage treten. Die Daten bekräftigten außerdem die Annahme, daß Praxie und visuelle Wahrnehmung eine gemeinsame konzeptuelle Komponente haben. Bei allen Untersuchungen, die vor der Entwicklung der SIPT durchgeführt wurden, stellte man fest, daß die bei den Hör- und Sprachtests ermittelten Werte in einer weniger engen Beziehung zum Körperempfinden stehen als die Werte zur Wahrnehmung und zur sensorischen Integration.

Zusammenfassend läßt sich sagen, daß die Resultate der Faktorenanalysen in den „Südkalifornischen Sensorischen Integrationstests" und damit einhergehenden Testverfahren für die Existenz der folgenden Konstrukte sprechen:
- taktile Wahrnehmung und Kinästhesie in Verbindung mit einer schwachen Praxie (Somatopraxie);
- Form- und Raumwahrnehmung;
- postural-okuläre Fähigkeiten in Zusammenhang mit der Fähigkeit zur bilateralen Integration, definiert durch die Werte im Test „Bilaterale Motorische Koordination" sowie durch die Werte für die Rechts-links-Diskrimination und das Kreuzen der Körpermittellinie;
- taktile Defensivität.

Das Konstrukt „taktile Defensivität" wird mit den SIPT jedoch nicht erfaßt.

Darüber hinaus ließen einige der Faktorenanalysen auf die Präsenz eines eher „allgemeinen" Konstrukts schließen, das sich aus den Komponenten „schwache sensorische Verarbeitung" (vestibulär-propriozeptiver sowie taktiler Sinneseindrücke), „eingeschränkte Praxie", „schwache bilaterale Integration", „mangelhafte Form- und Raumwahrnehmung" und „schwaches kognitives Lernvermögen" zusammensetzt.

Faktorenanalysen der SIPT

Mit Hilfe einer Reihe von Faktorenanalysen von SIPT-Werten konnte das Wesen der mit den SIPT erfaßten Konstrukte genauer bestimmt werden. In den nachfolgenden Abschnitten werden jedoch nur Faktorenladungen von stärker als oder gleich 0.35 Erwähnung finden.

Faktorenanalyse der SIPT-Werte der Normstichprobe
Aufgrund einer Faktorenlösung aus vier Faktoren, die sich aus einer Hauptkomponentenanalyse der SIPT-Werte der Normstichprobe ergab, wurden die Tests in zwei Kategorien eingeteilt:
- Tests zur Visuopraxie,
- Tests zur Somatopraxie.

DEFINITION

Der Begriff „*Somatopraxie*" ergab sich aus Untersuchungen, anhand derer ein enger Zusammenhang zwischen somatosensorischer (taktiler und propriozeptiver) Verarbeitung und motorischer Planung festgestellt werden konnte.

Der Terminus „*Visuopraxie*" geht auf die bereits zu einem früheren Zeitpunkt gewonnene Erkenntnis zurück, daß eine konzeptuelle Beziehung zwischen Praxie und visueller Wahrnehmung besteht (Ayres et al. 1987).

Die folgenden Tests luden in abnehmender Reihenfolge am stärksten auf den Faktor „*Visuopraxie*":
- „Praxie des Konstruierens",
- „Raumvisualisierung",
- „Muster kopieren",
- „Manuelle Formwahrnehmung",
- „Figur-Grund-Wahrnehmung",
- „Praxie auf verbale Anweisung".

Die Tests mit der stärksten Ladung auf den Faktor „*Somatopraxie*" waren (ebenfalls in abnehmender Reihenfolge):
- „Orale Praxie",
- „Bilaterale motorische Koordination",
- „Graphästhesie",
- „Posturale Praxie",
- „Sequentielle Praxie",
- „Gleichgewicht beim Stehen und Gehen",
- „Finger-Identifikation".

Der dritte Faktor, der sich ergab, war ein Faktor der vestibulär-somatosensorischen Verarbeitung. Die Tests, die am stärksten auf den *vestibulär-somatosensorischen Faktor* luden, waren:
- „Postrotatorischer Nystagmustest",
- „Kinästhesie",
- „Finger-Identifikation",
- „Lokalisation taktiler Stimuli".

Der vierte Faktor war ein Doppelfaktor aus „*Kinästhesie*" und „*Motorischer Genauigkeit*". Der Test „Posturale Praxie" lud jedoch negativ auf diesen Faktor.

Faktorenanalyse der Testwerte von Kindern mit Dysfunktionen
Eine Hauptkomponentenanalyse der SIPT-Werte von 125 Kindern mit Lernstörungen oder sensorisch-integrativen Dysfunktionen (Durchschnittsalter 7,27 Jahre, $S = 0{,}97$ Jahre) zeigte, daß sich sensorisch-integrative Dysfunktionen in fünf verschiedene Kategorien oder Muster einteilen lassen. Die Ergebnisse dieser Analyse sind in Tabelle 8.2 dargestellt.

Der erste Faktor, der sich bei dieser Analyse ermitteln ließ und den größten Anteil an der Varianz der SIPT aufwies, war der Faktor „*Bilaterale Integration und Sequenzieren*" (BIS). Dieser Faktor wurde durch die folgenden Tests repräsentiert:
- „Sequentielle Praxie",
- „Bilaterale Motorische Koordination",
- „Graphästhesie",
- „Gleichgewicht beim Stehen und Gehen",
- „Orale Praxie",
- „Manuelle Formwahrnehmung".

Auf den zweiten Faktor, „*Praxie auf verbale Anweisung*", hatte der Test „Postrotatorischer Nystagmus" eine stark positive Ladung und der Test „Praxie auf verbale Anweisung" die negativste Ladung. Dies deutete darauf hin, daß Schwierigkeiten bei der Umsetzung verbaler Anweisungen in Körperhaltungen wahrscheinlich mit einem verlängerten postrotatorischen Nystagmus in Zusammenhang stehen. Dieses Ergebnis stimmt auch mit den Resultaten einer früheren Faktorenanalyse (Ayres 1977) überein, in der der „Südkalifornische Postrotarische Nystagmustest" stark negativ auf einen Faktor des Hör- und Sprachverständnisses lud. Auch der Test „Figur-Grund-Wahrnehmung" lud negativ auf diesen Faktor.

Der dritte Faktor, „*Somatosensorische Verarbeitung und Orale Praxie*", zeigte eine Beziehung zwischen den Tests
- „Lokalisation taktiler Stimuli",
- „Kinästhesie" und
- „Orale Praxie".

Der vierte Faktor, „*Visuopraxie*", wurde am stärksten durch die
- Tests zur Form- und Raumwahrnehmung und die
- Tests zum visuellen Konstruieren („Muster kopieren", „Praxie des Konstruierens")

repräsentiert.

Tabelle 8.2. Faktorenanalyse der SIPT-Werte von 125 Kindern mit Lernstörungen oder sensorisch-integrativen Dysfunktionen

	Faktor 1 Bilaterale Integration + Sequenzieren	Faktor 2 Praxie auf Verbale Anweisung	Faktor 3 Somatosensorische Verarbeitung + Orale Praxie	Faktor 4 Visuopraxie	Faktor 5 Somatopraxie
Space Visualization [SV]	-.08	-.11	-.08	.64	.30
Figure-Ground Perception [TG]	.20	-.36	.05	.54	.02
Manual Form Perception [MFP]	.38	-.10	.12	.20	.17
Kinesthesia [KIN]	.24	.13	.74	.02	-.14
Finger Identification [FI]	.24	.31	-.07	.37	.30
Graphesthesia [GRA]	.57	.09	-.03	-.04	.42
Localization of Tactile Stimuli [LTS]	-.27	-.11	.83	.04	.09
Praxis on Verbal Command [PrVC]	.32	-.59	.14	.06	.14
Design Copying [DC]	.18	.00	.06	.67	.06
Constructional Praxis [CA]	.07	-.07	.10	.38	.54
Postural Praxis [PPr]	-.07	-.03	-.02	.07	.89
Oral Praxis [OPr]	.40	.00	.37	-.22	.51
Sequencing Praxis [SPr]	.78	.04	-.02	.04	.08
Bilateral Motor Coordination [BMC]	.69	-.31	-.04	.07	-.10
Standing and Walking Balance [SWB]	.54	.15	.16	.26	-.07
Motor Accuracy [MAc]	-.03	.20	.09	.78	-.11
Postrotary Nystagmus [PRN]	.06	.76	.04	.07	.01
Faktoren Korrelationen: 2	-.08				
3	-.26	.04			
4	-.37	.00	.18		
5	-.34	.08	.16	.31	

Der fünfte Faktor, „*Somatopraxie*", konnte durch hohe Ladungen der Tests
- „Posturale Praxie",
- „Praxie des Konstruierens",
- „Orale Praxie" und
- „Graphästhesie"

ermittelt werden.

Faktorenanalyse einer zusammengefaßten Stichprobe aus normal entwickelten Kindern und Kindern mit Dysfunktionen
In einer zusätzlichen Hauptkomponentenanalyse wurden die Werte einer zusammengefaßten Stichprobe, bestehend aus 176 normal entwickelten Kindern und 117 Kindern mit Lernstörungen oder sensorisch-integrativen Dysfunktionen (Durchschnittsalter 7,3 Jahre, $S = 1,0$ Jahre), untersucht. Der erste ermittelte Faktor war primär ein Faktor der *Somatopraxie/Bilaterale Integration und Sequenzieren*, auf den die nachfolgenden Tests in der genannten Reihenfolge am stärksten luden:
- „Orale Praxie",
- „Graphästhesie",
- „Bilaterale motorische Koordination",
- „Sequentielle Praxie",
- „Gleichgewicht beim Stehen und Gehen".

Die Tests „Praxie auf verbale Anweisung" und „Posturale Praxie" luden nur mäßig auf diesen Faktor.

Als zweiter Faktor wurde der Faktor „*Visuopraxie*" identifiziert, auf den folgende Tests am stärksten luden:
- „Raumvisualisierung",
- „Figur-Grund-Wahrnehmung",
- „Muster kopieren",
- „Motorische Genauigkeit",
- „Praxie des Konstruierens".

Der dritte Faktor, „*Funktionsweise des Vestibulären Systems*", wurde durch starke Ladungen des „Postrotatorischen Nystagmustests" ermittelt.

Auf den vierten Faktor, „*Somatosensorische Verarbeitung*", luden die Tests
- „Lokalisation Taktiler Stimuli" und
- „Kinästhesie"

am stärksten.

Zusammenfassend läßt sich sagen, daß durch die Faktorenanalysen folgende *Faktoren* identifiziert werden konnten:
- „Visuopraxie" (Form und Raum, visuelles Konstruieren und visuomotorische Koordination),
- „Somatopraxie",
- „Bilaterale Integration und Sequenzieren" und
- „Praxie auf verbale Anweisung" (in Verbindung mit einem verlängerten postrotatorischen Nystagmus).

In mehreren dieser Analysen wurden zusätzlich Faktoren der vestibulären und somatosensorischen Verarbeitung ermittelt, die evtl. für Beeinträchtigungen der sensorischen Verarbeitung sprechen.[1]

Clusteranalyse der SIPT

Die *Clusteranalyse* ist eine statistische Methode, die im Konzept der Faktorenanalyse gleicht. Die Clusteranalyse dient jedoch dazu, Gruppen von Kindern zu identifizieren, die bei einer Testbatterie wie den SIPT ähnliche Wertekonstellationen aufweisen (siehe Kapitel 1).

Zum Zweck der Identifikation klar voneinander abgegrenzter Gruppen wurde an der oben erwähnten Stichprobe aus 117 Kindern mit Dysfunktionen und 176 normal entwickelten Kindern eine Clusteranalyse durchgeführt. Die Stichprobe schloß deshalb sowohl Kinder mit Dysfunktionen als auch normal entwickelte Kinder ein, weil man sichergehen wollte, daß die resultierenden Cluster die Unterschiede auch tatsächlich aufzeigten. Die Analyse basierte auf der Clustermethode nach Wards, mit der sich bei Daten wie den SIPT-Werten im allgemeinen die genauesten Ergebnisse erzielen lassen (siehe z. B. Lorr 1983).

Es wurden Cluster-Lösungen zusammengestellt, die jeweils aus 2 bis 10 Clustern bestanden. Die Sechs-Cluster-Lösung erwies sich sowohl in statistischer als auch in klinischer Hinsicht als geeignetste Methode. Lösungen mit mehr als 6 Clustern führten dazu, daß die Kinder in sehr kleine Gruppen aufgesplittet wurden, von denen einige nur noch aus zwei oder drei Kindern bestanden. Lösungen mit weniger als 6 Clustern führten zu Bildungen von Gruppen, die theoretisch wie klinisch noch weiter differenzierbar waren.

Mit Hilfe der Sechs-Cluster-Lösung konnten folgende Gruppen ermittelt werden:
- „Niedriger Durchschnitt bilaterale Integration und Sequenzieren".
- „Allgemeine sensorisch-integrative Dysfunktion".

---

[1] Für diese Faktoren der sensorischen Verarbeitung gibt es keine einheitlichen Bezeichnungen.

Tabelle 8.3. SIPT-Mittelwerte und SIPT-Standardabweichungen für die sechs Clustergruppen

Test	Gruppe 1 Niedriger Durchschnitt BIS		Gruppe 2 Allgemeine SI Dysfunktion		Gruppe 3 Visuo- und Somatodyspraxie		Gruppe 4 Niedriger Durchschnitt SI + Praxie		Gruppe 5 Dyspraxie auf verbale Anweisung		Gruppe 6 Hoher Durchschnitt SI + Praxie	
	Mittel-wert	S	Mittel-wert	S	Mittel-wert	S	Mittel-wert	S	Mittel-wert	S	Mittel-wert	S
Space Visualization [SV]	-.03	.67	-1.36	.79	-.90	.80	-.32	1.03	-.48	.87	.54	.60
Figure Ground Perception [FG]	.03	1.02	-1.35	1.04	-.60	.70	-.30	1.08	-.81	.76	.60	.89
Manual Form Perception [MFP]	-.13	.87	-1.60	.97	-.54	1.04	-.09	1.17	-.57	.72	.36	.85
Kinesthesia [KIN]	-.34	.96	-1.60	1.50	-1.20	1.21	.14	.74	-.78	1.20	.14	.96
Finger Identification [FI]	.01	.93	-1.40	.97	-1.01	1.13	-.51	1.01	-.41	.67	.43	.77
Graphesthesia [GRA]	-.81	.93	-2.13	.88	-1.01	.91	-.08	.93	-.72	.80	.42	.86
Loc. of Tactile Stimul [LTS]	-.24	1.04	-.66	1.31	-.41	.92	-.43	1.14	-.12	1.09	.61	.81
Praxis on Verbal Command [PrVC]	.18	.66	-2.41	.84	-.15	.68	-.08	.93	-2.38	.76	.56	.49
Design Copying [DC]	-.02	.74	-2.11	.62	-1.61	.81	-.43	.96	-1.07	1.00	.74	.74
Constructional Praxis [CPr]	.16	.69	-1.58	1.05	-.88	.71	.07	.62	-.53	.58	.53	.64
Postural Praxis [PPr]	-.52	.95	-2.14	.93	-.98	1.13	-.55	.93	-.76	.88	.53	.90
Oral Praxis [OPr]	-.94	.99	-2.20	.72	-.47	.89	.13	.77	-1.04	.83	.24	.86
Sequencing Praxis [SPr]	-.66	.90	-2.06	.74	-1.21	.84	-.42	.66	-1.44	.97	.41	1.03
Bilateral Motor Coord. [BMC]	-.46	.79	-1.46	.72	-1.11	.94	-.24	1.07	-1.56	.59	.47	.99
Standing/Walking Balance [SWB]	-.77	.79	-2.28	.63	-1.28	.94	.12	.77	-1.17	.85	.48	1.05
Motor Accuracy [MAc]	-.17	.65	-1.03	.48	-.98	.39	-.19	.73	-.70	.45	.21	.83
Postrotary Nystagmus [PRN]	-.36	.88	-.48	.84	-.63	.78	.11	.78	.47	.84	.09	.71

S = Standardabweichung

- „Visuo- und Somatodyspraxie".
- „Niedriger Durchschnitt bilaterale Integration und Praxie".
- „Dyspraxie auf verbale Anweisung".
- „Hoher Durchschnitt sensorische Integration und Praxie".

In Tabelle 8.3 sind die Mittelwerte und Standardabweichungen der einzelnen Clustergruppen für alle 17 Hauptwerte der SIPT aufgeführt. Im folgenden beziehen wir uns auf die dort dargestellten Mittelwerte.

Ungefähr 19 Prozent der Stichprobe fielen in die Clustergruppe *„Niedriger Durchschnitt bilaterale Integration und Sequenzieren"*. Diese Gruppe erreichte in den meisten SIPT nahezu den Mittelwert. Lediglich in den fünf Tests, bei denen die Fähigkeit zur bilateralen Integration und zum Sequenzieren eine Rolle spielt („Orale Praxie", „Graphästhesie", „Gleichgewicht beim Stehen und Gehen", „Sequentielle Praxie" und „Bilaterale motorische Koordination") sowie in der „Posturalen Praxie" fielen die Werte etwas niedriger aus. Da sich in der Faktorenanalyse jedoch für den Test „Posturale Praxie" keine niedrigen Werte ergaben, wird dieses Ergebnis als weniger wichtig erachtet.

Ungefähr 12 Prozent der Stichprobe fielen in die Clustergruppe *„Allgemeine sensorisch-integrative Dysfunktion"*. Die Resultate dieser Gruppe lagen in allen SIPT weit unter dem Mittelwert. Eine Ausnahme bildeten die Tests „Lokalisation taktiler Stimuli" und „Postrotatorischer Nystagmus", bei denen die Durchschnittswerte im Normbereich lagen. Die Clustergruppe *„Visuo- und Somatodyspraxie"* umfaßte weitere 12 Prozent der Kinder. Auch hier wurden bei allen SIPT Ergebnisse unter dem Mittelwert erreicht, wobei die Differenz geringer war als in der Gruppe „Allgemeine sensorisch-integrative Dysfunktion".

Ungefähr 24 Prozent der gesamten Stichprobe fielen in die Clustergruppe *„Niedriger Durchschnitt bilaterale Integration und Praxie"*. Die SIPT-Resultate dieser Gruppe lagen meist knapp unter dem Mittelwert, wobei die niedrigsten Werte, die allerdings noch immer im Durchschnittsbereich lagen, in den Tests „Posturale Praxie", „Finger-Identifikation", „Sequentielle Praxie", „Muster kopieren" und „Lokalisation taktiler Stimuli" erreicht wurden. Die Clustergruppe *„Dyspraxie auf verbale Anweisung"* umfaßte ungefähr 10 Prozent der gesamten Stichprobe. Das Profil dieser Gruppe war durch sehr niedrige Werte im Test „Praxie auf verbale Anweisung" und den höchsten Durchschnittswert beim „Postrotatorischen Nystagmustest" gekennzeichnet. Im Gegensatz dazu fielen andere Ergebnisse jedoch nur durchschnittlich aus oder lagen im unteren Normbereich. Diese Gruppe erzielte auch bei den Tests „Bilaterale motorische Koordination", „Sequentielle Praxie", „Gleichgewicht beim Stehen und Gehen", „Muster kopieren" und „Orale Praxie" niedrige Werte. 24 Prozent der Stichprobe schließlich machte die Clustergruppe *„Hoher Durchschnitt sensorische Integration und Praxie"* aus. Diese Gruppe erreichte in nahezu allen SIPT Werte über dem Mittelwert.

Tabelle 8.4. Anteil an normal entwickelten Kindern, Kindern mit Lernstörungen und Kindern mit sensorisch-integrativen Dysfunktionen innerhalb der sechs SIPT-Clustergruppen

	Gruppe 1	Gruppe 2	Gruppe 3	Gruppe 4	Gruppe 5	Gruppe 6	
	Niedriger Durchschnitt BIS	Allgemeine SI-Dysfunktion	Visuo- und Somatodyspraxie	Niedriger Durchschnitt SI + Praxie	Dyspraxie auf verbale Anweisung	Hoher Durchschnitt SI + Praxie	Summe
Normal entwickelte Kinder	36	2	13	54	6	65	176
Lernbehinderte Kinder	11	28	13	13	21	3	89
Kinder mit SI-Dysfunktion	8	4	9	4	2	1	28
Summe	55	34	35	71	29	69	293

Aus Tabelle 8.4 wird ersichtlich, wie hoch in den sechs Clustergruppen jeweils der Anteil an normal entwickelten Kindern, Kindern mit Lernstörungen und Kindern mit sensorisch-integrativen Dysfunktionen ausfiel. Wie erwartet, zeigten die meisten normal entwickelten Kinder (88 Prozent) Werteprofile, die entweder der Clustergruppe „Hoher Durchschnitt" oder einer der beiden Clustergruppen „Niedriger Durchschnitt" zuzuordnen waren. Dementsprechend entfielen 37 Prozent auf die Clustergruppe „Hoher Durchschnitt sensorische Integration und Praxie", 30 Prozent auf die Gruppe „Niedriger Durchschnitt sensorische Integration und Praxie" und 21 Prozent auf die Gruppe „Niedriger Durchschnitt bilaterale Integration und Sequenzieren".

Aus der Menge der Kinder mit Lernstörungen oder sensorisch-integrativen Dysfunktionen ließen sich lediglich 3 Prozent der Clustergruppe „Hoher Durchschnitt sensorische Integration und Praxie" zuteilen, dagegen entsprachen 29 Prozent den Gruppen „Niedriger Durchschnitt bilaterale Integration und Sequenzieren" oder „Niedriger Durchschnitt sensorische Integration und Praxie". Die verbleibenden 68 Prozent entfielen auf eine der drei Clustergruppen „Dysfunktion", wobei mehr als 27 Prozent der Clustergruppe „Allgemeine sensorisch-integrative Dysfunktion" zugeordnet wurden. Hier muß darauf hingewiesen werden, daß man bei einer Faktorenanalyse der Stichprobe aus Kindern mit Dysfunktionen feststellte, daß sich die Clustergruppe „Niedriger Durchschnitt bilaterale Integration und Sequenzieren" auch aus zwei Gruppen zusammensetzen könnte: eine davon mit normalem Faktor „Bilaterale Integration und Sequenzieren", die andere mit Dysfunktion.

8.3.2
Kriteriumsbezogenene Validität

Die SIPT dienen eher der Erkennung, Beschreibung und Erklärung von Unregelmäßigkeiten in der kindlichen Entwicklung als der Prognose zukünftiger Kriteriumswerte. Daher handelt es sich bei der kriteriumsbezogenen Validität in erster Linie um eine Übereinstimmungsvalidität.

Da es bislang keine alternativen Tests zur Überprüfung der sensorischen Integration und Praxie gibt, deren Resultate man mit SIPT-Ergebnissen einer bestimmten Altersgruppe vergleichen könnte, lassen sich Schlußfolgerungen aus einem aktuellen kindlichen Testprofil am besten anhand von Tests an Kindern mit bekannten, unterschiedlichen und bereits zuvor gestellten Diagnosen untersuchen. In dieser Hinsicht trägt eine vorherige Durchführung der „Südkalifornischen Sensorischen Integrationstests" und des „Südkalifornischen Postrotarischen Nystagmustests" an Kindern unterschiedlicher Bevölkerungsschichten dazu bei, daß immer genauere Schlußfolgerungen aus den SIPT-Ergebnissen gezogen werden können. Eine zufällige Übereinstimmung der Gegebenheiten darf natürlich *keinesfalls* als *Kausalität* interpretiert werden.

Vergleich von Diagnosegruppen

In Tabelle 8.5 werden die Mittelwerte und Standardabweichungen in den SIPT von Kindern aus acht verschiedenen Diagnosegruppen dargestellt. Zusammengenommen lagen die Mittelwerte aller acht Gruppen bei sämtlichen SIPT unter dem Durchschnitt. Von einigen Gruppen ließen die Resultate bestimmte Muster erkennen.

Lernstörungen

Bei der Gruppe aus 195 lernbehinderten Kindern (Durchschnittsalter 7,3 Jahre, $S = 1,0$ Jahre) lagen die Werte bei allen SIPT eher unter dem Durchschnitt. Die niedrigsten Werte wurden in fünf der sechs Praxietests und in den Tests „Graphästhesie" und „Gleichgewicht beim Stehen und Gehen" erzielt. Laut Definition haben Kinder mit Lernstörungen einen normalen IQ. Daher spricht das häufige Auftreten sensorisch-integrativer Dysfunktionen in dieser Gruppe für die Annahme, daß Intelligenz und sensorische Integration voneinander relativ unabhängige Konstrukte sind.

Sensorisch-integrative Dysfunktionen

Bei den 36 Kindern mit sensorisch-integrativen Dysfunktionen (Durchschnittsalter 6,9 Jahre, $S = 1,1$ Jahre) waren die meisten Ergebnisse eher im unteren Durchschnittsbereich angesiedelt. In den Tests „Graphästhesie", „Posturale Praxie", „Sequentielle Praxie" und „Gleichgewicht beim Stehen und Gehen" lagen die Werte allerdings weit unter dem Durchschnitt. Dieses Muster könnte einen selektiven Faktor für die Überweisung eines Kindes an die Ergotherapie zum Zweck einer Behandlung auf eine sensorisch-integrative Dysfunktion darstellen. Wie bei der Gruppe lernbehinderter Kinder wiesen auch hier die relativ hohen Standardabweichungen bei einigen Tests auf eine starke Heterogenität innerhalb der Gruppe hin. Möglicherweise blieben aufgrund der Tatsache, daß die Mittelwerte an einer solch *heterogenen* Gruppe berechnet wurden, bestimmte Wertemuster unberücksichtigt.

Leseschwäche

Die SIPT-Mittelwerte von 60 Kindern mit einer Leseschwäche (Durchschnittsalter 7,1 Jahre, $S = 0,9$ Jahre) lagen zumeist im unteren Durchschnittsbereich, zwischen den Mittelwerten der Kinder mit Lernstörungen und denjenigen mit sensorisch-integrativen Dysfunktionen. Deutliche Unterschiede ergaben sich im Test „Gleichgewicht beim Stehen und Gehen". Dies läßt vermuten, daß die Kinder mit Leseschwäche über eine bessere Fähigkeit zur Integration vestibulär-priorozeptiver Sinneseindrücke verfügten. Weit unter dem Durchschnitt

Tabelle 8.5. SIPT-Mittelwerte und SIPT-Standardabweichungen für verschiedene Diagnosegruppen

Test	Lernstörungen (n = 195) Mittelwert	S	Hirnverletzungen (n = 10) Mittelwert	S	Mentale Retardierung (n = 28) Mittelwert	S	SI Dysfunktion (n = 36) Mittelwert	S	Spina Bifida (n = 21) Mittelwert	S	Leseschwäche (n = 60) Mittelwert	S	Sprachstörungen (n = 28) Mittelwert	S	Zerebralparese (n = 10) Mittelwert	S
Space Visualization [SV]	-.71	.85	-1.03	-1.01	-1.51	.97	-.67	1.04	-.74	.63	-.52	.92	-.75	1.15	-.85	.37
Figure Ground Perception [FG]	-.75	1.07	-1.31	1.29	-1.73	1.68	-.29	1.05	-1.09	.86	-.92	.79	-.81	1.16	-.68	.88
Manual Form Perception [MFP]	-1.02	1.23	-1.90	1.30	-2.79	.32	-.46	.99	-1.91	1.25	-.99	1.10	-1.17	1.14	-.65	.21
Kinesthesia [KIN]	-1.09	1.36	-1.69	1.59	-2.73	.55	-.60	1.08	-1.12	1.30	-1.30	1.02	-1.01	1.48	-.60	1.54
Finger Identification [FI]	-1.02	1.03	-.80	1.01	-1.90	.89	-.73	1.05	-.53	1.06	-1.02	1.02	-1.04	1.00	-1.60	1.28
Graphesthesia [GRA]	-1.37	1.14	-1.57	1.15	-2.42	.69	-1.09	1.06	-1.94	.69	-.63	1.18	-1.17	1.01	-1.28	1.47
Loc. of Tactile Stimuli [LTS]	-.65	1.20	-1.18	1.09	-1.63	1.77	-.61	1.20	-1.38	1.12	-.33	1.07	-.86	1.04	-1.80	.94
Praxis on Verbal Command [PrVC]	-1.40	1.36	-1.58	1.50	-3.00	.00	-.49	1.25	-.99	1.24	-1.01	1.32	-1.74	1.38	-.63	1.52
Design Copying [DC]	-1.60	1.12	-1.43	1.35	-3.00	.00	-.86	1.05	-2.05	1.13	-1.24	1.27	-1.33	1.11	-2.33	.99
Constructional Praxis [CPr]	-.91	.95	-.83	1.02	-2.17	.53	-.46	.95	-1.18	1.09	-.60	.88	-.78	.93	-1.00	.95
Postural Praxis [PPr]	-1.44	1.13	-2.28	1.00	-2.74	.61	-1.05	1.33	-1.59	.83	-1.42	1.01	-.92	1.08	-1.73	1.07
Oral Praxis [OPr]	-1.37	1.17	-2.34	.88	-2.67	.66	-.77	1.23	-2.05	.79	-.70	1.10	-1.30	.99	-1.58	2.41
Sequencing Praxis [SPr]	-1.48	.98	-1.56	1.11	-2.36	.74	-1.17	.87	-1.13	1.00	-.78	.83	-1.36	.84	-.93	.76
Bilateral Motor Coord. [BMC]	-1.15	.99	-1.68	.91	-1.85	.49	-.71	1.16	-1.18	.81	-.58	.92	-1.47	.54	-1.23	.86
Standing/Walking Balance [SWB]	-1.58	1.11	-2.17	1.17	-2.87	.31	-1.46	.98	-2.98	.11	-.61	1.01	-1.31	1.00	-2.73	.32
Motor Accuracy [MAc]	-1.04	1.02	-1.97	.97	-2.44	.83	-.89	1.00	-1.23	1.16	-.47	.86	-.67	1.00	-1.98	.83
Postrotary Nystagmus [PRN]	-.12	1.2	1.09	1.46	-1.04	1.44	-.84	1.00	n/a	n/a	-.21	.80	-.05	.77	.19	.31

lagen die Werte dieser Gruppe in den Tests „Posturale Praxie", „Kinästhesie" und „Muster kopieren".

Sprachstörungen
Die SIPT-Mittelwerte und Standardabweichungen der 28 Kinder mit Sprachstörungen (Durchschnittsalter 6,6 Jahre, $S = 1,6$ Jahre) deuteten auf einige Defizite in den untersuchten Bereichen hin. Mehr als die Hälfte der Resultate lag weit unter dem Durchschnitt, und die Wertekonstellation ähnelte dem Werteprofil der Clustergruppe „Dyspraxie auf verbale Anweisung". Dies läßt vermuten, daß bei den Kindern mit Sprachstörungen vielleicht eher linkshemisphärische als sensorisch-integrative Dysfunktionen vorliegen.

Die verbleibenden vier Gruppen wiesen klar erkennbare *Anomalien* oder *Schädigungen des Zentralnervensystems* auf, die offensichtlich mit *sensorischen, neuromotorischen* oder *kognitiven Störungen* in Verbindung stehen. Lassen sich die SIPT mit Kindern durchführen, bei denen bereits im Vorfeld sensorische, neuromotorische oder kognitive Störungen diagnostiziert wurden, und fallen die Testwerte wie erwartet niedrig aus, so läßt sich auf diese Art die Hypothese stützen, daß die SIPT der Überprüfung der Funktionsweise von auf neurophysiologischer Ebene verhaltenssteuernden Prozessen dienen. Dies bedeutet jedoch *nicht,* daß die niedrigen Werte zwangsläufig eine *sensorisch-integrative Dysfunktion* widerspiegeln.

Mentale Retardierung
Die SIPT-Werte dieser Gruppe, die aus 28 Kindern mit mentaler Retardierung bestand (Durchschnittsalter 7,1 Jahre, $S = 1,3$ Jahre), fielen ausnahmslos niedrig aus. Dies könnte darauf hindeuten, daß viele der Tests eine kognitive Komponente haben. Es könnte jedoch auch sein, daß diejenigen Voraussetzungen auf neuraler Ebene, die zu einer mentalen Retardierung führen, einen gewissen Einfluß auf die SIPT-Werte nehmen. Der höchste SIPT-Mittelwert („Postrotatorischer Nystagmustest" ausgenommen), erreicht im Test „Raumvisualisierung", lag hier leicht unter dem siebten Perzentil (d. h., der Mittelwert lag ungefähr bei −1,5). In dieser Gruppe von Kindern mit mentaler Retardierung lagen die Mittelwerte in allen sechs Praxietests unter dem dritten Perzentil (d. h., alle Werte lagen unter −2,0). Die niedrigen Werte in den Tests zur Überprüfung der taktilen und vestibulär-propiozeptiven Wahrnehmung sprechen wahrscheinlich eher für Gehirnanomalien als lediglich für eine eingeschränkte Funktionsweise der sensorischen Integration.

Spina bifida
Die Werte der 21 Kinder mit einer diagnostizierten Spina bifida (Durchschnittsalter 7,5 Jahre, $S = 0,9$ Jahre) waren in allen SIPT unterdurchschnittlich. Sieht man von den Testwerten der „Gleichgewicht beim Stehen und Gehen" ab (und

zwar aus neuromotorischen und nicht aus sensorisch-integrativen Gründen), sprachen die niedrigsten Ergebnisse für das Vorliegen einer Visuo- und Somatodypraxie. Aufgaben der visuellen Wahrnehmung, die nur wenig praktisches Geschick erfordern („Raumvisualisierung", „Figur-Grund-Wahrnehmung"), fielen den Kindern leichter als ähnliche Tests, bei denen praktische Fähigkeiten erforderlich sind („Muster kopieren", „Praxie des Konstruierens"). Die Fähigkeit zur bilateralen Integration und zum Sequenzieren war in dieser Gruppe nur schwach ausgeprägt („Orale Praxie", „Bilaterale motorische Koordination", „Sequentielle Praxie" und „Graphästhesie").[1]

Traumatische Hirnverletzung
Die Mittelwerte von sechs Jungen und vier Mädchen mit einer traumatischen Hirnverletzung (Durchschnittsalter 7,6 Jahre, $S = 0,8$ Jahre) fielen im allgemeinen niedrig bis sehr niedrig aus. Die Standardabweichung der SIPT-Werte dieser Gruppe war meist relativ hoch, was für recht große Unterschiede zwischen den einzelnen Kindern spricht. Dennoch waren einige allgemeine Muster zu erkennen. Die Werte des „Postrotatorischen Nystagmus", der außergewöhnlich stark verlängert war, unterstützten die These, daß Hirnverletzungen die Hemmung des vestibulo-okulären Reflexes abschwächen. Darüber hinaus zeigte die Konstellation der SIPT-Werte, daß die Fähigkeit zur sensorischen Verarbeitung sowie die neuromotorischen Fähigkeiten der Kinder zum Zeitpunkt des Tests schwach ausgeprägt waren. Bei der Interpretation dieser allgemein schwachen Leistungen ist jedoch Vorsicht geboten, da ihre Ursache möglicherweise primär in sensorischen und neuromotorischen Störungen zu finden ist und die Stichprobe außerdem relativ klein war.

Zerebralparese
Bei dieser Stichprobe aus 10 Kindern mit Zerebralparese (Durchschnittsalter 6,1 Jahre, $S = 1,4$ Jahre) fielen die meisten Resultate niedrig aus. In den Tests mit motorischer Komponente sind die niedrigen Werte wohl auf die für Patienten mit Zerebralparese typische schwache neuromotorische Koordination zurück-

---

[1] *Anmerkung der Herausgeber:* Die Autorinnen gehen offensichtlich davon aus, daß bei Kindern mit Spina bifida sensorisch-integrative Dysfunktionen vorliegen. Wir sind der Ansicht, daß hier möglicherweise die SIPT-Werte nicht richtig interpretiert wurden. Bei Kindern mit Spina bifida lassen niedrige Werte nicht zwangsläufig auf eine Dyspraxie oder auf Defizite der bilateralen Integration und des Sequenzierens schließen. Die niedrigen Testwerte stützen vielmehr die in unterschiedlichen Publikationen vertretene These, daß bei Kindern mit Spina bifida sowohl visuomotorische Störungen als auch Beeinträchtigungen der Grobmotorik (u. a. bilaterale Defizite) vorliegen. Außerdem gibt es keine eindeutige Grundlage für die Berechnung eines Mittelwertes für den Test „Gleichgewicht beim Stehen und Gehen". Dieser Test kam bei den Kindern mit Spina bifida nicht zur Anwendung (A. Price, persönliche Mitteilung, 14. November 1988).

zuführen. Insgesamt gesehen hatte die Gruppe durchweg Schwierigkeiten mit den Tests zur Visuo- und Somatopraxie. Die niedrigen Werte in diesen Bereichen könnten ebenso wie die schwache taktile Wahrnehmung mit Hirnschädigungen auf höherer Ebene zusammenhängen. Die Annahme, daß einige Ergebnisse aufgrund neuromotorischer Störungen niedrig ausfielen, wurde durch die Tatsache bekräftigt, daß die Kinder bei Aufgaben der Form- und Raumwahrnehmung, bei denen keine motorischen Fähigkeiten verlangt sind, relativ gut abschnitten und die mündlichen Instruktionen beim Test „Praxie auf Verbale Anweisung" gut befolgten.

Vergleich der SIPT mit anderen Tests

Die Validität eines Tests kann auch beurteilt werden, indem man überprüft, ob zwischen den Testresultaten und den Werten alternativer Beurteilungsverfahren Korrelationen bestehen. Dabei sollten einige dieser alternativen Verfahren dazu dienen, ähnliche Fähigkeiten zu testen (konvergierende Validität), und einige sollten zur Überprüfung divergierender Fähigkeiten geeignet sein (divergierende Validität). Das Korrelationsmuster wird dann auf eine Übereinstimmung der Ergebnisse mit den theoretischen Erwartungen untersucht.

An einer zusammengefaßten Stichprobe aus normal entwickelten Kindern, Kindern mit Lernstörungen und Kindern mit sensorisch-integrativen Dysfunktionen wurden sowohl die SIPT als auch die „Kaufman Assessment Battery for Children" (K-ABC, Kaufman-Testbatterie für Kinder; Kaufman u. Kaufman 1983) angewandt. Die „K-ABC" ist ein standardisierter Intelligenztest, mit dessen Hilfe auch der Leistungsstand beurteilt werden kann. Die Korrelationen zwischen den einzelnen Skalen der SIPT und der „K-ABC" sind in Tabelle 8.6 aufgeführt. Wie erwartet, korrelierten die SIPT-Werte für die sequentielle Verarbeitung (insbesondere die Werte der Tests „Sequentielle Praxie" und „Bilaterale Motorische Koordination") stärker mit der „K-ABC"-Skala „Sequential Processing" (Sequentielle Verarbeitung) als mit der Skala „Simultaneous Processing" (Simultane Verarbeitung). In diesem Zusammenhang ergab sich auch die insgesamt stärkste Korrelation aller SIPT, und zwar in der Kontrollgruppe aus normal entwickelten Kindern. Im allgemeinen weisen zudem diejenigen SIPT, die theoretisch nur wenig oder gar keine sequentielle Verarbeitung erfordern („Finger-Identifikation", „Lokalisation Taktiler Stimuli" und „Postrotatorischer Nystagmus"), die schwächsten Korrelationen mit der „K-ABC"-Skala „Sequentielle Verarbeitung" auf.

Grundsätzlich sind bei den einfacheren taktilen Tests der SIPT die schwächsten Korrelationen mit den „K-ABC"-Skalen festzustellen, während die komplexen Praxietests die stärksten Korrelationen bilden. Wahrscheinlich handelt es sich bei den Prozessen, die der „K-ABC" und den SIPT-Praxietests gemein sind, um *komplexe kognitive Prozesse*. Wie in Tabelle 8.6 zu sehen, war bei den normal entwickelten Kindern die Gesamtkonstellation der Korrelationen ähn-

Tabelle 8.6. Pearsonsche Produkt-Moment-Korrelationen zwischen SIPT-Werten und standardisierten K-ABC-Werten

	K-ABC-Skala						
SIPT-Test	Arithmetic (Rechnen)	Riddles (Rätsel)	Decoding (Entschlüsseln)	Understanding (Sprachverständnis)	Sequential Processing (Sequentielle Verarbeitung)	Simultaneous Processing (Simultane Verarbeitung)	Mental Proc. Composite (Komb. aus mentalen Verarbeitungsprozessen) Leistung
	Ergebnisse einer Gruppe normal entwickelter Kinder (n = 47)						
Space Visualization [SV]	.24*	.41*	.21	-.20	.17	.20	.23 -.02
Figure Ground Perception [FG]	.12	.46*	.26*	.19	.28*	.15	.25* .05
Manual Form Perception [MFP]	.04	-.01	-.07	-.23	.30*	.15	.26* -.13
Kinesthesia [KIN]	.20	.28*	.36*	.27*	.22	.03	.19 .27*
Finger Identification [FI]	.09	.07	-.09	-.35*	-.16	.19	.01 -.06
Graphesthesia [GRA]	.01	-.09	-.02	.00	-.06	-.14	-.15 .16
Loc. of Tactile Stimuli [LTS]	.11	.03	.10	.04	.03	.08	.15 .11
Praxis on Verbal Command [PrVC]	.14	.22	.10	-.03	.21	.18	.28* .24*
Design Copying [DC]	.21	.29*	.43*	.24*	.20	.15	.25* .17
Constructional Praxis [CPr]	.11	.14	.15	-.06	.22	.29*	.36* -.10
Postural Praxis [PPr]	.16	.15	.14	.12	.28*	.02	.19 .14
Oral Praxis [GPr]	.00	.33*	-.04	.14	.06	.13	.19 -.05
Sequencing Praxis [SPr]	.23	.16	.45*	.10	.46*	.38*	.46* .17
Bilateral Motor Coord. [BMC]	.34*	.20	.45*	.53*	.31*	.20	.32* .06
Standing/Walking Balance [SWB]	.21	.16	.18	.23	.15	-.01	.07 .38*
Motor Accuracy [MAc]	-.16	.23	.21	.28*	.05	-.03	.12 .02
Postrotary Nystagmus [PRN]	-.08	-.21	-.02	.41*	.04	-.26*	-.19 .16

Ergebnisse einer Gruppe normal entwickelter Kinder (n = 35)

Space Visualization [SV]	.13	-.21	.15	-.06	.27	.28*	.02
Figure Ground Perception [FG]	.41*	.40*	.33*	.12	.30*	.45*	.47*
Manual Form Perception [MFP]	.30*	.22	-.10	-.23	.15	.57*	.05
Kinesthesia [KIN]	.45*	.08	.13	.02	.36*	.41*	.22
Finger Identification [FI]	-.30	-.41*	-.12	.03	-.17	-.12	-.32*
Graphesthesia [GRA]	.21	-.21	.18	.00	.32*	-.27	-.11
Loc. of Tactile Stimuli [LTS]	.07	.17	.02	.27	.09	.09	.06
Praxis on Verbal Command [PrVC]	.41*	.55*	.11	-.26	.44*	.31*	.41*
Design Copying [DC]	.51*	.14	.27	.22	.17	.49*	.37*
Constructional Praxis [CPr]	.59*	.10	.11	.03	.26	.44*	.24
Postural Praxis [PPr]	.41*	.07	.08	.00	.25	.46*	.13
Oral Praxis [GPr]	.40*	.14	.23	.18	.45*	.55*	.29*
Sequencing Praxis [SPr]	.49*	-.08	.47*	.48*	.47*	.15	.37*
Bilateral Motor Coord. [BMC]	.24	-.00	-.38*	.32*	.29*	.14	.32*
Standing/Walking Balance [SWB]	.50*	.34*	-.03	.09	.36*	.34*	.21
Motor Accuracy [MAc]	.28*	.07	.22	.35*	-.01	.20	.24
Postrotary Nystagmus [PRN]	.04	-.14	-.15	-.16	-.12	.19	-.13

Tabelle 8.6. Fortsetzung

Ergebnisse einer Gruppe aus normal entwickelten Kindern (n = 47) und lernbehinderten Kindern (n = 35) und Kindern mit sensorisch-integrativen Dysfunktionen (n = 9)

SIPT-Test	Arithmetic (Rechnen)	Riddles (Rätsel)	Decoding (Entschlüsseln)	Understanding (Sprachverständnis)	K-ABC-Skala Sequential Processing (Sequentielle Verarbeitung)	Simultaneous Processing (Simultane Verarbeitung) (n = 9)	Mental Proc. Composite (Komb. aus mentalen Verarbeitungsprozessen)	Leistung
Space Visualization [SV]	.47*	.41*	.43*	.12	.43*	.43*	.50*	.19*
Figure Ground Perception [FG]	.54*	.61*	.50*	.30*	.55*	.50*	.53*	.26*
Manual Form Perception [MFP]	.56*	.49*	.37*	.15	.54*	.61*	.59*	.15
Kinesthesia [KIN]	.67*	.54*	.54*	.36*	.59*	.55*	.58*	.36*
Finger Identification [FI]	.33*	.27*	.28*	.02	.22*	.32*	.24*	.12
Graphesthesia [GRA]	.55*	.36*	.50*	.28*	.51*	.44*	.43*	.31*
Loc. of Tactile Stimuli [LTS]	.39*	.27*	.32*	.10	.30*	.29*	.27*	.21*
Praxis on Verbal Command [PrVC]	.68*	.68*	.53*	.41*	.63*	.60*	.65*	.24*
Design Copying [DC]	.73*	.60*	.64*	.46*	.57*	.66*	.66*	.34*
Constructional Praxis [CPr]	.70*	.56*	.53*	.30*	.57*	.66*	.68*	.24*
Postural Praxis [PPr]	.57*	.46*	.44	.30*	.55*	.50*	.52*	.28*
Oral Praxis [GPr]	.60*	.57*	.51*	.39*	.59*	.60*	.61*	.24*
Sequencing Praxis [SPr]	.66*	.46*	.65*	.45*	.67*	.59*	.63*	.33*
Bilateral Motor Coord. [BMC]	.56*	.45*	.59*	.54*	.56*	.48*	.51*	.26*
Standing/Walking Balance [SWB]	.68*	.59*	.48*	.42*	.58*	.53*	.54*	.44*
Motor Accuracy [MAc]	.62*	.59*	.61*	.49*	.52*	.58*	.51*	.29*
Postrotary Nystagmus [PRN]	.04	.05	.08	.16	.12	.03*	.08	.14

* $p < 0.5$

lich wie bei den Kindern mit Dysfunktionen, obwohl das Maß der Korrelationen bei den beiden Unterstichproben ein wenig differierte.

Da viele der SIPT-Tests überarbeitete Versionen der „Südkalifornischen Sensorischen Integrationstests" (Ayres 1972) sind, könnten Korrelationen zwischen den Ergebnissen der „Südkalifornischen Sensorischen Integrationstests" und den Werten anderer relevanter Verfahren zusätzliche Beweise für die Validität der SIPT liefern. So werden z. B. in einem Teil der „Luria-Nebraska Neuropsychological Battery, Children's Revision" (Golden et al. 1980; deutsche Version: „TÜKI", siehe S. 257) ähnliche Parameter untersucht wie in den „Südkalifornischen Sensorischen Integrationstests". Beide Verfahren wurden zur Beurteilung neurologischer Dysfunktionen entwickelt. Kinnealey (1989) führte mit 30 normal entwickelten und 30 lernbehinderten Kindern im Alter von 8 Jahren die taktilen und kinästhetischen Teile beider Testreihen durch und errechnete eine Korrelation von 0.73 ($p < 0.001$) zwischen den Gesamtwerten. Der Gesamtwert für die taktilen Tests der „Südkalifornischen Sensorischen Integrationstests" entsprach der Summe der z-Werte aller somatosensorischen (taktilen und kinästhetischen) Tests. Als Gesamtwert für den „Luria-Test" wurde der t-Wert des taktilen Teils benutzt. In einer Vergleichsstudie zwischen den Motorikteilen des „Luria-Tests" und der „Südkalifornischen Sensorischen Integrationstests" errechneten Su u. Yerxa (1984) eine Korrelation von 0.83 ($p < 0.001$) zwischen den Gesamtwerten der beiden Tests. Diese Studie wurde mit 30 8jährigen Kindern mit Dysfunktionen durchgeführt, die man zur Beurteilung bzw. Behandlung einer sensorisch-integrativen Dysfunktion an drei unterschiedliche Gemeinschaftspraxen für Ergotherapie überwiesen hatte.

Der „Bruininks-Oseretsky Test of Motor Profiency" (Bruininks-Oseretsky Test zur Motorischen Leistungsfähigkeit; Bruininks 1978) dient – wie sein Name bereits sagt – eher der Überprüfung der motorischen Fähigkeiten als der Beurteilung der sensorischen Integration. Er enthält allerdings eine Reihe von Tests, die praktische Fähigkeiten erfordern. Ziviani et al. (1982) führten mit 32 Jungen und 27 Mädchen mit Lernstörungen (Alter: 4 Jahre und 10 Monate bis 12 Jahre und 2 Monate) sowohl die „Südkalifornischen Sensorischen Integrationstests" als auch den „Bruininks-Oseretsky Test zur Motorischen Leistungsfähigkeit" durch. Dabei ergaben sich signifikante Korrelationen zwischen der „Bruininks-Oseretsky Fine Motor Scale" (Bruininks-Oseretsky-Skala zur Feinmotorik) und 13 der „Südkalifornischen Sensorischen Integrationstests". Eine geringere Anzahl der „Südkalifornischen Sensorischen Integrationstests" korrelierte außerdem mit der „Bruininks-Oseretsky Gross Motor Scale" (Bruininks-Oseretsky-Skala zur Grobmotorik). Die Gesamtkonstellation der Korrelationen ließ erkennen, daß die beiden Tests einen gemeinsamen Bereich haben, der die posturale Praxie betrifft.

Bestimmte Werte im „Bender Gestalt Test" (Bender 1938) entsprachen einem zusammengefaßten Wert zur Raumwahrnehmung der „Südkalifornischen Sensorischen Integrationstests" ($r = 0.65$, $p < 0.001$). Untersucht wurde eine Gruppe von Kindern (Durchschnittsalter 84,8 Monate, $S = 12.8$ Monate) mit Verdacht auf sensorisch-integrative Dysfunktion (Kimball 1977). Nicht signifikant korrelierte der „Bender-Gestalt Test" mit den Tests zur posturalen Praxie und bilateralen Integration.

Beweise für die Validität einzelner Tests

Obwohl die SIPT-Werteprofile üblicherweise als Ganzes oder als Gesamtmuster, das mit den SIPT-Clustergruppen in Beziehung gesetzt werden kann, interpretiert werden, müssen Schlußfolgerungen manchmal auch aus der Beziehung zwischen einer kleineren Anzahl von Testwerten gezogen werden. Zur Erforschung der vielfältigen statistischen Relationen zwischen den einzelnen Tests der SIPT wurden eine Reihe von Korrelations- und Faktorenanalysen durchgeführt. Im Anhang zu Kapitel 8 werden die wichtigsten dieser Beziehungen dargestellt. Die Korrelationen basieren auf der zusammengefaßten Stichprobe.

8.4 Reliabilität

DEFINITION

Die *Interrater-Reliabilität* gibt an, inwieweit die Testergebnisse eines Kindes übereinstimmen, nachdem seine Fähigkeiten von verschiedenen Untersuchern überprüft, aufgezeichnet und bewertet wurden.

Bei den meisten Tests gibt es einen gewissen Spielraum für Ungenauigkeiten. So kann beispielsweise ein Untersucher präziser vorgehen als der andere, wenn es darum geht, die Zeit zu messen, die ein Kind zur Lösung einer Aufgabe benötigt; ebenso können die erbrachten Leistungen mehr oder weniger nachsichtig bewertet werden. Ein hoher Interrater-Reliabilitätskoeffizient deutet auf die Wahrscheinlichkeit hin, daß verschiedene Untersucher bei der Überprüfung der Leistungen eines Kindes zu ähnlichen Ergebnissen kommen.

DEFINITION

Die *Test-Retest-Reliabilität* gibt an, inwieweit davon ausgegangen werden kann, daß die Testergebnisse eines Individuums gleich bleiben, wenn die Tests über einen bestimmten Zeitraum hinweg ständig wiederholt werden.

Da man annimmt, daß die mit den SIPT untersuchten Parameter auch über einen langen Zeitraum relativ konstant bleiben, müßten korrekte Messungen eine relativ hohe Test-Retest-Reliabilität aufweisen. Die Statistiken zur Reliabilität der SIPT sind in Tabelle 8.7 zusammengefaßt.

Zur Beurteilung der *Interrater-Reliabilität* wurden die SIPT mit 63 Kindern im Alter zwischen 5 Jahren und 0 Monaten und 8 Jahren und 11 Monaten (50

Jungen, 13 Mädchen, Durchschnittsalter 7,26 Jahre, $S = 1{,}04$ Jahre) durchgeführt. 19 dieser Kinder hatten diagnostizierte Lesestörungen, 41 wiesen andere Lernstörungen auf, und 3 Kinder hatten eine Spina bifida. Die Interrater-Reliabilität wurde von acht Untersuchern getestet, und die Leistungen der einzelnen Kinder in den SIPT wurden jeweils von zwei verschiedenen Untersuchern überprüft und bewertet. Alle Reliabiltätskoeffizienten lagen zwischen 0.94 und 0.99 und fielen damit sehr hoch aus (siehe Tabelle 8.7). Mit anderen Worten: Unterschiedliche Untersucher sollten bei den Tests generell zu ähnlichen Ergebnissen kommen. Allerdings muß darauf hingewiesen werden, daß alle Untersucher, die an dieser Studie beteiligt waren, zuvor an einem umfassenden Kurs über die Durchführung der SIPT teilgenommen hatten. Bei nicht ausgebildeten Untersuchern wäre die Interrater-Reliabilität aller Wahrscheinlichkeit nach niedriger ausgefallen.

Die *Test-Retest-Reliabilität* der SIPT wurde anhand einer Stichprobe aus 41 Kindern mit Dysfunktionen (24 Jungen, 17 Mädchen, Durchschnittsalter 6,5 Jahre, $S = 1{,}3$ Jahre) und 10 normal entwickelten Kindern (4 Jungen, 6 Mädchen, Durchschnittsalter 6,8 Jahre, $S = 1{,}4$ Jahre) überprüft. Mit jedem Kind wurden die SIPT zweimal durchgeführt, und zwar in einem zeitlichen Abstand von jeweils 1 bis 2 Wochen. Um zu verhindern, daß die Reliabilitätskoeffizienten aufgrund der Altersunterschiede fälschlicherweise zu hoch ausfielen, wurden alle Koeffizienten mit Hilfe von Standardwerten (abgeleitet von den alters- und geschlechtsspezifischen Normen für jedes Kind) berechnet. Die Test-Retest-Reliabilitätskoeffizienten sind in Tabelle 8.7 aufgeführt.

Die Praxietests zeigten insgesamt die höchste Test-Retest-Reliabilität, und auch von den restlichen Tests wiesen lediglich vier eine eher *niedrige Test-Retest-Reliabilität* auf:
- der „Postrotatorische Nystagmustest",
- zwei somatosensorische Tests („Kinästhesie" und „Lokalisation taktiler Stimuli") und
- ein visueller Test („Figur-Grund-Wahrnehmung").

Die Test-Retest-Reliabilität der SIPT „Kinästhesie" und „Lokalisation taktiler Stimuli" stimmte relativ exakt mit der ihrer früheren Versionen innerhalb der „Südkalifornischen Sensorischen Integrationstests" überein (Ayres 1980), die Reliabilität des SIPT „Figur-Grund-Wahrnehmung" dagegen fiel vergleichsweise etwas höher aus.

Es sollte darauf hingewiesen werden, daß der Test-Retest-Reliabilitätskoeffizient des „Postrotatorischen Nystagmustests" mit 0.49 erheblich niedriger ausfiel als die Test-Retest-Koeffizienten, die zu einem früheren Zeitpunkt bei normal entwickelten Kindern für den absolut identischen „Südkalifornischen Postrotarischen Nystagmustest" ermittelt worden waren. Obwohl es sich negativ auf die Test-Retest-Reliabilität des „Postrotatorischen Nystagmustests" aus-

Tabelle 8.7. Statistische Daten zur Reliabilität der SIPT

	Interrater – Reliabilität	
	r	(n)
SPACE VISUALIZATION [SV] Zeitangepaßte Genauigkeit	.99	(63)
FIGURE GROUND PERCEPTION [FG] Genauigkeit	.99	(58)
MANUAL FORM PERCEPTION [MFP] Gesamtgenauigkeit	.99	(47)
KINESTHESIA [KIN] Gesamtgenauigkeit	.99	(60)
FINGER IDENTIFICATION [FI] Gesamtgenauigkeit	.95	(62)
GRAPHESTHESIA [GRA] Gesamtgenauigkeit	.96	(54)
LOCALIZATION OF TACTILE STIMULI [LTS] Gesamtgenauigkeit	.99	(59)
PRAXIS ON VERBAL COMMAND [PrVC] Gesamtgenauigkeit	.98	(62)
DESIGN COPYING [DC] Gesamtgenauigkeit	.97	(58)
CONSTRUCTIONAL PRAXIS [CPr] Gesamtgenauigkeit	.98	(63)
POSTURAL PRAXIS [PPr] Gesamtgenauigkeit	.96	(62)
ORAL PRAXIS [GPr] Gesamtgenauigkeit	.94	(63)
SEQUENCING PRAXIS [SPr] Gesamtgenauigkeit	.99	(51)
BILATERAL MOTOR COORDINATION [BMC] Gesamtgenauigkeit	.96	(48)
STANDING AND WALKING BALANCE [SWB] Gesamtwert	.99	(60)
MOTOR ACCURACY [MAc] Bewertete Gesamtgenauigkeit	.99	(62)
POSTROTARISCHER NYSTAGMUS [PRN] Durchschnittlicher Nystagmus	.98	(56)

Test-Retest Reliabilität

	Zusammengesetzte Stichprobe					Stichprobe aus lernbehinderten Kindern					
	Test Mittel-wert	S	Retest Mittel-wert	S	r	(n)	Test Mittel-wert	S	Retest Mittel-wert	S	r	(n)
SPACE VISUALIZATION [SV] Zeitangepaßte Genauigkeit	-.42	0.93	-.25	1.17	.69	(49)	-.58	.87	-.48	1.11	.62	(39)
FIGURE GROUND PERCEPTION [FG] Gesamtgenauigkeit	-.67	1.24	-.28	1.02	+.56	(47)	-.90	1.23	-.41	1.02	+.54	(38)
MANUAL FORM PERCEPTION [MFP] Gesamtgenauigkeit	-.99	1.10	-.34	1.24	+.70	(31)	-1.07	1.14	-.43	1.25	+.69	(26)
KINESTHESIA [KIN] Gesamtgenauigkeit	-.94	1.31	-.55	1.19	+.50	(46)	-1.29	1.19	-.76	1.15	+.33	(37)
FINGER IDENTIFICATION [FI] Gesamtgenauigkeit	-.52	1.33	-.62	1.28	.74	(46)	-.67	1.33	-.76	1.27	.75	(38)
GRAPHESTHESIA [GRA] Gesamtgenauigkeit	-.28	1.37	-.21	1.37	.74	(42)	-.60	1.37	-.55	1.31	.72	(32)
LOCALIZATION OF TACTILE STIMULI [LTS] Gesamtgenauigkeit	-.42	1.08	-.29	1.24	.53	(47)	-.65	1.02	-.54	1.16	.54	(37)
PRAXIS ON VERBAL COMMAND [PrVC] Gesamtgenauigkeit	-.87	1.34	-.61	1.43	+.86	(48)	-1.17	1.31	-.91	1.44	+.88	(38)
DESIGN COPYING [DC] Gesamtgenauigkeit	-.47	1.45	-.08	1.60	+.93	(36)	-.68	1.50	-.36	1.64	+.94	(27)
CONSTRUCTIONAL PRAXIS [CPr] Gesamtgenauigkeit	-.39	1.12	-.42	1.10	.70	(51)	-.54	1.17	-.56	1.09	.67	(41)
POSTURAL PRAXIS [PPr] Gesamtgenauigkeit	-.52	1.30	-.12	1.46	+.86	(49)	-.65	1.37	-.30	1.50	+.88	(39)
ORAL PRAXIS [GPr] Gesamtgenauigkeit	-.47	1.53	-.25	1.43	+.90	(49)	-.76	1.50	-.52	1.41	+.89	(39)
SEQUENCING PRAXIS [SPr] Gesamtgenauigkeit	-.77	1.16	-.55	1.22	+.84	(47)	-1.03	1.10	-.74	1.23	+.84	(38)
BILATERAL MOTOR COORDINATION [BMC] Gesamtgenauigkeit	-.74	1.07	-.52	1.14	+.82	(45)	-1.08	.82	-.76	1.08	+.77	(36)
STANDING AND WALKING BALANCE [SWB] Gesamtwert	-1.50	1.42	-1.68	1.33	.86	(48)	-1.88	1.32	-2.06	1.19	.80	(38)
MOTOR ACCURACY [MAc] Bewertete Gesamtgenauigkeit	-.44	1.20	-.43	1.20	.84	(45)	-.59	1.27	-.53	1.29	.84	(35)
POSTROTARISCHER NYSTAGMUS [PRN] Durchschnittlicher Nystagmus	.03	.77	.11	.67	.48	(39)	-.03	.87	.12	.72	.47	(29)

+ zeigt signifikante Übungseffekte beim Wiederholungstest an (p < .05)

wirken kann, wenn davor bereits andere SIPT durchgeführt wurden, ist die Reliabilität dieses Tests mit einem Koeffizienten von 0.49 vermutlich trotzdem noch unterschätzt. Ayres (1975) beispielsweise führte den Test mit 42 normal entwickelten Kindern durch und errechnete bei einem Test-Retest-Intervall von 2 Wochen einen Test-Retest-Reliabilitätskoeffizienten von 0.83. Kimball (1981) erzielte an einer Gruppe von 63 normal entwickelten Kindern im Alter von 5 bis 9 Jahren einen Test-Retest-Reliabilitätskoeffizienten von 0.80, und zwar bei einem Test-Retest-Intervall von ungefähr 2 1/2 Jahren. Punwar (1982) erhielt bei einer Gruppe von 56 normal entwickelten Kindern einen Test-Retest-Reliabilitätskoeffizienten von 0.82. Bei dieser Studie waren die Kinder zwischen 3 und 10 Jahren alt, und zwischen den beiden Tests lag ein Zeitraum von 2 Wochen. Dutton (1985) überarbeitete die veröffentlichten Reliabilitätsdaten zum „Südkalifornischen Postrotarischen Nystagmustest" und kam zu dem Ergebnis, daß die Test-Retest-Reliabilitätskoeffizienten bei normal entwickelten Kindern von 4 bis 11 Jahren zwischen 0.79 und 0.81 lagen.

8.5
Interpretation der SIPT-Ergebnisse

Die SIPT wurden als *Hilfsmittel* entwickelt, um Kinder, die *schwache bis mittelschwere Auffälligkeiten* bezüglich ihres generellen Verhaltens und/oder ihres Lernverhaltens aufweisen, auf klinischer Ebene besser verstehen zu können. Die SIPT-Werte sollten jedoch niemals die einzige Diagnosegrundlage darstellen. Der behandelnde Arzt oder Therapeut sollte zusätzlich über folgende Informationen verfügen:
- eine eindeutige und umfassende Beschreibung der vorliegenden Schwierigkeiten,
- einen aussagekräftigen Bericht über den Entwicklungsverlauf des Patienten,
- allgemeine Kenntnisse über die intellektuelle Kapazität, die sprachliche Entwicklung und den Leistungsstand des Kindes,
- sachdienliche psychologische und medizinische Diagnosen,
- klinische Beobachtungen, inklusive Beobachtungen der okulären und posturalen Reaktionen, eventueller Abwehrreaktionen auf taktile oder sensorische Stimuli und des Grades der Schwerkraftsicherheit.

! Die SIPT-Werte dürfen nur unter Berücksichtigung all dieser zusätzlichen Informationen interpretiert werden.

8.5.1
Interpretation von vollständigen Profilen und Teilprofilen

Der „*WPS Test Report for the SIPT*" (Testbericht für die SIPT, herausgegeben vom Verlag „Western Psychological Services") enthält umfassende und anschauliche Informationen über die Leistungen, die Kinder in den 17 SIPT jeweils erbringen können. Darüber hinaus wird im „*WPS ChromaGraph for the SIPT*" (WPS-ChromaGraph für die SIPT) das SIPT-Gesamtwertemuster eines Kindes mit denjenigen Wertemustern verglichen, die für die sechs im folgenden beschriebenen Diagnosecluster charakteristisch sind.

Defizite der bilateralen Integration und des Sequenzierens
Man nimmt an, daß die Wertekonstellation dieser SIPT-Clustergruppe am klarsten und eindeutigsten auf Defizite der bilateralen Integration und des Sequenzierens hinweist. Obwohl alle Mittelwerte dieser SIPT-Clustergruppe im Durchschnittsbereich lagen, weist diese Gruppe die prototypische Wertekonstellation für Defizite der bilateralen Integration und des Sequenzierens auf. In folgenden Tests liegen die Werte dieser Gruppe tendenziell im *unteren Durchschnittsbereich*:
- „Orale Praxie",
- „Gleichgewicht beim Stehen und Gehen",
- „Sequentielle Praxie",
- „Bilaterale motorische Koordination",
- „Graphästhesie",
- „Posturale Praxie".

Im *oberen Durchschnittsbereich* hingegen liegen die Ergebnisse normalerweise in folgenden Tests:
- „Figur-Grund-Wahrnehmung",
- „Finger-Identifikation",
- „Praxie auf verbale Anweisung",
- „Muster kopieren",
- „Praxie des Konstruierens".

Ein wichtiges Diagnosekriterium stellen neben den verbleibenden SIPT kontrastierende Werte in den Tests zur bilateralen Integration und zum Sequenzieren dar, die *unterhalb der Norm liegen*.

Liegen neben den Symptomen, die für Defizite der bilateralen Integration und des Sequenzieren charakteristisch sind, auch andere sensorisch-integrative Beeinträchtigungen oder Praxiedefizite vor, können die Werte der Tests zur bilateralen Integration und zum Sequenzieren als Teil eines Gesamtbildes betrachtet werden. Liegen jedoch eindeutig Defizite der bilateralen Integration und des Sequenzierens vor, können die Ergebnisse auch separat beschrieben werden.

> **!** Grundsätzlich sollte eine Diagnose nur dann auf „Defizite der bilateralen Integration und des Sequenzierens" lauten, wenn andere Gründe für die Leistungen des Kindes (z. B. Somatodyspraxie, gekennzeichnet durch niedrige Werte in den taktilen Tests) ausgeschlossen werden können. Zudem sind niedrige Werte in den Tests zur bilateralen Integration und zum Sequenzieren auch dann *nicht* als Defizite der bilateralen Integration und des Sequenzierens zu interpretieren, wenn gleichzeitig niedrige Werte im Test „Praxie auf verbale Anweisung" erzielt werden und ein verlängerter Nystagmus vorliegt.

Visuo- und Somatodyspraxie

Die *niedrigsten Werte* erzielen die Kinder dieser Gruppe generell in den nachfolgenden Tests, und zwar in der genannten Reihenfolge:
- „Muster kopieren",
- „Gleichgewicht beim Stehen und Gehen",
- „Sequentielle Praxie",
- „Kinästhesie",
- „Bilaterale motorische Koordination",
- „Posturale Praxie",
- „Motorische Genauigkeit",
- „Graphästhesie",
- „Finger-Identifikation".

Die *höchsten Werte* erzielen diese Kinder zumeist im Test „Praxie auf verbale Anweisung".

Von den sechs genannten Clustergruppen werden hier die niedrigsten Werte im „Postrotatorischen Nystagmustest" erreicht. Während die Kinder aus dieser Gruppe sowohl im Bereich der Visuopraxie als auch in der Somatopraxie niedrige Werte erreichten, besteht die Möglichkeit, daß Kinder, die gemäß „WPS ChromaGraph" Affinitäten mit diesem Cluster zeigen, nur in einem der beiden Bereiche niedrige Werte aufweisen. Außerdem wäre es sinnvoll, die Werte zur Visuopraxie in Werte für Beeinträchtigungen der Form- und Raumwahrnehmung, der visuomotorischen Koordination und des visuellen Konstruierens zu unterteilen.

Dyspraxie auf verbale Anweisung

Die Merkmale der Dyspraxie auf verbale Anweisung sind vergleichsweise am besten abzugrenzen und weisen die geringste Variationsbreite auf. Diese Dys-

funktion läßt sich hauptsächlich anhand von *sehr niedrigen Werten* im Test „Praxie auf verbale Anweisung" gegenüber *relativ hohen Werten* im „Postrotatorischen Nystagmustest" nachweisen. Diese Gruppe erzielt außerdem *niedrige Werte* in den Tests:
- „Muster kopieren",
- „Orale Praxie",
- „Sequentielle Praxie",
- „Bilaterale motorische Koordination",
- „Gleichgewicht beim Stehen und Gehen".

Ebenso charakteristisch für das Werteprofil der Dyspraxie auf verbale Anweisung sind im Durchschnittsbereich oder im unteren Durchschnittsbereich liegende Resultate für die Tests zur somatosensorischen Wahrnehmung, zur visuellen Form- und Raumwahrnehmung und zur Visuopraxie. Wie bereits erläutert, wird eine Dyspraxie auf verbale Anweisung eher mit Störungen auf höherer Ebene als mit sensorisch-integrativen Dysfunktionen in Verbindung gebracht.

Allgemeine sensorisch-integrative Dysfunktion
Diese Gruppe erreicht im allgemeinen in allen SIPT Werte, die *weit unter dem Durchschnitt* liegen, und ist eher durch ein generell niedriges Leistungsniveau als durch ein bestimmtes Wertemuster gekennzeichnet. Eine sorgfältige Analyse der Resultate läßt vermuten, daß die Kinder dieser Gruppe Anzeichen für schwerwiegende Defizite der Visuo- und Somatopraxie *oder* der bilateralen Integration und des Sequenzierens aufweisen, die dann auch als solche verstanden werden sollten.

Niedriger Durchschnitt sensorische Integration und Praxie
Diese Gruppe zeichnet sich ebenfalls eher durch ihr allgemeines Leistungsniveau als durch eine bestimmte Wertekonstellation aus. Die Resultate dieser Kinder liegen in den meisten SIPT im *unteren Durchschnittsbereich*.

Hoher Durchschnitt sensorische Integration und Praxie
Wie bei den beiden vorigen Fällen erkennt man auch diese Gruppe eher an ihren allgemeinen Leistungen als an einer bestimmten Wertekonstellation. Bei Kindern aus dieser Gruppe liegen die meisten SIPT-Werte im *Durchschnittsbereich* oder im *oberen Durchschnittsbereich*.

Teilprofile
Manchmal stimmt das Profil eines Kindes nur teilweise mit dem Profil einer SIPT-Clustergruppe überein. In anderen Fällen liegt nur ein (erkennbar bedeutsames) Teilwertemuster vor. Und hin und wieder wird auf dem „ChromaGraph"

kein SIPT-Clustergruppenprofil, sondern lediglich das Profil des Kindes ausgegeben. Diese Fälle erfordern jeweils *unterschiedliche Interpretationsansätze*.

Bei der Untersuchung einer Vielzahl von Faktorenanalysen (unveröffentlichtes Material) wurden zahlreiche natürliche Zusammenhänge zwischen den Tests entdeckt. Diese sog. „Teilmuster" traten auch bei einigen Profilen auf. In einer Analyse wiesen niedrige Werte im *„Postrotatorischen Nystagmustest"* die *gleiche Varianz* auf wie niedrige Werte in den folgenden Tests:

- „Muster kopieren",
- „Praxie des Konstruierens",
- „Raumvisualisierung",
- „Finger-Identifikation",
- „Motorische Genauigkeit",
- „Manuelle Formwahrnehmung",
- „Figur-Grund-Wahrnehmung".

Dieses Muster legt die Vermutung nahe, daß eine ineffiziente Verarbeitung vestibulärer Sinneseindrücke im Zentralnervensystem mit einer Beeinträchtigung der Form- und Raumwahrnehmung verbunden sein kann.

Eine weitere Analyse ergab eine *sehr enge Beziehung* zwischen den folgenden Tests:

- „Raumvisualisierung",
- „Figur-Grund-Wahrnehmung",
- „Muster kopieren",
- „Motorische Genauigkeit",
- „Praxie des Konstruierens".

Mit Hilfe zweier oder mehrerer dieser Tests könnten somit Defizite der visuellen Form- und Raumwahrnehmung mit oder ohne Dyspraxie aufgedeckt werden. Fallen die Werte in den Tests „Muster kopieren" und „Praxie des Konstruierens" niedrig aus, wäre die Bezeichnung „Beeinträchtigung des visuellen Konstruierens" zutreffend. Sind die Resultate in den Tests „Motorische Genauigkeit" und „Muster kopieren" niedrig, könnte man von „Beeinträchtigungen der visuomotorischen Koordination" sprechen. Der Terminus „schwache visuelle Form- und Raumwahrnehmung" wäre angemessen, wenn die Werte für die Tests „Raumvisualisierung" und „Figur-Grund-Wahrnehmung" niedrig ausfallen (siehe auch Tabelle 1.2.

Die Tests „Posturale Praxie" und „Orale Praxie" traten in mehreren Analysen in erster Linie als Doppelfaktor auf, was annehmen läßt, daß zwischen diesen beiden Tests ein Zusammenhang besteht. In einer Reihe von Untersuchungen korrelierten die somatosensorischen Tests miteinander, und zwar unabhängig von der Praxie. Dieses Ergebnis läßt folgenden Schluß zu:

> ! Sensorisch-integrative Dysfunktionen müssen nicht unbedingt mit einer Dyspraxie einhergehen.

In weiteren Analysen korrelierte der „Postrotatorische Nystagmustest" mit den somatosensorischen Tests. Dies läßt *Defizite der Verarbeitung vestibulo-somatosensorischer Sinneseindrücke* vermuten.

Zusätzliche Informationen zur Interpretation der einzelnen SIPT können dem entsprechenden Handbuch (Ayres 1989b) entnommen werden.

> ! Es gilt stets zu beachten, daß eine Interpretation der Testergebnisse grundsätzlich auf Clustern von Testwerten basiert, die nur als Ganzes betrachtet richtig interpretiert werden können.

Einzeln betrachtet weisen einige der SIPT nur eine begrenzte Reliabilität auf. Daher kann eine zuverlässige Diagnose nur dann gestellt werden, wenn *mehrere verschiedene Testwerte* zu einem bestimmten Konstrukt niedrig ausfallen.

Schließlich muß noch auf folgendes hingewiesen werden:

> ! Eine definitive Diagnose ist nur dann möglich, wenn sie sich durch das derzeitige Verhalten des Kindes zu Hause und in der Schule, anhand eines aussagekräftigen Berichts über seine Entwicklungsgeschichte, durch andere Testergebnisse sowie durch klinische Beobachtungen der okulären und posturalen Reaktionen, der sensorischen Defensivität und der Schwerkraftsicherheit erhärten läßt.

Die „Kunst der Interpretation" der SIPT wird in Kapitel 9 näher erläutert.

Anhang

Die Validität einzelner SIPT-Werte

Taktile Tests und Tests zur vestibulär-propriozeptiven Verarbeitung
Der Test „*Kinästhesie*" korrelierte am häufigsten mit den folgenden Tests:
- „Sequentielle Praxie",
- „Gleichgewicht beim Stehen und Gehen",
- „Praxie des Konstruierens",
- „Muster kopieren",
- „Motorische Genauigkeit",
- „Orale Praxie".

Dies könnte darauf hindeuten, daß diese Tests eine propriozeptive Komponente gemeinsam haben. In Faktorenanalysen lud der Test „Kinästhesie" am stärksten auf Faktoren der somatosensorischen Verarbeitung und trug zur Ermittlung dieser Faktoren bei.

Der Test *„Finger-Identifikation"* korrelierte am *stärksten* mit den folgenden Tests:
- „Graphästhesie",
- Tests zur Visuo- und Somatopraxie.

Die *schwächste Korrelation* ergab sich mit dem Test „Praxie auf verbale Anweisung". In den Faktorenanalysen ergaben sich die stärksten Ladungen des Tests auf Faktoren der Somatopraxie und der somatosensorischen Verarbeitung, Faktoren der Visuopraxie und auf Faktoren, die positive Korrelationen zwischen dem „Postrotatorischen Nystagmustest" und den Tests zur somatosensorischen Verarbeitung widerspiegeln.

Der Test *„Graphästhesie"* hatte die *stärksten Korrelationen* mit Tests, anhand derer sich die Fähigkeit zur bilateralen Integration und zum Sequenzieren beurteilen läßt, korrelierte jedoch ebenfalls *sehr stark* mit den folgenden Tests:
- „Posturale Praxie",
- Tests zum visuellen Konstruieren.

In den Faktorenanalysen lud der Test „Graphästhesie" konsistent und stark auf Faktoren der bilateralen Integration und des Sequenzierens. Außerdem lud er sehr stark auf Faktoren der Somatopraxie. Dies könnte darauf hinweisen, daß sich der Test „Graphästhesie" zur Feststellung von Defiziten bei der komplexen taktilen Verarbeitung sowie bei der Umsetzung komplexer Stimuli in geplante bilaterale Handlungssequenzen hervorragend eignet.

Der Test *„Lokalisation taktiler Stimuli"* korrelierte am *stärksten* mit den folgenden Tests:
- „Kinästhesie",
- „Bilaterale motorische Koordination",
- „Orale Praxie".

In den Faktorenanalysen lud dieser Test stark auf Faktoren der somatosensorischen Verarbeitung. Die Ergebnisse einer der drei Analysen ließen außerdem auf einen engen Zusammenhang mit dem Test „Orale Praxie" schließen. Die Daten bestätigten erneut, daß eine enge Beziehung zwischen der taktilen Verarbeitung und bestimmten praktischen Fähigkeiten besteht.

Die Korrelationen zwischen dem *„Postrotatorischen Nystagmustest"* und den anderen Tests des SIPT waren relativ *schwach*. Bei einer Stichprobe aus 125 Kindern mit sensorisch-integrativen Dysfunktionen korrelierte der „Postrotatorische Nystagmustest" signifikant negativ mit dem Test „Praxie auf verbale

Anweisung". Bei einer zusammengefaßten Stichprobe aus 117 Kindern mit Lernstörungen oder sensorisch-integrativen Dysfunktionen und 176 entsprechenden Kindern der Normstichprobe wies der „Postrotatorische Nystagmustest" *signifikante, jedoch niedrige, positive Korrelationen* mit den folgenden Tests auf:
- „Finger-Identifikation",
- „Motorische Genauigkeit",
- „Graphästhesie".

Der Test *„Gleichgewicht beim Stehen und Gehen"* korrelierte signifikant mit vielen anderen SIPT. Dies könnte bedeuten, daß sich bestimmte Prozesse, die für das Gleichgewicht des Körpers benötigt werden, auch auf die Leistungen in den übrigen SIPT auswirken. Die *stärksten Korrelationen* ergaben sich mit folgenden Funktionen:
- bilaterale Integration und Sequenzieren,
- Propriozeption,
- visuelles Konstruieren.

Diesen Beziehungen lag vermutlich der jeweilige Grad der Integration von Stimuli durch das vestibuläre System und die Propriozeption zugrunde. Analysen zufolge fielen die Werte für den Test „Gleichgewicht beim Stehen und Gehen" bei einem verlängerten Nystagmus niedriger aus als bei einem verkürzten Nystagmus, wobei dieses Verhältnis durchaus variabel war. Nicht nur in diesem Test, sondern auch in allen anderen Tests zur Überprüfung der bilateralen Integration und des Sequenzierens waren die Leistungen bei jeder Art von sensorisch-integrativer Dysfunktion tendenziell schwach. Dies läßt vermuten, daß sich derartige Dysfunktionen negativ auf das Gleichgewicht auswirken. Liegen jedoch sowohl Defizite der bilateralen Integration und des Sequenzierens als auch ein verlängerter postrotatorischer Nystagmus vor, ist von einer Dysfunktion auf höherer Ebene auszugehen.

Tests zur Form- und Raumwahrnehmung und zur visuomotorischen Koordination
Der angeglichene Wert des Tests *„Raumvisualisierung"* korrelierte am *stärksten* mit folgenden Tests:
- „Muster kopieren",
- „Praxie des Konstruierens",
- „Motorische Genauigkeit".

Auch auf Faktoren der Visuopraxie lud die dieser Test stark, was darauf hindeutet, daß er eine starke visuelle Raumwahrnehmungskomponente enthält.
Der Genauigkeitswert des Tests *„Figur-Grund-Wahrnehmung"* lud größtenteils auf Faktoren der Visuopraxie. Die Daten lassen darauf schließen, daß hier

primär visuelle Fähigkeiten gemessen werden und die Testaufgaben nur wenige oder keine praktischen Fähigkeiten verlangen. Von den 17 SIPT steht der Test „Figur-Grund-Wahrnehmung" am wenigsten mit der somatosensorischen Verarbeitung in Verbindung. Die Leistungen in diesem Test wurden zuweilen mit den Bedingungen in Verbindung gebracht, die zu hohen Werten im „Postrotatorischen Nystagmustest" (verlängerter postrotatorischer Nystagmus) führen.

Der Test *„Manuelle Formwahrnehmung"* lud in erster Linie auf Faktoren der Visuopraxie. Daher enthält dieser Test vermutlich eine Komponente der haptischen Formwahrnehmung in Kombination mit einer starken Komponente der Visualisierung. Beziehungen zur somatosensorischen Verarbeitung und zu Faktoren der bilateralen Integration und des Sequenzierens waren ebenfalls festzustellen.

Der Test *„Motorische Genauigkeit"* (Werte für die bevorzugte und die nicht bevorzugte Hand) korrelierte am *stärksten* mit folgenden Tests:
- „Muster kopieren",
- „Sequentielle Praxie",
- „Raumvisualisierung",
- „Orale Praxie",
- „Bilaterale motorische Koordination",
- „Praxie des Konstruierens",
- „Gleichgewicht beim Stehen und Gehen".

Dies deutet darauf hin, daß zwischen der visuomotorischen Koordination und der Form- und Raumwahrnehmung, der bilateralen Integration und der Praxie sowie dem visuellen Konstruieren ein Zusammenhang besteht. Bei der Normstichprobe aus 1750 Kindern korrelierten sowohl die Werte für die bevorzugte Hand als auch diejenigen für die nicht bevorzugte Hand signifikant mit nahezu allen übrigen Werten und Subwerten der SIPT. Dies läßt vermuten, daß dieser Test einen *fundamentalen sensomotorischen Prozeß* beleuchtet, der mit einem Großteil der SIPT in Beziehung steht. Möglicherweise ist also eine eingeschränkte visuomotorische Koordination das Endprodukt einer sensorisch-integrativen Dysfunktion. In Faktorenanalysen lud der Test „Motorische Genauigkeit" am stärksten und konsistentesten auf Faktoren der Visuopraxie.

Praxietests

Der Genauigkeitswert des Tests *„Praxie auf Verbale Anweisung"* spielte sowohl für die Ermittlung des Faktors „Praxie auf Verbale Anweisung" als auch für die Ermittlung der Clustergruppe „Dyspraxie auf verbale Anweisung" die wichtigste Rolle. In beiden Fällen gingen niedrige Werte in diesem Test mit einem abnorm verlängerten postrotatorischen Nystagmus einher. Der Test „Praxie auf Verbale Anweisung" zeigte erwähnenswerte *positive Korrelationen* mit folgenden Tests:

- „Muster kopieren",
- „Praxie des Konstruierens",
- „Posturale Praxie".

Darüber hinaus gab es *erhebliche Korrelationen* mit den Tests:
- „Bilaterale motorische Koordination",
- „Sequentielle Praxie",
- „Gleichgewicht beim Stehen und Gehen",
- „Orale Praxie".

Für diese Korrelationen sind nicht zwangsläufig die selben Bedingungen verantwortlich wie für die Komponente der bilateralen Integration und des Sequenzierens. Mit anderen Worten: Liegen *hohe* Werte im „Postrotatorischen Nystagmustest" und *niedrige* Werte im Test „Praxie auf verbale Anweisung" vor, sind niedrige Werte in den Tests zur bilateralen Integration und zum Sequenzieren wahrscheinlich auf Dysfunktionen auf höherer Ebene zurückzuführen.

Der Test *„Muster kopieren"* scheint von allen SIPT die stärkste Komponente des allgemeinen visuellen Konstruierens zu enthalten. Mit diesem Test wird insbesondere das visuelle Konstruieren des zweidimensionalen Raumes erfaßt. Der Test korrelierte am *stärksten* mit folgenden Tests:
- „Praxie des Konstruierens",
- „Raumvisualisierung",
- „Motorische Genauigkeit",
- „Sequentielle Praxie".

In den Faktorenanalysen hatten die Genauigkeitswerte des Tests „Muster kopieren" die stärksten Ladungen auf die Faktoren „Visuopraxie" und „Visuo- und Somatopraxie" und trugen zur Ermittlung dieser Faktoren bei. Alle atypischen methodischen Parameter dieses Tests luden konsistent auf Faktoren der Praxie.

Der Test *„Praxie des Konstruierens"* korrelierte positiv und signifikant mit allen übrigen SIPT, mit Ausnahme des „Postrotatorischen Nystagmustests". Die *stärksten Korrelationen* ergaben sich mit folgenden Tests:
- „Muster kopieren",
- „Posturale Praxie",
- „Sequentielle Praxie".

Der Test lud am stärksten auf die Faktoren der Visuo- und Somatopraxie. Insgesamt deuten die Daten darauf hin, daß dreidimensionales Konstruieren mehr als nur die visuelle Raumwahrnehmung beinhaltet und daß sich mit diesem Test grundlegende visuo- und somatopraktische Fähigkeiten beurteilen lassen.

Der Test „*Posturale Praxie*" korrelierte mit den meisten SIPT positiv, was darauf hinweist, daß er ein starkes allgemeines Element der Praxie enthält. Besonders *stark* korrelierte er mit folgenden Tests:
- „Orale Praxie",
- „Sequentielle Praxie",
- „Graphästhesie",
- „Muster kopieren",
- „Praxie des Konstruierens".

Eine starke Ladung ergab sich bei diesem Test auf Faktoren der Somatopraxie.

Die Korrelationen und Faktorenladungen des Tests „*Orale Praxie*" ließen erkennen, daß hier vor allem folgende *Fähigkeiten* gefordert sind:
- somatosensorische Fähigkeiten,
- die Fähigkeit zur bilateralen Integration und zum Sequenzieren und
- die Fähigkeit zur motorischen Planung.

Der Test lud stark auf Faktoren der Somatopraxie und auf Faktoren der bilateralen Integration und des Sequenzierens.

Der Test „*Sequentielle Praxie*" korrelierte am *stärksten* mit den Tests zu folgenden Komponenten:
- bilaterale Integration und Sequenzieren,
- Visuo- und Somatopraxie.

Die Korrelationen deuten darauf hin, daß mit diesem Test eine zentrale praktische Fähigkeit beurteilt werden kann, die für die meisten der mit den SIPT zu untersuchenden Aspekte der Praxie wichtig ist. Der Test lud in zahlreichen Faktorenanalysen durchweg stark auf den Faktor „Bilaterale Integration und Sequenzieren".

Tests zur bilateralen Integration und zum Sequenzieren

Der Test „*Bilaterale motorische Koordination*" korrelierte stark und positiv mit sämtlichen Tests, die der Ermittlung des Faktors „Bilaterale Integration und Sequenzieren" dienen. Die *stärksten* Korrelationen ergaben sich jedoch mit den folgenden Tests:
- „Sequentielle Praxie",
- „Orale Praxie",
- „Graphästhesie".

Weitere Tests, mit denen Korrelationen festzustellen waren, sind:
- „Motorische Genauigkeit",
- „Muster kopieren",
- „Praxie auf verbale Anweisung".

Anhand ihrer Ergebnisse im Test „*Raumvisualisierung kontralateraler Gebrauch*" ließ sich deutlich zwischen 49 Kindern mit Dysfunktionen und 49 entsprechenden normal entwickelten Kindern unterscheiden ($p < 0.05$). In einer Gruppe von 1750 normal entwickelten Kindern korrelierten die in diesem Test erzielten Werte signifikant mit der Mehrzahl der restlichen SIPT-Werte. Die *stärksten Korrelationen* ergaben sich jedoch bei den „Arm- und Fußitems" des Tests „Bilaterale motorische Koordination". Die positiven Assoziationen zwischen diesen beiden Tests traten auch in Faktorenanalysen zutage, was darauf hindeutet, daß der Test „Raumvisualisierung kontralateraler Gebrauch" einen Aspekt der bilateralen Integration beinhaltet. Diese Daten zeigten außerdem einen Zusammenhang auf zwischen niedrigen Werten im Test „Raumvisualisierung kontralateraler Gebrauch" und Ansätzen zur Rechts-links-Verwechslung und Verdrehung von Zeichnungen im Test „Muster kopieren" sowie einer mangelhaften somatosensorischen Verarbeitung. Diese Korrelationen sprechen für die Annahme, daß der Test „Raumvisualisierung kontralateraler Gebrauch" als Spiegelbild der funktionellen Integration beider Körperhälften betrachtet werden kann.

Kinder mit Dysfunktionen weisen meist relativ niedrige Werte im Test „*Bevorzugter Handgebrauch*" auf. Mit anderen Worten: Bei Kindern mit Dysfunktionen ist die Handpräferenz weniger stark ausgeprägt als bei normal entwickelten Kindern. Sowohl in der Stichprobengruppe der Kinder mit Dysfunktionen als auch in der Gruppe der normal entwickelten Kinder zeigten die Jungen eine schwächere Handpräferenz als die Mädchen. Die Korrelationen zwischen dem Test „Bevorzugter Handgebrauch" und „Raumvisualisierung kontralateraler Gebrauch" lagen zwischen 0.47 und 0.52 ($p < 0.001$).

Zusätzliche Daten bestätigen die Annahme, daß Störungen in der Entwicklung einer Handpräferenz möglicherweise mit einer eingeschränkten funktionellen Integration beider Körperhälften, mit Rechts-links-Verwechslungen, mit einer mangelhaften visuomotorischen Koordination der bevorzugten Hand sowie mit einem verkürzten postrotatorischen Nystagmus in Zusammenhang stehen. Diese Assoziationen fielen allerdings nicht unbedingt stark aus und könnten bei den Kindern mit Dysfunktionen leicht durch andere Beziehungen überschattet worden sein.

Die starke Korrelation zwischen den „Armitems" des Tests „*Bilaterale motorische Koordination*" und dem Test „Raumvisualisierung kontralateraler Gebrauch" bestärkte die These, daß der Test unter dem Gesichtspunkt der bilateralen Integration zu interpretieren ist. In Faktorenanalysen lud er stark auf die Faktoren der Somatopraxie und trug zur Ermittlung der Faktoren der bilateralen Integration und des Sequenzierens bei. In manchen Fällen luden die Tests „Bilaterale motorische Koordination" und „Posturale Praxie" stark auf den gleichen Faktor, was darauf schließen läßt, daß die Leistungen im Test „Bilaterale motorische Koordination" teilweise von einer eher allgemeinen somatopraktischen Fähigkeit abhängig sind.

Literatur

Ayres, A. J. (1965). Patterns of perceptual-motor dysfunction in children: A factor analytic study. Perceptual and Motor Skills, 20, 335–368

Ayres, A. J. (1966). Interrelation among perceptual–motor functions in children. American Journal of Occupational Therapy, 20, 68–71

Ayres, A. J. (1969). Relation between Gesell developmental Quotients and latter perceptual-motor performance. American Journal of Occupational Therapy, 23, 11–44

Ayres, A.J. (1972a). Southern California Sensory Integration Tests manual. Los Angeles: Western Psychological Services

Ayres, A. J. (1972b). Types of sensory integrative dysfunction among disabled learners. American Journal of Occupational Therapy, 26, 13–18

Ayres, A. J. (1975). Southern California Postrotary Nystagmus Test manual. Los Angeles: Western Psychological Services

Ayres, A. J. (1977). Cluster analyses of measures of sensory integration. American Journal of Occupational Therapy, 31, 362–366

Ayres, A. J. (1978). Learning disabilities and the vestibular system. Journal of Learning Disabilities, 11, 18–29

Ayres, A. J. (1980). Southern California Sensory Integration Tests manual: Revised 1980. Los Angeles: Western Psychological Services

Ayres, A. J. (1989a). Foreword. In: L. J. Miller (Ed.), Developing norm-referenced standardized tests [Special issue]. Physical and Occupational Therapy in Pediatrics, 9(1)

Ayres, A. J. (1989b). Sensory Integration and Praxis Tests. Los Angeles: Western Psychological Services

Ayres, A. J., Mailloux, Z., Wendler, C. L. (1987). Developmental dyspraxia: Is it a unitary function? Occupational Therapy Journal of Research, 7, 93–110

Bender, L. (1938). A visuo-motor gestalt test and its clinical use (Research Monograph No. 3). New York: American Orthopsychiatric Association

Bruininks, R. H. (1978). Bruininks-Oseretsky Test of Motor Proficiency. Circle Pines, MN: American Guidance Services

Dutton, R. E. (1985). Reliability and clinical significance of the Southern California Postrotary Nystagmus Test. Physical & Occupational Therapy in Pediatrics, 5, 57–67

Gesell, A., Amatruda, C. S. (1974). Developmental Diagnosis. New York: Paul B. Hoeber

Golden, C. J., Hemmeke, T. A., Purisch, A. D. (1980). The Luria-Nebraska Neuropsychological Battery Los Angeles: Western Psychological Services

Kaufman, A. S., Kaufman, N. L. (1983). Kaufman Assessment Battery for Children. Circle Pines, MN: American Guidance Service

Kimball, J. G. (1977). The Southern California Sensory Integration Tests (Ayres) and the Bender Gestalt: A creative study. American Journal of Occupational Therapy, 31, 294–299

Kimball, J. G. (1981). Normative comparison of the Southern California Postrotary Nystagmus Test: Los Angeles vs. Syracuse data. American Journal of Occupational Therapy, 35, 21–25

Kinnealey, M. (1989). Tactile functions in learning-disabled and normal children: Reliability and validity considerations. Occupational Therapy Journal of Research, 9, 3–15

Lorr, M. (1983). Cluster analysis for social scientists. San Francisco: Jossey-Bass

McAtee, S. M. (1987). A correlational study of the Design Copying atypical approach parameters and the Southern California Sensory Integration Tests: A pilot study. Unpublished master's thesis, University of Southern California, Los Angeles

Punwar, A. (1982). Expanded normative data: Southern California Postrotary Nystagmus Test. American Journal of Occupational Therapy, 36, 183–187

Silberzahn, M. (1975). Sensory integrative function in a child guidance population. American Journal of Occupational Therapy, 29, 28–34

Su, R. V., Yerxa, E. J. (1984). Comparison of the motor tests of SCSIT and the L–NNBC. Occupational Therapy Journal of Research, 4, 96–107

Ziviani, J., Poulsen, A., O'Brien, A. (1982). Correlation of the Bruininks-Oseretsky Test of Motor Proficiency with the Southern California Sensory Integration Tests. American Journal of Occupational Therapy, 36, 519–523

9 Der Interpretationsprozeß

ANNE G. FISHER, ANITA C. BUNDY

*I*nterpretieren: 1. einen Text, eine Aussage o. ä. in verständlichen Worten erklären oder deuten; 2. etwas im Lichte der eigenen Überzeugung, der eigenen Beurteilung oder der jeweiligen Umstände sehen.
G. & C. Merriam 1981

9.1
Ziele und Inhalt dieses Kapitels

In den vorangegangen Kapiteln wurde die Sensorische Integrationstheorie mit den auf ihr basierenden Beurteilungsverfahren, den sog. „Sensory Integration and Praxis Tests" (SIPT, Sensorische Integrations- und Praxietests; Ayres 1989), vorgestellt (Kapitel 8). Außerdem wurden klinische Beobachtungen des sensomotorischen Verhaltens erläutert (Kapitel 4 bis einschließlich Kapitel 7). Nun wollen wir verdeutlichen, wie diese Informationen in den Prozeß der Auswertung von Untersuchungsergebnissen einfließen. Dies soll anhand des Beispiels von Steven geschehen, eines Jungen, den man zur Begutachtung an uns überwiesen hatte. Wir werden eine genaue Beschreibung des *Beurteilungsprozesses* geben, der in Stevens Fall aus folgenden Stufen bestand:
- Diagnose einer sensorisch-integrativen Dysfunktion,
- Erfassung der speziellen Art dieser Dysfunktion,
- Bestimmung der negativen Auswirkungen der Dysfunktion auf die Ausübung alltäglicher Aufgaben.

Anschließend werden wir zeigen, wie die Ergebnisse einer solchen Evaluation Eltern und Lehrern nahegebracht werden können.
Um einen Fall beurteilen zu können, müssen relevante Informationen über die Testperson zusammengetragen werden.

> **Praxis**
> Interpretieren heißt, Untersuchungsergebnissen einen Sinn verleihen.

Im Falle einer sensorisch-integrativen Dysfunktion verbinden wir unser *theoretisches Wissen* mit folgenden weiteren Aspekten:
- den Ergebnissen der SIPT,
- den klinischen Beobachtungen des sensomotorischen Verhaltens und
- relevanten Informationen, die wir vom Patienten, seiner Familie und seinem Lehrer/seiner Lehrerin erhalten.

Liegen weitere Testergebnisse vor, können diese ebenfalls in die Beurteilung einbezogen werden. In allen Fällen wird den jeweiligen Informationen erst dadurch ein Sinn verliehen, daß man sie im Hinblick auf die Beweggründe für die Überweisung des Patienten, dessen persönliche Ziele sowie die Ziele der Familie und der involvierten Lehrer interpretiert. Unser Verfahren der Wahl zur Interpretation der Probleme, die sich aus Defiziten der sensorischen Integration ergeben, ist die Sensorische Integrationstheorie. Bei der Ausarbeitung eines Behandlungsprogramms möchten wir auf der Grundlage dieser Theorie gemeinsam mit der Familie und dem Patienten Behandlungsziele festlegen und entsprechende Aktivitäten auswählen.

Die richtige Interpretation der Ergebnisse, die sich im Verfahren zur Beurteilung einer sensorisch-integrativen Dysfunktion ergeben, ist eine Kunst. Sie erfordert die Kenntnis der Vorteile, aber auch der Grenzen der Sensorischen Integrationstheorie sowie der auf ihr basierenden Beurteilungsverfahren. Eine Interpretation stützt sich auf aussagekräftige Cluster von Testwerten, die – im Zusammenhang betrachtet – auf eine Dysfunktion in einem ganz bestimmten Bereich schließen lassen. Daher besteht ein wichtiger Teil des Interpretationsprozesses in der Identifikation etwaiger Cluster. Informationen, die zwar für den Patienten wichtig, für die Diagnose einer sensorisch-integrativen Dysfunktion jedoch irrelevant sind, werden herausgefiltert und zunächst zurückgestellt. Aussagekräftige Cluster von Testwerten sollten erst dann zur Beurteilung des gegenwärtigen Verhaltens des Patienten herangezogen werden, wenn die Bereiche der Dysfunktion identifiziert sind. Sind jedoch keine bedeutsamen Cluster zu entdecken, oder gibt es hinsichtlich der bestehenden Probleme mehr *offene* als beantwortete Fragen, müssen wir uns möglicherweise eingestehen, daß die Sensorische Integrationstheorie in diesem Fall nicht die geeignete theoretische Grundlage ist.

9.2 Fallbeispiel Steven

9.2.1 Vorgeschichte

Steven war 6 1/2 Jahre alt, als er zum ersten Mal an einen Ergotherapeuten überwiesen wurde, um auf eine sensorisch-integrative Dysfunktion untersucht zu werden. Die Initiative ging von seiner Mutter aus, die bereits einiges über Ergotherapie wußte.

Stevens Mutter, Frau P., rief uns an, um mit uns über Steven zu sprechen und um einen Untersuchungstermin zu bitten. „Ich weiß nicht warum", sagte sie, „aber Steven ist anders als meine anderen Kinder". Frau P. erzählte uns von Stevens Entwicklung, angefangen mit dem Zeitpunkt seiner Geburt. Im Laufe ihres Berichts stellten wir ihr einige Fragen, um den Schwerpunkt auf die wichtigen Aspekte der frühen Kindheit zu lenken und zu klären, inwieweit Stevens Probleme seinen Alltag sowie den Alltag seiner Familie beeinflußten. Wir achteten außerdem auf Hinweise, ob eine Untersuchung der Funktionsweise der sensorischen Integration tatsächlich anzuraten war.

Steven kam termingerecht und ohne Komplikationen zur Welt. Doch bereits als ihn seine Mutter zum ersten Mal stillte, spürte sie, daß etwas nicht stimmte. Er war launisch und reizbar und schien Liebkosungen und Berührungen nicht zu mögen. Das Stillen war schwierig, da Steven nicht fest saugen konnte und schnell ermüdete. Seine Schlafzyklen waren unregelmäßig, und erst im Alter von fast 2 Jahren schlief er länger als 4 Stunden am Stück. Selbst im Alter von 6 Jahren schlief er selten mehr als 6 Stunden ohne Unterbrechung.

Stevens „Griesgrämigkeit" und seine Schlafstörungen wurden noch durch eine chronische Mittelohrentzündung verstärkt, die er bereits als Säugling bekam und an der er während seiner ganzen frühen Kindheit litt. Röhrchen, die in seine Ohren eingeführt wurden, sorgten dafür, daß die Infektionen weniger häufig auftraten. Stevens Mutter hoffte, daß die anderen Schwierigkeiten, mit denen Steven zu kämpfen hatte, ebenfalls auf die Ohrentzündungen zurückzuführen seien. Sie mußte jedoch schon bald feststellen, daß Steven auch weiterhin „irgendwie anders" war als ihre anderen Kinder.

Im Kleinkindalter erlernte Steven nahezu alle seinem Alter entsprechenden motorischen Fähigkeiten „gerade noch rechtzeitig, um als normal zu gelten". Im Alter von 8 Monaten konnte er ohne Hilfe sitzen und lernte mit 15 Monaten laufen, ohne vorher gekrabbelt zu sein. Frau P. hatte das Gefühl, daß Steven vor dem Laufenlernen sehr frustriert war über seine Unfähigkeit, sich in seinem Umfeld zu bewegen. Er schrie oft. Frau P. erinnerte sich daran, wie erleichtert sie war, als Steven endlich zu laufen begann, da sich seine gesamte Verfassung deutlich zu verbessern schien. Ihre Erleichterung war jedoch nur von kurzer Dauer, da Steven nun ständig in Bewegung war. Er war an allem interessiert, fiel häufig hin, rannte gegen Möbel und sonstige Gegenstände und stieß alles um.

Obwohl Steven häufig Wutausbrüche hatte und sein Verhalten oft schwierig war, war er nach Ansicht seiner Mutter ein liebevolles und liebenswertes Kind. Sie war der Meinung, er sei recht intelligent. Seine sprachlichen Fähigkeiten hätten sich bei ihm früher als bei anderen Kindern seines Alters entwickelt, und er habe einen ausgeprägten Sinn für Humor.

Je älter Steven wurde, desto deutlicher spürte seine Familie, wie sehr er sich von anderen Kindern unterschied. Auch wenn alle vier Kinder sehr aktiv waren, schien Stevens Aktivität im Gegensatz zu der seiner Geschwister häufig ziellos. So lief Steven von Ort zu Ort und von einer Tätigkeit zur nächsten, ohne sich länger als ein paar Sekunden mit einer Sache zu beschäftigen. Frau P. berichtete zudem, daß sich Stevens Verhalten noch mehr verschlechterte, wenn viele Leute um ihn herum waren oder es sehr laut zuging. Daher nahm ihn die Familie nicht mehr mit zum Einkaufen und ging nur noch selten in Restaurants. Die Eltern bemerkten außerdem, daß Steven noch aktiver wurde, wenn er bestimmte Nahrungsmittel zu sich genommen hatte, weshalb sie sehr sorgfältig auf seine Ernährung achteten.

Als Steven 5 Jahre alt war und die Schule immer näher rückte, machte sich Frau P. zunehmend Sorgen über seine eingeschränkten motorischen Fähigkeiten. Obwohl Steven die rechte Hand etwas häufiger zu benutzen schien als die linke, tendierte er dazu, immer diejenige Hand einzusetzen, die dem zu ergreifenden Objekt in diesem Moment am nächsten war. Er wirkte weiterhin unbeholfen, wenn er ging oder lief. Er stieß sich immer noch an irgendwelchen Gegenständen und fiel häufig hin. Im Fangen von Bällen war er schlechter als sein 3jähriger Bruder. Auch beim Werfen stellte er sich sehr ungeschickt an und traf auch dementsprechend schlecht. Steven schien nicht zu wissen, wie man eine Schaukel zum Schwingen bringt, obwohl er sich sehr gern anstoßen ließ und stundenlang schaukeln konnte. Darüber hinaus hatte er Schwierigkeiten, auf einem kleinen Fahrrad mit Stützrädern geradeaus zu fahren.

Steven zeigte zwar Interesse am Malen, Basteln und Puzzeln, stellte sich dabei jedoch um einiges ungeschickter an als seine 4jährige Schwester. Frau P. berichtete, daß Steven bei solchen Aktivitäten oft seinen Oberkörper auf den Tisch legte und manchmal sogar vom Stuhl fiel. Immer wenn er sich die Hände auch nur ein bißchen schmutzig machte, wollte er sie sich sofort waschen. Auf leichte Berührungen reagierte Steven häufig abwehrend.

Frau P. war der Ansicht, daß diese Empfindlichkeit gegenüber leichten Berührungsreizen auch erkläre, warum er nicht gerne Klebstoff oder Fingerfarben an seinen Händen haben wollte.

Als die Kinder für die Aufnahme in den Kindergarten untersucht wurden, teilte Frau P. dem Kinderarzt ihre Sorgen über Stevens Entwicklung und seine erhöhte Aktivität mit. Der Arzt empfahl ihr, es mit einer niedrigen Dosis Ritalin zu versuchen, womit sich die Familie einverstanden erklärte. Das Medikament schien Stevens Aufmerksamkeit zu verbessern, und Frau P. glaubte, daß es ihrem Sohn gut bekam. Dennoch blieb Steven weiterhin sehr aktiv. Er reagierte auch künftig überempfindlich auf Berührungen und Geräusche, und seine Koordination verbesserte sich nicht.

Mit 5 1/2 Jahren kam Steven in den Kindergarten. Seine Erzieherin war von seinem Sinn für Humor begeistert und mochte ihn sehr. Da sie seine Bedürfnisse zu kennen schien und ihnen mühelos gerecht werden konnte, war das Jahr, das Steven im Kindergarten verbrachte, ein großer Erfolg. Frau P. war erfreut darüber, daß es Steven besser ging. Gleichzeitig war sie jedoch sehr besorgt, da Steven im Bereich der motorischen Koordination und im Hinblick auf seine Schulreife offensichtlich immer mehr hinter seinen Altersgenossen zurückblieb und seine Aktivität nicht abgenommen hatte. Sie war außerdem darüber beunruhigt, daß Steven außer seinen Geschwistern, mit denen er zu Hause spielen konnte, weder in der Schule noch in der Nachbarschaft richtige Freunde hatte. Frau P. befürchtete, daß Steven in seinem ersten Schuljahr nicht so erfolgreich sein könne wie im Kindergarten, da er von nun an den ganzen Tag in der Schule verbringen müsse und mehr von ihm verlangt würde. Außerdem war zu erwarten, daß die Lehrerin nicht soviel Verständnis aufbringen würde wie die Erzieherin und vielleicht auch nicht gewillt sei, die gleichen Veränderungen vorzunehmen, die ihm im Kindergarten geholfen hatten. Die Lehrer an der Schule waren jedoch optimistisch und versicherten Frau P., daß ihr Sohn durchaus intelligent sei und in der Schule bestimmt gut zurechtkomme.

Die Besorgnis war jedoch gerechtfertigt. Stevens erste Schultage waren „eine einzige Katastrophe". Wenn er nach Hause kam, sagte er, daß er die Schule hasse. Er bekam plötzlich Bauchschmerzen und erfand viele Ausreden, um zu Hause bleiben zu können. Seine Leistungen waren schwach, und sein Verhalten verschlimmerte sich zusehends. Die Lehrerin ließ den Eltern mitteilen, daß Steven Schwierigkeiten habe, die Aufgaben in der vorgegebenen Zeit zu beenden, seine Handschrift unleserlich sei und er so lange radiere, bis er die Blätter durchlöchert habe. Manchmal sei er so frustriert, daß er die Blätter sogar zerreiße. Die Lehrerin dachte an die Möglichkeit, ihn untersuchen zu lassen, damit er ggf. an einem sonderpädagogischen Förderprogramm teilnehmen könne. Daraufhin wandte sich Frau P. an ihre Schwester, eine Ergotherapeutin, die ihr anriet, Steven auf eine sensorisch-integrative Dysfunktion untersuchen zu lassen. So kam Frau P. zu uns. Als wir sie fragten, welche Schwierigkeiten Steven ihrer Ansicht nach am meisten behinderten, antwortete sie, sie sei besonders darüber besorgt, daß ihr Sohn mit einem negativen Selbstbild aufwachse. Seine größten Probleme bestünden in seiner Ablenkbarkeit, seiner Ungeschicklichkeit und in der Tatsache, daß er keine Freunde habe. All dies trage zu Stevens Überzeugung bei, daß er nichts richtig mache.

9.2.2 Evaluation

Wir hörten Frau P. aufmerksam zu, als sie uns über Steven erzählte. Einige Aspekte ihres Berichts schienen auf Defizite der sensorischen Integration hinzudeuten, und wir verabredeten einen Untersuchungstermin. Uns war vor allem aufgefallen, daß Frau P. bei Steven Schwierigkeiten bezüglich der Grob- und Feinmotorik vermutete. Weitere wichtige Punkte waren seine Ablenkbarkeit und sein hohes Maß an Aktivität, das sein Verhalten sowohl in der Schule als auch in der Familie negativ beeinflußte.

Beobachtungen im Unterricht

Auf unseren Wunsch hin ermöglichte es uns Frau P., Steven in der Schule zu beobachten und uns mit seiner Lehrerin zu unterhalten. Da sich Frau P. vor allem über Stevens Verhalten in der Schule Sorgen machte, ergriffen wir die Gelegenheit, Steven in seinem normalen Umfeld zu beobachten. Solche Beobachtungen können zu einer sinnvollen Interpretation der Testergebnisse beitragen und ermöglichen es uns, Stevens Lehrerin und seiner Mutter konkrete Ratschläge zu geben.

Wir beobachteten Steven beim Lesen, beim Rechnen, beim Mittagessen und während der Pausen. Wir achteten außerdem genau darauf, inwieweit sich die unterschiedlichen Umgebungen auf seine jeweiligen Leistungen auswirkten.

Im Klassenzimmer der ersten Klasse ging es unruhig zu. Die Klasse bestand aus 33 Kindern, um die sich eine Lehrerin und eine Hilfskraft kümmerten. Da Steven Schwierigkeiten hatte, sich auf seine Arbeit zu konzentrieren, saß er neben dem Pult der Lehrerin in der vorderen Ecke des Klassenzimmers. Deshalb liefen andauernd Kinder an seinem Platz vorbei, die um Hilfe oder Anweisungen bitten wollten. Wir konnten mehrfach beobachten, daß Steven Anweisungen befolgte, die einem anderen Kind galten, anstatt sich den eigenen Aufgaben zu widmen. Da sein Platz am Hauptgang lag, stießen auf dem Rückweg zu ihren Plätzen immer wieder Kinder gegen seinen Tisch. Dieses Verhalten provozierte Steven, und es kam vor, daß er die Kinder schlug, wofür er dann bestraft wurde.

Im Rechenunterricht sollte Steven Vierecke, auf denen Zahlen standen, aus einem Blatt Papier ausschneiden und diese anschließend auf ein anderes Blatt in die vorgesehenen Kästchen kleben. Steven war zwar etwas langsam und schwerfällig, dennoch waren seine Fähigkeiten im Umgang mit der Schere für diese Aufgabe ausreichend. Nachdem er jedoch das erste Viereck auf das Antwortblatt geklebt hatte, war er so sehr damit beschäftigt, den Klebstoff an seinen Fingern zu entfernen, daß er die Aufgabe nicht zu Ende führen konnte.

Beim Lesen waren seine Leistungen sehr viel besser. Steven, die Lehrerin und vier weitere Kinder setzten sich zur Gruppenarbeit mit dem Rücken zur Klasse in eine Ecke des Raums. Steven machte gut mit, fiel jedoch zweimal vom Stuhl und wurde mehrfach wegen seiner Sitzhaltung getadelt.

Beim Mittagessen schienen ihn der Krach und die große Anzahl Kinder in der Cafeteria völlig zu überwältigen. Er hatte extrem große Schwierigkeiten, seinen Milchbeutel zu öffnen, und wandte dafür so viel Kraft auf, daß er schließlich einen Teil der Milch auf dem Tisch verschüttete, worauf er erneut wegen seiner Unachtsamkeit getadelt wurde. Er saß zwar neben Klassenkameraden, interagierte jedoch nicht mit ihnen. Die meiste Zeit verbrachte er damit, die anderen zu beobachten. Als die Mittagszeit vorüber war, hatte er gerade die Hälfte seines belegten Brotes gegessen und einmal in seinen Apfel gebissen.

Vor Beginn des Nachmittagsunterrichts verbrachten Steven und seine Mitschüler die Pause im Freien. Steven lief offensichtlich ziellos auf dem Spielplatz umher. Er schien mit keinem seiner Mitschüler zu interagieren. Er fragte weder, ob er an Gruppenspielen teilnehmen könne, noch wurde er von irgend jemandem zum Mitmachen aufgefordert.

Nach dem Mittagessen bot sich die Gelegenheit zu einem Gespräch mit der Lehrerin. Sie erklärte uns, daß die im Laufe des Vormittags von Steven gezeigten Verhaltensweisen durchaus typisch seien. Sie machte uns deutlich, wie frustriert sie war – sie habe das Gefühl, Steven könne wesentlich besser sein, wenn er sich nur mehr anstrenge. Die größten Probleme bereiteten ihr Stevens Verhalten, insbesondere seine Ablenkbarkeit und sein hohes Maß an Aktivität, sowie die Tatsache, daß er keine Aufgabe rechtzeitig beenden könne.

Sensorische Integrations- und Praxietests
In der darauffolgenden Woche testeten wir Steven mit Hilfe der SIPT und den damit in Zusammenhang stehenden klinischen Beobachtungsverfahren (siehe Kapitel 4 bis 8). Stevens Testwerte in den SIPT sind in Tabelle 9.1 dargestellt.

Tabelle 9.1. Stevens Ergebnisse in den Sensorischen Integrations- und Praxietests (SIPT)

Test	Standardwerte
Space Visualization (SV)	−1,47
SV Contralateral Use	−1,05
SV Preferred Hand Use	−0,62
Figure-Ground Perception	0,67
Manual Form Perception	−1,25
Kinesthesia	−0,24
Finger Identification	−0,81
Graphesthesia	−2,13
Localization of Tactile Stimuli	1,34
Praxis on Verbal Command	0,92
Design Copying	−1,69
Constructional Praxis	−2,32
Postural Praxis	−1,52
Oral Praxis	−2,72
Sequencing Praxis	−3,00*
Bilateral Motor Coordination	−2,21
Standing and Walking Balance	−2,04
Motor Accuracy	−1,42
Postrotary Nystagmus	−1,43

*Werte unter −3,0 werden vom Verlag *Western Psychological Services* als −3,0 aufgeführt.

Klinische Beobachtungen

Während der Durchführung der SIPT fiel es Steven sehr schwer, über längere Zeit stillzusitzen. Die taktilen Tests mochte er am wenigsten, und nach taktilen Stimuli rieb er sich sofort Arme und Hände. Darüber hinaus erfand er eine Reihe von Gründen, die uns dazu bewegen sollten, diesen Testteil abzubrechen.

Wir führten mit Steven den „Touch Inventory for Elementary School Aged Children" (TIE, Test zur Überprüfung des Berührungsempfindens von Kindern im Grundschulalter; Royeen u. Fortune 1990) durch (siehe dazu auch Kapitel 5). Von 78 möglichen Punkten erzielte er einen Rohwert von 69. Bei einem Vergleich mit Testwerten der Normstichprobe stellten wir fest, daß 100 Prozent der Kinder aus der Normstichprobe *weniger stark* taktil defensiv reagierten als Steven.

Steven hatte außerdem Schwierigkeiten mit einer Vielzahl der Aufgaben, die mit der vestibulär-propriozeptiven Wahrnehmung zusammenhängen (siehe Kapitel 4). Er war zwar in der Lage, die Streckung in Bauchlage zumindest teilweise durchzuführen, konnte seinen Kopf jedoch nicht ganz aufrecht halten und klagte über Nackenschmerzen. Bereits nach wenigen Sekunden beugte er sehr stark die Knie. Diese approximative Streckung in Bauchlage konnte er nur ungefähr 8 Sekunden halten. Die Beugung in Rückenlage fiel Steven etwas leichter. Er konnte sie zwar ohne fremde Hilfe einnehmen, es dauerte jedoch eine Weile, bis er den Kopf in die richtige Position gebracht hatte. Diese Stellung konnte er 12 Sekunden halten.

Es überraschte uns nicht, daß Steven auch eine Hypotonie der Streckmuskulatur aufwies. Als wir seine Haltung im Stehen beobachteten, stellten wir eine starke Lordose sowie eine Überstreckung der Kniegelenke fest. Die im Vierfüßlerstand beobachtete Stabilität der proximalen Gelenke war ebenfalls unzureichend. Er hatte flügelförmig abstehende Schulterblätter und tendierte zu einer Überstreckung der Ellbogen und zur Außenrotation der Arme im Schulterbereich, um seine Stabilität mechanisch zu verbessern. Der Rumpf hing leicht durch. Beim Öffnen des Milchbeutels zeigte sich, daß Steven offensichtlich seine Kraft nicht dosieren konnte.

Das Halten des Gleichgewichts bereitete ihm etwas weniger Schwierigkeiten als das Halten tonischer Stellungen. Als man ihn auf einen großen Ball setzte und diesen leicht anstieß, zeigte er normale Kompensationsbewegungen des Rumpfs und der Gliedmaßen. Diese Aktivität mochte er besonders gern und bat mehrfach darum, sie wiederholen zu dürfen. Als man ihn aufforderte, sich zuerst auf ein Flachbrett und dann auf ein Kippbrett zu stellen und sich nach einem Gegenstand, der sich zwar in Schulterhöhe, aber ein wenig außerhalb seiner Reichweite befand, zu strecken, konnte er zwar den höher stehenden kontralateralen Fuß vom Brett heben, beugte jedoch das Knie um mehr als 30 Grad (siehe Abb. 4.11). Als er auf einem schmalen Kippbrett zur Seite kippte, war er nicht fähig, das auf der aufsteigenden Seite des Brettes stehende Bein zu beugen (siehe Abb. 4.8). Steven zeigte keine Anzeichen von Schwerkraftunsicherheit. Es machte ihm sogar Spaß, auf sich bewegenden Geräten zu „reiten", um 180 Grad gekippt zu werden oder in „gefährliche" Positionen gebracht zu werden. Abwehrreaktionen auf vestibuläre Stimuli waren ebenfalls nicht zu beobachten.

Um mögliche Schwierigkeiten mit der Durchführung bilateraler projizierter Handlungssequenzen aufzudecken (Kapitel 4), forderten wir Steven auf, einen Tennisball zu fangen, den wir ihm aus verschiedenen Richtungen zuwarfen oder auf ihn zuhüpfen ließen, und ließen ihn verschiedene Hüpf- und Sprungübungen durchführen. Steven fing den Ball jedoch nur, wenn dieser direkt in seine ausgestreckten Hände geworfen wurde. Bei beidbeinigen Sprüngen war es ihm nicht möglich, auf beiden Füßen gleichzeitig zu landen. Als wir dann mehrere Reifen von ca. 30 cm Durchmesser auf den Boden legten und er von einem Reifen in den nächsten hüpfen sollte, waren die Sprünge noch schlechter. Er war nicht in der Lage, diese Übung ohne

Unterbrechung durchzuführen, und blieb vor jedem neuen Sprung stehen. Die Leistungen, die er beim „Hampelmann" sowie bei Übungen mit symmetrischen und reziproken Wechselsprüngen erbrachte, lagen, ausgehend von den von Magalhaes et al. (1989) errechneten Mittelwerten und Standardabweichungen, sowohl in den Vorlauf- als auch in den Durchführungsphasen unter −1,0 Standardwert. Steven schien auch Schwierigkeiten damit zu haben, mit den Händen die Körpermittellinie zu kreuzen. Die linke Hand schnitt bei dieser Übung noch etwas schlechter ab als die rechte.

Zum Abschluß der Untersuchung stellten wir Steven Fragen über die Schule und seine Aktivitäten zu Hause. Trotz seiner guten verbalen Fähigkeiten fiel es ihm schwer, uns zu berichten, was ihm Spaß machte und was nicht. Ferner bereitete es ihm große Mühe, mit uns über seine schulischen Probleme zu sprechen oder uns zu erzählen, daß er kaum Freunde hatte. Wir erfuhren immerhin, daß er die Schule überhaupt nicht mochte und daß seine Lieblingsbeschäftigung dort wohl das Lesen sei. Er konnte uns auch kein Spiel nennen, das er besonders gern mochte. Er deutete an, daß er in der Schule oft als letzter in irgendein Team gewählt wurde. Er sagte, daß er auf dem Spielplatz gerne klettere, schaukle, wippe und rutsche, aber nicht gern mit seiner Mutter zum Einkaufen gehe. Als wir ihn fragten, wer seine besten Freunde seien, antwortete er: „Meine jüngeren Geschwister."

Zusätzliche Informationen

Für die Interpretation der Ergebnisse einer Untersuchung zur sensorischen Integration können Testergebnisse aus anderen medizinischen Bereichen sehr hilfreich sein. In Stevens Fall lagen uns lediglich Ergebnisse der „Wechsler Intelligence Scale for Children – Revised" (WISC-R, Wechsler Intelligenzskala für Kinder, überarbeitete Version; Wechsler 1974) vor (siehe hierzu auch Kapitel 7). Dieser Intelligenztest wurde vom Schulpsychologen durchgeführt, um zu ermitteln, ob Steven an einem speziellen Förderprogramm teilnehmen sollte. Stevens Verbal-IQ lag bei 130 und sein Handlungs-IQ bei 114.

9.2.3
Interpretation der Ergebnisse

Mittlerweile hatten wir zahlreiche Informationen über Steven gesammelt. Unsere Aufgabe bestand nunmehr darin, diese Daten so zu ordnen, daß sie uns bei der Interpretation der Testergebnisse helfen würden. Dies geschah in zwei Schritten. Der *erste Schritt* bestand im Erstellen einer Liste der relevanten Informationen, die wir von Stevens Mutter, seiner Lehrerin sowie durch die Beobachtung von Stevens Verhalten in der Schule und während der Tests erhalten hatten (Tabelle 9.2).

Tabelle 9.2. Zusammenfassung der relevanten Informationen aus Gesprächen mit den Eltern und der Lehrerin sowie aus Beobachtungen des Verhaltens in der Schule und des sensomotorischen Verhaltens

I. **Stevens Schwierigkeiten**

   A. *Wichtigste problematische Aspekte aus Sicht der Eltern und der Lehrerin*
   Hat das Gefühl, daß er nichts richtig macht, und wächst mit einem geringen Selbstwertgefühl auf
   Ablenkbarkeit:
   – Verhalten verschlechtert sich, wenn viele Menschen anwesend oder viele Geräusche zu vernehmen sind
   – Folgt Anweisungen, die Kindern in der Nähe seines Tisches gelten
   – Läßt sich von anderen Kindern leicht unterbrechen/ablenken
   Aktivitätslevel:
   – Seit er laufen kann, ist er ständig in Bewegung
   – Läuft von einem Platz zum anderen, ohne sich auf eine Aktivität zu konzentrieren
   – Verhalten verschlimmert sich, wenn viele Menschen anwesend oder viele Geräusche zu vernehmen sind
   – Läuft offensichtlich ziellos auf dem Spielplatz umher
   – Hat Schwierigkeiten, längere Zeit stillzusitzen
   – Ungeschicklichkeit (siehe C., sensomotorische Entwicklung)
   – Keine Freunde
   – Kann die Aufgaben in der Schule nicht rechtzeitig fertigstellen

   B. *Damit zusammenhängende Verhaltensweisen*
   – Haßt die Schule; erfindet Bauchschmerzen und andere Ausreden, um zu Hause bleiben zu können
   – Ist schnell frustriert und zerreißt seine Arbeitsblätter
   – Spielt und interagiert nicht mit Freunden oder Klassenkameraden
   – Schlägt manchmal andere Kinder, wenn sie mit ihm zusammenstoßen

   C. *Sensomotorische Entwicklung*
   – Schwierigkeiten beim Stillen (saugte nur schwach, ermüdete schnell)
   – Konnte mit 8 Monaten allein sitzen, lernte mit 15 Monaten zu laufen, krabbelte nie
   – Fiel häufig hin, lief gegen Möbel etc., stieß Gegenstände um
   – Leichte Präferenz der rechten Hand, jedoch Tendenz zum Einsatz derjenigen Hand, die dem zu ergreifenden Objekt am nächsten war
   – Wirkte beim Gehen und Laufen unbeholfen
   – War unfähig, Bälle zu fangen; warf Bälle unbeholfen und ungenau
   – Wußte nicht, wie man eine Schaukel zum Schwingen bringt
   – Ließ sich sehr gern auf der Schaukel anstoßen und schaukelte stundenlang
   – Hatte Schwierigkeiten, Fahrradfahren zu lernen (mit Stützrädern)
   – Hatte Schwierigkeiten beim Malen, Basteln und Puzzlen
   – Legte seinen Oberkörper bei Malen etc. auf den Tisch
   – Fiel vom Stuhl
   – Unleserliche Handschrift
   – Radierte mit dem Radiergummi so fest auf dem Papier, daß Löcher entstanden

Tabelle 9.2. **Fortsetzung**

II. Hintergrundinformationen

A. *Entwicklungsgeschichte*
- Normale Schwangerschaftsdauer und unkomplizierte Geburt
- Als Baby launisch und leicht erregbar, mochte keine Liebkosungen und Berührungen
- Unregelmäßige Schlafzyklen, schlief bis zum 2. Lebensjahr nicht länger als 4 Stunden am Stück
- Schläft jetzt selten länger als 6 Stunden
- Chronische Mittelohrentzündung

B. *Stärken*
- Liebevolles und liebenswertes Kind
- Nach Ansicht der Mutter recht intelligent
- Besitzt überdurchschnittliche sprachliche Fähigkeiten
- Sinn für Humor

C. *Bisherige Maßnahmen*
- Einführen von Röhrchen in die Ohren
- Eine Diät konnte seine Schwierigkeiten nicht beheben
- Ritalin erhöhte die Aufmerksamkeit, das Erregungsniveau blieb jedoch unverändert
- Plazierung seines Tischs in die Nähe des Lehrerpults
- Maßregelung seines Verhaltens
- Leistungen besser in kleiner Gruppe, mit dem Rücken zur Klasse

III. Ergebnisse verwandter Testverfahren
Verbal-IQ 130; Handlungs-IQ 114 (WISC-R)

IV. Untersuchung der Funktionsweise der sensorischen Integration

A. *Verhaltensweisen, die bei den Beobachtungen in der Schule festgestellt wurden*
- Im Umgang mit der Schere langsam und umständlich, aber der Aufgabe angemessen
- Fiel vom Stuhl
- Hatte Schwierigkeiten, seinen Milchbeutel zu öffnen

B. *Klinische Beobachtungen postural-okulärer Bewegungen*
- Eingeschränkte Streckung in Bauchlage
- Verzögerte Kopfbewegung bei der Beugung in Rückenlage
- Hypotonie der Streckmuskeln
- Lordotische Haltung im Stehen, Tendenz zur Überstreckung der Knie
- Reduzierte Stabilität der proximalen Gelenke im Vierfüßlerstand
- Gleichgewicht besser als statische, kontrollierte Haltungen
- Beeinträchtigte Reaktionen auf dem Kippbrett
- Zu hoher Kraftaufwand beim Öffnen des Milchbeutels

C. *Klinische Beobachtungen der Fähigkeit zur bilateralen Integration und zum Seqenzieren*
- Schwierigkeiten mit bilateralen und projizierten Handlungssequenzen (Fangen eines Balles, Springen mit beiden Füßen, „Hampelmann" etc.)

- Schwierigkeiten mit dem Kreuzen der Körpermittellinie
D. *Klinische Beobachtungen der somatopraktischen Fähigkeiten*
- War unfähig, eine Beugung in Rückenlage beizubehalten
E. *Anzeichen für eine eingeschränkte Modulation sensorischer Reize*
- Reagierte auf leichte Berührungen mit Abwehr
- Abneigung gegen Klebstoff oder Fingerfarbe an den Fingern
- Reagierte empfindlich auf Geräusche
- Rieb nach taktilen Stimuli Arme und Hände
- Erfand Ausreden, um taktile Tests abbrechen zu können
- Erreichte einen Wert von 69 im „Touch Inventory for Elementary School-Aged
- Children" (TIE, Test zur Überprüfung des Berührungsempfindens von Kindern
- im Grundschulalter)
- Keine Schwerkraftunsicherheit
- Zeigte keine Abwehrreaktionen auf vestibuläre Stimuli

Mit dieser Liste verfolgten wir unter anderem das Ziel, folgende Aspekte klar voneinander zu trennen:
- eher allgemeine Informationen, die sich auf Stevens Probleme und seine sensomotorische Entwicklung bezogen (Abschnitt I),
- Hintergrundinformationen, die für die Interpretation unserer Untersuchungsergebnisse und dann auch für die Erteilung von Ratschlägen von Bedeutung waren (Abschnitte II und III), und
- spezielle Informationen über Stevens Fähigkeit zur sensorischen Integration, die wir durch unsere Evaluation erhielten (Abschnitt IV).

Stevens Probleme und seine sensomotorische Entwicklung gaben den Ausschlag für eine Überweisung an die Ergotherapie. Unser Ziel bestand darin festzustellen, ob Stevens Verhaltensauffälligkeiten auf eine sensorisch-integrative Dysfunktion zurückzuführen waren. Daher trennten wir zusätzliche Informationen von den *speziellen* Ergebnissen des Verfahrens zur Beurteilung der sensorischen Integration, um sicherzustellen, daß Aspekte der Vorgeschichte bei unserer eigentlichen Diagnose keine Rolle spielten. Wir wollten also herausfinden, ob unsere Interpretation der Testergebnisse zu einem besseren Verständnis von Stevens Problemen beitragen konnte.

Ein solches Vorgehen mag logisch erscheinen – und doch muß man sich bewußt sein, daß andere Verfahren oftmals zu Zirkelschlüssen wie beispielsweise zu folgender Aussage führen (und damit in einer Sackgasse enden): „Steven zeigt bestimmte Verhaltensmuster, die auf eine sensorisch-integrative Dysfunktion schließen lassen, und diese sensorisch-integrative Dysfunktion ruft genau die beobachteten Symptome oder Verhaltensmuster hervor." Oder ganz konkret: „Steven weist ein erhöhtes Maß an Aktivität und

Ablenkbarkeit auf, was auf eine taktile Defensivität hindeutet. Diese taktile Defensivität wiederum bewirkt die übermäßige Aktivität und die Ablenkbarkeit." Unser Ziel bestand darin, möglichst viele der bei Steven auftretenden Schwierigkeiten mit Hilfe unseres Wissens über die Sensorische Integrationstheorie zu erklären. So ließen beispielsweise Stevens Abwehrreaktionen auf Berührungen und Geräusche darauf schließen, daß er Schwierigkeiten mit der Modulation taktiler und auditiver Informationen hatte. Da sensorische Modulationsdefizite im allgemeinen mit einer erhöhten Ablenkbarkeit und Hyperaktivität in Verbindung gebracht werden, nahmen wir an, daß Stevens eingeschränkte Modulation sensorischer Reize zu seinen Verhaltensauffälligkeiten beitrug.

Die *zweite Stufe* der systematischen Ordnung der Informationen bestand darin, die Daten aus Abschnitt IV (Tabelle 9.2) sowie Stevens Ergebnisse bei den SIPT (Tabelle 9.1) auf aussagekräftige Muster, d. h. auf Anzeichen für eine Dysfunktion in einem bestimmten Bereich der sensorischen Integration zu untersuchen. Im weiteren Verlauf unserer Untersuchungen wurde uns bewußt, daß einige von Stevens Testergebnissen keinem aussagekräftigen Cluster von Verhaltensweisen entsprachen, und es war klar, daß uns solche Einzelbeobachtungen nicht dabei helfen würden, Stevens Schwierigkeiten zu erfassen.

Um uns die Suche nach aussagekräftigen Clustern von Testwerten, die für eine Dysfunktion sprechen würden, zu erleichtern, entwickelten wir das sog. „SIPT Interpretation Worksheet" (Arbeitsblatt zur Interpretation der SIPT) (Tabelle 9.3). Dieses Worksheet basiert auf folgendem Konzept: Hinter Testwerten, die auf ein Problem hinwiesen, notierten wir ein Pluszeichen (+) und hinter Testwerten, die einer normalen Leistung entsprachen, ein Minuszeichen (-). Wurden bestimmte Verhaltensweisen nicht beurteilt, ließen wir die entsprechende Stelle frei. Die Werte sprachen für eine Dysfunktion, wenn sie entweder unter –1,0 Standardwert angesiedelt waren (siehe dazu auch Kapitel 8) oder wenn klinische Beobachtungen vorlagen, die darauf hinwiesen, daß das gezeigte sensomotorische Verhalten nicht dem eines normal entwickelten 6 1/2jährigen Kindes entsprach.

Nachdem Stevens Testwerte in das Worksheet eingetragen waren, konnten wir mit dem tatsächlichen Interpretationsprozeß beginnen. Als wir uns die Verteilung der Plus- und Minuszeichen in den einzelnen Kästchen genauer ansahen, stellten wir fest, daß die Pluszeichen in allen Bereichen dominierten. Wir begannen nun, die Sensorische Integrationstheorie nach unserem Verständnis anzuwenden, und widmeten uns der „Kunst der Interpretation". Als Leitfaden in diesem Prozeß diente das von uns entwickelte „Modell zur Interpretation der SIPT und damit zusammenhängender klinischer Beobachtungen" (Abb. 9.1). Obwohl Störungen der linken oder rechten Hemi-

Tabelle 9.3. SIPT Interpretation Worksheet (Arbeitsblatt zur Interpretation der SIPT)

Postural-okuläre Bewegungsdefizite	+/−	Taktile Diskrimination	+/−
Standing and Walking Balance	+	Localization of Tactile Stimuli	−
Postrotary Nystagmus	+	Finger Identification	−
Kinesthesia	−	Manual Form Perception	+
Streckung in Bauchlage	+	Graphesthesia	+
Stabilität der proximalen Gelenke	+		
Tonus der Streckmuskulatur	+		
Gleichgewicht	+		
Beugung des Nackens in Rückenlage	+		
Posturale Anpassung			
Mangelhafte Kraftdosierung	+		
Geringes Bewußtsein der Körperhaltung oder der Bewegungen des Körpers			

Sensorische Modulationsstörungen	+/−	Bilaterale Integration und Sequenzieren (BIS)	+/−
Schwerkraftunsicherheit	−	Bilateral Motor Coordination	+
Abwehrreaktionen auf Bewegungen	−	Sequencing Praxis	+
„Touch Inventory" (TIE)	+	Oral Praxis	+
Taktile Defensivität	+	Graphesthesia	+
Andere sensorische Modulationsstörungen (z. B. Abwehrreaktionen auf Geräusche, Gerüche)	+	Standing and Walking Balance (Postural Praxis)	+
Vermeiden von Sinneserfahrungen		(Praxis on Verbal Command)	+
		SV Contralateral Use	+
		SV Preferred Hand Use	−
		Gemischte/verzögerte Handpräferenz	+
		Kreuzen der Körpermittellinie	+
		Verwechseln von rechts und links	
		Projizierte Handlungssequenzen	+
		Bilaterale motorische Fähigkeiten	+

Somatodyspraxie	+/−	Dyspraxie auf verbale Anweisung	+/−
Bedeutsames BIS-Cluster	+	Praxis on Verbal Command	−
Posturale Praxie	+	Postrotary Nystagmus	
Bedeutsames taktiles Cluster	−	(verlängerte Nystagmusdauer)	−
(Bedeutsames postural-okuläre Cluster)	+	(Bilateral Motor Coordination)	+
		(Sequencing Praxis)	+
Beugung in Rückenlage	+	(Standing and Walking Balance)	+
Sequenzierte Fingerberührungen		(Oral Praxis)	+
Erforschen des Gegenstandes in der Hand			
Diadochokinese			

Tabelle 9.3. Fortsetzung

Visuelle Wahrnehmung und Visuomotorik

Form- und Raumwahrnehmung	+/-	Visuelles Konstruieren	+/-	Visuomotorische Koordination	+/-
Space Visualization	+	Design Copying	+	Motor Accuracy	+
Figure-Ground Perception	–	Constructional Praxis	+	Design Copying	+
Constructional Praxis	+	Andere Tests zur Fähigkeit des Konstruierens		Werte aus anderen Tests zur Visuomotorik	
Design Copying	+				
Manual Form Perception	+				
Werte aus anderen Tests zur visuellen Wahrnehmung					

Beachte: Liegt eine Dysfunktion vor, können die eingeklammerten Testwerte niedrig ausfallen. Dennoch sind niedrige Testwerte *nicht* die Hauptindikatoren für eine Dysfunktion.
+ = Ergebnis spricht für eine Dysfunktion; – = Ergebnis spricht gegen eine Dysfunktion

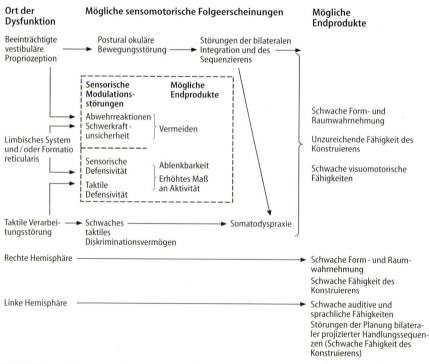

Abb. 9.1. Modell für die Interpretation der SIPT und entsprechender klinischer Beobachtungen

sphäre *nicht* zu den Defiziten der sensorischen Integration gezählt werden, können die SIPT zu ihrer Identifikation beitragen (siehe Kapitel 7). Daher sind die Endprodukte von Dysfunktionen auf höherer Ebene ebenfalls in Abb. 9.1 enthalten. Wie wir sehr schnell feststellen konnten, bedeutete die hohe Anzahl an Pluszeichen bei Steven (bei richtiger Interpretation der Ergebnisse) keineswegs, daß in all diesen Bereichen eine Dysfunktion vorlag.

Da wir Steven auf eine sensorisch-integrative Dysfunktion untersuchten, prüften wir die vorliegenden Daten zunächst auf eine sensorische Verarbeitungsstörung. Wir wollten zeigen, daß Stevens Schwierigkeiten durch eine sensorisch-integrative Dysfunktion und *nicht* durch eine Störung auf höherer Ebene verursacht wurden. Dazu waren Beweise für Defizite der Verarbeitung und Interpretation sowohl vestibulär-propriozeptiver als auch taktilsensorischer Informationen nötig. Wir konnten sofort erkennen, daß einige von Stevens Testergebnissen auf Defizite der vestibulär-propriozeptiven Verarbeitung hinwiesen. Seine Leistungen ließen vermuten, daß bei ihm eine *postural-okuläre Bewegungsstörung* vorlag. Wie immer, wenn es herauszufinden gilt, ob bei einem Patienten eine Beeinträchtigung der vestibulär-propriozeptiven Verarbeitung vorliegt, stützte sich unsere Interpretation vor allem auf die klinischen Beobachtungen des sensomotorischen Verhaltens. Es überraschte uns nicht, daß Steven im Test „Kinesthesia" (Kinästhesie) normale Werte erzielte, da dieser Test der Beurteilung passiver Gelenkbewegungen und nicht der Beurteilung der Propriozeption dient (siehe Kapitel 4).

Als wir uns Stevens Werte in den taktilen Tests genauer ansahen, schienen uns die Ergebnisse weniger eindeutig zu sein. Bei zweien der vier Tests zur Beurteilung des *taktilen Diskriminationsvermögens* („Graphesthesia", Graphästhesie, und „Manual Form Perception", Manuelle Formwahrnehmung) lagen die Werte unter –1,0 Standardwert. Der Test „Graphästhesie" gilt jedoch auch als wichtiger Maßstab zur Beurteilung der bilateralen Integration und des Sequenzierens (Sequenzieren projizierter Handlungen), und der Test „Manuelle Formwahrnehmung" dient außerdem der Überprüfung der Form- und Raumwahrnehmung. Da Stevens Werte bei den Tests, die ausschließlich auf die taktile Diskrimination abzielen („Localization of Tactile Stimuli", Lokalisation taktiler Stimuli, und „Finger Identification", Finger-Identifikation), im normalen Bereich lagen, entschieden wir uns zur Untersuchung der folgenden Bereiche:
- bilaterale Integration und Sequenzieren und
- Form- und Raumwahrnehmung.

Dies sollte uns eine Aussage darüber ermöglichen, ob Stevens niedrige Werte in den taktilen Tests tatsächlich auf ein schwaches taktiles Diskriminationsvermögen zurückzuführen waren. Wir hatten den Eindruck, daß die Werte im Test „Graphästhesie" eher mit den niedrigen Werten in den Tests zur bilateralen Integration und zum Sequenzieren in Verbindung standen als mit den Ergebnissen der Form- und Raumwahrnehmung. Die „Graphästhesie" berücksichtigt zwar die taktile Form- und Raumwahrnehmung, die SIPT-Daten haben aber gezeigt, daß der Test dennoch keine eindeutigen Aussagen über diesen Aspekt zuläßt (siehe Kapitel 8). Mit Stevens niedrigen Werten in den Tests zur Form- und Raumwahrnehmung standen unserer Ansicht nach eher seine schlechten Resultate in der „Manuellen Formwahrnehmung" in Zusammenhang. Wir kamen also zu dem Ergebnis, daß in Stevens Fall kein bedeutsames Cluster von Testwerten vorlag, das Beeinträchtigungen der taktilen Diskrimination vermuten ließe.

Mit der *Modulation* vestibulär-proprioreptiver Informationen hatte Steven keine Schwierigkeiten. Er zeigte keine Anzeichen für Schwerkraftunsicherheit oder Abwehrverhalten auf Bewegungen. Sowohl aus den Berichten der Eltern als auch aus unseren Beobachtungen ging jedoch klar hervor, daß Steven eine taktile Defensivität aufwies und daß er auf Geräusche empfindlich und übertrieben reagierte. Daher kamen wir zu dem Ergebnis, daß bei Steven eine *eingeschränkte Modulation taktiler und auditiver Sinneseindrücke* vorlag.

Nachdem nun Beweise für das Vorliegen sensorisch-integrativer Defizite gefunden waren, konnten wir dazu übergehen, die Zusammenhänge zwischen diesen Defiziten und den mit Hilfe der SIPT ermittelten Beeinträchtigungen in anderen Bereichen zu untersuchen (siehe Abb. 9.1). Bei der Analyse der Werte zur *bilateralen Integration und zum Sequenzieren* (siehe Kapitel 4) zeigte sich deutlich, daß Steven in diesem Bereich Schwierigkeiten hatte. Er erzielte hier lediglich in den Tests „Praxis on Verbal Command" (Praxie auf verbale Anweisung) und „Space Visualization Preferred Hand Use" (Raumvisualisierung bevorzugter Handgebrauch) Ergebnisse im Normbereich. Niedrige Werte im Test „Praxie auf verbale Anweisung" kommen zwar bei Kindern mit Defiziten der bilateralen Integration und des Sequenzierens häufig vor, bedeuten jedoch umgekehrt nicht unbedingt, daß in diesem Bereich Defizite vorliegen.

Im weiteren Verlauf untersuchten wir die Werte derjenigen Tests, die für bzw. gegen eine Somatodyspraxie sprechen. Eine *Somatodyspraxie* ist durch folgende Symptome gekennzeichnet:
- Defizite bezüglich bilateraler projizierter Handlungssequenzen und eher inputabhängiger motorischer Reaktionen (siehe Tabelle 4.1, S, z) und
- Beeinträchtigungen der taktilen oder taktil-propriozeptiven (somatosensorischen) Verarbeitung, die in diesem Zusammenhang auftreten (siehe Kapitel 6).

Eine inputabhängige Beeinträchtigung der Praxie läßt sich am besten mit dem Test „Postural Praxis" (Posturale Praxie) nachweisen. Dieser Testwert kann jedoch auch bei solchen Kindern niedrig ausfallen, die lediglich Schwierigkeiten mit projizierten Handlungssequenzen sowie mit der bilateralen Integration und dem Sequenzieren haben (siehe Kapitel 4). Da wir außerdem zu dem Ergebnis gekommen waren, daß bei Steven keine Beeinträchtigung der taktilen Diskrimination vorlag, mußten wir die Möglichkeit einer Somatodyspraxie *ausschließen*.

Als wir Steven auf eine *Dyspraxie auf verbale Anweisung* untersuchten, konnten wir rasch feststellen, daß bei ihm in diesem Bereich *keine Defizite* vorlagen. Diese Art von Beeinträchtigung läßt sich anhand einer anormal verlängerten Dauer des postrotatorischen Nystagmus und niedriger Werte im Test „Praxie auf verbale Anweisung" erkennen. Steven wies jedoch eine verkürzte Nystagmusdauer auf und erreichte im Test „Praxie auf verbale Anweisung" normale Werte. Die einzigen niedrigen Werte in diesem Bereich waren diejenigen, die auch mit Defiziten der Planung und Durchführung bilateraler projizierter Handlungssequenzen in Zusammenhang stehen. Solche Defizite können mit vestibulär-propriozeptiven Verarbeitungsstörungen auf subkortikaler Ebene (d. h. mit auf sensorisch-integrativen Dysfunktionen basierenden Defiziten der bilateralen Integration und des Sequenzierens) oder mit kortikalen Dysfunktionen, einschließlich Beeinträchtigungen der für die motorische Planung zuständigen Areale (d. h. mit Defiziten der motorischen Planung, die *nicht* auf sensorisch-integrativen Dysfunktionen basieren), verbunden sein. Tatsächlich fiel es Steven jedoch *relativ* leicht, verbale Anweisungen in motorische Handlungen umzusetzen.

Bis dahin hatten wir herausgefunden, daß Steven nicht in der Lage war, die durch aktive Bewegungen seines Körpers im Raum entstehenden sensorischen Informationen (vestibulär-propriozeptive Informationen) richtig zu interpretieren, und daß diese Defizite mit Schwierigkeiten bei der Planung und Erzeugung bilateraler und projizierter Handlungssequenzen in Zusammenhang standen (siehe Abb. 9.1). In der letzten Phase des Interpretationsprozesses untersuchten wir, ob Steven eines der *„typischen Endprodukte"* einer sensorisch-integrativen Dysfunktion aufwies. „Endprodukte" einer solchen Dysfunktion sind:
- beeinträchtigte Form- und Raumwahrnehmung,
- Defizite der visuomotorischen Koordination und
- Defizite des visuellen Konstruierens.

Obwohl Steven im Test „Figure-Ground Perception" (Figur-Grund-Wahrnehmung) relativ hohe Werte erzielte, kamen wir aufgrund weiterer Testwerte zu dem Schluß, daß er in allen drei Bereichen Defizite aufwies. Fallen die

Testwerte in allen drei Bereichen niedrig aus, werden sie statistisch derjenigen Clustergruppe zugeordnet, die von Ayres vormals als „Visuodyspraxie" bezeichnet wurde (siehe Kapitel 8). Wie jedoch bereits an anderer Stelle betont (siehe Kapitel 1, 7 und 8), sind die Begriffe „Visuodyspraxie" bzw. „Visuopraxie" zu vermeiden. Statt dessen gilt es, sich auf die Beschreibung des mit der vorliegenden Beeinträchtigung einhergehenden Verhaltens zu konzentrieren. In Stevens Fall kamen wir zu dem Schluß, daß seine Schwierigkeiten im Bereich der sensorischen Integration tatsächlich mit einer beeinträchtigten Form- und Raumwahrnehmung und mit Defiziten der visuomotorischen Koordination und des visuellen Konstruierens einhergingen.

9.2.4
Darlegung der Ergebnisse

Bei der Darlegung unserer Ergebnisse ging es uns vor allem darum, sie seinen Eltern und seiner Lehrerin auf möglichst verständliche Weise nahezubringen. Wir wollten ihnen dabei behilflich sein, die aus Stevens sensorischen Integrationsdefiziten resultierenden Verhaltensauffälligkeiten (wenn nötig) in einem anderen Licht zu sehen. Im Rahmen dieses Prozesses achteten wir darauf, uns auf die Ergebnisse unseres *ergotherapeutischen Verfahrens* zu stützen. Dem Leser mag aufgefallen sein, daß der Begriff „Hyperaktivität" bei uns nicht auftaucht – obwohl der Kinderarzt bei Steven eine Hyperaktivität diagnostiziert hatte. Bei *Hyperaktivität* handelt es sich um eine *medizinische Diagnose*. Das bei Kindern mit sensorischen Integrationsdefiziten beobachtbare erhöhte Maß an Aktivität ist nicht notwendigerweise gleichbedeutend mit dem Zustand, der in der Medizin als „Hyperaktivität" oder „Konzentrationsstörung" bezeichnet wird.

Wir erstellten einen schriftlichen Bericht, der auch eine kurze Zusammenfassung von Stevens Entwicklungsgeschichte und der bei ihm auftretenden Schwierigkeiten enthielt. In unserem Treffen mit Frau P. beschrieben wir u. a. die Methoden, die wir bei der Untersuchung von Steven angewandt hatten, und erläuterten, daß wir *sowohl* standardisierte Tests *als auch* klinische Beobachtungen benutzt hatten, um die *folgenden Fragen* zu klären:
- Inwieweit ist Steven fähig, sensorische Informationen über Berührungen und Bewegungen im Raum sinnvoll zu interpretieren?
- Inwieweit kann er diese Informationen zur Planung und Erzeugung motorischer Handlungen verwenden?
- Wie sind seine Leistungen in den Bereichen visuomotorische Wahrnehmung, Form- und Raumwahrnehmung und visuelles Konstruieren?

Im Gespräch legten wir Wert darauf, unsere Ergebnisse in einer klaren Sprache vorzutragen. Der mündliche Bericht fiel allerdings ausführlicher aus als der schriftliche, weshalb wir ihn im folgenden nochmals kurz zusammenfassen wollen.

Sowohl Frau P. als auch Stevens Lehrerin hatten sich vor allem über Stevens Ablenkbarkeit und seine übermäßige Aktivität besorgt gezeigt. Daher begannen wir unsere Erläuterungen mit einer Darlegung der Zusammenhänge zwischen sensorisch-integrativen Dysfunktionen, Ablenkbarkeit und dem Maß an Aktivität. Wir erklärten, daß ein Mensch mit sensorischen Integrationsdefiziten Schwierigkeiten habe, aus der Umgebung kommende sensorische Informationen sinnvoll zu interpretieren, und häufig nicht dazu fähig sei, *relevante Informationen „herauszufiltern"*. Deshalb versucht ein solcher Mensch ständig, sämtlichen Informationen aus dem Umfeld Beachtung zu schenken und darauf zu reagieren. In der Absicht, verständlich zu machen, inwiefern sich Stevens Erfahrungen von den unsrigen unterschieden, gaben wir folgende Beispiele:

■ BEISPIEL: Unsere Kleidung stellt eine Quelle kontinuierlicher sensorischer Stimulation dar. Im Gegensatz zu Steven sind wir jedoch in der Lage, diese Stimulation herauszufiltern und ihr keine Aufmerksamkeit zu schenken – es sei denn, jemand spricht uns auf unsere Kleidung an, oder unsere Kleider verrutschen, werden naß o. ä.

■ BEISPIEL: Wenn wir uns in einem Korridor befinden, in dem viele Menschen hin- und hergehen, sind wir uns der Vielzahl der Geräusche normalerweise nicht sehr bewußt und sind in der Lage, uns auf ein Gespräch zu konzentrieren, das wir dort gerade führen.

Wir erklärten Frau P., daß unsere Testergebnisse Stevens Schwierigkeiten mit der Modulation und dem Herausfiltern irrelevanter sensorischer Informationen belegten. Wir verdeutlichten, daß Steven nicht dazu fähig sei, nur wichtigen Informationen Aufmerksamkeit zu schenken (z. B. den Anweisungen der Mutter oder der Lehrerin, seinen Schularbeiten oder dem Spiel, das er sich ausgesucht hatte). Aus diesem Grunde sei er extrem leicht ablenkbar und haste von einer Beschäftigung zur nächsten. Je höher die Anzahl der Stimuli, desto stärker die Ablenkbarkeit – daher verschlechtere sich Stevens Verhalten an belebten Plätzen, z. B. in Einkaufszentren oder überfüllten Restaurants. Ähnliche Schwierigkeiten gebe es, wenn viele Schüler gleichzeitig um den Pult der Lehrerin stünden, um Anweisungen entgegenzunehmen.

Wir erklärten Frau P., daß Stevens Schwierigkeiten mit Berührungen wahrscheinlich einen ähnlichen Ursprung hatten. In Situationen, in denen

Steven von zu vielen Stimuli geradezu „überwältigt" würde (was sehr häufig geschah), begänne er, leichte Berührungen negativ zu deuten. Je mehr Menschen ihn entweder versehentlich oder in der Absicht, sein Verhalten zu kontrollieren, berührten, desto intensiver sei die Stimulation und desto weniger sei er in der Lage, mit diesen Sinneseindrücken klarzukommen. Somit ergebe sich ein Teufelskreis, wenn Eltern und Lehrerin das Kind im Versuch, die Situation unter Kontrolle zu bringen, mit zusätzlichen Stimuli (Berührungen) konfrontierten. Unserer Ansicht nach schlug Steven deshalb auf andere Kinder ein, wenn sie ihn versehentlich anstießen, weil er nicht dazu fähig war, die affektiven Aspekte von Berührungen richtig zu interpretieren.

Frau P. hatte im Vorfeld die Befürchtung geäußert, ihr Sohn wachse mit dem Gefühl auf, nichts richtig zu machen. Sie führte diese *negative Selbsteinschätzung* z. T. auf die unzähligen *Verweise* zurück, die er im Laufe eines normalen Tages für sein Verhalten erhielt. Auch wenn die Eltern stets sehr darum bemüht seien, Stevens Leistungen in den Vordergrund zu stellen, so sei es doch zu seiner eigenen Sicherheit immer wieder nötig, sein Verhalten zu kontrollieren. Daher bekomme Steven mehrmals täglich den Ausspruch „Laß das sein" zu hören. In der Schule sei die Situation noch schlimmer, da die Lehrerin Stevens Verhalten durch Verweise bzw. Strafen in den Griff zu bekommen hoffe.

Laut Frau P. hatte Steven auch deshalb ein solch negatives Selbstbild entwickelt, weil er sich bewußt war, daß seine *motorischen Fähigkeiten* nicht einmal denen seiner jüngeren Geschwister entsprachen. Es sei ihm sehr wohl klar, so Frau P., daß er keine Freunde habe und bei vielen Spielen nicht mitmachen dürfe, weil ihn niemand in seinem Team haben wolle. Sie selbst wisse mit diesen Problemen kaum umzugehen, da Stevens Selbsteinschätzung der eigenen motorischen Fähigkeiten kaum zu entkräften sei. So hoffte Frau P., von uns eine Erklärung der Ursachen für Stevens mangelhafte motorische Koordination zu erhalten. Zudem hoffte sie auf Behandlungsvorschläge zur Verbesserung seiner Fähigkeiten.

Wir bestätigten Frau P. in ihrer Ansicht, daß Stevens negatives Selbstbild einerseits auf die häufigen Verweise und andererseits auf seine mangelhafte motorische Koordination zurückzuführen sei. Bezüglich der mangelnden motorischen Fähigkeiten erklärten wir Frau P., daß Steven vor allem nicht in der Lage zu sein schien, diejenigen Sinneseindrücke richtig zu interpretieren, die durch die Bewegung seines Körpers im Raum entstünden. Ohne uns in einer eingehenden Beschreibung der vestibulär-propriozeptiven Wahrnehmung oder der Faktorenanalyse zu verlieren, erläuterten wir, daß viele Kinder mit sensorischen Integrationsdefiziten ähnliche Koordinationsprobleme aufweisen wie Steven. Mit anderen Worten: Stevens Unvermögen, einen Ball zu fangen oder zu werfen, seine Unfähigkeit, zu springen oder im Umgang mit einem bestimmten Spielzeug oder beim Ausradieren von Buchstaben auf einem Stück Papier seine Kraft zu dosieren oder zu entscheiden, mit welcher Hand er schreiben solle, sowie seine Haltungsschwierigkeiten seien auf seine mangelnde Fähigkeit zurückzuführen, sensorische Informationen bezüglich seiner *Körperhaltung* und der *Bewegung seines Körpers im Raum* richtig zu interpretieren.

Frau P. zeigte großes Interesse an einer Therapie, die die Behebung der Schwierigkeiten ihres Sohnes zum Ziel haben sollte. Wir legten verschiedene Behandlungsansätze sowie deren Vor- und Nachteile dar. Wir erläuterten, daß wir uns bei einer Therapie auf die Prinzipien der Sensorischen Integrationstheorie stützen und mit Steven eine Reihe von Aktivitäten durchführen würden, bei denen er Gelegenheit zur *gezielten* Aufnahme von Sinneseindrücken hätte. An diesen Aktivitäten müsse er jedoch aktiv teilnehmen und versuchen, neue Fertigkeiten zu erlernen und bereits erlernte zu verbessern. Bei der Zusammenstellung der Aktivitäten, so versicherten wir, würden wir sehr sorgfältig vorgehen und darauf achten, sowohl die von ihr angesprochenen Bedürfnisse als auch die Problembereiche, die sich aus den Tests ergeben hatten, zu berücksichtigen.

Wir wiesen Frau P. darauf hin, daß wir zwar davon überzeugt waren, daß sich Stevens Fähigkeiten merklich verbessern ließen – jedoch müßten *alle beteiligten Personen* (Therapeuten, Familie, Lehrerin) intensiv mit Steven daran arbeiten, sein *Selbstbild* zu verbessern. Mit anderen Worten: Eine Verbesserung von Stevens Fähigkeiten würde nicht automatisch zu einer positiveren Selbsteinschätzung führen. Frau P. stimmte uns zu und erklärte sich bereit, sich etwas einfallen zu lassen, um Steven mit den Kindern aus der Nachbarschaft zusammenzubringen. Wir machten ihr deutlich, wie wichtig es sei, so oft wie möglich mit uns sowohl über die in der Therapie und zu Hause erzielten Fortschritte als auch über eventuelle Probleme zu sprechen.

Wir empfahlen Frau P. außerdem, den Ergotherapeuten an Stevens Schule als Berater der Lehrerin hinzuzuziehen. Unser Wissen um die Art der Probleme, mit denen Steven zu kämpfen hatte, sowie um die Grenzen, die Ergotherapeuten an Schulen gesetzt sind, ließ uns zu der Überzeugung kommen, daß eine direkte Behandlung in einer privaten ergotherapeutischen Praxis die größten Erfolgsaussichten hatte. Dennoch würden auch die Dienste eines Beraters vor Ort zu Stevens positiver Entwicklung beitragen können. Eine seiner Funktionen könnte beispielsweise darin bestehen, der Lehrerin in einem Gespräch – ähnlich dem zwischen uns und Stevens Mutter – Stevens schulische Probleme nahezubringen, sie über die vorliegenden sensorischen Integrationsdefizite aufzuklären und sie danach dabei zu un-

> terstützen, Steven *trotz* seiner Einschränkungen gewisse Erfolgserlebnisse zu ermöglichen.
>
> Konkret ging es im schulischen Umfeld u. a. darum, den Unterrichtsraum umzugestalten, um so die Anzahl der Faktoren zu minimieren, die zu Stevens Ablenkung beitrugen. Der Therapeut vor Ort könnte der Lehrerin außerdem dabei behilflich sein, die Aufgabenstellungen dahingehend abzuändern, daß Steven die Möglichkeit hätte, sein Wissen so einfach wie möglich auszudrücken (z. B. schriftliches Lösen von Rechenaufgaben anstatt Aufkleben der Ergebnisse auf ein Blatt Papier). Wir sicherten Frau P. zu, alle Informationen, die wir mit Hilfe unserer Untersuchung gewonnen hatten, an den Ergotherapeuten der Schule weiterzugeben.
>
> Wir hatten Frau P. viel Stoff zum Nachdenken gegeben. Sie teilte uns mit, sie sei sehr erleichtert, endlich jemanden gefunden zu haben, der ihr eine schlüssige Erklärung für viele von Stevens Problemen liefern konnte. Wir ermutigten sie, alles mit ihrem Mann und vielleicht auch mit ihrer Schwester, der Ergotherapeutin, zu besprechen. Wir machten mehrere Vorschläge zur Therapie, u. a. sprachen wir auch die Möglichkeit einer direkten Behandlung in Kombination mit Beratungsgesprächen an. Die *Entscheidung,* so verdeutlichten wir, lag jedoch letztendlich *ganz bei ihr*. Sollte sie unsere Empfehlungen annehmen, bestünde der nächste Schritt darin, den Ergotherapeuten der Schule hinzuzuziehen und gemeinsam mit ihm die Behandlungsziele festzulegen. Wir ermutigten Frau P. außerdem, sich bei weiteren Fragen telefonisch mit uns in Verbindung zu setzen.

9.3
Zusammenfassung

Gegenstand dieses Kapitels war ein Prozeß, in dessen Verlauf die Ergebnisse, die aus einer ergotherapeutischen Untersuchung der Funktionsweise der sensorischen Integration resultierten, interpretiert wurden bzw. eine Bedeutung verliehen bekamen. Eine wichtige Komponente dieses Prozesses bestand darin, die vorliegenden Probleme in für die Familie leicht verständlichen Worten darzustellen und gleichzeitig die Perspektive der Ergotherapie und der Sensorischen Integrationstheorie zu wahren. Die nachfolgenden Kapitel sind zunächst dem Prozeß gewidmet, der darauf abzielt, gemeinsam mit den Eltern und Lehrern Behandlungsziele aufzustellen. Darauf aufbauend wird eine aus direkter Behandlung (Kapitel 10 und 11) und gleichzeitiger Beratung (Kapitel 12) bestehende Therapieform erläutert.

Als wir eine Woche später noch einmal mit Frau P. sprachen, teilte sie uns mit, daß sie sich an unsere Empfehlungen halten wolle und an Stevens Schule bereits um Unterstützung von seiten des dortigen Ergotherapeuten gebeten habe. Ihr lag viel daran, mit uns so schnell wie möglich einen Termin für sich und ihren Mann zu vereinbaren, um Ziele für Stevens Therapie festzulegen. Die Ergebnisse eines solchen Prozesses werden schwerpunktmäßig in Kapitel 11 behandelt.

Literatur

Ayres, A.J. (1989). Sensory Integration and Praxis Tests. Los Angeles: Western Psychological Services

C. & G. Merriam. (1981). Websters new collegiate dictionary. Springfield, MA

Magalhaes, L. C., Koomar, J., Cermak, S. A. (1989). Bilateral motor coordination in 5- to 9-year-old children: A pilot study. American Journal of Occupational Therapy, 43, 437–443

Royeen, C. B., Fortune, J. C. (1990). TIE: Touch Inventory for School Aged Children. American Journal of Occupational Therapy, 44, 155–160

10 Umsetzung der Theorie in direkte Behandlung – Kunst und Wissenschaft zugleich

JANE A KOOMAR, ANITA C. BUNDY

> *Integration bedeutet, eine innere Einheit zu schaffen, ein Zentrum der Kraft und der Freiheit, so daß ein Mensch nicht länger ein bloßes Objekt ist, das von äußeren Kräften gelenkt wird, sondern zu einem Subjekt wird, das aus sich selbst heraus handelt.*
>
> *Schumaker 1977, S. 13*

Wenn ein Patient das Behandlungszimmer betritt, müssen wir darauf vorbereitet sein, auf verschiedenen Ebenen gleichzeitig zu reagieren. Wir beginnen einen „Dialog", in dessen Verlauf wir zuhören, beobachten und kommunizieren. Wir erfahren etwas über die Bereitschaft des Patienten, mit der Behandlungseinheit zu beginnen, und über den Zustand seines Zentralnervensystems. Wir bauen eine „spielerische" Interaktion auf, durch die wir das Vertrauen des Patienten gewinnen. Wir geben ihm zu verstehen, daß wir nicht mehr von ihm verlangen, als er geben kann. Gemeinsam mit dem Patienten erarbeiten wir ein Programm mit Aktivitäten, die seinen inneren Antrieb wecken, sein Umfeld zu erforschen und zu beherrschen, und seine Selbstbestimmung und Weiterentwicklung fördern. Geschickt wandeln wir diese Aktivitäten so ab, daß sie „genau die richtige Herausforderung" darstellen, und sorgen im Verlauf der Sitzung dafür, daß die einzelnen Aktivitäten fließend ineinander übergehen.

Das ist die *„Kunst"* der Therapie, die vorwiegend auf unseren klinischen Erfahrungen, unserer Beobachtungsgabe und Kommunikationsfähigkeit und auf unserer Intuition beruht.

Gleichzeitig muß unser Programm so beschaffen sein, daß bestimmte Kriterien erfüllt werden. So sollen die Aktivitäten in ihrer Kombination

- die Sensorische Integrationstheorie logisch widerspiegeln,
- auf die Dysfunktion des Patienten abgestimmt sein,
- dem Patienten dabei helfen, seine Ziele leichter zu erreichen.

Dies ist die *„Wissenschaft"* der Therapie, die auf unserem Verständnis der Sensorischen Integrationstheorie und dem Wissen, wie diese Theorie auf *jeden einzelnen Patienten* anzuwenden ist, basiert.

> **Praxis**
>
> Um eine effektive *direkte Behandlung* (direct intervention) nach den Prinzipien der Sensorischen Integrationstheorie zu ermöglichen, müssen Kunst und Wissenschaft der Therapie miteinander in Einklang gebracht und in einen Kontext bedeutungsvoller Ziele eingebettet werden.

Wie in jeder harmonischen Beziehung sind die Übergänge zwischen Kunst und Wissenschaft fließend. Zwar kann eine Komponente zuweilen überwiegen, doch tragen beide in gleichem Maße zur Effektivität einer Behandlungseinheit und zum langfristigen Ergebnis der Therapie bei. Die Ziele geben die Richtung der Behandlung vor.[1]

10.1
Ziele und Inhalt dieses Kapitels

Dieses Kapitel soll dem Leser als Orientierungshilfe beim Zusammenstellen eines Behandlungsplans dienen, der auf der „Kunst und Wissenschaft" der Sensorischen Integrationstheorie basiert. Wir beginnen mit einer Darstellung der Kunst der Therapie. Danach werden wir auf die Zusammenstellung von Aktivitäten für jeweils ganz spezielle Problembereiche, die sich aus einer Störung der sensorischen Integration ergeben können, eingehen. Dann folgen praktische Ratschläge für die Therapie und für das Erstellen eines Behandlungsplans.

Diese zentralen Punkte bilden die Grundlage eines Behandlungsplans, der auf der Sensorischen Integrationstheorie beruht. In Kapitel 10 konzentrieren wir uns auf das Erarbeiten von Aktivitäten, die sich für die *Einzelbehandlung* eignen. In den folgenden Kapiteln werden wir den Therapieprozeß anhand von Fallbeispielen erläutern und die Prinzipien des *Beratungsansatzes* sowie des *integrierten (kombinierten) Ansatzes* allgemein darlegen.

10.2
Die Kunst der Therapie

Beim Erarbeiten von Aktivitäten für eine Behandlung lassen wir uns in erster Linie von folgender These leiten:

---

[1] Die Autorinnen danken Gretchen Dahl Reeves für die Fallbeispiele in diesem Kapitel.

> **Praxis**
>
> Wir gehen davon aus, daß die Funktionsweise des Nervensystems verbessert werden kann (und so die Grundlage für ein besseres motorisches und kognitives Lernen geschaffen wird), indem dem Patienten die Möglichkeit geboten wird, durch eine aktive Beteiligung an Aktivitäten, die für ihn von Bedeutung sind und adaptive Verhaltensweisen auslösen, sensorische Informationen besser aufzunehmen (siehe Kapitel 1).

Diese Behandlungsthese scheint zwar auf den ersten Blick recht einfach zu sein, ist aber in der Umsetzung sehr komplex. Die einzelnen Behandlungseinheiten entsprechend zu gestalten, ist eine Kunst.

Diese *Kunst* beinhaltet folgende Aspekte:
- die Entscheidung, an welchem Punkt die Behandlung ansetzen soll,
- die geschickte Anpassung der Aktivitäten, damit sie „genau die richtige" Herausforderung darstellen,
- das Ausarbeiten von Aktivitäten, die den inneren Antrieb des Patienten wecken und seine Selbststeuerung und Weiterentwicklung fördern,
- die Gestaltung fließender Übergänge zwischen den einzelnen Aktivitäten,
- die Beziehung zwischen Ergotherapeut und Patient und
- die Entscheidung, zu welchem Zeitpunkt die Behandlung beendet werden kann.

Wir sind der Ansicht, daß die Kunst der Therapie außerdem darin besteht, dem Patienten verständlich zu machen, welchen Einfluß seine sensorisch-integrative Dysfunktion auf sein tägliches Leben hat.

Da die Kunst der Therapie so schwer zu erlernen ist, muß sie ausführlich erläutert werden. Im folgenden werden wir erklären, auf welch unterschiedliche Art und Weise diese Kunst im Rahmen einer Behandlung zum Ausdruck kommen kann. Allerdings sind wir der Meinung, daß sich die Kunst der Therapie am besten durch *Hospitationen* bei einem erfahrenen Ergotherapeuten erlernen läßt.

10.2.1
Die Entscheidung über den Ansatzpunkt der Behandlung

Sind wir zu dem Schluß gekommen, daß sich die vorliegenden Probleme mit der Sensorischen Integrationstheorie sinnvoll erklären lassen, und haben wir in Zusammenarbeit mit dem Patienten, den Eltern und anderen Betreuern bestimmte Ziele festgelegt (siehe Kapitel 12), müssen wir uns zu Beginn der Therapie damit beschäftigen, auf welche Aspekte die Behandlung abzielen soll.

GRUNDLAGEN

Die übergeordneten Behandlungsziele lassen sich wie folgt charakterisieren:
- Wir wollen eine solide *Grundlage* schaffen, auf der sich ein immer komplexer werdendes adaptives Verhalten aufbauen läßt.
- Wir wollen dem Patienten das Vertrauen bzw. den Glauben vermitteln, die nötige Kompetenz zur Ausführung von Aktivitäten zu haben, die für ihn selbst wichtig sind bzw. die sein Umfeld ihm abverlangt (siehe Kapitel 2).

DEFINITION

Bei Patienten mit sensorisch-integrativen Dysfunktionen bezieht sich der Begriff „*Grundlage*" sowohl auf die Verarbeitung vestibulär-propriozeptiver und taktiler Informationen als auch auf Nebenaspekte wie z. B. posturale Fähigkeiten, Fähigkeiten zur bilateralen Integration und zum Sequenzieren und die Handlungsfähigkeit (Praxie).

Dies sind die Grundlagen, auf denen die Ergotherapie aufbauen kann. (siehe Abb. 9.1) Häufig haben Patienten in vielen Bereichen Schwierigkeiten. In manchen Fällen muß die Behandlung schwerpunktmäßig damit beginnen, dem Patienten zu helfen, adäquater auf sensorische Reize zu reagieren.

FALLBEISPIEL →

Melanie
Die 5jährige Melanie zeigte im Unterricht äußerst problematische Verhaltensweisen. Melanies Lehrerin berichtete, daß Melanie ständig im Klassenzimmer umherliefe und nur selten länger als ein paar Sekunden sitzenbleiben könne. Saß sie am Tisch, „sackte sie in sich zusammen und hing praktisch mit der Nase auf dem Papier". Einige Male sei sie beim Bearbeiten von Arbeitsblättern sogar vom Stuhl gefallen.

Die Lehrerin berichtete außerdem, daß Melanie ständig sämtliche Gegenstände, die sie im Klassenzimmer finden konnte (z. B. Gegenstände auf dem Lehrerpult), in die Hand genommen habe. Sowohl die Lehrerin als auch Melanies Klassenkameraden fanden dieses Verhalten lästig.

Eine weitere sozial inadäquate Verhaltensweise, die Melanie entwickelt hatte, bestand darin, auf das Regal über den Mantelhaken in ihrem Klassenzimmer zu klettern und dann von oben herunterzuspringen. Die Lehrerin war über dieses Verhalten um so mehr verwundert, als sie nicht den Eindruck hatte, daß Melanie damit auf sich aufmerksam machen wollte. Im Gegenteil – Melanie schien gar nicht zu bemerken, wie die Lehrerin und die Mitschüler auf ihr außergewöhnliches Verhalten reagierten. Als man sie fragte, weshalb sie das tat, antwortete sie: „Weil das Springen solchen Spaß macht."

Melanie hatte recht große Schwierigkeiten mit dem Anziehen, sie aß sehr hastig und konnte nur schlecht mit Buntstiften umgehen. Sie war nicht in der Lage zu schaukeln oder seilzuspringen, obwohl man häufig versucht hatte, es ihr beizubringen. Im Rahmen des ergotherapeutischen Beurteilungsverfahrens, zu dem auch die „Sensory Integration and Praxis Tests" (SIPT, Sensorische Integrations- und Praxietests; Ayres 1989) und klinische Beobachtungen des neuromotorischen Leistungsvermögens gehörten, stellte sich heraus, daß Melanie taktile und vestibulär-propriozeptive Informationen nur schwer verarbeiten konnte, ihr Muskeltonus schwach war und ihre Gleichgewichtsreaktionen nur verzögert kamen, daß sie Defizite der bilateralen Integration und des Sequenzierens sowie eine eingeschränkte Handlungsfähigkeit aufwies.

In der Absicht, die konkreten Ziele zu erreichen, die ein Team von Pädagogen für Melanie festgelegt hatte, setzten wir uns folgende *allgemeine Behandlungsziele:*

- Melanies Fähigkeit, hereinkommende taktile und vestibulär-propriozeptive Informationen zu verarbeiten, zu verbessern und sie dabei zu unterstützen, sozial inadäquate Verhaltensweisen (z. B. Herabspringen vom Regal, Anfassen von Dingen, die anderen gehören, etc.) abzubauen.
- Melanies posturale Stabilität und Gleichgewichtsreaktionen zu verbessern und ihr zu helfen, während des Unterrichts stillzusitzen.
- Ihre bilateralen und praktischen Fähigkeiten zu verbessern und ihr zu helfen, besser und effektiver mit den Unterrichtsmitteln (z. B. Schere, Buntstifte) umzugehen, ihrem Alter entsprechende wichtige motorische Fähigkeiten (z. B. Schaukeln und Seilspringen) zu erlernen und alltägliche Handlungen (z. B. Anziehen) zu bewältigen.

Zu Beginn der Behandlung konzentrierten wir uns zunächst auf das erste dieser Ziele. Da sich bei unserer Beurteilung gezeigt hatte, daß Melanies *Körperschema* nicht besonders gut entwickelt war, gaben wir ihr die Gelegenheit zu einer besseren und gezielteren Aufnahme sensorischer Informationen. Wir waren der Ansicht, die Entwicklung eines normalen Körperschemas sei eine gute Grundlage für andere Fähigkeiten und Fertigkeiten, die sie daraufhin erlernen könnte.

Wir gaben Melanie besonders häufig Gelegenheit, Aktivitäten mit linearen Bewegungen und Bewegungen gegen Widerstand durchzuführen. Melanie gefielen vor allem Aktivitäten, bei denen sie in Bauchlage in der Froschschaukel schaukeln konnte (Abb. 10.1). Sie bekam auch häufig die Möglichkeit, taktile Reize aufzunehmen, indem sie sich z. B. in einem mit Bällen gefüllten Becken verstecken (Abb. 10.2) und in einer Kiste mit getrockneten Bohnen und Reis nach großen Objekten suchen sollte.

Wir legten den Schwerpunkt auf die Verbesserung ihrer Fähigkeit zur Verarbeitung hereinkommender Sinneseindrücke, um ihr zu helfen, sich im Unterricht angemessener zu verhalten und ein besseres Körperschema zu entwickeln. Gleichzeitig begannen wir mit Aktivitäten in Bauchlage und konnten so auch an einer Verbesserung ihres Streckmuskeltonus und ihrer posturalen Stabilität arbeiten.

Wie bei Melanie sprechen wir in einer Behandlung meist mehrere Bereiche an, wobei der Schwerpunkt stets auf ein oder zwei Bereichen gleichzeitig liegt. Im Laufe der Behandlung konnten wir bei Melanie Anzeichen für eine Verbesserung der Verarbeitung von Sinneseindrücken feststellen, da sie langsam ein komplexeres adaptives Verhalten zeigte. Von da an verlagerten wir den Behandlungsschwerpunkt auf die Verbesserung ihrer posturalen und praktischen Fähigkeiten. Obwohl Melanie von Anfang an eine stark beeinträchtigte Praxie aufwies, wäre es nicht besonders sinnvoll gewesen, sich gleich zu Beginn auf eine Verbesserung ihrer Fähigkeit zum Sequenzieren projizierter Handlungen (d. h. auf einen Aspekt der Praxie) zu konzentrieren. Sie mußte als wichtige Voraussetzung zunächst über ein gut entwickeltes Körperschema verfügen. Wir hatten bereits festgestellt, daß Melanies Versuche, Seilspringen zu lernen, ergebnislos verlaufen waren, da ihre sensorische Grundlage scheinbar nicht dafür ausreichte, diese schwierige Aufgabe durch Üben zu meistern.

Wir wollten uns bei Melanie jedoch nicht *ausschließlich* auf die Entwicklung eines besseren Körperschemas konzentrieren, sondern achteten darauf, daß sie *gleichzeitig* auch andere Fertigkeiten erlernte. Entwicklung ist ein komplexer Prozeß.

Abb. 10.1. Froschschaukel

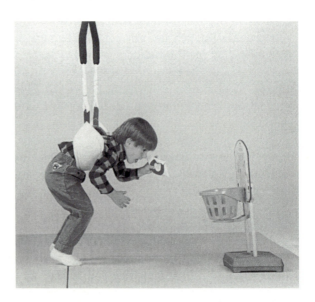

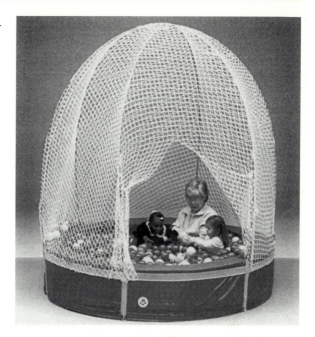

Abb. 10.2. Ein Bad in Kunststoffbällen

Zwar ist davon auszugehen, daß die Entwicklung des Körperschemas an die Fähigkeit gekoppelt ist, praktische Handlungen durchzuführen; trotzdem ist das Körperschema erst dann voll entwickelt, wenn praktische Handlungen produziert werden. Je ausgereifter das Körperschema, desto stärker ist auch die Praxie entwickelt. Umgekehrt gilt: Je mehr Fähigkeiten ein Mensch neu erlernt, desto vollständiger wird sein Körperschema. Diese beiden Aspekte sind eng miteinander verbunden und entwickeln sich, wie in Kapitel 1 beschrieben, spiralförmig nebeneinander.

Die Behandlung soll so gestaltet sein, daß unser Vertrauen in dieses Prinzip darin zum Ausdruck kommt.

10.2.2
„Genau die richtige" Herausforderung

Häufig ist der Rat zu hören, daß die Patienten nur kontinuierlich mit der passenden, der „genau richtigen" Herausforderung konfrontiert werden müßten, um sie zu *motivieren*, sich an der Therapie zu beteiligen, und daß sie auf diese Weise in jeder Behandlungsstunde *beachtliche Fortschritte* in ihrem adaptiven Verhalten machen würden.

DEFINITION

Unter der *„genau richtigen" Herausforderung* verstehen wir Aktivitäten, die die Patienten anspornen, ein klein wenig mehr zu leisten, als sie eigentlich könnten, die aber nicht so schwierig sind, daß sie Frustrationen oder nur schwache Reaktionen hervorrufen.

Was hier mit einfachen Worten beschrieben ist, klingt vernünftig und einleuchtend, stellt jedoch einen der schwierigsten Aspekte der Behandlung dar. Die Definition wirft Fragen auf, die selbst erfahrene Ergotherapeuten nur schwer *explizit* beantworten können. Woran erkennt man eine solche passende, „gerade richtige" Herausforderung?

Ein erfahrener Ergotherapeut beantwortete diese Frage so: „Das Kind bekommt leuchtende Augen und lächelt erleichtert. Häufig kommt dann die Bemerkung: Ich habs geschafft!, und es will die Übung seiner Mutter vorführen."

Jeder Ergotherapeut, der schon einmal selbst erfahren hat, welche Wirkung eine „genau richtige" Herausforderung haben kann, kann bestätigen, daß die Gefühle, die man dabei empfindet, mit Worten allein nicht zu beschreiben sind. Man muß ein sehr gutes *Gespür* haben, um zu erkennen, wann der Patient beginnt, *mit* und nicht gegen die Therapie zu arbeiten. Es läßt sich nur schwer ausdrücken, welch großes Engagement und welch enormer Einsatz erforderlich sind, um all die Herausforderungen zu bewältigen, die die Behandlungsräume bieten. Was jedoch leichter zu bestimmen ist, ist der Wunsch des Patienten, bestimmte Aktivitäten zu wiederholen, oder auch die Art, wie er seinen Erfolg zum Ausdruck bringt.

Wie genau eine passende Herausforderung aussieht, ist also kaum zu beschreiben. Daher auch der Ratschlag, die Durchführung einer effektiven Behandlung mit Hilfe von Hospitationen bei einem erfahrenen Ergotherapeuten zu erlernen.

Praxis

Als unerfahrener Ergotherapeut benötigt man keinen Mentor, um zu lernen, wie man die passende Herausforderung erkennt. Man braucht einen *Mentor*,
- um mit ihm über Fälle zu sprechen, bei denen die richtige Herausforderung *nicht* gegeben war,
- um von ihm so lange angeleitet zu werden, bis man seine eigenen Fähigkeiten so weit entwickelt hat, daß man mit hoher Wahrscheinlichkeit die passende Herausforderung bietet, und
- um exemplarisch von ihm zu lernen, wie man immer zum richtigen Zeitpunkt die richtige Herausforderung bieten kann.

10.2.3
Motivation:
Den inneren Antrieb des Patienten wecken

Geht ein Patient eine Aktivität motiviert an, zeigt sich dies meist darin, daß er völlig darin aufgeht. Fehlt die Motivation, kann der Patient dies auf unterschiedliche Weise zum Ausdruck bringen. Manche Patienten (vor allem Kinder) verbalisieren ihren Unmut über eine bestimmte Aktivität, indem sie sagen, sie sei „langweilig" oder „Kinderkram". Manche Kinder versuchen, uns abzulenken, indem sie uns in ein Gespräch verwickeln oder uns zu einer anderen Aktivität überreden. Andere wiederum wenden sich von der Aktivität ab und verstecken sich an einem „sicheren" Ort, wie z. B. in einem Stapel dicker Reifenschläuche oder in einem Faß. Manche werden immer ängstlicher oder in hohem Maße aktiv und weisen ein unorganisiertes Verhalten auf. Bringt ein Patient verbal oder nonverbal zum Ausdruck, daß er eine bestimmte Aktivität nicht ausführen möchte, müssen wir versuchen, die Gründe für diesen offensichtlichen Motivationsmangel zu erforschen, da die Ursache häufig schon zur Lösung führt.

> **Praxis**
>
> Die Erfahrung hat uns gezeigt, daß *„Motivationsmangel"* im Rahmen der Behandlung meist bedeutet,
> - daß die von uns gestellte Aufgabe zu schwierig ist,
> - daß der Patient zwar über die nötigen Fähigkeiten verfügt, die Aufgabe aber als zu schwer *empfindet,* oder
> - daß der Patient überstimuliert ist.

Ist die Aktivität offensichtlich zu *schwierig*, müssen wir die Anforderungen so abändern, daß sie den Fähigkeiten des Patienten so weit wie möglich entsprechen. *Glaubt* der Patient jedoch nur, daß die Aktivität zu schwierig ist, müssen wir überlegen,
- ob wir die Aufgabe so abändern, daß der Patient meint, sie ausführen zu können, oder
- ob wir den Patienten dazu verlocken oder überreden, die Aufgabe auszuführen, damit er „lernt", daß er eigentlich über die benötigten Fähigkeiten verfügt.

Die Entscheidung, ob es besser ist, die Aktivität abzuändern oder den Patienten zu überreden, hängt davon ab, welche dieser Methoden besser zu unserem Interaktionsstil mit diesem speziellen Patienten paßt und wie hartnäckig sich der Patient gegen die Aktivität wehrt.

> **!** Beschließen wir, den Patienten dazu zu verlocken oder zu überreden, die Aufgabe wenigstens versuchsweise anzugehen, müssen wir darauf achten, daß wir uns nicht auf einen *„Machtkampf"* einlassen. Wir müssen uns stets unser Hauptziel vor Augen halten: dem Patienten zu helfen, seine Fähigkeiten selbst zu entdecken.

Unser Ziel besteht nicht darin, den Patienten zu etwas zu zwingen, wozu er sich eindeutig nicht in der Lage fühlt. Läßt sich der Patient nicht leicht überzeugen, die Aufgabe anzugehen, müssen wir unseren Plan fallen lassen und zu einer neuen Aktivität übergehen.

> **Praxis** Ist das Kind nicht motiviert, eine Aktivität auszuführen, weil es *überstimuliert* ist (dies ist meist der Fall, wenn ein Kind „sichere" Plätze sucht, in hohem Maße erregt reagiert und unorganisiert handelt), müssen wir sein Bedürfnis nach einer Ruhepause respektieren.

In den meisten Fällen ist es am besten, dem Kind Verständnis für sein Bedürfnis nach „Raum" entgegenzubringen und ihm zu erlauben, in diesem sicheren Bereich zu bleiben, solange es dieses Bedürfnis hat. Fragt man solche Kinder, was sie gerne tun möchten, sagen vielleicht einige, daß sie die Sitzung gern beenden und nach Hause gehen würden. Auch hier müssen wir zu verstehen geben, daß dieses Verhalten adaptiv und wünschenswert sein kann, wenn sich das Kind überfordert fühlt. Beenden wir die Behandlungsstunde, sollte das Kind nicht den Eindruck haben, bestraft zu werden.

> **Praxis** Eine weitere große Herausforderung an unsere „künstlerischen" Fähigkeiten besteht darin, ein Gleichgewicht zwischen der *Freiheit*, die wir dem Patienten zugestehen, Aktivitäten zu erforschen, in Angriff zu nehmen und auszuwählen, und den von uns *vorgegebenen Strukturen* zu schaffen.

Auch wenn ein Patient, der einen großen inneren Antrieb besitzt, motiviert und fähig sein kann, viele passende Aktivitäten selbständig auszusuchen, müssen wir in den meisten Fällen dennoch gewisse Strukturen vorgeben, damit der Patient zunehmend komplexere adaptive Verhaltensweisen entwickeln kann. In manchen Fällen müssen wir Hilfestellungen oder Tips geben oder die Aktivitäten leicht abändern.

10.2.4
Abbruch und Abänderung von Aktivitäten

Ein weiterer wichtiger, jedoch schwieriger Aspekt der Kunst der Therapie liegt in der Erkenntnis, zu welchem Zeitpunkt eine Aktivität abgebrochen oder modifiziert werden sollte. Dieser Punkt wurde bereits zuvor kurz angesprochen, und wir möchten hier ausführlicher darauf eingehen. Wir sind der Ansicht, daß eine Aktivität so lange beibehalten werden sollte, wie der Patient kontinuierlich motiviert ist, daran teilzunehmen und sich sein adaptives Verhalten verbessert. Sicherlich sollten wir eine Aktivität nie nur deshalb abbrechen, weil *wir* uns langweilen oder befürchten, daß die Behandlungseinheit nicht abwechslungsreich genug ist. Bei der Entscheidung, ob eine Aktivität abgebrochen oder modifiziert werden sollte, müssen wir uns am Patienten orientieren. Solange der Patient in einer sorgfältig für ihn ausgewählten Aktivität völlig aufgeht, können wir davon ausgehen, daß er davon profitiert.

> **Praxis**
>
> Manchmal ist eine Aktivität *eindeutig* zu einfach oder zu schwer für den Patienten. Auch wenn sich die Signale, die ein Patient gibt, wenn eine Aktivität zu einfach ist, klar von denen unterscheiden können, die er gibt, wenn er etwas als zu schwer empfindet, ist die Lösung des Problems häufig dieselbe: *Modifikation*.

Eine Modifikation ist, wenn sie rasch erfolgen kann, gewöhnlich besser als ein Abbruch, da sie den Fluß der Behandlung weniger stört. Ist eine Aufgabe für den Patienten zwar zu schwer, aber nicht unlösbar (was sehr häufig der Fall ist), können wir die Aktivität *vorübergehend etwas einfacher gestalten*. Dabei dürfen wir jedoch nicht vergessen, daß wir mit der Zeit wieder zum ursprünglichen Niveau zurückfinden sollten. Auf diese Weise kann der Patient die Fortschritte, die er im Laufe der Behandlungsstunde macht, klar erkennen.

Natürlich ist es manchmal auch nötig, eine zu leichte bzw. zu schwere Aktivität abzubrechen. Dies ist meist dann der Fall, wenn eine Aktivität zu wenig Möglichkeiten bietet, also keine Modifikationen, d. h. Änderungen der Rolle des Patienten oder des gewünschten Ziels, zuläßt. Die „Drehsitz-Übung" (Abb. 10.3) z. B. kann durchaus sinnvoll sein, läßt sich jedoch nicht immer anwenden, da die Anzahl an Aktivitäten begrenzt ist und sich die Übungen nur im Sitzen durchführen lassen.

Abb. 10.3. Drehsitz

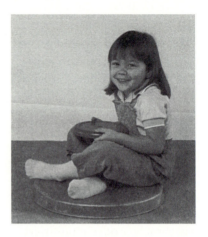

> **!** Ist ein Abbruch der Aktivität nötig, sollten *wir* die Verantwortung für diesen „Fehler" übernehmen, damit beim Patienten nicht das Gefühl entsteht, sein eigenes Unvermögen sei „wieder einmal" schuld am Mißlingen einer Aktivität. Uns fällt es nicht schwer zu sagen: „Das ist wirklich zu schwer. Das war *mein* Fehler. Probieren wir etwas anderes."

FALLBEISPIEL →

Don
Wir können feststellen, daß ein Patient eine Aktivität manchmal nur oft genug wiederholen muß, um neue Fähigkeiten zu entwickeln oder die Übung beherrschen zu lernen. Der 11jährige Don wies eine Dyspraxie auf und hatte hauptsächlich Schwierigkeiten damit, die einzelnen Schritte einer Aktivität zu sequenzieren. Hing er in Bauchlage in einer Netzschaukel und versuchte, sich mit den Händen vom Boden abzustoßen, um das Netz zum Schwingen zu bringen und gegen einen aufgehängten Sandsack zu schlagen, hatte er große Probleme, die Bewegungen vom Abstoßen von der Matte an bis zum Erreichen des Ziels zu sequenzieren. Als wir versuchten, die Aktivität kaum merklich abzuändern, wirkte sich dies auf seine Anstrengungen offensichtlich eher störend aus. Als wir ihn alleine üben ließen, arbeitete er sich langsam voran und konnte die Aktivität letztendlich erfolgreich durchführen. In Dons Fall war für den Erfolg ausschlaggebend, daß er die Bewegungen mehrmals wiederholen konnte. Er mußte ungefähr 5 Minuten lang üben, um sich nach vorne schwingen und den Sandsack treffen zu können. Nachdem er die Abfolge einhalten und den Sandsack berühren konnte, wollte er das Erlernte ca. 15 Minuten lang immer wiederholen. Hätten wir diese Aktivität zu voreilig aufgegeben und ihm nicht die nötige Zeit gelassen, die er brauchte, um die Abfolge zu bewältigen, hätten wir ihm die Möglichkeit genommen, eine Herausforderung zu meistern, der er gewachsen war.

Ältere Kinder oder Erwachsene kann man (auch wenn dies manchmal die Konzentration stört oder den Fluß der Aktivität unterbricht) meist fragen, ob sie eine Aktivität lieber fortsetzen oder abbrechen möchten Das eigentliche Problem liegt darin zu entscheiden, ob bei *jüngeren Kindern* bestimmte Aktivitäten modifiziert werden sollten. Ist eine bestimmte Aktivität für ein kleines Kind zu schwierig, oder ändern wir die Anforderungen, die diese Aufgabe an das Kind stellt, nicht rechtzeitig ab, kann das Kind frustriert oder enttäuscht reagieren. Dann ist es oftmals sehr schwierig, die Aufmerksamkeit des Kindes in dieser und wahrscheinlich auch in den folgenden Behandlungseinheiten zurückzugewinnen.

> **!** **Aktivitäten, die zu *einfach* sind, fordern den Patienten nicht heraus, über seine Fähigkeiten hinauszuwachsen, und sind deshalb für die Behandlung einer sensorischen Integrationsstörung nicht besonders sinnvoll.**

Außerdem beginnen sich die meisten Patienten zu langweilen, sobald sie merken, daß die Aktivität keine Herausforderung darstellt. Fragt man Patienten, ob sie eine (einfache) Aktivität als Herausforderung betrachten, machen sie häufig Vorschläge zur schwierigeren Gestaltung. Wir sollten jedoch nicht vergessen, daß eine einfache Aktivität, die nicht zur Verbesserung der sensorischen Integration des Patienten beiträgt, trotzdem einen *ergotherapeutischen* Wert haben kann. Zuweilen profitiert ein Patient emotional davon, eine bestimmte Aktivität, die er bereits beherrscht oder die ihm besonders großes Vergnügen bereitet, zu wiederholen – vor allem dann, wenn die Fertigkeit von seinen Spielkameraden oder seiner Familie besonders hoch bewertet wird.

> **Praxis**
> In einer wirklich effektiven Behandlungseinheit gehen Ergotherapeut und Patient wie ein eingespieltes Tanzpaar, das sich mühelos den wechselnden Rhythmen der Stücke anpaßt, fließend von einer Aktivität zur nächsten über. In bestimmten Momenten übernehmen *wir* die Führung und verändern eine Aktivität oder bringen eine neue ins Spiel. In anderen Behandlungsstunden folgen wir den Anweisungen des Patienten und fügen heimlich dort Herausforderungen ein, wo sie nötig sind.

FALLBEISPIEL →

Jerry
Der 10jährige Jerry hatte große Schwierigkeiten mit der motorischen Planung und verlangte häufig nach Aktivitäten, die er bereits beherrschte. Er suchte sich meist Aktivitäten aus, bei denen er seine relativ gut entwickelten posturalen Streckmuskeln einsetzen konnte, und vermied Aufgaben, bei denen seine schwach entwickelten Beugemuskeln beansprucht wurden.

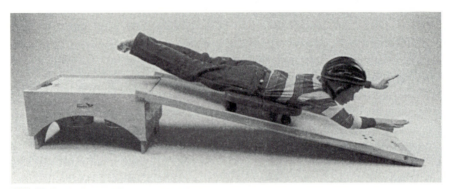

Abb. 10.4. Mit dem Rollbrett auf der Rampe

FALLBEISPIEL →

Einmal wollte er in Bauchlage auf einem Rollbrett eine Rampe hinunterfahren (Abb. 10.4), um „die Juwelen aus dem Schloß zu stehlen, während die Königin schlief". Wir aber wollten Jerry in eine Aktivität einbinden, die *Beugebewegungen* erforderte. Wie bei vielen anderen unserer Patienten mit Versagensängsten bestand auch hier unsere Aufgabe darin, Jerrys Motivation zu nutzen und auf etwas größere Herausforderungen zu lenken.

Nachdem Jerry einige Minuten lang immer wieder die Rampe hinuntergefahren war, sagten wir ihm, die Königin habe beschlossen, sie müsse ihre Juwelen zukünftig besser schützen. Jerry sei einfach ein zu geschickter Räuber. Die Juwelen lägen jetzt in einem Wassergraben mit Alligatoren, der nur zu erreichen sei, wenn man ihn kopfüber mit dem „Hubschrauber" (T-Schaukel) anfliege (Abb. 10.5). Wir konnten Jerrys Interesse und seinen Enthusiasmus aufrechterhalten und gleichzeitig seine Beugemuskeln stärker fordern, indem wir seine Geschichte mit einer neuen Aktivität verknüpften.

Gelingt es, fließend von einer Aktivität zur nächsten überzugehen, wirkt die Behandlungsstunde wie ein *Spiel*. Einem ungeübten Beobachter mag diese Art von Behandlungsprogramm unstrukturiert erscheinen. Eltern und Lehrer interpretieren die spielerische Natur der Behandlungsstunden oft falsch und stellen die „Tauglichkeit" der Behandlung in Frage („Kann etwas, das viel Spaß macht, auch positive Auswirkungen haben?"). Deshalb ist es wichtig, den Personen, die im Leben des Patienten eine wichtige Rolle spielen, die Ziele der Behandlungsaktivitäten und den Nutzen spielerischer und reibungslos verlaufender Behandlungsstunden zu erläutern.

Abb. 10.5. T-Schaukel

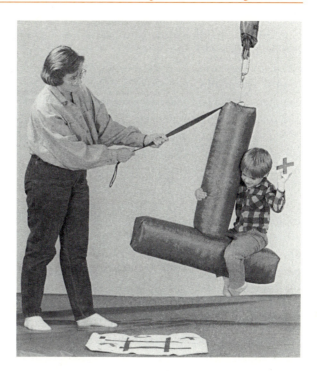

10.2.5
Die Interaktion zwischen Ergotherapeut und Patient

Ergotherapeuten sind ein wichtiges therapeutisches „Hilfsmittel". Jeder von uns hat bei der Interaktion mit Patienten seinen eigenen Stil. Dieser Stil wirkt sich auf die Patienten aus, und manchmal müssen wir ihn ändern, um den jeweiligen Bedürfnissen besser gerecht zu werden.

Wie schaffe ich ein sicheres Umfeld?

> **!** Bei einer Behandlung, die auf der Sensorischen Integrationstheorie basiert, muß sich der Patient an sensomotorischen Aktivitäten beteiligen, die möglicherweise seine Schwächen offenlegen. Viele Patienten fühlen sich dadurch bedroht, manche haben sogar Angst.

Damit sich solche Menschen hundertprozentig auf den therapeutischen Prozeß einlassen, müssen wir zunächst ihr *Vertrauen* gewinnen. Wir müssen ihnen ein Gefühl für ihre eigenen Fähigkeiten und Bedürfnisse vermitteln und klarstellen, daß sie sich sowohl physisch als auch emotional in *Sicherheit* befinden.

Ausnahmslos alle Patienten müssen das Vertrauen haben, daß die während der Behandlung benutzten *Geräte* sicher sind und sie sich auf diesen Geräten sicher fühlen können. Während der Aktivitäten müssen wir uns in der Nähe des Patienten aufhalten, um sein Sicherheitsgefühl zu fördern und aufrechtzuerhalten. Gleichzeitig müssen wir jedoch auch so weit von ihm entfernt sein, daß er das Gefühl hat, selbständig zu agieren und herausgefordert zu werden.

Manche Patienten haben zunächst Angst oder wehren sich dagegen, bei einer schwierigen Aktivität mitzumachen. Bisweilen muß man kleine Kinder zunächst einmal dabei zusehen lassen, wie andere Kinder eine bestimmte Aktivität durchführen, bevor man sie selbst dazu auffordert. Eine meist sehr erfolgreiche Strategie besteht darin, das Kind zu einer Interaktion aufzufordern, indem man vorgibt, mit ihm zu spielen. Eine Ergotherapeutin begann deshalb eine Behandlungsstunde mit einem sehr schüchternen Kind, indem sie ein Stofftier auf eine Schaukel setzte und sagte: „Mein Hase schaukelt *unheimlich* gerne. Möchtest Du ihn gerne anstoßen?" Einige Zeit später fragte sie das Kind: „Möchtest *Du* jetzt auch einmal schaukeln?"

Wir haben festgestellt, daß es oftmals das beste ist, sich aktiv mit dem Kind an der Aktivität zu beteiligen. Es gibt viele Möglichkeiten, sich in eine Aktivität einzubinden, die gemeinsam mit dem Patienten kreiert wurde. Wir können z. B. gemeinsam mit dem Patienten schaukeln oder uns mit ihm an ein gemütliches Plätzchen setzen, um Gegenstände taktil zu erforschen.

Wettspiele

> **!** Manchmal wünschen Patienten, daß wir Wettspiele mit ihnen durchführen. Wir haben jedoch festgestellt, daß manche Patienten sehr empfindlich auf Niederlagen reagieren und nicht in der Lage sind, den Streß eines richtigen Wettkampfs zu bewältigen.

Eine Aktivität, die wir mit Kindern durchführen, die auf Niederlagen besonders empfindlich zu reagieren scheinen, besteht darin, daß sie den „Fischchen im Teich" (Schlauch) „Futter" (Bohnensäckchen) zuwerfen sollen. Fällt das Futter neben den Teich, freuen sich die dicken Fische im Ozean darüber!

Bei Wettspielen geht es häufig darum, ein Ziel zu treffen. In diesem Fall geht es jedoch nicht darum, wer gewinnt, sondern darum, ob die Fische etwas zu fressen bekommen oder nicht. Bei Aktivitäten dieser Art gibt es keinen Wettkampf, und ein Versagen ist so gut wie ausgeschlossen. Bei einer anderen Aktivität, die nur minimal einem Wettkampf ähnelt, müssen Bohnensäckchen oder Bälle in eine Kiste geworfen werden. Der Patient erhält jedesmal einen Punkt, wenn er das Ziel mit dem Bohnensäckchen trifft. Verfehlt er das Ziel, bekommen *wir* den Punkt.

Wir entwickeln und adaptieren diese Aktivitäten mit äußerster Sorgfalt, damit der Patient die meiste Zeit Erfolg hat.

Manche der von uns erdachten Aktivitäten machen es jedoch *nötig*, daß wir uns freundschaftlich am Wettkampf beteiligen. Jeder von uns muß z. B. versuchen, eine Reihe von Blöcken umzuwerfen, die der andere „verteidigt". Kinder spüren, wenn wir uns nicht richtig anstrengen oder sie gewinnen lassen. Deshalb sollten wir unsere absichtlichen Niederlagen (z. B. „daneben treffen") auf ein Minimum reduzieren. Statt dessen können wir die Aktivität für uns selbst schwieriger gestalten, indem wir den Abstand zu unserem Ziel vergrößern oder mehr Ziele für uns aufstellen. Eine andere Strategie, die Diskrepanz zwischen unseren Fähigkeiten und denen des Patienten zu verringern, besteht darin, nach der Hälfte des Spiels die Plätze zu tauschen (Schaefer u. Reid 1986). Auf diese Weise beginnt der Patient das Spiel mit relativ großem Vorsprung, da er unsere Führungsposition übernimmt. Im allgemeinen akzeptieren Kinder solche Strategien – vor allem dann, wenn wir ihnen erklären, daß wir ja viel häufiger die Möglichkeit zum Üben haben.

Die Rolle des „Gegners" übernehmen

! Manchmal wünschen Kinder, daß wir bei einer Aktivität einen imaginären „Gegner" spielen. Auch wenn wir die vom Kind erdachte gegnerische Rolle übernehmen könnten (z. B. das „Monster" oder der „Böse"), sind wir der Ansicht, daß es meist besser ist, die Rolle des Assistenten zu spielen.

Statt den „Bösen" zu spielen, schlagen wir uns auf die Seite des „Guten" und jagen gemeinsam mit dem Patienten den Bösen. Wir versuchen, einem Sandsack oder einem anderen leblosen Gegenstand die Rolle des „Bösen" zu geben. So gehen wir insbesondere dann vor, wenn unser Patient besonders empfindlich ist oder sich zu sehr bedroht fühlt oder ängstigt, wenn wir eine negative Rolle übernehmen.

Lob, Feedback und Anweisungen

Ein weiterer Aspekt der ergotherapeutischen Interaktion besteht im Gebrauch der Sprache. Ayres (1972) hatte den Eindruck, daß ein Patient nicht immer *verbal* gelobt werden müsse: Manchmal reiche schon der Gesichtsausdruck des Ergotherapeuten aus; der wichtigste Ansporn bestehe ohnehin im Erkennen des eigenen Erfolgs. Für manche Patienten ist verbales Lob jedoch sehr wichtig. Wir sind häufig eine Art „Barometer" für die kleinen Fortschritte unserer Patienten, die sie sonst vielleicht gar nicht bemerken würden.

> **!** Uns erscheint es sehr wichtig, daß der Patient von uns ein exaktes *verbales Feedback* erhält. Die Patienten verwerten unser Feedback auf unterschiedliche Weise positiv. Viele verwenden es als Grundlage, um ihre ungenauen Wahrnehmungen ihrer Bewegungen und Körperhaltungen im Raum zu modifizieren.

Eine unserer Patientinnen hatte jedes Mal das Gefühl zu fallen, wenn ihre Muskeln als Reaktion auf Bewegungen kontrahierten. Unser verbales Feedback half ihr zu verstehen, daß diese Muskelkontraktionen in Wirklichkeit Gleichgewichtsreaktionen waren, die sie vor dem Fallen *bewahrten*.

> **Praxis** Manche Patienten sind anscheinend nicht in der Lage, ihr Körperfeedback zu nutzen, um gerade vollendete Bewegungen wahrzunehmen. Sie verlassen sich vor allem in frühen Behandlungsphasen eher auf unser verbales Feedback, um zu erfahren, wie sie sich bewegt haben.

> **FALLBEISPIEL →** Als die 12jährige *Kerry* zum ersten Mal einen Vorwärtsumschwung auf der Trapezstange schaffte, klatschte ihr Ergotherapeut Beifall. Kerry schien sich zwar zu freuen, fragte jedoch anschließend: „Was habe ich denn gemacht?" Als der Ergotherapeut in Worte faßte, was sie geschafft hatte, und ihr ein paar Hilfestellungen gab, konnte sie die Aktivität erfolgreich wiederholen.

Bei Patienten, die Aktivitäten etwas impulsiv angehen, geben wir oft *verbale Anweisungen* in Form von *Ermutigungen*. Stürzt sich ein Patient auf eine Aktivität und sie mißlingt ihm und weigert er sich danach, es erneut zu versuchen, sagen wir: „Ich glaube, daß Du das besser kannst. Ich werde Dir helfen. Du bist ja hier, um etwas zu lernen."

> **!** Manchmal dienen verbale Anweisungen jedoch auch dazu, das *Verhalten* eines Patienten zu *ändern*, z. B. ihn dabei zu unterstützen, eine wenig sinnvolle Handlung abzubrechen. Unserer Erfahrung nach erreicht man mit positiven Anweisungen oftmals mehr als mit negativen. Sagen wir: „Stell Deinen Fuß hier hin", haben wir damit oft mehr Erfolg, als wenn wir sagen: „Hör auf zu treten!" (Ayres 1985).

Luria (1961) fand heraus, daß Kinder unter 5 Jahren generell Schwierigkeiten haben, eine Handlung auf eine verbale Anweisung hin abzubrechen. Kinder mit

Sprachstörungen können eine Handlung auf eine verbale Anweisung hin wahrscheinlich erst unterbrechen, wenn sie weit älter als 5 Jahre sind.

10.2.6
Strategien, die dem Patienten zu einem besseren Verständnis seiner eigenen sensorisch-integrativen Dysfunktion verhelfen

Es ist sehr wichtig, daß der Patient die Auswirkungen seiner sensorisch-integrativen Dysfunktion und die Ziele der Behandlung *verstehen* lernt. Wir müssen ihm klar machen, daß wir ihm bei der Entwicklung von Strategien behilflich sein wollen, mit denen er sich an die Dysfunktion *anpassen* und sie *kompensieren* kann.

Spätestens im Alter von 6 oder 7 Jahren (und oftmals schon früher) sind sich die meisten unserer Patienten bewußt, daß sie irgendwie anders sind als andere Kinder. Meist fällt ihnen auf, daß sie nicht in der Lage sind, Aktivitäten durchzuführen und Fähigkeiten zu lernen, die anderen Kindern sehr leicht fallen, oder daß sie häufiger Probleme haben als andere. Auch wenn sie ihr bestes geben, besteht die Reaktion der Erwachsenen oftmals in der Aussage: „Streng Dich doch mal richtig an. Wenn Du es versuchst, dann klappt es auch." Daraufhin erfinden viele Patienten „Erklärungen" für ihr Versagen. Sie wissen nichts von der Sensorischen Integrationstheorie. Soweit sie wissen, verarbeiten andere Menschen aus dem Körper und dem Umfeld kommende sensorische Informationen genauso wie sie. Daher kommen sie zu dem Schluß, daß sie manches nicht richtig können, weil sie „schlecht", „faul" oder „dumm" sind.

Wir haben die Erfahrung gemacht, daß viele Patienten sehr erleichtert sind, wenn wir ihnen anhand der Sensorischen Integrationstheorie in verständlichen Worten Erklärungen für ihre Schwierigkeiten liefern. Die Mutter eines Patienten sagte, sie habe den Eindruck, jemand habe ihren 7jährigen Sohn von einer großen Last befreit: „Er ist wie ausgewechselt. Es war mir nie bewußt, wie sehr es ihn bedrückt hat, daß er manches nicht so gut kann wie andere Kinder."

Wenn wir die *Untersuchungsergebnisse* darlegen, beginnen wir mit einer Erläuterung der spezifischen Defizite der sensorischen Integration, die beim jeweiligen Patienten bestehen. Gleichzeitig versuchen wir, von den Patienten zu erfahren, was sie ihrem eigenen Empfinden nach gut können und was nicht. Besonders wichtig ist hierbei, daß wir auch versuchen, ihnen Erklärungen dafür zu entlocken, warum sie *ihrer Meinung nach* manches gut können und anderes nicht. Wir fragen unsere Patienten, ob sie schon einmal mit ihren Eltern oder Lehrern darüber gesprochen haben, und wenn ja, welche Erklärungen die Eltern und Lehrer dafür gefunden haben. Wir versuchen, diese Erklärungen mit Hilfe der Sensorischen Integrationstheorie „umzuformulieren", und wir achten dabei sehr darauf, unsere Worte so zu wählen, daß der Patient sie versteht.

Unsere Erklärungen enden nicht mit der Beurteilung. Wann immer sich die Gelegenheit dazu bietet, sprechen wir auch im Laufe des *Behandlungsprozesses* über die sensorisch-integrative Dysfunktion unserer Patienten. Auf diese Weise wollen wir dem Patienten helfen, nicht nur die Auswirkungen der sensorisch-integrativen Dysfunktion besser zu verstehen, sondern auch Strategien zu entwickeln, mit deren Hilfe er die Störung kompensieren kann. Bevor wir dem Kind bestimmte Strategien vorschlagen, sprechen wir zunächst mit seinen Eltern und Lehrern, um sicherzugehen, daß sie die Gründe nachvollziehen können und einverstanden sind. Wir versuchen, die Strategien soweit wie möglich sowohl *gemeinsam* mit dem Patienten als auch mit seinen Eltern oder Lehrern zu entwickeln.

Bei Kindern, die während der Behandlung übermäßig aktiv und leicht ablenkbar sind, hat sich folgende *Strategie* als erfolgreich erwiesen. Wir sagen: „Wenn Du möchtest, dann such Dir ein ruhiges Plätzchen". Daraufhin schaffen wir einen sicheren, abgegrenzten Raum, z. B. unter einem großen Kissen oder in einem mit Teppich ausgelegten Faß. Auf diese Weise bringen wir dem Patienten bei, sich bei zu großer sensorischer Stimulation an einen Ort zurückzuziehen, an dem die Stimulation minimal ist. Hat sich das Kind beruhigt, nutzen wir die Gelegenheit, um mit ihm über die Schwierigkeit zu reden, sich an einem belebten Ort zu konzentrieren. Wir erklären ihm, daß man sich an einem abgeschlossenen Ort besser beruhigen und konzentrieren kann, weil dort nicht so vieles gleichzeitig passiert.

Haben wir den Verdacht, daß das Kind außerhalb der Behandlung anfängt, sich die Haare um den Finger zu wickeln oder am Hemdkragen zu kauen, um sich sensorische Reize zu verschaffen, schlagen wir ihm vor, statt dessen ein Kaugummi zu kauen oder sich mit anderen Aktivitäten, die propriozeptive Reize liefern (z. B. Springen auf einem Minitrampolin), zu beschäftigen. Manchen Patienten hilft es, an den Enden eines Gummischlauchs (den sie in der Jackentasche mitnehmen können) zu ziehen, um aufgestaute Spannungen abzubauen.

> **Praxis**
>
> Wir halten es für sehr wichtig, daß Patienten mit einer sensorisch-integrativen Dysfunktion lernen, anderen Menschen ihre Schwierigkeiten *mitzuteilen*. Auf diese Weise können sie ihre Umwelt selbst gestalten und die aus ihren Schwierigkeiten resultierenden Auswirkungen auf ein Minimum reduzieren.

FALLBEISPIEL →

Billy

Beim 4jährigen Billy lag eine relativ schwere taktile Defensivität vor. Er hatte außergewöhnlich gut verstanden, worin seine Schwierigkeiten bestanden und welches Ziel die Behandlung hatte. Billy fand es hilfreich, sich „zu bürsten", wenn er sich zu Hause aufregte. Eines Tages fragte Billy seinen Vater, warum er seinen Ehering nicht trage. Als sein Vater ihm antwortete, er habe nicht gerne etwas an den Händen, holte Billy prompt seine Bürste und sagte seinem Vater, er werde seinen Ehering bestimmt wieder tragen können, wenn er seine Hände bürste. Er konnte also nicht nur sich selbst helfen, sondern auch das, was er über sich selbst gelernt hatte, an seinen Vater weitergeben, um diesem zu helfen.

10.2.7
Beenden der Behandlung

Hat der Patient die Behandlungsziele erreicht und konnten die täglichen Beeinträchtigungen, die mit seiner sensorisch-integrativen Dysfunktion einhergehen, auf ein Minimum reduziert werden, kann die Behandlung beendet werden.

> **!** Für die Entscheidung, eine Behandlung zu beginnen bzw. zu beenden, ist ausschlaggebend, ob sich die sensorisch-integrative Dysfunktion des Patienten auf seine funktionellen Fähigkeiten auswirkt bzw. ob der Patient den im Alltag von ihm geforderten Rollen und Aufgaben problemlos und adäquat gerecht werden kann.

Im Idealfall wird der Patient so lange behandelt, wie er von der Behandlung tatsächlich *profitiert*. Auch wenn sorgfältig beurteilt wurde, in welchem Maße sich die sensorisch-integrative Dysfunktion auf das Leben des Patienten auswirkt, ist der für die Therapie notwendige Zeitraum schwer zu bestimmen. Im allgemeinen beträgt die Behandlungsdauer mindestens 6 Monate, erstreckt sich jedoch zumeist über 1 bis 2 Jahre, bei manchen Patienten auch über 3 oder mehr Jahre.

Wir empfehlen, die Patienten alle 3 bis 6 Monate erneut zu untersuchen, um festzustellen, welche Fortschritte sie gemacht haben, und um neue Behandlungsziele, die sich im Laufe der Zeit ergeben haben, genauer definieren zu können. In regelmäßigen Abständen sollte auch eine formelle Beurteilung mit standardisierten Methoden vorgenommen werden.

Im Laufe der Behandlung kann es mehrwöchige „Stagnationsphasen" geben, auf die wiederum Phasen folgen können, in denen der Patient erkennbare Fortschritte erzielt. Bei „Stagnationsphasen" kann es sich um Zeiträume handeln, in denen die erzielten Fortschritte verinnerlicht werden oder sich festigen. Bisher wurde noch nicht wissenschaftlich untersucht, wie effektiv es ist, während der Stagnationsphasen mit der Therapie auszusetzen. Wir jedenfalls hatten mit dieser Strategie meist großen Erfolg.

Ziehen wir den Abbruch einer Behandlung in Erwägung, dürfen wir nicht vergessen, daß ein Unterschied besteht, ob ein Patient bestimmte Aktivitäten bei uns in der Praxis durchführen kann oder ob er diese oder ähnliche Fähigkeiten auch in einem anderen Umfeld einsetzen kann. Zwar mag sich die Fähigkeit zu einer bestimmten Handlung entwickelt haben, aber der Patient ist noch nicht in der Lage sein, diese Handlung automatisch oder ohne Hilfe auszuführen. Oder der Patient glaubt oder weiß noch nicht, daß er eine bestimmte Fähigkeit bereits erlernt hat bzw. daß sich eine im Rahmen der Therapie neu erlernte Fähigkeit auch auf andere Situationen anwenden läßt.

Beschließen wir, die Behandlung zu beenden, bereiten wir den Patienten und seine Betreuer darauf vor, daß in Streßsituationen erneut Anzeichen der sensorisch-integrativen Störung auftreten können – z. B. wenn der Patient eine neue komplexe Fähigkeit erlernt oder Aufgaben erledigen soll, bei denen er mit vielen sensorischen Reizen konfrontiert wird.

Scott

Der 8jährige Scott, dessen gravierende Schwerkraftunsicherheit extensiv behandelt wurde, hatte vor allem in Hinblick auf sein Spielverhalten große Fortschritte gemacht. Er hatte gelernt, mühelos und ohne Angst eine Sprossenwand hochzuklettern, eine Rutsche hinunterzurutschen, Fahrrad zu fahren, mit seinen Eltern zu raufen und mit anderen Kindern zu toben. Als seine Eltern jedoch zum ersten Mal mit ihm Schlitten fuhren, bekam er Angst vor einem Hügel, der nicht sehr steil war und den seine Geschwister völlig harmlos fanden. Während Scotts Verhalten bei den meisten Spielen und Aktivitäten adäquat war, trat seine Schwerkraftunsicherheit in neuen Situationen, die er nicht kontrollieren zu können glaubte, teilweise wieder auf.

Da sich Scotts Eltern auch weiterhin von uns beraten ließen, konnten sie seine Reaktionen verstehen. Wir hatten sowohl mit Scott als auch mit seinen Eltern darüber gesprochen, warum er bei bestimmten Aktivitäten Angst zeigte. Wir halfen ihnen, im voraus Strategien zu entwickeln, um Streß soweit wie möglich zu vermeiden. Da Scott jedoch wirklich gern Schlitten fahren wollte, ging sein Vater „zum Aufwärmtraining" mit ihm auf einen kleineren Hügel. Später kehrten sie zum steileren Hügel zurück, und die Eltern fuhren abwechselnd mit Scott so lange den Hügel hinunter, bis Scott das Gefühl hatte, die Bewegung zu beherrschen.

Scott mußte nicht länger behandelt werden. Ängstigte ihn eine bestimmte Aktivität besonders stark, überlegte er gemeinsam mit seinen Eltern, ob diese Aktivität für ihn oder sie besonders wichtig war. Wurde sie für wichtig erachtet, arbeiteten sie gemeinsam daran, die Aufgabe in mehrere Stufen einzuteilen, so daß Scott sie letztendlich bewältigen konnte.

10.2.8
Zusammenfassung

Die Kunst der Therapie ist ein vielschichtiges Phänomen. Ein Großteil des Erfolgs einer Behandlung hängt von unseren „künstlerischen" Fähigkeiten ab. Wir haben über viele Aspekte der Kunst der Therapie gesprochen:
- über die Entscheidung, an welchem Punkt eine Behandlung ansetzen sollte,
- wie man die passende Herausforderung schafft,
- wie man die Motivation des Patienten fördert,
- unter welchen Umständen eine Aktivität aufgegeben oder modifiziert werden sollte,
- wie man eine Beziehung zwischen Ergotherapeuten und Patienten herstellt,
- wie man dem Patienten hilft, seine sensorisch-integrative Dysfunktion zu verstehen und
- zu welchem Zeitpunkt die Behandlung beendet werden kann.

Im folgenden Abschnitt wird erläutert, wie man Aktivitäten auf Grundlage der Sensorischen Integrationstheorie ausarbeitet. Auch wenn es dabei in erster Linie um die „Wissenschaft" der Behandlung geht, so gehört zu einer effektiven Behandlung mehr als das bloße Zusammenstellen einer Abfolge von Aktivitäten. Es ist die „Kunst", die alles zusammenhält.

10.3
Die Durchführung der Behandlung

In diesem Abschnitt werden wir Aktivitäten beschreiben und diskutieren, mit denen wir in bestimmten Problembereichen gute Erfolge erzielen konnten. Selbstverständlich kann hier nicht *jede* Aktivität genannt werden, die ein Ergotherapeut für einen bestimmten Bereich entwickeln kann. Wir verfolgen vielmehr das Ziel, *Ideen* für Aktivitäten und eine systematische Methode für deren *Beurteilung* zu liefern, damit er sich Aktivitäten zusammenstellen kann, von denen er sich Erfolg verspricht.

Selten zielt eine Aktivität nur auf einen einzigen Aspekt ab. Wir haben die schwierige Aufgabe festzulegen, welcher der möglichen Effekte für diesen speziellen Patienten zu diesem Zeitpunkt am besten geeignet ist. Da wir die Aktivitäten im Laufe einer Behandlungseinheit häufig abändern, müssen wir eine klare Vorstellung davon haben, was wir mit einer bestimmten Übung erreichen wollen. Wir werden versuchen, für die hier vorgestellten Aktivitäten jeweils möglichst viele Anwendungsmöglichkeiten aufzuzeigen.

Zunächst wird es um Aktivitäten gehen, die dem Patienten die Gelegenheit zur gezielten Aufnahme sensorischer Informationen bieten. Anschließend wer-

den Aspekte der Behandlung folgender Erscheinungsformen sensorisch-integrativer Defizite genauer beleuchtet:
- sensorische Modulationsstörungen,
- sensorische Diskriminationsstörungen,
- postural-okuläre Bewegungsstörungen und
- Praxiestörungen.

Vorab muß allerdings darauf hingewiesen werden, daß die *direkte Intervention* nur eine von vielen Möglichkeiten darstellt, einen Patienten nach den Prinzipien der Sensorischen Integrationstheorie ergotherapeutisch zu behandeln. Ein anderer wichtiger Ansatz besteht darin, sich mit für die weitere Entwicklung des Patienten wichtigen Personen (Eltern, Lehrern und anderen Fachleuten) zu beraten. Innerhalb der *Beratung* bieten wir die Sensorische Integrationstheorie als eine Art „Rahmen" an, der den Ratsuchenden helfen soll, das Verhalten des Patienten aus einem anderen Blickwinkel zu sehen. Auf der Grundlage dieses neuen Verständnisses erarbeiten die Ratsuchenden dann gemeinsam mit uns neue, für eine Interaktion mit dem Patienten effektive Strategien. Dieser Behandlungsansatz wird in Kapitel 11 näher erläutert.

10.3.1
Aktivitäten für eine gezielte sensorische Reizaufnahme

Die Fähigkeit des Therapeuten, einen wirkungsvollen, an den Prinzipien der Sensorischen Integrationstheorie orientierten Therapieplan zu erstellen, hängt in hohem Maße von seinem in der Praxis erworbenen Wissen über das vestibulär-propriozeptive und das taktile System ab. Daher folgt zunächst ein kurzer Überblick über die Aspekte, die für eine gezielte Aufnahme vestibulär-propriozeptiver und taktiler Reize von Bedeutung sind und die Wahl der Aktivitäten stark beeinflussen (zu vestibulär-propriozeptiven und taktilen Verarbeitungsstörungen siehe Kapitel 4 bzw. 5). Diese Informationen sind dann beim Ausarbeiten von Aktivitäten zu berücksichtigen, mit denen bestimmte Beeinträchtigungen der sensorischen Modulation und der sensorischen Diskrimination behandelt werden können.

All unsere Kommentare sollten kritisch gelesen werden. Unabhängig davon, welche Gelegenheit zur gezielten Aufnahme sensorischer Reize eine Aktivität bietet, müssen wir das von unseren Patienten als Reaktion auf diese Reize gezeigte Verhalten genau *beobachten*. Wir müssen klare *Ziele* vor Augen haben und mit Hilfe theoretischer Grundlagen die Angebote zur sensorischen Reizaufnahme entsprechend auswählen. Es gibt eine Vielzahl von Informationen darüber, was von den unzähligen Arten der Reizzufuhr zu erwarten ist. Daher können wir beim Erarbeiten von Behandlungsaktivitäten auf der Grundlage der Prinzipien der Sensorischen Integrationstheorie logisch vorgehen. Über den gezielten Einsatz von Stimuli im Rahmen der Therapie jedoch ist noch nicht so viel bekannt. Wir wissen, daß jeder Patient auf sensorische Reize unterschiedlich reagiert.

> **Praxis**
>
> „Anerkannte Prinzipien" können nur als Orientierungshilfen dienen. Sie können niemals das Wissen ersetzen, das man durch Beobachtungen und regelmäßige Patientengespräche erwirbt.

Gezielte Aufnahme vestibulär-propriozeptiver Reize

Erarbeiten wir Aktivitäten, mit denen wir einem Patienten die Gelegenheit zur kontrollierten, gezielten Aufnahme vestibulär-propriozeptiver Reize bieten wollen, dürfen wir nicht vergessen, daß das vestibuläre System selbst ein Propriozeptor ist. Mit anderen Worten: Das vestibuläre System liefert uns wertvolle Informationen über die Positionen und Bewegungen unseres Kopfes im Raum.

Wir bieten einem Patienten also jedes Mal, wenn wir Aktivitäten mit Bewegungen vorschlagen, die Möglichkeit, gezielt vestibulär-propriozeptive Informationen aufzunehmen.

Allerdings ist zu berücksichtigen, daß es unterschiedliche Arten von vestibulär-propriozeptiven Rezeptoren gibt. Jeder einzelne reagiert auf eine andere Art von Information. Auch wenn sie sich nicht voneinander isolieren lassen, gibt es doch Momente in einer Therapie, in denen einer oder mehrere dieser Rezeptoren besonders stark stimuliert werden sollen.

Die folgenden *drei Aspekte vestibulär-propriozeptiver Reizeinwirkungen* sollten unbedingt berücksichtigt werden:
- Bewegungsart (z. B. linear oder nicht linear),
- Geschwindigkeit der Bewegungen (z. B. langsam oder schnell) und
- Widerstand gegen aktive Bewegungen.

Langsame lineare Bewegungen (und ebenso Informationen zum Fließgleichgewicht), die mit der Position des Kopfes und der Schwerkraft zusammenhängen, werden von den Otolithenorganen des vestibulären Systems wahrgenommen. Schnelle, nicht lineare Bewegungen werden von den Bogengängen wahrgenommen. Widerstand gegen Bewegungen wird von den Rezeptoren in den Muskeln wahrgenommen. Eine weitere wichtige Quelle der Propriozeption ist die „korollare Entladung" (siehe Kapitel 4). Daher sollte sich der Patient bei Aktivitäten, die Gelegenheit zur gezielten Aufnahme sensorischer Informationen bieten, immer *aktiv* bewegen.

Da die verschiedenen Rezeptoren auf manche Arten von sensorischen Informationen jeweils besonders empfindlich reagieren, können die Aktivitäten so gestaltet werden, daß bestimmte Rezeptoren besonders stark stimuliert werden. Dies ermöglicht uns, Aktivitäten auszuwählen, bei denen die gewünschte Reaktion, d. h. ein bestimmtes Verhalten, gefördert wird.

- **BEISPIEL:** So stimuliert das *sehr langsame* Schwingen nach vorne und hinten in Bauchlage in einem Netz in erster Linie die Otolithenorgane und fördert tonische posturale Reaktionen, während schnelles Drehen im Netz primär die Bogengänge stimuliert und phasische posturale Reaktionen fördert (siehe Abb. 4.2). Zieht ein Patient an einem elastischen Seil, um in einem Netz schnell vorwärts und rückwärts schwingen zu können, werden die Bogengänge, die Otolithenorgane *und* die Muskelrezeptoren stimuliert.

Die meisten Behandlungsaktivitäten beinhalten eine Vielzahl an Quellen sensorischer Informationen. Auch wenn viele Aktivitäten mehr als nur eine Art vestibulär-propriozeptiver Rezeptoren stimulieren, macht der Patient, der sich mit Hilfe eines elastischen Seils in einem Netz vorwärts und rückwärts bewegt, natürlich andere sensorische Erfahrungen als der, der sich im Netz dreht. Wir gehen davon aus, daß auch die Verhaltensreaktionen auf die beiden Aktivitäten sehr unterschiedlich ausfallen.

Gezielte Aufnahme taktiler Reize

Wie bei der vestibulär-propriozeptiven Stimulation müssen auch bei der taktilen Stimulation bestimmte Aspekte berücksichtigt werden. Hier ist es besonders wichtig, ob es sich bei den angebotenen taktilen Reizen um

- leichte Berührungen,
- festen Berührungsdruck oder
- diskriminative Berührungen

handelt.

Von vielen Patienten werden leichte Berührungen offenbar als negativ empfunden und können zu einer Übererregung führen. Feste Berührungen hingegen wirken meist beruhigend und fördern die Organisationsfähigkeit (siehe Kapitel 5). Diskriminative Berührungen stehen mit haptischer Wahrnehmung und Somatopraxie in Verbindung (siehe Kapitel 6). Allerdings fallen die Reaktionen der Patienten auch im taktilen Bereich sehr unterschiedlich aus.

10.3.2
Behandlung sensorischer Modulationsstörungen

Reagiert ein Patient zu stark oder zu schwach auf sensorische Reize oder schwanken seine Reaktionen unverhältnismäßig stark, sprechen wir von einer *sensorischen Modulationsstörung*.

Störungen der sensorischen Modulation können sowohl im vestibulär-propriozeptiven als auch im taktilen System vorliegen. In diesem Abschnitt geht es um die Behandlung der *vier häufigsten sensorischen Modulationsstörungen:*
- taktile Defensivität,
- Schwerkraftunsicherheit,
- Abwehrreaktionen auf Bewegungen und
- Beeinträchtigungen der sensorischen Registrierung.

Behandlung der taktilen Defensivität

Wie der Name bereits sagt, handelt es sich bei der *taktilen Defensivität* um eine Störung der Verarbeitung taktiler Reize, insbesondere leichter und unerwarteter Berührungen. Menschen mit taktiler Defensivität reagieren auf bestimmte Formen von Berührungen, die Personen ohne taktile Defensivität ohne weiteres tolerieren oder sogar als angenehm empfinden würden, häufig mit „Kampf- oder Fluchtverhalten". Die Erfahrung hat uns gezeigt, daß Menschen mit taktiler Defensivität meist auch auf auditive oder andere Arten von sensorischen Informationen defensiv reagieren. Deshalb wird, wie bereits in Kapitel 5 erwähnt, für diese Symptomatik oft die allgemeinere Bezeichnung „sensorische Defensivität" verwendet.

In diesem Abschnitt werden wir in erster Linie auf die Behandlung der *taktilen Defensivität* eingehen, da es sich hierbei um die in der Fachliteratur am ausführlichsten beschriebene Form der sensorischen Defensivität handelt (Ayres 1972, 1979; Fisher u. Dunn 1983). Wir werden jedoch auch einige Vorschläge zur Behandlung des umfassenderen Problems der *sensorischen Defensivität* machen.

Behandlungsaktivitäten und -materialien

> **Praxis**
> Aktivitäten, die dem Patienten die Möglichkeit geben, vestibulär-propriozeptive und taktile Reize in kontrollierter Form *simultan* aufzunehmen, bilden die beste Grundlage für eine Abschwächung der taktilen Defensivität.

Diese Möglichkeit kann man u. a. dadurch bieten, indem man Schaukeln und andere Geräte im Behandlungsraum mit vielen unterschiedlichen Stoffarten versieht (wie z. B. mit Teppichen, Kordsamt und Schaffellen). Wenn der Patient auf diesen Materialien liegt, sitzt oder sie fest an sich drückt, erfährt er festen Berührungsdruck. Wir empfehlen die Aktivitäten, die sowohl taktile als auch vestibulär-propriozeptive Informationen liefern, da wir der Ansicht sind, daß eine taktile (und sensorische) Defensivität möglicherweise durch eine *Übererregung* im Zentralnervensystem entsteht und das Maß der Erregung beim Patienten dementsprechend durch eine Kombination aus verschiedenen beruhigend wirkenden Reizen gesenkt werden kann.

Während der Behandlung beobachten wir, wie der Patient auf verschiedene Arten von sensorischen Informationen reagiert. Auf diese Weise läßt sich herausfinden, welche Kombination von sensorischen Erfahrungen am besten geeignet ist, um seine taktile oder sensorische Defensivität abzuschwächen.

> **Praxis**
> Wir haben nicht nur die Möglichkeit, verschiedene Arten von taktilen und vestibulär-propriozeptiven Reizen in eine Aktivität zu integrieren, sondern können darüber hinaus unsere *Stimmhöhe* oder die *Lichtverhältnisse* sowie sämtliche anderen sensorischen Informationen, die den Patienten zu beeinflussen scheinen, modifizieren.

Obwohl die *meisten* Patienten mit taktiler Defensivität auf
- langsame lineare Bewegungen,
- festen Berührungsdruck,
- gedämpfte Stimmen und
- gedämpftes Licht

am besten ansprechen, gibt es Patienten, auf die andere Stimuli beruhigender wirken. Wie bei allen Arten sensorisch-integrativer Dysfunktionen sind auch bei der Behandlung der taktilen (und sensorischen) Defensivität die Reaktionen des Patienten die beste „Richtschnur".

Bei manchen Patienten mit taktiler Defensivität legen wir den Schwerpunkt auf Aktivitäten, bei denen sie *in erster Linie* gezielt taktile Informationen aufnehmen können. Wir treffen eine solche Entscheidung in Fällen, in denen der Patient geradezu nach taktilen Informationen, die sich nicht so einfach in eine komplexere Aktivität einbauen lassen, verlangt, oder wenn sich die taktile (bzw. sensorische) Defensivität des Patienten durch bestimmte Aktivitäten, die offensichtlich zu viele unterschiedliche Stimuli bieten, anscheinend nicht gebessert (oder sogar verschlimmert) hat.

Folgende *Materialien* lassen sich im Rahmen der Behandlung einer taktilen Defensivität sinnvoll einsetzen:

- breite Malpinsel, mit denen die Haut gebürstet wird,
- Massagehandschuhe zum Abrubbeln der Haut (Abb. 10.6),
- große, mit Plastikbällen gefüllte Becken, in denen sich die Patienten bewegen können,
- mit getrockneten Bohnen oder mit Reis gefüllte Kisten, in denen Gegenstände versteckt werden können,
- große Kissen und Matten, mit denen sich die Patienten zudecken können,
- große Gymnastikbälle, mit denen der Ergotherapeut fest über Rücken und Beine der Patienten rollen kann (Abb. 10.7),
- Vibratoren, die der Patient für Arme und Beine verwenden kann.

Allgemeine Richtlinien zum Einsatz taktiler Reize
Bei der Zusammenstellung von Aktivitäten, bei denen der Patient gezielt taktile Reize aufnehmen kann, sind einige allgemeine Regeln hilfreich. Die folgenden Richtlinien sind das Ergebnis unserer langjährigen Erfahrung. Wie bei allen Regeln gibt es auch hier Ausnahmen bzw. Einschränkungen, die wir in unserer Darstellung ebenfalls berücksichtigen werden.

Erstens sind taktile Aktivitäten unserer Ansicht nach am effektivsten, wenn die Stimulation durch den Patienten selbst und nicht durch den Ergotherapeuten erfolgt. Führt sich der Patient die Reize selbst zu, hat er die Kontrolle und kann die Bereiche seines Körpers, an denen die Stimulation stattfinden soll, selbst auswählen. Außerdem kann er die Art der Stimulation, den Druck, mit dem sie erzeugt wird, und ihre Dauer bestimmen.

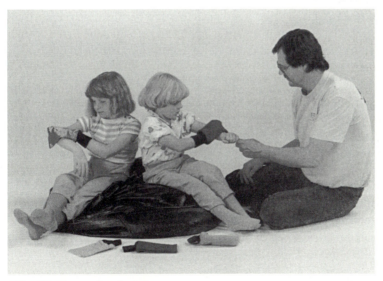

Abb. 10.6. Massagehandschuhe

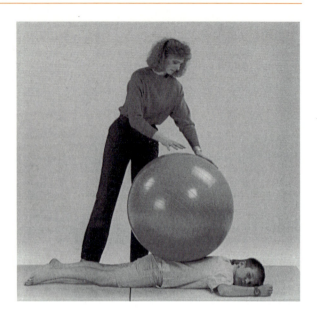

Abb. 10.7. Großer Therapieball

Zweitens möchten wir anmerken, daß für die gezielte Aufnahme taktiler Reize zur Abschwächung der taktilen Defensivität zwar im allgemeinen fester Berührungsdruck empfohlen wird, es jedoch auch Patienten gibt, die eine leichte und schnelle Stimulation vorziehen. Wir deuten dies als Anzeichen für eine extrem niedrige taktile Reizschwelle (Ayres 1972). Ayres ging davon aus, daß manche Patienten sogar leichte Berührungen als festen Druck empfinden. Da sich mancher Patient richtiggehend nach leichten Berührungen sehnt, ist es unserer Ansicht nach wichtig, in einem solchen Fall verschiedene Arten taktiler Stimuli auszuprobieren, um auf diese Weise herauszufinden, welche Reize die beste Wirkung zeigen.

Drittens haben wir herausgefunden, daß es die Patienten in der Regel am angenehmsten finden, wenn fester Berührungsdruck (sowie andere Arten gezielter taktiler Reize) eher an ihren Armen und Beinen als im Gesicht oder an anderen Regionen des Körpers ausgeübt wird. Auch wenn defensive Reaktionen auf leichte Berührungen an sämtlichen Körperteilen auftreten können, ist es meist nicht nötig, alle Körperregionen verstärkt taktil zu stimulieren. Meistens reicht fester Berührungsdruck an Armen und Beinen aus, um die taktile Defensivität zu mildern. Ayres (1972) stellte die These auf, daß fester Berührungsdruck eine zentrale hemmende Wirkung hat. Daher hat eine solche Behandlung einen allgemeinen Effekt, auch wenn sie nur an bestimmten Stellen des Körpers erfolgt.

Viertens kann es vorkommen, daß Patienten die taktile Stimulation angenehmer finden, wenn sie in Haarwuchsrichtung erfolgt. Bewegungen, die gegen den Strich erfolgen, wirken häufig eher erregend als beruhigend.

Fünftens profitieren unsere Patienten oftmals am meisten von einer verstärkten taktilen Stimulation (z. B. mit Hilfe eines Malpinsels, eines Massagehandschuhs oder eines Vibrators), wenn diese an einem ruhigen und abgegrenzten Ort erfolgt – in einer leeren, mit Kissen ausgelegten Kiste o. ä. Das mag darin begründet sein, daß an solchen Orten die Gefahr einer zusätzlichen Stimulation durch andere sensorische Informationen und insbesondere die Bedrohung durch unerwartete Berührungen extrem gering ist.

Sechstens gilt es nochmals festzustellen, daß Aktivitäten, bei denen eine verstärkte taktile Stimulation erfolgt, ein bestimmtes Ziel haben: die taktile (und sensorische) Defensivität des Patienten zu verringern und seine Konzentrations- und Organisationsfähigkeit zu verbessern. Läßt sich dieses Ziel mit den ausgewählten Aktivitäten nicht erreichen, sollten sie auf keinen Fall weiterhin angewandt werden. Manchmal lassen sich die negativen Auswirkungen einer verstärkten Zufuhr sensorischer Reize nicht direkt im Anschluß an eine Aktivität erkennen. Manchmal treten erst einige Stunden später bestimmte Reaktionen auf (Fisher u. Bundy 1989).

> **Praxis**
> Der Therapeut sollte sich regelmäßig mit den Patienten und deren Betreuern austauschen, um sicherzugehen, daß mit der Behandlung auch wirklich die gewünschte Wirkung erzielt wird.

Anmerkungen zur Vibration

Wir haben die Erfahrung gemacht, daß mit batteriebetriebenen oder elektrischen Körpermassagegeräten erzeugte Vibrationen bei manchen Patienten mit taktiler Defensivität sehr beliebt sind. Die Richtlinien zur Anwendung verstärkter taktiler Reize gelten auch für den Einsatz von Vibration. Aber gerade, weil die Nachfrage so groß ist, sollte dieser Punkt etwas detaillierter besprochen werden.

> **Praxis**
> Vibration ist sowohl eine Form des Berührungsdrucks als auch der künstlichen Propriozeption. Die dadurch erzeugten Reize sind sehr stark, weshalb die Vibration nur mit *großer Vorsicht* angewandt werden sollte.

Manche Patienten möchten den Vibrator in den Mund stecken oder an die Ohren halten. Da es sich hierbei um besonders empfindliche Körperpartien handelt, interpretieren wir dies als Wunsch nach ungewöhnlich starker Reizzufuhr. Die meisten Patienten, die diese Form der Stimulation suchen, wenden den Vibrator kurze Zeit lang an und legen ihn dann weg, um sich einer anderen Aktivität zu widmen. Wir interpretieren dies als Anzeichen dafür, daß ein Patient nun genug hat, und ermutigen ihn *nicht* dazu, damit fortzufahren. Dennoch merken manche Patienten nicht, wann sie genügend Informationen aufgenommen haben; andere sind unfähig, uns mitzuteilen, daß bzw. wann die Reizzufuhr ausreichend war.

> ! Die Anwendung eines Vibrators im Gesichtsbereich sollte vermieden werden, sofern der Patient nicht deutlich zeigt, daß ihm bewußt ist, wie viele Reize und welchen Reiztyp er ohne negative Folgen aufnehmen kann.

Anmerkungen zur Behandlung der Mundgegend und des Gesichts

Wenn Mund oder Gesicht eines Patienten besonders berührungsempfindlich sind, sind unserer Erfahrung nach mit vorsichtigem Ausüben von festem Berührungsdruck gute Ergebnisse zu erzielen. Der Mund eines Kindes kann auf unterschiedlichste Weise stimuliert werden. Bei Säuglingen und Kleinkindern kann man mit den Fingern oder anderen weichen runden Gegenständen wie z. B. Kinderzahnbürsten festen Druck auf Gaumen oder Zahnfleisch ausüben. Älteren Kindern und Erwachsenen kann man beibringen, wie sie selbst an den Innenseiten des Mundes festen Berührungsdruck ausüben können. Vielen Patienten macht es Spaß, zu diesem Zweck verschiedene Pfeifen einzusetzen (Abb. 10.8). Durch Festhalten der Pfeife mit dem Mund wird automatisch fester Berührungsdruck ausgeübt. Manche Patienten beißen dazu auch gern auf verknotete Plastikschläuche. Andere blasen gegen einen Gummistreifen, den sie über den Mund spannen, um „die Lippen sprudeln zu lassen". So lassen sich Vibrationen auf Lippen und Gesicht erzeugen.

Taktile Stimulation durch den Therapeuten

Im allgemeinen empfehlen wir, verstärkte taktile Stimulation vom Patienten selbst durchführen zu lassen. Manchmal kann es jedoch vorteilhaft oder notwendig sein, daß der Therapeut die Stimulation durchführt, um auf diese Weise die Defensivität des Patienten zu überwinden. Generell unternehmen wir diesen Schritt dann, wenn bei häufiger, regelmäßiger Anwendung taktiler Stimulation offensichtliche Fortschritte zu beobachten sind. Die positive Wirkung von festem Berührungsdruck durch den Therapeuten wird zwar in manchen Fällen hervorgehoben (siehe z. B. „Lydia", Kapitel 5); wir sind allerdings der Ansicht, daß dieses Verfahren nur mit äußerster Vorsicht angewandt werden sollte. Zu diesem Thema gibt es bislang keine adäquaten Forschungsreihen.

Abb. 10.8. Pfeife

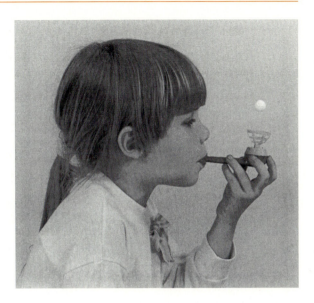

Wilbarger (1988) beschreibt eine systematische Technik zur Ausübung festen Berührungsdrucks durch den Therapeuten. Sie empfiehlt den Gebrauch einer chirurgischen Bürste, mit der zunächst Arme und Beine schnell abgerieben werden (Abb. 10.9). Anschließend erfolgen Gelenkkompressionen an Knöcheln, Knien, Hüften, Handgelenken, Ellbogen, Schultern, Zehen und Fingern. Wilbargers Konzept sieht nicht vor, daß sich der Patient der taktilen Stimulation entziehen kann. Allerdings soll er dem Therapeuten mitteilen, wie fest oder leicht er bürsten soll. Der gesamte Vorgang dauert ungefähr zwei Minuten.

Laut Wilbarger läßt sich die taktile Defensivität mit Hilfe dieses Verfahrens mildern – unter der Voraussetzung, daß es über einen Zeitraum von mehreren Tagen (bis zu zwei Wochen) täglich mindestens sechs Mal durchgeführt wird. Sie empfiehlt, den Patienten die Behandlung nach dieser Phase intensiver Reizeinwirkung eigenständig fortsetzen zu lassen.

> **!** Obwohl Fälle bekannt sind, bei denen mit dieser Technik sehr gute Erfolge erzielt werden konnten, kann sie bei manchen Patienten dazu führen, daß sie aggressiv werden, sich extrem in sich zurückziehen, weinen oder auf andere Art abwehrend reagieren. Wie alle anderen Techniken sollte das „aufgezwungene" Bürsten nicht fortgeführt werden, sobald der Patient negative Reaktionen zeigt.

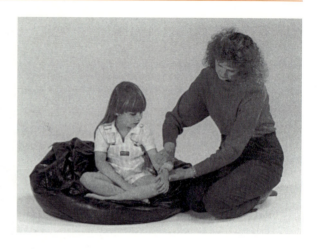

Abb. 10.9. Chirurgische Bürste

Behandlung der Schwerkraftunsicherheit

DEFINITION

Der Begriff „*Schwerkraftunsicherheit*" bezeichnet die „Urangst", die bei Veränderungen der Kopfposition oder der Sitzunterlage (bzw. der tragenden Oberfläche) auftreten kann (May 1988).

Unserer Erfahrung nach ist die Schwerkraftunsicherheit eine der schlimmsten Formen einer sensorisch-integrativen Dysfunktion. Die Schwerkraft ist ein allgegenwärtiges Phänomen: Hat ein Patient panische Angst davor, sich entgegen der Schwerkraft zu bewegen – was bei jeder Positionsveränderung der Fall ist – können sich die Anforderungen, die das tägliche Leben an ihn stellt, sehr schnell „lähmend" auswirken.

GRUNDLAGEN

Schwerkraftunsicherheit ist vermutlich auf eine *gestörte Reizmodulation der Otolithenorgane des vestibulären Systems* zurückzuführen (Fisher u. Bundy 1989). In Kapitel 4 wurde die These aufgestellt, daß Schwerkraftunsicherheit mit einem schwach ausgeprägten Körperschema und der Unfähigkeit, sensorische Konflikte zu lösen, in Verbindung steht. Daraus ergibt sich folgender Behandlungsansatz:

> **Praxis**
> Bei der Behandlung von Schwerkraftunsicherheit wird der Schwerpunkt auf Aktivitäten gelegt, die dem Patienten die Möglichkeit zur Aufnahme kontrollierter, linearer vestibulärer und propriozeptiver Informationen bieten. Damit sich das Körperschema entwickeln kann, ist eine *aktive* Beteiligung des Patienten an den Behandlungsaktivitäten besonders wichtig.

Beinhalten die Aktivitäten auch Widerstand gegen die Bewegungen des Patienten (z. B. Schaukel zum Schwingen bringen), ist die daraus resultierende propriozeptive Stimulation noch stärker.

Allgemeine Richtlinien
Es ist äußerst wichtig, daß wir die vom Patienten aufgenommene Menge an vestibulär-propriozeptiven Informationen *kontrollieren*. Patienten, die generell Angst vor Bewegungen haben oder unsicher werden, wenn sich ihr Kopf nicht in aufrechter Haltung befindet, empfinden geringfügige Bewegungen häufig als viel stärker, als sie tatsächlich sind. Ein Mensch mit Schwerkraftunsicherheit mag selbst den kaum wahrnehmbaren Bogen einer schwingenden Schaukel als kreisförmige Bewegung empfinden. Wir müssen stets daran denken, daß das, was der Patient wahrnimmt, für ihn „real" ist. Daher sollten wir die Behandlungsaktivitäten derart gestalten, daß sie nicht diejenigen Angstreaktionen hervorrufen, die wir abzubauen versuchen.

> **Praxis** **Patienten mit Schwerkraftunsicherheit benötigen viel Unterstützung und Ermutigung durch den Ergotherapeuten.**

Sie müssen uns nahezu blind vertrauen können, und wir müssen uns dieses Vertrauen erst erarbeiten. Wir haben zwei *Strategien* entwickelt, um das *Vertrauen* von Patienten mit Schwerkraftunsicherheit zu gewinnen.

Erstens sollte der Patient die Anzahl und die Art der Bewegungen während einer Aktivität immer kontrollieren können. Mit anderen Worten: Der Patient sollte zumindest zu Beginn der Behandlung immer die Möglichkeit haben, mit den Füßen in Bodennähe zu bleiben, um die Aktivität jederzeit abbrechen zu können. Im allgemeinen läßt sich dies am einfachsten erreichen, wenn der Patient auf einer Schaukel sitzt oder in Bauchlage auf einer Froschschaukel oder einem aufgehängten Reifenschlauch liegt.

Hat der Patient erst einmal einen Teil der Angst, die er empfindet, wenn er sich nicht in einer aufrechten Position befindet, abgebaut, können wir mit Aktivitäten in Bauchlage beginnen. Liegt der Patient auf einer Schaukel, kann er die Anzahl der Bewegungen kontrollieren, indem er Griffe oder Gummibänder benutzt, um sich abzustoßen (Abb. 10.10), oder indem er in unmittelbarer Nähe der Matte bleibt. Manche Patienten fühlen sich am sichersten, wenn sie die ausgestreckte Hand des Ergotherapeuten dazu nutzen können, die Schaukel zum Schwingen zu bringen.

Zweitens haben Patienten mit Schwerkraftunsicherheit unserer Erfahrung nach besonders Angst vor Bewegungen nach hinten – wohl deshalb, weil sie nicht sehen können, wohin sie sich bewegen. Wir haben die Erfahrung gemacht, daß sich die anfängliche Angst vor Rückwärtsbewegungen leichter überwinden

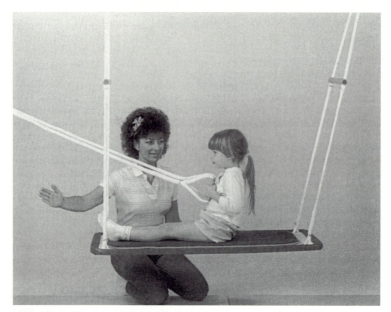

Abb. 10.10. Plattformgleitschaukel

läßt, wenn hinter der Schaukel in einem für den Patienten akzeptablen Abstand Pappkartons (oder andere Gegenstände, die sich leicht umstoßen lassen) aufgebaut sind. Der Patient kann die offenbar erlebten sensorischen Konflikte möglicherweise besser lösen, wenn er vorher weiß, daß die Rückwärtsbewegung einen Endpunkt hat. Je mutiger er wird, desto größer kann der Abstand gestaltet werden. Dies kann sowohl dem Patienten als auch dem Ergotherapeuten als Maßstab für die Fortschritte dienen und in vielen Fällen die Behandlung beschleunigen.

Vorschläge zu einzelnen Aktivitäten
Bei der Behandlung von Schwerkraftunsicherheit haben wir bei Kindern wie auch bei Erwachsenen mit einer Reihe von Aktivitäten sehr gute Erfolge erzielt. Bei *kleinen Kindern* kann die Froschschaukel eingesetzt werden, auf der sie im Sitzen oder Liegen schaukeln und federn können. Auf dieser Schaukel hat das Kind die Möglichkeit, die Bewegung schnell und einfach anzuhalten, indem es den Fuß auf die Matte setzt. Weitere sinnvolle Aktivitäten sind:
- sitzend oder in Bauchlage auf einer Plattformgleitschaukel oder in Bauchlage auf einer Doppelschaukel vorwärts und rückwärts schaukeln,
- eine Schräge (z. B. eine Rampe) herauf- und herunterlaufen,
- in Bauchlage auf einem Rollbrett eine lineare Bewegung ausführen,
- auf einem Minitrampolin oder Hüpfbrett auf- und abhüpfen (Abb. 10.11).

Abb. 10.11. Hüpfbrett

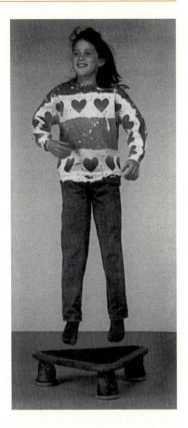

> **Praxis**
>
> Schaukelt der Patient auf einer Plattform- oder Pferdschaukel, sollte die Schaukel an zwei Punkten aufgehängt sein, damit der Patient weiche lineare Bewegungen erfährt und Drehbewegungen, die häufig Angst hervorrufen, auf ein Minimum reduziert werden. Sitzt der Patient, ist es wichtig, daß die Füße nicht zu weit vom Boden entfernt sind, so daß er die Bewegungen der Schaukel besser kontrollieren kann.

Die Erfahrung hat gezeigt, daß die meisten Patienten mit Schwerkraftunsicherheit anfangs Geräte bevorzugen, die ein Maximum an Stabilität und Halt bieten. Manche Patienten allerdings ziehen Geräte wie die Doppelschaukel vor, die zwar Rumpf und Gliedmaßen nur wenig stützen, aber viel Druck auf Schultern und Hüftgelenke ausüben, wenn sich der Patient in Bauchlage befindet. Diese Aktivität macht besonders viel Spaß, wenn die Aufhängung der Schaukel aus Gummischläuchen besteht.

Beth

Die 7jährige Beth ist in der ersten Klasse und reagierte anfänglich auf viele Bewegungsarten, indem sie den Körper anspannte und Angst bekundete. Auf Spielplätzen stieg sie weder auf Schaukeln noch auf Rutschen oder Klettergerüste. Sie weigerte sich auch, am Sportunterricht teilzunehmen. Wir beobachteten Beth und kamen zu dem Schluß, daß ihre Reaktionen auf eine Schwerkraftunsicherheit zurückzuführen seien. Bei der Zusammenstellung der Behandlungsaktivitäten achteten wir darauf, daß sie lineare vestibuläre Reize und Widerstand gegen die eigenen Bewegungen enthielten. Wir führten die Aktivitäten nach und nach ein, so daß immer mehr Bewegungen von Beth verlangt wurden.

Zu Beginn der Behandlung benutzte Beth nur die Plattformgleitschaukel, und dies auch nur im Sitzen, und die Froschschaukel, auf der sie entweder federte oder vorwärts und rückwärts schaukelte. Die Gleitschaukel bot ihr eine feste Unterlage, und auf der Froschschaukel konnte sie die Füße schnell auf den Boden setzen, um die Bewegung kontrollieren zu können. Beths Behandlung bestand aus vielen kleinen Schritten, wobei stets ausschlaggebend war, daß sie sich sicher fühlte. Bevor sich Beth auf Aktivitäten einließ, die eine größere Anzahl Bewegungen erforderten, mußte zunächst eine Vertrauensbasis erarbeitet werden.

Als Beth mehr Bereitschaft zeigte, sich neuen Herausforderungen zu stellen, rutschten wir gemeinsam mit ihr auf einer Kunststoffmatte eine Rampe hinunter. Im Laufe der folgenden Sitzungen wurde ihr Zutrauen größer, so daß sie schließlich in der Lage war, allein zu rutschen. Zum Schluß war sie so weit, daß sie die Rampe auf einem Rollbrett hinunterrollen konnte. Dabei ging sie zunächst mit äußerster Vorsicht vor, bis sie es allein konnte und uns allmählich zeigte, daß es ihr Spaß machte.

Mit der Zeit lernte Beth auch mit Geräten umzugehen, deren Handhabung weniger kalkulierbar war. Sie lag z. B. gern in Bauchlage auf der Pferdschaukel und ließ sich hin- und herschaukeln. Später ließ sie sich von der Pferdschaukel auf die darunterliegenden Sprungmatte fallen (Abb. 10.12). Als ihre Schwerkraftunsicherheit nachließ, begann sie auch außerhalb der Praxis, z. B. auf Spielplätzen und im Sportunterricht, nach Erfahrungen zu suchen. Zum ersten Mal hatte sie Spaß an Spielen mit anderen Kindern, bei denen grobmotorische Fähigkeiten erforderlich waren. Außerdem berichteten ihre Eltern, daß sie, seit sich Beth sicherer bewege, einen besseren Eindruck von der „wahren Persönlichkeit" ihrer Tochter bekommen hätten. Sie erzählten, Beth sei jetzt viel kontaktfreudiger und habe mehr Selbstvertrauen.

Abb. 10.12. Pferdschaukel und Sprungmatte

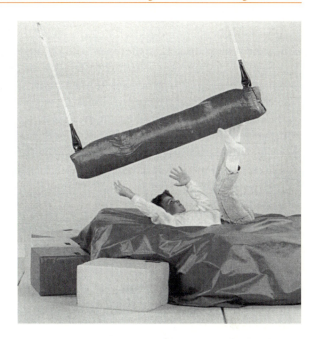

Behandlung von Abwehrreaktionen auf vestibuläre Reize

Schwierigkeiten bei der Modulation vestibulär-propriozeptiver Reize äußern sich auch in einer Intoleranz (Abwehrreaktionen) gegenüber vestibulären Sinneserregungen. Es wird vermutet, daß Abwehrreaktionen auf Bewegungen dadurch verursacht werden, daß über die Bogengänge hereinkommende Sinneseindrücke nicht moduliert werden können (Fisher u. Bundy 1989). In Kapitel 4 wurde die These aufgestellt, daß Abwehrreaktionen mit der Unfähigkeit zusammenhängen könnten, vestibulär-propriozeptive Informationen zur Lösung sensorischer Konflikte zu nutzen. Solche Abwehrreaktionen äußern sich in Form von
- Schwindelgefühlen,
- Übelkeit,
- Brechreiz,
- Schweißausbrüchen und/oder
- Blässe

bei Bewegungen, die ein gesunder Mensch als „normal" empfindet. Folglich versuchen Menschen mit einem solchen Defizit Bewegungsaktivitäten – vor allem dann, wenn die Bewegung nicht linear abläuft – zu vermeiden. Erhöhte Erregung oder Unruhe können ebenfalls Hinweise auf Abwehrverhalten auf Bewegungen sein.

Unserer Ansicht nach sind Aktivitäten, die viele *lineare* vestibuläre Informationen sowie Widerstand gegen die aktiven Bewegungen des Patienten beinhalten, in diesem Zusammenhang sehr effektiv. Die genannten Aktivitäten zur Behandlung von Schwerkraftunsicherheit können daher auch bei Abwehrreaktionen auf vestibuläre Sinneserregungen eingesetzt werden.

Das Ziel der Behandlung besteht darin, für den Patienten einfache Bewegungserfahrungen wie z. B. Autofahren oder Schaukeln erträglich zu machen. Wir haben die Erfahrung gemacht, daß manche Patienten, deren Abwehrreaktionen sich auch mit den genannten Methoden nicht verbessern lassen, positiv auf einen Ansatz reagieren, der als „Vestibular Habituation Training" (vestibuläres Habituationstraining) bezeichnet wird. Das „Vestibular Habituation Training" ist ein Programm zur Desensibilisierung gegen Bewegungen, dessen Durchführung sorgfältig überwacht werden muß (Fisher u. Bundy 1989).

10.3.3
Behandlung von Defiziten der sensorischen Registrierung

Der Begriff „sensorische Registrierung" wird im Rahmen der Theorie der Sensorischen Integration nicht eindeutig definiert. In Kapitel 5 wurde die These aufgestellt, daß sich sensorische Modulationsdefizite auf einem Kontinuum der sensorischen Registrierung bewegen. Ein Ende des Kontinuums bildet die Überreaktion bzw. das überhöhte Empfinden; konkrete Manifestationen sind Defizite wie sensorische Defensivität oder Schwerkraftunsicherheit. Am anderen Ende des Kontinuums stehen zu schwache Reaktionen bzw. das Unvermögen, sensorische Informationen zu registrieren. Bei vielen Patienten mit sensorischen Modulationsdefiziten schwanken die Reaktionen auf sensorische Reize zwischen diesen beiden Extremen. Sensorische Modulationsstörungen, die durch eine verstärkte Abwehr kennzeichnet sind, wurden bereits diskutiert. Hier geht es nun um die unzureichende Fähigkeit zur sensorischen Registrierung.

DEFINITION

Beim Terminus *„sensorische Registrierung"* handelt es sich unserer Ansicht nach um einen Oberbegriff, der mindestens drei Prozesse beinhaltet (vgl. auch Pribram 1975):
- Erregung,
- Orientierung auf den sensorischen Stimulus (inkl. Beurteilung seiner Relevanz) und
- Vorbereitung einer Handlung (bzw. Ignorieren des Stimulus und Rückkehr zur vorherigen Aktivität, wenn der Stimulus unbedeutend erscheint).

Die Handlung, die auf die sensorische Registrierung folgt, kann entweder in adaptivem Verhalten oder in Kampf- bzw. Fluchtverhalten bestehen.

Eine mangelhafte Fähigkeit zur sensorischen Registrierung äußert sich in einer deutlich verzögerten Reaktion auf sensorische Informationen (siehe z. B. „Rebecca", Kapitel 12) oder in einem offensichtlichen Unvermögen, sensorische Informationen überhaupt wahrzunehmen (siehe z. B. „Rick", Kapitel 5). Störungen der sensorischen Registrierung werden vor allem dann deutlich, wenn die Betroffenen auf einen Reiz, den die meisten Menschen als schmerzhaft oder stark beeinträchtigend empfinden würden, *verspätet* oder *überhaupt nicht* reagieren. Wir sind allerdings der Meinung, daß Schwierigkeiten mit der sensorischen Registrierung – wie alle sensorischen Modulationsdefizite – auch in Zusammenhang mit Bewegungen und anderen Arten sensorischer Information (z. B. visuell/auditiv) auftreten.

Penny
Bei der 7jährigen Penny war die Fähigkeit zur Registrierung von taktilen Informationen und Schmerzen sehr schwach ausgeprägt. Ihre Mutter berichtete, daß sich Penny vor nicht allzu langer Zeit mit einem Ziegel, den sie eigentlich über einen Zaun werfen wollte, aus Versehen ein blaues Auge geschlagen habe. In Zusammenhang mit diesem Schlag erwähnte Penny jedoch nicht, daß sie Schmerzen empfunden habe. Wir betrachteten dies als Hinweis auf eine extrem schwache sensorische Registrierung. Im Laufe der ersten Behandlungsstunde stürzte Penny beim Versuch, einen Ball aufzuheben, gegen die Wand. Da sich ihre Haut rötete, legte Pennys Ergotherapeut Eis auf die Stelle, um einer Schwellung vorzubeugen. Penny schien jedoch zu keinem Zeitpunkt Schmerzen zu empfinden. Auch das Eis auf ihrer Haut schien sie nicht zu spüren.

Patienten mit einer schwach ausgeprägten sensorischen Registrierung sind oft nicht fähig, die Aufgaben des täglichen Lebens zu bewältigen und den von ihnen verlangten Rollen gerecht zu werden. Bei vielen dieser Menschen liegt eine mentale Retardierung, Autismus oder eine andere schwerwiegende Entwicklungsstörung vor. Wir haben jedoch auch Patienten behandelt, deren Schwierigkeiten in diesem Bereich offensichtlich durch *schwerwiegende sensorisch-integrative Dysfunktionen* verursacht worden waren.

Besitzt ein Patient nur eine eingeschränkte Fähigkeit zur Registrierung sensorischer Informationen, verfügt er verständlicherweise auch nicht über den für bestimmte sensomotorische Aktivitäten nötigen inneren Antrieb. Manche Patienten nehmen bestimmte Reize überhaupt nicht wahr, reagieren jedoch auf andere Stimuli, die sie nicht modulieren können, übermäßig stark. Wie bei allen Arten sensorisch-integrativer Dysfunktionen reagieren Patienten mit einer Beeinträchtigung der sensorischen Registrierung je nach momentaner Stimmung, Tageszeit oder Einflüssen aus dem Umfeld ganz unterschiedlich. Bei Patienten, deren sensorische Registrierungsdefizite mit einer sensorisch-integrativen Dysfunktion in Zusammenhang stehen, treten solche *Schwankungen* sogar relativ häufig auf.

Dennoch kann es sehr schwierig sein, das Verhalten dieser Patienten zu interpretieren. Oft muß man sie über mehrere Behandlungsstunden hinweg beobachten und ihr Verhalten auswerten, um etwaige Übereinstimmungen zu entdecken, die mit der Tageszeit oder mit Umweltfaktoren zusammenhängen. Außerdem ist es wichtig, Personen aus dem direkten Umfeld des Patienten danach zu fragen, wie häufig der Patient außergewöhnliche Reaktionen auf sensorische Reize zeigt und in welchem Maße diese Reaktionen Schwankungen unterworfen sind.

Ayres u. Tickle (1980) haben ein zwangloses Verfahren zur Beurteilung der Reaktionen von Kindern auf eine große Anzahl unterschiedlichster sensorischer Reize entwickelt. Die Beurteilung erfolgt anhand einer Vier-Punkte-Skala, die von „Failure To Register" (keine Registrierung) bis zu „Hyperresponsivity To Input" (Überreaktion auf Reize) reicht. Diese systematische Methode verhilft dem Ergotherapeuten zu Informationen, wenn die Durchführung eines formelleren Verfahrens – wie bei Patienten mit größeren Defiziten häufig der Fall – nicht möglich ist.

Bei der Behandlung von Patienten mit einer beeinträchtigten sensorischen Registrierung können viele der Aktivitäten zum Einsatz kommen, die bereits im Zusammenhang mit anderen sensorischen Modulationsdefiziten beschrieben wurden. Der Schwerpunkt liegt hier auf Aktivitäten, die dem Patienten die Möglichkeit bieten, lineare vestibulär-propriozeptive und taktile Informationen aufzunehmen. Gute Erfolge konnten wir vor allem mit Aktivitäten wie dem Trampolinspringen und dem Bürsten verschiedener Körperteile mit einem breiten Malpinsel erzielen.

Bei Patienten, die nicht in der Lage sind, sensorische Informationen zu registrieren, gestaltet sich die Behandlung zuweilen äußerst schwierig. Häufig ist es uns kaum möglich, ihnen dabei zu helfen, sich bestimmten Gegenständen, Personen oder Aktivitäten in ihrem Umfeld zuzuwenden und sich darauf zu konzentrieren. Objekte oder Aktivitäten in ihrer Umwelt scheinen sie oftmals nicht wahrzunehmen oder automatisch abzulehnen. Sind sie jedoch erst einmal intensiv mit einer Aktivität beschäftigt, kommt es vor, daß sie diese Aktivität beharrlich wiederholen („perseverieren"). Tritt ein solches Verhalten während einer Aktivität auf, die dem Patienten starke sensorische Reize vermittelt (wie z. B. Kreisen auf einer Doppelschaukel), kann es für den Ergotherapeuten schwierig sein festzustellen, ob der Patient nach diesen sensorischen Informationen verlangt und von ihnen profitiert oder ob er perseveriert.

> **Praxis**
>
> Bei der gesamten Behandlung ist stets sorgfältig darauf zu achten, ob sich Anzeichen für eine Überstimulation erkennen lassen, da sich die Reaktionen eines Patienten mit beeinträchtigter sensorischer Registrierung von einem auf den anderen Moment ändern können.

Ein Patient, der scheinbar schwer zu erregen ist, kann auch ganz plötzlich optimal erregt sein. Möglicherweise jedoch zeigt dieser Patient kurze Zeit später eine Pupillenerweiterung, schwitzt, bewegt sich stärker oder äußert andere Anzeichen für eine Übererregung. Wir experimentieren mit der Art und dem Umfang der sensorischen Information und beobachten die Reaktionen des Patienten sehr sorgfältig, um einen optimalen Behandlungsverlauf zu gewährleisten.

10.3.4
Behandlung sensorischer Diskriminationsstörungen

DEFINITION

Patienten mit einer *sensorisch-integrativen Dysfunktion* können Berührungen, Bewegungen, Kraft und Informationen über die Position ihres Körpers im Raum nicht gut diskriminieren.

GRUNDLAGEN

Normalerweise weisen diese Menschen ein bedeutsames Cluster von Anzeichen für eine unzureichende Fähigkeit zur Verarbeitung vestibulär-propriozeptiver Reize (siehe Kapitel 4) oder niedrige Werte bei einer Reihe von Tests zur taktilen Diskrimination auf (siehe Kapitel 5). Bei älteren Patienten läßt sich ein schwaches Diskriminationsvermögen z. B. an Eigenbeobachtungen ablesen wie: „Ich kann in meiner Tasche einen Pfennig nicht von einem Zehnpfennigstück unterscheiden, ohne nachzusehen." Wir hatten sogar einige erwachsene Patienten, die „oben" und „unten" nur deshalb unterscheiden konnten, weil sie wußten, daß „oben" da ist, wo der Kopf ist (siehe „Chris", Kapitel 4).

Können Patienten Berührungen, Bewegungen und Körperhaltungen nur schlecht diskriminieren, ist dies als Anzeichen für eine schwache *zentrale Verarbeitung* sensorischer Informationen zu deuten (und nicht als Unfähigkeit zur Modulation von Informationen wie z. B. bei taktiler Defensivität, Schwerkraftunsicherheit, Abwehrreaktionen auf Bewegungen oder unzureichender sensorischer Registrierung). Im Gegensatz zu sensorischen Modulationsstörungen, bei denen die Symptome oft von Tag zu Tag oder sogar von Stunde zu Stunde variieren, verändern sich sensorische Diskriminationsstörungen (sofern sie nicht behandelt werden) im Laufe der Zeit kaum.

Man nimmt an, daß sensorische Diskriminationsstörungen einer Reihe anderer sensorischer Integrationsdefiziten zugrunde liegen – u. a. Defiziten der bilateralen Integration und des Sequenzierens sowie der Somatodyspraxie (siehe Kapitel 4 und 6).

Unseren Erfahrungen zufolge haben viele Patienten mit einer unzureichenden Fähigkeit zur Diskrimination sensorischer Informationen ein starkes Verlangen nach dieser Art von Information. Auf dieses scheinbar paradoxe Phänomen werden wir im folgenden nochmals eingehen. Wie bereits zu Beginn von Kapitel 4 aufgezeigt, sind *Verlangen und Bedürfnis keine Synonyme.*

> **Praxis**
>
> Das Verlangen nach einem bestimmten Stimulus sagt nichts darüber aus, ob seine Anwendung auch therapeutisch sinnvoll ist. Darüber hinaus ist festzustellen, daß nicht alle Patienten mit einer unzureichenden Fähigkeit zur Diskrimination sensorischer Informationen auch tatsächlich nach den Stimulationstypen verlangen, die sie nicht effektiv verarbeiten können.

Beeinträchtigte Fähigkeit zur Diskrimination vestibulär-propriozeptiver Informationen

Da die verschiedenen vestibulär-propriozeptiven Rezeptoren auf unterschiedliche Arten von Reizen reagieren, überrascht es nicht, daß sich eine gestörte Fähigkeit zur Diskrimination vestibulär-propriozeptiver Informationen auch auf ganz unterschiedliche Weise zeigen kann. Patienten mit einer beeinträchtigten Fähigkeit zur Diskrimination von Informationen, die über die *Otolithen* empfangen werden, können die räumliche Ausrichtung ihres Kopfes nur schwer bestimmen (z. B. unterscheiden von oben/aufrecht und unten/kopfüber). Patienten, die Probleme haben, über die *Muskelrezeptoren* empfangene Informationen zu diskriminieren, können die Relativpositionen oder -bewegungen ihres Körpers oder einzelner Teile davon im Raum nur schwerlich bestimmen. Sie haben häufig auch Schwierigkeiten zu beurteilen, wieviel Kraft oder Anstrengung sie aufwenden. Man geht außerdem davon aus, daß solche Menschen über ein mangelhaftes Körperschema verfügen. Patienten, die Schwierigkeiten haben, über die *Bogengänge* erhaltene Informationen zu diskriminieren, können häufig kurze und schnelle Bewegungen nicht gut unterscheiden.[1] Diskriminationsstörungen, die mit den Bogengängen zusammenhängen, *können* auch mit einem verkürzten postrotatorischen Nystagmus in Verbindung stehen.

---

[1] Wir vermuten, daß dieses Defizit fälschlicherweise oft als Gleichgewichtsstörung interpretiert wird, weil Patienten, die nicht in der Lage sind, kurze und schnelle Bewegungen zu diskriminieren, auf solche Bewegungen auch nicht effektiv reagieren können.

Bei der Behandlung von Patienten mit einer schwach ausgeprägten Fähigkeit zur Diskrimination von Bewegungen oder Positionen setzen wir Aktivitäten zur gezielten Aufnahme vestibulär-propriozeptiver Informationen ein.

> **Praxis**
> Wie bei allen anderen Behandlungsprogrammen, die auf der Theorie der Sensorischen Integration basieren, ist auch hier die *aktive Beteiligung* des Patienten an *bedeutsamen Aktivitäten* sehr wichtig.

Die Behandlungsmethoden zu den genannten Defiziten bezüglich der Diskrimination vestibulär-propriozeptiver Informationen sollen im folgenden gesondert besprochen werden. Wir möchten jedoch darauf hinweisen, daß die Symptome nur selten einzeln auftreten.

Defizite im Zusammenhang mit den Otolithenorganen

Bei der Behandlung von Patienten, deren vestibulär-propriozeptive Diskriminationsstörungen sich in einer beeinträchtigten Fähigkeit zur *räumlichen Orientierung des Kopfes* äußern, legen wir den Schwerpunkt auf Aktivitäten, die Gelegenheit zur gezielten Aufnahme linearer vestibulärer Stimuli bieten.

Die für die Behandlung dieser Störung in Frage kommenden Aktivitäten ähneln denen bei Schwerkraftunsicherheit und Abwehrreaktionen auf Bewegungen. Da Patienten mit Diskriminationsstörungen jedoch nicht zu Bewegungsängsten neigen oder abwehrend auf Bewegungen reagieren (es sei denn, es sind noch andere Arten vestibulär-propriozeptiver Störungen festzustellen), können wir hier mehr und intensivere Bewegungen einbeziehen.

Sinnvoll sind Aktivitäten, die in einer Vielzahl von Körperhaltungen durchgeführt werden können (z. B. in Bauchlage, im Sitzen, im Vierfüßlerstand oder im Stehen). Wir benutzen vor allem *Hängegeräte*. Lineare Bewegungen können am einfachsten auf Schaukeln, die an zwei Punkten aufgehängt sind, erzeugt werden. Auch Trampoline sowie Hüpf- und Rollbretter sind als Grundlage für Aktivitäten zur gezielten Aufnahme linearer vestibulärer Reize geeignet.

Zwar kommt es selten vor, daß ein Patient nicht unterscheiden kann, ob er sich in einer Position mit dem Kopf oben (aufrechte Kopfhaltung) oder unten (Kopfüberhaltung) befindet, doch haben wir solche Fälle schon erlebt. Darüber hinaus gibt es auch weniger ausgeprägte Formen dieses Defizits.

> **Praxis**
> Da die Fähigkeit zur räumlichen Orientierung eine wichtige Grundlage für viele Aspekte der Entwicklung bildet, hat die Beeinträchtigung dieser Fähigkeit bei der Behandlung erste Priorität.

Defizite im Zusammenhang mit den Muskelrezeptoren

Vestibulär-propriozeptiven Diskriminationsstörungen können sich auch in Form einer Beeinträchtigung der Fähigkeit äußern, die relative Position des Körpers oder von Körperteilen zu bestimmen bzw. die Muskelkraft richtig zu dosieren.

Hier sind Aktivitäten geeignet, bei denen die Patienten Widerstand gegen *aktive Bewegungen* erfahren. Grundsätzlich können in diesem Zusammenhang die bereits genannten Aktivitäten zum Einsatz kommen, da Widerstand gegen Körperbewegungen (durch Schwerkraft oder Gewicht des eigenen Körpers) ganz automatisch entsteht, wenn der Patient ohne fremde Hilfe eine Schaukel zum Schwingen bringt, sich auf einem Rollbrett anstößt oder auf einem Trampolin aufkommt. Wie bereits in Kapitel 4 erwähnt, ist beim Trampolinspringen die entscheidende Quelle der Propriozeption nicht die Gelenkkompression, sondern der *Widerstand gegen die Streckung*. Aktive Bewegungen gegen den verstärkten Widerstand sind für den Patienten zusätzliches propriozeptives Feedback, durch das er einzuschätzen lernt, wieviel Kraft er aufwenden muß oder wie groß seine Anstrengungen sind. Dabei ist es gleichgültig, ob der Patient zu diesem Zweck mit einer Wasserpistole spritzt oder auf einem Trampolin hüpft.

Defizite im Zusammenhang mit den Bogengängen

Mit Patienten, bei denen sich die Schwierigkeiten in einer unzureichenden Fähigkeit zur *Unterscheidung schneller oder kurzer Bewegungen* (bzw. in einem verkürzten postrotatorischen Nystagmus) äußern, führen wir vor allem Aktivitäten zur gezielten Aufnahme schneller oder winkelförmiger (rotatorischer) Bewegungen durch.

Dabei muß man allerdings sehr vorsichtig vorgehen (siehe Kapitel 4 sowie den Abschnitt „Vorsichtsmaßnahmen"). Unserer Ansicht nach sollte das Ziel einer Behandlung außerdem *niemals* darin bestehen, die Dauer des postrotatorischen Nystagmus zu verlängern. Sollte sich der Nystagmus normalisieren, ist dies als positiver Nebeneffekt zu betrachten. Ein verkürzter postrotatorischer Nystagmus hat sich allerdings noch nie störend auf die Fähigkeit eines Menschen ausgewirkt, seinen Alltag gut zu meistern.

Eine vestibulär-propriozeptive Reizzufuhr kann am besten mit Hilfe einer *Schaukel* gewährleistet werden, die lediglich an einem Punkt der Decke befestigt ist. Auf diese Weise haben wir bereits verschiedene Schaukeln erfolgreich eingesetzt, unter anderem die Hängemattenschaukel, Doppelschaukel, T-Schaukel, Pferdschaukel, Plattformschaukel, Froschschaukel und andere im Handel erhältliche Schaukeln (Bezugsadressen siehe Anhang zu Kapitel 10). Auch Schaukeln, die an zwei Punkten aufgehängt werden, sind zur Stimulation der Bogengänge geeignet – vor allem im Zusammenhang mit Aktivitäten, bei denen der Patient *relativ* schnell schaukeln muß.

Da die Haarzellen der Bogengänge während der Beschleunigung und der Verlangsamung stimuliert werden, sollten Aktivitäten häufiges *Starten und Stoppen* sowie *Richtungs- und Geschwindigkeitswechsel* beinhalten. Aktivitäten, bei denen die Patienten gegen aufgehängte Gegenstände schlagen oder beim Schaukeln Bohnensäckchen oder Bälle von der Matte aufheben müssen, verlangen ein häufiges Ändern der Kopfhaltung. Dabei können die auf das vestibuläre System einwirkenden Stimuli variiert werden, ohne daß die Schaukel angehalten oder die Richtung der Bewegung verändert werden muß. Aktivitäten dieser Art fördern auch die bilateralen Fähigkeiten des Patienten, projizierte Bewegungssequenzen durchzuführen.

Das Paradoxon:
Der Patient kann bestimmte Reize nicht diskriminieren, verlangt aber nach ihnen

> **Praxis**
>
> **Wir haben es in der Praxis häufig mit Patienten zu tun, die auf Drehbewegungen nur schwach oder gar nicht reagieren (z. B. Patienten mit verkürzter Dauer des postrotatorischen Nystagmus oder Mangel an Schwindelgefühlen), aber dennoch nach vestibulär-propriozeptiven (besonders nach schnellen oder rotatorischen) Reizen verlangen.**

Mütter solcher Kinder sagen z. B. häufig: „Mein Kind kann vom Schaukeln gar nicht genug bekommen. Sogar wenn die anderen Kinder schon lange gegangen sind, will es immer noch bleiben und schaukeln." Die Kinder äußern oft, daß sie Drehbewegungen oder „Schaukeln, auf denen man ganz schnell und wild schaukeln kann", besonders gern mögen. Allerdings ist das, was oft als Verlangen interpretiert wird, *möglicherweise* nur ein Zeichen dafür, daß es hier an Reaktionen mangelt, die bei einem Überschreiten der Toleranzgrenze normalerweise auftreten.

Hat sich die Fähigkeit zur sensorischen Integration mit der Zeit verbessert und ist der Patient eher in der Lage, sensorische Reize aus Bewegungen zu diskriminieren, äußert er meist auch weniger Verlangen nach diesen Reizen. Tritt diese Veränderung ein, kann es jedoch passieren, daß der Patient die Signale seines Körpers nicht sofort erkennt und nicht merkt, daß er ausreichend stimuliert wurde und die Aktivität nun beenden sollte. Wir haben Patienten erlebt, die es als Rückschritt bewerteten, wenn ihnen mit der Zeit von den Drehbewegungen schwindelig wurde. Sie hatten ihre „erhöhte Toleranzgrenze" als Stärke interpretiert, und wir mußten ihnen nun versichern, daß es normal ist, sich nach Drehbewegungen schwindelig zu fühlen.

Vorsichtsmaßnahmen

Registrieren wir bei einem Patienten das Verlangen nach einer Vielzahl sensorischer Reize, müssen wir vor allem mit rotatorischen Stimuli sehr vorsichtig sein. Eine schnelle rotatorische Stimulation kann extreme Auswirkungen haben, die oft erst *einige Stunden später* auftreten (Fisher u. Bundy 1989). Nach mehreren Aktivitäten mit verstärkter vestibulär-propriozeptiver Reizzufuhr kann es dem Patienten später übel werden oder er mag darüber klagen, daß sich sein Körper „komisch" anfühlt (zum Thema sensorische Desorganisation siehe Kapitel 4,), obwohl ihm die Übungen sehr viel Spaß machten und er weder während noch direkt nach der Behandlung negative Reaktionen zeigte. Wie bereits betont kann sich die Unfähigkeit zur Diskrimination bestimmter Arten von sensorischen Reizen auch darin äußern, daß die vom Körper ausgehenden Signale zum Abbruch der Stimulation nicht richtig interpretiert werden können. Wir möchten nochmals zum Ausdruck bringen, wie wichtig es ist, regelmäßig mit dem Patienten und seinen Betreuern Rücksprache zu halten. Nur auf diese Weise können wir uns über die negativen Auswirkungen der Behandlung klar werden.

> **!** Erkennen wir oder wird uns mitgeteilt, daß der Patient *tatsächlich* Anzeichen für eine sensorische Reizüberflutung (Pupillenerweiterung, Schweißausbrüche, Änderung der Atemfrequenz, Erröten oder Erblassen) oder für eine sensorische Desorganisation (Verzerrungen des Körperschemas) zeigt, müssen wir Quantität und Qualität der sensorischen Informationen entsprechend anpassen.

Der Schwerpunkt sollte dann auf Aktivitäten verlagert werden, die langsame und primär lineare Bewegungen sowie erhöhten Widerstand gegen die Bewegungen des Patienten bieten. Viele Patienten, die sich über eine sensorische Desorganisation als Nebeneffekt der Behandlung beklagten, gaben an, daß sich einige der Symptome durch festen Berührungsdruck abschwächen ließen (siehe Kapitel 4).

Behandlung einer beeinträchtigten Fähigkeit zur Diskrimination taktiler Informationen

DEFINITION
Ebenso wie bestimmte Patienten Schwierigkeiten mit der Diskrimination vestibulär-propriozeptiver Stimuli haben, ist bei manchen Patienten mit sensorisch-integrativer Dysfunktion die Fähigkeit zur Diskrimination von Informationen beeinträchtigt, die *vom taktilen System verarbeitet* werden. Gemäß Ayres (1972) handelt es sich hierbei um die Schwierigkeit, *räumliche* und *zeitliche* Aspekte von Informationen aus Berührungen zu verarbeiten. Mit anderen Worten: Diese Patienten sind oftmals nicht in der Lage zu erkennen, an welcher

Stelle sie berührt wurden oder welche Eigenschaften ein von ihnen berührter Gegenstand hat. Viele dieser Patienten berühren ständig irgendwelche Gegenstände, die sich in ihrem Umfeld befinden, oder nehmen sie in die Hand, sind sich dessen aber offensichtlich gar nicht bewußt.

Dieses Problem besteht nur selten isoliert. Meist stellen wir im Gespräch mit dem Patienten oder anhand seiner Werte in den taktilen Tests fest, daß seine Fähigkeit zur Diskrimination taktiler Stimuli nur schwach ausgeprägt ist. In den meisten Fällen wurde der Patient vorher bereits auf eine Somatodyspraxie hin untersucht.

Im allgemeinen wird die Behandlung eines Defizits der taktilen Diskrimination mit der Behandlung von Störungen der *motorischen Planung* verknüpft, von denen man vermutet, daß sie mit dem taktilen System in Verbindung stehen.

Unserer Erfahrung nach sind Aktivitäten mit *festem Berührungsdruck* bei der Behandlung eines schwachen taktilen Diskrimnationsvermögens besonders wirkungsvoll. Auch wenn vermutet wird, daß taktile Diskriminationsstörungen die Grundlage einer Somatodyspraxie bilden und sich somit auf den gesamten Körper negativ auswirken, scheinen sie in besonderem Maße die Geschicklichkeit der *Hände* sowie die Fähigkeit zur Handhabung von Gegenständen zu beeinflussen. Unsere Aktivitäten schließen also festen Berührungsdruck am ganzen Körper ein, wobei wir uns besonders auf die Hände konzentrieren.

Wie bereits im Zusammenhang mit der taktilen Defensivität erwähnt wurde, kann der Ergotherapeut dem Patienten die Möglichkeit bieten, seine Haut zu bürsten oder mit verschiedenen Stoffarten abzurubbeln, Vibratoren zu verwenden und sich ganz oder teilweise in einem Bällchenbad, unter dicken Kissen oder in einer Mischung aus Reiskörnern und getrockneten Bohnen zu verstecken. Haben sich die Fähigkeiten des Patienten zur Verarbeitung taktiler Informationen verbessert, fordern wir sein taktiles Diskriminationsvermögen heraus, indem wir ihn Gegenstände in Mischungen aus trockenen Nudeln, Bohnen, Mais, Linsen oder Reis suchen lassen. Sinnvoll sind außerdem Spiele, bei denen der Patient Gegenstände unterschiedlicher Form mit geschlossenen Augen wiedererkennen muß.

Nathan

Der 6jährige Nathan hatte große Schwierigkeiten, taktile Stimuli zu diskriminieren. Er nahm ständig irgendwelche Gegenstände in die Hand und strich stets mit der Hand an der Wand entlang, wenn er in der Schule durch den Flur ging. Nathans Fingerfertigkeit war nicht ausreichend entwickelt, und er hatte noch weitere Defizite, die in Verbindung mit einer Somatodyspraxie auftreten. Zu Beginn der Behandlung machte es ihm großen Spaß, mit dem Bohnengemisch zu spielen. Er steckte seine Hände tief in die Mischung hinein und ließ sie über seine Arme gleiten. Wir versteckten dann etwa 8 cm große Plastiktiere, nach denen er suchen sollte. Obwohl er hinsehen durfte, hatte er häufig Probleme, die Tiere in den Bohnen wiederzufinden. Als es ihm schließlich gelang, die Tiere auch mit geschlossenen Augen wiederzufinden, konnte er das jeweilige Tier in seiner Hand zunächst nicht beschreiben, obwohl er über sehr gute sprachliche Fähigkeiten verfügte.

Nach einigen Monaten der Behandlung war Nathan besser in der Lage, die Tiere und auch andere Gegenstände ähnlicher Form zu unterscheiden. Zum Schluß konnte er sogar kleine Gegenstände wie Pfennige oder Monopolyhäuschen in einer mit getrocknetem Reis, Erbsen und Popcorn gefüllten Kiste finden. Dies erfordert ein gutes taktiles Diskriminationsvermögen und gute Fähigkeiten zur Manipulation von Gegenständen, weshalb wir zum Schluß kamen, daß Nathan in beiden Bereichen Fortschritte gemacht hatte. Nathans Lehrerin berichtete außerdem, daß sein Drang, Gegenstände in seiner Reichweite zu berühren bzw. in die Hand zu nehmen, nachgelassen habe.

Simultane Störung der sensorischen Modulation und der Diskrimination

In manchen Fällen besteht gleichzeitig eine unzureichende Fähigkeit zur Diskrimination bestimmter sensorischer Reize und eine Störung der Modulation anderer Arten von Reizen.

Marianne

Die 4jährige Marianne wies zu Beginn ihrer Behandlung eine schwerwiegende Form von Schwerkraftunsicherheit auf. Im Rahmen des ersten ergotherapeutischen Beurteilungsverfahren weigerte sie sich, den „Postrotary Nystagmus Test" (Postrotatorischer Nystagmustest) durchzuführen. Nach 6 Monaten Behandlung mit Schwerpunkt auf Aktivitäten, bei denen Marianne gezielt propriozeptive und lineare vestibuläre Reize aufnehmen konnte, schien die Schwerkraftunsicherheit nahezu verschwunden zu sein. Ohne zu zögern, kletterte sie auf ein Gerät oder Blöcke von 1,20 m bis 1,50 m Höhe und sprang von dort auf darunterliegende Matten (Abb. 10.13). Sie schlug gern Purzelbäume und hatte auch ansonsten immer Spaß an Aktivitäten, bei denen die Position des Kopfes wechselte und eine winkelförmige Stimulation ausgeübt wurde. Sie begann auch, ihr Verlangen nach winkelförmiger Stimulation zu äußern und war glücklich, wenn sie sich zu Hause auf dem Drehstuhl oder in der Praxis auf Schaukeln drehen durfte. Als sie uns schließlich

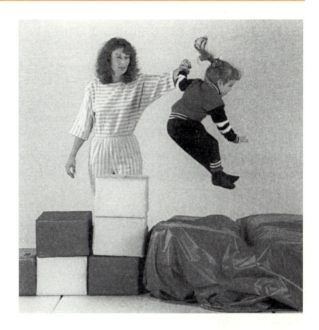

Abb. 10.13. Schaumstoffblöcke und Sprungmatte

FALLBEISPIEL →

den „Postrotatorischen Nystagmustest" durchführen ließ, stellte sich heraus, daß ihre Nystagmusdauer *verkürzt* war. Daraus läßt sich folgern, daß Mariannes schwaches taktiles Diskriminationsvermögen (das sich in einer verkürzten postrotatorischen Nystagmusdauer äußerte) beim ersten Beurteilungsverfahren durch ihre sensorischen Modulationsstörungen (Schwerkraftunsicherheit, Abwehrreaktionen auf Bewegungen) „verdeckt" worden war. Als diese Schwierigkeiten dann nachließen, traten ihre Probleme mit der Diskrimination immer deutlicher zutage.

Eine wichtige Randbemerkung

Stellen wir bei einem Patienten ein schwach ausgeprägtes Diskriminationsvermögen fest und verlangt er zudem nach bestimmten Arten von sensorischen Reizen, können wir viele verschiedene Möglichkeiten zur gezielten Aufnahme solcher Stimuli bieten. Der offensichtliche *Widerspruch* ist jedoch nach wie vor nicht einfach zu erklären.

Manche Patienten, bei denen ein solcher Widerspruch zu beobachten ist, haben auch häufig Wutausbrüche oder zeigen unkontrolliertes Verhalten (was manchmal als Anzeichen für eine Übererregung gedeutet wird). Solche Patienten sollten im Rahmen einer Behandlungseinheit *sowohl* in Aktivitäten zur gezielten Aufnahme sensorischer Stimuli *als auch* in beruhigende Aktivitäten involviert werden. Geschieht dies nicht, können sie so stark übererregt werden, daß sich ihr Verhalten eher verschlechtert.

Auch unser Erklärungsversuch zu diesem Paradoxon ist trotz seiner Komplexität möglicherweise immer noch zu simpel. Manche Patienten mit Anzeichen für ein schwaches sensorisches Diskriminationsvermögen, erhöhtem Bedarf an Stimuli *und* häufigen Wutausbrüchen werden sogar noch aktiver, wenn sie an „beruhigenden" Aktivitäten teilnehmen. Sie vermitteln den Eindruck, als blieben sie ständig in Bewegung, um sich wach zu halten. Senken wir ihr Erregungsniveau, kompensieren sie dies durch ein gesteigertes Aktivitätsniveau.

> **Praxis**
> Geben wir diesen Patienten die Gelegenheit zur verstärkten Aufnahme sensorischer Informationen, erfüllen wir damit einen doppelten Zweck: *Erstens* erhöhen wir das Ausmaß der Erregung (und bremsen auf diese Weise das Verlangen nach mehr Aktivität), und *zweitens* führen wir gleichzeitig diejenigen Sinneseindrücke zu, die benötigt und verlangt werden.

Kagan et al. (1984) haben im Rahmen von Forschungsreihen mit „gehemmten" Kindern einen ähnlichen Widerspruch festgestellt, der auch Auswirkungen auf unsere Behandlungsmethoden haben kann. Sie erbrachten den Beweis, daß die *Erregungsschwelle* bei „gehemmten" Kindern niedriger ist als bei „ungehemmten".

> **Praxis**
> Wir sollten uns darüber im klaren sein, daß manche der von uns behandelten ruhigen, schüchternen und scheinbar in sich zurückgezogenen Kinder sehr schnell übererregt reagieren können. Bei diesen Kindern sollten wir besonders sorgfältig auf Anzeichen für eine sensorische „Reizüberflutung" achten.

10.3.5
Behandlung postural-okulärer Bewegungsstörungen

Um auf Objekte in unserem Umfeld richtig reagieren zu können, müssen wir stabile Haltungen einnehmen und halten können und in der Lage sein, unsere Position zu verändern, ohne dabei das Gleichgewicht zu verlieren. Mit anderen Worten: Wir müssen über eine angemessene posturale Kontrolle verfügen, um unsere Bewegungen zu unterstützen.

DEFINITION

Eine sensorisch-integrative Dysfunktion äußert sich oft in einer postural-okulären Bewegungsstörung (z. B. Hypotonie der Streckmuskeln, schwache posturale Stabilität, schwache Stell- und Gleichgewichtsreaktionen, Schwierigkeiten, die Bauchlage einzunehmen und zu halten) oder in einer schwachen tonischen Beugung (in Zusammenhang mit einer Somatodyspraxie). Die Schwierigkeit, bestimmte Positionen einzunehmen, zu halten oder wieder aufzunehmen, führt häufig dazu, daß diese Patienten weder effektiv noch effizient auf Gegenstände in ihrem Umfeld reagieren können.

■ **BEISPIEL:** Eine unserer Patientinnen erzählte uns folgendes: Jedes Mal, wenn ihr bei der Arbeit ein Stift herunterfalle, müsse sie von ihrem Stuhl aufstehen, sich umdrehen, sich bücken und den Stift aufheben. Sie verfügte nicht über die nötige posturale Kontrolle, um sich einfach hinabzubeugen und den Stift aufzuheben, ohne dabei aufstehen zu müssen.

GRUNDLAGEN

Ist bei einem Patienten die Verarbeitung vestibulär-propriozeptiver Sinneseindrücke beeinträchtigt und liegt gleichzeitig eine postural-okuläre Störung vor, ist davon auszugehen, daß sich ersteres Defizit negativ auf die Entwicklung des Körperschemas auswirkt. Ebenso vermuten wir, daß bei einem Patienten mit unzureichender Fähigkeit zur somatosensorischen Verarbeitung und schwachem Beugemuskeltonus die sensorische Verarbeitungsstörung mit der Entwicklung der Beugung und der Praxie interferiert.

In beiden Fällen legen wir den Schwerpunkt der Behandlung auf Aktivitäten zur gezielten Aufnahme sensorischer Informationen mit gleichzeitiger Haltungsförderung. Im folgenden geht es um *sechs verschiedene Aspekte der postural-okulären Kontrolle,* die oft Gegenstand der Therapie sind:

- tonisch posturale Streckung,
- tonische Beugung,
- posturale Stabilität (Gleichgewicht zwischen Beugung und Streckung),
- laterale Beugung und Drehung,
- Stell- und Gleichgewichtsreaktionen und
- okuläre Kontrolle.

Methoden zur Förderung der tonisch-posturalen Streckung

Soll die Fähigkeit des Patienten gefördert werden, die Streckung entgegen der Schwerkraft zu halten, legen wir den Schwerpunkt auf Aktivitäten zur gezielten Aufnahme *linearer vestibulärer und propriozeptiver Informationen.* Diese Aktivitäten können Bewegungen in der Horizontalen (z. B. Schaukeln auf einer Plattformgleitschaukel) oder in der Vertikalen (wie z. B. Trampolinspringen) beinhalten. Die Übungen können in jeder Körperhaltung durchgeführt werden, wobei die Bauchlage jedoch die meisten Streckbewegungen erfordert. Zur Verbesserung der propriozeptiven Verarbeitung setzen wir Aktivitäten ein, die

Bewegungen gegen Widerstand (inkl. Widerstand entgegen der Schwerkraft) beinhalten. Den Grad des Widerstandes wählen wir je nach Patient sorgfältig aus, damit die Aktivität erfolgreich durchgeführt werden kann.

Bei einem Patienten mit starker Hypotonie kann es notwendig sein, mit Aktivitäten zu beginnen, die sich primär auf den Nacken und die Streckmuskeln in der oberen Rückengegend auswirken (z. B. Schaukeln auf der Froschschaukel in Bauchlage), ohne daß eine Ganzkörperstreckung erforderlich ist, wie dies z. B. beim Schaukeln in Bauchlage auf einer Doppelschaukel der Fall wäre. Ebenso können wir Aktivitäten vorschlagen, die in Bauchlage auf Ellbogen gestützt durchgeführt werden, wofür eine relativ gute Stabilität des Oberkörpers notwendig ist. Eine solche Aktivität kann darin bestehen, daß der Patient in Bauchlage mit Unterarmstütz auf einer Plattformgleitschaukel liegt. Während die Schaukel hin- und herschwingt, muß der Patient Wattebällchen von dicken, vor der Schaukel liegenden Matten blasen.

Wir sollten sorgfältig darauf achten, daß der Patient die richtige Körperhaltung beibehält, d. h. daß seine Streckmuskeln aktiv sind. Dazu sollten folgende Kriterien erfüllt sein:
- Der Kopf darf nicht überstreckt sein.
- Der obere Teil des Brustkorbs sollte von der Grundfläche abgehoben sein.
- Die Oberarme sollten senkrecht zur Grundfläche stehen.

Aktivitäten, bei denen der Patient in Bauchlage und auf Ellbogen gestützt Gewichte heben muß, sind schon etwas schwieriger, z. B.: Der Patient liegt in Bauchlage auf der Plattformgleitschaukel und soll einen Gegenstand auf ein bestimmtes Ziel werfen. Eine noch größere Herausforderung stellen Aktivitäten dar, bei denen die gestreckten Arme des Patienten Gewicht tragen müssen: Der Patient liegt in Bauchlage auf einem Kunststoffaß und soll dies auf den Händen vorwärts bewegen oder Objekte an ein Magnetbrett heften (Abb. 10.14). Sinnvoll sind in diesem Zusammenhang auch Aktivitäten, die eine

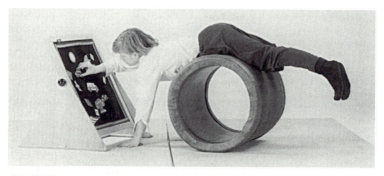

Abb. 10.14. Faß und Magnettafel

Streckung in Bauchlage erfordern: Der Patient schaukelt in Bauchlage in einer Netzschaukel, wirft dabei einen Wasserball auf ein Ziel und fängt den zurückprallenden Ball dann wieder auf.

Aktivitäten, die vom Patienten eine Streckung des gesamten Körpers entgegen der Schwerkraft verlangen und bei denen er gleichzeitig sein eigenes Körpergewicht stützen muß (z. B. der Patient liegt in der Doppelschaukel, muß sich an einem in einer Ecke des Raumes aufgehängten Seil hochhangeln, das Seil anschließend wieder loslassen und schwingen), bilden die weitaus größte Herausforderung an die tonisch-posturale Streckmuskulatur. Eine andere Aktivität, die eine starke Streckung entgegen der Schwerkraft erfordert, ist „Netz-Basketball". Bei dieser Aktivität liegen der Ergotherapeut (oder ein anderer Patient) und der Patient in Bauchlage in zwei hängenden Netzen, deren Abstand mindestens 1,80 m betragen sollte. Die Spieler versuchen, sich gegenseitig Bohnensäckchen auf den Rücken zu werfen. Bei dieser Aktivität entsteht durch das Gewicht der Bohnensäckchen zusätzlich ein fester Berührungsdruck. Außerdem wird der Patient herausgefordert, mit den Armen projizierte Handlungssequenzen zu planen und durchzuführen.

Methoden zur Förderung der tonischen Beugung

Während Schwierigkeiten mit der posturalen Streckung und der Beugung des Nackens auf Defizite des vestibulär-propriozeptiven Systems zurückgeführt werden, werden Beeinträchtigungen der tonisch-posturalen Beugung im allgemeinen mit dem *somatosensorischen System* und der *Praxie* in Verbindung gebracht (siehe Kapitel 6). Deshalb ist bei manchen Patienten die posturale Streckung, bei anderen hingegen die Beugung stärker ausgeprägt.

Zur Förderung der tonischen Beugung setzen wir Aktivitäten ein, bei denen der Patient Widerstand gegen seine Beugebewegungen erfährt und anhaltende posturale Beugungen leisten muß. Wie bei der Streckung müssen wir auch das Ausmaß des Widerstandes und den Grad der Beugung jeweils sorgfältig an den Patienten anpassen.

Oft sind Aktivitäten sinnvoll, bei denen der Patient verstärkt vestibulär-propriozeptive Informationen aufnehmen kann und gleichzeitig seinen Nacken entgegen der Schwerkraft beugen muß. Die dabei entstehenden „Kettenreaktionen" (Peiper 1963) können dem Patienten helfen, den Rest seines Körpers in Antischwerkraft-Beugehaltungen zu bringen. Auf ähnliche Weise können Aktivitäten, die zu Beginn nur eine Beugung der Beine und des unteren Rumpfs erfordern, die Beugung des Nackens erleichtern, z. B.: Der Patient legt sich rücklings entweder auf die Plattformgleitschaukel oder auf den Fußboden. Falls erforderlich, wird ein kleines keilförmiges Kissen unter seinen Kopf geschoben. Der Ergotherapeut wirft dem Patienten einen leichten Ball zu. Der Patient beugt daraufhin seine Knie und seine Hüfte und stößt den Ball mit den Füßen zum

Abb. 10.15. Schaukelscheibe

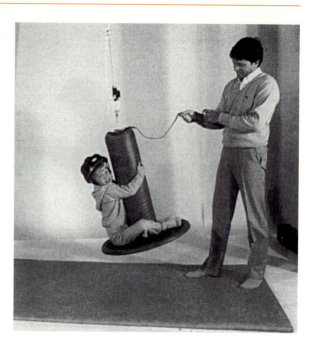

Ergotherapeuten zurück. Zu Beginn muß der Kopf des Patienten evtl. ganz abgestützt werden. Mit der Zeit hebt der Patient den Kopf jedoch automatisch an, um den Ball besser sehen zu können.

Bei Patienten mit stark hypotoner Beugemuskulatur (besonders Nacken- und Bauchmuskulatur) sollte man zunächst eher mit Aktivitäten beginnen, die modifizierte Beugehaltungen (Kopf und oberer Rumpf) erfordern, als mit solchen, die Ganzkörperbeugungen entgegen der Schwerkraft beinhalten. So kann der Patient z. B. auf einem Keil liegen und Nacken und Kopf beugen, um Seifenblasen aus einem vom Ergotherapeuten gehaltenen Pustestab zu blasen. Der Ergotherapeut kann die Beugebewegungen des Patienten erleichtern, indem er seine Hand auf den oberen Teil von dessen Brustkorb legt und leichten Gegendruck in kaudaler Richtung ausübt.

Wir haben außerdem die Erfahrung gemacht, daß Schaukeln, welche an einer Vorrichtung hängen, die vertikale Stimulation zuläßt (Gummiseil, Spiralfedern), die Beugung besonders erleichtern. Für einen Patienten mit stark hypotonen Beugemuskeln ist das Schaukeln auf einer Schaukelscheibe (Abb. 10.15) anfangs durchaus eine Herausforderung. Die Schaukelscheibe bietet zwar einen guten Halt, aber der Patient muß Arme und Beine um die gepolsterte Rolle in der Mitte der Schaukel schlingen. Mit der Zeit entwickelt er die nötige Beugemuskulatur, um einen größeren Widerstand gegen die Beugung auszuhalten. Dann kann die T-Schaukel in die Behandlung einbezogen werden. Da die

Abb. 10.16. Polsterrolle („Hotdog")

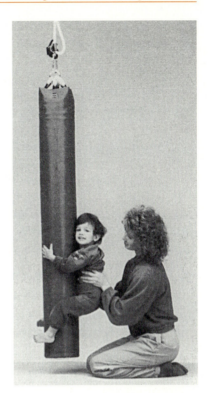

T-Schaukel weniger Halt bietet als die Schaukelscheibe, ist es hier schwieriger, die tonische Beugung beizubehalten. Den nächsten Schwierigkeitsgrad bilden Aktivitäten, bei denen der Patient im Sitzen auf einer Doppelschaukel (die nur minimalen Halt gibt) schaukeln und mit beiden Füßen gegen einen in entsprechender Höhe vor ihm aufgehängten Ball treten soll.

Hat sich die Beugung des Patienten verbessert, kann sie noch stärker gefördert werden, z. B. durch Aktivitäten, bei denen sich der Patient an einer Polsterrolle („Hotdogschaukel") (Abb. 10.16) festhält oder auf einer Pferdschaukel liegt, die vom Ergotherapeuten schnell hin- und herbewegt wird. Der Patient kann auch rittlings auf einem großen, von der Decke hängenden Schlauch sitzen, sich daran festklammern und „wild drauf los reiten". Aktivitäten wie das Schaukeln mit der Polsterrolle erfordern eine relativ konstante Kraft der Beugemuskulatur, wohingegen die Pferdschaukel und der Reifenschlauch so eingesetzt werden können, daß sich die Beugemuskulatur flexibel anpassen muß. Eine der beliebtesten Aktivitäten besteht darin, daß der Patient auf der Pferdschaukel oder dem Reifenschlauch seitlich am Gerät entlang und darunter rutscht, während sich das Gerät bewegt (Abb. 10.17). Dazu muß er seinen Halt anpassen können.

Abb. 10.17. Aufgehängter Reifenschlauch

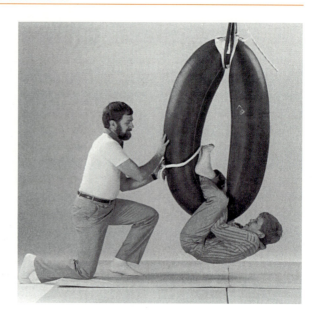

Die größte Herausforderung stellen in diesem Zusammenhang Aktivitäten dar, bei denen der Patient die Beugung sowohl gegen Widerstand als auch entgegen der gesamten Schwerkraft halten muß, z. B.: Der Patient liegt in gebeugter Rückenlage auf einem Rollbrett und hangelt sich dann an einem Seil, das an zwei gegenüberliegenden Wänden jeweils in 60 cm Höhe befestigt wird, von einer Seite des Raums zur anderen. Auch Aktivitäten am Trapez, bei denen der Patient über Hindernisse hinwegschaukeln und die Beugung *halten* muß, fordern die Beugemuskulatur stark.

Laut Ayres (1977) entwickeln viele Patienten, bei denen gute Fortschritte bezüglich der Beugefähigkeit zu verzeichnen sind, eine besondere Vorliebe für Aktivitäten, bei denen sie sich fallen lassen sollen (z. B. unter der Pferdschaukel hängen und sich auf darunter liegende Matten fallen lassen). Bei solchen Aktivitäten nutzt der Patient seine Beugemuskeln, um eine Schutzhaltung einzunehmen. Ayres vermutete, daß diese Aktivitäten deshalb so begeistert ausgeführt werden, weil die Patienten dabei Beugungen entgegen der Schwerkraft ausführen können, ohne sich in irgendeiner Weise unsicher zu fühlen.

Kombination von Beugung und Streckung: Methoden zur Förderung der lateralen Beugung und Drehung

Eine Verbesserung der Beugung und Streckung entgegen der Schwerkraft fördert häufig auch die laterale Beugung und Drehung (Bly 1983). Es ist vor allem die Fähigkeit, sich zu drehen, die dem Patienten effiziente Bewegungen ermöglicht, die weich und flüssig wirken. Patienten mit postural-okulären

Bewegungsstörungen vollziehen bei ihren Bewegungen nur wenige Drehungen. Aktivitäten zur Entwicklung des Drehvermögens können daher vielen Patienten helfen, sich effektiver und effizienter zu bewegen.

Im Gegensatz zur posturalen Beugung und Streckung, die durch Aktivitäten gefördert werden, bei denen sich der Patient *symmetrisch* bewegt, sind für die Entwicklung der lateralen Beugung und Drehung *asymmetrische* Bewegungen erforderlich.

Die vielleicht einfachste Aktivität zur Förderung der Drehung besteht darin, daß der Patient in einem aufblasbaren Gummifaß über eine Matte rollt (Abb. 10.18). Vielen Patienten macht es besonders viel Spaß, sich wie eine Walze über Buchstaben oder Formen aus weichem, verformbarem Material zu rollen. Die laterale Beugung und Drehung kann auch gefördert werden, indem sich der Patient auf eine Doppelschaukel (Abb. 10.19) oder in ein Netz setzt und im Schaukeln Bälle oder Bohnensäckchen von der Matte aufhebt, sich aufrichtet und die Bohnensäckchen auf ein Ziel wirft.

Der Patient kann außerdem an einem Trapez von einer Matte zur nächsten schwingen, wobei er sich beim Zurückschaukeln jedesmal drehen und gleichzeitig das Trapez mit beiden Händen festhalten soll. Bei einer Variante dieser Aktivität werden zwei Seile in der Mitte des Raums etwa 1,80 m voneinander entfernt an der Decke befestigt. Der Patient sitzt auf einem Rollbrett frontal vor dem ersten Seil und ergreift es, um sich daran zum anderen Seil zu ziehen. Hat er das zweite Seil erreicht, läßt er das erste los und greift nach dem zweiten. Der Patient rollt dann so weit wie möglich weiter und benutzt anschließend das zweite Seil, um sich und das Rollbrett zu drehen. Ist der Patient weit genug gerollt, kann er wiederum am (zweiten) Seil ziehen, um zurück zum Ausgangspunkt zu gelangen. Gelingt es dem Patienten, während der Drehungen mit beiden Händen am Seil zu bleiben, findet während der Drehung eine Rotation statt.

Gleichgewicht zwischen Beugung und Streckung:
Methoden zur Förderung alternierender Bewegungen

Verbessern sich Beugung und Streckung mit der Zeit, sollten Aktivitäten eingesetzt werden, bei denen zwischen Beugung und Streckung abgewechselt wird. Sitzt der Patient bei einer Aktivität auf einer Schaukel und holt dabei mit seinem ganzen Körper Schwung, wird ein Gleichgewicht zwischen posturaler Beugung und Streckung geschaffen. Der Patient kann die Schaukel jedoch auch zum Schwingen bringen, indem er lediglich die Seile wegdrückt oder zu sich zieht, wofür er hauptsächlich eine Armmuskelgruppe benutzt. Daher ist es auch hier äußerst wichtig zu beobachten, welche Art von posturalem Bewegungsmuster der Patient verwendet, um diese Aufgabe zu bewältigen. In diesem speziellen

Abb. 10.18. Aufblasbares Faß

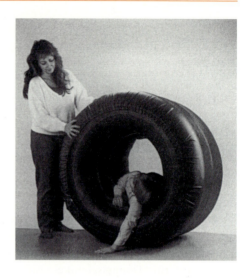

Abb. 10.19. Doppelschaukel

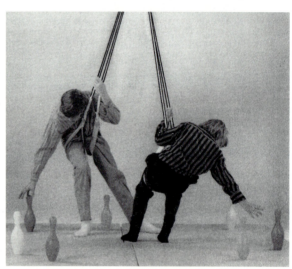

Fall soll der Patient die Schaukel zum Schwingen bringen, indem er Arme, Beine, Rumpf *und* Kopf abwechselnd beugt und streckt. Erfolgen andere Reaktionen, sollte die Aktivität abgeändert werden.

Methoden zur Förderung der Stell- und Gleichgewichtsreaktionen

Stellreaktionen bilden die Grundvoraussetzung für Bewegungen, mit denen wir von einer Körperhaltung zur nächsten gelangen. Als Bestandteil der Gleichgewichtsreaktionen ermöglichen sie uns, den Kopf aufrecht und Körper und Kopf auf einer Linie zu halten.

Stellreaktionen helfen uns, bestimmte Körperhaltungen einzunehmen bzw. wieder aufzunehmen. *Gleichgewichtsreaktionen* ermöglichen es uns, bestimmte Haltungen beizubehalten, wenn unser Körper oder die Fläche, auf der wir stehen, von bestimmten Störfaktoren bedroht wird (Bly 1983; Weisz 1938).

Weisen Patienten mit sensorischen Integrationsdefiziten postural-okuläre Bewegungsstörungen auf, ist meist auch ihr *Gleichgewicht beeinträchtigt*. Gleichgewichtsreaktionen sind die komplexesten posturalen Reaktionen und werden damit als erste durch eine Störung des Zentralnervensystems beeinträchtigt. Bei Patienten mit Gleichgewichtsstörungen sind manchmal auch schwache *Stellreaktionen* zu beobachten, da sich diese im allgemeinen vor dem Gleichgewicht entwickeln. Zeigt ein Patient schwache Stellreaktionen, so sollte diese Beeinträchtigung vorrangig behandelt werden, da Stellreaktionen sowohl für Bewegungen als auch für Haltungen von größter Bedeutung sind.

Die Sensorische Integrationstheorie gibt kaum Aufschluß darüber, wie richtige Stell- oder Gleichgewichtsreaktionen aussehen. Bei der Behandlung von Stell- und Gleichgewichtsreaktionen erweitern wir die Sensorische Integrationstheorie daher um Informationen über normale Gleichgewichtsreaktionen (vgl. Fisher 1989; Weisz 1938) und über Behandlungsmethoden zur Förderung der neuralen Entwicklung (vgl. Bobath 1985; Boehme 1988; Howison 1988).

Ist die Entwicklung der Stell- oder Gleichgewichtsreaktionen eines Patienten verzögert, überlegen wir uns Aktivitäten, bei denen diese Reaktionen in den verschiedensten Haltungen – z. B. in Bauchlage, im Sitzen, im Vierfüßlerstand, im Knien oder im Stehen – ausgelöst werden. Wir beginnen die Behandlung mit Aktivitäten auf einer Plattformgleitschaukel, einer Pferdeschaukel oder einem „Tilt Board" (Kippbrett), bei denen nur relativ kurze und langsame Bewegungen erforderlich sind. Bei *kurzen* Bewegungen kann sich der Patient an die Bewegung anpassen, ohne zu fallen, und bei *langsamen* Bewegungen hat er ausreichend Zeit, auf den Stimulus zu reagieren. Nach und nach können auch schnellere Bewegungen hinzugefügt werden.

In den meisten Fällen sind unsere Gleichgewichtsreaktionen sehr subtil und erfolgen schon auf relativ geringfügige Störungen. Daher sollten wir Aktivitäten auswählen, bei denen die Haltung nur geringfügig angepaßt werden muß. Dazu können quasi alle in der Praxis verfügbaren Geräte benutzt werden. Da wir subtile Reaktionen erwarten, ist es nicht notwendig (oder wünschenswert), bei einem Patienten immerzu vollständige Gleichgewichtsreaktionen auf Bewegungen auszulösen. Unser Ziel besteht darin, zwar das Gleichgewicht des Patienten herauszufordern, aber dennoch automatische, flüssige Bewegungen zu ermöglichen.

Bill

Der 5jährige Bill wies einen starken Entwicklungsrückstand hinsichtlich seiner Stell- und Gleichgewichtsreaktionen auf. Er zeigte zum ersten Mal Anzeichen dafür, daß er Kopf und Oberkörper in Bauchlage dauerhaft aufrecht halten konnte, als er auf einer Plattformgleitschaukel vorwärts und rückwärts schwang, wobei er so tat, als fahre er Boot. Als sich seine posturalen Reaktionen mit der Zeit verbesserten, funktionierten wir Therapiebälle zu Walen um, die dann versuchten, unter sein Boot zu tauchen und ihn ins Wasser zu stoßen, um mit ihm spielen zu können (Abb. 10.20). Zunächst schoben wir einen kleinen Therapieball unter die Schaukel, der die Schaukel während des Schwingens nach vorne und hinten kippen ließ. Bill äußerte seine Freude darüber, daß er nicht ins Wasser fiel, lauthals. Er brachte die Schaukel zum Schwingen und behielt automatisch seine aufrechte Haltung bei. Manchmal ließen wir auch größere Wale (größere Therapiebälle) unter sein Boot schwimmen, die das Brett so stark zum Kippen brachten, daß bei Bill eine vollständige Gleichgewichtsreaktion hervorgerufen wurde. Von Zeit zu Zeit verlor er auch das Gleichgewicht und fiel ins „Wasser". Dort genoß er einige spielerische, ruhige Augenblicke mit den Therapiebällen, die als Wale über seinen Rücken und seine Beine rollten. Im Rahmen dieser Aktivität konnte Bill verstärkt vestibulär-propriozeptive Informationen aufnehmen, gleichzeitig wurden tonische Streckung und Stell- und Gleichgewichtsreaktionen gefördert, und Bill konnte den zur Abschwächung seiner taktilen Defensivität benötigten festen Berührungsdruck erfahren.

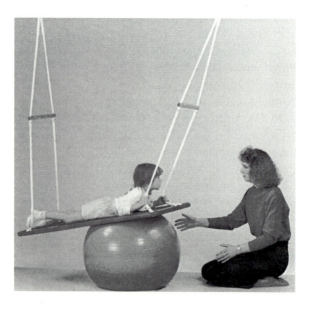

Abb. 10.20. Plattformgleitschaukel („Boot") und großer Therapieball („Wal")

Anmerkung zur Förderung der Kontrolle über okuläre Bewegungen

Der von uns benutzte Begriff „postural-okuläre Bewegungsstörungen" bezeichnet eine Konstellation von Symptomen, die bei Patienten mit einer Beeinträchtigung der Verarbeitung vestibulär-propriozeptiver Informationen häufig auftreten. In diesem Zusammenhang steht *„okulär"* für *kompensatorische* Augenbewegungen (insbesondere für diejenigen, die mit Hilfe des „Postrotatorischen Nystagmustests" [Ayres 1975] gemessen werden), die vom vestibulären System ausgelöst werden, um ein stabiles Blickfeld aufrechtzuerhalten (siehe Kapitel 4). Wir haben zwischen *kompensatorischen* Augenbewegungen und Augenbewegungen unterschieden, die *der Kontrolle des visuellen Systems unterliegen* und dazu dienen, sich bewegende Objekte zu verfolgen (gleitende Folgebewegungen) oder sich in einem Raum umzusehen (Sakkaden).

Die Sensorische Integrationstheorie bietet zum Thema visuell kontrollierte Augenbewegungen nur wenige Erklärungen, Beurteilungs- oder Behandlungsansätze. Wir haben jedoch festgestellt, daß viele unserer Patienten mit sensorisch-integrativen Dysfunktionen Schwierigkeiten haben, die Bewegungen der Augen von den Bewegungen des Kopfes und des restlichen Körpers zu trennen. Anstatt in Reaktion auf visuelle Stimuli nur die Augen zu bewegen, bewegen sie den ganzen Kopf und in manchen Fällen auch den gesamten Körper. Sind sie gezwungen, den Kopf stillzuhalten und nur die Augen zu bewegen – z. B. wenn wir Funktionen wie das Verfolgen eines Gegenstandes mit den Augen (gleitende Folgebewegungen), Konvergenz (gegensinnige Augenbewegungen) und das schnelle Lokalisieren (Sakkaden) untersuchen –, haben sie häufig Schwierigkeiten, diese visuell kontrollierten okulären Bewegungen zu erzeugen.

> **Praxis**
> **Visuell kontrollierte okuläre Bewegungen fallen nicht in den Bereich der Sensorischen Integrationstheorie.**

Manche Augenärzte und Optometristen haben sich auf diesen Bereich spezialisiert, und in bestimmten Fällen ist eine Überweisung an solche Spezialisten ratsam. Im Rahmen einer Behandlung schaffen wir jedoch häufig Aktivitäten, die nicht nur einen bestimmten Zweck erfüllen, sondern nebenbei auch die Fähigkeit der Patienten fördern, visuell kontrollierte okuläre Bewegungen zu vollziehen (z. B. Objekte mit den Augen zu verfolgen oder schnell zu lokalisieren), und dabei helfen, Kopf- und Augenbewegungen voneinander zu trennen. Dies geschieht z. B. dann, wenn der Patient Bohnensäckchen auf unbewegliche oder bewegliche Ziele (wie z. B. „Raumschiffe von Außerirdischen" in Form von Plastikflaschen) wirft und gleichzeitig schaukelt.

10.3.6
Behandlung von Praxiestörungen

Ayres (1985) identifizierte folgende drei Prozesse als Teil der Praxie:
- Ideation oder die Fähigkeit, eine Handlung zu konzeptualisieren,
- Planung und Programmierung der Handlung und
- Durchführung der Handlung.

DEFINITION

Patienten mit einer sensorisch-integrativen Dysfunktion haben vor allem Schwierigkeiten mit der Planung und Programmierung von Bewegungen. Deshalb wirken ihre Bewegungen oft ungeschickt oder nicht gut ausgeführt. Allerdings geht man davon aus, daß Schwierigkeiten mit der motorischen Durchführung im Vergleich zu Problemen mit der motorischen Planung eher *sekundär* sind. Bei Patienten mit schweren sensorisch-integrativen Dysfunktionen kann selbst die Fähigkeit zur Ideation beeinträchtigt sein. In diesem Fall wissen die Patienten oftmals nicht genau, was sie mit Objekten in ihrem Umfeld anfangen sollen.

Im folgenden geht es um die Behandlung dreier Arten von Problemen, welche mit einer Beeinträchtigung der Praxie, die sich auf eine sensorisch-integrative Dysfunktion zurückführen läßt, im Zusammenhang stehen. Diese Defizite des Planens und Erzeugens von adaptivem Verhalten treten auf bei
- Aktivitäten, die einen koordinierten Einsatz beider Körperhälften (bilaterale Integration) sowie der Arme und Beine erfordern,
- feedforwardabhängigen projizierten Handlungssequenzen und
- feedbackabhängigen Bewegungen.

Zudem soll kurz auf die Behandlung von Patienten mit einer gestörten Ideation eingegangen werden.

GRUNDLAGEN

Defizite der bilateralen Integration und des Planens und Erzeugens projizierter Handlungssequenzen treten vor allem bei Patienten auf, bei denen eine vestibulär-propriozeptive Verarbeitungsstörung vorliegt (siehe Kapitel 4). Schwierigkeiten mit dem Planen und Erzeugen feedbackabhängiger Bewegungen hingegen werden mit der *somatosensorischen Verarbeitung* in Zusammenhang gebracht (Ayres 1989). Da bei Patienten mit einer Somatodyspraxie häufig in beiden Systemen Verarbeitungsstörungen bestehen, können in diesen Fällen alle drei Arten von Praxiestörungen gleichzeitig auftreten (siehe Kapitel 6).

Behandeln wir eine Entwicklungsdyspraxie nach den Methoden der Sensorischen Integrationstheorie, schaffen wir Aktivitäten, bei denen der Patient die Möglichkeit hat, gezielt sensorische Informationen aufzunehmen und auf Herausforderungen an die Praxis adaptiv zu reagieren. Bei einem Patienten mit Defiziten der bilateralen Integration und des Planens und Erzeugens projizierter Bewegungen der Gliedmaßen führen wir vermehrt vestibulär-propriozeptive Informationen zu. Bei einem Patienten mit einer Beeinträchtigung beim Planen und Erzeugen feedbackabhängiger Bewegungen sollten die gezielten sensorischen Informationen polymodal sein.

Um die Darstellung zu vereinfachen, werden wir die Behandlung von Defiziten der bilateralen Integration, projizierter Handlungssequenzen und feedbackabhängiger Handlungen jeweils gesondert besprechen. Diese Störungen treten jedoch nur selten einzeln auf.

Methoden zur Förderung des koordinierten Einsatzes beider Körperhälften

Bislang liegen nur wenige Forschungsergebnisse über die Entwicklung des koordinierten Einsatzes von Gliedmaßen vor, die beim Ausarbeiten eines Behandlungsplans hilfreich wären. Wie Williams (1983) und Keogh u. Sugden (1985) bereits feststellten, bildet die Fähigkeit zum gleichzeitigen effektiven Einsatz einer leitenden und einer assistierenden Hand (funktionelle Asymmetrie) beim Umgang mit Objekten im Umfeld (bei jeder möglichen räumlichen Ausrichtung des Körpers) den Höhepunkt der Entwicklung der bilateralen motorischen Koordination. Zweifellos muß ein Neugeborenes, das noch nicht einmal in der Lage ist, seine Hand treffsicher zur Mittellinie zu führen, beträchtliche Fähigkeiten und Fertigkeiten entwickeln, bevor es später zeichnen, etwas mit einer Schere ausschneiden oder ein Glas öffnen kann.

Außerdem ist in vielen Fällen neben der bilateralen Integration und dem koordinierten Einsatz beider Körperhälften auch gleichzeitig die Fähigkeit, projizierte Handlungssequenzen zu planen und durchzuführen, gefordert (z. B. beim Auffangen eines Balls). Hier gilt es also genauso, Ereignisse der unmittelbaren Zukunft vorauszusehen und die Handlungen entsprechend den jeweils bevorstehenden Bedingungen anzupassen (siehe Kapitel 4). Diesen Aspekt wollen wir jedoch momentan außer acht lassen und uns auf einige wichtige Behandlungspunkte beschränken, die mit den bilateralen Aspekten der Bewegung in Zusammenhang stehen. Unser Schwerpunkt liegt auf den *motorischen Anforderungen an die Gliedmaßen*; wir möchten allerdings darauf hinweisen, daß sich der Begriff „bilaterale Koordination" auf den Einsatz *beider Körperhälften,* einschließlich des Rumpfs, bezieht.

Bei der Einschätzung von Patienten mit Hilfe des Tests „Bilateral Motor Coordination" (Bilaterale Motorische Koordination) der SIPT (Ayres 1989) beurteilen wir lediglich die Fähigkeit, Sequenzen aus abwechselnden Arm- oder Fußbewegungen zu erzeugen. Hinsichtlich der motorischen Entwicklung handelt es sich hierbei um relativ schwierige Bewegungsabfolgen (Keogh u. Sugden 1985). Die Testwerte geben uns also Aufschluß darüber, ob ein Patient Schwierigkeiten mit der bilateralen motorischen Koordination hat, jedoch nicht darüber, an welchem Punkt des Entwicklungskontinuums diese Schwierigkeiten einzuordnen sind. Wir wissen, daß der Patient nicht in der Lage ist, schwierige bilaterale Bewegungen durchzuführen, erfahren jedoch nicht, welche einfacheren Aufgaben er bewältigen kann. Deshalb benötigen wir zusätzliche Informationen, bevor wir mit der detaillierten Planung des Behandlungsablaufs beginnen können.

> **Praxis**
>
> Oft müssen wir die Behandlung mit Aufgaben beginnen, die an einem früheren Punkt der Entwicklung ansetzen. Im weiteren Verlauf sollten wir beobachten, ob sich die Fähigkeiten des Patienten verbessern, und die Anforderungen an die bilaterale Koordination Schritt für Schritt – jeweils dem momentanen Stand des Patienten entsprechend – erhöhen.

Zur Entwicklung der motorischen Fähigkeiten von Kleinkindern gibt es wichtige Grundlagenwerke (vgl. Keogh u. Sugden 1985; Williams 1983), in denen auch verschiedene Aspekte der bilateralen Koordination zur Sprache kommen. Da diese Informationen für das Zusammenstellen von Aktivitäten im Rahmen der Behandlung nützlich sind, möchten wir die wichtigsten Punkte im folgenden kurz zusammenfassen. Dennoch gilt es festzustellen, daß noch immer enormer Bedarf an Studien zur Entwicklung der bilateralen motorischen Koordination herrscht. So wissen wir z. B. wenig darüber, in welchem Alter welche Aspekte der bilateralen Leistung durchschnittlich bewältigt werden.

Einzelne vs. sequenzierte bilaterale Bewegungen

Kinder können einzelne bilaterale Bewegungen anscheinend bereits kontrollieren, bevor sie die Fähigkeit entwickeln, bilaterale Bewegungssequenzen zu erzeugen. Kurze bilaterale Bewegungssequenzen sind eindeutig einfacher durchzuführen als längere Sequenzen.

Symmetrische vs. abwechselnde bilaterale Bewegungen

Symmetrische Bewegungssequenzen sind einfacher durchzuführen als abwechselnde. Ein Patient kann symmetrische Bewegungen jedoch erst *beherrschen*, wenn er die Fähigkeit entwickelt, abwechselnde Bewegungen durchzuführen. Daher schlagen wir vor, daß die Aktivitäten, wie in Tabelle 10.1 dargestellt, jeweils in Form einer hierarchischen Sequenz von „sehr einfach" bis „sehr schwierig" aufgebaut werden sollten. Die erste Sequenz bezieht sich auf die Entwicklung symmetrischer, die zweite auf die Entwicklung abwechselnder bilateraler Bewegungen.

Tabelle 10.1. Vorschläge zu bilateralen Aktivitäten mit zunehmendem Schwierigkeitsgrad

Anforderungen der Aufgabe	Beispiele für Aktivitäten
Symmetrische bilaterale Bewegungen	
a. Sich festhalten und passiv mit der Schaukel vorwärts und rückwärts schwingen	Der Patient liegt in Bauchlage auf der Gleitschaukel. Der Therapeut bewegt die Gleitschaukel vor und zurück, während der Patient nach fiktiven Hindernissen über seinem Kopf schaut. Die Arme des Patienten werden entsprechend der Seilbewegung passiv gebeugt und gestreckt.
b. Sich festhalten und die Schaukel mit Hilfe der Schaukelseile aktiv vorwärts und rückwärts bewegen	Der Patient liegt in Bauchlage auf der Gleitschaukel. Er bewegt die Gleitschaukel aktiv vor und zurück, indem er die Arme abwechselnd beugt und streckt.
c. Sich festhalten, sich mit Hilfe eines unbeweglichen Gegenstandes zum Schwingen bringen und vorwärts und rückwärts schaukeln	Der Patient liegt in Bauchlage in der Netzschaukel. Der Therapeut hält mit ausgestreckten Armen einen Stock oder Hula-Hoop-Reifen. Der Patient faßt mit den Händen zwischen den Händen des Therapeuten an den Stock und beugt aktiv die Arme, um sich näher an den Stock heranzuziehen, läßt dann los und schaukelt.
d. Sich festhalten, sich mit Hilfe eines beweglichen Gegenstandes zum Schwingen bringen und vorwärts und rückwärts schaukeln	Der Patient liegt in Bauchlage in der Netzschaukel. An der gegenüberliegenden Wand sind zwei Seile mit Griffen angebracht (Entfernung ca. 1,80 m). Der Patient hält sich an den Griffen fest und zieht rhythmisch daran, um sich selbst hin und her zu bewegen.
Abwechselnde bilaterale Bewegungen	
a. Sich festhalten und mit einem Gerät passiv von einer Seite zur anderen schwingen	Der Patient setzt sich auf die Plattformschaukel. Der Therapeut bewegt die Schaukel von einer Seite zur anderen, während der Patient auf jeder Seite nach fiktiven Hindernissen schaut. Die Arme des Patienten werden entsprechend der Seilbewegung abwechselnd passiv gebeugt und gestreckt.
b. Sich festhalten und sich aktiv mit Hilfe der Schaukelseile seitlich zum Schwingen bringen	Der Patient sitzt seitwärts auf der Gleitschaukel und hält sich an den Schaukelseilen fest. Er bringt sich selbst auf der Schaukel zum Schwingen und schaukelt hin und her, indem er abwechselnd erst den einen Arm und dann den anderen Arm beugt.
c. Sich festhalten, sich mit Hilfe eines beweglichen Gegenstandes zum Schwingen bringen und von einer Seite zur anderen schaukeln	Der Patient sitzt in einem großen, an der Decke befestigten Reifenschlauch. Auf beiden Seiten des Reifenschlauchs hängt jeweils ein Seil mit einem Griff von der Decke herab. Der Patient greift nach den Griffen und zieht sich damit abwechselnd von einer Seite zur anderen.

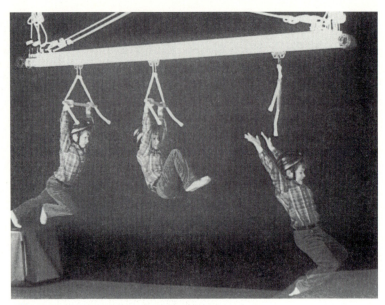

Abb. 10.21. Trapez mit Hochbahn-Rollsystem

Anmerkung zum koordinierten bilateralen Einsatz der Arme und Beine

Koordinierte Bewegungen der Arme entwickeln sich früher als koordinierte Bewegungen der Beine (Williams 1983). Rein unter diesem Aspekt betrachtet ist es deshalb für den Patienten schwieriger, in der Netzschaukel zu schaukeln und gleichzeitig gegen einen an der Raumdecke befestigten Ball zu treten als diesen Ball mit beiden Händen wegzustoßen.

Obwohl koordinierte Bewegungen der oberen Extremitäten im allgemeinen leichter durchzuführen sind als bilaterale Bewegungen der unteren Extremitäten, sind einige bilaterale Bewegungen der oberen Extremitäten, auch wenn sie simultan erfolgen, relativ schwer durchzuführen. Zu diesen Bewegungen zählt z. B. das *bilaterale symmetrische Loslassen* (Keogh u. Sugden 1985). Deshalb kann es für einen Patienten besonders schwierig sein, eine Trapezschaukel mit beiden Händen gleichzeitig loszulassen (Abb. 10.21). Eine weitere hohe Anforderung besteht darin, unterhalb einer Pferdschaukel hängend Hände und Beine gleichzeitig loszulassen und sich auf eine Matte fallen zu lassen. *Alle vier Extremitäten gleichzeitig zu gebrauchen* ist eindeutig schwieriger, als Arme oder Beine getrennt einzusetzen (Williams 1983).

Bislang gibt es kaum Untersuchungen zur Entwicklung der Fähigkeit, die Arme zu beugen und gleichzeitig die Beine zu strecken oder umgekehrt. Diese Bewegungen entstehen z. B., wenn ein Patient auf dem Trapez schaukelt und mit den Beinen voran durch einen an der Raumdecke befestigten Reifen-

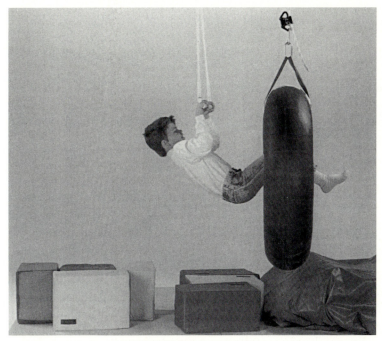

Abb. 10.22. Trapez und aufgehängter Reifenschlauch

schlauch springt (Abb. 10.22). Unserer Erfahrung nach ist diese koordinierte Bewegung der Extremitäten besonders schwierig. Noch schwieriger ist es vielleicht, auf dem Trapez zu schaukeln und die Arme und Hände gebeugt zu *lassen*, während man die Beine und Füße strecken muß, um gegen einen aufgehängten Ball zu treten.

Bewegungshemmung
Die Bewegungshemmung einer oder mehrerer Extremitäten scheint sich im Vergleich zu vielen anderen Aspekten des koordinierten Einsatzes der Extremitäten relativ *spät* zu entwickeln. Selbst bei normal entwickelten Jugendlichen, die schwierige Aktivitäten durchführen, sind oft assoziierte Bewegungen zu beobachten (z. B. Bewegungen von Körperteilen wie der Zunge oder der kontralateralen Hand, die nichts mit der Aktivität zu tun haben) (Keogh u. Sugden 1985).

Kreuzen der Mittellinie
Die Fähigkeit, die Mittellinie zu kreuzen, scheint auch mit dem koordinierten bilateralen Gebrauch der oberen Extremitäten bei alltäglichen Handlungen in Zusammenhang zu stehen. Zudem hat uns die Erfahrung gezeigt, daß die

Körpermittellinie bei einer Gewichtsverlagerung und einer Rotation im Rumpf gekreuzt wird, also z. B., wenn jemand nach einem Gegenstand greift, der sich im kontralateralen Körperbereich befindet. Dies ist bewegungsökonomisch günstig, da man einen Gegenstand mit derjenigen Hand greifen kann, die der Stabilisierung des Gegenstandes dient (assistierende Hand), und sofort mit der führenden Hand mit dem Gegenstand agieren kann. Eine Rotation im Rumpf mit gleichzeitigem Kreuzen der Körpermittellinie erfolgt auch dann, wenn man beide Hände nach einem großen Objekt ausstreckt, das sich etwas außerhalb der Reichweite befindet. Die Rotation im Rumpf mit gleichzeitigem Kreuzen der Mittellinie ist außerdem Teil der ausgereiften Bewegungsmuster des Werfens (Keogh u. Sugden 1985; Williams 1983).

Für ein Kreuzen der Körpermittellinie ist nicht *unbedingt* eine Rotation im Rumpf erforderlich – vor allem dann nicht, wenn sich der anvisierte Gegenstand in Reichweite befindet. Stilwell (1981) versuchte, einen Zusammenhang zwischen den Stellreaktionen des Körpers (Rotation) und den Ergebnissen des Tests „Space Visualization Contralateral Use" (Raumvisualisierung kontralateraler Gebrauch, d. h. Kreuzen der Mittellinie) herzustellen, kam jedoch zu keinem statistisch relevanten Ergebnis. Dennoch sind wir der Meinung, daß die Rotation im Rumpf das Kreuzen der Mittellinie erleichtert, wenn sich das begehrte Objekt – wie häufig der Fall – etwas außerhalb der Reichweite befindet. Zudem haben wir festgestellt, daß Patienten, die Schwierigkeiten haben, die Mittellinie zu kreuzen, oftmals auch Schwierigkeiten haben, den Rumpf zu drehen (und umgekehrt). Beim Versuch, Objekte zu erreichen, die sich außerhalb ihrer Reichweite befinden, wirken die Bewegungen dieser Patienten häufig ungelenk und ineffizient. Sie bewegen den gesamten Körper bzw. müssen das Objekt zunächst von der bevorzugten an die assistierende Hand übergeben, bevor sie dann mit der bevorzugten Hand mit dem Gegenstand agieren können. Es gibt eine Vielzahl an Aktivitäten, bei denen eine Rotation im Rumpf und/oder ein Kreuzen der Körpermittellinie erforderlich ist. Läßt man den Patienten z. B. Bohnensäckchen aufheben, während er im Sitzen in einer Doppel- oder Netzschaukel schaukelt, kann man so die Rotation im Rumpf fördern, da sich der Patient mit einer Hand an der Schaukel festhalten und die andere nach den Säckchen ausstrecken muß. Ein Kreuzen der Mittellinie wird erforderlich, wenn der Patient die Bohnensäckchen auf ein Ziel werfen soll, das sich schräg gegenüber seines Wurfarms befindet. Um eine Rotation im Rumpf und ein Kreuzen der Mittellinie zu erwirken, verwenden wir häufig Spritzpistolen. Schwingt der Patient auf der Schaukel hin und her, fängt die Schaukel normalerweise an, sich zu drehen. Muß der Patient nun auf ein bestimmtes Ziel schießen, wird automatisch sowohl eine Rotation im Rumpf als auch ein Kreuzen der Körpermittellinie ausgelöst. Unserer Erfahrung nach wirkt der Einsatz von Spritzpistolen sehr motivierend.

> **!** Beim Zusammenstellen von Aktivitäten, die eine Rotation im Rumpf und ein Kreuzen der Körpermittellinie erfordern, muß darauf geachtet werden, daß die Bewegungen auf natürliche Weise und nicht auf Anweisung des Ergotherapeuten erfolgen - sonst kann der Patient sie nicht in den Alltag übertragen.

Manchmal muß man Patienten, vor allem kleine Kinder, daran erinnern, zum Werfen oder Schießen mit der Wasserpistole die bevorzugte Hand zu nehmen. Dem Patienten sollte jedoch klar sein, daß diese Aufforderung ihm helfen kann, die Aktivität erfolgreicher durchzuführen.

Methoden zur Förderung der Planung und Durchführung projizierter Handlungssequenzen

Nahezu alle Patienten mit sensorisch-integrativen Dysfunktionen haben Schwierigkeiten mit dem *Planen und Durchführen projizierter Bewegungen* (siehe Kapitel 4 und 6). Mit anderen Worten: Der Patient ist nicht in der Lage, in Reaktion auf veränderte oder bevorstehende Ereignisse in seiner Umgebung effektive Bewegungen zu planen und zu initiieren.

Diese Praxiestörung äußert sich in Schwierigkeiten mit Aktivitäten wie dem Fangen und Werfen eines Balls, dem Umfahren von Hindernissen mit dem Fahrrad, dem Seilspringen oder dem Durchqueren eines überfüllten Raums, ohne irgendwo anzustoßen. Es ist jedoch nicht verwunderlich, daß diese Störung so häufig auftritt, da Kinder, wie Keogh u. Sugden (1985) feststellten, „zuerst in der Lage sein müssen, ihre eigenen Bewegungen hinreichend zu kontrollieren, bevor sie ihre Bewegungen den äußeren Bedingungen in ihrem Umfeld anpassen können" (S. 101).

Viele der Aktivitäten, die wir im Rahmen einer Behandlung nach den Prinzipien der Sensorischen Integrationstheorie zusammenstellen, verlangen vom Patienten die Planung und Durchführung projizierter Handlungssequenzen. So muß der Patient z. B. im voraus kalkulieren, an welchem Punkt sich seine Beine und ein Ball, der auf ihn zurollt, treffen werden. Der Patient muß seine Füße bereits in die entsprechende Richtung bewegen, *bevor* der Ball dort ankommt, damit er ihn zurückschießen kann.

Da projizierte Bewegungssequenzen im voraus geplant werden müssen, sind sie eher *feedforward-* als feedbackabhängig. Dies ist natürlich relativ, wenn man Feedforward und Feedback als Enden eines Kontinuums der sensorischen Bewegungskontrolle betrachtet. Wie Abb. 10.23 zeigt, werden die relativen Beiträge des Feedforward und des Feedback zur Bewegungskontrolle durch das Ausmaß und die Geschwindigkeit der Bewegungen des Patienten und des Ziels bestimmt.

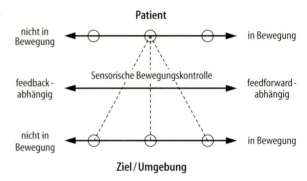

Abb. 10.23. Der Zusammenhang zwischen den Bewegungen des Patienten, den Bewegungen des Ziels und dem Grad der Feedback- und Feedforwardabhängigkeit der Bewegungen (nach Keogh u. Sugden 1985)

Feedforward- und *feedbackabhängige* Bewegungen sind jeweils mit anderen Arten sensorisch-integrativer Dysfunktionen verknüpft. Patienten mit Defiziten der bilateralen Integration und des Sequenzierens haben primär Schwierigkeiten, feedforwardabhängige Bewegungen zu planen und zu erzeugen. Patienten mit einer Somatodyspraxie dagegen haben meist Schwierigkeiten *sowohl* mit der Durchführung feedbackabhängiger *als auch* mit der Durchführung feedforwardabhängiger Bewegungen.

Ein Patient mit Defiziten der bilateralen Integration und des Sequenzierens kann also durchaus in der Lage sein, Aktivitäten durchzuführen, bei denen sowohl er selbst als auch das Ziel relativ unbeweglich ist (z. B. einen Ball auf ein Ziel an der Wand werfen). Dagegen hat er eher Schwierigkeiten mit Aktivitäten, bei denen er sich entweder selbst bewegen muß (z. B. ein Trapez loslassen, während er über einer Matte schaukelt) oder sich das Ziel bewegt (z. B. einen Ball fangen). Bewegen sich sowohl der Patient als auch das Ziel (z. B. laufen und einen rollenden Ball wegschießen), ist die Herausforderung noch größer. Der Schwierigkeitsgrad der Aktivität spiegelt die Anforderungen an den Patienten hinsichtlich des Ausmaßes und der Geschwindigkeit seiner Bewegungen und der Bewegungen des Ziels wider.

Neben Aspekten der Feedforwardkontrolle weisen Aktivitäten, bei denen sich der Patient oder das Ziel (oder beides) bewegt, auch *räumliche und zeitliche Komponenten* auf, anhand derer sich der jeweilige Schwierigkeitsgrad ebenfalls ablesen läßt. In Reaktion auf die räumlichen und zeitlichen Anforderungen muß der Patient den Augenblick des Bewegungsbeginns zeitlich abpassen und sowohl den Grad als auch die Richtung der Bewegung anpassen. Bei einer Aktivität unterscheidet sich jedoch die Quelle der räumlichen Anforderungen in geringem Maße von der Quelle der zeitlichen Anforderungen.

DEFINITION

Während die *räumliche Genauigkeit* für die Bewegungen des Patienten nötig ist, ist *zeitliche Genauigkeit* erforderlich, wenn Ziele sich bewegen oder wenn der Patient sich schnell bewegt (oder beides).

Räumliche Genauigkeit ist bei *jeder* Bewegung erforderlich,
...da der ganze Körper oder bestimmte Körperteile auf einem bestimmten räumlichen Weg an einen bestimmten Ort gebracht werden müssen. Der Körper oder die Körperteile sind in eine entsprechende Richtung zu bewegen, und die Entfernung sowie das Maß an Kraft und Geschwindigkeit müssen stimmen (Keogh u. Sugden 1985, S. 106).

GRUNDLAGEN

Keogh u. Sugden (1985) haben gezeigt, daß die meisten normal entwickelten Kinder bereits im Alter von 6 Jahren recht gut mit den allgemeinen Bewegungsschwierigkeiten fertig werden, die mit *Anforderungen an die räumliche Genauigkeit* verbunden sind (z. B. schlagen, werfen). In diesem Zusammenhang nennen sie fünf allgemeine Bereiche, in denen Probleme auftreten können, die mit Hilfe entsprechender Aktivitäten zu behandeln sind:
- Kontrolle der Abfolge von Gliedmaßenteilbewegungen und gleichzeitige Haltungskontrolle,
- Bewegen der Gliedmaßen in eine bestimmte Richtung und auf einem bestimmten Weg, so daß es an der gewünschten Stelle zum Kontakt mit dem Objekt kommt bzw. der Punkt erreicht wird, an dem das Objekt losgelassen werden kann,
- Koordination der Abfolge von Gliedmaßenteilbewegungen, die bis zum Zeitpunkt des Erreichens oder Loslassens eines Objekts beendet sein müssen,
- Modulation der durch die Bewegung der Gliedmaßen entstehenden und an das Objekt weitergegebenen Kraft und
- Navigationsbewegungen zur Umgehung von Objekten oder Personen in der Umgebung.

DEFINITION

Unter *zeitlicher Genauigkeit* versteht man „das Abstimmen des Ichs auf Objekte und andere Personen mit dem Ziel, eine Übereinstimmung aufrechtzuerhalten, sie zu unterbrechen oder die Objekte bzw. Personen zu meiden" (Keogh u. Sugden, S. 111).

> **Praxis**
>
> Aufgaben, bei denen sich der Patient nur langsam bewegt und das Ziel unbeweglich ist (z. B. der Patient schaukelt langsam vorwärts und rückwärts und wirft gleichzeitig einen Ball auf ein unbewegliches Ziel), verlangen vor allem räumliche Genauigkeit. Aufgaben, bei denen sich sowohl der Patient als auch das Ziel bewegen, verlangen hingegen räumliche *und* zeitliche Genauigkeit.

In Abb. 10.24 sind häufig bei Behandlungen verwendete Aktivitäten aufgelistet, die danach geordnet sind, ob sich Patient und Ziel dabei bewegen oder nicht. Wie im Fall von Feedforward und Feedback bilden die Bezeichnungen „in Bewegung" und „nicht in Bewegung" jeweils die Enden eines Kontinuums. Aktivitäten, bei denen sich der Patient nur sehr langsam bewegt oder nur kurze Strecken zurücklegt, fallen somit quasi in die Kategorie „*relativ* stabil". Die Aktivitäten in Abb. 10.24 sind außerdem nach räumlichen und räumlich-zeitlichen Anforderungen geordnet, die an den Patienten gestellt werden.

Gemäß der Theorie der Sensorischen Integration sind Schwierigkeiten beim Planen und Erzeugen projizierter Handlungssequenzen eine der möglichen Folgen einer Beeinträchtigung der Verarbeitung *vestibulär-propriozeptiver Reize*. Entsprechende Aktivitäten sollten daher die Fähigkeit des Patienten, projizierte Handlungssequenzen zu planen und zu erzeugen, fördern *und* ihm die Möglichkeit bieten, verstärkt vestibulär-propriozeptive Informationen aufzunehmen. Falls erforderlich, verändern wir die Aktivitäten, indem wir die an den Patienten gestellten räumlichen und zeitlichen Anforderungen modifizieren.

FALLBEISPIEL →

Die 5jährige *Melanie* weist sowohl vestibulär-propriozeptive als auch taktile Verarbeitungsdefizite auf. Eine der vielen Folgeerscheinungen solcher Störungen sind erhebliche Schwierigkeiten mit dem Planen und Erzeugen projizierter Handlungssequenzen. Am Beispiel von Melanie wollen wir nun zeigen, wie wir die räumlich-zeitlichen Anforderungen der Aktivitäten und somit das Ausmaß der Herausforderung verändern können.

Zu Beginn der Behandlung schaukelte Melanie in Bauchlage auf einer Froschschaukel, und wir forderten sie auf, den „Fischen" im „Fischteich" (Reifenschlauch) „Futter" (Bohnensäckchen) zuzuwerfen. Wir waren der Ansicht, diese Aktivität sei relativ einfach. Da der Reifenschlauch groß war und an einem festen Platz lag, hatte Melanie primär räumliche Anforderungen zu bewältigen. Die einzige zeitliche Anforderung bestand darin, das Bohnensäckchen jeweils zum richtigen Zeitpunkt loszulassen. Dennoch weigerte sich Melanie, diese Aktivität durchzuführen.

Daraufhin änderten wir die Aktivität ab, so daß sie noch einfachere Reaktionen erforderte. Wir baten Melanie nun darum, zu schaukeln und im Vorbeischwingen mit beiden Händen einen „Felsbrocken" (großer Therapieball) aus dem Weg zu schieben. Da der „Felsbrocken" sehr groß war und außerdem direkt im Weg lag, waren die räumlichen Anforderungen noch geringer als vorher, und zeitlichen Anforderungen gab es gar keine mehr. Dennoch lehnte Melanie auch diese Aktivität ab und sagte: „Ich will *nur* schaukeln!"

Wir richteten uns nach ihrem Wunsch und interpretierten ihre ablehnende Haltung als Zeichen dafür, daß sogar die einfachste projizierte Handlungs-

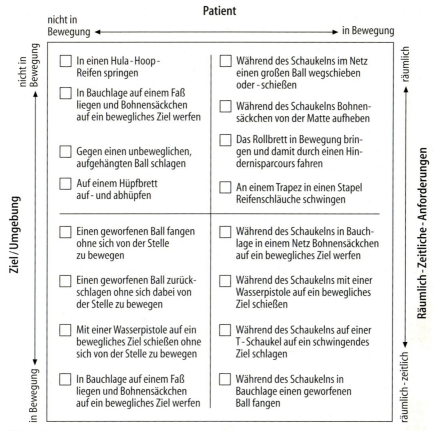

Abb. 10.24. Häufig durchgeführte Behandlungsaktivitäten, geordnet nach Kategorien (Patient/Ziel/beides bewegt sich) und nach räumlich-zeitlichen Anforderungen (nach Keogh u. Sugden 1985)

abfolge bereits eine zu große Herausforderung für sie darstellte (oder daß sie dies zumindest glaubte). In der verbleibenden Zeit und in den darauffolgenden Behandlungseinheiten legten wir den Schwerpunkt auf Aktivitäten, bei denen Melanie entweder gezielt vestibulär-propriozeptive Informationen aufnahm (z. B. auf der Froschschaukel nur schaukeln) oder bei denen sie in einer stabilen Position einzelne Gliedmaßen bewegte (z. B. Bälle auf ein großes unbewegliches Ziel werfen).

In einer der darauffolgenden Behandlungsstunden führten wir das „Felsbrocken-Spiel" wieder ein. Diesmal stieß Melanie den Ball mit größtem Eifer weg. Anscheinend war diese Aktivität in diesem Augenblick die passende Herausforderung für sie. Entweder hatten sich ihre Fähigkeiten oder ihre

> **FALLBEISPIEL** Wahrnehmung der eigenen Fähigkeiten verbessert – vielleicht auch beides. Einige Behandlungseinheiten später bewältigte Melanie auch die andere Herausforderung: Sie war in der Lage, die Bohnensäckchen mehrmals hintereinander in den Reifenschlauch zu werfen, d. h., sie „fütterte" begeistert die „Fische".

Da wir hauptsächlich Hängegeräte benutzen, gibt es unzählige Möglichkeiten zur Kombination von Aktivitäten, mit denen sich die Fähigkeit des Patienten, projizierte Handlungssequenzen zu planen und zu erzeugen, verbessern läßt. Wir können diese Aktivitäten geringfügig modifizieren und auf diese Weise auch die räumlich-zeitlichen Anforderungen verändern, so daß die Aktivitäten jeweils eine geringere oder eine größere Herausforderung darstellen. Auch die Geschwindigkeit und das Ausmaß der Bewegungen des Patienten bzw. des Ziels sowie die Größe der verwendeten Objekte und Ziele lassen sich leicht verändern.

Eine der Aktivitäten, die kleine Kindern stark motiviert, ist das „Autoscooter-Spiel". Zur Vorbereitung des Spiels müssen wir zunächst zwei große Traktorreifenschläuche 1,80 m bis 2 m voneinander entfernt senkrecht mit Seilen an der Decke befestigen. Patient und Ergotherapeut sitzen jeweils rittlings auf einem der Schläuche, entfernen sich so weit wie möglich voneinander und bereiten sich darauf vor, „abzuheben" und den anderen anzurempeln. Das Ziel dieser Aktivität besteht darin, den „Gegner" von seinem Reifenschlauch zu stoßen. Da sich sowohl der Patient als auch das „Ziel" bewegen, stellt das Spiel zeitliche und räumliche Anforderungen. Damit der Stoß des Patienten so stark ist, daß der Therapeut vom Reifenschlauch fällt, muß der Patient seine Bewegungen zeitlich abstimmen, sequenzieren und präzise steuern. Das „Boxauto-Spiel" wird zu einer noch größeren Herausforderung, wenn die Reifenschläuche mit Hilfe von Griffen zum Schwingen gebracht werden – vor allem, wenn die Schläuche so hoch hängen, daß die Füße den Boden nicht berühren. Diese Variante verlangt noch größere posturale Fähigkeiten.

Manchmal spielen wir eine etwas schwierigere Variante des „Fangens", die dem „Autoscooter-Spiel" im Aufbau ähnelt. Ziel des Spiels ist, wie auch beim herkömmlichen Fangen, sich nicht fangen zu lassen. Bei diesem Spiel sitzen Patient und Ergotherapeut jeweils in Netzschaukeln, die 1,80 m bis 2 m voneinander entfernt aufgehängt werden. Zwischen die beiden Schaukeln hängen wir einen großen Traktorreifenschlauch, in dem sich ein großer Therapieball befindet. Zu Beginn des Spiels stützen sich der Patient und der Ergotherapeut mit den Füßen gegen den Reifenschlauch. Dann stoßen sich beide ab und derjenige, der gerade an der Reihe ist, versucht, den anderen zu fangen. Der Gegner muß seine Bewegungen zeitlich so abstimmen, sequenzieren und steuern, daß er nicht gefangen wird. Wer an der Reihe ist, muß seine Bewegungen zeitlich so planen, sequenzieren und steuern, daß er den anderen fängt. Der Reifen ist eine neutrale Zone, in der sich die Spieler jedoch nicht länger als 10 Sekunden aufhalten dürfen.

„Fangen" ist eine Herausforderung und motiviert besonders ältere Patienten. Wir raten allerdings davon ab, dieses Spiel mit zwei Patienten gleichzeitig zu spielen. Wenigstens einer der Spieler sollte fähig sein, seine Bewegungen zeitlich abzustimmen und zu steuern, um sicherzustellen, daß sich niemand verletzt.

Eine gängige Aktivität, die ebenfalls hohe räumliche und zeitliche Anforderungen stellt und die mit zwei Patienten gleichzeitig durchgeführt werden kann, ist das Kreisen in der Doppelschaukel. Dazu müssen beide Patienten gleichzeitig in der gleichen Geschwindigkeit im Kreis laufen. Nach einigen Schritten heben sie auf Kommando die Füße vom Boden und kreisen in sitzender Position.

Anmerkung zu Aktivitäten zum Sequenzieren
Ist in der Sensorischen Integrationstheorie von „Sequenzieren" die Rede, so ist das *Sequenzieren von projizierten Handlungen* gemeint.

Hier ist zu betonen, daß bei fast allen der von uns beschriebenen Aktivitäten sequenziert werden muß. In vielen Behandlungsplänen ist für Patienten mit entsprechenden Schwierigkeiten allerdings vorrangig der „Hindernislauf" vorgesehen. Hindernisläufe bestehen jedoch meist aus mehreren Aktivitäten, sind somit *Sequenzen von Sequenzen* und folglich relativ schwierig. Der Hindernislauf sollte also so gestaltet werden, daß der Übergang von einer projizierten Handlungssequenz zur nächsten fließend ist. Dabei kann der Patient z. B. mit Hilfe einer Trapezstange von einer erhöhten Fläche springen, anschließend durch einen aufgehängten, sich bewegenden Reifenschlauch auf eine Matte springen, dort in die Knie gehen, einige Bohnensäckchen aufheben und diese anschließend durch den hin- und herschwingenden Reifenschlauch werfen. Danach kann er dann durch ein Labyrinth aus großen Kunststoffkegeln zur erhöhten Fläche zurücklaufen, die Trapezstange fangen und wieder von vorne beginnen.

Behandlung der Somatodyspraxie
Patienten mit einer Somatodyspraxie weisen nicht nur Defizite der bilateralen Integration und im Planen und Erzeugen feedforwardabhängiger projizierter Handlungssequenzen, sondern auch eine Beeinträchtigung des Planens und Erzeugens feedbackabhängiger Bewegungen auf.

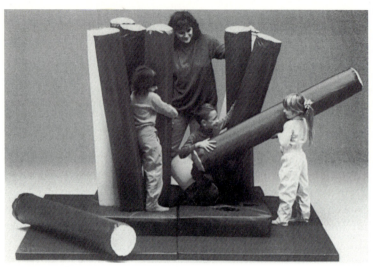

Abb. 10.25. Wald

Daher können die von uns beschriebenen Aktivitäten zwar grundsätzlich zur Behandlung von Praxiestörungen eingesetzt werden, stellen für Patienten mit einer Somatodyspraxie zu Beginn der Behandlung jedoch häufig eine zu große Herausforderung dar. Einige dieser Aktivitäten lassen sich auch gut in einen Behandlungsplan für Patienten mit Defiziten der bilateralen Integration und des Sequenzierens integrieren.

Zu Beginn der Behandlung einer Somatodyspraxie legen wir den Schwerpunkt häufig auf Aktivitäten, die eine Ganzkörperbewegung erfordern. Besonders sinnvoll und nützlich sind Aktivitäten, bei denen der Patient z. B. auf einem Rollbrett eine Rampe hinunterfahren und einen aus Schaumstoffblöcken bestehenden Turm umwerfen oder ganz oben auf einer Pferdschaukel liegen und diese mit beiden Armen und Beinen fest umschließen muß. Auch der „Waldlauf" ist in diesem Zusammenhang sehr gut einzusetzen (Abb. 10.25).

Bei manchen Patienten mit besonders schwerwiegenden Dyspraxien beginnen wir die Behandlung mit sehr einfachen „Ursache-Wirkungs-Aufgaben", wie z. B. auf einer Flöte pfeifen oder von einer erhöhten Fläche auf ein Kissen oder eine Matte springen. Mit der Zeit werden die Aufgaben komplexer. Wir lassen den Patienten dann z. B. eine bestimmte Anzahl von Tönen auf der Flöte pfeifen, je nachdem, ob er auf der Schaukel eine Bewegung beendet, beginnt oder die Geschwindigkeit der Bewegung ändert. Bei einer anderen Aktivität, die ebenfalls eine einfache motorische Planung erfordert, tut der Patient, als fahre er in einem Zug (Plattformgleitschaukel) und steige an jedem „Bahnhof" aus und wieder ein, um ein „Paket" abzuholen (große, schwere Bohnensäcke oder Behälter).

Im Verlauf der Behandlung sollten die Aktivitäten in der folgenden *Reihenfolge* aufgebaut sein:
- Aktivitäten, die leichte, einzelne Bewegungen erfordern,
- Aktivitäten, die komplexere Bewegungsabläufe erfordern,
- Aktivitäten mit Ganzkörperbewegungen,
- Aktivitäten, die Bewegungen erfordern, bei denen bestimmte Körperteile relativ viel und andere dafür gar nicht bewegt werden,
- Aktivitäten, die relativ viele feedbackabhängige Bewegungen beinhalten.

Da Patienten mit einer Somatodyspraxie häufig vestibulär-propriozeptive und taktile Verarbeitungsstörungen aufweisen, bieten wir den Patienten außerdem die Möglichkeit, im Rahmen der Behandlungsaktivitäten verstärkt *polymodale Informationen* aufzunehmen (siehe Kapitel 6). Der Schwerpunkt liegt auf Aktivitäten, bei denen der Patient aktive Bewegungen gegen Widerstand durchführen muß. Dies fördert die Entwicklung eines Körperschemas, das seinerseits die Grundlage für eine Verbesserung der Bewegungsplanung darstellt.

> **Während der Behandlungsaktivitäten sind folgende unterstützende Maßnahmen wichtig:**
> - verbale Anweisungen,
> - viel Feedback und
> - eine große Anzahl körperlicher Hilfestellungen.

Kinder ohne Praxiestörungen singen oder zählen häufig während eines Spiels, um sich zu organisieren. Kinder mit einer Somatodyspraxie verfügen über diese Fähigkeit zur sprachlichen Unterstützung, die der Organisation des Verhaltens dient, häufig nicht. Daher beginnen wir die Aktivitäten manchmal damit, daß wir laut bis drei zählen, oder benutzen irgendwelche Lieder oder Rhythmen, die dem Kind helfen können, den Rhythmus einer bestimmten Aktivität zu finden und beizubehalten.

Wir geben kurze Anweisungen und sprechen über die Qualität der vom Patienten durchgeführten Bewegungen. In manchen Fällen (wie z. B. bei Kerry, siehe S. 424) versuchen wir, die Bewegungen eines Patienten zu verbalisieren, da zumindest bei solchen Kindern der Lernprozeß auf kortikaler Ebene beginnt. Erst wenn sie eine Fertigkeit vollkommen beherrschen, wird sie zum Automatismus. Dennoch achten wir darauf, daß wir nicht zu viel sprechen. Manchmal machen die Patienten eine Pause, bevor sie mit einer Bewegung beginnen, als ob sie diese bewußt planten. Es ist sehr wichtig, ein Kind bei diesem Prozeß nicht abzulenken.

Außerdem kann es sehr hilfreich sein, das Kind über seinen motorischen Plan sprechen zu lassen. Manche Patienten können ihre sprachlichen Fähigkeiten einsetzen, um ihre Handlungen zu organisieren und zu verstehen. Manchmal kann ein Patient seinen Plan zunächst nur im Nachhinein beschreiben. Zu einem späteren Zeitpunkt kann man ihn dann dazu auffordern, bereits während der Ausführung einer Handlung über seinen Plan zu sprechen. Schließlich wird der Patient auch in der Lage sein, den Plan schon im Vorfeld darzulegen.

Manchmal kommt es jedoch auch vor, daß ein dyspraktischer Patient zwar in der Lage ist, einen Bewegungsplan zu verbalisieren, ihn jedoch nicht durchführen kann.

■ **Beispiel:** Jerry, ein 7jähriger Junge mit einer Somatodyspraxie, beschrieb eine komplizierte Bewegungssequenz, die er für einen aus vier aufgehängten Geräten bestehenden Hindernislauf benötigte. Als wir ihn baten, uns seinen Plan vorzuführen, ging er an jedem der Geräte vorbei, versetzte ihm einen Stoß und beschrieb, was er gerne *gemacht hätte*. Es gelang ihm einfach nicht, das, was er sich vorgestellt hatte, in die Tat umzusetzen.

Patienten wie Jerry profitieren, zumindest zu Beginn der Behandlung, manchmal mehr von *unseren verbalen Anweisungen* und *unseren körperlichen Hilfestellungen* als von ihren eigenen verbalen Beschreibungen.

Da Patienten mit einer Somatodyspraxie offensichtlich Schwierigkeiten haben, neue motorische Fertigkeiten zu lernen (Ayres 1972, 1979, 1985; Cermak 1985), bauen wir immer wieder unbekannte Aufgaben in die Behandlung ein. Wir müssen den Patienten dann allerdings auch genügend Zeit lassen, die neuen Fertigkeiten zu üben.

> **Praxis**
>
> **Ein Patient beherrscht eine Tätigkeit erst dann, wenn er sie automatisch und ohne bewußte Anstrengung durchführen kann.**

Deshalb bleiben die Aktivitäten meist relativ lange „neu" für die Patienten. Patienten mit einer Somatodyspraxie müssen häufig viel üben, bis sie eine Tätigkeit beherrschen.

Neue Aktivitäten entstehen auch dadurch, daß man ein bekanntes Gerät plötzlich anders nutzt. Wir können z. B. die Plattformgleitschaukel statt an zwei Punkten nur an einem Punkt aufhängen. Der Patient muß sich postural anders anpassen und auch bei vertrauten Aufgaben andere Bewegungen durchführen. Andere Aufgaben erfordern schon an sich immer neue motorische Reaktionen. Die Position des Körpers zu einem sich bewegenden Ball beispielsweise ist fast nie gleich. Daher bleiben Aktivitäten, bei denen ein Ball gefangen oder weggeschossen werden muß, lange Zeit neu. Dies gilt auch für Aktivitäten, bei denen sich entweder das Ziel oder der Patient bewegt.

> **Praxis**
>
> Patienten mit einer Somatodyspraxie haben meist Schwierigkeiten damit, einen motorischen Plan auf eine neue Aktivität zu übertragen, auch wenn die neue Aktivität einer ihnen bereits bekannten ähnelt. Bei der Behandlung helfen wir diesen Patienten, die Fähigkeiten, die sie erlernen, zu „generalisieren". Dafür gibt es mindestens zwei Strategien.

Erstens verwenden wir Aktivitäten, die ähnliche, aber dennoch leicht abweichende motorische Verhaltensweisen erfordern. In einer Behandlungseinheit lassen wir den Patienten z. B. von einem Mattenberg aus auf einen großen Reifenschlauch springen. In einer anderen Behandlungseinheit soll der Patient dann vom gleichen Mattenberg aus in einen Kissenberg springen. Eine weitere Variante besteht darin, den Patienten von einer Sprossenwand aus in einen großen Reifenschlauch springen zu lassen.

Zweitens weisen wir den Patienten auf Übereinstimmungen zwischen den Anforderungen der gerade durchgeführten Aktivität und den Anforderungen ähnlicher Aktivitäten hin. Mit anderen Worten: Wir zeigen Übereinstimmungen zwischen den Anforderungen auf, denen der Patient im Rahmen der Behandlung gerecht wurde, und denjenigen, die im täglichen Leben an ihn gestellt werden. Wir weisen nachdrücklich auf diese Übereinstimmungen hin, damit der Patient erkennt, daß er diese Aktivitäten auch außerhalb des Behandlungsraums durchführen kann. So ähneln die Bewegungen eines Patienten, wenn er auf einer Netzschaukel sitzt und diese durch Bewegungen der Beine und des Rumpfs zum Schwingen bringt, denjenigen, mit denen er eine Schaukel auf dem Spielplatz zum Schwingen bringt.

Entwicklung der Ideation

Patienten, bei denen die Fähigkeit zur Ideation schwach ausgeprägt ist, sind oft nicht in der Lage, Handlungen selbst zu steuern oder zu initiieren, da sie nicht genau wissen, was sie mit den Objekten in ihrer Umgebung anfangen können (Ayres 1985).

Zu Beginn der Behandlung suchen wir Aktivitäten und Objekte aus, die schon auf die geringsten Handlungen des Patienten ansprechen. Ayres (1985) bemerkte zu diesem Thema:

Kann das Kind nur Teilerfolge verbuchen, sollte ihm der Ergotherapeut dazu verhelfen, auf ganzer Linie Erfolg zu haben. Hat das Kind nach Beendigung einer Aufgabe das Gefühl, versagt zu haben, will es die Aufgabe wahrscheinlich nicht wiederholen (S. 67–68).

Manchmal unterscheiden sich die bei einer Therapie auf Basis der Sensorischen Integration üblicherweise verwendeten Geräte zu sehr von den Erfahrungen des Kindes, und es kann sich nicht vorstellen, was es damit anfangen soll. Daher sollten zu Beginn vielleicht eher Geräte verwendet werden, die den Schaukeln auf dem Spielplatz oder vertrauten Spielzeugen ähneln.

■ **Beispiel:** Für den 4jährigen Peter war es z. B. für den Anfang genau die richtige Herausforderung, herauszufinden, wie man eine mit Teppich belegte Schräge hinauf- und hinunterläuft.

Wehmann (1977) beschrieb eine nach Instruktionsart geordnete Abfolge von Behandlungsaktivitäten, die wir bei Kindern mit schwach ausgeprägter Ideation anwenden. Zu Beginn der Behandlung geben wir dem Patienten je nach Bedarf physische Hilfestellungen, wenn er eine Aktivität in Angriff nimmt. Sobald wie möglich geben wir dann keine derartigen Hilfestellungen mehr, sondern beginnen, die Aktivitäten auf den Patienten zuzuschneiden. Müssen keine individuellen Änderungen mehr vorgenommen werden (und verfügt der Patient über ein angemessenes rezeptives Sprachvermögen), geben wir dem Patienten gezielte Anweisungen. Mit der Zeit versuchen wir, diese Anweisungen in verbale Hilfestellungen umzuwandeln.

Ist der Patient später in der Lage zu formulieren, wie er mit den in seiner Umgebung befindlichen Objekten agieren möchte, wird er vermutlich auch in einer ihm vertrauten Umgebung spontaner reagieren (d. h. in der Praxis, zu Hause oder im Klassenzimmer). Bei vielen Patienten mit einer schweren Dysfunktion (z. B. geistige Entwicklungsverzögerungen, schwere Lernstörungen) ist die Fähigkeit zur Ideation derart stark eingeschränkt, daß sie diese höhere funktionelle Ebene kaum je erreichen können.

> **Praxis** Der Therapeut sollte stets besonders darauf achten, daß die Patienten ihre neu erlernten Fähigkeiten generalisieren und auch zu Hause und in der Schule anwenden.

10.4
Überlegungen zu einer sicheren und effektiven Behandlung

Sprechen wir gegenüber unseren Patienten und deren Betreuern Empfehlungen hinsichtlich der Behandlung aus, sind stets eine Reihe wichtiger Gesichtspunkte zu berücksichtigen, die sorgfältig abgewogen und diskutiert werden sollten. Dazu zählen u. a. folgende Fragen:
- Welche Rolle spielt das Alter des Patienten?

- Wie häufig und wie lange sollte eine Behandlung durchgeführt werden, damit sie wirklich effizient ist?
- Können die speziellen sensorisch-integrativen Behandlungstechniken bei mehr als einem Patienten gleichzeitig angewandt werden?

Entscheiden wir uns als ausgebildete Ergotherapeuten, einen Patienten in unserer Praxis auf der Grundlage der Sensorischen Integrationstheorie zu behandeln, gilt es, die Mittel entsprechend zu wählen. Wir müssen einen angemessen gestalteten Raum zur Verfügung stellen und mit den entsprechenden Geräten ausstatten.

Darüber hinaus ist es wichtig, daß wir unser Wissen zur Sensorischen Integration ständig erweitern und uns über den neuesten Stand der Forschung informieren.

10.4.1
Wichtige Faktoren im Rahmen der individuellen Beratung von Patienten

Das Alter des Patienten

> **!** Da Ayres (1972) der Ansicht war, daß die Plastizität des Zentralnervensystems ab dem 9. Lebensjahr abnimmt, ging sie davon aus, daß jüngere Kinder schneller auf eine Behandlung ansprechen als ältere Kinder oder Erwachsene. Es gibt jedoch mittlerweile immer mehr Beweise dafür, daß *auch das Gehirn herangereifter Menschen noch formbar ist.*

Einige der von uns behandelten erwachsenen Patienten teilten uns mit, daß ihnen die Behandlung sehr gut getan habe, da ihnen die Durchführung motorischer Handlungen nun leichter falle und – noch wichtiger – sie sich auch psychisch besser fühlten und dementsprechend in Situationen, die Sozialverhalten erforderten, effektiver mit ihrer Umwelt interagierten. Bei älteren Kindern und Erwachsenen scheint der Schlüssel zu einem Behandlungserfolg im Glauben der Patienten zu liegen, daß ihnen die Behandlung das Leben erleichtern wird, sowie in ihrer Bereitschaft, sich aktiv an den Behandlungsaktivitäten zu beteiligen. Erwachsene und ältere Kinder, die an uns überwiesen werden, haben aufgrund ihrer sensorisch-integrativen Dysfunktion im täglichen Leben bereits sehr viel gelitten. Daher sind sie meistens sehr motiviert, sich an der Behandlung aktiv zu beteiligen.

▪ **BEISPIEL:** Der 12jährige Paul berichtete wehmütig, er habe schon mit 5 Jahren von einem Ort wie unserer Praxis geträumt. Als wir seine Reaktionen auf die Geräte und Aktivitäten beobachteten, war uns klar, daß er einen starken inneren Antrieb hatte, am Behandlungsprozeß teilzunehmen. Sein innerer Antrieb äußerte sich jedoch nicht in einem offensichtlichen Spieltrieb, sondern vielmehr in der festen Absicht, hart an sich zu arbeiten und bei jeder Aktivität erfolgreich zu sein.

Direkte Behandlung:
Dauer und Frequenz der Behandlungseinheiten

Dauer und Anzahl der individuellen Behandlungseinheiten sind wichtige Variablen, wenn wir Empfehlungen hinsichtlich einer Behandlung aussprechen.

> **Praxis**
>
> Wir sind der Ansicht, daß 45- bis 60minütige Behandlungseinheiten zu besseren Ergebnissen führen als kürzere Einheiten, selbst wenn letztere häufiger stattfinden und die wöchentliche Behandlungsdauer somit die gleiche ist. In längeren Sitzungen kann sich die Therapie logisch und erfolgreich entwickeln und ihren eigenen Verlauf nehmen.

Dies scheint vor allem bei älteren Patienten der Fall zu sein sowie bei Patienten, die während der Behandlung regelmäßige „Pausen" brauchen, in denen sie sich beruhigen oder sammeln können.

Ayres (persönliche Mitteilung, 14. April 1984) war der Ansicht, daß die Behandlung möglichst häufig stattfinden sollte. In ihrer Privatpraxis empfahl sie, die direkte Behandlung bei Kindern 2 bis 3mal pro Woche, in manchen Fällen sogar noch häufiger durchzuführen. Aus zeitlichen oder finanziellen Gründen können sich jedoch viele Patienten nicht mehr als eine oder zwei Behandlungseinheiten pro Woche leisten. Bedarf ein Kind jedoch einer Behandlung, die sich bei einem wöchentlichen Turnus über zwei bis drei Jahre erstrecken würde, und ist absehbar, daß sich in diesem Zeitraum zusätzliche emotionale Probleme entwickeln werden, ist es häufig sinnvoller, innerhalb eines Jahres so viele Stunden zu absolvieren wie sonst in zwei oder drei Jahren. Obwohl dies einleuchtend erscheinen mag, gibt es bislang noch keine adäquate Antwort auf die Frage, ob eine Behandlung, die mit einer höheren Stundenzahl über einen kürzeren Zeitraum durchgeführt wird, genauso effektiv oder gar effektiver ist als eine Behandlung, bei der die gleiche Stundenzahl über einen längeren Zeitraum verteilt wird. Die wenigen bislang vorliegenden Untersuchungen führten weder im Bereich der Ergotherapie (Pädiatrie) noch in der Physiotherapie zu dem Ergebnis, daß es besser ist, eine Behandlung häufiger durchzuführen (vgl. Harris 1988).

Anzahl der Patienten

Unserer Erfahrung nach ist es sehr schwierig, wenn nicht gar unmöglich, eine effektive direkte Behandlung nach den Prinzipien der Sensorischen Integrationstheorie mit mehr als einem Patienten gleichzeitig durchzuführen. Nehmen zwei oder mehr Patienten an einer Behandlungseinheit teil, muß der Ergotherapeut häufig Aktivitäten auswählen, die den Bedürfnissen beider Patienten gerecht werden. Deshalb kann die Anzahl der in Frage kommenden Aktivitäten begrenzt sein.

Die Behandlung von zwei Patienten gleichzeitig stellt höhere Anforderungen an die Beobachtungsgabe des Ergotherapeuten, und es besteht häufiger die Notwendigkeit, die Aktivitäten zu modifizieren. Manchmal sind Veränderungen, mit denen bestimmte Schwierigkeiten des einen Patienten behoben werden könnten, beim anderen nicht angebracht. Bei Kindern, die von Altersgenossen oder Erwachsenen extrem stark zurückgewiesen werden, kann untereinander ein äußerst negativer Wettbewerb um die Aufmerksamkeit des Ergotherapeuten entstehen. Ist eine Behandlung mit einer Gruppe von Patienten unumgänglich, ist ein sensomotorischer Ansatz unserer Erfahrung nach am besten geeignet. Die Sensorische Integrationstheorie dient dabei als Grundlage für die Zusammenstellung der Gruppenaktivitäten (siehe Kapitel 13).

Ist der Behandlungsraum groß genug für mehrere Kinder *und* Ergotherapeuten (Verhältnis 1:1), entsteht häufig eine sehr *positive Interaktion*. Die Interaktion zwischen den Kindern fördert ihre sozialen Fähigkeiten, und es können Freundschaften entstehen. Darüber hinaus begegnen die Kinder angemessenen Herausforderungen und haben die Möglichkeit, selbst neue Aktivitäten zu kreieren und so ihre sensorische Integration und ihre motorischen Fähigkeiten zu verbessern. Jeder Ergotherapeut arbeitet nur mit einem Kind und kann daher die Aktivitäten je nach den Bedürfnissen modifizieren, und jedes Zweierteam kann frei entscheiden, ob es mit einem anderen Team zusammenarbeiten möchte oder nicht.

10.4.2 Gestaltung eines geeigneten Behandlungsraums und eines Hängesystems

> **Praxis**
>
> Ein Hängesystem ist wesentlicher Bestandteil einer Behandlung auf Basis der Sensorischen Integrationstheorie (Bonder u. Fisher 1989; Clark et al. 1989). Um eine sichere Behandlung gewährleisten zu können, sind folgende Vorgaben zu beachten:
> - Das Hängesystem muß richtig angebracht werden.
> - Für die Benutzung des Hängesystems muß genügend Platz vorhanden sein.
> - Der gesamte Boden muß mit Matten ausgelegt sein.

Die *Raumgröße* sollte mindestens 4×4 m betragen. Wir arbeiten am liebsten in Räumen mit einer Grundfläche von 20 m² (im Idealfall 4,5×7 m), da ein Patient in einem Raum dieser Größe mit den Hängegeräten ganze Kreise drehen kann, ohne daß die Gefahr besteht, daß er gegen eine Wand stößt.

Laut Vorgabe müssen die Geräte, die zur Verbesserung der sensorischen Integration verwendet werden, lediglich an einem Punkt aufgehängt werden. Es gibt allerdings Geräte (z. B. Pferdschaukel oder Plattformgleitschaukel), die an zwei Punkten aufgehängt werden sollten, um sinnvoll eingesetzt werden zu können. Bewährt hat sich ein System von mindestens drei *Aufhängungen*, die, ausgehend von der Mitte der Raumdecke, im Abstand von 90 cm hintereinander befestigt werden. So können die Geräte beliebig kombiniert werden, und der Ergotherapeut kann die Herausforderungen langsam steigern (z. B. am Trapez schwingen und durch zwei aufgehängte Reifenschläuche springen).

Das für die Hängegeräte benötigte System muß auf eine *Mindestlast* von 450 kg ausgerichtet sein. Auch wenn die meisten Patienten Kinder sind und weniger als 45 kg wiegen, potenziert sich die Kraft enorm, wenn auf einem Gerät gehüpft und geschaukelt wird.

Es ist sehr wichtig, die Hängesysteme ordnungsgemäß anzubringen. Die Firma Erfi hat eine Broschüre mit dem Titel *Hinweise zur Sicherheit für Therapiegeräte zur Sensorischen Integration* herausgebracht, in der mehrere Möglichkeiten beschrieben werden, wie sich Hängesysteme sicher installieren lassen.[1]

Wir haben die Erfahrung gemacht, daß es ratsam ist, das Hängesystem von Fachleuten anbringen zu lassen. Dennoch sollte man auch dann nochmals deutlich sagen, daß das Hängesystem ein sehr großes Gewicht aushalten muß, denn auch Fachleute gehen häufig davon aus, daß ein System ausreicht, das dem Gestell einer Gartenschaukel entspricht. Dies ist jedoch *nicht* der Fall.

Beim Anbringen von Schraubverbindungen oder ähnlichen Eisenbeschlägen in Stützbalken in der Raumdecke *müssen* alle Schrauben sorgfältig mit Muttern und Zwischenlegscheiben bis zum Anschlag angezogen werden. Es ist *nie* auszuschließen, daß etwas passiert, wenn die Schrauben direkt an der Decke befestigt werden – auch dann nicht, wenn es sich bei den Schrauben um Dübelschrauben oder solche handelt, die sich unter Spannung dehnen. Nur Schrauben, die ganz durch die Decke gehen und an der anderen Seite gekontert werden, können die bei der Behandlung entstehenden potenzierten Kräfte auffangen.

Alternativ sind freistehende Hängesysteme erhältlich. Allerdings ist zu bedenken, daß die Traglast vieler tragbaren Leichtgewichtsysteme unter 450 kg liegt und daher nicht alle Arten von Aktivitäten möglich sind. Größere und

---

[1] Bezugsadresse siehe Anhang zu Kapitel 10.

schwerere nicht tragbare Systeme mit einer Traglast von 450 kg sind ebenfalls im Handel erhältlich. Die Anschaffung solcher Geräte ist vor allem dann sinnvoll, wenn sich die Raumdecke aufgrund ihrer Struktur nicht für ein Hängesystem eignet (Koomar 1990).

10.4.3
Fortbildung

> **!** Die Sensorische Integrationstheorie basiert auf komplexen, sich ständig ändernden Erkenntnissen. Um eine effektive, dem neuesten Stand der Wissenschaft entsprechende Behandlung zu gewährleisten, müssen sich Ergotherapeuten ein fundiertes theoretisches Wissen aneignen und dieses kontinuierlich auf den neuesten Stand bringen.

Das Team des amerikanischen Verbands „Sensory Integration International" (1987/1988), eine private, gemeinnützige Organisation zur Förderung der Sensorischen Integrationstheorie und der auf ihr beruhenden Behandlungsmethoden, hat eine offizielle Erklärung mit allgemeinen Empfehlungen ausgearbeitet. Danach sollten Ergotherapeuten, die sensorisch-integrative Behandlungsmethoden anwenden, mindestens 3 Monate unter der Aufsicht eines mit der Sensorischen Integrationstheorie vertrauten Ergotherapeuten gearbeitet haben, der auch Erfahrungen mit der Anwendung der Behandlungsmethoden hat. Darüber hinaus wird den Therapeuten empfohlen, regelmäßig an Fortbildungskursen zu den neuesten Fortschritten auf dem Gebiet der Sensorischen Integrationstheorie, zu entsprechenden Behandlungsmethoden und zur „Neurobiological Theory" (Neurobiologische Theorie) teilzunehmen. Weiterhin wird vorgeschlagen, sich durch die Lektüre von Fachzeitschriften über den aktuellen Forschungsstand und neueste Entwicklungen zu informieren.

10.5
Schlußfolgerungen

Einen Behandlungsplan nach den Prinzipien der Sensorischen Integrationstheorie auszuarbeiten ist eine komplexe, spannende Aufgabe. Voraussetzung dafür ist, daß der Ergotherapeut sein Wissen über die sensorische Integration mit einer intuitiven Fähigkeit, das Vertrauen des Patienten zu gewinnen und für ihn die richtige Herausforderung zu schaffen, verbinden kann.

> **Praxis**
>
> Das *Hauptziel* der Behandlung besteht darin, die Entwicklung und Selbstaktualisierung des Patienten sowie seinen Handlungsausdruck zu fördern. Zu diesem Zweck muß die Behandlung durch den Ergotherapeuten bestimmte Kriterien erfüllen.

Erstens muß er *spezifische Ziele* festlegen. Anschließend läßt er sich vom Patienten bei der *Gestaltung des Umfelds* anleiten, so daß es die Interaktionsbereitschaft des Patienten erhöht und ihm realistische Herausforderungen bietet. Zu diesem Umfeld gehören sowohl die Gestaltung des Behandlungsraums (mit den erforderlichen Geräten) als auch die unterschiedlichen Interaktionsformen zwischen Ergotherapeut und Patient. Der Ergotherapeut schneidet das Umfeld auf die Bedürfnisse des Patienten zu und sorgt dafür, daß es den Patienten ermutigt, Fortschritte zu machen, und daß der Patient ein Feedback auf die Fortschritte erhält.

Zweitens erdenkt und kreiert der Ergotherapeut *Aktivitäten*, die
- den Patienten motivieren,
- ihm die Möglichkeit geben, kontrolliert und verstärkt bestimmte Arten und Mengen sensorischer Informationen aufzunehmen,
- eine aktive Beteiligung erfordern und
- eine adäquate Reaktion auf die passende Herausforderung auslösen.

Die Fähigkeit des Ergotherapeuten, sich selbst aktiv zu beteiligen und den Patienten anzuleiten, selbst Behandlungsaktivitäten zu kreieren, basiert auf seinem Wissen über die Sensorische Integrationstheorie, seinen Kenntnissen über die Bedürfnisse und Interessen des Patienten und auf den Zielen, die er sich gemeinsam mit dem Patienten gesetzt hat.

Drittens muß der Ergotherapeut *beobachten*, wie der Patient auf die Behandlungsaktivitäten und den Behandlungsprozeß reagiert, und beides ggf. *anpassen*, damit der Patient so viel wie möglich von der Behandlung profitieren kann. Dazu ist erforderlich, daß der Ergotherapeut
- regelmäßig mit dem Patienten und dessen Betreuern spricht,
- die Hinweise des Patienten aufmerksam beobachtet,
- jeden einzelnen Aspekt einer Behandlungsaktivität genau versteht,
- den optimalen Handlungsverlauf voraussieht und
- die Aktivitäten geschickt variiert (ohne daß der allgemeine Fluß der Behandlungsstunde unterbrochen wird).

Viertens hilft der Ergotherapeut dem Patienten und dessen Betreuern zu *verstehen*, welche Auswirkungen die sensorisch-integrative Dysfunktion auf das tägliche Leben des Patienten hat, und hilft ihnen ebenfalls dabei, *Strategien zu entwickeln*, mit denen sich diese negativen Auswirkungen auf ein Minimum reduzieren oder beseitigen lassen.

Fünftens überwacht der Ergotherapeut zusammen mit dem Patienten und dessen Betreuern kontinuierlich die *Fortschritte* des Patienten und überprüft, ob die gestellten Ziele erreicht wurden und inwieweit die direkte Behandlung dazu beigetragen hat, daß der Patient nun in der Lage ist, die Anforderungen, die das tägliche Leben an ihn stellt, besser zu bewältigen. Ein wichtiger Bestandteil dieser Überprüfung besteht darin herauszufinden, ob es dem Patienten gelungen ist, die im Behandlungsraum erworbenen Fähigkeiten auf das alltägliche Leben zu übertragen. Auf der Grundlage dieser Beurteilung muß der Ergotherapeut die Behandlung ggf. abändern und einen Zeitpunkt empfehlen, zu dem die direkte Behandlung *beendet* werden sollte.

In diesem Kapitel haben wir uns auf die Durchführung einer Behandlung konzentriert, die auf den Prinzipien der Sensorischen Integrationstheorie basiert. Die Elemente der ergotherapeutischen Kunst wurden besprochen, und wir haben erläutert, wie eng Kunst und Wissenschaft bei der Schaffung von Behandlungsaktivitäten miteinander verknüpft sind. Wir haben Aktivitäten vorgestellt, die wir selbst bei Patienten mit unterschiedlichen, durch eine sensorisch-integrative Dysfunktion hervorgerufenen Defiziten sehr erfolgreich angewandt haben. Wir haben außerdem über praktische Gesichtspunkte gesprochen, die bei der Erstellung eines Behandlungskonzepts für Einzelpatienten, aber auch bei der Entwicklung von Programmen in ergotherapeutischen Abteilungen unterschiedlicher Einrichtungen berücksichtigt werden sollten.

Wir sind der Ansicht, daß die direkte Behandlung ein effizientes Mittel ist, um das Leben eines Patienten mit einer sensorisch-integrativen Dysfunktion zu verändern. Da eine direkte Behandlung auf den Prinzipien der Sensorischen Integrationstheorie ein komplexer und schwieriger Prozeß ist, wurde diesem Thema ein ganzes Kapitel gewidmet.

> **!** **Zwei Punkte möchten wir deutlich herausstellen:**
> *Erstens* handelt es sich bei der Behandlung nur um eine von vielen Methoden zur Behandlung von Patienten mit sensorisch-integrativen Dysfunktionen. Wir sind der Ansicht, daß eine direkte Behandlung (besonders bei Kindern) nicht ohne Absprache mit den Betreuern durchgeführt werden sollte.
> *Zweitens* sind wir der Meinung, daß eine effektive Behandlung nur selten, wenn überhaupt, ausschließlich aus sensorisch-integrativen Ansätzen bestehen kann. Da jeder Patient eine Vielzahl von Bedürfnissen hat, ist ein ganzheitlicher Ansatz meist am wirkungsvollsten und am effizientesten.

Anhang

Bezugsadressen

ERFI
Firma für SI-Geräte Deutschland
  Jochen Abe
  Creidlitzer Str. 8
  Postfach 36
  D-96480 Ahorn-Finkenau
  Tel.: 09561-26622
  Fax: 09561-18613

Firma Sport-Thieme
  Rompa-Katalog
  D-38367 Grasleben
  Tel.: 05357-18181
  Fax: 05357-18190

Literatur

American Medical Association (1989). Physicians current procedural terminology (4th ed.). Chicago: Author

Ayres, A. J. (1972). Sensory integration and learning disorders. Los Angeles: Western Psychological Services

Ayres, A. J. (1975). Southern California Postrotary Nystagmus Test. Los Angeles: Western Psychological Services

Ayres, A. J. (1977, March). Developmental dyspraxia,. Symposium conducted in Dayton, Ohio

Ayres, A. J. (1979). Sensory integration and the child. Los Angeles: Western Psychological Services

Ayres, A. J. (1985). Developmental dyspraxia and adult-onset apraxia. Torrance, CA: Sensory Integration International

Ayres, A. J. (1989). Sensory Integration and Praxis Tests. Los Angeles: Western Psychological Services

Ayres, A. J., Tickle, L. S. (1980). Hyper-responsivity to touch and vestibular stimuli as a predictor of positive response to sensory integration procedures by autistic children. American Journal of Occupational Therapy, 34, 375-381

Bly, L. (1983). The components of normal movement during the first year of life and abnormal motor development. Birmingham, AL: Pathway Press

Bobath, B. (1985). Abnormal postural reflex activity caused by brain lesions (3rd ed.). Rockville, MD: Aspen Systems

Boehme, R. (1988). Improving upper body control. Tucson, AZ: Therapy Skill Builders

Bonder, B. R., Fisher, A. G. (1989). Sensory integration and treatment of the elderly. Gerontology Special Interest Section News, 12 (1), 2-4

Bundy, A. C. (1990). The challenge of functional outcomes: Framing the problem. Neuro-Developmental Treatment Association Newsletter

Cermak, S. A. (1985). Developmental dyspraxia. In E. A. Roy (Ed.), Neuropsychological studies of apraxia and related disorders (pp. 225–250). New York: Elsevier

Clark, F., Mailloux, Z., Parham, D. (1989). Sensory integration and children with learning disabilities. In P. N. Pratt and A. S. Allen (Eds.), Occupational therapy for children (2nd ed., pp. 457–507). St. Louis: C. V. Mosby

Fisher, A. G. (1989). Objective assessment of the quality of response during two equilibrium tests. Physical and Occupational Therapy in Pediatrics, 9 (3), 57–78

Fisher, A. G., Bundy, A. C. (1989). Vestibular stimulation in the treatment of postural and related disorders, In O. D. Payton, R. P. DiFabio, S. V. Paris, E. J. Protas, A. G. Van Sant (Eds.), Manual of Physical Therapy Techniques (pp. 239–258). New York: Churchill Livingstone

Fisher, A. G., Dunn, W. (1983). Tactile defensiveness: Historical perspectives, new research: A theory grows. Sensory Integration Special Interest Section Newsletter, 6 (2), 1–2

Harris, S. R. (1988). Early intervention: Does developmental therapy make a difference? Topics in Early Childhood Special Education, 7, 20–32

Howison, M. V. (1988). Cerebral palsy. In H. L. Hopkins and H. D. Smith (Eds.), Willard and Spackmans occupational therapy (7th ed., pp. 675–706). Philadelphia: J. B. Lippincott

Kagan, J., Reznick, J., Snidman, N., Garcia-Coll, C. (1984). The biology and psychology of behavioral inhibition in young children. Child Development, 55, 2212–2225

Keogh, J., Sugden, D. (1985). Movement skill development. New York: Macmillan

Koomar, J. (1990). Providing sensory integration therapy as an itinerant therapist. Environment: Implications for occupational therapy practice. A sensory integrative approach. Rockville, MD: American Occupational Therapy Association

Luria, A. (196 1). The role of speech in the regulation of normal and abnormal behavior. New York: Liveright

May, T. (1988). Identifying gravitational insecurity in children with sensory integrative dysfunction. Unpublished masters thesis, Boston University, Boston

Peiper, A. (1963). Cerebral function in infancy and childhood New York: Consultants Bureau

Pribram, K. (1975). Arousal, activation and effort in the control of attention. Psychological Review, 82, 116–149

Schaefer, C. E., Reid, S. E. (1986). Game play: Therapeutic use of childhood games. New York: John Wiley & Sons

Schumaker, E. F. (1977). A guide for the perplexed. New York: Harper & Row

Standards of practice for the evaluation and treatment of sensory integrative dysfunction. Sensory Integration International (1987/1988). Vol. 6–8

Smith, S., Scardina, V. (1980). Ethical intervention. Torrance, CA: Center for the Study of Sensory Integrative Dysfunction, 4, 1–2

Stilwell, J. (1981). Relationship between development of the body-righting reaction and manual midline crossing behavior in the learning disabled. American Journal of Occupational Therapy, 35, 391–398

US Department of Health and Human Services (1989). The international classification of diseases, (9th revision), Clinical Modification. DHHS No. (PHS) 89–1260. Washington, D.C.: US Government Printing Office

Wehman, P. (1977). Helping the mentally retarded acquire play skills: A behavioral approach. Springfield, IL: Charles C. Thomas

Weisz, S. (1938). Studies in equilibrium reactions. Journal of Nervous and Mental Disease, 88, 150–162

Wilbarger, P. (1988). Sensory Defensiveness. Paper presented at the Annual Interdisciplinary Doctoral Conference, Boston University, Department of Occupational Therapy, Boston

Williams, H. G. (1983). Perceptual and motor development. Englewood Cliffs, NJ: Prentice Hall

11 Beratung im Kontext der Sensorischen Integrationstheorie

ANITA C. BUNDY

> *Die Verwendung von Interpretationsmodellen für die Behandlung einzelner [Patienten] ist ein grundlegendes Merkmal jeder Form von klinischer Praxis, unabhängig davon, ob diese Behandlung durch einen [Ergotherapeuten], einen Internisten, einen Psychiater, einen Geistheiler, einen chinesischen Schamanen oder einen iranischen Gebetsschreiber erfolgt.*
>
> Good u. Good 1981, S. 177

Geht es um eine Therapie auf der Basis der Sensorischen Integrationstheorie, so denken wir zunächst an die Behandlung einzelner Patienten in Behandlungsräumen, die mit Schaukeln, Hängesystemen und anderen Geräten ausgestattet sind. Diese Geräte eignen sich, dem Patienten die unmittelbare Möglichkeit einer gezielten Aufnahme von Sinneseindrücken zu bieten. Wir denken also an eine *direkte Behandlung* (direct intervention). Die direkte Behandlung ist jedoch nicht das einzige oder gar wichtigste Instrument der Ergotherapie. In diesem Kapitel soll erläutert werden, wie die Prinzipien der Sensorischen Integrationstheorie auf einen anderen, nicht minder wichtigen Bereich der Ergotherapie, den der *Beratung*, angewendet werden.

Der Begriff „Beratung" bezieht sich auf eine Partnerschaft zwischen dem beratenden Therapeuten und dem Ratsuchenden (Elternteil, Lehrer etc.). Der Ratsuchende bestimmt, welche Probleme angesprochen werden sollen.

Bei der Entwicklung der Behandlungsstrategien steht beiden Partnern dasselbe Mitspracherecht zu, wobei die Umsetzung der Strategien letztendlich beim Ratsuchenden liegt. Geht es darum, die Effektivität bestimmter Strategien zu beurteilen, tragen beide Partner die gleiche Verantwortung.

Die Beratung soll dazu führen, daß das (personelle und dingliche) Umfeld den Bedürfnissen des Patienten besser gerecht wird. Mit anderen Worten: Durch die Beratung erhält der Patient die Möglichkeit, trotz seiner Beeinträchtigung durch die sensorisch-integrative Dysfunktion in seiner Umgebung erfolgreich zu sein. Da ein solches Resultat von großer Bedeutung ist, sind wir der Ansicht, daß im Zusammenhang mit sensorisch-integrativen Dysfunktionen mit wenigen Ausnahmen stets eine Beratung durchgeführt werden sollte – unabhängig davon, ob gleichzeitig eine direkte Behandlung stattfindet oder nicht.[1]

11.1
Ziele und Inhalt dieses Kapitels

In diesem Kapitel werden wir den Begriff „Beratung" erläutern und die verschiedenen Stufen und Phasen beschreiben, die während einer Beratung zu durchlaufen sind. Außerdem werden Schwierigkeiten angesprochen, die häufig bei dem Versuch auftreten, eine erfolgreiche Partnerschaft für eine Beratung aufzubauen. Anhand von Fallbeispielen werden wir die einzelnen Beratungsphasen, die mit ihnen verbundenen Probleme und ihre möglichen Lösungen erläutern.

11.2
Was ist Beratung?

DEFINITION

Der Begriff „*Beratung*" steht für einen Prozeß der Zusammenarbeit, in dem bestimmte Theorien (in diesem Fall die Theorie der Sensorischen Integration) der Ergotherapie umgesetzt werden. Dem Ratsuchenden soll geholfen werden,
- den Patienten aus einem anderen Perspektive zu sehen und
- neue und effektivere Strategien zu entwickeln, um mit dem Patienten in Interaktion zu treten.

Mit anderen Worten: Wir geben anderen Menschen Einblick in theoretische Erklärungen für das Verhalten eines Patienten (über die sie sonst nichts erfahren würden). Außerdem wirken wir als eine Art Katalysator, um Eltern und Lehrern zu ermöglichen, „bessere" Eltern und „bessere" Lehrer zu werden (Bundy, unveröffentlichtes Manuskript; Niehues et al. 1993). Im Verlauf einer Beratung schlagen wir häufig spezielle Aktivitäten oder die Verwendung bestimmter Materialien vor.

Praxis

Das Hauptziel bei der Beratung besteht darin, die Probleme anzusprechen und zu lösen, die auftreten, wenn Eltern und Lehrer versuchen, den Patienten effektiv zu erziehen oder zu unterrichten.

---

[1] Die Autorin dankt Phyllis Hindery, Lee Ann Lilly und Linda Silber für die Bereitstellung der Fallbeispiele in diesem Kapitel.

11.2.1
Neueinschätzung

DEFINITION

Die Begriffe „*Neueinschätzung*" bzw. „*Umdeutung des Verhaltens*" („reframing") bezeichnen einen Prozeß, bei dem andere in die Lage versetzt werden, das Verhalten eines Patienten auf eine andere Weise zu sehen oder aus einer neuen Perspektive zu betrachten.

Dabei geht es eher darum, das „Bild" vom Verhalten des Patienten „zurechtzurücken", und nicht etwa darum, einen „Rahmen" vorzugeben (Schön 1983, 1987), denn meist liegen schon Deutungen und Erklärungen vor – von seiten der Eltern, Lehrer und anderen Personen aus dem unmittelbaren Umfeld. Ein Patient mit einer sensorisch-integrativen Dysfunktion wird von seinen Eltern und anderen allerdings häufig negativ eingeschätzt – als wenig diszipliniert, unreif, destruktiv, unvorsichtig, unbeugsam oder zu Überreaktionen neigend.

Die jeweilige Einschätzung bestimmt die Reaktionen auf das Verhalten des Kindes bzw. die Strategien, mit denen das Kind erzogen oder unterrichtet wird. Mit Hilfe der Sensorischen Integrationstheorie versucht der Therapeut, Einfluß auf die Sichtweise der Eltern und Lehrer zu nehmen und ihnen eine Basis zu vermitteln, um alternative Strategien für die Interaktion mit dem Kind entwickeln zu können. Oftmals treten die problematischen Verhaltensweisen dann viel seltener auf, da Situationen oder Aktivitäten, die das Kind nur schwer bewältigt, vermieden oder erleichtert werden können.

FALLBEISPIEL →

Rebecca
Rebecca ist ein 5jähriges Kind mit einer sensorisch-integrativen Dysfunktion. Sie ist extrem überempfindlich gegen Berührungen und leichten Schmerz. Ihre Reaktionen auf Schmerz erfolgen allerdings verzögert – oftmals vergehen nach einem geringfügigen Schmerzerlebnis (z. B. Ellbogen anstoßen) fünf Minuten oder mehr, bis sie in Tränen ausbricht und schreit: „Das hört bestimmt nie mehr auf!" Rebeccas Eltern und andere Kinder und Erwachsene in ihrem Umfeld beurteilen ihr Verhalten als völlig überzogen. „Wenn es ihr wirklich weh tut, warum fängt sie dann nicht sofort an zu schreien?" fragten die Eltern. Weil sie dachten, Rebecca verhielte sich nur so, um die Aufmerksamkeit auf sich zu lenken, versuchten sie, ihr Geschrei zu ignorieren und ihr zu erklären, daß ihr nichts weh tue und sie sich dumm verhalte. Diese Reaktion bewirkte allerdings lediglich, daß Rebecca noch lauter schrie.
   Nachdem wir Rebecca getestet hatten, erklärten wir den Eltern in einem Gespräch, daß Rebecca erhebliche Schwierigkeiten mit der Registrierung

> und Interpretation sensorischer Informationen habe. Sie diskutierten mit uns über Rebeccas Reaktionen auf Schmerz, und wir halfen ihnen zu verstehen, daß Rebeccas Verhalten auf ihre sensorisch-integrativen Dysfunktion zurückzuführen sei. „Möglicherweise", überlegten wir, „bewirkt Rebeccas sensorisch-integrative Dysfunktion, daß sie für die Registrierung sensorischer Informationen mehr Zeit benötigt. Werden diese Informationen dann letztendlich registriert, interpretiert Rebecca Sinneseindrücke als schmerzhaft, die andere Personen als harmlos empfinden."
>
> Das Ergebnis des Gesprächs war, daß Rebeccas Eltern das problematische Verhalten ihrer Tochter aus einem anderen Blickwinkel betrachteten. Sie verstanden plötzlich, daß Rebeccas intensive, jedoch verspätet eintretende Reaktion auf Schmerz aus ihrer Schwierigkeit resultierte, sensorische Informationen zu registrieren und zu verarbeiten. Sie hatten das Problem umgedeutet.

11.2.2
Entwicklung neuer Strategien

Die Neueinschätzung ist eines der wichtigsten Instrumente des beratenden Therapeuten. Allerdings endet die Rolle des Beraters nicht an diesem Punkt. Eine Neueinschätzung oder Umdeutung schafft vielmehr die Grundlage für die weitere Beratung. Ist erst einmal eine Neueinschätzung erfolgt, so hilft der Therapeut den Eltern und Lehrern, neue Strategien zu entwickeln, damit der Patient seine alltäglichen Aufgaben effektiver und effizienter bewältigen und seinen Rollen besser gerecht werden kann.

FALLBEISPIEL ➔

> *Rebeccas* Fall ist ein gutes Beispiel dafür, wie auf der Grundlage einer Neueinschätzung erfolgreiche Strategien entwickelt werden können. Mit unserer Hilfe nutzten Rebeccas Eltern ihre neuen Erkenntnisse, um verschiedene Strategien für den Umgang mit Rebeccas Ausbrüchen zu entwickeln. Sie erkannten allmählich, daß sie *wirklich* Schmerzen empfand, und zeigten Verständnis für Rebeccas Angst, daß der Schmerz „nie mehr" nachlasse. Sie fragten sie, wo es denn weh tue, übten festen Berührungsdruck auf diese Stelle aus und rubbelten kräftig. Sie stellten fest, daß Rebecca mit Hilfe dieser Strategien viel leichter zu trösten war und – trotz ihrer weiterhin intensiven und verzögert eintretenden Reaktionen auf leichte Schmerzen – weniger schrie und sich schneller ablenken ließ.
>
> Rebeccas Eltern fühlten sich bereits viel wohler. Als sie in der Anwendung ihrer neuen Strategien geübter waren, hatten sie auch keine Angst mehr

davor, Rebecca zu ihren Freunden mitzunehmen. Sie hatten nicht mehr das Gefühl, sich für Rebeccas „Überreaktionen" entschuldigen zu müssen. Erschien es notwendig, erklärten sie die Ursache für Rebeccas Unbehagen. Ansonsten nutzten sie ihre neuen Strategien, um „Katastrophen" zu verhindern, und verhielten sich so, als wenn nichts Außergewöhnliches passiert wäre. Andere Erwachsene übernahmen die Strategien und wandten sie nach und nach ebenfalls an. Letztendlich fühlte sich jeder im Umgang mit Rebecca wohler – und sie sich natürlich auch.

Hier konnte also eine effektive Elternberatung durchgeführt werden. Darüber hinaus kann auch eine Beratung der Lehrer sehr erfolgreich sein. Glaubt ein Lehrer z. B., daß ein Kind beim Aufstellen in einer Reihe ständig in Raufereien gerät, weil es keine Disziplin hat, verhält er sich gegenüber diesem Kind völlig anders als ein Lehrer, der versteht, daß das Kind an einer taktilen Defensivität leidet, Berührungen unzureichend einordnen kann und möglicherweise vom Hintermann geschubst wurde. Im letzteren Fall könnte es dem Kind gestattet werden, sich am Ende der Reihe aufzustellen, wo unerwartete Berührungen unwahrscheinlicher sind. Im ersten Fall wird der Lehrer das Kind wahrscheinlich eher an den Anfang der Reihe stellen, damit er es im Auge behalten kann, wo es aber weiteren zufälligen Berührungen durch Schubsen ausgesetzt ist. Dies führt zu häufigeren Streitereien und dazu, daß das Kind immer wieder für Umstände bestraft wird, die es nicht kontrollieren kann. Da der Lehrer die eigentliche Ursache für das Problem nicht kennt, kann seine Lösung das Problem noch verschlimmern.

Das Konzept der Beratung klingt täuschend einfach, der Prozeß kann sich jedoch als recht schwierig herausstellen.

11.3 Beratung: Ein Fallbeispiel

Im folgenden Fallbeispiel beschreiben wir den Ablauf einer Beratung, die im Verlauf eines Schuljahres zwischen einer beratenden Therapeutin und einer Lehrerin stattfand. Dieses Beispiel soll anschließend als Grundlage für die Erläuterung der verschiedenen Beratungsphasen dienen.

FALLBEISPIEL →

Charlie
Charlie ist ein durchschnittlich intelligenter 11jähriger Junge und nimmt an einem Förderprogramm für Schüler mit Lernstörungen teil. Seine Lehrerin, Frau R., hatte zwei Jahre lang erfolglos versucht, Charlie das Schreiben in

Schreibschrift beizubringen, wußte dann aber nicht mehr weiter. Daraufhin veranlaßte sie Charlies Untersuchung durch die Ergotherapeutin Lily.

Von Lily nach den Lehrmethoden gefragt, die sie bei Charlie angewandt hatte, erzählte Frau R., sie habe zahlreiche Strategien ausprobiert. Momentan verwende sie einen „multisensorischen Ansatz", um den Kindern das Schreiben beizubringen. Als sie gebeten wurde, diesen multisensorischen Ansatz zu erläutern, erklärte sie, sie habe Charlie gezeigt, wie man einen Buchstaben formt, und ihn anschließend gebeten, diesen Buchstaben in bzw. mit mehreren Materialien zu schreiben – Sand, Reis, Fingerfarbe, Kreide, Filzstifte u. a. Als Lily Frau R. fragte, welche Schwierigkeiten Charlie habe, Buchstaben mit einem Kugelschreiber oder Bleistift zu reproduzieren, zeigte sie Lily einige Kopien von Charlies Arbeitsblättern. Die Buchstaben waren schlecht geformt und so dünn geschrieben, daß sie kaum zu erkennen waren.

Lily kam eine Zeitlang in den Unterricht und beobachtete Charlie, wie er mit den verschiedenen von der Lehrerin beschriebenen Materialien Schreiben übte. Lily erkannte, daß Charlie durch den ständigen Wechsel von einem Material zum anderen immer neue motorische Bewegungsmuster ausführen mußte, anstatt immer wieder ein und denselben Buchstaben üben zu können. Schrieb er den Buchstaben mit Fingerfarbe, führte er die Bewegungen mit den Fingern aus. Schrieb er den Buchstaben an die Tafel, führte er die Bewegungen mit dem ganzen Arm aus. Beide Bewegungen unterschieden sich von den motorischen Bewegungsmustern, die er beim Versuch anwandte, den gleichen Buchstaben mit einem Bleistift auf ein Blatt Papier zu schreiben.

Neben den Beobachtungen im Unterricht und der Befragung der Lehrerin stellte Lily zusätzlich klinische Beobachtungen von Charlies neuromotorischem Verhalten an. Darüber hinaus führte sie die sensorischen Tests des „Luria Nebraska Test" (Luria Nebraska Test; Golden 1987) sowie den „Bruininks-Oseretsky Test of Motor Proficiency" (Bruininks-Oseretsky Test zur motorischen Leistungsfähigkeit; Bruininks 1978) durch. Charlie zeigte in all diesen Tests Defizite.

Lilys Schlußfolgerung: Charlie hatte eine Dyspraxie, die offensichtlich auf eine eingeschränkte Verarbeitung taktiler und vestibulär-propriozeptiver Sinneseindrücke zurückzuführen war, und diese Dyspraxie beeinträchtigte anscheinend seine Fähigkeit, das Schreiben in Schreibschrift zu erlernen. Nun ging es darum zu entscheiden, welche Art von Behandlung dem pädagogischen Team zu empfehlen sei.

Lily war der Ansicht, daß Charlie von einer ergotherapeutischen Behandlung profitieren könnte. Anstatt jedoch eine direkte Behandlung zu empfehlen, schlug Lily dem Team vor, eine ergotherapeutische Behandlung in Form einer Beratung für Frau R. durchzuführen. Für diese Empfehlung gab es eine Reihe von Gründen.

Erstens basierte Charlies Unvermögen, Schreibschrift zu erlernen, zwar offensichtlich auf einer Dyspraxie; Lily gab jedoch zu bedenken, daß möglicherweise eine mehrmonatige oder sogar mehrjährige direkte Behandlung nötig sei, bevor seine Schwierigkeiten in ausreichender Weise behoben wären und er mit den von Frau R. angewandten Methoden das Schreiben würde erlernen können. Charlie war allerdings bereits 11 Jahre alt und in seinen Schreibfähigkeiten schon so weit hinter den Altersgenossen zurückgeblieben, daß es kein weiteres Jahr mehr dauern durfte, bis er diese grundlegende Fähigkeit beherrschte.

Zweitens schien Charlies größte Schwierigkeit im Unterricht darin zu bestehen, das Schreiben zu erlernen. Frau R. übte *täglich* mit ihm Schreiben. Lily hätte zwar einen Behandlungsplan zur Verbesserung des Schreibens ausarbeiten können, eine direkte Behandlung hätte jedoch nur ein- bis zweimal pro Woche stattfinden können. Darüber hinaus verfügte Lily nicht über ausreichende didaktische Kenntnisse zu diesem Thema, Frau R. hingegen war auf diesem Gebiet Expertin.

Drittens hatte Charlie trotz seiner Intelligenz und seines guten auditiven Lernvermögens Schwierigkeiten, in der Schule mitzuhalten. Nahm er Informationen oder Anweisungen auditiv auf, konnte er sie im Gedächtnis behalten, es war jedoch schwierig für ihn, sich Lehrinhalte durch Lesen anzueignen. Es war also äußerst wichtig, daß Charlie beim Unterricht anwesend war und zuhören konnte. Hätte er dem Schulunterricht für eine Therapie stundenweise fernbleiben müssen, wäre er noch weiter zurückgeblieben. Selbst wenn die direkte Behandlung im Rahmen des Unterrichts hätte durchgeführt werden können, wären Charlie während dieser Zeit wahrscheinlich wichtige Informationen entgangen.

Viertens spielte Frau R.s Offenheit für die Zusammenarbeit mit einer Ergotherapeutin eine wichtige Rolle hinsichtlich Lilys Empfehlung, die Behandlung in Form einer Beratung von Frau R. durchzuführen. Frau R. war eine gute Lehrerin, die viel Zeit investiert hatte, um Charlie das Schreiben beizubringen, auch wenn alle Versuche fehlgeschlagen waren. Frau R. wußte, daß sie für die Lösung des Problems den Rat einer Expertin brauchte, und war bereit, Hilfe von jemandem anzunehmen, der ihr Charlies Schwierigkeiten erklären konnte. Obwohl Frau R. eine ausgezeichnete Lehrerin war und schon seit vielen Jahren Kindern das Schreiben beibrachte, waren ihre Kenntnisse zum Thema Dyspraxien nur sehr begrenzt. Daher hatte sie unwissentlich eine Methode entwickelt, die Charlies Unvermögen eher noch verstärkte. Die Methode war sehr kreativ und wirkte auf Charlie offensichtlich motivierend – und doch mußte er für jeden neuen Buchstaben mehrere unterschiedliche motorische Reaktionen hervorbringen. Da seine Schwierigkeiten jedoch genau in diesem Bereich lagen, konnte Charlie das Schreiben so nicht lernen.

Als Lily Charlies Eltern und Lehrern ihre Empfehlung aussprach, erklärten sich alle mit der Behandlung in Form einer Beratung einverstanden. Lilys Erläuterung zu Charlies Schwierigkeiten mit der motorischen Planung und zu den Vorteilen einer Beratung waren so einleuchtend und überzeugend, daß auch der Sportlehrer um eine Beratung bat.

Kurz darauf begann Lily mit der Beratung von Frau R. Sie hörte sich Frau R.s Überlegungen aufmerksam an und führte sie an eine Umdeutung der Problemstellung heran. Lily erläuterte nochmals die außerordentlichen Schwierigkeiten, die Charlie mit der Planung neuer Bewegungen hatte. Sie erklärte, daß diese Schwierigkeiten darauf zurückzuführen waren, daß Charlie auf Bewegungen nur ein schwaches Feedback von seinem Körper bekam. Sie veranschaulichte außerdem, daß jedes Material, das Charlie zum Erlernen des Schreibens verwenden mußte, das Planen einer neuen Bewegung erforderte. Diese Erläuterung war bereits ausreichend, um Frau R. zu einem neuen Verständnis von Charlies Schwierigkeiten zu verhelfen. Sie hatte bereits bemerkt, daß Charlies Koordinationsvermögen stark beeinträchtigt war und daß er anscheinend nicht wußte, wie sich sein Körper bewegte – daher auch ihre Idee, daß ihm die Zufuhr vieler unterschiedlicher sensorischer Reize dabei helfen könnte, besser schreiben zu lernen. Sie hatte sich allerdings nicht bewußt gemacht, daß Charlie für jedes neue Material einen neuen Bewegungsplan entwickeln mußte.

„Ich sollte wohl ein bestimmtes Material auswählen, mit dem ich ihm das Schreiben beibringe, und dabei bleiben", folgerte Frau R.. Lily stimmte zu. Sie entschieden übereinstimmend, daß es aufgrund von Charlies Alter am besten sei, ihm das Schreiben mit dem Kugelschreiber oder Bleistift beizubringen. Anschließend sprachen sie über Charlies Schwierigkeiten, Buchstaben zu formen und genügend Druck auf das Papier auszuüben. Lily wußte, daß Charlie nicht genügend Feedback von seinem Körper bekam, wenn er mit einem Bleistift schrieb, und sie war der Ansicht, daß die Feedbackstörung dazu beitrug, daß er die Buchstaben nicht gut formen konnte. Sie machte den Vorschlag, Charlie mit einem dicken Bleistift schreiben zu lassen, da er durch den größeren Widerstand ein stärkeres Feedback bekommen würde. Frau R. stimmte zu. Sie vereinbarten einen Termin für die darauffolgende Woche, um über Charlies Fortschritte zu sprechen.

Beim nächsten Treffen berichtete Frau R., daß der Versuch mit dem dicken Bleistift nicht funktioniert hatte. Charlie übte immer noch nicht genug Druck aus, und seine Handschrift war daher immer noch nicht leserlich. Daraufhin entwickelten sie die Idee, daß Charlie beim Schreiben mit dem

Bleistift Kohlepapier zwischen zwei Blätter legen sollte. Frau R. sollte ihm die Anweisung geben, zeitweise das Kohlepapier hochzuheben, um zu kontrollieren, ob er so fest aufgedrückt habe, daß man den Durchschlag lesen könne.

Charlie reagierte sehr intensiv auf die Veränderungen in seinem Schreibprogramm. In wenigen Wochen lernte er, sehr viel leserlicher zu schreiben und mehr Druck auf das Papier auszuüben. Nach ca. sechs Wochen entschieden Lily und Frau R., daß das Kohlepapier nun nicht mehr notwendig sei. Frau R. bereitete Charlie auf diese Veränderung vor, indem sie ihm bewußt zu machen versuchte, wie fest er aufdrückte, damit der Durchschlag zu lesen war. Sie „entwöhnte" ihn langsam, indem sie ihm jeden Tag weniger Blätter mit Durchschlagpapier gab.

Ein wichtiger Bestandteil der Beratung waren die regelmäßigen Treffen. Lily und Frau R. arbeiteten zusammen, um eine Reihe von Problemen zu beheben, die Charlie im Unterricht hatte. Als Frau R. Charlies Schwierigkeiten mit der Entwicklung neuer motorischer Programme nach und nach besser verstand, begann sie, eigene alternative Strategien zu entwickeln, um Charlie etwas beizubringen. Anfangs war ihr daran gelegen, ihre Pläne vor der Umsetzung mit Lily zu besprechen. Als sie jedoch merkte, daß sie mit ihren Strategien Erfolg hatte, war die Rücksprache mit Lily immer seltener notwendig. In einer ihrer Sitzungen nach drei Monaten Beratung sagte Frau R. zu Lily: „Wissen Sie, das alles war anfangs so neu für mich. Jetzt scheint alles so logisch. Ich weiß, daß ich die Schwierigkeiten anderer Schüler ab jetzt mit anderen Augen sehen werde."

Lily führte eine ähnliche, ebenfalls sehr erfolgreiche Beratung mit dem Sportlehrer, Herrn S., durch. In Charlies Sportunterricht lag der Schwerpunkt auf körperlicher Fitneß. Die meiste Zeit wurde mit gymnastischen Übungen bzw. Konditionsübungen verbracht – mit Liegestützen, Rumpfbeugen, „Hampelmann", Laufen auf der Stelle u. a. Die Übungen waren immer die gleichen, Herr S. variierte jedoch stets die Reihenfolge.

Charlies Koordinationsfähigkeit war nicht besonders gut. Wenn er sich jedoch stark konzentrierte, konnte er einige Übungen zufriedenstellend durchführen. Dies kostete ihn allerdings große Mühe, weshalb er oftmals lieber zuschaute, statt mitzumachen. Im Gespräch mit Herrn S. erfuhr Lily, daß dieses „Herumstehen" das größte Problem für den Lehrer darstellte.

Lily empfahl Herrn S., den Unterricht etwas anders zu gestalten, um Charlie eine effektivere Teilnahme zu erleichtern. Lily erklärte, daß für Charlie das Einhalten einer festen Reihenfolge hilfreich sei, die er sich dann merken könne. Dann müsse er sich nicht mehr so sehr darauf konzentrieren, was als nächstes komme. Darüber hinaus informierte sie Herrn S. darüber, daß Charlie am besten über den auditiven Kanal lerne, weshalb Herr S. den Wechsel zu einer anderen Übung immer kurz vorher ankündigen und dann

> nochmals darauf aufmerksam machen solle. Außerdem schlug Lily vor, Herr S. solle sich in Charlies Nähe stellen und die Übungen jeweils gemeinsam mit der Klasse durchführen. Auf diese Weise könne Charlie die Anweisungen immer hören und habe für jede Übung ein visuelles Modell.
> Mit Hilfe ihrer Kenntnisse über sensorische Integration war Lily in der Lage, Frau R. und Herrn S. ein besseres Verständnis für Charlies motorische Planungsstörungen zu vermitteln. Sie veranschaulichte ihnen, warum ihre Lehrmethoden gescheitert waren, und veranlaßte sie, neue und geeignetere Strategien zu erarbeiten. Frau R.s Fähigkeit, Kindern das Schreiben zu lehren, und Lilys Erkenntnisse zu Charlies motorischen Planungsstörungen ermöglichten es ihnen, gemeinsam Strategien zu entwickeln, mit deren Hilfe Charlie das Schreiben in Schreibschrift erlernte. Am Sportunterricht von Herrn S. hatte sich Charlie zu Beginn nicht beteiligt. Nachdem einige wenige Anpassungen vorgenommen worden waren, wurde er jedoch zu einem aktiven Mitglied der Klasse. Keiner dieser Expertinnen und Experten hätte das Ziel in so kurzer Zeit allein erreichen können, gemeinsam schafften sie es jedoch.

11.4
Phasen der Beratung

Das allgemeine Ziel, an dem sich unsere Beratung orientiert, besteht in der Umsetzung unserer praxisbezogenen Theorien: Das Verhalten des Patienten soll für die Ratsuchenden umgedeutet werden, und auf der Grundlage dieser Umdeutung soll den Ratsuchenden bei der Entwicklung neuer, wirkungsvollerer Strategien für die Interaktion und die Arbeit mit dem Patienten geholfen werden. Der Beratungsprozeß besteht aus den folgenden *vier Phasen:*

- Formulierung der Erwartungen,
- Aufbau einer Partnerschaft,
- Entwicklung von Strategien und
- Umsetzung und Beurteilung des Plans.

Die Wechselbeziehungen zwischen den einzelnen Phasen sind in Abb. 11.1 schematisch dargestellt.

Jede dieser vier Phasen ist für den Beratungsprozeß von gleicher Bedeutung. In vielen Fällen (und in allen von uns verwendeten Beispielen) laufen einige Phasen sehr leicht, nahezu automatisch ab, und beratender Therapeut und Ratsuchender können schnell Fortschritte erzielen. Daher wird es einem Beobachter möglicherweise nicht bewußt, daß eine Phase tatsächlich durchlaufen wurde.

Therapeut und Ratsuchender sind in allen vier Phasen gleichberechtigt. Es liegt jedoch in der Verantwortung des Therapeuten, den Prozeß zu vereinfachen und

Beratungsphasen

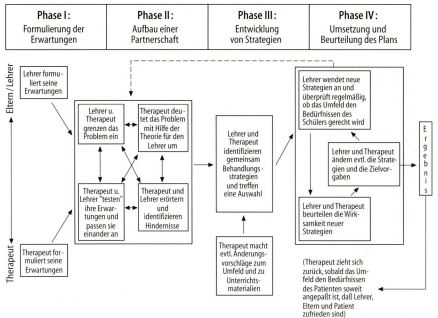

Abb. 11.1. Die vier Phasen der Beratung

> **Praxis**
>
> In Fällen, in denen der Beratungsprozeß nicht völlig reibungslos verläuft, versucht der Therapeut, alle Phasen zurückzuverfolgen, um festzustellen, zu welchem Zeitpunkt die Probleme auftraten. So kann der Punkt bestimmt werden, an dem neu angesetzt werden muß, um den Beratungsprozeß zu vereinfachen.

zu überprüfen und seinen Verlauf abzuändern, wenn die Erwartungen nicht erfüllt werden.

Die vier Phasen des Beratungsprozesses werden im folgenden separat betrachtet. Anhand des Falls von Lily und Frau R. wird veranschaulicht, wie Partner diese Phasen durchlaufen. Darüber hinaus wird ein Fall vorgestellt, in dem eine Therapeutin eine Beratungspartnerschaft aufzubauen versuchte, die zu Beginn nicht reibungslos verlief. Ferner werden einige Strategien erläutert, die angewandt wurden, um den Aufbau einer Partnerschaft zu erleichtern. Unsere Partner im Beratungsprozeß sind häufig auch die Eltern; der Einfachheit halber beziehen wir uns im folgenden jeweils auf Lehrer als Ratsuchende.

11.4.1
Phase I: Die Erwartungen formulieren

Diese erste Prozeßphase ist bereits im Gang, bevor Therapeut und Lehrer mit ihrer Zusammenarbeit beginnen. Im Vorfeld der Beratung formulieren sowohl Lehrer als auch Therapeut bewußt oder unbewußt ihre Erwartungen im Hinblick auf den Verlauf und die Ergebnisse.

Mattingly (1989) entwickelte die These, daß diese Erwartungen die Form realer oder fiktiver Geschichten annehmen, die aus Informationen unterschiedlicher Herkunft zusammengesetzt sind:
- aus Kenntnissen, über die Lehrer und Therapeut verfügen, weil sie bereits zuvor zusammengearbeitet haben;
- aus Informationen, die einem der beiden durch einen Kollegen oder ein Elternteil vermittelt wurden;
- aus Erfahrungen aus der Zusammenarbeit mit anderen Therapeuten oder Lehrern;
- aus eigenen Vorstellungen.

Das Formulieren von Erwartungen ermöglicht die Vorbereitung einer Behandlung. Wenn wir uns bewußt werden, daß wir den Prozeß mit Erwartungen beginnen, die möglicherweise auf „Fiktionen" basieren, sind wir zu Beginn unserer Kooperation mit dem Lehrer bereit, nach neuen Informationen zu suchen und die aus der aktuellen Situation heraus erdachten Geschichten umzuschreiben.

> **Praxis**
>
> In Fällen, in denen Lehrer und Therapeut bereits zusammengearbeitet haben, wie bei Frau R. und Lily, werden die zu Beginn einer erneuten Zusammenarbeit von den beiden formulierten Geschichten oder Erwartungen der Realität evtl. sehr nahe kommen. Arbeiten Therapeut und Lehrer jedoch zum ersten Mal zusammen, werden vielleicht von einer oder beiden Parteien Geschichten oder Erwartungen formuliert, die die Entwicklung einer Partnerschaft behindern.

11.4.2
Phase II: Eine Partnerschaft aufbauen

Die zweite Prozeßphase setzt sich aus vier äußerst wichtigen Stufen zusammen (siehe Abb. 11.1). Da es sich um eine vorbereitende Phase handelt (noch werden keine Strategien entwickelt), tendieren wir evtl. dazu, sie abzukürzen bzw. zu übergehen, um uns „Wichtigerem" zuzuwenden. Versuchen wir jedoch, Lösungen und Strategien anzubieten, *bevor* wir eine *gleichberechtigte Partnerschaft* aufgebaut haben, könnte der Eindruck entstehen, daß wir „auf jede Frage eine Antwort haben" und an einer Beteiligung des Lehrers am Prozeß nicht interessiert sind. Nimmt die andere Person ein Ungleichgewicht in der Beziehung wahr, kann dies den Aufbau einer Partnerschaft und die Wirksamkeit des Prozesses behindern. Dies trifft insbesondere dann zu, wenn Therapeut und Lehrer noch nie zusammengearbeitet haben oder einer der beiden erheblich weniger Erfahrung hat als der andere. Daher ist es nicht verwunderlich, daß viele Beratungspartnerschaften, die nicht funktionieren, gerade in dieser Phase gescheitert sind.

Es gibt viele Gründe, warum ein Lehrer zögern kann, sich auf eine solche Beratungspartnerschaft einzulassen. Möglicherweise besteht die Befürchtung, daß sich der Therapeut in wichtige Unterrichtsvorgänge einmischt oder stören könnte. Auch die zusätzliche zeitliche Belastung kann eine Rolle spielen. Das Konzept der Beratung empfindet der Lehrer vielleicht als fremd, und die Therapie wird evtl. als eine Art „mysteriöser Prozeß" betrachtet, der irgendwo außerhalb des Schulunterrichts stattzufinden hat. Manche Lehrer befürchten vielleicht sogar, daß der Therapeut ihre Lehrfähigkeit in Frage stellen könnte, und führen sich dadurch bedroht.

Wie auch immer die Reaktion des Lehrers ausfällt, der Therapeut sollte in jedem Fall darauf vorbereitet sein. Er muß sich bewußt machen, daß es *reale* Gründe für die gezeigte Reaktion gibt. Gleichzeitig ist es wichtig, sich darüber im klaren zu sein, daß eine Behandlung dann am erfolgreichsten ist, wenn der Lehrer bereit und in der Lage ist, sein wertvolles Wissen und seine Fähigkeiten in den Prozeß einzubringen. Der Therapeut darf nichts unversucht lassen, wenn es darum geht, den Aufbau einer Beratungspartnerschaft mit dem Lehrer zu vereinfachen. Der Aufbau einer solchen Beziehung kann viel Zeit in Anspruch nehmen. Der Nutzen für den Patienten und für zukünftige Schüler des Lehrers ist die investierte Zeit und Energie jedoch zweifellos wert.

Auch Therapeuten zögern manchmal, eine Beratungspartnerschaft einzugehen. Viele Therapeuten haben uns berichtet, daß sie den Eindruck hatten, in ihrer Funktion als Berater Experten auf einem bestimmten Problemgebiet sein zu müssen, daß sie sich aber häufig nicht als Experten fühlten. Andere waren der Ansicht, daß Lehren die Aufgabe des Lehrers sei und daß ihre eigene Aufgabe im Gegensatz dazu in der Durchführung von Therapien bestünde. Wieder andere äußerten, daß die „wahre Therapie" darin bestünde, mit Patienten zu arbeiten, und daß sie die Zusammenarbeit mit dem Lehrer zwar für wichtig, aber nur von zweitrangiger Bedeutung hielten (Niehues et al. 1993). Manche waren auch verunsichert, weil Eltern oder Lehrer verlangt hatten, daß die Behandlung eines Kindes stets nur von einer Seite zu leisten sei. Unserer Ansicht nach sind viele dieser Ängste und Vorbehalte das Ergebnis falscher Vorstellungen, die Therapeuten von der Beratung haben. Ergotherapeuten werden nicht als Berater ausgebildet, und es gibt sehr wenig Literatur, die ihnen bei der Aneignung von Beraterfähigkeiten Hilfestellung leisten könnte. Da sie weder die Beratung als solche bislang grundlegend verstanden haben noch sich selbst in erster Linie als Berater sehen, sind sie bisher noch nicht in der Lage, Eltern und Lehrern, mit denen sie zusammenarbeiten, den Nutzen einer Beratung wirklich deutlich zu machen. Wie bereits erwähnt, sind wir der Ansicht, daß die zu erzielenden Ergebnisse den Ausbau der Fähigkeiten auf diesem Gebiet durchaus rechtfertigen bzw. sogar unabdingbar machen und daß Therapeuten im Hinblick auf die Beratung den Patienten gegenüber eine „proaktive" Haltung einnehmen müssen.

Die einzelnen Stufen der Phase II laufen in gewisser Weise kreisförmig ab. Es gibt keine bestimmte Reihenfolge, die Stufen greifen vielmehr ineinander über. Der Einfachheit halber beginnen wir unsere Beschreibung mit der Stufe, die in Abb. 11.1 mit „Lehrer und Therapeuten testen ihre Erwartungen und passen sie einander an" beschrieben ist, und fahren dann im Uhrzeigersinn fort.

Erwartungen testen und anpassen

Die Zusammenarbeit zwischen Lehrer und Therapeut kann erst dann beginnen, wenn die gegenseitigen Erwartungen „getestet" und aneinander angepaßt wurden. Mit anderen Worten: Die beiden Parteien vergleichen ihre Vorstellungen voneinander mit der „realen" Person, auf die sie treffen. Oft bestehen bestimmte Erwartungen in bezug auf
- die Person, mit der man zusammenarbeiten soll,
- die Form der Behandlung und
- das zu erwartende Behandlungsergebnis.

Der Therapeut versucht, die Erwartungen des Lehrers soweit wie möglich zu Beginn des Beratungsprozesses aufzudecken. Er nutzt sein Können, um die Erwartungen des Lehrers ans Licht zu bringen, ohne daß sich dieser dadurch bedroht bzw. angegriffen fühlt. Gleichzeitig teilt er ihm einige seiner eigenen Erwartungen mit (Lilly u. Silber, unveröffentlichtes Manuskript).

Während des Gesprächs hört er aufmerksam zu und beobachtet den anderen, um herauszufinden, welche Denkweisen und Interaktionsarten dieser bevorzugt. Dabei bleibt der Therapeut sich seines eigenen Stils bewußt und verändert ihn auch, wenn es nötig sein sollte (De Boer 1986).

Stimmen die Vorstellungen und Erwartungen des Lehrers auf irgendeine Weise mit denen des Therapeuten überein, können sie mit dem Aufbau ihrer Beziehung fortfahren. Was ist jedoch zu tun, wenn die Vorstellungen des Lehrers von der „Behandlung" *keine* Kooperation zuzulassen scheinen? Dazu kann das Beispiel der 7jährigen Kelly (s.unten) Anregungen geben.

Im Gegensatz zu Lilys Erfahrungen mit Frau R. und Herrn S. fühlte sich Kellys Therapeutin Lynn nicht in der Lage, eine vernünftige Beratungspartnerschaft mit der Lehrerin, Frau M., aufzubauen. Lynn versuchte, keinen Druck auf Frau M. auszuüben, um zu verhindern, daß diese eine Beratung auf sich nahm, die sie gar nicht wollte. Lynn wandte zahlreiche Strategien an und erreichte schließlich, daß Frau M. die Beratung in Anspruch nahm.

Kelly
Kelly ist ein 7jähriges Mädchen mit einer sensorisch-integrativen Dysfunktion, die sich in einer Somatodyspraxie sowie in starken Beeinträchtigungen der Visuomotorik und der Form- und Raumwahrnehmung äußert. Sie wurde in die erste Klasse einer Regelschule eingeschult. Da sie im Unterricht extreme Schwierigkeiten mit jeder Aufgabe hatte, die ein motorisches Output verlangte, wurde eine ergotherapeutischen Behandlung an der Schule empfohlen.

Kellys „Individual Educational Program" (IEP, Individuelles pädagogisches Programm) sah vor, daß sie zweimal wöchentlich ergotherapeutisch behandelt wurde. Die Therapeutin Lynn hatte ihre Arbeit an dieser Schule gerade erst aufgenommen. Als sie Kelly das erste Mal traf, sagte Lynn zur Lehrerin, Frau M., daß sie Kelly gern einmal pro Woche einer direkt behandeln und die zweite Behandlungsstunde für Beratungsgespräche nutzen wolle. Frau M. erwiderte sofort, es sei vorgesehen, daß Lynn Kelly für beide Behandlungsstunden aus dem Unterricht nehme. Frau M.s Vorstellungen von einer Therapie sahen keine Interaktion zwischen ihr und der Therapeutin vor. Sie hatte nicht gewußt, daß sie sich in irgendeiner Weise beteiligen sollte, und ließ Lynn wenig Handlungsspielraum.

Lynn entschloß sich, sehr langsam und bedacht vorzugehen und Kelly zweimal wöchentlich direkt zu behandeln. Jedesmal wenn sie ins Klassenzimmer kam, um Kelly abzuholen, fragte sie Frau M., womit Kelly Schwierigkeiten habe und ob sich diese Schwierigkeiten in die Therapie einbeziehen ließen. Häufig nahm sie Mathematikarbeitsblätter mit, die sie so abänderte, daß für Kelly klar ersichtlich wurde, wo sie die Antworten hinschreiben sollte. Jedesmal wenn sie Kelly ins Klassenzimmer zurückbrachte, erklärte Lynn Frau M. in einigen Minuten, was sie erreicht hatten, und ließ sie die Änderungen wissen, die sie ausprobiert hatte, damit Kelly eine bestimmte Aufgabe bewältigen konnte.

Eines Tages gab Frau M. Lynn ein Arbeitsblatt mit und sagte ihr, daß Kelly die Aufgaben während der Behandlungsstunde erledigen solle. Lynn reagierte darauf, indem sie Frau M. erneut erklärte, daß sie bisher zwar Arbeitsblätter für die Verbesserung von Kellys Fähigkeiten zur Form- und Raumwahrnehmung benutzt habe, diese jedoch nur eine funktionale Bedeutung hätten und sie selbst nicht qualifiziert sei, Kelly in Mathematik zu unterrichten. Frau M. schien ein wenig brüskiert, aber beim nächsten Mal erklärte sie Lynn, daß Kelly sehr große Schwierigkeiten mit der Umsetzung von Lauten habe. Sie fragte Lynn, ob sie diesen Aspekt nicht in ihre therapeutischen Aktivitäten einbeziehen könne. Lynn stimmte zu. Kelly und sie verbrachten eine gewisse Zeit mit einer Übung zur Hand-Auge-Koordination. Bei dieser Übung benutzte Kelly eine Magnetangel, um verschiedene Buchstaben zu „angeln". Als sie wieder in den Unterricht kamen, berichteten sie Frau M. aufgeregt, was sie gemacht hatten.

Frau M. fing nun an, über andere Konzepte nachzudenken, die in Kellys Therapie einbezogen werden könnten. Sie begann Schritt für Schritt, Lynn hinsichtlich verschiedener Unterrichtsaktivitäten um Rat zu fragen, so z. B. zum Schneiden mit einer Schere. Dies war der Durchbruch, den sich Lynn erhofft hatte. Sie reagierte darauf, indem sie häufiger in den Kunstunterricht kam. Sie ergriff die Gelegenheit, mit Kelly zu arbeiten, änderte aber die Aufgaben auch für andere Schüler ab, die ebenfalls Schwierigkeiten zu haben schienen.

Im darauffolgenden Schuljahr behandelte Lynn einen anderen Schüler aus Frau M.s Klasse. Als Lynn Frau M. zum Stundenplan befragte, *schlug Frau M. vor*, einen Teil der für die Behandlung des Schülers vorgesehenen Zeit für Beratungsgespräche mit ihr zu nutzen.

Frau M.s Vorstellungen von einer ergotherapeutischen Behandlung hatten sich sicherlich gerade aufgrund ihrer Interaktion mit Lynn und Kelly so radikal geändert. Der Prozeß hatte zwar eine ganze Weile gedauert, aber zu Beginn des zweiten Jahres waren Frau M. und Lynn auf dem besten Wege, eine echte Partnerschaft zu entwickeln. Anfangs hatte Lynn erkannt, daß sie das von ihr für Kelly geplante Beratungsprogramm nicht würde durchführen können. Und dennoch hatte sie jede Woche einige Minuten darauf verwendet, Frau M. im Zusammenhang mit Kellys Therapie über die Möglichkeiten einer ergotherapeutischer Behandlung aufzuklären. Obwohl es ihren eigenen Vorstellungen widersprach, wich Lynn von ihrem gewohnten Vorgehen ab, um herauszufinden, wie sie die Therapie auf Kelly „zuschneiden" konnte, um ihren Bedürfnissen im Unterricht gerecht zu werden. Da sie die Situation als Herausforderung sah und wußte, was sie wollte, gelang es ihr, Frau M. zu überzeugen. Frau M. lernte eine Menge über Ergotherapie und gewann mehr Respekt vor Lynn. Ferner erfuhr sie, inwieweit Lynns ergotherapeutisches Wissen ihr behilflich sein konnte, den Unterricht so zu gestalten, daß er den Bedürfnissen der Schüler besser gerecht wurde.

Das Problem eingrenzen

Ein weiterer wichtiger Teil der Phase II besteht darin, vom Lehrer so viele Einzelheiten wie möglich über die während des Unterrichts auftretenden Probleme zu erfahren. Auf diese Art soll das Problem eingegrenzt werden. Der Therapeut stellt so lange Fragen und macht seine Beobachtungen, bis er ein lösbares Problem isoliert hat und weiß, ob es sich dabei um ein Problem handelt, das er mit Hilfe der Theorien „erklären" kann und ob beide Parteien gemeinsam über genügend Sachkenntnis verfügen, um dieses Problem zu lösen. Er sollte soviel wie möglich darüber in Erfahrung bringen, inwieweit die sensorisch-integrative Dysfunktion die schulischen Leistungen des Patienten beeinträchtigt, und auf welche Weise er seine Schwierigkeiten kompensieren kann. Der Therapeut erörtert außerdem, welche Ressourcen er benötigen wird.

In dieser Phase muß der Therapeut darauf bedacht sein, keine Schuldzuweisungen hinsichtlich der vorliegenden Probleme zu machen. Er sollte sich immer daran erinnern, daß es sehr schwierig ist, die Ursachen für die Schwierigkeiten des Kindes eindeutig festzulegen.

Das Problem neu einschätzen

In Phase II kommen auch die Kenntnisse des Therapeuten über die Sensorische Integrationstheorie (oder über eine andere Theorie) zum Tragen, wenn es darum geht, das vom Lehrer beschriebene Problem umzudeuten. Der Vorgang der Neueinschätzung oder Umdeutung wurde bereits detailliert erläutert. Wir möchten jedoch erneut darauf hinweisen, wie wichtig es ist, dem Lehrer bei der Darstellung der Schwierigkeiten aufmerksam zuzuhören und sich dazu zu äußern.

FALLBEISPIEL →

> In Charlies Fall hörte die Therapeutin Lily aufmerksam zu, als die Lehrerin, Frau R., von ihren Schwierigkeiten berichtete, Charlie das Schreiben in Schreibschrift zu lehren. Lily beobachtete Charlie im Unterricht und interpretierte seine Testergebnisse vor dem Hintergrund dessen, was sie gesehen und gehört hatte. Sie erläuterte anschließend, wie sich Charlies Dyspraxie auf seine Handschrift auswirkte. Sie versuchte, nicht zu viele Details der Neuroanatomie des taktilen und vestibulär-propriozeptiven Systems einzuflechten, sondern verdeutlichte stattdessen, daß *vermutlich* eine kausale Beziehung zwischen dem sensorischen Feedback des Körpers bei Bewegungen und der Fähigkeit des Kindes, neue motorische Aufgaben zu erlernen, besteht. Sie erklärte Frau R., daß die an Charlie durchgeführten Tests zeigten, daß er Schwierigkeiten hatte, Informationen über Berührungen und Körperbewegungen zu verarbeiten. Anschließend erläuterte sie, daß die von Frau R. für Charlie entwickelten Schreibübungen eine Vielzahl neuer motorischer Pläne anstatt nur einen Plan für jeden Buchstaben verlangten. Die

auf diese Art erfolgte Umdeutung des Problems führte dazu, daß Frau R. Charlies Schwierigkeiten in einem anderen Licht sah. Die neue Sichtweise bot Frau R. und Lily die Möglichkeit, gemeinsam weitere Strategien zu entwickeln.

Hindernisse erkennen

Die letzte Stufe der Phase II verlangt von beiden Partnern, sich vor Augen zu führen, welche Hindernisse den angestrebten Veränderungen im Wege stehen könnten. Ein häufig auftretendes Hindernis kann darin liegen, daß nicht genügend Zeit für gemeinsame Treffen aufgebracht werden kann. Es ist schwierig, einen Zeitpunkt zu finden, zu dem sich der Lehrer keine Sorgen darüber machen muß, was gerade in seiner Klasse vorgeht, und der Therapeut nicht in Gedanken bereits auf dem Weg zur nächsten Behandlung ist.

> **!** Als Therapeut sollte man sich in Erinnerung rufen, daß die Entscheidung, eine Beratung durchzuführen, im Team getroffen wird, und dieses Team trägt die Verantwortung dafür, daß die für eine effektive Beratung benötigten Ressourcen in vernünftigem Maße bereitgestellt werden. Man sollte die Ressourcen, die man braucht, also auch einfordern.

FALLBEISPIEL →

Sollte es zeitlich nicht möglich sein, vor oder nach der Schule oder auch während der Mittagspause konzentrierte Gespräche zu führen, kann für die Dauer der Beratungszeit evtl. eine Vertretung die Klasse des Lehrers übernehmen. Diese Strategie wandten Lily und Frau R. an, als sie feststellten, daß es ihnen unmöglich war, einen festen Termin zu vereinbaren. Lily erklärte dem Rektor, was sie erreichen wollte und warum ihr eine gewisse Zeit zur Verfügung gestellt werden müsse. Der Rektor stimmte zu und sagte, daß entweder er selbst oder jemand anderes während dieser Zeit zur Verfügung stehe.

Der Rektor war bereit, Frau R. und Lily zu unterstützen, nachdem er über das Problem in Kenntnis gesetzt worden war. Hätte Lily ihn nicht aufgesucht, hätte er wohl nichts von den Problemen erfahren, und Lily und Frau R. hätten ihre Pläne für die Beratung umsonst aufeinander abgestimmt. Darüber hinaus war es eher Lilys als Frau R.s Aufgabe, an den Rektor heranzutreten, da der Therapeut dafür zuständig ist, die für die Durchführung einer Behandlung notwendigen Ressourcen zu beschaffen. Lily ging dementsprechend vor, jedoch mit Wissen und Zustimmung von Frau R.

Bundy et al. (1989) veröffentlichten die Ergebnisse einer umfassenden landesweiten Befragung von Sonderschulrektoren in den Vereinigten Staaten. Auf die Frage, was Therapeuten tun könnten, um die Wirksamkeit ihrer Behandlung an öffentlichen Schulen zu verbessern, antworteten die Schulleiter häufig: „Sie sollten sich stärker durchsetzen." Wir sollten diesen Vorschlag nicht auf die leichte Schulter nehmen. Verfolgen wir das Ziel, Lehrern eine hochqualifizierte Beratung anzubieten, sind wir auf die Unterstützung der Lehrer und der Schulleitung angewiesen. Unsere Wünsche können jedoch nur erfüllt werden, wenn wir sie auch äußern.

Zusammenfassung
Phase II des Beratungsprozesses (Aufbau einer Partnerschaft) setzt sich aus vier Stufen zusammen. Der Aufbau einer Beratungspartnerschaft stellt wahrscheinlich die entscheidende Phase innerhalb des Beratungsprozesses dar. Um in dieser Phase erfolgreich zu sein, muß sich der Therapeut darum bemühen, das Wissen und die Fähigkeiten seiner Partner anzuerkennen und ihnen Respekt entgegenzubringen. Er muß bereit sein, die aus ihrer Situation resultierenden Zwänge zu akzeptieren und sein Wissen auf bedeutsame Weise zu vermitteln (Bundy et al. 1989). Manchmal werden die verschiedenen Stufen nahezu unbemerkt durchlaufen. Zeigt sich jedoch, daß der Beratungsprozeß nicht problemlos verläuft oder nicht die erhofften Strategien hervorbringt, sollten die einzelnen Stufen dieser Phase nochmals genauer betrachtet werden, um den Punkt zu finden, an dem die Probleme begonnen haben.

11.4.3
Phase III: Strategien entwickeln

In Phase III des Beratungsprozesses machen sich die Partner gemeinsam die Neueinschätzung des Problems zunutze, um Strategien zu diskutieren und auszuwählen, die der Lehrer im Umgang mit dem Schüler anwenden kann. Wurde in den Phasen I und II eine gute Vorarbeit geleistet – mit anderen Worten: die zugrundeliegenden Schwierigkeiten wurden richtig erkannt, und es wurde eine stabile Partnerschaft aufgebaut – und kann der Therapeut auf ein Repertoire von Strategien zurückgreifen, die sich für die bei Patienten mit sensorisch-integrativen Dysfunktionen häufig anzutreffenden Schwierigkeiten eignen, sollte die Entwicklung geeigneter Strategien *relativ* einfach sein.

> Lily hatte Frau R. erklärt, daß *Charlie* beim Schreiben kein angemessenes Feedback von seinem Körper erhielt, und hatte die Benutzung eines anderen Schreibwerkzeugs vorgeschlagen. Als Charlies Problem, beim Schreiben nicht genug Druck ausüben zu können, weiterhin bestehen blieb, entschieden sich Lily und Frau R. zum Einsatz von Durchschlagpapier. Vorher hatte

> Charlie nicht genügend Feedback von seinem Körper bzw. von dem Papier, auf dem er schrieb, bekommen und konnte nicht erkennen, wann er „fest genug" aufdrückte. Durch das Kohlepapier erhielt „fest genug" die Bedeutung von „fest genug, um die Schrift auf das darunter liegende Blatt Papier durchzudrücken". Von dieser Art Feedback konnte Charlie profitieren. Er hob das Kohlepapier hin und wieder selbst hoch, um sicherzustellen, daß er „fest genug" aufdrückte. Auf diese Weise wurde Frau R. von ihrer Aufgabe befreit, ihm ständig über die Schulter schauen und ihm ein verbales Feedback geben zu müssen.

Diese gemeinsam entwickelte Strategie kam allen zugute. Auch wenn im Idealfall alle Strategien *gemeinsam* entwickelt werden und die Zustimmung *beider Parteien* finden sollten, ist stets zu bedenken, daß es stets um Probleme geht, die nach Ansicht des *Lehrers* behoben werden müssen. Der Lehrer ist auch derjenige, der die Strategien anwenden muß.

> **Praxis**
> In Fällen, in denen Ratsuchender und Therapeut nicht zu einer gemeinsamen und für beide Seiten akzeptablen Lösung kommen, sollte den Bedürfnissen und Wünschen des *Ratsuchenden* Vorrang gegeben werden.

Als Teil ihrer Rolle innerhalb der Partnerschaft stellte Lily alternative Schreibgeräte und anderes Papier zur Verfügung. Diese Materialien waren nicht schon als solche adaptiertes Material.

> **Praxis**
> In der Planungsphase besteht eine wichtige Aufgabe des Therapeuten darin, dem Lehrer und dem Schüler adaptierte oder alternative Geräte und Materialien zur Verfügung zu stellen. Dies ist eine wichtige Komponente der Beratung und eine Möglichkeit, das Umfeld so zu verändern, daß es den Bedürfnissen eines Schülers mit einer sensorisch-integrativen Dysfunktion besser gerecht wird.

11.4.4
Phase IV: Den Plan umsetzen und beurteilen

In der letzten Phase des Beratungsprozesses setzt der Lehrer den in der Beratung entwickelten Plan um, und Lehrer und Therapeut beurteilen gemeinsam die Effektivität dieses Plans und modifizieren ihn bei Bedarf. Der Ablauf scheint logisch, und doch ist es, wie auch in Phase III, wichtig, daß der *Lehrer* die Verantwortung für die Umsetzung übernimmt.

> **!** Es spielt keine Rolle, ob der *Therapeut* der Meinung ist, der Plan funktioniere sehr gut. Ist der Lehrer nicht zufrieden, *muß* der Plan abgeändert werden.

Es gibt viele Gründe, warum einem bestimmten Lehrer eine Strategie nicht zusagt. Vielleicht entspricht sie nicht seinen Lehrmethoden oder seinen Wertvorstellungen. Möglicherweise muß er die Strategie auch erst öfter anwenden, bevor er sie annimmt. Es könnte allerdings auch sein, daß der Lehrer jemanden braucht, der ihm die Strategie zunächst einmal zeigt, bevor er sie selbst anwenden kann. Die Strategie kann auch einfach nicht geeignet sein.

> **Praxis** Es ist wichtig, daß beide Partner *gemeinsam* aufzudecken versuchen, warum dem Lehrer die Strategie nicht zusagt, damit angemessene Änderungen vorgenommen werden können.

Braucht der Lehrer jemanden, der ihm die Strategie vorführt, sieht die Lösung des Problems anders aus, als wenn er nur ein wenig Übung braucht. Wir müssen darauf bedacht sein, eine Strategie nicht einfach aufzugeben, weil sie nicht gleich beim ersten Mal funktioniert. Es ist jedoch auch darauf zu achten, gemeinsam mit dem Lehrer Alternativen auszuarbeiten, wenn es sich offensichtlich um die *falsche* Strategie handelt.

11.5
Erforderliche Ressourcen

Jede Art von Dienstleistung verlangt bestimmte Ressourcen. Die Beratung ist keine Ausnahme. Ohne die geeigneten Ressourcen ist der Erfolg einer Beratung fraglich.

Die folgende Aufzählung notwendiger Ressourcen zeigt in einem gewissen Maße auch, wo eine Beratung an ihre Grenzen stoßen kann.

- Der Erfolg einer Beratung basiert auf der Fähigkeit, eine *Beziehung* zwischen den Beteiligten *aufzubauen*. Hierfür sind vor allem *Vorwissen, Engagement* und beiden Seiten zur Verfügung stehende *Zeit* ausschlaggebend.
- Da eine Beratung eine *gleichberechtigte Partnerschaft* erfordert, sind die Fähigkeiten, die zu deren Aufbau und Aufrechterhaltung nötig sind, besonders wichtig. Alle Beteiligten sollten die Fähigkeiten und das Wissen der anderen Person *respektieren* und diesen Respekt offen zeigen. Die Beteiligten sollten sich regelmäßig austauschen, und der Therapeut sollte aufmerksam zuhören, wenn der Ratsuchende von seinen Schwierigkeiten berichtet (De Boer 1986).
- Die Beteiligten müssen daran glauben, daß sie gemeinsam über die Fähigkeiten und das Engagement verfügen, das *Problem zu lösen*. Beide sollten mit ihren eigenen Fähigkeiten und ihrer jeweiligen beruflichen Identität zufrieden sein; beide sollten auch offen zugeben können, wenn sie auf eine bestimmte Frage keine Antwort haben (Niehues et al. 1993).
- Beide sollten bereit sein, *Risiken einzugehen* und den Beitrag anzuerkennen, den der *andere* zur Verbesserung der Situation des Patienten leistet.
- Darüber hinaus sollte der Therapeut bereit sein, die *Unterstützung der Schulleitung* einzufordern und in Anspruch zu nehmen, wenn dies den Aufbau einer Beratungspartnerschaft vereinfacht.

Manchmal ist es unmöglich, eine Partnerschaft aufzubauen. Ist dies der Fall, kann die Beratung nicht effektiv sein und sollte auch nicht durchgeführt werden. Dies kommt jedoch selten vor.

> **Praxis**
>
> Eine gute Beratung zielt darauf ab, die Schwierigkeiten zu beheben, mit denen der *Ratsuchende* – und nicht unbedingt der Therapeut – konfrontiert ist.

Es kann sein, daß der Therapeut viel Zeit und Energie aufbringen muß, um eine Beratungspartnerschaft aufzubauen und aufrechtzuerhalten. In den meisten Fällen liegt dies jedoch im Bereich des Möglichen.

11.6 Zusammenfassung

In einer Beratung gibt der Therapeut anderen (z. B. Eltern, Lehrern) Einblick in die Sensorische Integrationstheorie, damit sie das Verhalten des Patienten aus einem anderen Blickwinkel betrachten lernen. Wurde das Verhalten des Patienten erst einmal „neu eingeschätzt", kann der Therapeut die Eltern und Lehrer dabei unterstützen, neue Strategien für eine effektive Interaktion mit dem Patienten zu entwickeln.

Das Ergebnis, das von einer Beratung zu erwarten ist, besteht darin, daß sich das personelle und dingliche Umfeld des Patienten derart verändert, daß es seinen Bedürfnissen besser gerecht wird. Mit anderen Worten: Die Beratung hilft dem Patienten, trotz der Grenzen, die ihm durch die sensorisch-integrative Dysfunktion vorgegeben sind, in seiner eigenen Umwelt erfolgreich zu sein.

Literatur

American Occupational Therapy Association (1989). Guidelines for occupational therapy services in school systems (2nd ed.). Rockville, MD: Author

Bundy, A. C., Kielhofner, G. (1988, October). A conceptual model of school system practice for occupational and physical therapists. Paper presented at the US Department of Education, Office of Special Education and Rehabilitation Services, Washington, DC

Bundy, A. C., Lawlor, M. C., Kielhofner, G., Knecht, H. (1989, April). Educational and therapeutic perceptions of school system practice. Paper presented at the Annual Conference of the American Occupational Therapy Association, Baltimore, MD

De Boer, A. L. (1986). The art of consulting. Chicago: Arcturus Books

Dunn, W. (1989, April). A comparison of service provision patterns in occupational therapy. Paper presented at the annual conference of the American Occupational Therapy Association, Baltimore, MD

Fisher, A. G., Bundy, A. C. (1989). Vestibular stimulation in the treatment of postural and related disorders. In O. D. Payton, R. P. Fabio, S. V. Paris, E. J. Protas, A. F. Van Sant (Eds.), Manual of physical therapy techniques (pp. 239–258). New York: Churchill Livingstone

G. & C. Merriam Company. (1981). Websters new collegiate dictionary. Springfield, MA: Author

Golden, J. (1987). Luria-Nebraska Neuropsychological Battery: Childrens Revision. Los Angeles: Western Psychological Services

Good, B., Good, M. D. (1981). The meaning of symptoms: A cultural hermeneutic model for clinical practice. In I. Eisenberg, A. Kleinman (Eds.), The relevance of social science for medicine(pp. 165–196). Boston: Reidel

Mattingly, C. F. (1989). Thinking with stories: Story and experience in a clinical practice. Unpublished doctoral dissertation, Massachusetts Institute of Technology, Boston

Niehues, A. N., Bundy, A. C., Mattingly, C. F., Lawlor, M. C. (1993). Making a difference: Occupational therapy in public schools. Occupational Therapy Journal of Research

Schön, D. (1983). The reflective practitioner: How professionals think in action. New York: Basic Books

Schön, D. (1987). Educating the reflective practitioner. San Francisco: Jossey-Bass

12 Der Behandlungsprozeß: Planung und Durchführung

ANITA C. BUNDY

> „Würdest Du mir bitte sagen", [fragte Alice], „in welche Richtung ich jetzt gehen muß?" „Das hängt in entscheidendem Maße davon ab, wo Du ankommen möchtest", sagte die Katze. „Wo genau ich ankomme, ist mir relativ egal –", antwortete Alice. „Dann spielt es auch keine Rolle, in welche Richtung Du gehst", sagte die Katze. „ – Solange ich nur irgendwo ankomme", fügte Alice als Erklärung hinzu. „Du wirst sicherlich irgendwo ankommen", sagte die Katze, „Du mußt nur lange genug gehen."
>
> *Carroll 1923, S. 68*

Der Behandlungsprozeß besteht aus zwei Phasen: Planung und Durchführung. Jede der Phasen ist von der anderen abhängig. Mit anderen Worten: Liegt vor der Durchführung der Behandlung kein gut ausgearbeiteter Plan vor, wird die Therapie im günstigsten Fall willkürlich und im schlimmsten Fall chaotisch oder gar schädlich sein. Umgekehrt gilt das gleiche: Erfolgt nach der Planungsphase keine fachgerechte Umsetzung, scheitert der Plan.

DEFINITION

Die wichtigste Komponente des Behandlungsprozesses ist die Entwicklung eines *Behandlungsplans*, der den speziellen Bedürfnissen des Patienten mit einer sensorisch-integrativen Dysfunktion gerecht wird. Dieser Plan umfaßt *drei Teile:*
- Festlegung allgemeiner und konkreter Ziele,
- Festlegung der Form bzw. Formen der Leistungserbringung innerhalb der Behandlung (z. B. direkte Behandlung, Beratung) und
- Entwicklung erster Vorstellungen von der Behandlung.

Ein gut ausgearbeiteter Plan stellt sicher, daß die Behandlung
- in einer Weise durchgeführt wird, die sowohl den Therapeuten als auch den Patienten und, wenn es sich bei dem Patienten um ein Kind handelt, auch dessen Eltern und Betreuer zufriedenstellt, und
- strukturiert, effizient und effektiv durchgeführt wird.

Bei der Entwicklung eines Behandlungsplans geht ein Ergotherapeut logisch und deduktiv vor (Rogers u. Masagatani 1982). Als Grundlage dienen ihm sein Wissen über ergotherapeutische Praxismodelle und die Synthese von Informationen, die während der ergotherapeutischen Untersuchung gesammelt werden. Darauf aufbauend legt er *gemeinsam mit dem Patienten* (und dessen Eltern und Betreuern) allgemeine Behandlungsziele fest, mit deren Hilfe die vorliegenden Schwierigkeiten reduziert oder vollständig beseitigt werden sollen.

Nach der Festlegung allgemeiner Ziele werden im Rahmen eines Gesprächs mit dem Patienten und seinen Betreuern konkrete Ziele bestimmt. Mit anderen Worten: Der Therapeut versucht zu erfahren, inwiefern sich der Patient nach der Behandlung gern *anders verhalten* würde als bisher oder was zu tun er dann gern *in der Lage* wäre, wozu er momentan nicht fähig ist.

Auf der Basis der allgemeinen und konkreten Ziele und unter Berücksichtigung der Zwänge, die dem System, in dem er arbeitet, auferlegt sind, empfiehlt der Therapeut einen Behandlungsplan, mit dem diese Ziele erreicht werden sollen. Er bestimmt also, welche Ziele am besten mit Hilfe einer *Beratung* und welche besser anhand einer *direkten Behandlung* erreicht werden können (Bundy 1990).

Darüber hinaus entwickelt der Therapeut eine allgemeine Vorstellung von der Art der Aktivitäten, die zur Erreichung dieser Ziele eingesetzt werden können, von der Gestaltung des Behandlungsraums sowie von den Interaktionsformen, die er fördern will.

■ **Beispiel:** Weist ein Kind z. B. eine Hypotonie und eine durch eine Beeinträchtigung der vestibulär-propriozeptiven Verarbeitung verursachte unzureichende posturale Stabilität auf, könnte er sich dazu entschließen, Aktivitäten mit linearer vestibulärer Stimulation in die direkte Behandlung einzubeziehen. Läßt sich das Kind außerdem in der Schule leicht ablenken, könnte er sich entscheiden, mit dem Lehrer zusammenzuarbeiten und das Klassenzimmer so zu verändern, daß die Anzahl der ablenkenden Stimuli reduziert wird.

Anschließend diskutiert der Therapeut seine Empfehlungen mit dem Patienten und seinen Eltern und Betreuern, die während der Planungsphase an allen Entscheidungen beteiligt waren, und sie teilen ihm evtl. limitierende Faktoren mit (z. B. begrenzte finanzielle Mittel, Zeit). Im Anschluß daran nimmt er gemeinsam mit dem Patienten notwendige Änderungen vor, bis ein akzeptabler Plan entstanden ist.

Bei der Behandlung richtet sich der Therapeut genau nach diesem Plan. Obwohl dies auf den ersten Blick einfach erscheint, ist für den Prozeß der praktischen Umsetzung des Plans doch eine ganz andere Denkweise notwendig als die, die zur Entwicklung des Konzepts erforderlich war.

Während der Planungsprozeß eine eher lineare Logik erfordert, kann die für die Durchführung der Behandlung notwendige Logik eher als „Denken in Dialogform" oder als eine Art „fortlaufende Unterhaltung" zwischen Therapeut und Patient bezeichnet werden (Mattingly 1989).

Die „Unterhaltung" besteht zum großen Teil aus einem nonverbalen Austausch. In diesem Prozeß schafft der Therapeut ein Umfeld, das den Patienten motiviert, sich Aktivitäten auszusuchen, die seine Entwicklung (Selbstaktualisierung) fördern. Anschließend führt er, vom Patienten geleitet, auf geschickte Weise bestimmte Aktivitäten ein und beobachtet die Reaktionen des Patienten. Er ändert die Aktivitäten immer wieder leicht ab und überprüft das Resultat auf eine Übereinstimmung mit dem gewünschten Ergebnis. Er reflektiert seine Handlungen und die des Patienten *in dem Moment, in dem sie erfolgen,* und ändert seinen Ansatz entsprechend ab (Schön 1983, 1987).

12.1
Ziele und Inhalt dieses Kapitels

In diesem Kapitel illustrieren wir am Beispiel von Steven, dessen Untersuchungsergebnisse in Kapitel 9 erläutert wurden, die Entwicklung eines Behandlungsplans und dessen Umsetzung. Dabei wird jeder Schritt einzeln besprochen und kommentiert. Wir werden jedoch nicht nur diejenigen Aspekte der Behandlung darlegen, die „nach Plan" verliefen, sondern auch die Schwierigkeiten beschreiben, die sich beim Versuch ergaben, den Plan umzusetzen. Dabei möchten wir ferner aufzeigen, auf welche Art der Therapeut *während* des Prozesses sowie *über* den Prozeß reflektiert (Schön 1983, 1987) (siehe hierzu auch Kapitel 2).

12.2
Rückblick auf das Fallbeispiel „Steven"

Bereits in Kapitel 9 ging es um den 6 1/2jährigen *Steven*, der mit seinen Eltern, seinem Bruder und seinen zwei Schwestern zusammenlebt. Steven war das zweitälteste Kind. Seine Eltern, Herr und Frau P., nahmen selbst die feinsten Unterschiede zwischen Stevens Verhalten und dem seiner Geschwister wahr. Die Mutter konnte uns eine genaue Beschreibung des Verhaltens ihres Sohnes liefern und uns ihre Bedenken sehr genau schildern. Ihrer Ansicht nach hatte Steven zwei Hauptprobleme: Er war leicht ablenkbar, in hohem Maße aktiv und wies eine mangelhafte motorische Koordination auf. Sie war der Meinung, daß diese Probleme für Stevens negatives Selbstbild verantwortlich waren und auch dafür, daß er nur wenige Freunde hatte. Das negative Selbstbild war es, das Frau P. am meisten beunruhigte.

Wir untersuchten Steven mit Hilfe der „Sensory Integration and Praxis Tests" (SIPT, Sensorische Integrations- und Praxietests; Ayres 1989) und der damit in Verbindung stehenden Methoden zur klinischen Beobachtungen der neuromotorischen Fähigkeiten. Zusätzlich beobachteten wir ihn in der Schule. Wir kamen zu dem Ergebnis, daß Stevens Schwierigkeiten zumindest z. T. auf einer sensorisch-integrativen Dysfunktion basierten. Bei Steven lag offenbar eine vestibulär-propriozeptive Verarbeitungsstörung vor, die sich in einer postural-okulären Bewegungsstörung äußerte. Die vestibulär-propriozeptive Verarbeitungsstörung schien zu Defiziten der bilateralen Integration und des Sequenzierens, einer mangelhaften Visuomotorik, eingeschränkten Fähigkeiten des Konstruierens sowie zu einer mangelhaften Form- und Raumwahrnehmung geführt zu haben. Zudem zeigte Steven Anzeichen für eine taktile Defensivität und wies Schwierigkeiten mit der Modulation auditiver Reize auf. Er war außerdem sehr leicht ablenkbar und in erhöhtem Maße aktiv. Wir erläuterten Frau P. unsere Ergebnisse und interpretierten ihre Bedenken im Lichte dieser Ergebnisse (siehe auch Kapitel 9).

Als wir das Beurteilungsverfahren abgeschlossen hatten, erläuterten wir einige Behandlungsmöglichkeiten und sprachen gegenüber Frau P. *erste Empfehlungen* aus. Wir empfahlen ihr z. B., mit Steven eine *direkte Behandlung* in einer ergotherapeutischen Praxis durchzuführen, und ermutigten sie zu *Beratungsgesprächen* mit der Ergotherapeutin an Stevens Schule. Herr und Frau P. dachten einige Tage über unseren Bericht nach und besprachen unsere Empfehlungen miteinander. Anschließend vereinbarten sie einen Termin mit uns, um Behandlungsziele festzulegen und einen konkreten Plan aufzustellen.

12.3
Entwicklung allgemeiner und konkreter Ziele

Zu Beginn des Gesprächs teilten wir Stevens Eltern mit, daß wir die allgemeinen Behandlungsziele für Steven gern *gemeinsam* mit ihnen festlegen wollten. Dabei ging es darum, die *speziellen Aspekte* in Stevens Verhalten zu identifizieren, die ihrer Ansicht nach am dringendsten zum Gegenstand einer Behandlung gemacht werden sollten, damit jeder von uns im Therapieverlauf etwaige Fortschritte erkennen könnte. Wir setzten einen zeitlichen Rahmen von sechs Monaten.

Wir nannten den Eltern nochmals die Aspekte, die ihnen unserer Ansicht nach die größten Sorgen bereiteten. Wir versuchten, ihnen die Zusammenhänge zwischen diesen Punkten aus unserem Blickwinkel zu erläutern, und baten sie um Bestätigung bzw. Klärung und Korrektur unserer Wahrnehmung.

Unserer Ansicht nach war es Stevens negative Meinung über sich und seine Fähigkeiten bzw. die Befürchtung, daß sich dieses negative Selbstbild mit zunehmenden Alter immer nachteiliger auswirken könnte, was den Eltern die meisten Sorgen bereitete. Gemäß unserer Einschätzung trugen vor allem *zwei Komponenten* zu Stevens negativem Selbstbild bei:

- seine mangelhafte motorische Koordination, die dazu führte, daß er nicht in der Lage war, Aktivitäten durchzuführen, die von seinen Altersgenossen problemlos erledigt wurden, und
- seine Ablenkbarkeit und sein hohes Maß an Aktivität, die dazu führten, daß er häufiger als seine Altersgenossen oder Geschwister getadelt wurde.

Herr und Frau P. stimmten dieser Einschätzung zu. Wir kamen darin überein, daß unsere allgemeinen Ziele jeweils beide Komponenten berücksichtigen sollten.

12.3.1
Änderung von Stevens Selbsteinschätzung

Wir waren der Ansicht, daß Stevens negative Selbsteinschätzung bzw. seine Erwartung, immer zu scheitern, die Ursache einiger seiner Probleme und gleichzeitig das Ergebnis manch anderer seiner Schwierigkeiten war. Da Steven wußte, daß ihm viele notwendige Fähigkeiten fehlten, vermied er bestimmte Aktivitäten und beraubte sich auf diese Weise selbst der Chance, seine Fähigkeiten weiterzuentwickeln und zu üben. Er fiel immer weiter hinter seinen Altersgenossen zurück, bis er irgendwann noch fester daran glaubte, daß er anders sei als seine Altersgenossen. War er gezwungen, Aktivitäten durchzuführen, von denen er wußte, daß er sie nicht gut konnte (wie Schreiben), bekam er Angst, und seine Leistungen wurden noch schlechter. Wenn er Angst bekam, stieg auch sein Erregungsniveau. Steven, der schon immer Schwierigkeiten mit der Modulation hereinkommender sensorischer Informationen hatte, fühlte sich mehr und mehr überfordert. Sein Verhalten verschlimmerte sich zusehends, und er wurde für sein schlechtes Benehmen getadelt. Das Ergebnis war, daß er immer mehr Grund hatte zu glauben, er sei tatsächlich „schlecht", und daß andere ihn ebenfalls so einschätzten (siehe dazu auch Kapitel 2).

Herr und Frau P. teilten unsere Meinung. Während unseres Gesprächs nannten sie zahlreiche Beispiele, die unsere sich abzeichnende „Theorie" bezüglich Stevens Ansichten und Verhalten untermauerten.

Da wir uns einig waren, schlugen wir Herrn und Frau P. vor, daß eines der *allgemeinen Behandlungsziele* darin bestehen sollte, Steven das *Vertrauen* bzw. den Glauben zu vermitteln, daß er bald Aktivitäten erfolgreich durchführen könne, die für ihn wichtig waren und seinem Alter entsprachen *(1. allgemeines Ziel).*

Stevens Eltern stimmten mit uns überein, daß dies ein wichtiges Ziel sei. Wir wollten jedoch sichergehen, Stevens Fortschritte hinsichtlich dieses Ziels nach sechs Monaten auch überprüfen zu können. Mit anderen Worten: wir mußten *konkrete Behandlungsziele* formulieren.

Daher fragten wir Herrn und Frau P., an welchen Handlungen bzw. Verhaltensweisen sie wohl erkennen würden, daß sich Stevens Wahrnehmung seiner Fähigkeiten verändert hatte. Inwiefern würde Steven anders *handeln bzw. sich anders verhalten*, wenn er glaubte, erfolgreich sein zu können? Welche seinem Alter entsprechenden Aktivitäten waren für ihn wichtig? Diese Fragen konnten wir nicht allein beantworten. Nur Herr und Frau P. waren in der Lage, die Details zu liefern, die das Ziel bedeutsam und die Ergebnisse meßbar machen würden. Wir machten den Vorschlag, daß sich Steven während jeder Therapiestunde der direkten Behandlung mindestens eine Aktivität aussuchen sollte, die seinem Alter entsprechende Fähigkeiten verlangte *(1. konkretes Ziel).* Nach Einschätzung von Frau P. hatte Steven dann eine bessere Meinung hinsichtlich seiner eigenen Fähigkeiten entwickelt, wenn er freiwillig mindestens einmal pro Woche mit anderen, ungefähr gleichaltrigen Kindern aus der Nachbarschaft spielte *(2. konkretes Ziel).*

Wir waren uns alle darüber im klaren, daß diese Ziele schwierig zu erreichen waren, aber sie dienten zur Veranschaulichung dessen, wie Steven sich verhalten würde, wenn er sich wohler in seiner Haut fühlte. Es handelte sich dabei um Ziele, die uns wichtig waren. Zudem bietet uns die Festlegung von Zielen die Möglichkeit, unsere Handlungen zu organisieren. Die Ziele sollten eher als „Vorhersagen" und nicht als „Verträge" betrachtet werden. Sollte Steven die Ziele nicht erreichen, würden wir sie erneut überprüfen, um herauszufinden, ob unsere Prognose nicht angemessen oder unsere Methodologie nicht effektiv war. Da die von uns festgelegten Ziele konkrete Maßstäbe boten, würde jeder von uns beurteilen können, ob sie erreicht wurden oder nicht. Wir mußten lediglich genau darauf achten, ob Steven nun aktiv neue Aktivitäten auswählen oder öfter mit seinen Altersgenossen spielen würde.

Anmerkung zur Festlegung der konkreten Ziele

Es mag zunächst fraglich erscheinen, ob die konkreten Ziele (Steven sollte sich während der Behandlung bewußt für eine seinem Alter entsprechende Aktivität entscheiden; er sollte freiwillig mit gleichaltrigen Kindern spielen) wirklich das allgemeine Behandlungsziel repräsentieren, daß Steven das Vertrauen entwickeln sollte, bei Aktivitäten, die für ihn wichtig waren und seinem Alter entsprachen, zukünftig erfolgreich sein zu können. Hier ist folgendes anzumerken: Es ist nicht von Bedeutung, ob die konkreten Ziele, die entwickelt wurden, um das Erreichen eines vom Team festgesetzten allgemeinen Ziels erkennen zu können, auch von Personen akzeptiert werden, die diesem Team nicht angehören.

> **!** Wichtig ist, daß alle Mitglieder des Teams darin übereinstimmen, daß die konkreten Ziele die von ihnen festgesetzten allgemeinen Ziele widerspiegeln (Mager 1972), und die konkreten Ziele einschätzen können (Mager 1975).

Darüber hinaus halten wir es nicht für wichtig, für *jedes* mit dem Selbstbild (oder jeder anderen Funktion) zusammenhängende Verhalten, das sich im Laufe der Behandlung ändern könnte, konkrete Ziele festzulegen. Unserer Meinung nach ist es viel wichtiger, *einige wenige wirklich bedeutsame Ziele* festzulegen und auf diese mit vereinten Kräften hinzuarbeiten. Die in diesen Bereichen gemessenen Fortschritte sind dann repräsentativ für Fortschritte hinsichtlich des allgemeinen Ziels, das darin besteht, daß Steven seine Meinung hinsichtlich seiner Fähigkeiten ändert. Steven könnte in diesem Bereich bestimmt auch andere, ebenso wichtige Fortschritte machen; mit diesen Fortschritten sind jedoch keine konkreten Ziele verknüpft.

12.3.2
Verbesserung von Stevens motorischen Fähigkeiten

Stevens Eltern waren besonders daran interessiert, daß Steven neue motorische Fähigkeiten erlernte, damit er seine Hausaufgaben leichter bewältigen und *Spaß* an Spielen und Aktivitäten entwickeln konnte, die auch seinen Altersgenossen viel Spaß machten. Wir waren uns also einig, daß die Verbesserung von Stevens motorischen Fähigkeiten ein wichtiges allgemeines Ziel darstellte *(2. allgemeines Behandlungsziel).*

Doch auch diesmal konnten wir keine konkreten Ziele festlegen, ohne wichtige Informationen von Steven und seinen Eltern zu erhalten. Wir wußten z. B. nicht, welche speziellen Fähigkeiten *in erster Linie* gefördert werden sollten. Welche Fähigkeiten sollte Steven in sechs Monaten besser beherrschen lernen, damit man von Fortschritten in der Behandlung sprechen konnte? Und wie würde es *aussehen*, wenn er eine bestimmte Fähigkeit *besser* beherrschte?

Wir diskutierten dieses Thema ausführlich. Seine Eltern legten den Schwerpunkt auf Fähigkeiten wie Radfahren, eine Schaukel zum Schwingen bringen, einen Ball werfen und fangen, Schreiben, Knöpfe schließen und öffnen. Wir sprachen darüber, was ihn wohl daran hindere, diese Aktivitäten mühelos durchzuführen. Wir bekräftigten erneut unser Anliegen, nur eine oder zwei Aktivitäten auszuwählen, die wir alle (natürlich vor allem Steven) als die wichtigste bzw. die wichtigsten erachteten. Wir waren uns sicher, daß Steven gleichzeitig auch andere Fähigkeiten erlernen würde, wenn er sich unseren Vorstellungen gemäß entwickelte. Sicherlich wären diese Aktivitäten genauso wichtig, wir betrachteten sie jedoch eher als „Extrabonus".

Stevens Eltern erzählten daraufhin, daß Steven bei zahlreichen Gelegenheiten den Wunsch geäußert hatte, eine Schaukel ganz ohne Hilfe zum Schwingen bringen zu können. Dann könnte er solange schaukeln, wie er wollte, und müßte nicht aufhören, wenn seine Eltern keine Lust mehr hätten, ihn anzustoßen, oder etwas anderes zu tun hätten. Steven schaukelte sehr gerne, war sich jedoch schmerzlich bewußt, daß seine 5jährige Schwester Laura schon vor langer Zeit gelernt hatte, die Schaukel ohne Hilfe zum Schwingen zu bringen, und daß auch sein 4jähriger Bruder es fast schon konnte. Deshalb setzten wir uns zum konkreten Ziel, daß Steven ganz allein schaukeln lernen sollte *(3. konkretes Ziel)*.

Konkrete Behandlungsziele:
Anmerkung zur Festlegung der Kriterien
Wer sich mit den einzelnen Komponenten eines Zielverhaltens auskennt (Lernender, Verhalten, Kondition, Kriterium), wird feststellen, daß wir kein Kriterium zur Messung des 3. konkreten Ziels definiert haben. Wir legten nicht fest, wie gut Steven schaukeln mußte, damit wir sagen konnten, daß er das Ziel erreicht hatte (z. B. „Erfolg in vier von fünf Versuchen"). Was das Schaukeln betrifft, ist es unserer Erfahrung nach nur wichtig zu lernen, wie man dabei vorzugehen hat. Hat das Kind erst einmal begriffen, wie es sich anfühlt, *mit* der Schaukel zu arbeiten, kann es so lange schaukeln, bis es dieser Aktivität überdrüssig ist. Daher war es unserer Ansicht nach nicht notwendig, ein bestimmtes Kriterium festzulegen. Wird kein Kriterium festgelegt, geht man davon aus, daß das Kind schließlich in der Lage sein wird zu

schaukeln, wann immer es möchte. Dies war auch unser konkretes Ziel für Steven.

Frau P. war außerdem sehr beunruhigt über Stevens schlechte Handschrift. Sie hatte den Eindruck, daß seine enormen Schreibschwierigkeiten dazu führten, daß er in der Schule langsam und unordentlich arbeitete. Dies wiederum hatte zur Folge, daß er seine Arbeit oft noch einmal machen mußte oder ein negatives Feedback vom Lehrer bekam. Er brachte oft Arbeitsblätter mit nach Hause, auf denen die Bemerkung „unordentlich" stand.

Wir gaben Frau P. recht, daß eine *Verbesserung der Handschrift* ein geeignetes Ziel für Steven war. Erneut versuchten wir herauszufinden, was *genau* Frau P. unter diesem Ziel verstand. Sollte Steven in der Lage sein, schneller zu schreiben? Wenn ja, wie schnell? Sollte er in der Lage sein, Buchstaben leserlicher zu schreiben? Wenn ja, was verstand sie unter Leserlichkeit? Nachdem wir diese Fragen diskutiert hatten, stellte sich heraus, daß Frau P. im Grunde hoffte, daß Steven sich in beiden Bereichen verbessern würde. Sie war sich jedoch bewußt, daß er in nur sechs Monaten wahrscheinlich nicht beides erlernen konnte. Wir sagten ihr, daß unserer Erfahrung nach Kinder, die schnell schreiben, durchaus eine leserliche Handschrift erlernen können. Wir wiesen jedoch darauf hin, daß ein Kind, das allzu sehr darauf konzentriert ist, leserlich zu schreiben, oftmals besonders lange braucht, um schneller schreiben zu lernen. Wir kamen darin überein, daß Steven zunächst lernen sollte, mindestens drei von vier schriftlichen Aufgaben in der dafür vorgesehenen Unterrichtszeit zu erledigen *(4. konkretes Ziel)*.

12.3.3
Verbesserung von Stevens Verhalten

Stevens Verhalten (Ablenkbarkeit, hohes Aktivitätsniveau und die Tendenz, auf andere Kinder loszugehen, die ihn versehentlich angestoßen hatten) war die größte Sorge der Eltern und Lehrer. Dieses Problem stand ihm offensichtlich mehr im Wege als alles andere. Wahrscheinlich war dieses Verhalten sogar der einzige bedeutsame Grund für das negative Feedback, das er von seinen Eltern und den Kindern in seinem Umfeld bekam. Daher kamen wir sehr schnell darin überein, daß es ein angemessenes allgemeines Ziel sein müßte, Stevens Verhalten zu verbessern *(3. allgemeines Ziel)*.

Wir sprachen mit Herrn und Frau P. ausführlich über dieses Problem, um die wichtigsten konkreten Ziele festlegen zu können. Wir baten sie, uns mehr über die Umstände zu erzählen, unter denen Stevens Verhalten am problematischsten war (z. B. Situationen, die besonders häufig vorkamen, die unvermeidbar waren oder in denen das Verhalten für die Personen in seinem

Umfeld besonders schwer zu ertragen war). Wir fragten die Eltern danach, welche Veränderungen in Stevens *Verhalten* innerhalb der nächsten sechs Monate ihrer Ansicht nach als Fortschritt gewertet werden könnten.

Herr und Frau P. erzählten von Stevens Verhalten und berichteten von den Schwierigkeiten, die sich ergaben, wenn sie mit ihm in Restaurants oder Einkaufszentren gingen oder ihn zu Freunden mitnahmen. Sie kamen zu dem Schluß, daß sie es trotz der schwierigen Umstände gelernt hatten, mit diesen Situationen umzugehen. Rechneten sie z. B. in einer bestimmten Situation mit viel Lärm oder viel Gedränge (wie z. B. bei einem Einkauf in einem Einkaufszentrum während der Ferienzeit), blieb einer von ihnen (und oft auch eines oder mehrere der anderen Kinder) mit Steven zu Hause, oder sie ließen einige oder alle Kinder bei einem Babysitter. Ausflüge mit der ganzen Familie unternahmen sie nur an Orte, an denen Steven nicht überstimuliert oder überfordert wurde. Es gab viele solcher Orte, die Steven sehr gefielen.

Die größte Sorge der Eltern betraf sein Verhalten in der Schule. Nahezu wöchentlich erhielten sie einen Anruf oder Brief von Stevens Lehrer, der über Stevens Raufereien oder seine mangelnde Konzentration im Unterricht berichtete. Daher legten wir das konkrete Ziel fest, daß Steven Klassenkameraden, die ihn versehentlich anstießen, nicht mehr schlagen sollte *(5. konkretes Ziel).*

Eine weitere Anmerkung zum Thema „Kriterien"

Der aufmerksame Leser wird feststellen, daß der Kommentar, was fehlende spezielle Kriterien für konkrete Ziele angeht, auch auf das 5. konkrete Ziel zutrifft. Wir legten kein Kriterium fest und gingen daher davon aus, daß Steven, wenn er dieses Ziel erreichte, *keinen* Klassenkameraden mehr schlagen würde, der ihn versehentlich anstieß. Obwohl Mager (1975) darauf hingewiesen hat, daß nur selten eine perfekte Leistung erbracht wird, waren wir der Ansicht, daß es in diesem Fall unsinnig gewesen wäre, sich zum Ziel zu setzen, daß Steven nur noch einmal pro Monat oder Jahr einen Klassenkameraden schlagen sollte. Ein Kind, das uns zufälligerweise anstößt, zu schlagen, ist *in keinem Fall* akzeptabel. Zudem neigte Steven nicht übermäßig zu gewalttätigen Ausbrüchen. Seine Mutter wies uns darauf hin, daß es ungefähr zweimal pro Monat zu Raufereien kam, und zwar unter sehr leicht vorhersehbaren Umständen. Daher waren wir der Ansicht, daß das festgelegte Ziel auch erreichbar war. Wir gingen davon aus, daß Steven, wie die meisten anderen Kinder auch, ab und zu „rückfällig" werden könnte. Unser Ziel lag dennoch darin, daß Steven auf zufällige Berührungen nicht mehr mit Schlägen reagierte.

Neben den Prügeleien gab es einen weiteren bedeutsamen Aspekt in Stevens Verhalten in der Schule. Herr und Frau P. berichteten, daß er sich nicht auf seine Arbeit konzentrieren konnte. Dazu befragt, was genau sie darunter verstünden, antworteten sie, daß sich der Lehrer darüber beschwert habe, daß Steven seine Aufgaben selten rechtzeitig beenden könne. Wir entschieden, daß das 4. konkrete Ziel, das wir bereits dem allgemeinen Ziel, Stevens motorische Fähigkeiten zu verbessern, zugeordnet hatten, ebenfalls gut zum Ziel passe, sein Verhalten zu verbessern: Steven sollte mindestens drei von vier schriftlichen Aufgaben in der dafür vorgesehenen Unterrichtszeit erledigen können.

12.3.4
Zusammenfassung

Gemeinsam mit Herrn und Frau P. formulierten wir fünf konkrete Ziele, an denen wir uns während unserer Behandlung in den folgenden sechs Monaten orientieren wollten. Obwohl dieser Prozeß schwierig und zeitaufwendig war, war er die Mühe wert. So konnten wir uns Klarheit über unsere Vorstellungen verschaffen und diejenigen Aspekte identifizieren, die das Ergebnis der Behandlung darstellen sollten. Herr und Frau P. äußerten, daß dieser Prozeß ihnen bei der Entscheidung geholfen habe, welche Punkte sie in den nächsten Monaten mit Steven angehen wollten. Vor unserer Unterhaltung, so sagten sie, hätten sie sich immer schuldig gefühlt, wenn sie nicht versucht hatten, Steven beizubringen, etwas besser oder anders zu machen. Gleichzeitig hatten sie jedoch den Eindruck gehabt, daß er Zeit brauche, „er selbst zu sein". Sie waren erleichtert, sich endlich mit jemandem zusammensetzen und reden zu können, der Steven verstand und der ihnen helfen konnte, Entscheidungen zu treffen und einen Plan zu erstellen, an dem sie ihre Bemühungen ausrichten konnten.

Wir möchten betonen, daß die Zahl „fünf" in bezug auf die Festlegung der Ziele keine magische Bedeutung hat:

Wir sind der Ansicht, daß für einen Zeitraum von nur sechs Monaten *maximal* fünf Ziele festgelegt werden sollten. Wir sind ferner der Meinung, daß eine *geringe Anzahl* repräsentativer und bedeutsamer Ziele eher eine gute Grundlage für einen in sich schlüssigen Plan bildet als eine große Zahl von Zielen, in denen der gesamte Prozeß von Stevens Fortschritten detailliert festgelegt wäre.

> **Praxis**
>
> Im Hinblick auf die Festlegung der Ziele können zwei Punkte nicht oft genug hervorgehoben werden:
> - Die Ziele sind die Ziele des Patienten. Wenn sie für ihn nicht bedeutsam sind, sind sie sinnlos.
> - Eine Behandlung wird von Zielen „gelenkt".

Wie uns die Cheshire-Katze aus *Alice im Wunderland* (Carroll 1923) zu Beginn des Kapitels bereits zu verstehen gab, spielt es keine Rolle, wie wir an ein Ziel kommen, wenn wir nicht wissen, an welches Ziel wir eigentlich gelangen wollen. Wenn wir lange genug gehen, kommen wir sicherlich irgendwo an, aber dieses „irgendwo" könnte gar nicht erwünscht sein – und sicherlich wird auf dem Weg viel Zeit verschwendet. In unserer Behandlung achten wir auf beides: darauf, „wo" wir hingehen, und darauf, wie„ wir" dort hingelangen. Wir sind daran interessiert, Stevens Fähigkeiten (und die anderer Patienten) derart zu fördern, daß er seine alltäglichen Aufgaben so effektiv und effizient wie möglich meistern kann. Daher müssen wir einen sinnvollen Plan entwickeln und uns daran halten.

12.4
Festlegung der Behandlungsform

Nach der Formulierung der konkreten Ziele legten wir fest, mit welcher Art der ergotherapeutischen Dienstleistung (z. B. Beratung, direkte Behandlung, indirekte Behandlung) die einzelnen Ziele jeweils zu erreichen waren. Wir erklärten Stevens Eltern, was *„direkte Behandlung"* bedeutete: Eine Therapeutin würde Steven behandeln, um seine Fähigkeiten zu verbessern. In einer *Beratung* würde die Therapeutin mit ihnen (Stevens Eltern) oder dem Lehrer Gespräche führen, um ihnen zu einem besseren Verständnis von Stevens Bedürfnissen zu verhelfen und um effektivere Strategien für die Arbeit mit Steven zu entwickeln. Im Rahmen *einer indirekten Behandlung* würde die Therapeutin den Eltern oder dem Lehrer Methoden beibringen, die sie dann selbst bei Steven anwenden sollten (siehe Kapitel 11). Wir erklärten ihnen außerdem, daß all diese Aufgaben von der selben Person wahrgenommen werden könnten, um die Arbeit besonders effektiv zu gestalten.

Steven hatte das Glück, zusätzlich zur Behandlung in unserer Praxis auch eine ergotherapeutische Behandlung an seiner Schule in Anspruch nehmen zu können. Wir gaben Herrn und Frau P. den Rat, die Schultherapeutin zu bitten, primär als Beraterin von Stevens Lehrer zu fungieren und eine direkte Behandlung nur dann auszuführen, wenn Steven in der Schule eine neue Fähigkeit üben sollte. Wir empfahlen außerdem, daß Colleen, die Ergotherapeutin aus unserer Praxis, in erster Linie für die direkte Behandlung verantwortlich sein und darüber hinaus als Beraterin der Familie fungieren sollte. Zusätzlich zur indirekten Behandlung sollte sie ein Programm für zu Hause entwickeln. Wir erklärten den Eltern, daß Colleen mit der Schultherapeutin in Kontakt bleiben würde, um eine umfassende Behandlung sicherzustellen. Außerdem machten wir deutlich, daß die Schultherapeutin in Abstimmung mit dem sonderpädagogischen Team zweifellos einige zusätzliche Ziele aufstellen würde. Wir erläuterten Herrn und Frau P. anhand der gemeinsam aufgestellten konkreten Ziele, wie die Zusammenarbeit der beiden Therapeutinnen funktionieren würde. Die Vorschläge, die wir Herrn und Frau P. unterbreiteten, sind in Tabelle 12.1 zusammengefaßt.

Herr und Frau P. waren mit unseren Empfehlungen einverstanden. Das Treffen des für Steven gebildeten Teams zur Ausarbeitung eines „Individualized Education Program" (IEP, Individuelles pädagogisches Programm) sollte in der darauffolgenden Woche stattfinden, und Herr und Frau P. waren froh, im Vorfeld an der Festlegung der allgemeinen Ziele beteiligt gewesen zu sein. Diese Ergebnisse wollten sie beim Treffen des sonderpädagogischen Teams einbringen und dafür sorgen, daß die Ziele in Stevens „Individuelles pädagogisches Programm" integriert würden.

12.5
Ideenfindung für die Behandlung

Bei der Vorbereitung der ersten Behandlungseinheit machte sich die Ergotherapeutin Colleen Gedanken über folgende Aspekte:
- die Art von Aktivitäten, die Stevens Bedürfnissen am ehesten gerecht werden konnten,
- die geeignete Kombination der in der Praxis vorhandenen Geräte sowie
- Interaktionsformen.

Dabei ging es Colleen vor allem jeweils darum, daß sich Steven maximal an der Behandlung beteiligte und gleichzeitig den größtmöglichen Nutzen daraus zog. Obwohl diese Aspekte im Verlauf einer direkter Behandlung untrennbar miteinander verbunden sind, ist jeder für sich wichtig genug, um einzeln betrachtet zu werden. Darüber hinaus sind mit jedem einzelnen Aspekt geringfügig unterschiedliche Absichten verbunden, weshalb wir jeden dieser Aspekte kurz ansprechen werden, bevor wir dann erläutern, auf welche Weise sie in die Behandlungserfahrung integriert werden.

Tabelle 12.1. Vergleich: Die Beiträge der Ergotherapeutin in der Praxis und der Schultherapeutin im Hinblick auf Stevens konkrete Behandlungsziele

Allgemeines Behandlungsziel	Konkretes Behandlungsziel	Ergotherapeutin in der Praxis[a]	Ergotherapeut in der Schule[b]
Soll Zuversicht entwickeln, daß er Aktivitäten erfolgreich durchführen kann	Soll im Laufe jeder direkten Behandlungseinheit mindestens eine Aktivität aktiv auswählen, bei der seinem Alter entsprechende Fähigkeiten erforderlich sind	Gestaltet Behandlungsumfeld; stellt Geräte und Spielzeug zur Verfügung; erleichtert und überwacht Stevens Entscheidungen; stuft die Aktivitäten sorgfältig ab, damit er seine Fähigkeiten verbessert; zeigt ihm, daß er Fortschritte gemacht hat.	
Soll Zuversicht entwickeln, daß er Aktivitäten erfolgreich durchführen kann	Soll mindestens einmal pro Woche freiwillig mit Kindern aus der Nachbarschaft spielen, die ungefähr in seinem Alter sind	Arbeitet mit der Mutter Strategien aus, um Steven die notwendigen Fähigkeiten beizubringen, damit er in eine Gruppe von Kindern aufgenommen wird; arbeitet mit der Mutter zusammen, um Aktivitäten zu finden, bei denen Stevens gleichaltrige Freunde einbezogen werden können; (erwägt die Einbeziehung eines Freundes in die Behandlung).	Arbeitet gemeinsam mit Stevens Lehrer Strategien aus, um Steven die notwendigen Fähigkeiten beizubringen, damit er in eine Gruppe von Kindern aufgenommen wird; arbeitet mit dem Lehrer zusammen, um Aktivitäten zu entwickeln, bei denen Steven mit einem anderen Kind interagiert; arbeitet mit Steven, um ihm bestimmte Fähigkeiten beizubringen, die er für Spiele mit anderen Kindern benötigt.
Verbesserung der motorischen Fähigkeiten	Soll eine Schaukel ohne fremde Hilfe zum Schwingen bringen	*Verbesserung der bilateralen Integration und der Fähigkeit zur Planung und Erzeugung sequenzierter projizierter Bewegungen der Gliedmaßen;* arbeitet an Stevens Fähigkeit, in der Praxis Schaukeln zum Schwingen zu bringen; zeigt Ähnlichkeiten zwischen den Geräten in der Praxis und Spielplatzschaukeln auf.	Ermutigt Stevens Lehrer, ihm beim Erlernen dieser Fähigkeiten behilflich zu sein.

Tabelle 12.1. Fortsetzung

Allgemeines Behandlungsziel	Konkretes Behandlungsziel	Ergotherapeutin in der Praxis[a]	Ergotherapeut in der Schule[b]
Verbesserung der motorischen Fähigkeiten (Handschrift); Verbesserung des Verhaltens	Soll mindestens drei von vier schriftlichen Aufgaben innerhalb der dafür vorgesehenen Unterrichtszeit erledigen	*Verbesserung der posturalen Stabilität*, damit sich seine Sitzhaltung am Schultisch verbessert; *Verbesserung der bilateralen Integration und der Fähigkeit zur Planung und Durchführung sequenzierter projizierter Bewegungen der Gliedmaßen; Verbesserung der Fähigkeit zur Modulation hereinkommender sensorischer Informationen*; stellt ein Programm für zu Hause zusammen, das speziell auf Stevens Schreibgeschwindigkeit ausgerichtet ist.	Arbeitet mit Stevens Lehrer an einer Umgestaltung des Klassenraums, damit Stevens in einer ruhigeren Umgebung lernen kann; arbeitet mit Stevens Lehrer zusammen um die Aufgaben abzuändern wenn nötig; stellt entsprechende adaptierte Mittel und Geräte zur Verfügung.
Verbesserung des Verhaltens	Soll seine Klassenkameraden in Zukunft nicht mehr schlagen, wenn sie ihn versehentlich anstoßen	*Verbesserung der Fähigkeit zur Modulation hereinkommender sensorischer Informationen*; erklärt Steven und seinen Eltern in verständlichen Worten Stevens taktile Defensivität und sensorische Modulationsstörungen; spricht mit Steven über Strategien, die er anwenden kann, wenn er sich „überfordert" fühlt; arbeitet mit Stevens Eltern zusammen, damit sie ihm bei der Entwicklung effektiver Strategien helfen können.	Erklärt die Zusammenhänge zwischen Stevens Verhalten, seiner taktilen Defensivität und seinen Modulationsstörungen und deren Auswirkungen auf Stevens Verhalten im Unterricht; arbeitet gemeinsam mit Stevens Lehrer an der Umgestaltung des Klassenraums, damit Stevens Schreibtisch in einem Bereich mit weniger „Verkehr" untergebracht ist; entwickelt und sucht gemeinsam mit dem Lehrer nach Alternativen für andere Situationen, in denen Raufereien ein Problem darstellen (z.B.: beim Aufstellen in einer Reihe).

[a] Primäre Aufgabe: direkte Behandlung; sekundäre Aufgaben: Beratung der Familie, indirekte Behandlung.
[b] Primäre Aufgabe: Beratung des Lehrers; sekundäre Aufgabe: direkte Behandlung.

12.5.1
Auswahl der Aktivitäten

Bei der Auswahl der Aktivitäten berücksichtigte Colleen folgende Fragen:
- Welche Formen der verstärkten sensorischen Stimulation sollen in die Aktivitäten einbezogen werden?
- Welches adaptive Verhalten soll bei Steven hervorgerufen werden?

Colleen plante, in Stevens direkter Behandlung vier Hauptbereiche anzugehen:
- posturale Stabilität,
- bilaterale Integration und Sequenzieren von projizierten Bewegungen der Gliedmaßen,
- visuomotorische Fähigkeiten und
- Modulation sensorischer Informationen

(siehe Tabelle 12.1, Spalte 3).

Gemäß der Theorie der Sensorischen Integration waren Stevens Schwierigkeiten mit der posturalen Stabilität, der bilateralen Integration und dem Sequenzieren projizierter Bewegungen der Gliedmaßen mit Hilfe von Aktivitäten zur gezielten Aufnahme vestibulär-propriozeptiver Sinneseindrücke zu behandeln. Genau gesagt sieht die Theorie in einem solchen Fall vor allem die Aufnahme linearer vestibulär-propriozeptiver Sinneseindrücke im Kontext von Aktivitäten vor, die eine intensive posturale Kontrolle (bei verschiedenen Körperhaltungen) sowie den koordinierten Einsatz beider Körperhälften erfordern (siehe Kapitel 4).

Im Rahmen der Sensorischen Integrationstheorie wird darauf hingewiesen, daß eine Beeinträchtigung der visuomotorischen Fähigkeiten wahrscheinlich auf Störungen der Verarbeitung *jeglicher* Art von sensorischer Information zurückzuführen ist.

Stevens ergotherapeutische Untersuchung ergab jedoch, daß seine visuomotorischen Schwierigkeiten die Folge einer mangelhaften Verarbeitung vestibulär-propiozeptiver Informationen waren. Deshalb plante Colleen auch Aktivitäten mit Anforderungen an die Visuomotorik ein.

Stevens Schwierigkeiten mit der Modulation sensorischer Informationen stellten Colleen vor die Entscheidung, welche Richtung sie innerhalb der Behandlung einschlagen sollte. Bei Steven lag eine taktile Defensivität vor. Zudem zeigte er Anzeichen für eine Defensivität gegenüber auditiven Informationen.

Gemäß der Sensorischen Integrationstheorie besteht die beste und direkteste Methode zur Heilung einer taktilen Defensivität darin, dem Patienten im Rahmen von Aktivitäten, bei denen er adaptives Verhalten hervorbringen muß, die Gelegenheit zu verstärkter Stimulation durch festen Berührungsdruck zu bieten. Colleen konnte für eine solche Stimulation sorgen, indem sie entweder die Oberflächen der Schaukeln und anderer Geräte, die von Steven in der Praxis benutzt wurden, mit bestimmten Stoffen bezog, oder indem sie sich Aktivitäten ausdachte, bei denen Steven mit einem Stoffhandschuh oder einem Malpinsel fest über seine Arme und Beine streichen sollte. Da seine Schwierigkeiten mit der Verarbeitung hereinkommender sensorischer Informationen ihm im Alltag besonders viele Probleme bereiteten, konnte Colleen versuchen, ihm – zunächst probeweise – mehrmals am Tag durch festes Reiben taktile Stimulation zuzuführen. Eine Orientierung für solche Übungen bietet z. B. das Programm von Wilbarger u. Royeen (1987) (siehe Kapitel 5 und 10).

Die Sensorische Integrationstheorie hat bislang noch keine optimale Lösung für eine Behandlung von Stevens sensorischen Verarbeitungsstörungen parat. Colleen traf daher ihre Entscheidungen auf der Basis ihrer Informationen über Steven und ihrer Erfahrungen, die sie bei der Arbeit mit anderen Patienten mit ähnlichen Schwierigkeiten gesammelt hatte. Sie entwickelte eine Arbeitshypothese über die beste Methode zur Behebung seiner Schwierigkeiten und entwickelte entsprechende Aktivitäten. Wie bei all ihren Behandlungsstrategien beobachtete Colleen Stevens Verhalten aufmerksam und bat die Eltern um Informationen, anhand derer sich feststellen ließ, ob ihre Strategie erfolgreich war. Sollten sich innerhalb weniger Wochen der Behandlung keine konkreten Beweise für eine Abschwächung von Stevens taktiler Defensivität ergeben, wollte sie eine alternative Arbeitshypothese entwickeln und entsprechende Änderungen in ihrem Plan vornehmen.

Colleen hatte den „Verdacht", daß Stevens taktile und auditive Defensivität das Ergebnis einer allgemeinen Übererregung war, die sich nicht auf das taktile oder auditive System beschränkte. Diese Annahme basierte auf Gesprächen mit Stevens Eltern und auf Beobachtungen seines allgemeinen Verhaltens, woraus zu erkennen war, daß er sich leicht ablenken ließ. War dies der Fall, so müßte sich das Erregungsniveau über den vestibulär-propriozeptiven und den taktilen Kanal beeinflussen lassen. Daher beschloß sie zu beobachten, wie sich Stevens taktile Defensivität bei Aktivitäten, die ihm Gelegenheit zur gezielten Aufnahme linearer vestibulär-propriozeptiver Sinneseindrücke boten, entwickeln würde. Bei der Entwicklung und Durchführung dieser Aktivitäten wollte Colleen schwerpunktmäßig Geräte einsetzen, die mit unterschiedlichen Stoffen bespannt waren.

Da Steven sehr schnell überstimuliert war, was Colleen auf seine taktile Defensivität zurückführte, wählte sie Aktivitäten, mit deren Hilfe er sich beruhigen und sich selbst organisieren konnte. Außerdem plante sie Übungen, die Steven Widerstand gegen seine Bewegungen, eine gezielte Aufnahme linearer vestibulär-propriozeptiver Sinneseindrücke sowie Stimuli aus Berührung und Druck bieten sollten.

12.5.2
Gestaltung des Behandlungsraums

Nach der Auswahl der Aktivitäten richtete Colleen ihre Aufmerksamkeit auf die Gestaltung des Behandlungsraums. Aufgrund ihrer eigenen Beobachtungen und der Gespräche mit Herrn und Frau P. wußte sie, daß Steven sehr schnell überstimuliert war und es ihm Schwierigkeiten bereiten würde, sich auf eine Aufgabe zu konzentrieren, wenn zu viel Gelegenheiten zur Ablenkung geboten war. Sie wußte außerdem, daß Steven extrem neugierig war. Wären also zu viele Geräte aufgehängt, würde er evtl. alles gleich ausprobieren wollen, anstatt sich auf eine einzige Aktivität zu konzentrieren.

Stevens Ablenkbarkeit legte also die Reduzierung der Geräte im Behandlungsraum auf ein Minimum nahe. Parallel dazu bestand eine von Colleens wichtigsten Aufgaben ja auch darin, Stevens Familie und seinen Lehrern bei der Gestaltung des Umfelds zur Hand zu gehen, das nur wenige ablenkende Gegenstände enthalten sollte. Gleichzeitig verfolgte Colleen jedoch ein weiteres wichtiges Ziel: Sie wollte Steven zur eigenständigen Auswahl der Geräte, zur Entwicklung von Aktivitäten und zur Mitgestaltung der eigenen Behandlung ermutigen.

Dieses Dilemma löste Colleen, indem sie beschloß, drei bis vier Hängegeräte im Behandlungsraum zu belassen und alle anderen wegzuräumen. Ferner entschied sie, nach dem „Rotationsverfahren" vorzugehen und von Zeit zu Zeit eine „alte" Schaukel durch eine „neue" zu ersetzen. Drei bis vier Geräte waren Colleens Ansicht nach mehr als ausreichend, um Steven genug Entscheidungsfreiheit zu lassen, wie er seine Behandlungszeit verbringen mochte. Gleichzeitig war er so noch in der Lage, sich auf eine Aufgabe zu konzentrieren.

Bei der Auswahl der ersten Geräte achtete Colleen darauf, zwei oder drei Schaukeln zu verwenden, die an zwei Punkten zu befestigen waren, um eine *lineare vestibuläre Stimulation* zu ermöglichen. Da die meisten Geräte für Steven neu waren, wollte Colleen außerdem sichergehen, daß zumindest einige der Geräte solchen ähnelten, die er schon kannte. Daher entschied sie sich für Stevens erste Behandlungsstunde für

- Gleitschaukel,
- Pferdschaukel,
- Netzhängematte und
- Trapez.

Um auch Aktivitäten zu ermöglichen, bei denen sich Steven selbst organisieren konnte, mußte die Gestaltung des Behandlungsraums „kleine Ecken" vorsehen, in die sich Steven begeben konnte und in denen keine Ablenkung geboten war. Daher sorgte Colleen dafür, daß ein Faß und einige andere Geräte, in die er hineinklettern konnte, leicht zugänglich waren. Sie überlegte auch, welche Aktivitäten ihm in solchen „abgeschlossenen Bereichen" Spaß machen und gleichzeitig seine feinmotorische Koordination verbessern könnten – z. B. Seifenblasen blasen und zerplatzen lassen, mit einer Angel (Klettbandstab) nach „Fischen" angeln, mit Hilfe einer großen Pinzette nach „Käfern" (kleinen Gegenständen) suchen und sie aufnehmen.

12.5.3
Mögliche Interaktionsformen

Die Interaktion zwischen Therapeut und Patient ist ein wichtiger Faktor jeder Behandlung. Unter diesem Aspekt dachte Colleen zunächst über Strategien nach, wie sie Steven die Möglichkeit zur Auswahl bieten und ihm somit das Gefühl vermitteln konnte, den Ablauf *selbst zu steuern*. Colleen wollte sichergehen, daß sie über ein Repertoire von Strategien verfügte, aus dem sie schöpfen konnte.

Es ging ihr darum, Strategien zu entwickeln, die Steven die Gelegenheit boten, Entscheidungen für Aktivitäten zu treffen, die „*genau die richtige*" *Herausforderung* darstellten, ihn jedoch nicht überstimulierten. Sie hatte sich mit dieser Frage bereits auseinandergesetzt, als sie entschieden hatte, welche Geräte im Behandlungsraum verbleiben sollten. Nun machte sich Colleen Gedanken, auf welche Art sie es Steven ermöglichen konnte, die Entscheidung über seine Aktivitäten selbst zu treffen, während *sie* gleichzeitig das Maß der Herausforderung kontrollierte. Sie konnte Steven z. B. auffordern, sich eine Schaukel auszusuchen, und sie würde über die durchzuführende Aktivität entscheiden oder umgekehrt. Colleen erwog auch, Steven aufzufordern, sich einen Ball (oder ein anderes Spielgerät) für eine Aktivität auszusuchen. In diesem Fall würde sie einen Schläger auswählen, der seine Chancen erhöhen sollte, den Ball zu treffen, wobei die Aktivität weiterhin die passende Herausforderung darstellen müßte (z. B. großer Schläger für kleinen Ball und umgekehrt).

Colleen dachte auch darüber nach, wie sie mit Steven ein Gespräch über seine sensorisch-integrative Dysfunktion beginnen konnte. Sie wollte erreichen, daß er die Auswirkungen der Dysfunktion auf sein Leben besser verstehen lernte und Strategien entwickelte, mit denen sich die Konsequenzen für seinen Alltag beschränken ließen. Colleen wollte dazu Momente wählen, in denen solche Gespräche für Steven von größter Bedeutung waren, und nicht außerhalb des Kontexts über die Probleme sprechen. Sie wußte, daß Steven zu Beginn der Behandlung wahrscheinlich sehr schnell überstimuliert sein würde. Daher nahm sie sich vor, Steven Gelegenheit zur Ruhe zu bieten. Erhielt er erst einmal die Chance zur Selbstorganisation, könnte man gemeinsam Pläne für Situationen machen, in denen er sich überfordert fühlte. Wenn während der Behandlung zuviel um Steven herum „los war", könnte Colleen ihn beispielsweise darauf hinweisen, sich für eine Weile ein ruhiges Plätzchen zu suchen. Dieses „Entkommen" würde ihm dabei helfen, sich besser zu konzentrieren. Colleen wußte, daß es evtl. mehrerer Gespräche bedurfte, bis er die Informationen tatsächlich nutzen konnte. Außerdem mußte sie jede Strategie, die sie entwickelte und empfahl, im Vorfeld zunächst mit den Eltern (und vielleicht auch mit dem Lehrer) besprechen. Zudem plante Colleen, Steven zu ähnlichen Gesprächen über seine Gefühle hinsichtlich seiner schwachen motorischen Koordination und seiner taktilen Defensivität aufzumuntern, wenn sich die Gelegenheit dazu bot.

Colleen wußte um die Schwierigkeit, einen 6 1/2jährigen Jungen in ein gutes Gespräch über sensorisch-integrative Dysfunktionen zu verwickeln. Dennoch war sie der Meinung, daß ein wichtiger Teil der Behandlung darin bestehen sollte, Steven zu erklären, warum er manche der ihm gestellten Aufgaben nicht erfüllen konnte, und ihm bewußt zu machen, daß er weder „schlecht" noch „dumm" war (Worte, die er nach Aussage der Mutter häufig für sich selbst benutzte). Zudem war sie der Ansicht, daß er Strategien entwickeln mußte, um mit seinen eigenen Schwierigkeiten umgehen zu lernen, und daß diese Strategien auch ein wichtiger Bestandteil seiner Behandlung waren. Colleen wußte, daß Herr und Frau P. sich vorgenommen hatten, mit Steven auf die gleiche Art und Weise zu sprechen. Sie nahm sich vor, sich so oft wie möglich mit ihnen auszutauschen, damit sich ihre Bemühungen ergänzten.

12.6
Die Behandlung

Nach Abschluß der Planungsphase konnte Colleen nun mit Stevens direkter Behandlung beginnen. Im folgenden zeigen wir eine Reihe von „Momentaufnahmen" aus den ersten drei Monaten von Stevens Behandlung. Dabei werden wir veranschaulichen, wie der Plan für seine Behandlung in die Tat umgesetzt wurde und auf welche Weise Colleen einige der Probleme löste, die sich im Verlauf ergaben. Ferner werden wir aufzeigen, wie sie *während* des Prozesses sowie *über* den Prozeß reflektierte.

12.6.1
Erster Behandlungstag

Zunächst werfen wir einen Blick auf Stevens und Colleens erste gemeinsame Behandlungseinheit. Colleen zeigte Steven die Praxis und wies auf Verschiedenes hin, was ihn ihrer Ansicht nach interessieren konnte.

In der Mitte des Behandlungsraums hatte sie an einem einzigen Punkt an der Decke eine Netzschaukel aufgehängt, auf die sie eine Decke aus Schaffell gelegt hatte. Nach der „Besichtigungstour" fragte Colleen Steven, ob er nicht Lust hätte, in der Netzschaukel zu „fliegen". Sie wußte, daß sich Steven, wie viele Jungen in seinem Alter, für „Superhelden" begeisterte. Viele von Colleens Patienten hatten Spaß daran, in die Rolle von „Supermann" zu schlüpfen, während sie im Netz „flogen". Darüber hinaus stellte die Netzschaukel für Colleen ein geeignetes Mittel dar, für Steven eine Aktivität zu entwickeln, die ihm Vergnügen bereitete, ihm die Gelegenheit zur besseren Aufnahme vestibulär-propriozeptiver Sinneseindrücke bot und ihn darüber hinaus dazu ermunterte, eine gestreckte Körperhaltung entgegen der Schwerkraft zu halten. Ihr war bewußt, daß sich im Netz leicht Aktivitäten durchführen lassen, die visuomotorische Fähigkeiten, eine bilaterale Koordination sowie die Fähigkeit zur Planung und Erzeugung projizierter Handlungssequenzen erfordern.

Steven war gespannt darauf, das Netz auszuprobieren. Colleen vermutete, daß Steven Schwierigkeiten haben könnte, in das Netz zu steigen. Daher war sie darauf vorbereitet, ihn beim ersten Anzeichen für ein Scheitern verbal abzulenken. Tatsächlich endete Stevens erster Versuch damit, daß er mit dem Bauch über dem zusammengerollten Netz lag. Colleen griff sofort ein, indem sie sagte „Ich habe ganz vergessen, Dir zu sagen, daß es schwer ist, in das Netz zu steigen, aber ich kenne einen Trick. Möchtest Du ihn lernen?" Steven nickte, und Colleen half ihm, sich wieder aufzurichten. Sie gab ihm den am weitesten von seinem Körper entfernten Rand des Netzes in beide Hände und forderte ihn auf, das Netz mit seinen Armen auseinanderzuziehen. Anschließend sagte sie ihm, er solle ein Knie in die nächstgelegene Seite des Netzes hineinsetzen und sich dann in das Netz legen.

Beim zweiten Mal war Steven erfolgreich. Er begann sofort, sich mit den Händen zum Schwingen zu bringen, und Colleen ermutigte ihn auszuprobieren, wie hoch er schaukeln konnte. Steven schrie: „Ich fliege wie Supermann!" Er war von seiner Leistung begeistert und rief nach seiner Mutter (die das Ganze durch eine einseitige Spiegelwand beobachtete), weil er wollte, daß sie ihm zusah.

Colleen fiel auf, daß Steven dazu tendierte, seinen ganzen Körper zu beugen, wenn er mit den Händen nach unten reichte, um sich anzustoßen.

Da sie jedoch darauf abzielte, daß er seinen Körper entgegen der Schwerkraft streckte, die Beugung aber immer stärker wurde, war ihr klar, daß sie die Aktivität abändern mußte.

Colleen griff nach einem langen Stab, hielt ihn mit ausgestreckten Armen an beiden Enden fest und rief: „Hey, Supermann, halt Dich an diesem Zweig fest, und schau in dieses Fenster. Ich glaube, hier ist jemand, der Deine Hilfe braucht!" Steven schaukelte hoch und griff mit ausgestreckten Armen nach dem Stab. „Halt Dich fest!", rief Colleen, „zieh so stark wie möglich, damit Du ein bißchen näher kommen kannst." Als Steven seine Arme zu beugen begann, beobachtete ihn Colleen aufmerksam, um sicherzustellen, daß sein Körper und sein Kopf gestreckt blieben. Beim ersten Anzeichen für eine Beugung des Nackens, der Hüfte oder der Knie hielt sie den Stab ein wenig tiefer, um das von ihm zu haltende Körpergewicht etwas zu verringern.

„Was siehst Du?", fragte Colleen. Steven antwortete: „Da ist ein ganzer Haufen Bösewichte drin". Colleen sagte ihm, es sei wohl besser, er hole Hilfe, da es zu viele seien, mit denen Supermann allein nicht fertig werden konnte. Steven ließ den Stab los und schaukelte mehrmals vor und zurück und rief „Batman" und „Superwoman" zu Hilfe.

In der Zwischenzeit hatte Colleen ein Kissen unter das Netz geschoben, auf dem sie mehrere Bohnensäckchen stapelte. Sie hoffte, die Bohnensäckchen so anordnen zu können, daß sie für Steven erreichbar waren, so daß er im Vorüberfliegen danach greifen konnte, ohne den gesamten Körper zu beugen. Nachdem Steven mehrfach durch das Fenster gelinst hatte, sagte Colleen, daß die Superhelden die Bösewichte vielleicht mit diesen speziellen „Bomben" (Bohnensäckchen) bewerfen sollten.

„Ich habe eine Idee", sagte Steven, „der Clown dort drüben" – er zeigte auf einen aufblasbaren Clown, der umkippte, wenn man ihn traf – „wäre einer der Bösen. Ich versuche ihn mit diesen Spezialbomben zu treffen."

Im weiteren Spielverlauf änderte Colleen nach und nach die Anforderungen an Steven ab und beobachtete seine Reaktionen. Als sie das Spiel beendeten, war Steven in der Lage, sich mit beiden Händen vom Kissen abzustoßen, im Vorüberschaukeln ein oder zwei Bohnensäckchen zu ergreifen und auf den aufblasbaren Clown zu werfen. Colleen war von der Genauigkeit seiner Würfe und vom Grad der Streckung, die er halten konnte, beeindruckt. Als Steven den Clown umgeworfen hatte, klatschte sie Beifall. Sie sagte Steven außerdem, daß er von diesem Spiel stärkere Muskeln bekäme und daß das Werfen von Bohnensäckchen eine gute Vorübung für Baseball sei.

Als Steven langsam müde wurde, nahm die Genauigkeit seiner Würfe ab, und Colleen stellte fest, daß er erneut eine Beugehaltung einnahm. Er klagte über Nackenschmerzen und wollte sich aufrecht hinsetzen, um die Bohnensäckchen zu werfen. Colleen half ihm aus dem Netz. Die Zeit war ohnehin abgelaufen, und während sich Steven Schuhe und Strümpfe anzog, unterhielt sich Colleen noch kurz mit Frau P. Steven berichtete seiner Mutter aufgeregt, was er alles gemacht hatte, obwohl sie es bereits durch die Spiegelwand beobachtet hatte.

12.6.2
Eine Woche später

Nachdem Colleen eine solch erfolgreiche Behandlungseinheit mit Steven erlebt hatte, freute sie sich bereits darauf, die gleiche Aktivität in der zweiten Behandlungsstunde zu wiederholen. Als Steven dann jedoch kam, kündigte er an, daß er nichts im Liegen machen wolle. Er wolle lediglich in der Schaukel *sitzen*, weil im Liegen sein Nacken schmerze. Frau P. pflichtete ihm bei und berichtete, daß er noch zwei Tage nach der ersten Sitzung über Nackenschmerzen geklagt habe. Sie fügte noch hinzu, daß sie Steven gesagt habe, er habe Muskelschmerzen, weil diese „stärker würden".
    Colleen mußte sich schnell etwas überlegen. Sie wußte, daß sie ihn evtl. überfordert hatte und ihn nicht so lange in Bauchlage hätte schaukeln lassen sollen. Sie war dennoch der Ansicht, daß er weiterhin in Bauchlage arbeiten *mußte*, da dies die beste Position ist, um eine anhaltende Streckung entgegen der Schwerkraft zu fördern. Colleen ließ sich Aktivitäten einfallen, die Steven im Sitzen ausführen konnte; gleichzeitig war ihr bewußt, daß es möglicherweise schwierig werden würde, Steven danach wieder zur Bauchlage zu überreden, da die Sitzposition die Haltemuskulatur weniger stark beansprucht.
    Colleen hatte jedoch die Erfahrung gemacht, daß Kinder beim Werfen von Gegenständen aus dem Netz in Sitzposition oft von selbst darauf kommen, daß es in Bauchlage einfacher geht. Daher beschloß Colleen, sich von Steven leiten zu lassen. Sie hängten die Netzschaukel auf und bauten das Kissen mit den Bohnensäckchen und den Clown genauso auf wie beim letzten Mal. Steven setzte sich in die Schaukel und begann, sich mit den Füßen abzustoßen. Schon bald fand er es schwierig, die Bohnensäckchen zu erreichen. Seine Würfe waren zudem sehr ungenau, da er an den Seiten des Netzes vorbei werfen und sich gleichzeitig festhalten mußte. Nach einigen Minuten sagte er zu Colleen: „Ich glaube, im Liegen hat es besser geklappt."
    Da Colleen auf diese Einsicht gehofft hatte, stimmte sie ihm sofort zu. Steven kletterte aus dem Netz und war diesmal in der Lage, den „Trick", den er beim letzten Mal gelernt hatte, anzuwenden und im Netz die Liegehaltung auf dem Bauch einzunehmen, ohne daß Colleen ihm viel dabei helfen mußte. Er schien mit seiner Leistung zufrieden und begann recht schnell, die „Bösewichte mit Bomben zu bewerfen".

Colleen hätte darauf bestehen können, daß Steven im Netz die Bauchlage einnahm, um diese Aktivität durchzuführen. Sie hätte ihm erklären können, daß es im Sitzen nicht so gut klappt. Ferner hätte sie ihn auch unterstützen können, eine andere Aktivität im Sitzen auf einer anderen Schaukel zu entwickeln, die er wahrscheinlich erfolgreich durchgeführt hätte. Colleen war jedoch der Ansicht, daß es wichtig war, Steven zu zeigen, daß er aktiv bestimmen konnte, was er während seiner direkten Behandlung tat. Er sollte schneller lernen, daß *er* Situationen zum Positiven verändern konnte. Aufgrund ihrer Erfahrung mit ähnlichen Fällen wußte Colleen, daß Steven wahrscheinlich selbst erkennen würde, daß sich die Bauchlage für bestimmte Aktivitäten besser eignete. Obwohl die Bauchlage generell schwieriger für Steven war, ging Colleen davon aus, daß er sich sicherlich letztendlich für die Bauchlage entscheiden würde, da ihm sowohl die Aktivität an sich als auch die Gefühle, die er bei der erfolgreichen Durchführung empfand, Vergnügen bereiteten.

Als Steven einmal ganz in die Aktivität vertieft war, achtete Colleen aufmerksam auf die Zeit und seine Reaktionen. Nach ungefähr zehn Minuten, als Steven noch ganz wach und konzentriert schien, schlug sie vor, daß sie die „Bösewichte" von einer anderen Schaukel aus mit Bomben bewerfen könnten. Dieses Mal war sie ihm bei der Entwicklung einer Aktivität behilflich, die er problemlos im Sitzen auf der Gleitschaukel durchführen konnte.

Als Colleen ihre Sitzung mit Steven Revue passieren ließ, war sie über einige Geschehnisse überrascht und gleichzeitig erfreut. Steven war in der Praxis z. B. durchaus in der Lage gewesen, seine Aufmerksamkeit nur auf eine Aufgabe zu richten. Von der Ablenkbarkeit, die sie während der Tests und in der Schule beobachtet hatte, war kaum etwas zu bemerken. Auf diese Weise erfuhr sie, daß Steven bei ungeteilter Aufmerksamkeit eines Erwachsenen und bei Aktivitäten, die sehr motivierend auf ihn wirkten, in der Lage war, seine Aufmerksamkeit auf relevante Stimuli zu lenken und irrelevante Stimuli auszublenden. Gleichzeitig ging sie jedoch nicht davon aus, daß Steven zwangsläufig auch in der Lage sein würde, sich in Situationen auf etwas zu konzentrieren, die er als viel schwieriger empfand, in denen Erwachsene ihm weniger Aufmerksamkeit schenkten oder wenn es vieles gab, das ihn ablenkte. Colleen wußte, daß sie diese Aspekte bei der Gestaltung des Praxisraums berücksichtigen mußte. Vielleicht sollte sie nicht mehr so sorgfältig darauf bedacht sein, daß nur bestimmte Schaukeln im Raum waren.

Es war ihr außerdem bewußt, daß sie im Hinblick auf Stevens Bereitschaft, in Bauchlage zu arbeiten, Zeit gewinnen wollte. Sie hoffte, Aktivitäten entwickeln zu können, die sich am besten in Bauchlage durchführen lassen und die, zumindest für die Dauer mehrerer Behandlungseinheiten, sehr motivierend auf Steven wirken würden. Wenn ihr dies gelänge, würde Steven vielleicht allmählich erkennen, daß diese Position gar nicht so schwer zu halten ist, und würde sich folglich weniger dagegen sträuben. Scheute er sich jedoch weiterhin davor, Aktivitäten in Bauchlage durchzuführen, würden sie wahrscheinlich einige Zeit primär in der Sitzposition arbeiten müssen und, sobald sich seine posturale Stabilität verbessert hätte, allmählich zur Bauchlage zurückkehren.

12.6.3
Sechs Wochen später

Wie Colleen erwartet hatte, hatte sich Steven an die verschiedenen Aktivitäten gewöhnt und versuchte, diejenigen zu umgehen, die in Bauchlage durchzuführen waren. Zwar ließ er ein wenig mit sich verhandeln, doch als wir die Praxis betraten, waren Colleen und Steven gerade mit einer Aktivität beschäftigt, bei der Steven auf der Schaukel sitzen sollte. Colleen hatte sich etwas ausgedacht, um am „Timing" seiner projizierten bilateralen Bewegungen der Gliedmaßen sowie an seiner Fähigkeit zu arbeiten, seinen Nacken entgegen der Schwerkraft zu beugen. Sie hoffte zudem, mit dieser Aktivität zu erreichen, daß er die Schaukel ohne fremde Hilfe zum Schwingen brachte.

Steven stand auf einem Matratzenstapel, und die Netzschaukel war um seinen Körper geschlungen. Er hielt sich mit beiden Händen am Netz fest. Colleen stand ihm gegenüber auf dem Boden, und zwar weit genug entfernt, um beim Schaukeln nicht getroffen zu werden. Sie hielt einen großen Hula-Hoop-Reifen in ihren ausgestreckten Armen. Auf Kommando stieß sich Steven von den Matten ab und streckte seine Beine. Die Aufgabe bestand darin, sich in der Netzschaukel zurückzulehnen und den Hula-Hoop-Reifen bei Erreichen mit gebeugten Knien zu „ergreifen". Ganz kurz, bevor Steven die Knie beugen sollte, rief Colleen: „Jetzt!". Als Steven den Hula-Hoop-Reifen erfolgreich mit den Beinen „ergriffen" hatte, zog Colleen ihn ein wenig höher und beobachtete, wie weit sie ihn bewegen konnte, ohne daß er die Kontrolle über Kopf und Nacken verlor. Als sie die beste Position für Steven erreicht hatte, bewegte Colleen den Hula-Hoop-Reifen von rechts nach links, nach vorne und hinten und brüllte dabei wie ein Löwe.

„Laß los! Laß los!" sagte Colleen immer wieder. „Du kriegst mich nie, Du schreckliches Monster!" Steven, völlig in die Aktivität vertieft, ließ nach wenigen Sekunden tatsächlich los und sagte: „Okay, ich geb Dir noch eine Chance, gut zu sein. Aber wenn Du noch ein einziges Mal böse bist, komm ich und hol Dich!" Als Steven wieder auf den Matten landete, reizte ihn Colleen, damit er sie erneut „angriff", und das Spiel begann von vorne.

Nach einiger Zeit benötigte Steven kein Kommando mehr, um mit den Beinen den Hula-Hoop-Reifen ergreifen zu können und war bei dieser

FALLBEISPIEL →

Aktivität weiterhin erfolgreich. Colleen war der Meinung, daß Steven seine Sache so gut machte, daß er evtl. auch in der Lage sein würde, die Schaukel ohne fremde Hilfe zum Schwingen zu bringen. Colleen gab vor, müde zu sein. Sie sagte zu ihm: „Ich brauche eine Pause. Warum schaukelst Du nicht ein paar Minuten allein weiter?"

Er stieß sich weiterhin von den Matratzen ab und fing sich selbst nach jedem Schwung ab. Colleen sah eine Weile zu und schlug dann vor, nicht so häufig zu stoppen. „Weißt Du, wenn Linda (Stevens ältere Schwester) schaukelt, ist das so: Sie lehnt sich zurück und tut so, als ob sie mit ihren Beinen einen Hula-Hoop-Reifen fangen wolle. Wenn sie ihn gefangen hat, zieht sie ihn mit sich zurück. Dann versucht sie, mit den Beinen nach einem neuen Reifen zu greifen. Und so geht es immer weiter. Warum versuchst Du es nicht einmal? Stell Dir vor, ich wäre immer noch mit dem Reifen bei Dir."

Steven dachte eine Weile darüber nach. Dann versuchte er es. Er lehnte sich mit seinem Oberkörper zurück, beugte jedoch seine Knie zu schnell. In dem Bewußtsein, daß es nicht funktioniert hatte, fing er sich selbst auf den Matratzen ab. „Versuch es noch einmal", drängte Colleen, „aber beug Deine Knie erst, wenn ich jetzt sage."

Steven stieß sich von den Matten ab, und kurz bevor er ganz nach oben geschwungen war, sagte Colleen leise: „Jetzt". Zunächst hatte Steven Schwierigkeiten damit, seine Beinbewegungen mit seinen Körperbewegungen zu koordinieren. Allmählich begann er jedoch, die Beugung und Streckung seines Körpers mit der Beugung und Streckung seiner Beine zu koordinieren. Er tat dies zwar zu heftig, und seine Schaukelbewegungen waren sehr ruckartig, aber sein „Timing" schien sich verbessert zu haben. „Mal sehen, ob ich es kann, ohne daß Du jetzt sagst", meinte Steven nun. Colleen folgte seinen Anweisungen, und Steven war tatsächlich einigermaßen in der Lage, die Schaukel ohne fremde Hilfe zum Schwingen zu bringen. Er übte noch einige Minuten weiter, bis es an der Zeit war, die Behandlungseinheit zu beenden.

Frau P. hatte das Ganze aufmerksam von ihrer Position hinter dem Wandspiegel aus beobachtet. Sie strahlte Steven an, als er den Beobachtungsraum betrat. „Wir müssen schnell nach Hause fahren, damit Du üben kannst, bevor es dunkel wird. Dein Papa wird begeistert sein, wenn er sieht, was Du gelernt hast", sagte Frau P.

Zwei Tage später rief Frau P. Colleen an, um ihr zu erzählen, daß Steven sein erstes Ziel erreicht hätte. „Er ist so begeistert", sagte sie. „Er verbringt jede freie Minute auf der Schaukel, um zu üben. Sein Lehrer hat ihm gestern einen Brief mit nach Hause gegeben: Steven hat zum ersten Mal versucht, allein zu schaukeln. Das ist die erste positive Nachricht, die wir in diesem Jahr bekommen haben."

Colleen war ebenfalls begeistert. Sie beschlossen, daß Stevens *direkte Behandlung* in der folgenden Woche nur noch halb so lange dauern sollte. Frau P. bat darum, in der verbleibenden Zeit mit Colleen ein Programm für zu Hause ausarbeiten zu können, mit dem Stevens Schreibschwierigkeiten angegangen werden sollten. Colleen notierte sich, daß sie sich telefonisch mit der Ergotherapeutin an Stevens Schule in Verbindung setzen wollte.

12.6.4
Indirekte Behandlung: Ausarbeiten eines Programms für zu Hause

Als sich Frau P. und Colleen in der folgenden Woche zusammensetzten, erwähnte Frau P., daß sie bereits Fortschritte hinsichtlich Stevens Handschrift zu erkennen glaubte. Stevens Lehrer habe sie im vergangenen Monat lediglich ein einziges Mal benachrichtigt, daß Steven nicht rechtzeitig mit seiner Arbeit fertig geworden sei. Frau P. war dennoch der Ansicht, daß ein Programm für zu Hause, das speziell auf die Schreibschwierigkeiten ausgerichtet war, sehr hilfreich sei.

Colleen erzählte ihr, sie habe von der Ergotherapeutin an Stevens Schule erfahren, daß diese mit dem Lehrer zusammenarbeite und mit ihm übereingekommen sei, Stevens Aufgaben derart abzuändern, daß er etwas weniger schreiben müsse. Die Schultherapeutin hatte Steven eine Schreibhilfe gegeben, die am Bleistift zu befestigen war, damit Steven eine bessere Stifthaltung entwickelte. Des weiteren hatte sie ihm eine geneigte Schreibtischoberfläche zur Verfügung gestellt, um so seine Haltung zu verbessern. Aufgrund der Beratung durch die Schultherapeutin hatte sich Stevens Lehrer zudem entschieden, Steven in die hintere Ecke des Klassenraums zu setzen, da sich seine Klassenkameraden dort selten aufhielten. Sowohl die Schultherapeutin als auch Stevens Lehrer waren mit den Ergebnissen zufrieden. Sie waren der Ansicht, daß ein Programm für zu Hause dennoch durchaus sinnvoll wäre.

Colleen erinnerte Frau P. daran, daß das für Steven festgelegte Ziel darin bestand, daß er schneller schreiben lernen und die Aufgaben im Unterricht rechtzeitig erledigen können sollte. Daher müsse der Schwerpunkt beim Üben zu Hause eher auf Geschwindigkeit als auf Leserlichkeit oder sauberem Formen der Buchstaben liegen. Zudem sollte das häusliche Pensum nicht nur aus Übungen bestehen, die zusätzlich im ohnehin schon sehr verplanten Tagesablauf untergebracht werden müßten. Frau P. stimmte all diesen Vorschlägen zu. Mit drei weiteren aktiven Kindern hatte sie nicht die Zeit, ständig darauf zu achten, ob Steven seine Übungen auch wirklich machte. Es sei ihr wichtiger, Möglichkeiten zur positiven Interaktion mit Steven zu schaffen statt Situationen, in denen er evtl. für seine Leistungen getadelt werden müßte.

Colleen schlug vor, Steven in Situationen schreiben zu lassen, in denen er sich keine Gedanken über die perfekte Form seiner Buchstaben machen mußte. Eine ihrer Ideen war, Steven beim Fernsehen einfache Sätze schnell auf Papiertüten schreiben zu lassen (Benbow 1982). Frau P. glaubte, daß Steven von dieser Idee sicherlich begeistert sein würde. Steven und seine Geschwister durften zu Hause nur sehr selten fernsehen. Sie protestierten oft gegen diese Regel. Deshalb wären sicherlich alle Kinder begeistert, wenn Stevens Programm jeden Abend eine halbe Stunde Fernsehen erforderte.

Colleen hatte von der Ergotherapeutin an der Schule eine Liste von Buchstaben erhalten, die Steven entweder schon hätte beherrschen müssen, die er z. Z. lernte oder die er in naher Zukunft würde lernen müssen. Gemeinsam mit Frau P. bildete sie verrückte Sätze wie z. B. „Die Ente bellt" oder „Die Katze fliegt". Der Plan bestand darin, Steven jeden Abend einen dieser Sätze auswählen und ihn so oft schreiben zu lassen, wie es ihm während der halben Stunde Fernsehzeit möglich war. Colleen bat Frau P., Steven daran zu erinnern, „nur zu schreiben" und nicht auf jeden Buchstaben zu achten. Er solle nur auf sein Blatt sehen, wenn er eine neue Reihe anfing. Es sei nicht schlimm, wenn er einen Fehler mache, er solle einfach weiterschreiben.

Als sie Steven von ihrem Plan berichteten, fand er, es sei eine „tolle Idee". Er wollte wissen, ob er noch am selben Abend anfangen könne. Er versprach, die „Tüten" jede Woche mitzubringen, um sie Colleen zu zeigen.

Colleen hatte bei ihrem Vorschlag berücksichtigt, daß eines von Stevens Problemen in der Planung und Durchführung projizierter Handlungssequenzen lag. Die Übung erforderte (da Steven die Sätze nicht abschrieb) die Fähigkeit, im voraus zu planen und ohne Feedback zu schreiben. Colleen hoffte, daß Steven auf diese Weise ein besseres „Gefühl" dafür entwickeln würde, wie man einzelne Buchstaben formt, und daß er auch schneller schreiben lernen würde. Zudem war sie der Meinung, daß diese Aktivität Spaß machen und Steven das Schreiben erleichtern sollte. Daß alle Kinder der Familie von den „Erfordernissen" von Stevens Therapie begeistert waren, war ein zusätzlicher Vorteil. Colleen und Frau P. waren beide der Ansicht, daß die Entwicklung eines Programms für zu Hause einen äußerst wichtigen Bestandteil von Stevens Therapie darstellte. Daher planten sie auch für den Folgemonat wieder die gleiche Anzahl von Stunden ein, um Strategien zu diskutieren und zu entwickeln, die Steven helfen würden, sich erfolgreich in eine Gruppe spielender Kindern zu integrieren. Sie wollten außerdem darüber sprechen, einen Freund seiner Wahl zu einigen Therapieeinheiten einzuladen.

Es ist wichtig hervorzuheben, daß die indirekte Behandlung zwar auf Colleens Wissen über die Sensorische Integrationstheorie aufbaute, jedoch keine sensorisch-integrative Behandlung im eigentlichen Sinne war. Colleen entwickelte für ihre indirekte Behandlung vielmehr eine Art „Fähigkeitstraining". Sie wählte anhand ihrer Kenntnisse über verschiedene Behandlungsmodelle die effektivste Methode für Steven aus. Dieser *„integrierte Behandlungsansatz"* wird in Kapitel 13 ausführlicher besprochen.

12.6.5
Vier Monate später

Unsere letzte „Momentaufnahme" stammt aus der Zeit, als Steven bereits vier Monate bei Colleen in Behandlung war. Steven hatte mit einem Jungen namens Jason Freundschaft geschlossen, der vor kurzer Zeit ins Nachbarhaus eingezogen war und in seine Klasse ging. Steven hatte Jason eingeladen, mit ihm zu seinem „speziellen Turnunterricht" zu gehen. Es war Jasons erster Besuch in der Praxis, und die Jungen waren sehr aufgeregt. Steven hatte seinem Freund gerade alle Geräte gezeigt, als Colleen Steven fragte, was sie wohl gerne zuerst machen würden. Steven antwortete, daß sie gern in den Netzen „fliegen" wollten. „Das ist wirklich klasse. Das wird Dir gefallen", sagte er zu Jason. „Es ist, als wärst Du Supermann."

Auf Stevens Wunsch hängte Colleen im Abstand von etwa 2,40 m jeweils an einem Punkt der Decke zwei Netzschaukeln auf. Sie fragte Steven, ob er das „Hockeyspiel" mit Jason spielen wolle, das sie sich gemeinsam ausgedacht hatten. Steven war einverstanden.

Das Spiel bestand darin, daß beide Jungen in Bauchlage in den Netzen lagen. Jeder von ihnen hatte einen langen Stab in den Händen, den sie an beiden Enden festhielten. Auf jeder Seite, knapp hinter jedem Jungen, befand sich ein Stapel Pappkartons. Die Jungen sollten den Stab benutzen, um einen großen Ball zu treffen, der auf dem Boden in einem kleinen Hula-Hoop-Reifen zwischen ihnen lag. Dann sollten sie versuchen, mit dem Ball den Stapel Pappkartons des anderen umzuwerfen. Das Spiel war zu Ende, wenn einer der Jungen den Stapel des anderen komplett umgeworfen hatte.

Steven hatte dieses Spiel schon mit Colleen gespielt. Sie betrachtete es als Möglichkeit, ihn vestibulär-propriozeptive Sinneseindrücke aufnehmen zu lassen, wobei er gleichzeitig bilaterale projizierte Handlungssequenzen planen und durchführen mußte. Steven war in dieser Aktivität recht gut geworden und ging nun vor Jason in Führung. Außerdem hatte er Jason die Regeln erklärt und ihm gezeigt, wie man ins Netz klettert.

Die beiden Jungen waren mehrere Minuten beschäftigt. Aufgrund der Wettbewerbssituation war Steven jedoch sehr aufgeregt. Er begann, den Stab nur mit einer Hand zu schlagen, und traf Jason damit aus Versehen ziemlich hart. Jason war entrüstet und schrie Steven an: „Hey, das war zuviel! Das ist doch nur ein Spiel!"

An diesem Punkt schritt Colleen ein. Sie bat die Jungen, aus den Netzen zu steigen, und führte sie zu einem mit Linsen gefüllten Karton mittlerer Größe. Sie kletterten aufgeregt hinein. In der Zwischenzeit schaltete Colleen das Licht aus und steckte für jeden Jungen eine Taschenlampe ein. Steven war immer noch übererregt. Er fing sofort an, Jason mit Linsen zu bewerfen. Colleen schritt erneut ein, bevor ein „Linsenkampf" ausbrechen konnte. „Steven", sagte sie, „leg Dich hier in die Ecke. Jason und ich graben Dich bis zum Kopf ein." Colleen hatte die Erfahrung gemacht, daß Steven diese Aktivität als beruhigend empfand.

Colleen und Jason begannen, Gefäße voller Linsen über Steven auszuschütten. Wenn Steven sich bewegte, daß ein Arm oder ein Bein plötzlich freilag, sagte ihm Jason, er solle ganz still halten. Nachdem Steven ganz bedeckt war, schlug Colleen vor, Jason solle sich daneben legen, sie werde ihn auch eingraben. Sie sprach mit gedämpfter Stimme, und Steven beruhigte sich zusehends. Colleen gab jedem Jungen eine Taschenlampe, und eine Zeitlang spielten sie eine abgewandelte Form des Spiels „Ich sehe was, was Du nicht siehst".

Colleen bemerkte, daß Steven in der „Linsenkiste" Jasons Nähe zuließ, was für einen leichten Rückgang seiner taktilen Defensivität sprach. Frau P. hatte diese Beobachtung ebenfalls gemacht. In einem ihrer gemeinsamen Gespräche hatte Frau P. Colleen mitgeteilt, daß sich Steven in der Schule kaum noch prügelte.

Colleen stellte fest, daß die „Linsenkiste" ein geeigneter Ort war, um mit Steven über die Entwicklung von Strategien zu sprechen, die er anwenden konnte, wenn er die Kontrolle zu verlieren glaubte. Sie begann mit den Jungen darüber zu sprechen, wie es sich anfühlte, unter den Linsen zu liegen. Jason sagte, daß es auf ihn eine beruhigende Wirkung habe, so in etwa wie ein Bad. Colleen führte das Gespräch sehr geschickt, so daß beide Jungen etwas dazu beitrugen und Steven merken konnte, daß auch Jason sich manchmal, „wenn zu viel um ihn herum los war", überfordert fühlte. Als Colleen sah, daß Steven neugierig wurde, hakte sie noch ein wenig nach und fragte: „Was machst Du, wenn Du Dich so fühlst?" Jason antwortete, er gehe manchmal in sein Zimmer, um allein zu sein, und manchmal lege er einfach seinen Kopf auf den Tisch. Steven beteiligte sich an diesem Teil des Gesprächs kaum, hörte jedoch aufmerksam zu. Nach einiger Zeit schaltete Colleen das Licht wieder ein und schüttete ein paar kleine Plastikkäfer in das Linsengemisch. Die Jungen verbrachten die letzten Minuten damit, eifrig danach zu suchen und sie mit einer großen Plastikpinzette herauszufischen. Colleen hatte die Käfer so geschickt verteilt, daß Steven die Suche ein wenig leichter fiel. Am Ende der Behandlungseinheit hatten beide Jungen die gleiche Anzahl Käfer gefunden. Sie kletterten aus der Box, zogen sich an und unterhielten sich darüber, was sie das nächste Mal tun wollten, wenn Jason Steven in die Praxis begleitete. Dieses Treffen sollte drei Wochen später stattfinden.

Schlußfolgerung

Wir haben gezeigt, wie eine erfahrene Ergotherapeutin unter Einbeziehung ihres Wissens über die Sensorische Integrationstheorie Informationen aus dem Beurteilungsverfahren für die Entwicklung und Durchführung eines effektiven Behandlungsplans nutzte. Dabei wurde deutlich, wie wichtig eine Zusammenarbeit mit dem Patienten, seinen Eltern und Betreuern für die Festlegung der Behandlungsziele ist. Ferner haben wir die Fähigkeit demonstriert, inmitten einer Handlung über die Handlung zu reflektieren (Schön 1983, 1987) und die Behandlung dementsprechend abzuändern.

In diesem Kapitel ging es um die Vorgehensweise und die Rolle einer Ergotherapeutin, die eine direkte Behandlung durchführt und sich dabei auf die Prinzipien der Sensorischen Integrationstheorie stützt. Die komplementäre Aufgabe der Schultherapeutin und die Funktion der externen Therapeutin als Beraterin und Organisatorin einer indirekten Behandlung kamen in geringerem Umfang zur Sprache (siehe dazu auch Kapitel 11). Trotz dieser Gewichtung sind wir *nicht* der Ansicht, daß die Leistungserbringung in Form einer direkten Behandlung durch die Therapeuten in der Praxis wichtiger ist als die Beratung durch eine Schultherapeutin.

Wird die direkte Behandlung von einem erfahrenen Ergotherapeuten durchgeführt, bietet sie einen äußerst wirksamen Ansatz für Patienten mit sensorischintegrativen Dysfunktionen. Sie ist jedoch nur eine von vielen Möglichkeiten, die Probleme anzugehen, die solchen Menschen im Alltag begegnen. Zudem reicht eine auf der Sensorischen Integrationstheorie basierende Behandlung häufig nicht aus, um Schwierigkeiten dieser Art zu beheben. Unserer Ansicht nach sind die größten Fortschritte zu erzielen, wenn ein Team *alle* relevanten Fähigkeiten und Kenntnisse vereint, bedeutsame und erreichbare Ziele festlegt und einen integrierten Behandlungsansatz anwendet.

Literatur

Ayres, A. J. (1989). Sensory Integration and Praxis Tests. Los Angeles: Western Psychological Services

Benbow, M. (1982, March). Problems with handwriting. Paper presented at Eunice Kennedy Shriver Center, Waltham, MA

Bundy, A. C. (1990). A conceptual model of school system practice for occupational and physical therapists. Unpublished manuscript

Mager, R. (1972). Goal analysis. Belmont, CA: Fearon

Mager, R. (1975). Preparing instructional objectives. Belmont, CA: Fearon

Mattingly, C. F. (1989). Thinking with stories: Story and experience in a clinical practice. Unpublished doctoral dissertation, Massachusetts Institute of Technology, Cambridge, MA

Rogers, J. C., Masagatani, G. (1982). Clinical reasoning of occupational therapists during the initial assessment of physically disabled patients. Occupational Therapy Journal of Research, 2, 195–219

Schön, D. A. (1983). The reflective practitioner: How professionals think in action. New York: Basic Books

Schön, D. A. (1987). Educating the reflective practitioner. San Francisco: Jossey-Bass

Wilbarger, P., Royeen, C. B. (1987, May). Tactile defensiveness: Theory, applications, and treatment. Paper presented at Annual Interdisciplinary Doctoral Conference, Boston University, Department of Occupational Therapy, Boston

13 Theorie und Praxis der Sensorischen Integration in Verbindung mit anderen Behandlungsansätzen

ELIZABETH A. MURRAY, MARIE E. ANZALONE

> *I*ntegrieren: [Teile] formen, koordinieren oder zu einem funktionierenden oder einheitlichen Ganzen verschmelzen lassen.
> Eklektisch: aus verschiedenen [jedoch nicht zwangsläufig kompatiblen] Doktrinen, Methoden oder Stilen das Passende auswählen.
> Merriam-Webster 1989

Die Sensorische Integrationstheorie ist nur eines von vielen Behandlungsmodellen, die von Ergotherapeuten bei der Planung und Durchführung einer Behandlung angewandt werden. Im folgenden Kapitel liegt der Schwerpunkt auf der Anwendung der Sensorischen Integrationstheorie zum besseren Verständnis des menschlichen Verhaltens. Wir wollen erläutern, inwiefern diese Theorie als Grundlage für die Durchführung einer Behandlung genutzt werden kann. Als Ergotherapeuten geht es uns in erster Linie darum, die Funktionen bzw. das adaptive Verhalten unserer Patienten zu verbessern. In vielen Fällen muß die Sensorische Integrationstheorie daher mit anderen Ansätzen kombiniert oder gar durch diese ersetzt werden, um die effektivste Behandlung zu gewährleisten.

DEFINITION

Ein *integrierter Behandlungsansatz* ist ein Ansatz, bei dem der Therapeut seine Kenntnisse über verschiedene Behandlungstheorien nutzt, um sich ein klareres Bild von den Schwierigkeiten des Patienten machen und das effektivste Behandlungsprogramm planen und durchführen zu können.

Damit die Sensorische Integrationstheorie innerhalb eines integrierten Behandlungsansatzes angewandt werden kann, müssen wir ihre *Kompatibiliät* mit anderen Behandlungstheorien prüfen und ggf. Unvereinbarkeiten erkennen.

> **FALLBEISPIEL →**
>
> Rufen wir uns noch einmal das in Kapitel 3 beschriebene Fallbeispiel des 8jährigen *Max* ins Gedächtnis. Bei Max lag eine sensorisch-integrative Dysfunktion vor. Während die behandelnden Ergotherapeutinnen Linda und Jill im Rahmen der direkten Behandlung verschiedene Ziele vorgesehen hatten, bestand *Max persönliches Ziel* darin, Völkerball spielen zu lernen. Daraufhin übten Linda und Jill das Fangen und Werfen eines Balls mit ihm und konnten dabei feststellen, daß Max im Umgang mit Bällen Fortschritte machte. Max hatte sein persönliches Ziel jedoch noch nicht erreicht. Er konnte noch immer nicht Völkerball spielen. Zu diesem Zeitpunkt erkannte Linda die Notwendigkeit, ein spezielles „Fähigkeitstraining" in Max Therapie zu integrieren, mit dem sie ihm beibringen wollte, wie man einen Ball wirft und ihm blitzschnell ausweicht. Max lernte einige spezielle Strategien, die er anwenden konnte, wenn er mit anderen Kindern Völkerball spielte. Linda und Jill waren zwar der Ansicht, daß sich die bei Max vorliegende Dysfunktion mit Hilfe einer Sensorischen Integrationstherapie beheben ließ und daß dieser Ansatz letztendlich allgemein zu einer Verbesserung seiner motorischen Fähigkeiten führen würde. Doch sie erkannten auch, daß diese Entwicklung nicht schnell genug vonstatten gehen konnte, um das für Max so wichtige Ziel zu erreichen. Sie entschlossen sich, die auf der Sensorischen Integrationstheorie basierenden Behandlungsmethoden und das Lehren spezifischer Fähigkeiten zu kombinieren, da beide Ansätze kompatibel sind.

Ein weiterer Faktor, der bei der Beurteilung der Effektivität einer Behandlungstheorie eine Rolle spielt, ist die *Anwendbarkeit* der jeweiligen Theorie auf die verschiedenen Arten von Defiziten, die häufig von Ergotherapeuten diagnostiziert und behandelt werden. Wie bereits in Kapitel 1 erwähnt, ist die Sensorische Integrationstheorie nur begrenzt anwendbar, und wir müssen darauf bedacht sein, diese Grenzen nicht zu überschreiten. Ein Kind mit einem Down-Syndrom z. B. weist ein Reihe von Symptomen auf, die für eine gestörte Verarbeitung vestibulär-propriozeptiver Sinneseindrücke sprechen. In einem solchen Fall sind diese Symptome jedoch wahrscheinlich eher auf Anomalien der Hirnstrukturen als auf eine sensorische Verarbeitungsstörung zurückzuführen. Ebenso können Kleinkinder mit einer Muskeldystrophie Gleichgewichtsstörungen und einen niedrigen Muskeltonus aufweisen. In diesem Fall resultiert die Störung jedoch aus den Muskeln selbst und hat nichts mit sensorischer Integration zu tun. Auch ein Kind mit mentaler Retardierung kann in den „Sensory Integration and Praxis Tests" (SIPT, Sensorische Integrations- und Praxietests; Ayres 1989) schlecht abschneiden, weil es Schwierigkeiten mit der Unterscheidung von Richtungen hat oder seine Fähigkeit zur motorischen Planung seine kognitiven Fähigkeiten widerspiegelt – und nicht etwa, weil bei ihm eine sensorische Integrationsstörung vorliegt. Es ist äußerst wichtig zu verstehen, daß eine sensorisch-integrative Dysfunktion nicht die *einzig mögliche* Erklärung für Verhaltensweisen oder Symptome wie z. B. mangelndes Gleichgewicht, ein niedriger Muskeltonus, eine unzureichende motorische Planung oder niedrige SIPT-Werte ist.

Wir müssen außerdem erkennen können, wann es ratsam ist, von der Sensorischen Integrationstheorie abgeleitete Konzepte bei Kindern anzuwenden, bei denen die Diagnose nicht auf Lernstörung lautet. Ein Kind mit mentaler Retardierung z. B. könnte gleichzeitig auch eine taktile Defensivität aufweisen. In diesem Fall könnte der Therapeut die Sensorische Integrationstheorie als Leitlinie für denjenigen Aspekt der Behandlung nutzen, der zu einer Abschwächung der taktilen Defensivität führen soll.

Die auf der Sensorischen Integrationstheorie basierenden Methoden können in manchen Fällen nützliche Bestandteile einer direkten Behandlung sein, auch wenn die vorliegenden Defizite vermutlich *nicht* auf eine sensorisch-integrative Dysfunktion zurückzuführen sind.

Ein Kind mit einem niedrigen Muskeltonus und Gleichgewichtsstörungen ungeklärter Ursache könnte von den verschiedenen Arten von Bewegungsaktivitäten mit Hängegeräten, bei denen Anforderungen an den Gleichgewichtssinn und an eine stabile Haltung gestellt werden, durchaus profitieren. Da das vestibuläre System synaptische Verbindungen zu den Streckmuskeln hat (insbesondere zur Streckmuskulatur des Nackens und des Rumpfs, siehe Kapitel 4), könnten in diesem Fall außerdem Aktivitäten, bei denen das vestibuläre System stimuliert wird, dazu beitragen, daß eben diese Muskeln angesprochen werden (Fisher u. Bundy 1989).

> **Auf der Sensorischen Integrationstheorie basierende Behandlungsmethoden haben den Vorteil, daß sie Kindern Spaß machen und daher äußerst motivierend sind. Die meisten Kinder machen sehr schnell bei Aktivitäten der Sensorischen Integrationstherapie mit. Ein Kind übt spezielle Fähigkeiten wie z. B. das Werfen und Fangen eines Balls wahrscheinlich lieber, wenn die Übungen in spielerische Aktivitäten eingebettet sind.**

Manchmal besteht Unklarheit hinsichtlich der Fragen,
- ob ein Patient, den wir ergotherapeutisch untersucht haben, an einer sensorisch-integrativen Dysfunktion leidet,
- ob die Verhaltensweisen, die wir beobachten, das Resultat anderer Faktoren sind, oder

- ob neben einer sensorisch-integrativen Dysfunktion gleichzeitig andere Defizite vorliegen.
Dazu das folgende Beispiel.

■ **Beispiel:** Der 6jährige Eric, der mit 3 Jahren eine leichte Hirnverletzung erlitt, zeigte bei einem kürzlich durchgeführten kognitiven Test sowohl in den Tests zur Praxie als auch in den Tests zur taktilen Diskrimination unterdurchschnittliche Leistungen. Obwohl man aus diesen Ergebnissen schließen *könnte*, daß bei Eric eine Somatodyspraxie vorliegt und seine Schwierigkeiten auf einer Beeinträchtigung der sensorischen Integration basieren, müssen wir in Erwägung ziehen, daß seine Dyspraxie und seine schlechte taktile Diskrimination – wenn evtl. auch nur teilweise – durch seine Hirnverletzung verursacht wurden. In diesem Fall könnten wir die auf der Sensorischen Integrationstheorie basierenden Behandlungsmethoden über einen gewissen Zeitraum versuchsweise anwenden und aufmerksam beobachten, ob sich an Erics Verhalten eine Verbesserung der motorischen Planung ablesen läßt. Die direkte Behandlung wäre Teil eines kontinuierlichen Diagnoseprozesses.

13.1
Ziele und Inhalt dieses Kapitels

Ziel dieses Kapitels ist es zu zeigen, wie die Sensorische Integrationstheorie sinnvoll mit anderen Behandlungsansätzen kombiniert werden kann. Zunächst werden zahlreiche andere in der Ergotherapie häufig angewandte Ansätze kurz angesprochen und auf ihre Kompatibilität mit der Sensorischen Integrationstheorie überprüft. Im Anschluß daran wird anhand einiger Fallbeispiele gezeigt, auf welche Weise die Sensorische Integrationstheorie mit anderen Ansätzen kombiniert werden kann. In diesen Beispielen geht es sowohl um Kinder mit Lernstörungen, für die die Sensorische Integrationstheorie ursprünglich entwickelt wurde, als auch um Kinder mit anderen Defiziten.

13.2
Andere ergotherapeutische Behandlungsansätze

Will man verstehen, inwiefern sich die Sensorische Integrationstheorie mit anderen Ansätzen kombinieren läßt, ist es notwendig, die grundlegenden Konzepte dieser Methoden näher zu betrachten. Da die meisten für eine direkte Behandlung von Kindern angewandten Ansätze, darunter auch die Sensorische Integrationstheorie, auf den Prinzipien der normalen Entwicklung basieren, beginnen wir mit der Erläuterung der Entwicklungsansätze. Außerdem werden ausgewählte Konzepte – perzeptomotorische Behandlungsansätze sowie Ansätze zur neurophysiologischen Entwicklung – dargestellt, die auf sensomotorischen Prinzipien basieren. Diese sensomotorischen Ansätze werden anschließend dem Konzept der sensorischen Stimulation gegenübergestellt. Schließlich erläutern wir die Verhaltens- bzw. Lerntheorie, um aufzuzeigen, inwiefern mit deren Hilfe das Verhalten eines Kindes beeinflußt und Aufgaben zum Lehren spezieller Fähigkeiten entwickelt werden können.

Es wird nochmals betont, daß die unterschiedlichen Behandlungsansätze lediglich angeschnitten werden. Für weitere Informationen verweisen wir auf die Literaturliste am Ende des Kapitels.

13.2.1
Entwicklungsansätze als Behandlungsgrundlage

Konzepte, die auf den Prinzipien der normalen Entwicklung basieren, sind für die ergotherapeutische Praxis von fundamentaler Bedeutung. Auf alle Theorien einzugehen, die zu einem besseren Verständnis der menschlichen Entwicklung beitragen, ist in diesem Rahmen nicht möglich. Doch beinhalten die meisten Entwicklungstheorien grundlegende Prämissen, die dabei helfen können, das Konzept einer auf der menschlichen Entwicklung basierenden Behandlung zu verstehen (vgl. Lockmann u. Hazen 1989; Mussen 1989; Short-DeGraff 1988).

> **DEFINITION**
>
> "*Entwicklung*" kann als eine Reihe von *Prozessen* oder als die Art und Weise beschrieben werden, wie sich die Menschen entwickeln und wie sie reifen. Diese Prozesse betreffen
> - *Entwicklungsbereiche* wie das sensomotorische, psychosoziale und kognitive Verhalten,
> - *Betätigungsverhalten* wie das „Selbsthilfeverhalten" (selbständige Durchführung alltäglicher Handlungen wie essen, sich waschen etc.) und das Spiel sowie
> - das *Rollenverhalten* (z. B. Schüler, Mitspieler).

> **DEFINITION**
>
> Die Prozesse in jedem dieser Bereiche erfolgen nach einem relativ voraussagbaren Muster und haben ihre eigenen Wendepunkte oder „*Meilensteine*" (z. B. Stehen, Gehen), die das Erreichen einer bestimmten Stufe signalisieren. Wir benutzen diese Meilensteine häufig, um beurteilen zu können, welche Fortschritte jemand gemacht hat.

Entwicklungsbereiche, Betätigungsverhalten und Rollen ergänzen sich häufig und sind gleichzeitig voneinander abhängig. Mit anderen Worten: Bevor ein sich normal entwickelndes Kind ein Betätigungsverhalten zeigen kann, muß es verschiedene Fähigkeiten erlernt haben. Bevor ein Kind ohne fremde Hilfe essen kann, hat es sich z. B. bereits bestimmte fein- und visuomotorische Fähigkeiten angeeignet. Befindet sich das Kind in der Phase, in der es übt, allein zu essen, entwickeln sich seine fein- und visuomotorischen Fähigkeiten noch weiter. Ebenso erreichen die meisten Kinder einen gewissen Leistungsstand, bevor sie der Schülerrolle gerecht werden können. In der Rolle des Schülers übt das Kind dann sowohl seine Fähigkeiten zur „Selbsthilfe" als auch seine motorischen Fähigkeiten und wird in beiden Bereichen leistungsfähiger.

■ **BEISPIEL:** Antoine, ein 5 Monate alter Säugling, hat gerade gelernt zu robben. Diese von Antoine entdeckte Beweglichkeit wird ihm neue Möglichkeiten eröffnen, seine Umwelt zu erkunden und sensorische Erfahrungen zu machen, die sich wiederum auf seine kognitive Entwicklung, sein Spielverhalten sowie auf seine soziale Interaktionsfähigkeit auswirken. Jede Unterbrechung innerhalb eines Entwicklungsprozesses kann Auswirkungen auf die Entwicklung in anderen Bereichen haben. Läge bei Antoine eine Zerebralparese vor und wäre er nicht fähig zu robben, könnte er eine Reihe wichtiger Erfahrungen nicht ohne Unterstützung machen.

Für die von dem Therapeuten durchgeführten Beurteilungsverfahren und Behandlungen ist es sehr wichtig, die *Wechselwirkung* zwischen den Entwicklungsprozessen zu verstehen. Obwohl man annimmt, daß diese Prozesse prognostizierbar sind, entwickelt sich jeder Mensch ein wenig anders:

DEFINITION

Es bestehen *„interindividuelle Unterschiede"*. Ebenso wichtig sind die *„intraindividuellen Unterschiede"* oder Unterschiede, die beim einzelnen Menschen hinsichtlich des Entwicklungsmusters und der -geschwindigkeit in den verschiedenen Bereichen zu beobachten sind.

GRUNDLAGEN

Da die Entwicklung als Prozeß betrachtet wird, sind wir nicht nur daran interessiert, welche Fähigkeiten ein Kind besitzt, sondern auch daran, *wie* sich diese Fähigkeiten entfalten. Vygotsky (1978) führte das Konzept einer *„Zone der bevorstehenden Entwicklung"* ein, um die Entwicklungsphase zu beschreiben, innerhalb derer Fähigkeiten entstehen oder sich herausbilden. Um die Leistung eines Kindes einordnen zu können, muß man beobachten, was es selbständig und was es mit ein wenig Unterstützung bewältigen kann, d. h., wir müssen auch sich gerade entfaltende Fähigkeiten beobachten.

■ **BEISPIEL:** Annie und Diane können beide ihre Schuhe nicht alleine zubinden. Bekommt Annie jedoch verbale Anweisungen von ihrer Mutter, ist sie in der Lage, eine akzeptable Schleife zu binden. In diesem Fall ist das Zubinden der Schuhe eine Fähigkeit, die sich bei Annie gerade *entfaltet* und sich somit in ihrer „Zone der bevorstehenden Entwicklung" befindet. Im Gegensatz dazu ist Diane auch mit Hilfestellung nicht in der Lage, sich die Schuhe zuzubinden.

Wir würden sagen, daß Diane noch nicht „so weit" ist, ihre Schuhe alleine zuzubinden. Hat man das Konzept der „Zone der bevorstehenden Entwicklung" verstanden, kann man ein Gefühl dafür entwickeln, an welchem Punkt innerhalb eines Entwicklungsprozesses sich ein Kind befindet. So läßt sich leichter bestimmen, welche Art der Zusammenarbeit oder Behandlung (motorische Bahnung bzw. Facilitation von Bewegungen, die Aufmerksamkeit des Kindes auf auffällige visuelle Komponenten lenken o. ä.) dem Kind helfen wird, eine Aufgabe erfolgreich zu erledigen.

Ein weiteres Konzept ist das *„Konzept der Phasen"*. Eine Phase ist ein bestimmtes Stadium der Entwicklung, das einzigartige Merkmale aufweist, durch die es sich von anderen Stadien zeitlich unterscheidet. Im allgemeinen besagen „Phasentheorien", daß ein Mensch erst eine Phase durchlaufen und alle mit ihr verbundenen adaptiven Verhaltensweisen lernen muß, bevor er erfolgreich zu einer anderen Phase übergehen kann. Piagets Entwicklungstheorie (1952) besagt z. B., daß ein Kleinkind erst die Verhaltensaspekte der sensomotorischen Phase beherrschen muß, bevor es zur Phase des präoperationalen Denkens übergehen kann.

Auch wenn sich in der derzeitigen Forschung zum Thema Entwicklung eine flexiblere Sichtweise durchgesetzt hat, sind Phasen doch ein Mittel, um unser Wissen über die menschliche Entwicklung zu ordnen. Sie bieten uns einen Bezugsrahmen und helfen uns einzuschätzen, welche Fortschritte bei einem Kind zu erwarten sind. Es ist wichtig, sich bewußt zu machen, daß es verschiedene Entwicklungsstufen gibt und die Entwicklung dennoch einen *kontinuierlichen Prozeß* darstellt, der das gesamte Leben begleitet.

Die meisten zeitgenössischen Theoretiker sehen die menschliche Entwicklung als „*Transaktionsprozeß*" zwischen der biologischer und genetischen Ausstattung (Natur) eines Individuums und den speziellen Erfahrungen, die dieses Individuum mit seinem personellen und dinglichen Umfeld (Erziehung) macht (Plomin et al. 1988). Dieser Ansatz erkennt an, daß sich *Vererbung* („heredity") und *Umwelt* („environment") gegenseitig ergänzen. Das Individuum und die Umwelt beeinflussen und verändern sich gegenseitig. In der Absicht, individuelle Veränderungen zu fördern, versuchen Ergotherapeuten häufig, die Entwicklung eines Kindes zu beeinflussen, indem sie ihm Erfahrungen mit der Umwelt ermöglichen.

Die *Transaktionen* zwischen einzelnen Menschen sind bei der Erforschung der Entwicklungsprozesse von besonderem Interesse. Die Transaktionen, die bei der kindlichen Entwicklung eine besonders wichtige Rolle spielen, sind die zwischen dem Kind und seinen Betreuern (z. B. Eltern, Lehrer oder andere Betreuungspersonen) und seinen Altersgenossen. Das folgende Beispiel soll unsere Darstellungen veranschaulichen.

- **BEISPIEL:** Herr L. ist gerade von der Arbeit nach Hause gekommen. Er nimmt seinen kleinen Sohn Jamal aus dem Laufstall, setzt sich mit ihm hin und läßt den kleinen Jungen auf seinen Knien reiten. Jamal lächelt seinen Vater an und kichert. Herrn L.s Verhalten hat offensichtlich eine Wirkung auf seinen Sohn. Die Wirkung Jamals auf seinen Vater wiederum zeigt sich in dessen freudigem Gesichtsausdruck und in der Tatsache, daß er die Aktivität wiederholt. Herr L. wird dieses Spiel wahrscheinlich jedes Mal wiederholen, wenn er ein Lächeln von Jamal ernten möchte. Jamal hat somit gewissermaßen Einfluß auf das zukünftige Verhalten seines Vaters genommen. Wäre Jamal steif geworden und hätte geweint, als sein Vater ihn auf den Knien reiten ließ, hätte sein Verhalten vielleicht anders auf Herrn L. gewirkt.

Die Sensorische Integrationstheorie ist eine *Entwicklungstheorie*. Wie bei anderen Entwicklungstheorien äußert sich das Verhalten, das sich den Konstrukten dieser speziellen Theorie jeweils zuordnen läßt (z. B. Praxie oder Gleichgewicht), in jedem Alter. Gleichzeitig ergeben sich je nach Alter große Unterschiede bezüglich der jeweiligen Manifestationen dieser Prozesse. Was für einen 2jährigen eine Herausforderung hinsichtlich der Handlungsfähigkeit (Praxie) und des Gleichgewichts darstellt (z. B. über eine Matratze laufen und über ein großes Kissen klettern), kann für ein älteres Kind einfach sein.

- **BEISPIEL:** Dem 2jährigen Daniel macht es Spaß, in der Praxis die Rollbrettrampe hinauf- und hinunterzugehen und über unebene Flächen zu laufen (und zu fallen). Sein Lächeln und das kontinuierliche Wiederholen dieser Aktivitäten deuten darauf hin, daß ihm die posturalen Anforderungen in Verbindung mit einer durch das Fallen entstehenden taktilen und vestibulär-proprioceptiven Stimulation Vergnügen bereiten. Für Daniel ist dies eine seiner Entwicklung angemessene sensomotorische Aktivität. Betritt seine 8jährige Schwester Ariane die Praxis, verhält sie sich sehr ähnlich wie Daniel. Arianes Verhalten entspricht jedoch nicht dem Gleichaltriger und könnte daher auf einen schwach ausgeprägten Gleichgewichtssinn und eine beeinträchtigte Fähigkeit, selbständig mit der Umwelt in Interaktion zu treten, hindeuten.

Die Sensorische Integrationstheorie berücksichtigt zwar *einen* wichtigen Aspekt der Entwicklung, bei der Planung einer Behandlung sollten jedoch mehrere Aspekte gleichzeitig beachtet werden.

■ **Beispiel:** Bei der 11jährigen Blair lautete die Diagnose auf Schwerkraftunsicherheit, unzureichende Gleichgewichtsreaktionen und mangelhafte bilaterale motorische Koordination. Obwohl sie in ihrer direkten Behandlung ausgezeichnete Fortschritte gemacht hatte, hatte sie immer noch Schwierigkeiten mit Aktivitäten, die ihren Gleichgewichtssinn ansprachen. Blair wollte unbedingt Fahrrad fahren lernen. All ihre Freunde konnten schon seit mehreren Jahren Fahrrad fahren, und Blair fühlte sich als Außenseiterin, wenn sie nicht mit ihnen zum nahegelegenen Strand oder Spielplatz fahren konnte. Obgleich Blair aus „sensorisch-integrativer Sicht" hinsichtlich ihrer Entwicklung „noch nicht so weit war", erkannte ihre Ergotherapeutin Jane, daß dieses Unvermögen Blairs Möglichkeiten einschränkte, an wichtigen, ihrem Alter entsprechenden sozialen Aktivitäten teilzunehmen. Im Hinblick auf Blairs soziale Entwicklung war das Erlernen dieser Fähigkeit nicht nur wichtig, sondern auch angemessen und würde sich wahrscheinlich auch positiv auf ihr Selbstwertgefühl auswirken. Jane brachte Blair das Radfahren im Rahmen der Behandlung bei. Auf Janes Vorschlag hin kaufte Blairs Mutter einen Fahrradhelm für ihre Tochter. Innerhalb von zwei Monaten konnte Blair ihre Freundinnen auf Fahrradausflügen begleiten.

13.2.2
Sensomotorische Ansätze

Bislang haben wir uns darauf konzentriert zu beschreiben, was Sensorische Integration *ist*. Es ist jedoch ebenfalls wichtig zu besprechen, was Sensorische Integration *nicht* ist. In diesem Abschnitt geht es um Konzepte für eine direkte Behandlung, die sich vom sensorisch-integrativen Ansatz unterscheiden, selbst wenn sie z. T. auf denselben Grundsätzen beruhen und die Anwendung ähnlicher Aktivitäten, Geräte und sensorischer Modalitäten vorsehen.

Der Begriff „*sensomotorisch*" wurde bislang in engem Zusammenhang mit Behandlungsansätzen wie denen von Rood verwendet, bei denen eine bestimmte Art passiv dargebotener sensorischer Stimulation (z. B. Vibration) einen speziellen motorischen Output erzeugen soll (z. B. Kontraktion der zum Vibrieren gebrachten Muskeln) (Clark et al. 1989).

Der Begriff „sensomotorisch" wird jedoch auch als Oberbegriff für eine bestimmte Klasse von Behandlungstheorien, darunter auch die Sensorische Integrationstheorie, verwendet, bei denen der Schwerpunkt auf dem von Piaget (1952, 1969) zum ersten Mal beschriebenen aktiven, auf Erfahrungen basieren-

GRUNDLAGEN

den Lernen liegt. Die derzeit vorherrschenden Theorien zur menschlichen Wahrnehmung (E. J. Gibson 1988; J. J. Gibson 1979) und zur motorischen Kontrolle (Pick 1989; Reed 1982; von Hofsten 1989) gehen von einem Handlungssystem aus, in dem sensorische Reizaufnahme und motorische Handlungen eine Einheit bilden, wenn es darum geht, auf relevante Ziele im individuellen Umfeld zu reagieren. Man geht davon aus, daß sich die Einheit von sensorischen und motorischen Prozessen im beobachtbaren Verhalten widerspiegelt, wobei sie selbst bereits Spiegelbild der neuralen Prozesse ist, die der Handlung zugrunde liegen (Reed 1982). Die von Ayres (1972) entwickelte Sensorische Integrationstheorie basierte stark auf diesen sensomotorischen Prämissen.

DEFINITION

Der Begriff „*sensomotorische Intelligenz*" geht auf Piagets Annahme (1952) zurück, daß Kinder durch Erfahrung etwas über ihren Körper und ihre Umwelt lernen.[1]

Piaget (Harris 1983; Piaget 1952) beschrieb eine sensomotorische Phase innerhalb der menschlichen Entwicklung, die die ersten beiden Lebensjahre umfaßt. Während dieser sensomotorischen Phase entwickeln Kleinkinder eine zunehmend zweckgerichtete und ausgereifte Kontrolle über ihre motorischen Systeme (und ihre Umwelt). Das Kleinkind lernt durch Interaktion mit Gegenständen und Personen in seinem Umfeld. Ein einjähriges Kind z. B. „experimentiert", indem es ein Spielzeug herunterwirft, um zu sehen, wie weit es rollt, wie es sich anhört und wie seine Mutter reagiert, wenn es diesen Vorgang mehrmals hintereinander wiederholt. Das Wiederholen und das leichte Abändern der Handlung stellen wichtige Aspekte dieses „Experiments" dar.

Auf ähnliche Weise lernt ein Kind durch das sensorische Feedback, das durch seine Bewegungen erzeugt wird, etwas über seinen Körper. Durch ein ständig wachsendes Repertoire an Aktivitäten von zunehmender Komplexität lernt es etwas über Kausalität, die räumliche Dimension des Umfelds, Gegenstände und den Körper selbst.

GRUNDLAGEN

Auch wenn die sensorische Integration als sensomotorischer Ansatz gilt, sind nicht alle sensomotorischen Behandlungsansätze als sensorische Integrationstherapie zu bezeichnen.

Sensomotorische Ansätze werden häufig von Ergotherapeuten, Physiotherapeuten und Sportlehrern bei Kindern im Schulalter angewandt und bilden auch

---

[1] Harris (1983) bietet eine ausgezeichnete Abhandlung über Piagets Theorie im Vergleich mit anderen empirischen Studien und Theorien über die kognitive Entwicklung.

oftmals die Grundlage von Gruppenübungsprogrammen für Kleinkinder. Üblicherweise unterscheiden sich solche Behandlungsprogramme in vielen Punkten von der Sensorischen Integrationstherapie.

Die größten *Unterschiede* bestehen darin, daß
- bei den Aktivitäten der Schwerpunkt nicht auf dem Gebrauch von Hängegeräten liegt und
- die Aktivitäten normalerweise mit einer Gruppe von Kindern durchgeführt werden.

Da die Aktivitäten den Bedürfnissen einer ganzen Gruppe gerecht werden sollen, müssen sie stark strukturiert sein. Daher mangelt es einer auf einem sensomotorischen Ansatz basierenden Behandlung oft an der Flexibilität und Spontaneität, die eine auf der Sensorischen Integrationstheorie basierende Behandlung kennzeichnen. Bei letzterer liegt der Schwerpunkt auf Aktivitäten, die der Patient lenkt und die auf seine speziellen Bedürfnisse zugeschnitten sind.

■ **BEISPIEL:** John schaffte es im Rahmen einer von seinem Lehrer geleiteten sensomotorischen Gruppe, einen Hindernisparcours auf dem Rollbrett zu bewältigen. Die gleiche Leistung erbrachte er während seiner auf den Prinzipien der Sensorischen Integrationstheorie basierenden Behandlung, die von seiner Ergotherapeutin durchgeführt wurde. In beiden Situationen konnte er von den vestibulär-propriozeptiven Informationen profitieren und gleichzeitig etwas über die räumliche Beschaffenheit seiner Umgebung lernen. Dennoch machte er in beiden Situationen unterschiedliche Erfahrungen. In der sensomotorischen Gruppe war John eines von zehn Kindern, die den vom Lehrer aufgebauten Hindernisparcours durchliefen. Er erfuhr in diesem Fall während des Hindernisparcours keine individuelle Unterstützung, schaffte es jedoch, durch Üben schneller zu werden. Im Gegensatz dazu wurde John im Rahmen der ergotherapeutischen Behandlung in die Auswahl der Aktivitäten einbezogen und durfte auch beim Aufbau des Hindernisparcours mithelfen. Daher konnte er sowohl von der Planung als auch von der Durchführung profitieren. Im Bewußtsein, daß John eine unzureichende Streckung entgegen der Schwerkraft aufwies, hatte ihn seine Ergotherapeutin zudem bereits im Vorfeld auf die Anforderungen, die das Rollbrett an die Streckmuskulatur stellt, vorbereitet, und zwar mit Hilfe von Aktivitäten, die eine gezielte Aufnahme linearer, vestibulär-propriozeptiver Sinneseindrücke ermöglichen und die tonische posturale Streckung bahnen (z. B. in einer aufgehängten Hängematte schaukeln und dabei Bohnensäckchen auf ein Ziel werfen).

In Programmen wie „Movement is Fun" (Bewegung macht Spaß; Young u. Kepplinger 1988) und im „Sensory Motor Handbook" (Sensomotorisches Handbuch; Bissell et al. 1988) werden spezielle Aktivitäten und Möglichkeiten zur Umgestaltung des Klassenraums beschrieben. Diese Programme sind interessant für Therapeuten, die die sensomotorische Behandlung in Lehrprogramme integrieren wollen, und können außerdem Lehrern dabei helfen, allgemeines sensomotorisches Lernen in den Stoff der ersten Schuljahre zu integrieren. Wir möchten erneut darauf hinweisen, daß von Erwachsenen geleitete sensomotorischen Gruppenaktivitäten dieser Art zwar *häufig förderlich sind*, aber nichts mit Sensorischer Integrationstherapie zu tun haben.

Perzeptomotorische Ansätze

Perzeptomotorische Behandlungstheorien basieren zum größten Teil auf den Arbeiten von Kephart (1960) und Cratty (1981), deren Herangehensweise auf die gleichen neuropsychologischen Ansätze zurückgeht wie Ayres anfängliche Überlegungen (z. B. Hebb 1949). Sie wurden außerdem von Theoretikern in den Bereichen kognitive Entwicklung und Erziehung wie von Piaget (1952) und Montessori (1912) beeinflußt, die hervorheben, daß Sinnesempfindungen und Erfahrungen beim Lernen eine wichtige Rolle spielen. Auch die Arbeit von Frostig (1964) basiert auf einem perzeptomotorischen Ansatz und konzentriert sich auf eine visuomotorische und visuoperzeptive Behandlung.

Kephart (1971; Ball 1971) zufolge entwickelt sich die Informationsverarbeitung (Lernen) in vorhersehbaren Phasen. Die frühesten Lernprozesse sind nahezu ausschließlich das Ergebnis motorischer Handlungen, die auf die Umwelt ausgerichtet sind. Die kindliche Wahrnehmung der Umwelt basiert auf motorischen Erfahrungen. Reift das Kind heran, wird das motorische Verhalten von der Wahrnehmung kontrolliert. Motorische Prozesse spielen also eine immer geringere Rolle für das Lernen, während der Einfluß der perzeptiven und kognitiven Prozesse deutlich zunimmt. Lernschwierigkeiten treten auf, wenn sich keine adäquate Beziehung zwischen dem perzeptiven und dem motorischen Bereich entwickelt. Kephart (1971) stellte die Hypothese auf, daß das Lernvermögen durch eine Abschwächung des perzeptomotorischen Defizits verbessert werden kann.

Die im Mittelpunkt von Kepharts Theorie stehende Annahme, daß „die Hand das Auge führt", war häufig Gegenstand der Kritik. Empirische Studien zu dieser These haben gezeigt, daß die intersensorische Integration und die visuelle Kontrolle motorischer Handlungen bei Kleinkindern früher auftreten als die koordinierte motorische Erfahrung und das damit verbundene Feedback (Bushnell u. Weinberger 1987; Gibson 1988; Gibson u. Walker 1984; Ruff 1986a).

In aktuellen Theorien der Perzeptomotorik (z. B. Laszlo u. Bairstow 1985) sind diese Forschungsergebnisse berücksichtigt. Der Schwerpunkt liegt nun nicht mehr auf einzelnen Phasen der perzeptomotorischen Entwicklung, die Theorie wird vielmehr als „konzeptionelle Struktur von miteinander in Beziehung stehenden motorischen, perzeptiven und, im weiteren Sinne, kognitiven Faktoren" betrachtet (Laszlo u. Bairstow 1985, S. 27).

Auch wenn sich sowohl Sensorische Integrationstheorie als auch perzeptomotorische Theorien mit den Prozessen befassen, die den jeweiligen Defiziten zugrunde liegen, ergeben sich recht unterschiedliche Behandlungskonzepte (Laszlo u. Bairstow 1985).

Bei perzeptomotorischen Ansätzen setzt man zur Verbesserung der Prozesse spezielle Trainingsaktivitäten ein. Hat ein Kind z. B. Schwierigkeiten mit der Propriozeption (von Theoretikern im Bereich der Perzeptomotorik im allgemeinen als Kinästhesie – Bewegungs- und Lagesinn – bezeichnet), führt man mit ihm speziell abgestufte Aktivitäten durch, von denen man vermutet, daß sie Propriozeption erfordern (z. B. Kreise in die Luft malen). Das Ziel besteht darin, daß das Kind diese Aktivitäten korrekt ausführt. Im Gegensatz dazu werden bei einem auf der Sensorischen Integrationstheorie basierenden Ansatz verschiedene Aktivitäten durchgeführt, die verstärkt Gelegenheit zur Aufnahme und Nutzung propriozeptiver Informationen bieten, um so eine Verbesserung der sensorischen Verarbeitung zu erzielen. Auf diese Weise soll das Kind diejenigen funktionellen Verhaltensweisen verbessern, die die sensorische Verarbeitung widerspiegeln. Außerdem kommt bei der Sensorischen Integrationstherapie der Rolle des Patienten eine große Bedeutung zu, da der Patient an der Wahl der in seiner Behandlung durchzuführenden Aktivitäten beteiligt ist (siehe Kapitel 10).

Jenna

Die 8jährige Jenna wurde von ihren Lehrern als „ungeschickt" beschrieben. Das ergotherapeutische Beurteilungsverfahren ergab, daß Jenna Schwierigkeiten mit dem Gleichgewicht hatte und beeinträchtigte Haltungsreaktionen in Verbindung mit einer postural-okkulären Bewegungsstörung aufwies (siehe Kapitel 4). Gemäß der perzeptomotorischen Theorie läßt sich das Gleichgewicht mit Hilfe eines Gleichgewichtstrainings verbessern. Folglich würde man Jenna eine Reihe von Aktivitäten mit zunehmendem Schwierigkeitsgrad auf dem Schwebebalken durchführen lassen. Auf diese Weise würde sie etwas über das Gleichgewicht „lernen". Wäre sie schließlich in der Lage, auf dem Balken zu gehen, würde dies als Zeichen für eine Verbesserung ihres Gleichgewichts gewertet. Man ginge ferner davon aus, daß sich mit Hilfe dieses Trainings gleichzeitig ihre grobmotorischen Fähigkeiten verbessern ließen.

> Betrachten wir Jennas Störungen aus dem Blickwinkel der Sensorischen Integrationstheorie, lautete die Diagnose ebenfalls auf einen schwach ausgeprägten Gleichgewichtssinn und unzureichende posturale Reaktionen. Planten wir jedoch eine Behandlung gemäß der Prinzipien der Sensorischen Integrationstheorie, würden wir uns darauf konzentrieren, ihre Fähigkeit zur Verarbeitung vestibulär-proprioziptiver Sinneseindrücke zu verbessern – und zwar mit Hilfe von Aktivitäten, die gleichzeitig der Verbesserung des Gleichgewichtssinns dienen. Wir ließen sie eine Reihe verschiedener Aktivitäten durchführen (z. B. auf einer aufgehängten Plattformschaukel sitzen oder stehen, während sie nach einem Ring greift, oder Seifenblasen blasen, während sie auf der Pferdschaukel sitzt). Bei einer Sensorischen Integrationstherapie wäre Jennas Aufmerksamkeit darauf gerichtet, den Ring zu ergreifen oder Seifenblasen zu blasen, ohne von der Schaukel zu fallen, und nicht darauf, eine spezielle motorische Fertigkeit wie das Balancieren auf dem Balken zu üben.

Entwicklungstherapie auf neurophysiologischer Basis

Das „Neurodevelopmental Treatment" (NDT, Entwicklungstherapie auf neurophysiologischer Basis) ist ein sensomotorischer Ansatz, der, wie sein Name schon sagt, sowohl auf neurologischen Prinzipien als auch auf den Prinzipien der normalen menschlichen Entwicklung beruht. Die Entwicklungstherapie auf neurophysiologischer Basis als Ansatz zur Beurteilung und Behandlung von Patienten wurde von der Physiotherapeutin Berta Bobath und dem Arzt Karl Bobath entwickelt. Sie wird hauptsächlich bei Patienten mit Zerebralparese oder nach einem Schlaganfall angewandt (B. Bobath 1970, 1985; B. Bobath u. K. Bobath 1972; Finnie 1994).

Wie die Sensorische Integrationstherapie befaßt sich auch die Entwicklungstherapie auf neurophysiologischer Basis intensiv mit dem sensorischen Aspekt der Bewegung. Eine direkte Behandlung besteht hier darin, mit dem Patienten körperlich zu interagieren („Handling"), d. h. ihm beizubringen, sich „richtig" zu bewegen, indem man ihm mit den Händen die geeignete Reizzufuhr vermittelt. Ein wichtiger Lehrsatz der Entwicklungstherapie auf neurophysiologischer Basis besagt, daß normale Bewegungen von der Erzeugung eines normalen Feedbacks abhängen und daraus resultieren. Während der Behandlung versucht der Therapeut sicherzustellen, daß der Patient spürt, wie es sich anfühlt, sich normal zu bewegen, indem jeder abnorme Muskeltonus und jedes abnorme Bewegungsmuster inhibiert und normale posturale Muster und Bewegungsmuster gebahnt (facilitiert) werden.

Angestrebte Bewegungsmuster sollten automatisch und zielgerichtet erfolgen. Der Therapeut versucht, seine körperliche Unterstützung Schritt für Schritt zurückzunehmen, und gibt dem Patienten Gelegenheit, Bewegungen so angemessen, spontan und unabhängig wie möglich zu nutzen.[1]

Während in der Sensorischen Integrationstheorie der Schwerpunkt auf der Fähigkeit des Individuums liegt, sensorische Informationen aufzunehmen und zu integrieren und Bewegungen zu *planen*, konzentriert sich der Ansatz zur Entwicklungstherapie auf neurophysiologischer Basis auf die Fähigkeit des Individuums, normale posturale Reaktionen zu *zeigen* und normale Bewegungen *auszuführen*.

> **Praxis**
>
> Da die Entwicklungstherapie auf neurophysiologischer Basis auf die Haltung und Qualität der Bewegungen fokussiert, bietet sie eine gute Möglichkeit, den bei Patienten mit sensorisch-integrativen Dysfunktionen häufig zu beobachtenden gestörten Haltungsmechanismus und die linkischen Bewegungen verständlicher zu machen.

Auch wenn die Schwierigkeiten eines Patienten mit einer sensorisch-integrativen Dysfunktion vergleichsweise viel harmloser sind als die eines Patienten mit Zerebralparese, lassen sich doch sehr häufig eine Hypotonie, eine reduzierte posturale Stabilität sowie ein mangelhafter Gleichgewichtssinn feststellen. Kinder mit einer sensorisch-integrativen Dysfunktion „fixieren" häufig ihren Rumpf und ihre Gliedmaßen auf ähnliche Weise wie Patienten mit Zerebralparese.

> **Fallbeispiel**
>
> **Molly**
> Bei der 8jährigen Molly liegt eine sensorisch-integrative Dysfunktion vor, die sich u. a. in schwach ausgeprägten posturalen Reaktionen und in einer Hypotonie äußert. Sie neigt dazu, sich ohne Rotation im Rumpf oder diagonale Gewichtsverlagerung zu bewegen. Ihr Rumpf und ihr Becken sind steif. Mit Hilfe der Entwicklungstherapie auf neurophysiologischer Basis ist es der Therapeutin gelungen, Mollys posturale Störungen und Bewegungsstörungen besser zu verstehen.
>
> Mollys Behandlung wurde außerdem durch die Kenntnisse der Therapeutin über die Entwicklungstherapie auf neurophysiologischer Basis beeinflußt. Anstatt mit Molly körperlich zu interagieren („Handling"), um eine

---

[1] Für weitere Informationen über die Entwicklungstherapie auf neurophysiologischer Basis siehe Bly (1983), Boehme (1988) und Howison (1988).

> Gewichtsverlagerung und eine Rotation im Rumpf anzubahnen (wodurch Mollys unabhängiges Erforschen der Umgebung eingeschränkt worden wäre), schlug ihr die Therapeutin ein Spiel mit „Kippautos" vor, das einen eher unabhängigen Gebrauch des posturalen Mechanismus erfordert. Molly kletterte einen hohen Berg von unebenen Kissen zu ihrem „Auto" hoch. Sie verweilte im Vierfüßlerstand, und die Therapeutin kippte das „Auto" von einer Seite zur anderen. Wenn sie bereit war, drückte Molly auf den „Schleudersitzauslöser" und wurde in die Kissen katapultiert. Um aus den Kissen herauszukommen, mußte eine Rotation im Rumpf, eine diagonale Gewichtsverlagerung und eine Beugung entgegen der Schwerkraft erfolgen. Anstatt sie körperlich zu lenken, konnte die Therapeutin die Anforderungen der Umgebung so steuern, daß die gewünschten Bewegungsmuster ausgelöst wurden. Hätte Molly nicht die gewünschten Bewegungen gezeigt, so hätte die Therapeutin möglicherweise ein eher traditionelles „Handling" angewandt, um solche Bewegungen hervorzurufen.

Im Laufe eines Beurteilungsverfahrens von Kindern mit Zerebralparese kann die Sensorische Integrationstheorie eine ergänzende Funktion haben.

■ **Beispiel:** Der 4jährige John mit einer schwachen spastischen Diplegie hat Schwierigkeiten, auf eine Plattformschaukel zu klettern. Betrachtete Johns Therapeutin seine Schwierigkeiten aus der Perspektive der Entwicklungstherapie auf neurophysiologischer Basis, müßte sie die Auswirkungen seiner Spastizität auf die Qualität seiner Bewegungen untersuchen. Während er auf die Schaukel klettert, würde sie auch beobachten, inwiefern er in der Lage ist, sein Gewicht von einem auf das andere Bein zu verlagern und sein Gleichgewicht zu halten. Aus dem Blickwinkel der Sensorischen Integrationstheorie dagegen würde die Therapeutin untersuchen, ob bei John Schwierigkeiten mit der motorischen Planung erkennbar sind, und nach Anzeichen für eine Schwerkraftunsicherheit suchen.

13.2.3
Sensorische Stimulation

Das Konzept der sensorischen Stimulation beruht auf der Annahme, daß die sensorischen Systeme den Weg darstellen, über den sich die Hirnfunktionen am besten beeinflussen lassen. Ebenso wie sensomotorische Aktivitäten nicht zwangsläufig mit einer Sensorischen Integrationstherapie gleichzusetzen sind, selbst wenn teilweise die gleichen Geräte benutzt werden, so ist auch die sensorische Stimulation nicht mit einer auf den Prinzipien der Sensorischen Integrationstheorie basierenden Behandlung gleichzusetzen, selbst wenn bei beiden Ansätzen vestibuläre und taktile Stimulation angewandt wird. Im Gegensatz zur Sensorischen Integrationstherapie werden die Techniken der sensorischen Stimulation *passiv* am Patienten angewandt. Diese Techniken müssen nicht in bedeutsame Aktivitäten eingebettet werden, und sie verlangen keine adaptiven Reaktionen.

Manche Patienten suchen aktiv nach sensorischer Stimulation.

■ **Beispiel:** Sandra gab monatelang zu Beginn jeder Behandlungseinheit vor, sie sei ein „verstaubtes Möbelstück", und verlangte, daß man sie von Kopf bis Fuß mit einem weichen Stück Stoff „abstaubte". Nach dieser sanften Berührung war sie stets viel aktiver und eher in der Lage, ihr Spiel während der direkten Behandlung zu steuern.

Sensorische Stimulationstechniken werden zuweilen auch bei Patienten mit sensorischen Modulationsdefiziten angewandt. Dahinter verbirgt sich die Annahme, daß sich eine verstärkte sensorische Reizaufnahme auf die Modulation auswirkt. Bei der Anwendung sensorischer Stimulationstechniken möchten wir kein spezifisches adaptives Verhalten hervorbringen, sondern konzentrieren uns auf eine Zustandsveränderung, die eine Veränderung des im Zentralnervensystem herrschenden Erregungsniveaus widerspiegelt.

Die sensorische Stimulation kann eine Behandlung auf den Prinzipien der Sensorischen Integrationstheorie sinnvoll ergänzen. Die Reaktion des Patienten auf sensorische Reize und der Zustand seines Nervensystems sind allerdings wechselseitig voneinander abhängig.

! Bei vielen Patienten treten sehr schnell Zustandsänderungen auf. Daher muß eine zusätzliche Stimulation mit Vorsicht angewandt werden, insbesondere bei Patienten, von denen bekannt ist, daß sie schlecht modulierte Reaktionen auf ihre Umgebung zeigen (z. B. frühgeborene Kinder, Patienten mit nachweisbaren Hirnschäden).

Die sensorische Stimulation kann auch einen starken kumulativen Einfluß auf das *autonome Nervensystem* des Patienten haben. Daher ist es äußerst wichtig, die Reaktionen des Kindes aufmerksam zu beobachten. Zu den Reaktionen des autonomen Nervensystems, die für eine *Übererregung* sprechen, zählen:
- Erröten,
- Erblassen,
- Schwitzen,
- Schwindel,
- Gähnen,

- Veränderungen des Schlaf- und Eßverhaltens und
- Veränderungen des Aktivitätsniveaus.

> **!** Da die Reaktionen auf eine sensorische Stimulation nicht sofort erkennbar sind, müssen die Eltern stets über die Zuführung sensorischen Stimulation bei der direkten Behandlung informiert und angewiesen werden, das Verhalten des Kindes nach Beendigung der Behandlungseinheit aufmerksam zu beobachten und dem Therapeuten von allen Anzeichen für eine Reizüberflutung oder eine sensorische Desorganisation zu berichten.

In Kapitel 4 und 10 sind diese Nebeneffekte der sensorischen Stimulation ausführlich beschrieben. Dort finden sich auch Vorschläge, wie man diesen negativen Effekten ggf. entgegenwirken kann.

13.2.4
Verhaltens- oder Lerntheorie

Die Verhaltens- oder Lerntheorie, die sowohl in der Pädagogik als auch im therapeutischen Bereich weit verbreitet ist, unterscheidet sich von den bisher beschriebenen Behandlungstheorien und -ansätzen in vielerlei Hinsicht. Verhaltenstheoretiker gehen davon aus, daß mit Ausnahme der Reflexe jedes Verhalten gelernt wird. Skinner (1968) zufolge, der eine wichtige Rolle bei der Entwicklung dieser Theorie spielte, sind „die außerordentlich subtilen und komplexen Eigenschaften des Verhaltens ... auf die subtilen und komplexen Merkmale der Verstärkungskontingenzen zurückzuführen, die in der Umwelt vorherrschen" (S. 62).

In der Verhaltenstheorie steht der Einfluß spezifischer Umweltaspekte auf *beobachtbares Verhalten* im Mittelpunkt. Verhaltenstheoretiker befassen sich nicht mit Vorgängen, die nicht direkt zu beobachten sind. Im Gegensatz zur Sensorischen Integrationstheorie und vielen anderen Behandlungstheorien werden hier keine Annahmen über die Funktionen des Zentralnervensystems gemacht und keine Hypothesen aufgestellt, inwieweit mit Hilfe einer Behandlung „Veränderungen des Gehirns" erzielt werden können. Die Verhaltenstheorie beschäftigt sich also mit der Verbesserung eines bestimmten Verhaltens bzw. bestimmter Fähigkeiten und nicht mit der Behebung der zugrunde liegenden Dysfunktion. Auf diese Weise unterscheidet sich diese Theorie sehr deutlich von der Sensorischen Integrationstheorie. Dennoch sind viele Aspekte der Verhaltenstheorie für die Ausarbeitung eines Therapieplans auf den Prinzipien der Sensorischen Integrationstherapie sehr nützlich.[1]

---

[1] Für praktische Hinweise zur Anwendung der Verhaltenstheorie siehe Krumboltz u. Krumboltz 1972.

Ein grundlegendes Konzept der Verhaltenstheorie ist das Konzept des Konditionierens. Dieser Theorie zufolge gibt es *zwei Arten des Konditionierens:*
- das klassische Konditionieren und
- das operante Konditionieren.

Das folgende Beispiel soll das *klassische Konditionieren* veranschaulichen.

■ **Beispiel:** Michael, ein 3jähriger Junge mit einer schwerwiegenden taktilen Defensivität, reagierte auf Berührungen seiner Füße besonders empfindlich. Michael konnte weder laufen noch stehen. Es bestand Grund zur Annahme, daß eine Abnormalität der Fußmuskeln oder -knochen vorlag. Im Rahmen der klinischen Untersuchungen zogen ihm der Arzt, der Physiotherapeut und der Ergotherapeut jeweils die Schuhe aus, um seine Füße zu untersuchen, und zogen sie ihm anschließend wieder an. Michael trat bei jeder Berührung mit den Füßen, schrie und hörte auch nicht auf zu weinen, als ihm seine Schuhe wieder angezogen wurden. In den folgenden Wochen schrie Michael jedes Mal schon beim Anblick seiner Schuhe, und seine Mutter konnte sie ihm nicht mehr anziehen. Anscheinend war er darauf konditioniert, seine Schuhe mit dieser schlimmen Erfahrung in Verbindung zu bringen. Seine Kenntnisse über taktile Defensivität und sein Grundwissen über klassisches Konditionieren halfen dem Ergotherapeuten, Michaels Mutter dieses Verhalten zu erklären.

Michaels Fall ist zwar ein extremes Beispiel, doch entwickeln Kinder mit sensorischen Modulationsstörungen manchmal durchaus Assoziationen zwischen einer Aktivität und der Verzweiflung oder dem Unbehagen, die sie bei bestimmten Sinneserfahrungen empfinden.

Die zweite Art des Konditionierens, das *operante Konditionieren*, wurde vor allem von Skinner (1968) eingehend erforscht. Während beim klassischen Konditionieren der Einfluß des Stimulus auf das Verhalten im Vordergrund steht, liegt der Schwerpunkt beim operanten Konditionieren auf den Konsequenzen des Verhaltens.

Operantes Konditionieren wird angewandt, um die Häufigkeit, mit der ein bestimmtes Verhalten gezeigt wird, zu erhöhen, aufrechtzuerhalten oder zu reduzieren. Erhöhen und Aufrechterhalten erfolgen über positive oder negative Verstärkung. Ein Gegenstand, eine Aktivität oder ein anderer Stimulus gilt als verstärkend, wenn dadurch ein Verhalten gefestigt oder vermehrt gezeigt wird. Als „Verstärker" oder „Belohnung" kann von Essen bis zu einem Lächeln alles mögliche eingesetzt werden. Entscheidend ist, daß das Kind ein bestimmtes Verhalten zeigt, um die Belohnung zu erhalten. Die gezeigte Leistung werten wir als Zeichen dafür, daß die Belohnung etwas ist, was sich das Kind wünscht oder woran es Spaß hat.

> **Beispiel:** Als man Michael einem psychologischen Test unterziehen wollte, weigerte er sich anfangs strikt, auch nur eine Testfrage zu bearbeiten. Der Psychologe gab ihm einen Aufkleber und sagte ihm, daß er noch einen bekäme, wenn er die erste Testfrage beantwortet habe. Michael war schließlich bereit, den Test durchzuführen, bearbeitete die Fragen und bekam dafür Aufkleber. Die Aufkleber verstärkten gewissermaßen seine Bereitschaft zum Mitmachen.

Anhand unserer Kenntnisse über die Sensorische Integrationstheorie können wir Prognosen darüber abgeben, welche Art der Belohnung verstärkende Wirkung haben wird und welche nicht. Der Psychologe streichelte den meisten der zu testenden Kinder als Belohnung über die Haare oder klopfte ihnen auf die Schulter, was oftmals auch verstärkend wirkte. Michael jedoch wies eine taktile Defensivität auf und ließ sich nicht gerne berühren.

> **Praxis:** Soll die Häufigkeit, mit der ein gewünschtes Verhalten auftritt, erhöht werden, so erfolgt die Belohnung im allgemeinen kontinuierlich. Zielt man allerdings darauf ab, das Verhalten aufrechtzuerhalten, erfolgt die Belohnung intermittierend oder unregelmäßig.

> **Beispiel:** Als Michael die Fragen des psychologischen Tests kontinuierlich bearbeitete, begann der Psychologe, ihm erst nach einigen Testfragen einen Aufkleber zu geben. Die Aufkleber wurden dann nur noch gelegentlich vergeben, so daß Michael den Zeitpunkt nicht vorhersehen konnte. Michael versuchte weiterhin, jede Testfrage zu bearbeiten, was dafür sprach, daß diese Art der „intermittierenden Verstärkung" für die Aufrechterhaltung seines Verhaltens ausreichend war.

> **Praxis:** Manchmal ist das Verhalten eines Kindes unangemessen, und es geht darum, die Häufigkeit eines unerwünschten Verhalten zu verringern. Dazu können jegliche verstärkend wirkende Faktoren, die laut Beobachtungen zu einer Beibehaltung des Verhaltens führen, entfernt werden. Der Prozeß der Wegnahme eines Verstärkers wird als *Extinktion* bezeichnet.

Oftmals wird ein ungewolltes Verhalten versehentlich durch unsere Reaktion auf dieses Verhalten verstärkt.

> **Beispiel:** Wenn Michael an einem Tisch saß, trommelte er häufig mit den Händen auf den Tisch oder auf seinen Stuhl. Dieses Verhalten beeinträchtigte seine Fähigkeit, feinmotorische Aktivitäten durchzuführen, und seine

Ergotherapeutin, Susan, wollte erreichen, daß er mit dem Trommeln aufhörte. Zunächst versuchte sie, ihm jedes Mal, wenn er zu trommeln begann, zu sagen, daß er aufhören solle. Sie mußte jedoch feststellen, daß dies nicht half. Im Gegenteil: Als sie über einige Behandlungseinheiten hinweg Michaels „Trommelzeit" beobachtete, stellte sie fest, daß er noch mehr trommelte als zuvor. Sie hätte nie gedacht, daß ihre Bitte, er solle aufhören, verstärkend wirken könnte. Susan „entfernte" schließlich den Verstärker und kommentierte Michaels Trommeln von da an nicht mehr. Gleichzeitig ließ sie ihn feinmotorische Aktivitäten durchführen und gab ihm Aufkleber, wenn er sich beteiligte. So verstärkte sie ein Verhalten, das nicht mit dem anderen (Trommeln) vereinbar war, dessen Häufigkeit sie verringern wollte.

Die Kombination aus einer „fehlenden Reaktion" auf das unerwünschte Verhalten und einer Verstärkung des gewünschten, mit dem unerwünschten Verhalten nicht zu vereinbarenden Verhaltens ist eine sehr wirksame Methode.

Bestrafung ist eine weitere Methode, mit der sich ein unerwünschtes Verhalten reduzieren läßt. Dabei wird das Verhalten mit einer negativen Konsequenz gekoppelt. Auch wenn die Anwendung von Strafe wirksam sein kann, um gefährliche Verhaltensweisen zu minimieren – z. B. Verhaltensweisen, mit denen ein Patient sich selbst oder andere Menschen verletzt –, wird diese Methode meistens nicht angewandt (Krumboltz u. Krumboltz 1972; Landers 1989).

> **!** Wir sollten uns stets bewußt sein, daß manches, was zunächst den Anschein einer Belohnung hat, von Kindern mit sensorisch-integrativen Dysfunktionen evtl. gar nicht so empfunden wird und sogar zu einer Verringerung eines erwünschten Verhaltens führen kann.

Dies wäre z. B. passiert, wenn man Michael den Kopf gestreichelt hätte, um ihn zur Bearbeitung der Testfragen zu bewegen.

Eine weitere häufig angewandte Technik zur Eindämmung eines ungewollten Verhaltens wird als *„Time-out"* (Auszeit) bezeichnet. Im „Time-out" wird ein Kind aus einer Situation herausgenommen, damit sich ein bestimmtes Verhalten nicht verstärkt. Dazu wird das Kind häufig in einem speziellen Teil des Raumes isoliert.

> **!** Im Idealfall sollte das „Time-out" niemals negativ bzw. bedrohlich wirken oder als Strafe eingesetzt werden. Auf viele Kinder kann dieser Prozeß allerdings verstärkende Wirkung haben, da ihnen erlaubt wird, ungestört an einem ruhigen Platz zu sitzen. Folglich benehmen sie sich manchmal absichtlich schlecht, um wieder ein „Time-out" zu bekommen.

Die „Time-out-Technik" ist also nur wirksam, wenn die Aktivitäten, aus denen ein Kind herausgenommen wird, für das Kind eine größere Belohnung darstellen als die „Time-out-Periode".

Eine Technik, die bei oberflächlicher Betrachtung der „Time-out-Technik" ähnelt, besteht darin, Kindern, die sehr leicht erregbar sind und Schwierigkeiten mit der Modulation sensorischer Reize haben, einen ruhigen Platz zur Verfügung zu stellen, um sie z. B. von den Aktivitäten in ihrer Schulklasse zu entfernen. Manche Kinder mit sensorischen Modulationsdefiziten brauchen solche Gelegenheiten, bei denen das Maß der sensorischen Reizzufuhr reduziert ist.

Eine weitere wichtige Komponente der Verhaltenstheorie sind die *Strategien*, die *zum Lehren bestimmter Fähigkeiten* verwendet werden. Wir benutzen diese Strategien vor allem, wenn wir einem Kind alltägliche Handlungen („self-care skills", Selbsthilfefähigkeiten) beibringen möchten.

■ **Beispiel:** Ist ein Kind nicht in der Lage, eine Aufgabe wie das Schließen des Reißverschlusses seiner Jacke durchzuführen, können wir diese Aufgabe in kleinere Schritte unterteilen, z. B.:
- die unteren Enden mit den Händen in Reißverschlußnähe zusammenhalten, wobei jeweils eine Hand eine Seite festhält,
- die beiden unteren Enden des Reißverschlusses ineinander verhaken und
- den Reißverschluß mit einer Hand hochziehen, wobei das untere Ende der Jacke gleichzeitig mit der anderen Hand festgehalten wird.

Diese Schritte werden als Reihenfolge vermittelt. Sobald das Kind einen Schritt beherrscht, lernt es den nächsten. Dieser Prozeß wird als *Verkettung* („Chaining") bezeichnet.

Der Verhaltenstheorie zufolge lernt ein Kind eine in Sequenzen aufgeteilte Aufgabe eher, wenn eine umgekehrte Verkettung oder *Rückwärtsverkettung* („Backward Chaining") angewandt wird. Das heißt, der Therapeut führt alle Schritte bis auf den letzten aus und überläßt diesen dem Kind. Die Schritte werden dann in umgekehrter Reihenfolge hinzugefügt, bis das Kind die Aufgabe selbständig durchführen kann.

Eine weitere Methode wird als *Verhaltensformung* („Shaping") bezeichnet. Bei dieser Methode wird das gewünschte Verhalten mit Hilfe einer sog. „stufenweisen Annäherung" erreicht.

■ **Beispiel:** Timmy ist nicht dazu fähig, die Knöpfe an seinem Hemd zu schließen. Wir können damit beginnen, ihn das Zuknöpfen an einem Hemd mit größeren Knopflöchern üben zu lassen. Gelingt es Timmy, das Hemd mit den größeren Knöpfen erfolgreich zuzuknöpfen, können wir die Größe der Knöpfe und Knopflöcher so lange immer wieder reduzieren, bis er in der Lage ist, auch die kleinen Knöpfe an seinem eigenen Hemd zu schließen.

Zusätzlich zu diesen Methoden, in denen die Aufgabe als solche analysiert wird, wird oft mit *Anweisungen und Hilfestellungen* gearbeitet, um die Aneignung einer Fähigkeit zu unterstützen. Anweisungen und Hilfestellungen können körperlicher Art (z. B. den Finger des Kindes auf das Reißverschlußende legen und dem Kind dabei helfen, den Reißverschluß hochzuziehen) oder verbaler Art (z. B. „Zieh den Reißverschluß hoch") sein. Das *Demonstrieren* der Handlung kann ebenfalls als Anweisung dienen. Um das Zielverhalten, d. h. das selbständige Ausführen der Handlung letztendlich zu erreichen, werden die Anweisungen und Hilfestellungen *verringert* bzw. schrittweise weggelassen.

> **Praxis**
>
> **Hospitiert man bei einer direkten Behandlung, die auf den Prinzipien der Sensorischen Integrationstheorie basiert, lassen sich viele Aspekte auch nach den Prinzipien der Verhaltenstheorie interpretieren.**

Die Geräte werden z. B. teilweise deshalb ausgewählt, weil sie dem Kind Spaß machen und es sich deshalb aktiv beteiligt. Es werden also Geräte verwendet, die eine Aktivität verstärken und die Wahrscheinlichkeit erhöhen, daß das Kind die Aktivität erneut angehen will. Häufig wählen Kinder Aktivitäten aus, die sie nicht alleine durchführen können. In solchen Fällen ändern wir die Aktivität ab, geben soviel Hilfestellung und Anweisung wie nötig und stufen den Schwierigkeitsgrad so ab, daß das Kind erfolgreich sein kann.

Die Prinzipen der Verhaltenstheorie können auch bei einem Kind angewandt werden, das Schwierigkeiten mit der Modulation sensorischer Reize hat. In solchen Fällen führen wir die sensorische Stimulation (im Kontext der Aktivität) in kleinen Schritten ein und bieten ein hohes Maß an positiver Verstärkung, wenn das Kind die Stimulation toleriert.

Zuweilen ist auch der Einsatz des *klassischen Konditionierens* sinnvoll. Ein taktil defensives Kind, dem Bewegungen Spaß machen, kann z. B. in einem Faß rollen, das mit Stoffen unterschiedlicher Beschaffenheit ausgelegt ist. In dieser Situation wird eine verstärkende Aktivität (in einem Faß rollen) mit einer aversiven Aktivität (Aufnahme taktiler Sinneseindrücke) gekoppelt. Werden genügend solcher Aktivitäten über einen bestimmten Zeitraum angeboten, kann die aversive Wirkung des taktilen Reizes reduziert werden.

Zwar ist es möglich, eine Behandlungseinheit nach den von der Verhaltenstheorie abgeleiteten Prinzipien zu gestalten, doch sind aus dem Blickwinkel der Sensorischen Integrationstheorie nicht alle Aspekte miteinander vereinbar. Beispielsweise ist es zwar für die Verhaltenstheorie, nicht aber für die Sensorische Integrationstheorie charakteristisch, einem Patienten bestimmte Fähigkeiten beizubringen, anstatt die *Grundlagenprozesse* zu verbessern.

Manchmal ist es jedoch äußerst wichtig für das Kind, spezielle Fähigkeiten zu lernen – z. B. wie man den Reißverschluß eines Anoraks schließt oder Schuhe zubindet. Die Verhaltenstheorie, die eine Vielzahl an Informationen über das *Lehren von Fähigkeiten* bietet, bildet daher einen angemessenen Bezugsrahmen für diesen speziellen Aspekt eines ergotherapeutischen Behandlungsplans.

13.3
Integration anderer Ansätze in die Behandlung

Wir dürfen nicht vergessen, daß die allgemeinen und konkreten Behandlungsziele für unsere Patienten bereits entwickelt sein sollten, bevor wir uns für eine bestimmte Behandlungsmethode entscheiden. Mit anderen Worten: Behandlungsansätze und Art der Leistungserbringung (z. B. direkte Behandlung, Beratung) sollten sich nach den gewünschten Ergebnissen richten. Bei der *Festlegung von Zielen* müssen zahlreiche Faktoren beachtet werden.

Erstens sollten die allgemeinen und konkreten Behandlungsziele die *Funktionsbedürfnisse* des Patienten widerspiegeln. Folglich müssen die Ziele so formuliert werden, daß sie funktionsgerechte Verhaltensweisen fördern, die der Patient zur erfolgreichen Bewältigung des Alltagslebens beherrschen muß.

Zweitens muß der Therapeut bei der Festlegung von Zielen die Wünsche des Patienten berücksichtigen, da *Motivation* für das Erreichen eines Ziels von wesentlicher Bedeutung ist. Ob sich der Patient zu einer Behandlung motivieren läßt, hängt zumindest teilweise davon ab, ob er die festgelegten Ziele als wichtig erachtet.

Drittens muß der Therapeut darüber Bescheid wissen, welche Zielvorgaben aufgrund der speziellen Defizite eines Patienten überhaupt *realistisch* sind. Ohne fremde Hilfe gehen zu können gilt im allgemeinen als wichtige Fähigkeit, aber für ein 9jähriges Kind mit einer schwerwiegenden spastischen Quadriplegie wäre dies kein angemessenes Ziel. Manchmal besteht das persönliche Ziel eines Patienten auch im Erlangen einer Fertigkeit, die er höchstwahrscheinlich nie oder nur auf Kosten einer anderen essentiellen Funktion erlernen kann. In jedem Fall ist es wichtig, daß der Therapeut die persönlichen Ziele des Patienten nicht einfach ignoriert und neue formuliert. Die Gründe, aus denen sich der Patient bestimmte Ziele gesetzt hat, sollten sorgfältig analysiert werden (evtl. auch über einen bestimmten Zeitraum hinweg), damit diese Ziele durch andere ersetzt werden können, die den ursprünglichen soweit wie möglich entsprechen.

Es sollte außerdem klar sein, daß die Ziele für den Patienten und *nicht* für den Therapeuten festgelegt werden.

■ BEISPIEL: Auch wenn Susie eine Schiene für ihre Hand benötigt, besteht *ihr* persönliches Ziel nicht darin, eine Schiene zu bestellen oder herzustellen. Auf diese Weise *könnte* der Therapeut Susi vielleicht jedoch helfen, ihr Ziel, mit Wachsmalstiften zu malen, zu erreichen.

Ziele und Methoden sollten also nicht miteinander verwechselt werden.
Schließlich muß sich der Therapeut der Grenzen der Ansätze, die er verwendet, bewußt sein, um jeden einzelnen Patienten angemessen und effektiv behandeln zu können.

> **Praxis** | **Der effektivste Behandlungsplan entsteht selten auf der Grundlage eines einzigen Behandlungsansatzes.**

Deshalb ist es wichtig zu wissen, wie sich Behandlungsansätze wirksam kombinieren lassen.

13.4
Fallbeispiele

Die folgenden Fallbeispiele sollen zeigen, welche Möglichkeiten es gibt, die Sensorische Integrationstheorie mit anderen Behandlungsansätzen zu kombinieren. Da es für die Ausarbeitung und Durchführung integrierter Behandlungspläne wichtig ist, die Bedeutung spezifischer Diagnosen zu verstehen, haben wir bei unseren Fallbeispielen Diagnosen berücksichtigt, die in der Ergotherapie häufig vorkommen.
   Wir beginnen mit einem Kind mit Lernschwierigkeiten. Für solche Kinder wurde die Sensorische Integrationstheorie mit den auf ihr basierenden Behandlungsmethoden ursprünglich entwickelt. Jedes Fallbeispiel beginnt mit einer kurzen Diskussion zur Anwendung der Sensorischen Integrationstheorie bei Kindern mit einer spezifischen Diagnose. Anschließend werden dann jeweils Möglichkeiten aufgezeigt, wie sich die von uns beschriebenen Behandlungsansätze mit einer Sensorischen Integrationstherapie verbinden lassen.

13.4.1
Julia, ein Kind mit Lernstörungen

Sensorische Integrationstherapie
in Kombination mit einem sensomotorischen Ansatz
und sensorischer Stimulation

Die Sensorische Integrationstherapie wird häufig bei Patienten mit Lernstörungen angewandt. Die meisten Fallbeispiele im Buch berichten von Patienten mit Lernstörungen, verbunden mit einer mangelhaften motorischen Koordination und einer beeinträchtigten Verarbeitung vestibulär-propriozeptiver und taktiler Sinneseindrücke. Lernstörungen können aus den unterschiedlichsten Defiziten resultieren: aus Defiziten im kognitiven oder perzeptiven Bereich sowie aus Beeinträchtigungen motorischer Prozesse (Aufmerksamkeit, Gedächtnis, Sprache, Form- und Raumwahrnehmung, feinmotorische Kontrolle, Sequenzieren oder Organisation). Auch ein erhöhtes Aktivitätsniveau und eine erhöhte Ablenkbarkeit werden mit Lernstörungen in Verbindung gebracht.

Lernstörungen können mehr als nur die Fähigkeit des Kindes beeinträchtigen, seine Aufgaben im Unterricht angemessen zu erledigen. Sie können sich auch auf das Selbstwertgefühl, die Fähigkeit, sich zu kontrollieren, die Sozialisation, das Spiel, die Berufswahl und alltägliche Aktivitäten auswirken.[1]

> **!** Auch wenn in diesem Buch die Rolle des Ergotherapeuten bei der Behandlung von Patienten mit Lernstörungen hervorgehoben wird, sehen die meisten Behandlungspläne multidisziplinäre Beurteilungs- und Heilverfahren vor, die nicht nur von Ergotherapeuten, sondern auch von Pädagogen, Psychologen, Logopäden und Ärzten durchgeführt werden. Eine ergotherapeutische Beurteilung und Behandlung eines Patienten mit Lernstörungen sollte nicht nur die sensorisch-integrative Dysfunktion, son- dern auch pädagogische, psychologische und funktionell relevante As- pekte berücksichtigen, soweit dies im Rahmen der traditionellen ergotherapeutischen Vorgehensweise möglich ist (Clark et al. 1989).

Julia
Bei der 7jährigen Julia liegt eine Lernstörung vor. Sie besucht die erste Klasse einer Regelschule und erhält jeden Tag zwei Stunden Förderunterricht in Mathematik und Lesen. Darüber hinaus wurde sie während der vergangenen

---

[1] Für eine ausführliche Erläuterung dieses Sachverhalts siehe Levine (1987).

sechs Monate wöchentlich eine Stunde lang von einer Ergotherapeutin behandelt. Sie erhielt eine direkte Behandlung, die auf den Prinzipien der Sensorischen Integrationstheorie basierte.

Niemand bemerkte Julias Schwierigkeiten, bis sie in die Vorschule kam und ihr Lehrer feststellte, daß sie bei Gruppenaktivitäten nicht ruhig sitzenbleiben konnte und sich gegen viele grob- und feinmotorische Aktivitäten sträubte. Sie wiederholte die Vorschule, hatte jedoch weiterhin Schwierigkeiten, sich über längere Zeit auf eine Aufgabe zu konzentrieren und sich an bestimmten Aktivitäten zu beteiligen. Aufgrund der anhaltenden Schwierigkeiten im Unterricht wurde Julia von einem Schulpsychologen untersucht. Die Untersuchung ergab, daß Julia durchschnittlich intelligent war und verbale Aufgaben besser bewältigen konnte als nonverbale. Der Schulpsychologe empfahl, Julia von einem Ergotherapeuten untersuchen zu lassen, um die im Unterricht auftretenden Schwierigkeiten näher bestimmen zu können.

Die Ergebnisse von Julias ergotherapeutischer Untersuchung sprachen für eine Somatodyspraxie, was ihre ablehnende Haltung gegenüber vielen motorischen Aktivitäten erklärte (siehe Kapitel 6). Befragungen der Eltern und Lehrer sowie Beobachtungen während des Unterrichts ließen erkennen, daß bei Julia eine taktile Defensivität vorlag (siehe Kapitel 5). Man empfahl eine Ergotherapie in Form einer direkten Behandlung, die dann auch durchgeführt wurde. Die *allgemeinen Ziele* bestanden darin,
- Julias Handlungsfähigkeit zu verbessern, damit sie sich aktiver an grob- und feinmotorischen Aktivitäten beteiligen konnte und
- eine Abschwächung der taktilen Defensivität zu erreichen, da man annahm, daß diese zu Julias mangelnder Konzentration bei Gruppenaktivitäten beitrug.

Die Sensorische Integrationstheorie bildete die wichtigste Grundlage der direkten Behandlung. Julia hatte besonders viel Spaß daran, die Geräte im Behandlungsraum selbständig zu erforschen. Die Behandlung wurde sehr schnell zur angenehmen Routine, und Julia verbrachte den Großteil der Zeit mit der Durchführung bekannter Aktivitäten. Die spezielleren Aktivitäten, die durchgeführt wurden, waren meist eher sensomotorischer Art. Diese Aktivitäten (ihre Lieblingsaktivität war ein dreiteiliger Hindernisparcours) führte sie erfolgreich durch, wobei sie jedoch sehr wenig Flexibilität zeigte. Jeder Versuch der Ergotherapeutin Laurie, Änderungen vorzunehmen, stieß auf Widerstand und löste manchmal sogar einen Wutanfall aus.

Als Julia mehr Vertrauen zu Laurie und in ihre eigenen Entdeckungen entwickelte, gelang es Laurie, komplexere Aufgaben in den Hindernisparcours einzubauen. Dies erforderte jedoch eine größere Variabilität hinsichtlich Julias Reaktionen und gleichzeitig die Planung und Durchführung komplexeren motorischen Verhaltens.

Julia machte eindeutig Fortschritte. Sobald jedoch ein anderes Kind den Behandlungsraum betrat oder sie vor einer neuen und schwierigen Herausforderung stand, wendete sie sich sofort wieder bekannten, bereits erfolgreich durchgeführten Übungen zu. Die Aktivität, auf die sie am häufigsten zurückgriff, war das Hüpfen auf dem Hüpfball, einem Ball mit Haltegriff, auf dem Julia durch den Raum hüpfen konnte. Diese Aktivität ist recht schwierig, da sie die gute Gleichgewichtsreaktionen, eine gute bilaterale motorische Koordination und die Fähigkeit zum Sequenzieren verlangt. Jedesmal, wenn Julia den Hüpfball benutzte, erfuhr sie vestibulär-propriozeptive Stimulation.

Das Hüpfen auf dem Hüpfball hatte Julia tagelang zu Hause geübt. Sie war sehr stolz darauf, es geschafft zu haben, und wußte, daß sie es besser konnte als die meisten anderen Kinder, die bei Laurie in Behandlung waren. Da Julia das Hüpfballspringen so gut gelernt hatte, brauchte sie es nicht mehr zu üben. Dennoch war es eine wertvolle *sensomotorische* Erfahrung. Darüber hinaus erfuhr sie auf diese Weise das wertvolle Gefühl „kindlicher Macht" („kid power"), das ihr Selbstwertgefühl steigerte.

Da Julia in Anwesenheit anderer Kinder ständig prahlte, war Laurie der Ansicht, daß Julia von sensomotorischen Gruppenaktivitäten profitieren könnte, bei denen sie ihre Fähigkeiten verbessern und gleichzeitig ihren Altersgenossen ihre Erfolge zeigen konnte. Da sie die Einzeltherapieeinheiten nicht aufgeben wollte, beschloß Laurie, Julia an den Sportlehrer der Sportfördergruppe zu verweisen, der ihr zusätzliche Gruppenerfahrungen vermitteln konnte. Julias Eltern und Lehrer stimmten Lauries Empfehlungen zu und betrachteten die Teilnahme am Gruppenunterricht als Gelegenheit für Julia, gleichzeitig sowohl ihre sozialen als auch ihre motorischen Fähigkeiten zu verbessern. Laurie traf sich mit dem Sportlehrer der Sportfördergruppe, um etwas über sein Programm zu erfahren und ihm Informationen über Julia zu liefern.

Obgleich sich Julias Handlungsfähigkeit stets verbesserte, stellte ihre taktile Defensivität weiterhin ein Problem dar. Daher entschied sich Laurie, *taktile Stimulation* in die Behandlung aufzunehmen. Mit Unterstützung der Mutter und einer Erzieherin im Hort wurde während der Schulferien ein intensives Bürstprogramm (siehe Kapitel 5 und 10) durchgeführt. Dabei wurden mit einer chirurgischen Bürste Julias Arme, Beine und Rücken gebürstet – zunächst mit sanftem Druck, anschließend wurden dann alle ihre größeren Gliedmaßengelenke leicht zusammengedrückt. Diese Bürsttechnik wurde über einen Zeitraum von fünf Tagen jedesmal angewandt, wenn Julia eine Aktivität beendet hatte und zu einer neuen überging (z. B. wenn sie sich fertigmachte, um nach draußen zu gehen). Nach dieser anfänglichen intensiven Phase wurde die Bürsttechnik nur noch vier Mal täglich in einem regelmäßigen Rhythmus durchgeführt (nach dem Aufstehen, nach dem Mittagessen, nach der Schule und kurz vor dem Schlafengehen).

Das Bürsten hatte eine beruhigende Wirkung auf Julia. Sie bat häufig darum, bevor sie den Klassenraum betrat. Ihre Lehrerin bemerkte, daß Julias Versuche, einem Kreis oder einer Gruppenaktivität „zu entfliehen", kurz nach der Einführung des Bürstprogramms zurückgingen. Julia begann außerdem, Spiele im Rahmen der ergotherapeutischen Behandlung besser zu ertragen, die mit taktiler Stimulation verbunden waren. Allerdings wählte sie solche Aktivitäten nicht freiwillig aus.

13.4.2
Robbie und David, zwei Kinder mit Zerebralparese

Sensorische Integrationstherapie
in Kombination mit der Entwicklungstherapie
auf neurophysiologischer Basis

Eine Zerebralparese ist eine Bewegungsstörung, die durch eine nicht-progressive Hirnschädigung verursacht wird. Die zugrunde liegende Läsion entsteht bereits bei oder kurz nach der Geburt und vor Beendigung des Wachstums und der Entwicklung des Gehirns.

Die motorischen Störungen, die bei Kindern mit Zerebralparese festgestellt werden, sind unterschiedlich und reichen von einer schwachen Spastizität oder einem asymmetrischen Einsatz der Hände bis hin zur absoluten Unfähigkeit, Bewegungen zu kontrollieren (Bleck 1982). Milani-Comparetti (1982) definierte die motorischen Störungen bei Zerebralparese als Mangel an Freiheit, Bewegungen auszuwählen.

Die auffallendste Schwierigkeit bei Kindern mit Zerebralparese ist die mangelhafte Koordination. Die Hirnschädigung kann jedoch so stark ausgeprägt sein, daß sie auch andere Defizite wie Sprachentwicklungsverzögerungen, mentale Retardierung, krampfanfallauslösende Erkrankungen oder sekundäre orthopädische Anomalien hervorruft (Bleck 1982; Bly 1983; Robinson 1973).

Über die Defizite hinaus, die entweder durch die motorische Störung oder durch den geistigen Zustand verursacht werden, haben Kinder mit Zerebralparese meist Schwierigkeiten, kognitive Fähigkeiten oder „Selbsthilfefähigkeiten" zu entwickeln. Die genaue Ursache für diese Beeinträchtigung der funktionellen Fähigkeiten ist unbekannt; vermutlich sind die Gründe häufig sehr unterschiedlich. Manchmal ähneln die auftretenden Schwierigkeiten in Art und Qualität jedoch den Problemen von Kindern mit einer Entwicklungsdyspraxie.

Darüber hinaus scheinen manche Kinder mit Zerebralparese Angst vor Bewegungen und posturalen Beeinträchtigungen (Schwerkraftunsicherheit) zu haben, die in keinem Verhältnis zu den jeweiligen motorischen Defiziten steht (Fisher u. Bundy 1989). Manche Kinder mit Zerebralparese wurden auch als taktil defensiv beschrieben (DeGangi 1990).

Möglicherweise sind die Beeinträchtigungen der sensorischen Verarbeitung und der motorischen Planung, die bei Kindern mit Zerebralparese auftreten, einzig und allein auf die vorliegende Hirnschädigung zurückzuführen. Dennoch läßt das Vorliegen einer Schwerkraftunsicherheit und einer taktilen Defensivität darauf schließen, daß manche Kinder *zusätzlich* zu ihren vorrangig motorischen Defiziten eine sensorisch-integrative Dysfunktion aufweisen. Diese Vermutung ist jedoch mit Vorsicht zu interpretieren, da Hirnschädigungen häufig sowohl in Praxiestörungen als auch in sensorischen Verarbeitungsstörungen resultieren.

Robbie und David

Robbie und David waren beide 7 Jahre alt und wiesen eine schwache spastische Diplegie auf. Ihre motorischen Defizite und ihr allgemeiner Entwicklungsstand stimmten ungefähr überein, ihre funktionellen Fähigkeiten unterschieden sich jedoch recht deutlich. Beide Jungen konnten mit Krücken gehen. Bei beiden Kindern waren die typischen *Anzeichen einer Diplegie* zu erkennen:
- eine Spastizität der unteren Extremitäten,
- schwache posturale Reaktionen und
- leicht verzögerte feinmotorische Fähigkeiten
  (Beck 1982).

Beide Jungen waren durchschnittlich intelligent, und beide besuchten die erste Klasse einer Regelschule.

Robbie und David hatten schon sehr früh eine ergo- sowie eine physiotherapeutische Behandlung erhalten. Bei beiden Therapieformen hatte man sich auf eine Verbesserung der motorischen Fähigkeiten konzentriert und die Entwicklungstherapie auf neurophysiologischer Basis als Behandlungsgrundlage verwendet.

Obgleich erhebliche Ähnlichkeiten bestanden, war Robbie bei der Ausführung funktioneller Aufgaben, die von Kindern im Alter von 7 Jahren normalerweise bewältigt werden, weitaus erfolgreicher als David. Die Ergotherapeutin der beiden Jungen, Pam, hatte sogar beschlossen, Robbies direkte Behandlung zu beenden. Bei ihrer Untersuchung stellte sie fest, daß Robbie keine funktionellen Schwierigkeiten, keine feinmotorischen, visuomotorischen oder visuoperzeptiven Störungen aufwies. Robbie hatte trotz seiner offensichtlichen körperlichen Behinderung keinerlei Schwierigkeiten, im Unterricht, zu Hause oder beim Spielen mit seinen körperlich normal entwickelten Freunden mitzuhalten. Diese Fähigkeit versetzte so manchen Beobachter ins Staunen. Pam setzte Robbies Behandlung in Form einer Beratung seines Klassenlehrers und seines Physiotherapeuten fort.

David hatte im Gegensatz zu Robbie Schwierigkeiten, die Aufgaben zu bewältigen, die man ihm in der Schule und zu Hause stellte. Davids Lehrer beschrieb ihn als desorganisiert und ablenkbar. David konnte seine Aufmerksamkeit nur begrenzt auf eine Tätigkeit richten. Er war nicht in der Lage, Aufgaben auszuführen, für die seine motorischen Fähigkeiten eigentlich mehr als ausreichend gewesen wären. Eine Jacke anzuziehen und zuzuknöpfen, das Zimmer aufzuräumen, einfachen dreiteiligen Anweisungen zu folgen oder sich morgens allein für die Schule fertigzumache, stellten für ihn manchmal nicht zu bewältigende Schwierigkeiten dar.

David neigte dazu, während Phasen des freien Spiels die anderen Kinder zu beobachten und nur mit Erwachsenen zu interagieren. Sein Spielverhalten war, wie auch seine Arbeitsweise in der Schule, desorganisiert, und es mangelte ihm an Spontaneität. Offenbar fiel es ihm schwer, für sich selbst Aktivitäten zu kreieren. Er verbrachte den größten Teil der Spielzeit mit einem beschränkten Repertoire an bekannten Tätigkeiten, die er alleine durchführen konnte. Viele der Schwierigkeiten, die David mit der Bewältigung funktioneller Aufgaben hatte, ähneln den Problemen von Kindern mit einer Entwicklungsdyspraxie (siehe Kapitel 6).

David wies auch Anzeichen für eine Schwerkraftunsicherheit auf. Er reagierte übertrieben ängstlich, wenn sein Gleichgewichtssinn in irgendeiner Weise angesprochen wurde, und es bereitete ihm Unbehagen, wenn sein Kopf aus der aufrechten Haltung gebracht wurde (siehe Kapitel 4). Während der Behandlung führte seine Furcht vor Bewegungen häufig zu einer gesteigerten posturalen Fixierung und Spastizität sowie zu einer Verhaltensverweigerung, so daß keine Verbesserung der Stell- und Gleichgewichtsreaktionen erreicht werden konnte. Aufgrund seiner Ängstlichkeit machte er in der ergo- und physiotherapeutischen Behandlung nur sehr langsam Fortschritte.

Im Gegensatz zu Robbie benötigte David weiterhin eine direkte ergotherapeutische Behandlung. Die Art seiner Beeinträchtigungen ließen Pam zum Entschluß kommen, die Prinzipien der Sensorischen Integrationstheorie in die Behandlung einfließen zu lassen. Die *allgemeinen Behandlungsziele* bestanden

- in einer Abschwächung seiner Schwerkraftunsicherheit und
- in einer Verbesserung seiner Fähigkeit zur motorischen Planung. Pam arbeitete eng mit Davids Physiotherapeuten zusammen, informierte ihn

über ihre Absicht, sensorisch-integrative Methoden in das ergotherapeutische Behandlungsprogramm zu integrieren, und bat ihn um Feedback zur Wirksamkeit ihrer Behandlung.

Als Pam Davids direkte Behandlung plante, berücksichtigte sie nicht nur die genannten allgemeinen Ziele, sondern es ging ihr auch darum, die Qualität seiner Bewegungen noch weiter zu verbessern. Daher war es wichtig, David mit Hilfe bestimmter „Handling-Techniken" auf Bewegungen vorzubereiten und auf diese Weise seine Spastizität abzuschwächen, seine abnormen Bewegungen zu reduzieren sowie Gewichtsverlagerungen, Gleichgewichtsreaktionen und normale Bewegungen zu bahnen. Dieser Bestandteil der Behandlung basierte auf den Prinzipien der Entwicklungstherapie auf neurophysiologischer Basis.

In der direkten Behandlung wurden David ganz langsam und gezielt Möglichkeiten geboten, lineare vestibuläre Stimuli aufzunehmen. Das erste Gerät, das Pam auswählte, war die Pferdeschaukel. Sie entschied sich für die Pferdeschaukel, weil sie David darin unterstützte, eine gute aufrechte Haltung einzunehmen (sie ermöglichte eine Abduktion der Hüfte und bot eine breite Basis für die Sitzposition), und ihm ermöglichte, die Dauer und Geschwindigkeit seiner Bewegungen selbst zu kontrollieren. Durch das Schaukeln entstand eine lineare vestibuläre Stimulation, die David keine Angst machte und dennoch seine Stell- und Gleichgewichtsreaktionen herausforderte (vgl. hierzu auch Fisher u. Bundy 1989).

Anfänglich saß Pam hinter David und konnte auf diese Weise sein Becken stützen, seine Gewichtsverlagerung und Stellreaktionen bahnen und die posturalen Anforderungen der Aktivität abstufen. Sie war sich ganz besonders Davids schwacher Beugemuskulatur bewußt und stufte die Intensität der Verlagerung nach hinten vorsichtig ab, um sicherzustellen, daß David nicht das Gleichgewicht verlor. Pams Nähe nahm ihm auch die Angst vor der Bewegung.

Als seine Angst nachließ, führte Pam nach und nach Aktivitäten ein, die höhere Anforderungen an die motorische Planung stellten. Sie verteilte z. B. überall in der Praxis auf unebenen Flächen große Pappkartons. Nachdem David die Kartons aufgesammelt hatte, sollte er einen Turm damit bauen und ihn anschließend umstoßen, während er auf der Pferdeschaukel schaukelte. Die Aktivität verlangte sowohl motorische Planung als auch posturale Anpassungen.

Anfänglich mußte Pam einige von Davids Bewegungen bahnen, als er versuchte, über die unebenen Flächen zu gehen. David war jedoch zusehends in der Lage, den posturalen Anforderungen gerecht zu werden, indem er angemessene Bewegungen durchführte. Ein direktes „Handling" war nun nicht mehr so häufig erforderlich. Pam führte Aktivitäten ein, bei denen eine Rotation im Rumpf, kontrollierte aktive Bewegungen sowohl in die Beugung als auch in die Streckung, Gleichgewichtsreaktionen und eine bilaterale Koordination erforderlich waren.

Davids Reaktionen mußten aufmerksam überwacht werden, um einer Überstimulierung oder einem erhöhten Tonus vorzubeugen, die durch große Anstrengungen bei motorischen Aktivitäten entstehen können. In solchen Fällen reduzierte Pam sofort die Anforderungen, griff wieder auf die „Handling-Techniken" zurück und übte festen Berührungsdruck aus, damit sich David besser organisieren konnte. Manchmal baute sie auch die Geräte um, um sicherzustellen, daß David eine bestimmte Körperhaltung halten konnte. Etwa vier Wochen, nachdem Pam sensorisch-integrative Aktivitäten in die direkte Behandlung integriert hatte, konnte Davids Physiotherapeut bereits Fortschritte feststellen. Er berichtete außerdem, daß David weitaus weniger ängstlich und bei Bewegungen weniger verkrampft sei. Im weiteren Behandlungsverlauf berichtete Davids Mutter, daß sich seine Fähigkeit, alltägliche Handlungen selbständig zu organisieren und durchzuführen, ein wenig verbessert habe.

13.4.3
Ramon, ein Risikokind

Sensorische Integrationstherapie in Kombination mit einem entwicklungstheoretischen Ansatz
Die Anzahl von Kindern, bei denen die Gefahr einer signifikanten Entwicklungsstörung besteht, nimmt stetig zu, da dank medizinischer Fortschritte mittlerweile auch sehr junge, kleine und kränkliche Kinder am Leben erhalten werden können (Bauchner et al. 1988). Die Konsequenzen entsprechender Maßnahmen für das sich noch entwickelnde Zentralnervensystem eines frühgeborenen Säuglings sind bislang noch nicht bekannt (Fuller et al. 1983; Lester 1989). Zusätzlich zur steigenden Anzahl an überlebenden Frühgeborenen gibt es immer mehr Kinder, die zwar termingerecht auf die Welt kommen, pränatal jedoch Umständen ausgesetzt waren, die evtl. ihre Entwicklung beeinträchtigten (z. B. Drogenkonsum der Mutter) (Hyde u. Trautman 1989).

Kinder, die durch ihre pränatale oder perinatale Entwicklungsgeschichte oder aufgrund ihres soziales Umfelds gefährdet sind, Entwicklungsstörungen, Lernstörungen und/oder emotionale Probleme zu entwickeln, gelten als „Hoch-Risikokinder" (Hanson 1984; Sehnall 1989; Sweeney 1986). Obgleich alle Risikokinder außergewöhnliche Umstände überlebt haben, tragen doch manche keine bleibenden Entwicklungsstörungen davon. Eine Reihe von Folgeerscheinungen von Frühgeburten und anderen Umständen, die mit einer Gefährdung im Säuglingsalter in Verbindung gebracht werden, sind in der Forschungsliteratur ausführlich beschrieben. Im folgenden geben wir einen kurzen Überblick über die Publikationen, in denen ein enger Zusammenhang mit der Sensorischen Integrationstheorie besteht.

Laut Als (1986) besteht die Aufgabe eines Menschen im frühen Säuglingsalter darin, ein Gleichgewicht zwischen Annäherungs- und Vermeidungsreaktionen auf die Umwelt zu schaffen. Ihre Beschreibung erinnert an Ayres Konzept (1972), nach dem sensorische Reize organisiert werden, um sinnvoll genutzt werden zu können. Beide Konzepte enthalten eine Analyse der Anforderungen der Umwelt, der aus der Umwelt kommenden Sinneseindrücke und der sich wandelnden Fähigkeit des Kindes, eine entsprechende Reaktion zu organisieren. Bei Frühgeburten (Als 1986; Als et al. 1993; Lester 1989) und anderen Risikokindern (Jacobson 1984) wurde ein schwach moduliertes Zustandsverhalten festgestellt. Solche Kinder sind leicht übererregt, verfügen häufig über wenig effektive Strategien, um sich selbst zu beruhigen (z. B. saugen oder sich abwenden), und weisen im Falle einer Überregung durch Ereignisse oder Menschen in ihrem Umfeld eine verlängerte Wirkung des autonomen Nervensystems auf (Als 1986; Lester 1989). Auch wenn Als ihre Studien zum größten Teil an Neugeborenen durchführte, identifizierten sie und ihre Kollegen ein für die Desorganisation typisches Reaktionsmuster, welches bei Frühgeborenen auch über die neonatale Phase hinaus bestehen bleibt.

Man entdeckte außerdem, daß Frühgeborene visuelle Informationen langsamer verarbeiten (Gorsky et al. 1987; Rose 1983, 1988), ein weniger organisiertes Explorationsverhalten aufweisen (Als et al. z; Ruff 1986b; Ruff et al. 1984) und über weniger effektive Bewältigungsstrategien verfügen sowie ein wenig effektives adaptives Verhalten zeigen (Williamson 1988). Darüber hinaus wurden schwache, aber spezifische motorische Abnormitäten (z. B. erhöhter Tonus in den unteren Extremitäten, verminderte Beugung, persistierende posturale Reflexe und verspätetes Laufen) beschrieben (Drillien 1972; Nelson u. Ellenberg 1982; Piper 1988).

Obwohl man annimmt, daß die Entwicklung von Kindern bis zu einem gewissen Maße durch biologische Faktoren gefährdet wird, konzentriert sich die klinische Forschung in letzter Zeit eher auf die Zusammenhänge zwischen biologischen und umfeldbedingten Risikofaktoren (z. B. sozioökonomischer Status, Bildungsniveau der Eltern, gesellschaftliche und kulturelle Werte, familiäre Unterstützung) (Garcia-Coll et al. 1981; Kopp u. Kaler 1989; Sameroff u. Chandler 1975). Die Bestrebungen gehen dahin, mögliche Folgen für Säuglinge voraussagen und frühzeitig eine effektive Behandlung einleiten zu können.

Ramon

Ramon kam in der 28. Schwangerschaftswoche mit einem Gewicht von knapp über 1000 g zur Welt. Perinatal kam es zu Komplikationen: Er hatte eine schwerwiegende Atemwegserkrankung und mußte 125 Tage im Krankenhaus verbringen. Die Situation zu Hause war instabil. Die junge alleinerziehende Mutter erfuhr kaum Unterstützung und verfügte nur über sehr geringe finanzielle Mittel. Ramons Entwicklungsstand wurde einer Bewertung unterzogen, als er 6 Monate alt war. Da er zwei Monate zu früh auf die Welt gekommen war, wurde sein Alter auf 4 Monate „angeglichen". Die Untersuchung ergab eine Hypotonie, ein verspätetes Einsetzen der Kopfkontrolle und eine persistierende Retraktion der Schulterblätter. Im angeglichenen Alter von 7 Monaten fiel die Beurteilung seiner Entwicklung auf neurophysiologischer Basis jedoch normal aus, und auf den „Bayley Scales of Infant Development" (Bayleys Skalen zur kindlichen Entwicklung; Bayley 1969) war sein Entwicklungsstand im unteren Durchschnittsbereich angesiedelt. Ramons Mutter, Frau B., erhielt zwar ein Spielprogramm für zu Hause, um Ramon Erfahrungen zu ermöglichen, die dem normalen Entwicklungsstand entsprachen; eine direkte Behandlung wurde jedoch nicht empfohlen.

Mit 17 Monaten wurde Ramon erneut untersucht (angeglichenes Alter 15 Monate). Zu diesem Zeitpunkt war er extrem aktiv und ablenkbar. Er hatte Schwierigkeiten, sich länger als ein paar Sekunden auf eine Aktivität zu konzentrieren. Frau B. berichtete, daß ihre vergeblichen Versuche, mit Ramons Aktivitätsniveau und seinem desorganisierten Verhalten zurechtzukommen, sie sehr frustrierten. Die Beurteilung ergab, daß Ramon sowohl im mentalen als auch im motorischen Bereich einen Entwicklungsrückstand aufwies. Er konnte weder stehen oder laufen noch kleinere Objekte mit Hilfe des „Pinzettengriff" aufnehmen. Er schien nicht daran interessiert, das beim Test verwendete Spielzeug in die Hände zu nehmen und zu erforschen.

Saß er nicht auf dem Schoß seiner Mutter, verbrachte Ramon die meiste Zeit damit, unorganisierte und nicht zielgerichtete Bewegungen auszuführen. Er hielt selten inne, um Gegenstände anzufassen und zu erforschen. Zusätzliche Gespräche mit Frau B. und weitere Beobachtungen gaben Anlaß zur Vermutung, daß bei Ramon eine Schwerkraftunsicherheit vorlag. Frau B. berichtete, daß Ramon jedesmal schrie, wenn sie oder sein Großvater versuchten, mit ihm zu toben, ihn in die Luft zu werfen oder ihn hin- und herzuschwingen. Frau B. erzählte außerdem, daß Ramon jedesmal einen ängstlichen Eindruck machte, wenn er frei saß.

Frau B. hatte mit vielen persönlichen und finanziellen Problemen zu kämpfen. Daher fiel es ihr besonders schwer, zu Hause mit Ramons unorganisiertem Verhalten zurechtzukommen. Frau B. war über Ramons Entwicklungsrückstand beunruhigt; am dringendsten benötigte sie jedoch zunächst Unterstützung im Umgang mit Ramons Verhalten.

Die Ergotherapeutin Leslie legte gemeinsam mit Frau B. zwei *allgemeine Behandlungsziele* für Ramon fest:
- Zunächst sollte es darum gehen, sein Erregungsniveau zu senken und ein organisierteres Verhalten zu erreichen.
- Im Anschluß daran sollten seine motorischen und adaptiven Fähigkeiten verbessert werden.

Da frühgeborene Kinder relativ häufig auch weiterhin Schwierigkeiten mit der Zustandsregulierung haben, war Leslie nicht überrascht, als sie dieses Problem auch bei Ramon beobachtete. Sie hatte allerdings den Eindruck, daß sein hohes Erregungsniveau und die mangelnde Fähigkeit zur Organisation zu seinem Entwicklungsrückstand im motorischen Bereich beitrugen. Sie vermutete außerdem, daß diese Übererregung auch zu seiner Schwerkraftunsicherheit beitrug. Klar war, daß Ramons unorganisiertes Verhalten es der Mutter sehr erschwerte, normal mit ihm umzugehen.

Leslie benutzte primär einen entwicklungstheoretischen Ansatz für die direkte Behandlung, ließ dabei jedoch auch ihre Kenntnisse über die Sensorische Integrationstheorie einfließen. Mit anderen Worten: Ihr Wissen über die normale menschliche Entwicklung half ihr zu verstehen, was adaptives Verhalten in Ramons Fall bedeutete; die Sensorische Integrationstheorie diente als Richtschnur für die Auswahl der Behandlungsaktivitäten. Zur Senkung des Erregungsniveaus und zur Minderung der Schwerkraftunsicherheit wollte sie Aktivitäten durchführen, die eine beruhigende Wirkung hatten und die Organisation förderten. Sie wählte daher Übungen aus, die Bewegungen entgegen der Schwerkraft enthielten und eine propriozeptive Stimulation ermöglichten – z. B. einen schweren Ball auf die Mutter zurollen und eine leichte Steigung hochkrabbeln. Dann führte Leslie graduell eine vestibulär-propriozeptive Komponente ein, indem sie mit Ramon auf der Gleitschaukel schaukelte und schließlich die Froschschaukel einsetzte (siehe Kapitel 10). Leslie stellte fest, daß festes Einwickeln auf Ramon sehr beruhigend wirkte. Sie zeigte Frau B., wie sie diese Technik zu Hause anwenden konnte.

Als Ramons Erregungsniveau zurückging, wurde es für Leslie und Frau B. leichter, ihn zu zielgerichteten und organisierten Spielen zu bewegen. Vor jeder Behandlungseinheit gestaltete Leslie den Behandlungsraum um, damit Ramon so wenig wie möglich abgelenkt wurde. Auf Geräten, die Ramon Spaß machten, lenkten sie und Ramons Mutter die Aktivitäten, indem sie mit ihm spielten, ihm verschiedene Übungen vormachten und ihn die Geschwindigkeit der Exploration selbst bestimmen ließen. Mit Hilfe dieses Ansatzes gelang es Leslie und Frau B., die Organisation und Planung von Romans motorischen Aktivitäten zu verbessern.

Als Ramons Ablenkbarkeit abgenommen hatte und er organisierter an Aktivitäten heranging, konnte Leslie strukturiertere feinmotorische Aktivitäten einführen. Dazu wählte sie zunächst einen kleinen ruhigen Raum, in dem es kaum Ablenkungsmöglichkeiten gab. Damit sich Ramon auf die jeweilige Aktivität konzentrierte, verwendete sie „reaktives" Spielzeug wie z. B. die „Busy Box" (Fisher Price), die nicht viel Geduld erfordert und schnelle Erfolgserlebnisse ermöglicht. Mit der Zeit konnte Ramon mit zunehmend komplexem Spielzeug ohne Unterstützung immer besser kreativ interagieren. Leslie und Frau B. konnten schließlich feinmotorische und adaptive Spiele (z. B. Formbretter und gestapelte Ringe) sogar in den größeren Raum für grobmotorische Aktivitäten bzw. nach Hause verlegen, d. h. an Orte, an denen die Gefahr der Ablenkung weitaus größer war.

Nachdem Ramon ein halbes Jahr lang eine direkte Behandlung erfahren hatte, schien Frau B. besser mit seinem Verhalten umgehen zu können. Obwohl Ramons Aktivitätsniveau immer noch sehr hoch war, war sein Spielverhalten zielgerichteter geworden. Zwar wies er hinsichtlich seiner feinmotorischen Fähigkeiten immer noch einen leichten Entwicklungsrückstand auf, mittlerweile konnte er jedoch laufen, und seine grobmotorischen Fähigkeiten sowie seine Sprachfähigkeiten lagen im Normbereich. Ramons direkte Behandlung wurde beendet. Dennoch wurde Frau B. eindringlich gebeten, Ramon erneut ergotherapeutisch behandeln zu lassen oder die Beratung eines Ergotherapeuten in Anspruch zu nehmen, sobald es wieder Anlaß zur Besorgnis gab.

13.4.4
Adam, ein Kind mit leichter mentaler Retardierung

Sensorische Integrationstherapie in Kombination mit einem verhaltenstheoretischen Ansatz

Viele Kinder und Erwachsene mit mentaler Retardierung weisen ähnliche Symptome auf wie Menschen mit einer beeinträchtigten sensorischen Verarbeitung (z. B. niedriger Muskeltonus, Abwehrreaktionen auf sensorische Reize). In den Fällen, in denen die Symptome tatsächlich das Ergebnis einer sensorisch-integrativen Dysfunktion sind, ist die Anwendung sensorisch-integrativer Behandlungsmethoden durchaus sinnvoll.

Bei Patienten mit mentaler Retardierung müssen wir jedoch in Erwägung ziehen, daß es auch andere Ursachen für solche Symptome geben kann. Doch selbst wenn die von uns beobachteten Symptome durch eine nachweisbare Schädigung oder Anomalie des Zentralnervensystems (z. B. Anomalie des Kleinhirns bei Down-Syndrom) oder durch Hirnläsionen (z. B. bei tuberöser Hirnsklerose) hervorgerufen worden sein können, kann die Einbeziehung von Aktivitäten der Sensorischen Integrationstherapie in einen Behandlungsplan durchaus angebracht sein.

> **!** Es sollte stets bedacht werden, daß die Sensorische Integrationstheorie entwickelt wurde, um hypothetische *Dysfunktionen im Zentralnervensystem* zu erklären. Liegt – wie so oft bei Menschen mit mentaler Retardierung (vor allem bei besonders schwerwiegender Retardierung) – eine Hirn*schädigung* vor oder besteht der Verdacht auf eine derartige Schädigung, stößt die Theorie möglicherweise an ihre Grenzen.

Dennoch kann uns die Sensorische Integrationstheorie bei Patienten mit mentaler Retardierung dazu dienen, *einige* ihrer Verhaltensweisen zu erklären (z. B. taktile Defensivität, Schwerkraftunsicherheit oder motorische Planungsstrategien, die für ein Alter typisch sind, das der Patient bereits überschritten hat).

FALLBEISPIEL →

Adam

Beim 13jährigen Adam liegt eine leichte mentale Retardierung unbekannter Ätiologie vor. Seit seinem 5. Lebensjahr nimmt er an speziellen Förderprogrammen für Kinder teil. Adam ist ein netter, kontaktfreudiger Junge, dem die Gesellschaft von Erwachsenen ebenso viel Vergnügen bereitet wie die von Kindern. Ein vor nicht langer Zeit durchgeführter Test ergab, daß seine Sprach- und Lernfähigkeiten dem Entwicklungsstand eines 7- bis 9jährigen entsprechen. Vor kurzem zog Adams Familie um, und Adam besucht seitdem eine andere Schule. Er wurde an Ann, die Ergotherapeutin der Schule, überwiesen. Sie sollte ihn ergotherapeutisch untersuchen, um bei der Planung seines Programms zu helfen.

Im Rahmen seiner ergotherapeutischen Untersuchung wurden sowohl Teile des „Bruininks-Oseretsky Test of Motor Proficiency" (Bruininks-Oseretsky Test zur Motorischen Leistungsfähigkeit; Bruininks 1978) als auch klinische Beobachtungen der Funktionsweise seiner vestibulär-propriozeptiven Verarbeitung durchgeführt. Außerdem befragte man seine Mutter und seine Lehrerin, um Informationen über Adams Fähigkeiten zur Bewältigung alltäglicher Aufgaben sowie über sein Verhalten zu erhalten und um in Erfahrung zu bringen, ob Anzeichen für Abwehrreaktionen auf sensorische

Sinneseindrücke vorlagen. Darüber hinaus wurde Adam im Unterricht beobachtet.

Ann stellte bei ihrer Untersuchung mehrere Anzeichen für Schwierigkeiten mit der Integration vestibulär-propriozeptiver Sinneseindrücke fest. Adams Muskeltonus schien niedrig, und er konnte keine Streckung in Bauchlage durchführen. Für sein Alter waren seine Gleichgewichtsreaktionen nur schwach ausgeprägt, und seine Leistungen im „Balance Subtest" (Subtest zur Überprüfung des Gleichgewichts) des „Bruininks-Oseretsky Test" entsprachen denen eines 5jährigen. Frau R., Adams Lehrerin, hatte beobachtet, daß er oft müde war. Stand er mit anderen in einer Reihe, war seine Haltung krumm. Außerdem konnte er kaum am Schreibtisch sitzen, ohne sich auf einen Ellbogen zu stützen, seinen Kopf mit der Hand abzustützen oder den Kopf auf den Tisch zu legen. Die Ermahnung, er solle aufrecht sitzen, half nicht.

Obwohl es viele mögliche Erklärungen für Anns Beobachtungen gab, war sie der Ansicht, daß Adams Schwierigkeiten mit der Verarbeitung vestibulärpropriozeptiver Sinneseindrücke zu tun hatten. Unabhängig davon, welche Ursache nun tatsächlich zugrunde lag, befürchtete Ann, daß sich Adams niedriger Muskeltonus und seine schwachen Gleichgewichtsreaktionen negativ auf sein Verhalten im Unterricht auswirkten. Ihr schien der Einsatz vestibulär-propriozeptiver Stimulation als „Bahnungstechnik" im Rahmen eines Übungsprogramms zur Stärkung der tonisch posturalen Streckmuskeln sinnvoll (Fisher u. Bundy 1989).

Adam zeigte außerdem Anzeichen für eine Dyspraxie, die besonders sein feinmotorisches Leistungsvermögen beeinträchtigte. Trotz seiner vergleichsweise höheren sprachlichen und kognitiven Fähigkeiten entsprachen seine Leistungen im feinmotorischen Teil des Bruininks-Oseretsky-Tests denen eines 4jährigen. Adam war überhaupt nicht in der Lage, mit einer Schere umzugehen. Seine Schreibhaltung war nicht ausreichend entwickelt, und obwohl er gelernt hatte, seinen Vornamen zu schreiben, hatte er erhebliche Schwierigkeiten mit dem Abschreiben anderer Buchstaben. Während Ann erwartet hatte, daß Adams Fähigkeiten zur motorischen Planung unterhalb der Norm liegen würden, stellte sich heraus, daß sie noch weitaus schlechter waren als seine kognitiven Fähigkeiten. Seine Schwierigkeiten wurden durch seine Sitzhaltung während der Ausführung der feinmotorischen Aufgaben noch erheblich verschlimmert. Er stützte sich normalerweise auf beide Ellbogen, und manchmal legte er sogar den Kopf auf den Tisch, was die Bearbeitung von Aufgaben erheblich erschwerte.

Der größte Grund zur Sorge war allerdings, daß Adam immer noch keine Knöpfe und Reißverschlüsse schließen konnte. Seine Mutter stellte fest, daß Adams Finger offenbar „nicht richtig funktionierten" und daß es weitaus einfacher war, ihm beim Anziehen zu helfen, als zuzusehen, wie er sich allein

Gemeinsam mit Frau R. und Adams Mutter legte Ann zwei *allgemeine Ziele* für Adam fest:
- Zuerst sollte er lernen, sich allein anzuziehen und Verschlüsse zu schließen.
- Dann sollte es darum gehen, seine Sitzhaltung zu verbessern.

Ann war der Ansicht, daß Adams Schwierigkeiten mit dem Anziehen und dem Schließen von Verschlüssen möglicherweise mit einer Dyspraxie in Verbindung standen, war sich jedoch bewußt, daß es für Adam zwingend notwendig war, diese Fähigkeiten so schnell wie möglich zu erlernen. Ein Teil ihres Therapieplans bestand darin, Adam das Schließen der Reißverschlüsse und Knöpfe an seiner Hose beizubringen. Sie benutzte dabei einen verhaltenstheoretischen Ansatz und teilte die Aufgaben in kleine aufeinanderfolgende Schritte ein. Konkret setzte sie das Konzept der „Rückwärtsverkettung" („Backward Chaining") ein, bei der die Schritte in umgekehrter Reihenfolge durchgeführt werden. Zu Anfang führte sie den Prozeß bis auf den letzten Schritt allein aus und ließ diesen dann Adam durchführen. Sobald er diesen Schritt beherrschte, fügte sie die Glieder der Kette in umgekehrter Reihenfolge hinzu, bis er schließlich in der Lage war, seine Hose allein zu schließen. Ann traf sich zudem regelmäßig mit Adams Mutter und Frau R., um sie über ihre Vorgehensweise zu unterrichten, so daß Adam auch zu Hause und in der Schule üben konnte. Sobald er eine spezielle Tätigkeit erlernt hatte, entwickelte Ann ein „Lernprogramm" für die nächste.

Bezüglich Adams Sitzhaltung war Ann der Ansicht, daß sein niedriger Muskeltonus und seine schwache proximale Stabilität *möglicherweise* auf einer vestibulär-propriozeptiven Verarbeitungsstörung beruhten. Daher entschied sie sich für einen Behandlungsplan, der Methoden der Sensorischen Intgrationstherapie beinhaltete. Dieser Teil der direkten Behandlung enthielt Aktivitäten, bei denen eine lineare vestibulär-propriozeptive Stimulation im Vordergrund stand, die wiederum in eine Vielzahl von Übungen eingebettet waren, die tonisches Halten gegen Widerstand erforderten. Ann hielt regelmäßig Rücksprache mit Frau R., um zu erfahren, ob sich Adams Haltung verbesserte.

Anfangs hatte sich Ann entschieden, zu Beginn der Behandlungseinheit stets die Methoden der Sensorischen Integrationstherapie anzuwenden und jeweils mit der ruhigeren Trainingsaktivität abzuschließen. So meinte sie sicherstellen zu können, daß Adam ruhig und ausgeglichen in den Unterricht zurückkehrte. Nach einigen Wochen berichtete Frau R. jedoch, daß Adam jedesmal, wenn er ins Klassenzimmer zurückkehrte, äußerte, daß er die Ergotherapie „hasse" und sie langweilig fände. Ann stellte außerdem fest, daß er zwar während der Aktivitäten zur sensorischen Integration kooperativ war, aber immer weniger Bereitschaft zeigte, die „Selbsthilfetätigkeiten" zu üben. Manchmal weigerte er sich, die Geräte zu verlassen, oder versuchte, Ann „auszutricksen" und sie zu einer weiteren Aktivität zu animieren.

In dem Bewußtsein, daß es für Adam von essentieller Bedeutung war zu lernen, wie man die Hose zumacht, es ihm jedoch offensichtlich nicht besonders lohnenswert erschien, griff Ann erneut auf die Verhaltenstheorie zurück. Sie begann jede Behandlungseinheit mit der Übung, die Adam am wenigsten Spaß machte, und benutzte den angenehmeren Teil als Belohnung. Ann erstellte außerdem ein Diagramm für Adam, das sie an die Wand hängte, so daß er seine Fortschritte im Bereich der Selbsthilfetätigkeiten sehen konnte. Aufgrund dieser Modifikationen entwickelte Adam eine sehr viel positivere Einstellung gegenüber der Therapie.

Als Adam die speziellen „Selbsthilfefähigkeiten" beherrschte und sich seine Haltung langsam verbesserte, beendete Ann die direkte Behandlung. Gemeinsam mit Frau R. entwickelte sie Strategien zur Verbesserung von Adams Handschrift. Sie schlug außerdem vor, daß er für die schriftlichen Aufgaben den Umgang mit einem Computer lernen sollte. Ann half dem Sportlehrer der Sportfördergruppe, Aktivitäten in Adams Programm einzubeziehen, bei denen er seine Bewegungen organisieren und sequenzieren mußte. Auch wenn sie Adam nicht mehr direkt behandelte, blieb Ann doch ein wichtiges Mitglied des Teams. Sie trug zur Entwicklung der allgemeinen und konkreten pädagogischen Ziele bei und war Eltern und Lehrern behilflich, Strategien zu entwickeln, die es Adam ermöglichten, von seinem Förderprogramm voll zu profitieren.

13.4.5
Andy, ein autistisches Kind

Sensorische Integrationstherapie
in Kombination mit sensorischer Stimulation und Verhaltenstheorie

Während man früher davon ausging, daß Autismus eine psychische Störung ist (z. B. Bettelheim 1959), herrscht heute allgemein die Ansicht, daß Autismus in Zusammenhang mit neurologischen Schäden auftritt (Bower 1986). Sowohl im Kleinhirn als auch in den limbischen Hirnregionen wurden Entwicklungsanomalien der Zellstrukturen gefunden (Bauman u. Kemper 1985).

Manche autistische Kinder und Erwachsene zeigen außergewöhnliche Reaktionen auf sensorische Reize (Allen 1988; Bauman u. Kemper 1985). Ayres u. Tickle (1980) stellten fest, daß manche autistische Kinder zu stark, andere hingegen zu schwach auf sensorische Stimuli reagieren oder sie scheinbar gar nicht registrieren. Temple Grandin (Grandin u. Scariano 1986), eine Frau mit Autismus, berichtete von sich, daß sie auf viele Arten des sensorischen Inputs – insbesondere auf Reize, die mit Geräuschen, leichten Berührungen, Bewegungen oder vestibulärer Simulation in Verbindung standen – zu stark reagierte und gleichzeitig nach festem Berührungsdruck verlangte. Geht man davon aus, daß das limbische System bei sensorischen Modulationsstörungen eine Rolle spielt, ist es nicht überraschend, daß man bei autistischen Menschen gerade auch in dieser Hirnregion Anomalien feststellte.

> **!** Auch wenn die Sensorische Integrationstherapie für die Behandlung von Personen mit Störungen der Modulation sensorischer Reize geeignet ist, muß man sich in Erinnerung rufen, daß Autismus mit *Gehirnanomalien* in Verbindung gebracht wird und keine reine Dysfunktion darstellt. Wendet man solche Behandlungsmethoden bei autistischen Kindern und Erwachsenen an, muß man sehr darauf bedacht sein, die Grenzen der Sensorischen Integrationstheorie nicht zu überschreiten.

Die Sensorische Integrationstheorie kann allerdings dazu beitragen, die häufig bei autistischen Patienten anzutreffenden affektiven Reaktionen auf sensorische Reize zu verstehen. Erfahrungen haben gezeigt, daß die Methoden der Sensorischen Integrationstherapie bei Kindern, die Überreaktionen auf sensorische Reize zeigen, am wirksamsten sind (Ayres u. Tickle 1980).

FALLBEISPIEL →

Andy

Der 3jährige Andy konnte seine Eltern ganz schön in Atem halten. Er war ständig in Bewegung, kletterte auf Möbel und Ladentische, zog Sachen aus den Regalen und rannte manchmal ziellos umher. Er schien seine Eltern nicht zu hören, wenn sie ihm sagten, er solle aufhören. Wenn jemand ihn zu bändigen versuchte, war er sehr erregt und versuchte zu treten und zu beißen. Zunächst dachten seine Eltern, daß Andy sie evtl. nicht hören könne, aber es war offensichtlich, daß er andere Geräusche wahrnahm. Er regte sich sogar sehr auf, wenn er den Staubsauger hörte, und reagierte darauf, indem er sich die Ohren zuhielt und schrie. Das Geräusch eines Rasenmähers löste ähnliche Reaktionen aus. Daher fuhr häufig ein Elternteil eine Runde mit dem Auto mit ihm, während der andere den Rasen mähte.

Andy sah sehr gerne fern und konnte zahlreiche Werbespots nachahmen. Die Texte zitierte er sogar wortwörtlich. Im Gegensatz dazu war er allerdings nicht in der Lage, sich spontan verbal zu äußern. Andy fragte nie nach Snacks oder Spielsachen. Wollte er etwas nicht, schrie er einfach nur, anstatt „Nein" zu sagen. Er interagierte fast überhaupt nicht mit seinen Eltern.

Eine weitere von Andys Lieblingsbeschäftigungen waren Ausflüge auf den Spielplatz. Er konnte stundenlang schaukeln, und am liebsten fuhr er Karussell. Seine Eltern registrierten seine Vorliebe für Drehungen und kauften ihm einen „Drehsitz", ein Gerät, auf dem er sich im Sitzen im Kreis drehen konnte. Mit dieser Aktivität konnte man ihn lange beschäftigen und ihn zumindest eine Weile davon abhalten, etwas anzustellen.

Im allgemeinen interessierte sich Andy nicht für Spielzeug. Allerdings besaß er eine ganze Reihe Matchboxautos, die seine Großeltern für ihn gekauft hatten. Er hatte sie in einem Regalfach aufgebaut und nahm sie von Zeit zu Zeit heraus, um sie auf dem Boden in einer Reihe aufzustellen. Er stellte sie immer in einer bestimmten Reihenfolge auf und stellte sie anschließend in der gleichen Reihenfolge zurück ins Regal. Als er eines Tages in sein Zimmer kam, hatte seine Mutter die Autos aus dem Regal genommen, um abzustauben. Andy begann sofort zu schreien und zu treten und war offensichtlich außer sich darüber, daß seine Mutter die Autos von ihrem Platz bewegt hatte. Von da an staubte die Mutter das „Autoregal" nur noch ab, wenn Andy anderweitig beschäftigt war.

Die Mahlzeiten waren für Andy und seine Eltern immer besonders schwierig. Als Kleinkind hatte er nie Schwierigkeiten mit dem Essen gehabt. Als seine Eltern die Nahrung von flüssig auf fest umstellten, hatte er sich jedoch geweigert, feste Nahrung zu sich zu nehmen. Er war immer noch sehr empfindlich, was das Essen betraf. Er mochte nichts, was zu heiß oder zu kalt war, und akzeptierte nur weiche Kost.

Auch das An- und Ausziehen war jedesmal sehr schwierig. Andy wollte nicht angefaßt oder berührt werden und versuchte jedesmal, sich von den Eltern loszureißen, wenn sie ihn anziehen wollten. Kleidungsstücke mußten erst mehrere Male gewaschen werden, bevor er sie tragen konnte.

Als seine Eltern nicht mehr weiter wußten, baten sie ihren Kinderarzt um Rat. Der wiederum überwies Andy an einen Kinderneurologen und wandte sich auch an Andys Schule, um ihn untersuchen und ein Behandlungsprogramm für ihn zusammenstellen zu lassen.

Die Mitglieder des Untersuchungsteams empfanden es als äußerst schwierig, Andy anhand standardisierter Tests zu beurteilen. Sie verließen sich stark auf ihre eigenen Beobachtungen sowie auf die der Eltern. Ihrer Ansicht nach bestand Andys größtes Problem darin, daß er seine Sprache nicht zur Kommunikation mit anderen nutzten konnte und nur sehr wenig mit seinen Eltern und anderen interagierte. Im Gegensatz dazu schienen seine grob- und visuomotorischen Fähigkeiten seinem Alter zu entsprechen.

Mike, der Ergotherapeut des Untersuchungsteams, stellte bei Andy viele Anzeichen für eine taktile Defensivität fest. Dazu gehörten Abwehrreaktionen auf Berührungen sowie eine Vorliebe für bestimmte Nahrungsmittel und Kleidungsstücke. Seine Überreaktionen auf Geräusche und sein Verlangen nach Bewegung wiesen darauf hin, daß Andy außerdem Schwierigkeiten mit der Modulation sensorischer Reize hatte.

Nachdem sich der Kinderneurologe alle Ergebnisse angesehen und Andy auch selbst untersucht hatte, stellte er die Diagnose „Autismus". Andy nahm an einem speziellen Förderunterricht teil, in dessen Rahmen auch eine ergotherapeutische Behandlung durchgeführt wurde. Mike, dem für diese Klasse zuständigen Ergotherapeuten, ging es vornehmlich um die Auswirkungen der taktilen Defensivität auf Andys Familie und Andy selbst. In Zusammenarbeit mit Andys Eltern und Lehrern formulierte Mike ein *allgemeines Ziel:* Andy sollte Berührungen besser ertragen lernen und die Bereitschaft entwickeln, eine größere Bandbreite an Nahrungsmitteln zu sich zu nehmen. Auch wenn Mike sein Wissen über die Sensorische Integrationstheorie nutzte, um Erklärungen für Andys Schwierigkeiten zu finden, war ihm klar, daß eine Verbesserung der sensorischen Integration nicht die einzige Antwort auf Andys Schwierigkeiten war. Da die Probleme gravierend waren und Andy kaum mit anderen interagierte, sah Mike auch die Notwendigkeit, Prinzipien der Verhaltenstheorie in seine Behandlung sowie in die Beratung der Eltern und Lehrer einzubeziehen. Langfristig sollte Andys Behandlungsplan auf die Prinzipien der Sensorischen Integrationstheorie ausgerichtet sein, doch zunächst verlangte Andys Verhalten nach einer direkten Behandlung, in der sensorische Stimulation und von der Verhaltenstheorie abgeleitete Techniken miteinander kombiniert wurden.

Mike wußte, daß Aktivitäten, bei denen fester Berührungsdruck zugeführt wird, zu einer Abschwächung der taktilen Defensivität führen sollen und daß langsame Bewegungen und neutrale Wärme (weder heiß noch kalt) ebenfalls hilfreich sein können. Andy jedoch vermied Aktivitäten dieser Art und zog schnelle Bewegungen vor. Daher entwickelte Mike Übungen, bei denen schnelle Bewegungen mit festem Berührungsdruck und neutraler Wärme verbunden waren. Die Bewegungen wurden als Belohnung eingesetzt, wenn Andy andere Reize tolerierte.

Andy schaukelte z. B. sehr gern. Mike hängte im Behandlungsraum an einem Haken eine Babyschaukel mit Arm- und Rückenlehne auf. Die Schaukel wurde so angebracht, daß Andys Füße den Boden nicht berührten. Auf diese Weise war Andy darauf angewiesen, daß ihn Mike zum Schwingen brachte. Mike saß Andy gegenüber und stieß ihn an den Beinen an.

Nur ganz allmählich und erst nach mehreren Wochen ließ es Andy zu, daß Mike seine Beine festhielt und einige Sekunden lang festen Berührungsdruck auf sie ausübte, bevor er die Schaukel erneut anstieß. Mike legte auch eine Decke in die Schaukel, in die er Andy vor dem Schaukeln einwickelte, und kombinierte so die Bewegung mit neutraler Wärme und festem Berührungsdruck. Auf ähnliche Weise änderte Mike verschiedene Bewegungsaktivitäten ab, um sie mit taktilen Reizen zu kombinieren.

Zusätzlich zu Andys direkter Behandlung traf sich Mike regelmäßig mit Andys Lehrern und Eltern. Das Klassenzimmer, das für Andy ausgewählt worden war, war klein und nicht überladen. Außer ihm waren nur noch drei Schüler in der Gruppe. Andys Lehrer achteten darauf, ihn nicht zufällig zu berühren, und paßten auf, daß ihn auch kein anderes Kind berührte. Sie stellten fest, daß Andy besonders gern auf einem großen, mit Bohnen gefüllten Sitzsack saß. Dann hatten sie die Möglichkeit, schwere Kissen über ihm zu stapeln, und übten auf diese Weise mehrmals am Tag festen Berührungsdruck auf ihn aus. Nach mehreren Monaten reagierte Andy immer weniger empfindlich auf diesen Druck, und seine Lehrer waren der Ansicht, daß er ruhiger wurde, wenn er eine Zeitlang auf dem Sitzsack gesessen hatte.

Auf Mikes Vorschlag hin entschieden Andys Eltern, Andy die meiste Zeit in Jogginganzügen aus Baumwolle zu kleiden. Andy schien der weiche Stoff dieser Kleidung zu gefallen, und die Eltern konnten ihn leicht an- und ausziehen. Sie kauften außerdem einen mit Bohnen gefüllten Sitzsack für sein Zimmer und ließen ihn beim An- und Ausziehen darauf sitzen. Als sie schließlich einen festen Ort und eine feste Zeit für das An- und Ausziehen festgelegt hatten, stellten sie fest, daß er diese Prozedur ein wenig leichter ertragen konnte.

Mike begann mit Andys Eßprogramm, indem er durch Gespräche mit den Eltern in Erfahrung brachte, was Andy gern aß. Er mochte Kartoffelbrei, pürriertes Gemüse und leichte Suppen (z. B. Tomatensuppe). Am liebsten aß er jedoch pürrierte Früchte, weich und süß. Während der folgenden Monate arbeiteten Mike und Andys Lehrer daran, ihn an festere Nahrungsmittel zu gewöhnen. Hatte er etwas von festerer Konsistenz gegessen, belohnten sie ihn mit einem Löffel Fruchtpürree. Sie begannen damit, Fruchtstücke unter das Fruchtpürree zu mischen, und erhöhten nach und nach den Anteil.

Nach sechs Monaten war der Umgang mit Andy zu Hause ein wenig einfacher geworden, obwohl er immer noch recht aktiv war und Veränderungen schlecht ertragen konnte. Er aß mehr unterschiedliche Nahrungsmittel, und die Mahlzeiten verliefen nicht mehr ganz so anstrengend.

In der Schule war Andy in der Lage, dem Unterrichtsgeschehen zu folgen. Auch wenn er sich immer noch nur für kurze Zeit anfassen ließ, waren die Lehrer der Ansicht, sie könnten jetzt mit dem „Toilettentraining" beginnen.

Ein wichtiger Therapieerfolg bestand darin, daß sowohl Andys Eltern als auch seine Lehrer sein Verhalten nun viel besser verstanden. Auf der Basis dieses Verständnisses, das sie z. T. Mikes einfachen Erklärungen zur Sensorischen Integrationstheorie verdankten, waren Andys Eltern und Lehrer nun in der Lage, neue und effektivere Strategien zu entwickeln, um mit Andy zu interagieren und ihm etwas beizubringen.

13.5
Schlußfolgerung

In diesem Kapitel wurden einige der Möglichkeiten aufgezeigt, wie die Sensorische Integrationstheorie mit anderen in der Ergotherapie verwendeten Theorien und Ansätzen kombiniert werden kann, um unterschiedlichen Patientenbedürfnissen gerecht zu werden.

> **Praxis**
>
> Unsere Beurteilungsverfahren und Behandlungsmethoden basieren *immer* auf den *Handlungsbedürfnissen* des Patienten – und nicht auf einem theoretischen Ansatz.

Eine gute Therapie erfordert Wissen, Flexibilität und Kreativität. Darüber hinaus hängt der Erfolg einer Behandlung auch davon ab, inwieweit Therapeut, Patient, Eltern und andere Betreuer effektiv zusammenarbeiten.

Literatur

Allen, D. A. (1988). Autistic spectrum disorders: Clinical presentation in preschool children. Journal of Child Neurology, 3 (Suppl.), S48–S56

Als, H. (1986). A synactive model of neonatal behavioral organization: Framework for the assessment of neurobehavioral development in the premature infant and for support of infants and parents in the neonatal intensive care environment. Physical and Occupational Therapy in Pediatrics, 6 (3/4), 3–53

Als, H., Duffy, F. H., McAnulty, G. B. (1993). Neurobehavioral competence in healthy preterm and fullterm infants: Newborn period to 9 months. Developmental Psychology

Ayres, A. J. (1972). Sensory integration and learning disorders. Los Angeles: Western Psychological Services

Ayres, A. J. (1989). Sensory Integration and Praxis Tests. Los Angeles: Western Psychological Services

Ayres, A. J., Tickle, L. S. (1980). Hyper-responsivity to touch and vestibular stimuli as a predictor of positive response to sensory integration procedures by autistic children. American Journal of Occupational Therapy, 34, 375–381

Ball, T. S. (1971). Itard, Seguin and Kephart: Sensory education – A learning interpretation. Columbus, OH: Merrill

Bauchner, H., Brown, E., & Peskin, J. (1988). Premature graduates of the newborn intensive care unit: A guide to followup. Pediatric Clinics of North America, 35, 1207–1226

Bauman, M., Kemper, T. L. (1985). Histoanatomic observations of the brain in early infantile autism. Neurology, 35, 866–874

Bayley, N. (1969). Bayley Scales of Infant Development. New York: Psychological Corporation

Bettelheim, B. (1959). Feral children and autistic children. American Journal of Sociology, 64, 455–467

Bissell, J., Fisher, J., Owens, C., Polcyn, P. (1988). Sensory motor handbook: A guide for implementing and modifying activities in the classroom. Torrance, CA: Sensory Integration International

Bleck, E. E. (1982). Cerebral palsy. In E. E. Bleck, D. A. Nagel (Eds.), Physically handicapped children: A medical atlas for teachers, (2nd ed., pp. 59-132). Orlando, FL: Grune Stratton

Bly, L. (1983). The components of normal movement during the first year of life and abnormal movement. Oak Park, IL: Neuro-Developmental Treatment Association

Bobath, B. (1970). Adult hemiplegia: Evaluation and treatment. London: William Heinemann Medical Books

Bobath, B. (1985). Abnormal postural reflex activity caused by brain lesions (3rd ed.). Rockville, MD: Aspen Systems

Bobath, K., Bobath, B. (1972). Cerebral palsy. In P. H. Pearson (Ed.), Physical therapy services in the developmental disabilities (pp. 31-186). Springfield, IL: Charles C. Thomas

Boehme, R. (1988). Improving upper body control: An approach to assessment and treatment of tonal dysfunction. Tucson, AZ: Therapy Skill Builders

Bower, B. (1986). Inside the autistic brain. Science News, 130, 154-155

Bruininks, R. H. (1978). Bruininks-Oseretsky Test of Motor Proficiency examiners manual. Circle Pines, MN: American Guidance Services

Bushnell, E. W., Weinberger, N. (1987). Infants detection of visual-tactual discrepancies: Asymmetries that indicate a directive role of visual information. Journal of Experimental Psychology: Human Perception and Performance, 13, 601-608

Clark, F., Mailloux. Z., Parham, D. (1989). Sensory integration and children with learning disabilities. In P. N. Pratt A. S. Allen (Eds.), Occupational therapy for children (2nd ed., pp. 457-507). St. Louis: C. V. Mosby

Cratti, B. J. (1981). Sensory-motor theories and practices: An overview and evaluation. In R. D. Walk H. L. Pick (Eds.), Intersensory perception and sensory integration (pp. 345-374). New York: Plenum Press

De Gangi, G. (1990, March). Perspectives on the integration of neurodevelopmental treatment and sensory integrative therapy: Part 2. NDTA Newsletter, 1 6

Drillien, C. M. (1972). Abnormal neurologic signs in the first year of life in low-birth-weight infants: Possible prognostic significance. Developmental Medicine and Child Neurology, 14, 575-584

Finnie, N. R. (1974). Handling the young cerebral palsied child at home (2nd ed.). New York: Dutton

Fisher, A. G., Bundy, A. C. (1989). Vestibular stimulation in the treatment of postural and related disorders. In O. D. Payton, R. P. DiFabio, S. V. Paris, E. J. Protas, A. F. VanSant (Eds.), Manual of physical therapy techniques (pp. 239-258). New York: Churchill Livingstone

Frostig, M. (1964). Frostig program for development of visual perception. Chicago: Follet

Fuller, P. W., Guthrie, R. D., Alvord, E. C. (1983). A proposed neuropathological basis for learning disabilities in children born prematurely. Developmental Medicine and Child Neurology, 25, 214-231

Garcia-Coll, C. T., Sepkoski, C., Lester, B. M. (1981). Cultural and biomedical correlates of neonatal behavior. Developmental Psychobiology, 14, 147-154

Gibson, E. J. (1988). Exploratory behavior in the development of perceiving, acting and the acquiring of knowledge. Annual Review of Psychology, 3,11, 1-41

Gibson, E. J., Walker, A. S. (1984). Development of knowledge of visual-tactual affordances of substance. Child Development, 55, 453-460

Gibson, J. J. (1979). The ecological approach to visual perception. Boston: Houghton Mifflin

Gorski, P. A., Lewkowicz, D. J., Huntington, L. (1987). Advances in neonatal and infant behavioral assessment: Toward a comprehensive evaluation of early patterns of development. Developmental and Behavioral Pediatrics, 8, 39-50

Grandin, T., Scariano, M. M. (1986). Emergence: Labeled autistic. Novato, CA: Arena

Hanson, M. J. (1984). Atypical infant development. Baltimore: University Park

Harris, P. L. (1983). Infant cognition. In M. M. Haith J. J. Campos (Eds.), Handbook of child psychology: Vol 11. Infancy and developmental psychobiology (pp. 689-782). New York: John Wiley Sons

Hebb, D. O. (1949). The organization of behavior: A neuropsychological theory. New York: John Wiley Sons

Howison, M. V. (1988). Cerebral Palsy. In H. L. Hopkins H. D. Smith (Eds.), Willard and Spackman occupational therapy, (7th ed., pp. 675-706). Philadelphia: J. B. Lippincott

Hyde, A. S., Trautman, S. E. (1989, December). Drug-exposed infants and sensory integration: Is there a connection? Sensory Integration Special Interest Section Newsletter, 12 (1-2), 6

Jacobson, J. L. (1984). Prenatal exposure to environmental toxin: A test of multiple effects model. Developmental Psychology, 20, 523-532

Kephart, N. C. (1960). The slow learner in the classroom. Columbus, OH: Merrill Publishing

Kopp, C. B., Kaler, S. R. (1989). Risk in infancy: Origins and implications. American Psychologist, 44, 224-230

Krumboltz, J. D., Krumboltz, H. B. (1972). Changing childrens behavior. Englewood Cliffs, NJ: Prentice Hall

Landers, S. (June, 1989). Skinner joins aversives debate. Monitor, 22-23

Laszlo, J. L., Bairstow, P. J. (1985). Perceptual-motor behavior: Developmental assessment and therapy. New York: Praeger

Lester, B. M. (1989, December). Relationship between vagal tone and behavioral competence in preterm and full-term infants. Paper presented at the meeting of the Society of Behavioral Pediatrics, Cambridge, MA

Levine, M. D. (1987). Developmental variation and learning disorders. Cambridge, MA: Educators Publishing Service

Lockman, J. J., Hazen, N. L. (1989). Action in social context: Perspectives on early development. New York: Plenum

Merriam-Webster (1989). Websters ninth new collegiate dictionary. New York: Author

Milani-Comparetti, A. (July, 1982). Sensory systems influence on movement and tone. Presentation at the 10th Annual Sensorimotor Integration Symposium, San Diego, CA

Montessori, M. (1912). The Montessori method New York: Schocken

Mussen, P. H. (1983). Handbook of child psychology: Vols. 1-4. New York: John Wiley and Sons

Nelson, K. B., Ellenberg, J. H. (1982). Children who "outgrew" cerebral palsy. Pediatrics, 69, 529-536

Piaget, J. (1952). The origins of intelligence in children. New York: W. W. Norton

Piaget, J. (1969). The mechanisms of perception. New York: Basic Books

Pick, H. L. (1989). Motor development: The control of action [Special section]. Developmental Psychology, 25, 867-953

Piper, M. C. (1989). Impact of gestational age on preterm motor development at 4 months chronological and adjusted ages. Child Care, Health and Development, 15, 105-115

Plomin, R., DeFries, J. C., Fulder, D. W. (1988). Nature and nurture during infancy and early childhood New York: Cambridge University

Reed, E. S. (1982). An outline of a theory of action systems. Journal of Motor Behavior, 14, 98-134

Robinson, R, (1973). The frequency of other handicaps in children with cerebral palsy. Developmental Medicine and Child Neurology, 15, 305
Rose, S. A. (1983). Differential rates of visual information processing in full-term and preterm infants. Child Development, 54, 1189–1198
Rose, S. A. (1988). Information processing in seven-month-old infants as a function of risk status. Child Development, 59, 589–603
Ruff, H. (1986a). Components of attention during infants manipulative exploration. Child Development, 57, 105–114
Ruff, H. A. (1986b). Attention and organization of behavior in high-risk infants. Developmental and Behavioral Pediatrics, 7, 298–301
Ruff, H. A., McCarton, C., Kurtzberg, D., Vaughan, H. G. (1984). Preterm infants manipulative exploration of objects. Child Development, 55, 1166–1173
Sameroff, A., Chandler, M. (1975). Reproductive risk and the continuum of caretaker casualty. In F. Horowitz (Ed.), Review of child development research: Vol. 4. Chicago: University of Chicago
Senhal, J. P., Palmeri, A. (1989). High risk infants. In P. N. Pratt A. S. Allen, Occupational therapy for children (2nd ed., pp. 361–382). St. Louis: C. V. Mosby
Short-DeGraff, M. A. (1988). Human development for occupational and physical therapists. Baltimore: Williams Wilkins
Skinner, B. F. (1968). The technology of teaching. New York: Meredith
Sweeney, J. K. (Ed.) (1986). The high-risk neonate: Developmental therapy perspectives [Special issue]. Physical and Occupational Therapy in Pediatrics, 6 (3/4)
von Hofsten, C. (1989). Transition mechanisms in sensorimotor development. In A. DeRibaupierre (Ed.), Transitional mechanisms in child development: The longitudinal perspective. Cambridge: Cambridge University Press
Vygotsky, L. S. (1978). Mind in society. Cambridge, MA: Harvard University Press
Williamson, G. G. (1988, September). Motor control as a resource for adaptive coping. Zero to Three, 9 (l), 1–7
Young, S. B., Keplinger, L. (1988). Movement is fun: A preschool movement program. Torrance, CA: Sensory integration International

Sachverzeichnis

A

Ablenkbarkeit 14, 403
Absicht-Handlung-Feedback-Windung 63
Abstände, falsche (*siehe auch* Handschrift) 268
Abwehrreaktionen 14, 21
- in bezug auf Bewegungen 21, 118
„action systems theory" 264, 265
adaptiv 23, 32
- Reaktionen, adaptive 28, 32
- Verhalten, adaptives 23, 32
Afferenzen
- Capulaafferenzen 132
- vestibuläre, Zeitkonstanten 132
Aktivität
- Abbruch und Abänderung von Aktivitäten 419
- Auswahl 540
- bedeutsame 23
- erhöhte 14, 200, 201
- gesteigertes Aktivitätsniveau 460
- Hyperaktivität 402
- Niveau 591
- sensomotorische 49
Alkalkulie 300
Alter des Patienten 238, 491
- Apraxie im Erwachsenenalter 238
Anamnese (sensorische Entwicklungsgeschichte) 208
Angst 65, 202, 529
Annahmen 17
Anomalien, orthopädische 585
Anpassung, posturale 152
Ansatz
- eklektischer 50
- integrativer 49
Anstrengungen 454

anterolaterales System (Vorderseitenstrangsystem) 186
Antischwerkraft-Beugehaltungen 463
Antizipationen (Vorstellungen) 142
- Bewegungen, antizipatorische 21
- Bewegungssequenzen, antizipatorische 120
- Komponenten, antizipatorische, projizierte Handlungssequenz 251
Antrieb, innerer 23, 417
- inneren Antrieb des Patienten wecken (*siehe auch* Motivation) 417
Anweisung, Lob, Feedback und Anweisungen 425
Aphasie
- *Broca-* 298
- *Wernicke-* 298
Apraxie 224, 238–241, 301
- im Erwachsenenalter 238
- neuroanatomische Grundlagen 238–241
ARAS (aufsteigendes retikuläres aktivierendes System) 193
Areale 144, 145
- Areal 3a 144
- Areal 5 des Parietallappens 144
- prämotorisch, lateral bogenförmig 145
- präzental motorische Areale 144
- supplementär-motorisches 144, 145
Assoziationsfasern 295
Asymmetrien, Hemisphären 289, 291, 298, 319
- morphologische 289
- motorische 319
- Tests zur perzeptiven Asymmetrie 291, 298
Atrophie, periphere 242

auditiv
- OTA-Triade (olfaktorisch / taktil / auditives System) 196
- Sinnessystem / -eindrücke, auditiv 11, 14, 17

Aufmerksamkeit 34
Aufnahe, intakte 31
Augenbewegungen
- Höchstgeschwindigkeit der langsamen Phase 131
- kompensatorische 471
- Störungen, sakkadische (Sakkaden) 130, 471
- visuell-kontrollierte 471

Ausdauer, motorische 302
Auszeit („time-out") 577
Autismus 597
autistische Kinder 597
autonomes Nervensystem 149, 573
- Reaktionen 573
„Autoscooter"-Spiel 484
Ayres, A.J. V, 333

B

„backward chaining"(Rückwärtsverkettung) 578
Bahnen, vestibulo-spinale 128
- laterale 128
- mediale 128
Bahnung, motorische 567
Basalganglien 241
Bausteine kindlicher Entwicklung IX
BEAM (Brain Electrical Activity Mapping) 294
Bedeutsamkeit / bedeutsam(e) X, 23, 30, 31
- Aktivität, bedeutsame 23
- Tätigkeiten, bedeutsame X
Bedeutung 31
Begriffsbildung 52
Behandlung / Therapie / Behandlungsansätze 272, 329 ff., 557
- Ball / Therapieball 438
- Bypass-Strategien 272
- direkte 501, 536
- Entmystifizierung 272
- Ideenfindung 537
- indirekte 536

- integrierter Behandlungsansatz 264, 557
- Kunst der Therapie 48, 77
- Neueinschätzung 272
- neurophysiologische Entwicklung 561
- perzeptomotorische 37, 561, 568
- sensomotorische 561
- Sicherheit der Therapiegeräte 494
- Strategien zur direkten Behandlung 272, 501
- Transfer von Therapieinhalten 264
- Ziele (*siehe dort*) 525, 526
Behandlungsform, Beratung 536
Behandlungsplan 525
Behandlungsprozeß, Planung und Durchführung 525–556
Behandlungsraum 493–495, 542
- Gestaltung 542
- Größe 493, 494
Belohnung 575
Bender Gestalt Test 258
Beobachtungen, klinische 17, 259
Beratung, sensorische Integrationstheorie 501–523
- Definition 502
- Phasen der Beratung 502, 510, 511
- - Phase I: Die Erwartungen formulieren 512
- - Phase II: Eine Partnerschaft aufbauen 512–519
- - Phase III: Strategien entwickeln 519, 520
- - Phase IV: Den Plan umsetzen und beurteilen 521
- *Übersicht* 511
Beratungspartnerschaft 502, 513
Berührung 204
- aktive 204
- fester Berührungsdruck 456, 600, 601
- passive 204
Bestrafung 577
Betätigungsverhalten / Betätigungsdrang, menschlicher VII, 30, 49, 561
- Modell VII, 49
Beteiligung, aktive 47
Beugung
- Antischwerkraft-Beugehaltungen 463
- laterale 466
- in Rückenlage 22

- Widerstand gegen Beugebewegungen 463
Beurteilung
- des Plans, Umsetzung 510
- von Vorschulkindern 258
Beurteilungsverfahren (Evulation) 18, 22
Bewegungen 20, 21, 455, 460, 467, 472–482, 571
- abwechselnd bilaterale 474
- antizipatorische 21
- asymmetrische 467
- Drehbewegungen 455
- Facilitation 563
- feedbackabhängige 472
- Gliedmaßenteilbewegungen, Kontrolle der Abfolge 481
- Navigationsbewegungen 481
- postural-okuläre 20, 460
- - Behandlung postural-olulärer Bewegungsstörungen 460
- - Bewegungsstörungen 118, 152
- projizierte 21
- qualitative Aspekte 261
- räumliche Genauigkeit 481
- sequenzierte / Bewegungssequenzen 120, 317, 474
- - antizipatorische 120
- - projizierte 120
- symmetrische 467
- Überempfindlichkeit oder Abwehrreaktionen in bezug auf Bewegungen 118
- Widerstand gegen aktive Bewegungen 454
Bewegungshemmung 477
Bewußtsein 44
- Körperbewußtsein 20
Bildungsniveau der Eltern 590
Blickfeld, Vorteil des Linken („left visual-field advantage„) 297
Bogengänge 125, 127
Brain Electrical Activity Mapping (BEAM) 294
Broca-Aphasie 298
Bürste, chirurgische 442
Bürstprogramm 584
Bürsttechnik 584
Bypass-Strategien 272

C

Capulaafferenzen 132
Cerebral Blood Flow, Regional (rCBF) 294
„chaining"(Verkettung) 578
Cingulum 241
Cluster
- Analyse 14
- aussagefähiger 254, 255
- bedeutsame 151
- von Testwerten, aussagekräftige 384
Computertomographie (CT) 289
Corpus callosum 295
Cristae ampullaris 125
Cupula 125

D

DCML-(Dorsal Column Medial Lemniscal)-System) 186, 250
Defensivität 14, 18, 435
- sensorische 18, 175 ff.
- taktile 14, 176, 177, 182, 191, 192, 211, 212, 435
- - Behandlung 435
DeGangi 215
Denkansätze, gültige X
Desorgansiation, sensorische 456
Desorientierung, sensorische 147
Diät, sensorische 214
dichotischer Hörtest 292
Dichotomie, Links-rechts-, Konzeptgrenzen 304
Diplegie 586
Diskrimination
- Störungen 453
- - sensorische, Behandlung 451–460
- - vestibulär-propriozeptive 456
- taktile 20, 176, 184, 185, 227
- - eingeschränkte 184, 227
- vestibulär-propriozeptive Informationen 453
Doppelschaukel 465, 468
Dormanz, sensorische 197
Drehung / Drehbewegungen 455, 466
- laterale 466
Durchführung 525–556
dynamische Prozesse 51

Dysfunktionen 3, 28, 118
- allgemein sensorisch-integrative 18, 355, 373
- Erscheinungsbilder 3
- taktile 206
- - Evaluationsverfahren 206
- - „Test of Sensory Dysfunctions in Infants" 215
- Unterscheidung zwischen normal entwickelten Kindern und Kindern mit Dysfunktionen 340
- vestibulär-propriozeptive 118
Dyspraxie 13, 224–231, 253, 254
- Definition 226
- Endprodukte oder Folgeerscheinungen 231
- Entwicklungsdyspraxie 224, 226, 227
- konzeptuelle Faktoren 253, 254
- Somatodyspraxie (siehe dort) 223 ff., 254, 255
- auf verbale Anweisung 352, 370

E

EEG (Elektroenzephalogramm) 294
Efferenzkopien (interne Korrelate) 137
Einfühlungsvermögen 47
Einwirkung, „input" 31
eklektisch 557
eklektischer Ansatz 50
EKP (ereigniskorreliertes Potential) 294
Elektronystagmographen 132
Eltern, Bildungsniveau 590
Emotionen / emotionale Prozesse 49, 302, 303
- negative 303
- positive 303
Endolymphe 125
Entdeckungen, innovative, Akzeptanz V
Entladungen, korrolare 137
Entmystifizierung 272
Entwicklung
- kindliche, Bausteine IX
- Störungen der motorischen Planung 224
- - *Frostigs* Test 258
- Unterscheidung zwischen normal entwickelten Kindern und Kindern mit Dysfunktionen 340

- Weiterentwicklung, sensorische Integrationstheorie X
- Zone der bevorstehenden Entwicklung 562
Entwicklungsdyspraxie 224, 226, 227
- Ätiologie 241, 242
- Definition 226
Entwicklungsgeschichte 589
- perinatale 589
- pränatale 589
- sensorische (Anamnese) 208
Entwicklungsstufen 563
Entwicklungstherapie auf neurophysiologischer Basis (NDT) 570
ereigniskorreliertes Potential (EKP) 294
Ereignisse (*siehe* Prozesse)
Erfahrung
- Ebenen bewußter Erfahrung 58
- von Handlungskompetenz 30
- phänomenologische 44
Erfolgserlebnisse 48
Erforschen von Gegenständen 84
Ergebnisfeedback 27, 142
Ergotherapie
- elementare Lehrsätze der Ergotherapie X
- Interaktion zwischen Ergotherapeut und Patient 425–430
- neue wissenschaftliche Disziplin VI, VII
- Spiel, Arbeitsdefinition für Ergotherapeuten 97
Erregung
- optimale 69
- Übererregung 63
Erregungsmuster 52, 55
- komplexe 52
- neuronale 55
Erregungsniveau 529
Erregungszustand, besserer 70
Erscheinungsbilder von Dysfunktionen 3
Erwartungen, Formulierung der 510
Erzeugungsfeedback 27, 142
Evaluation und Behandlung 329 ff.
Exploration, haptische 259
Extinktion 576

F

Fähigkeiten, visuomotorische 22
Faktoren, limitierte 526
faktorenanalytische Studien 10
Fallbeispiele
- *Adam* 593–597
- *Allison* 43–45, 59–62
- *Andy* 597–601
- *Beth* 446
- *Bill* 470
- *Billy* 428, 429
- *Blair* 565
- *Charlie* 505–510, 517–520
- *Chris* 121–124, 147, 149, 150, 153
- *Daniel* 564
- *David* 585–589
- *Don* 420
- *Eric* 560
- *Jamal* 564
- *Jenna* 569, 570
- *Jerry* 421, 422, 488
- *Jimmy* 283, 284, 300, 313
- *Joe* 45, 55, 62, 67–72, 235, 236
- *John* 270, 271, 567, 568, 572
- *Julia* 582–585
- *Katrina* 83, 84
- *Keisha* 228–231, 233, 235, 237, 238, 248, 249, 251, 261–263, 265
- *Kelly* 515, 516
- *Kerry* 426
- *Lydia* 178, 179, 181, 190, 196, 198, 214, 216
- *Marianne* 458, 459
- *Mario* 7, 8, 224
- *Max* 87, 88, 90, 108, 558
- *Melanie* 412–414, 482–484
- *Michael* 575–577
- *Molly* 571, 572
- *Nathan* 457, 458
- *Paul* 491, 492
- *Penny* 449
- *Peter* 490
- *Ralph* 252
- *Ramon* 589–593
- *Rebecca* 503–505
- *Rick* 180, 181, 188, 190, 196, 197, 199
- *Ricky* 75, 76, 81, 82, 85, 90, 96
- *Robbie* 585–589
- *Ross* 284, 303, 315, 316, 321
- *Sally* 305
- *Sandra* 573
- *Scott* 252, 430
- *Steven* 385–406, 527–555
- *Susi* 581
- *Timmy* 578
- *Todd* 119–121, 124, 142, 143, 145, 150, 168, 169

familiäre Unterstützung 590
Fasern (*siehe auch* Nervenfasern) 138
- leicht markhaltige (C) 186
- stark markhaltige (A-β) 186
Faß, aufblasbares 462, 468
Feedback 27, 63, 138, 142
- Absicht-Handlung-Feedback-Windung 63
- Ergebnisfeedback 27, 142
- Erzeugungsfeedback 27, 142
- internes (Feedforward) 142
- Kontrolle 143
- Lob, Feedback und Anweisungen 425
- propriozeptives 138
Feedforward (internes Feedback) 142, 143
- Kontrolle 143, 271
feinmotorische
- Bewegungen, Planung 267
- Funktionen 267
- Sequenzierung 313
Figur-Grund-Wahrnehmung 12, 22, 318
Finger-Identifikation 7
Fixierung, posturale 587
Flachbrett-Ausstrecken 156
Flexibilität 602
Form- und Raumwahrnehmung (*siehe auch* Wahrnehmung) 14, 20, 22, 165, 335, 336
- Tests zur Form- und Raumwahrnehmung und visuomotorische Koordination 335, 336
Forschungsergebnisse VI
Frontallappen, Läsionen 285
Froschschaukel 414
Frostigs Test
- der motorischen Entwicklung 258
- der visuellen Wahrnehmung 258
Frühgeborene 589
Funktion / Funktionen
- feinmotorische 267
- perzeptomotorische 10
Funktionssysteme 239

G

„Gate Control Theory"(Kontrollschrankentheorie) 193
Gegenstand
- aktive Manipulation 187
- Erforschen von Gegenständen 84
Gegner, die Rolle des Gegners übernehmen 425
Gehen, Gleichgewicht beim 20, 165
Gehirn, Verbesserung der Organisationsfähigkeit 47
Gelenke
- proximale, Stabilität 152
- Rezeptoren 138
Genauigkeit
- motorische 22
- räumliche 481
- zeitliche 481
Generalisierbarkeit, gewisses Maß an 264
geschlechtsspezifische Leistungsunterschiede 340
Geschwindigkeits- und Richtungswechsel 455
Geschwindigkeitsspeichermechanismus 133
gesellschaftliche und kulturelle Werte 590
Gestaltung des Behandlungsraums 542
Gleichgewichtsreaktionen 128, 155, 469
- Gleichgewicht beim Stehen und Gehen 20, 165, 317
Gleitschaukel 83, 444, 470
- Plattformgleitschaukel 444, 470
Gliedmaßenteilbewegungen 481
- Kontrolle der Abfolge 481
- Koordination 481
Grau, periaquäduktales 190
Gravitation 129
Greenspan 215
Großhirnrinde, Lateralität der Funktionen 282
Gummiseil 464

H

Halten von Körperstellungen 302
Haltungshintergrund, Regulierung 152
Hamburg-Wechsler-Intelligenztest für Kinder (HAWIK-R) 309

Hampelmann 166
Handgebrauch 21, 165, 379
- bevorzugter 21, 165, 379
- kontralateraler 21
Handlung / „handling" 588
- Absicht-Handlung-Feedback-Windung 63
- Kontrolle 303
- Reflexion
- - über eine Handlung 59
- - während einer Handlung 59
- Techniken 588
- Theorie zur systemischen Betrachtung von Handlungen 264
Handlungsabfolgen 120, 313
- kontinuierliche 120
Handlungsabsichten 63
Handlungsbedürfnisse 602
Handlungsfähigkeit 69, 334, 335
- Tests zur Handlungsfähigkeit (Praxietests) 337, 338
Handlungskompetenz, Erfahrung 30
Handlungssequenzen 45, 63, 67, 118, 251, 472
- bilaterale 67, 118
- - Durchführung 118
- feedforwardabhängige projizierte 472
- motorische 45, 63
- projizierte 63, 67, 118, 251, 479
- - antizipatorische Komponenten 251
- - Durchführung 118, 479
Handpräferenz 167
Handschrift (*siehe auch* Schreiben) 267–271
- Abstände, falsche 268
- Abschreiben 271
- Leserlichkeit 268
- Linienführung, schlechte 268
- spontanes Schreiben 271
Hängesystem 493
haptische
- Exploration 259
- Manipulationsstrategien 259
- Tests 292
Haut, Mechanorezeptoren 138, 187
HAWIK-R (Hamburg-Wechsler-Intelligenztest für Kinder) 309
Hemisphäre
- Dysfunktionen 283–320
- - Behandlung 320–322

– – klinisches Bild 283–285, 312–316
– – linksheimsphärische Dysfunktonen 283, 285, 312, 313
– – rechtshemisphärische Dysfunktionen 283, 285, 313–316
– – Verfahren zur Beurteilung, im Zusammenhang mit Lernstörungen 316
– neurale Organisation 293–295
– Spezialisierung 282–327
– – Asymmetrien 289, 319
– – – morphologische 289
– – – Tests zur perzeptiven Asymmetrie 291, 298
– – Forschung 285–294
– – und Lernstörungen 308–322
– – Messung der Lateralität 288
– – morphologische Studien 288
– – physiologische Meßverfahren 288
– – Schlußfolgerungsverfahren bei 309–312
– – und sensorische Integrationstheorie 306–308
– – und Verhalten 295
– strukturelle Unterschiede 289
Herausforderung 48, 49, 90, 415, 416
– adäquate 49
– neue 90
– richtige 90, 415, 416
hierarchische Kontrolle, Theorie der 141
Hinterstrangsystem 186
Hippokampus 201
Hirnareale, prämotorische 22
Hirnschädigung 585
Hirnverletzungen, traumatische 358
Hochbahn-Rollsystem 476
Hörtest, dichotischer 292
Hüpfbrett 445
Hyperaktivität 402
Hypothalamus 202
Hypothesen, neue X
Hypotonie 591

I

Ideation 472, 489
– Entwicklung 489
„Infants, Test of Sensory Dysfunctions" 215

Informationen
– Mandelkerninformation, korrolare Empfänger 241
– Mund als erste Quelle taktiler Informationen 204
– relevante Informationen herausfiltern 403
– seitens des Patienten, der Familie und anderer Personen 207
– sensorische, zentrale Verarbeitung 451
„input", Einwirkung 31
intakte Aufnahme 31
Integration / integrieren 10, 21, 557
– Ansatz, integrativer 49
– Behandlungsansatz, integrierter 557
– Beratung, sensorische Integrationstheorie 501–523
– bilaterale 21, 118, 164, 165
– – Defizite 118
– Definition 409
– sensorische
– – Integrations- und Praxietests (SIPT) 10, 208, 317, 318, 333–381, 398
– – Integrationstheorie 306–308
– Tests zur bilateralen Integration und zum Sequenzieren 334, 338
Intelligenz, sensomotorische 566
Intelligenztests 236
Interaktionsfähigkeit 562
Interdependenz 54
– Modell 54
– synchrone 54
Interpretationsprozeß 383–407
– Definiton des Interpretierens 383

K

Kaufman-Testbatterie für Kinder (K-ABC, „*Kaufman* Assessment Battery for Children") 310
Kausalität 23, 53, 56, 57
– einfache 53
– komplexe 53
– sequentielle 56
– simultane 23, 57
– synchrone 56
– wechselseitige 23
Kinästhesie 20
Kind

- autistische Kinder 597
- Entwicklung, kindliche IX, 340
- - Bausteine IX
- - Unterscheidung, normal entwickelte Kindern und Kinder mit Dysfunktionen 340

Kippbrett-Ausstrecken 156
Kippbrett-Wippen 156
klinische Beobachtungen 17
kognitiv
- Lernvermögen, kognitives 300, 301
- Prozesse, kognitive 262
- Verarbeitung, kognitive 298–300

Kokontraktion 155
Kommissurenschnitt 286
Kommissurotomie 298
Kommunikation, nonverbale Aspekte 314
Kompatibilität 557
- Verknüpfung kompatibler Theorien 49
Konflikt, sensorischer 135
Konstruieren
- Fähigkeit zum 318
- Praxie des 22, 377
Kontinuum der sensorischen Registrierung und der Reaktionsintensität 198, 199
Kontraktion
- Kokontraktion 155
- Muskelkontraktion gegen Widerstand, aktive 139
Kontrolle 46, 99, 115
- motorische 141
- okuläre 152
- posturale 115, 152
- Selbstkontrolle 46
- Theorie der hierarchischen Kontrolle 141
Kontrollschrankentheorie („Gate Control Theory") 193
Konzeption / konzeptionelle Prozesse 46, 49
Koordination 7, 12, 67, 317, 378, 473, 474
- bilaterale motorische 7, 12, 317, 378
- koordinierter bilateraler Einsatz der Arme und Beine 476
- Methoden zur Förderung des koordinierten Einsatzes beider Körperhälften 473
- visuomotorische 22, 67

- - Tests zur Form- und Raumwahrnehmung und visuomotorische Koordination 335, 336
Kopfkontrolle 591
Körper
- internes Modell des Körpers „in Aktion" 246
- Methoden zur Förderung des koordinierten Einsatzes beider Körperhälften 473
Körperbewußtsein 20
Körperempfindungen 245
Körper-Hirn 44
Körpermittellinie 478
- Kreuzung der 21, 166
Körperschema 46, 456
- als Grundlage für die Praxie 246
- Verzerrungen 456
Körperstellungen, Halten von 302
Korrelation 374
- Entladungen, korrolare 137
- interne Korrelate (Efferenzkopien) 137
- schwächste 374
- sehr starke 374
- stärkste 374
Kraft 454, 481
- Modulation 481
krampfanfallauslösende Erkrankungen 585
Kreativität 602
Kreuzung der Körpermittellinie 21, 166
kulturelle Werte 590
Kunst der Therapie 48, 77
Kurzzeitgedächtnisschwächen 268

L

Lateralität der Funktionen, Großhirnrinde (Lateralisation) 167, 282–289
- Grad der Lateralisation der Funktionen 289
- Messung 289
Lehrbuch XI
Lehrprojekte VI
Lehrsätze der Ergotherapie, elementare X
Leistungsunterschiede, geschlechtsspezifische 340
Lemnikussystem, mediales 186

- DCML-(Dorsal Column Medial Lemniscal)-System) 186
Lernstörungen IX, 9, 282, 355
- Hemisphärenspezialisierung und Lernstörungen 308–322
- nonverbale 313
- sensorisch integrative Dysfunktionen IX
Lerntheorie 561
Lernvermögen, kognitives 300, 301
Leserlichkeit der Handschrift 268
Leseschwächen 312, 355
limbisches System 190, 200, 201
- sensorische Modulation und limbisches System 200, 201
Linienführung, schlechte 268
Links-rechts-Verwechslung 166
Lob, Feedback und Anweisungen 425
Lobektomie 302
Lokalisation traktiler Stimuli 7
Loslassen, bilateral symmetrisches 476
Luria 239

M

Magnetresonanztomographie (MRT) 289
Magnettafel 462
Mandelkern 241
Mandelkerninformation, korrolare Empfänger 241
Manipulation
- aktive Manipulation eines Gegenstandes 187
- Fähigkeiten, manipulative 259
- haptische Manipulationsstrategien 259
Massagehandschuhe 437
Maßstab für die Richtigkeit 138
Mechanorezeptoren der Haut 138, 187
mentale Prozesse / Vorgänge 48, 49, 52
Miller „Assessment for Preschoolers" 257, 258
Modell
- Interdependenzmodell 54
- des menschlichen Betätigungsverhaltens VII
- neuronales 27
Modulation
- Kraft 481
- von Schmerzempfindungen 186, 190

- sensorische 21, 177, 198, 200, 201, 435
- - und limbisches System 200, 201
- - Störungen 198, 435
- - - Behandlung sensorischer Modulationsstörungen 435
- Unfähigkeit zur Modulation 451
Morbus *Parkinson* 145
Motivation 28, 30, 33, 61, 80, 417
- inneren Antrieb des Patienten wecken 417
- intrinsische 34, 80
- Motivationszustände 62
- Selbststeuerung 30
Motoneuronen
- α- 128
- γ- 128
Motorik / motorische
- Areale 144, 145
- - prämotorisch, lateral bogenförmig 145
- - präzentral-motorisch 144
- - supplementär-motorisch 144, 145
- Asymmetrien, motorische 319
- Ausdauer, motorische 302
- Bahnung, motorische 567
- Behandlungsansätze, sensomotorische 561
- Entwicklungsstörungen der motorischen Planung 224
- Fähigkeiten, visuomotorische 22
- feinmotorische Sequenzierung 313
- *Frostigs* Test der motorischen Entwicklung 258
- Funktion, perzeptomotorische 10
- Genauigkeit, motorische 22, 378
- Handlungssequenzen, motorische 45, 63
- Kontrolle, motorische 141
- Koordination, motorische (*siehe dort*) 7, 12, 22, 317, 378
- Leistungsvermögen, motorisches 261
- Phase, sensomotorische 563
- Planung, motorische 7, 32, 118
- prämotorische Hirnareale 22
- schnelle motorische Abfolge 302
- Sequenzieren, motorisches 320
- Stimulationsansätze, motorische, sensorische 37
MRT (Magnetresonanztomographie) 289
Mund, erste Quelle taktiler Informationen 204

Muskelkontraktion gegen Widerstand, aktive 139
Muskelspindeln 138
Muster kopieren 22, 335, 337, 377

N

Nach-Nystagmus, optokinetischer (OKAN) 130, 133
Navigationsbewegungen 481
NDT (Entwicklungstherapie auf neurophysiologischer Basis) 570
Nervenfasern 138
- α- 138
- γ- 138
Nervensystem, autonomes 149, 573
- Reaktionen 573
Neueinschätzung 272, 503
neurale / neuronale
- Erregungsmuster 55
- Prozesse 51, 52
neurobiologische Prozesse 51
neuropsychologische Untersuchungsreihe für Kinder, Tübingen (TÜKI) 258, 363
Normalverteilungskurve 340
Normstichprobe 340
Nucleus ventralis posterior lateralis des Thalamus 188
Nystagmus 10, 20, 130–134, 160, 452
- Elektronystagmographen 132
- optokinetischer 134
- - Nach-Nystagmus (OKAN) 130, 133
- perrotatorischer 131
- postrotatorischer Nystagmus 20, 160, 317, 452
- - Test, postrotatorischer Nystagmustest 459
- - verkürzter postrotatorischer 452
- Southern California Postrotary Nystagmus Test (PNT) 10
- vestibulärer 130, 131
- - Dauer 131
- Zeitkonstanten für die Abnahme 132

O

Ohr, Vorteil des rechten Ohrs 297
okuläre
- Kontrolle 152

- Bewegungen, postural-okuläre (*siehe dort*) 20, 460
- Reaktionen 130
Olfaktorik / olfaktorisch
- OTA-Triade (olfaktorisch / taktil / auditives System) 196
- Sinnessystem, olfaktorisches 9, 17
optokinetischer
- Nach-Nystagmus (OKAN) 130, 133
- Nystagmus 134
Organisationsfähigkeit des Gehirns 47, 64
- Verbesserung 47
Organisationsstörungen 268
Orientierung, räumliche 453
orthopädische Anomalien 585
OTA-Triade (olfaktorisch / taktil / auditives System) 196

P

Parkinson-Erkrankung 145
Partnerschaft, Aufbau 510
Patientenanzahl 493
perinatale Entwicklungsgeschichte 589
perseverieren 450
perzeptomotorische
- Behandlungsansätze 561
- Behandlungstrategien 568
- Funktion 10
PET (Positronenemissionstomographie) 294
Pfeife 441
Pferdschaukel 75, 447
- große, gepolsterte Schaukel in Zylinderform 75
phänomenologische Erfahrung 44
Phase
- Augenbewegungen, Höchstgeschwindigkeit der langsamen Phase 131
- Beratungsphasen (*siehe* Beratung) 502, 510, 511
- Phasenkonzept 563
- des präoperativen Denkens 563
- Schlafphasen, verkürzte 201
- sensomotorische 563
- Stagnationsphasen 429
physische Prozesse 51
Planbeurteilung, Umsetzung 510
Planum temporale 288

Planung, motorische 7, 32, 118
- Defizite 118
Plastizität 288
- neurale 23
PNT (Southern California Postrotary Nystagmus Test) 10
Polsterrolle (Hotdog) 465
Positronenemissionstomographie (PET) 294
Postrotary Nystagmus Test (PNT), Southern California 10
Postulate 17, 23
posturale
- Beugung, tonisch-posturale 463
- Bewegungen, postural-okuläre (siehe dort) 20, 460
- Fixierung 587
- Handlungsfähigkeit, posturale Praxis 337
- Kontrolle, angemessene 460
- Praxie 7, 12, 21, 378
- Reaktionen 20, 129
- - tonisch-posturale 129
- Streckmuskulatur, tonisch-posturale 462
- Streckung, posturale, Methoden 461
pränatale Entwicklungsgeschichte 589
Praxie 7, 10, 12, 13, 21, 22, 32, 208, 224–231, 238–241, 317, 334, 376–380, 472–490
- Apraxie (siehe dort) 224, 238–241, 301
- Dyspraxie 13, 224–231, 253, 352
- Handlungsfähigkeit, Tests zur (Praxietests) 334, 337
- Körperschema als Grundlage für die Praxie 246
- des Konstruierens 22, 377
- orale 21, 317
- postrotatorischer 317
- posturale 7, 12, 21, 378
- Praxietests 376–380
- sensorische Integrations- und Praxietests (SIPT) 10, 208, 317, 318, 333–381, 398
- sequentielle 12, 21, 378
- Somatodyspraxie 223 ff., 254, 370, 485, 486
- Somatopraxie 22
- Störungen

- - Behandlung von Praxiestörungen 472–490
- - Differentialdiagnose 254, 255
- auf verbale Anweisung 22, 317, 376
- Visuopraxie 254, 318, 370
„Preschoolers, *Miller* Assessment" 258
Problem
- eingrenzen 517
- neu einschätzen 517
- umdeuten 517
Projektionsfasern 295
Propriozeption / propriozeptiv 20, 115, 136, 137
- beeinträchtigte Fähigkeit zur Diskrimination vestibulär-prpriozeptiver Informationen 452
- Definition 136
- Dysfunktionen, vestibulär-propriozeptive 118
- Feedback, propriozeptives 138
- Reize, gezielte Aufnahme vestibulär-propriozeptiver Reize 433
- Sinnessysteme / Sinneseindrücke
- - propriozeptive 9, 17
- - vestibulär-propriozeptive 17, 115
- System, propriozeptives 117
- Tests zur taktilen und vestibulär-propriozeptiven sensorischen Verarbeitung 334, 335
- Verarbeitungsdefizite 17, 115, 116
- - taktil-propriozeptiv (somatosensorisch) 17
- - vestibulär-propriozeptive 17, 115, 116
Propriozeptoren 116
Prozesse / Vorgänge 49–53
- dynamische 51
- emotionale 49
- konzeptionelle 49
- Linearität 53
- mentale 48, 49
- neurale / neuronale 51, 52
- neurobiologische 51, 177
- neurophysiologische Ebene ablaufender verhaltenssteuernder Prozesse 48
- physische 51
- Spiralprozeß (siehe dort) 24, 27, 29
- synchrone 53

R

Ratsuchender 511, 522
Raumwahrnehmung / -visualisierung 12, 14, 22, 165, 334, 453
- Genauigkeit, räumliche 481
- kontralateraler Gebrauch 165
- Orientierung, räumliche 453
- Tests zur Form- und Raumwahrnehmung und visuomotorische Koordination 335, 336

rCBF (Regional Cerebral Blood Flow) 294
Reaktionen
- Abwehrreaktionen (*siehe dort*) 14, 21
- adaptive 28, 32
- Gleichgewichtsreaktionen 128, 155, 469
- okuläre 130
- phasische 129
- posturale 20, 129
- - tonisch posturale 129
- Stellreaktionen 469
- Stützreaktionen 128, 155

Reaktionsintensitäts- / Registrierungskontinuum 198, 199
Reaktionsmuster 590
Realität, interne 99
Rechenschwächen 268
Rechts-links-Verwechslung 166
Redundanz, funktionelle 191
Reflex / Reflexion
- über eine Handlung 59
- Selbstreflexion 59
- vestibulo-okulärer (VOR) 130
- während einer Handlung 59

„reframing"(Umdeutung des Verhaltens) 503
Regional Cerebral Blood Flow (rCBF) 294
Registrierung, sensorische 448, 450
- Behandlung von Defiziten 448
- „failure to register"(keine Registrierung) 450
- Überreaktion auf Reize 450
- Vier-Punkte-Skala 450

Reifenschlauch 465, 466
Reizaufnahme 30
Reize / Reizaufnahme, sensorische Aktivitäten für 432–434
- Behandlung von Abwehrreaktionen auf vestibuläre Reize 444

- gezielte Aufnahme taktiler Reize 434, 437
- gezielte Aufnahme vestibulär-propriozeptiver Reize 433
- Registrierung von Überreaktion auf Reize 450

Reizüberflutung 574
Reliabilität 364–368
- Interrater-Reliabilität 364
- Test-Retest-Reliabilität 364

Ressourcen 518, 521, 522
- erforderliche 521, 522

Retardierung, menschliche 357, 585
- mentale 357

Rezeptoren
- Mechanorezeptoren der Haut 138, 187
- taktile 186
- vestibuläre 116

Richtigkeit, Maßstab für 138
Richtung 481
Richtungs- und Geschwindigkeitswechsel 455
Risikokind 589
Rolle, gepolsterte (Hotdog) 465
Rollenverhalten 561
Rotation 478
Rückwärtsverkettung („backward chaining") 578

S

Sakkaden 130, 471
- Augenbewegungsstörungen, sakkadische 130
- Folgebewegungen, gleitende 471

Sakkulus 125
Schaukel
- Aufhängung 455
- - ein Punkt 455
- - zwei Punkte 455
- Doppelschaukel 465, 468
- Froschschaukel 414
- Gleitschaukel 83, 444, 470
- - Plattformgleitschaukel 444, 470
- Pferdschaukel 75, 447
- - große, gepolsterte Schaukel in Zylinderform 75
- T-Schaukel 423, 465

Schaukelscheibe 464

Schaumstoffblöcke 459
Schlafphasen, verkürzte 201
Schlafstörungen 201
Schleife 141
- geschlossene 141
- offene 141
Schmerzempfindungen, Modulation von 186, 190
Schreibgeschwindigkeit 268
Schreibschwächen / -störung 268–271
Schwerkraftunsicherheit 21, 118, 162, 163, 442, 443
- Behandlung 442
SCSIT (Southern California Sensory Integration Tests) 9
Selbstaktualisierung 28, 29
- Spiralprozeß 29
Selbsteinschätzung, negative 529
Selbsthilfeverhalten 561
Selbstkontrolle 46
Selbstreflexion 59
Selbstvertrauen 46
Selbstwertgefühl 46
Sensorik / sensorische / sensomotorisch
- Beratung, sensorische Integrationstheorie 501–523
- Defensivität, sensorische 18, 175 ff.
- Definition, sensomotorisch 565
- Desorganisation, sensorische 456
- Desorientierung, sensorische 147
- Diät, sensorische 214
- Diskriminationsstörungen, sensorische, Behandlung 451–460
- Dormanz, sensorische 197
- Dysfunktionen, allgemein sensorisch-integrative 18, 355, 373
- - „Test of Sensory Dysfunctions in Infants" 215
- Entwicklungsgeschichte, sensorische (Anamnese) 208
- Informationen, sensorische, zentrale Verarbeitung 451
- Integrations- und Praxietests (siehe SIPT) 10, 208, 317, 318, 333–381, 398
- Konflikt, sensorischer 135
- Kontinuum der sensorischen Registrierung und der Reaktionsintensität 198, 199
- Lernstörungen, sensorisch integrative Dysfunktionen IX

- Modulation, sensorische 21, 177, 198
- Registrierung, sensorische 448, 450
- - Behandlung von Defiziten 448
- Reizaufnahme, Aktivitäten für 432
- SCSIT (Southern California Sensory Integration Tests) 9
- Stimulation, sensorische 37, 561, 572
- Stimulationsansätze, motorisch-sensorische 37
- Verarbeitungsdefizite, taktil-propriozeptiv (somatosensorisch) 17
- Wahrnehmung, somatosensorische 10
- Weiterentwicklung, sensorische Integrationstheorie X
Septumregion 201
Sequenzierung / sequenzieren 21, 118, 164, 165, 313, 320, 334, 474
- Bewegungen, sequenzierte 474
- Defizite 118
- feinmotorische 313
- motorische 320
- Tests zur bilateralen Integration und zum Sequenzieren 334, 338
Sicherheit
- Schwerkraftunsicherheit (siehe dort) 21, 118, 162, 163, 442, 443
- wie schaffe ich ein sicheres Umfeld 423
- für Therapiegeräte 494
Sinnessysteme / -eindrücke / Wahrnehmungen 9–11, 14, 17, 175 ff., 203, 257, 303
- Analyse 303
- auditiv 11, 14, 17
- gustatorisch 9, 17
- kinästhetisch 10
- olfaktorisch 9, 17
- propriozeptiv 9, 17, 257
- taktil 9, 10, 17, 175, 177, 203
- vestibulär 9, 17
- vestibulär-propriozeptiv 17
- visuell 9, 17, 258
- zerebrale Verarbeitung, vestibulär-propriozeptive Sinneseindrücke 115
SIPT (sensorische Integrations- und Praxietests) 10, 208, 317, 318, 333–381, 398
- Clusteranalyse 350–354
- Entwicklung und Standardisierung 339–342
- Faktorenanalysen 345–350

- Interpreation der SIPT-Ergebnisse 368, 398
- - Modell 398
- Reliabilität (*siehe auch dort*) 364–368
- Validität (*siehe auch dort*) 342–354, 373
- Vergleich mit anderen Tests 359–364

Somatodyspraxie 223 ff., 254, 370, 485, 486
- Behandlung 485
- Definition 226
- Erkennen 260
- klinisches Bild 228, 232
- - *Tabelle* 232
- theoretische Gesichtspunkte bei der Behandlung 261
- Untersuchung 254, 255

Somatopraxie 22

somatosensorische
- Systeme 246–253
- Verarbeitungsdefizite, taktil-propriozeptiv (somatosensorisch) 17
- Wahrnehmung, somatosensorische 10

Southern California
- Postrotary Nystagmus Test (PNT) 10
- Sensory Integration Tests (SCSIT) 9

sozioökonomischer Status 590
Spaß 65
Spiel 77
- Arbeitsdefinition für Ergotherapeuten 97
- aus erziehungswissenschaftlicher Sicht 95
- Potential des Spiels für die Therapie 99–102
- Umgebung des Spiels 94
- Wettspiele 424

Spielfähigkeit 10
Spielforschung 104
Spiel-Nicht-Spiel-Kontinuum 98
Spielpräferenzen 93
Spielstörungen 93
Spina bifida 357
Spiralfedern 464
Spiralprozeß 24, 27, 29
- Selbstaktualisierung 29
- sensomotorische Änderungen 27
- Verhaltensänderungen 27
„split-brain„-Patienten 286
Sportlehrer 584
Sprachstörungen 312, 357
- Entwicklungsverzögerung 585

Sprungmatte 447, 459
Stabilität / Stabilisierung 128
- anhaltende 128
- phasische 128
- proximale Stabilität 79
Stagnationsphasen 429
Status, sozioökonomischer 590
Stehen, Gleichgewicht beim 20, 165
Stellreaktionen 469
Steuerungsfähigkeit 30
- Motivation und Selbststeuerung 30
Stimulation / Stimulationsansätze 37
- Lokalisation traktiler Stimuli 7
- motorische 37
- sensorische 37, 561, 572
Streckmuskulatur, tonisch-posturale 462
Streckung
- in Bauchlage 36
- posturale, Methoden 461
- tonische posturale 128, 153
- Widerstand gegen die Streckung 454
Streß 202
Studien, faktorenanalytische 10
Stützreaktionen 128, 155
Substantia gelatinosa 193
Sulcus centralis 144
synchrone Prozesse 53
Systeme
- „action systems theory" 264, 265
- ARAS (aufsteigendes retikuläres aktivierendes System) 193
- DCML-(Dorsal Column Medial Lemniscal)-System) 186
- Funktionssysteme 239
- Hinterstrangsystem 186
- limbisches System 190
- Nervensystem, autonomes 149
- offene 23
- OTA-Triade (olfaktorisch / taktil / auditives System) 196
- propriozeptive 117
- Sinnessysteme / -eindrücke / Wahrnehmungen 9–11, 14, 17, 175 ff.
- somatosensorische 246–253
- Überschneidung von Systemfunktionen 190
- vestibuläres System 115
- visuelles System 130
- Vorderseitenstrangsystem (anterolaterales System) 186

T

Tachistoskop 292
taktil / taktile
- Defensivität, taktile 14, 176, 177, 182, 191, 211, 212, 435
- - Behandlung 435
- Diskrimination, taktile 20, 176, 184, 185
- Dysfunktionen 206, 207
- Informationen, erste Quelle 204
- OTA-Triade (olfaktorisch / taktil / auditives System) 196
- Reize
- - Diskrimination 20, 176
- - gezielte Aufnahme taktiler Reize 434
- Rezeptoren 186
- Sinnessysteme / -eindrücke 9, 10, 17, 175, 177, 203
- - Beeinträchtigung 203
- Stimulation, taktile, durch den Therapeuten 437
- Tests zur taktilen und vestibulär-propriozeptiven sensorischen Verarbeitung 334, 335
- Verarbeitungsdefizite, taktil-propriozeptiv (somatosensorisch) 17
Tätigkeiten, bedeutsame X
Taxonomien 79
Tectum 190
Tests
- *Bender* Gestalt Test 258
- dichotischer Hörtest 292
- Form- und Raumwahrnehmung und visuomotorische Koordination, Tests zur 335, 336
- - CPr (Praxie des Konstruierens) 335
- - DC (Muster kopieren) 335
- - FG (Figur-Grund-Wahrnehmung) 335
- - MAc (motorische Genauigkeit) 335
- - MFP (manuelle Formwahrnehmung) 335
- - SV (Raumvisualisierung) 335
- *Frostigs* Test
- - der motorischen Entwicklung 258
- - der visuellen Wahrnehmung 258
- Handlungsfähigkeit, Tests zur (Praxietests) 334, 335
- - Muster kopieren 335
- - posturale Praxis 335
- - Praxie des Konstruierens 335
- - Praxis „on verbal command" 335
- haptische Tests 292
- HAWIK-R (Hamburg-Wechsler-Intelligenztest für Kinder) 309
- Integration, bilaterale und sequenzieren, Tests 334, 338
- - bilaterale motorische Koordination 338, 378
- - Gleichgewicht beim Stehen und Gehen 338
- - Graphästhesie 338
- - orale Praxie 338
- - Raumvisualisierung, bevorzugter Handgebrauch 338
- - Raumvisualisierung, kontralateraler Gebrauch 338
- - sequentielle Praxie 338
- *Kaufman*-Testbatterie für Kinder (K-ABC, „*Kaufman* Assessment Battery for Children") 310
- motorische Genauigkeit, Test der 22, 378
- neuropsychologische Untersuchungsreihe für Kinder, Tübingen (TÜKI) 257, 258
- Nystagmustest, postrotatorischer 459
- perzeptive Asymmetrie, Tests zur 291, 298
- PNT (Southern California Postrotary Nystagmus Test) 10
- Praxietests 376–380
- SCSIT (Southern California Sensory Integration Tests) 9
- sensorische Integrations- und Praxietests (*siehe* SIPT) 10, 208, 317, 318, 333–381, 398
- - Vergleich der SIPT mit anderen Tests 359–364
- Sensory Dysfunctions in Infants, Test of 215
- taktile und vestibulär-propriozeptive sensorische Verarbeitung, Tests zur 334, 373
- - FI (Finger-Identifikation) 334
- - GRA (Graphästhesie) 334
- - KIN (Kinästhesie) 334
- - LTS (Lokalisaiton taktiler Stimuli) 334

– – PRN (postrotatorischer Nystagmus) 334, 459
– – SWB (Gleichgewicht beim Stehen und Gehen) 334
Thalamus, Nucleus ventralis posterior lateralis 188
Theorien, Verknüpfung kompatibler Theorien 49
Therapie (*siehe* Behandlung) 329 ff.
TIE („touch inventory for school aged children") 216–219
- Auswertung und Interpretation des TIE 217–219
„time-out"(Auszeit) 577
Tractus (T)
- T. spinoreticularis 189
- T. spinotectalis 189
- T. spinothalamicus 189
Transaktionen 564
Transfer von Therapieinhalten 264
Trapez 466, 476, 477
- mit Hochbahn-Rollsystem 476
- und aufgehängter Reifenschlauch 477
T-Schaukel 423, 465
Tübingen, neuropsychologische Untersuchungsreihe für Kinder (TÜKI) 257, 258, 363

U

Überempfindlichkeit oder Abwehrreaktionen in bezug auf Bewegungen 118
Übererregung 63, 573
- Aktivitätsniveau, Veränderung 574
- Erblassen 573
- Erröten 573
- Eßverhalten, Veränderung 573
- Gähnen 573
- Schlafverhalten, Veränderung 574
- Schwindel 573
- Schwitzen 573
Umfeld, Veränderung 212
Unterscheidung / Unterschiede 340, 562
- interindividuelle 562
- intraindividuelle 562
- normal entwickelte Kinder und Kinder mit Dysfunktionen 340
Unterstützung, familiäre 590
Utrikulus 125, 126

V

Validität 342–354, 373
- inhaltliche 342
- Konstrukt-Validität 342
- kriteriumsbezogene 342, 354
Ventrikeldilatation 242
Verarbeitung 310
- sequentielle 310
- simultane 310
- zerebrale, vestibulär-propriozeptive Sinneseindrücke 115
Verarbeitungsdefizite 17, 115, 116
- taktil-propriozeptiv (somatosensorisch) 17
- vestibulär-propriozeptive 17, 115, 116
Verhalten 295, 561
- adaptives 23, 32
- Betätigungsverhalten, menschliches VII, 561
- – Modell VII
- Hemisphärenspezialisierung und Verhalten 295, 296
- intrinsisch motiviertes 79
- kognitives 561
- neuromotorisches, klinische Beobachtungen 151
- neurophysiologische Ebene ablaufender verhaltenssteuernder Prozesse 48
- psychosoziales 561
- Rollenverhalten 561
- Selbsthilfeverhalten 561
- sensomotorisches 561
Verhaltensformung 578
Verhaltensforschung 48
Verhaltenstheorie 561, 574–580
Verhaltensumdeutung („reframing") 503
Verkettung („chaining") 578
Verstärker 575
Verstärkung, intermittierende 576
Verstärkungskontingenzen 574
Verwechslung, rechts-links 166
vestibulär / vestibuläre / vestibulärer
- Afferenzen, Zeitkonstanten für 132
- beeinträchtigte Fähigkeit zur Diskrimination vestibulär-prpriozeptiver Informationen 452
- Habituationstraining, vestibuläres / „vestibular habituation training" 448

– – Desensibilisierung gegen Bewegungen 448
– Nystagmus, vestibulärer 130, 131
– – Dauer 131
– periphere Funktion 131
– Reize
– – Behandlung von Abwehrreaktionen auf vestibuläre Reize 444
– – gezielte Aufnahme vestibulär-propriozeptiver Reize 433
– Rezeptoren 116
– System, vestibuläres 115
– Tests zur taktilen und vestibulär-propriozeptiven sensorischen Verarbeitung 334, 335
vestibulo-okulärer Reflex (VOR) 130
vestibulo-spinale Bahnen 128
– laterale 128
– mediale 128
Vibration 439
Vierhügelplatte 190
Vier-Punkte-Skala, Registrierung 450
visuelles System 130, 297
– Vorteil des linken Blickfelds („left visual-field advantage") 297
visuomorisch / visuomorische
– Fähigkeiten, visuomotorische 22
– Koordination 22, 67
– Tests zur Form- und Raumwahrnehmung und visuomotorische Koordination 335, 336
Visuopraxie 318, 370
„volition"(Wille) 35, 60
Vorderseitenstrangsystem (anterolaterales System) 186
Vorgänge (*siehe* Prozesse)
Vorschulkinder, Beurteilung 257
Vorsichtsmaßnahmen 454
Vorstellungen (Antizipationen) 142
– reduktionistische 48
Vorteil des rechten Ohrs 297

W

Wahrnehmung (*siehe auch* Sinnessysteme) 9–11, 14, 17, 20, 22
– auditive 11, 14, 17
– Figur-Grund-Wahrnehmung 12, 22, 318
– Formwahrnehmung 14, 20, 22, 335, 336
– – manuelle 20, 22
– Raumwahrnehmung 14, 165, 335, 336
– – somatosensorische 10
– – kinästhetische 10
– – taktile 10
– Tests zur Form- und Raumwahrnehmung und visuomotorische Koordination 335, 336
– visuelle 9, 17, 257
– – *Frostigs* Test der visuellen Wahrnehmung 258
Wald 486
Wärme, neutrale 600
Weiterbildung X
Weiterentwicklung, sensorische Integrationstheorie X
Wernicke-Aphasie 298
Wert, Selbstwertgefühl 46
Wertvorstellungen 63
Wettspiele 424
Widerstand 139, 454
– aktive Muskelkontraktion gegen Widerstand 139
– gegen aktive Bewegungen 454
– gegen Beugebewegungen 463
– gegen die Streckung 454
Wille („volition") 35, 60
Willensänderung 64
Willensaspekte 62
Willensenergie 60
Willensfaktoren 62
Willensvorstellungen 60
Willenzustand 30
Winkelbeschleunigungsmesser 125
Wissen 602

Z

zeitliche Genauigkeit 481
Zerebralparese 37, 358, 585
Ziele 525, 526
– allgemeine 526
– Entwicklung 528, 529
– konkrete 526
Zirkularvektion 130
Zustandsregulierung 592

Printing (Computer to Film): Saladruck Berlin
Binding: Stürtz AG, Würzburg